妇产科疾病临床诊疗进展与实践

成立红等 编著

云南出版集团公司
云南科技出版社
·昆明·

图书在版编目（CIP）数据

妇产科疾病临床诊疗进展与实践 / 成立红等编著. -- 昆明：云南科技出版社，2017.11
ISBN 978-7-5587-0953-1

Ⅰ. ①妇… Ⅱ. ①成… Ⅲ. ①妇产科病－诊疗 Ⅳ. ①R71

中国版本图书馆 CIP 数据核字(2017)第 284773 号

妇产科疾病临床诊疗进展与实践
成立红等　编著

责任编辑：王建明　蒋朋美
责任校对：张舒园
责任印制：蒋丽芬
封面设计：张明亮

书　　号：978-7-5587-0953-1
印　　刷：长春市墨尊文化传媒有限公司
开　　本：787mm×1092mm　　1 / 16
印　　张：42.75
字　　数：1350千字
版　　次：2020年9月第1版　2020年9月第1次印刷
定　　价：122.00元

出版发行：云南出版集团公司云南科技出版社
地　　址：昆明市环城西路609号
网　　址：http://www.ynkjph.com/
电　　话：0871-64190889

版权所有　侵权必究

前　言

妇产科学作为医学领域的一个重要分支,近年来得到了快速发展。为了适应我国医疗制度的改革和满足广大妇产科医师的实际需要,进一步提高临床妇产科医师的诊断技能和治疗水平,我们特组织了一批长期从事临床一线工作的专家,结合他们多年的临床经验,编写了这本《妇产科疾病临床诊疗进展与实践》。

全书共分四篇展开论述,妇科篇、产科篇主要介绍了妇产科疾病的最新诊断与治疗技术;妇女保健篇阐述了各期妇女保健的内容;妇产科检查技术篇主要介绍了妇产科的常规和特殊检查技术。本书内容简明扼要,条理清晰,层次分明,在编撰过程中,将临床医师的诊疗思维、渊博的医学知识及丰富的临床经验融汇合一,深入浅出、力求实用,适合广大妇产科临床医师阅读。

本书在编写过程中,编者们参考了大量国内外相关文献、指南,力求为广大读者带来新的临床思维方式和启发。但限于编写经验不足,加之编写时间较为仓促,若书中存在疏漏之处,还望广大读者不吝指正,以期再版时修订、完善。

目　　录

妇科篇

第一章　女性生殖系统炎症 ………………………………………………………………… (1)
　第一节　外阴炎 ……………………………………………………………………………… (1)
　第二节　阴道炎 ……………………………………………………………………………… (3)
　第三节　急性宫颈炎 ………………………………………………………………………… (8)
　第四节　盆腔炎 ……………………………………………………………………………… (10)
　第五节　生殖器结核 ………………………………………………………………………… (16)
　第六节　急性子宫内膜炎 …………………………………………………………………… (19)
　第七节　宫腔积脓 …………………………………………………………………………… (22)
　第八节　急性输卵管卵巢炎 ………………………………………………………………… (23)
　第九节　急性出血性输卵管炎 ……………………………………………………………… (25)
　第十节　急性输卵管炎及盆腔脓肿 ………………………………………………………… (27)
　第十一节　急性腹膜炎 ……………………………………………………………………… (33)
　第十二节　急性绒毛膜羊膜炎 ……………………………………………………………… (35)
　第十三节　急性盆腔蜂窝组织炎 …………………………………………………………… (38)

第二章　性传播疾病 ……………………………………………………………………………… (41)
　第一节　淋病 ………………………………………………………………………………… (41)
　第二节　梅毒 ………………………………………………………………………………… (48)
　第三节　生殖器疱疹 ………………………………………………………………………… (50)
　第四节　获得性免疫缺陷综合征 …………………………………………………………… (56)
　第五节　支原体 ……………………………………………………………………………… (63)
　第六节　衣原体 ……………………………………………………………………………… (66)
　第七节　尖锐湿疣 …………………………………………………………………………… (70)

第三章　妇科肿瘤 ………………………………………………………………………………… (75)
　第一节　外阴肿瘤 …………………………………………………………………………… (75)

第二节　阴道肿瘤 …………………………………………………………………………（77）
　　第三节　宫颈癌 ……………………………………………………………………………（82）
　　第四节　子宫肌瘤 …………………………………………………………………………（95）
　　第五节　子宫内膜增生 ……………………………………………………………………（97）
　　第六节　子宫内膜癌 ………………………………………………………………………（98）
　　第七节　子宫内膜间质瘤 …………………………………………………………………（102）
　　第八节　卵巢肿瘤 …………………………………………………………………………（111）
　　第九节　输卵管肿瘤 ………………………………………………………………………（121）
第四章　月经失调 …………………………………………………………………………………（123）
　　第一节　功能失调性子宫出血 ……………………………………………………………（123）
　　第二节　闭经 ………………………………………………………………………………（129）
　　第三节　痛经 ………………………………………………………………………………（135）
　　第四节　经期延长 …………………………………………………………………………（138）
　　第五节　经间期出血 ………………………………………………………………………（142）
　　第六节　崩漏 ………………………………………………………………………………（145）
　　第七节　经前期综合征 ……………………………………………………………………（150）
　　第八节　绝经综合征 ………………………………………………………………………（154）
　　第九节　多囊卵巢综合征 …………………………………………………………………（161）
　　第十节　高催乳血症 ………………………………………………………………………（170）
　　第十一节　卵巢早衰 ………………………………………………………………………（171）
第五章　妊娠滋养细胞疾病 ………………………………………………………………………（173）
　　第一节　葡萄胎 ……………………………………………………………………………（173）
　　第二节　侵蚀性葡萄胎 ……………………………………………………………………（177）
　　第三节　妊娠滋养细胞肿瘤 ………………………………………………………………（178）
　　第四节　绒毛膜癌 …………………………………………………………………………（186）
　　第五节　胎盘部位滋养细胞肿瘤 …………………………………………………………（194）
　　第六节　非妊娠绒毛膜癌 …………………………………………………………………（195）
第六章　子宫内膜异位症和子宫腺肌病 …………………………………………………………（197）
　　第一节　子宫内膜异位症 …………………………………………………………………（197）
　　第二节　子宫腺肌病 ………………………………………………………………………（214）
第七章　生殖器发育异常 …………………………………………………………………………（217）
　　第一节　处女膜闭锁 ………………………………………………………………………（217）
　　第二节　阴道发育异常 ……………………………………………………………………（217）
　　第三节　先天性宫颈闭锁 …………………………………………………………………（220）
　　第四节　子宫发育异常 ……………………………………………………………………（221）
　　第五节　女性假两性畸形 …………………………………………………………………（222）
　　第六节　男性假两性畸形 …………………………………………………………………（222）

第八章 损伤性疾病 ··· (224)

第一节 外阴裂伤及血肿 ··· (224)

第二节 阴道损伤 ··· (225)

第三节 子宫颈撕裂 ··· (226)

第四节 阴道尿瘘 ··· (227)

第五节 阴道直肠瘘 ··· (229)

第六节 阴道异物 ··· (230)

第七节 阴道腐蚀性损伤 ··· (232)

第八节 子宫脱垂 ··· (233)

第九章 不孕症及辅助生育技术 ··· (236)

第一节 女性不孕症 ··· (236)

第二节 辅助生育技术 ··· (251)

产科篇

第十章 正常妊娠 ··· (257)

第一节 妊娠生理 ··· (257)

第二节 妊娠诊断 ··· (266)

第三节 孕期监护 ··· (269)

第十一章 异常妊娠 ··· (274)

第一节 妊娠剧吐 ··· (274)

第二节 异位妊娠 ··· (275)

第三节 流产 ··· (289)

第四节 早产 ··· (291)

第五节 羊水异常 ··· (293)

第六节 胎儿窘迫 ··· (300)

第七节 胎膜早破 ··· (305)

第八节 死胎 ··· (309)

第十二章 胎儿发育异常 ··· (312)

第一节 巨大胎儿 ··· (312)

第二节 胎儿生长受限 ··· (315)

第三节 胎儿畸形 ··· (319)

第四节 多胎妊娠 ··· (324)

第十三章 胎盘及其附属物异常 ··· (331)

第一节 胎盘早剥 ··· (331)

（第七节 真两性畸形 ··· (223)）

第二节　前置胎盘 …… (334)
　　第三节　胎膜病变 …… (337)
　　第四节　脐带异常 …… (345)
第十四章　难产 …… (347)
　　第一节　产力异常 …… (347)
　　第二节　骨产道异常 …… (353)
　　第三节　软产道异常 …… (354)
　　第四节　胎头位置异常性难产 …… (355)
　　第五节　臀先露 …… (360)
　　第六节　肩先露 …… (363)
　　第七节　复合先露 …… (364)
第十五章　产科休克 …… (366)
　　第一节　失血性休克 …… (366)
　　第二节　感染性休克 …… (371)
　　第三节　过敏性休克 …… (374)
　　第四节　心源性休克 …… (374)
第十六章　弥漫性血管内凝血 …… (376)
第十七章　围生期肺栓塞和易栓症 …… (390)
　　第一节　围生期肺栓塞 …… (390)
　　第二节　易栓症 …… (394)
第十八章　高危妊娠 …… (399)
第十九章　产科手术 …… (405)
　　第一节　臀位阴道分娩 …… (405)
　　第二节　胎头吸引术 …… (409)
　　第三节　产钳助产术 …… (412)
　　第四节　手转胎头术 …… (417)
　　第五节　会阴、阴道裂伤修补术 …… (417)
　　第六节　会阴切开缝合术 …… (418)
　　第七节　人工破膜术 …… (419)
　　第八节　人工剥离胎盘术 …… (420)
　　第九节　宫腔填塞术 …… (420)
第二十章　妊娠合并内科疾病 …… (422)
　　第一节　妊娠合并先天性疾病 …… (422)
　　第二节　妊娠合并风湿性心脏病 …… (435)
　　第三节　妊娠合并心律失常 …… (438)
　　第四节　妊娠合并肺炎 …… (443)

第五节	妊娠期溶血性贫血	(446)
第六节	妊娠合并糖尿病	(450)
第七节	妊娠合并消化性溃疡	(460)
第八节	妊娠合并胃炎	(465)
第九节	妊娠合并系统性红斑狼疮	(467)
第十节	妊娠合并甲状腺功能亢进	(470)
第十一节	妊娠合并甲状腺功能减退	(476)
第十二节	妊娠合并干燥综合征	(480)

第二十一章 妊娠合并外科疾病 (483)

第一节	妊娠合并急性阑尾炎	(483)
第二节	妊娠合并急性胰腺炎	(485)
第三节	妊娠合并肠梗阻	(489)

第二十二章 妊娠合并妇科肿瘤 (493)

第一节	妊娠合并子宫肌瘤	(493)
第二节	妊娠合并卵巢肿瘤	(496)
第三节	妊娠合并子宫颈癌	(498)
第四节	妊娠合并输卵管癌	(500)

第二十三章 分娩期并发症 (503)

第一节	子宫破裂	(503)
第二节	子宫翻出	(506)
第三节	产后出血	(508)
第四节	羊水栓塞	(518)

第二十四章 产褥期及产褥期疾病 (533)

第一节	产褥感染	(533)
第二节	晚期产后出血	(536)
第三节	产褥期抑郁症	(541)
第四节	产褥中暑	(543)

妇女保健篇

第二十五章 各期妇女保健 (546)

第一节	孕期保健	(546)
第二节	青春期保健	(563)
第三节	婚前保健	(565)
第四节	围生期保健	(568)
第五节	围绝经期保健	(576)

妇产科检查技术篇

第二十六章 妇产科常用检查 (583)
 第一节 下生殖道活组织检查 (583)
 第二节 诊断性刮宫 (584)
 第三节 输卵管通液术 (585)
 第四节 子宫输卵管碘油造影 (585)
 第五节 盆腔平片检查 (586)
 第六节 CT 检查 (587)
 第七节 MRI 检查 (589)
 第八节 盆腔静脉造影 (591)
 第九节 盆腔动脉造影 (592)
 第十节 盆腔淋巴造影 (592)
 第十一节 妇科超声检查 (593)
 第十二节 胎心率电子监护 (593)
 第十三节 超声检查 (595)
 第十四节 遗传病检查 (600)
 第十五节 血清生化标志物产前检查 (604)
 第十六节 介入性产前检查技术 (607)
 第十七节 染色体病的产前诊断 (610)
 第十八节 母婴血型不合的检查 (613)
 第十九节 羊水检查 (619)

第二十七章 妇产科内镜检查 (623)
 第一节 阴道镜 (623)
 第二节 宫腔镜 (624)
 第三节 腹腔镜 (649)
 第四节 LEEP 刀 (665)
 第五节 胎儿镜检查 (667)
 第六节 羊膜镜检查 (668)

参考文献 (671)

妇科篇

第一章 女性生殖系统炎症

第一节 外阴炎

一、非特异性外阴炎

非特异性外阴炎是由物理、化学因素而非病原体所致的外阴皮肤或黏膜的刺激。外阴与尿道、肛门邻近,经常受到经血、阴道分泌物、尿液、粪便的刺激。若不注意皮肤清洁易引起外阴炎;糖尿病患者糖尿的刺激、粪瘘患者粪便的刺激及尿瘘患者尿液的长期浸渍等;穿紧身化纤内裤,导致局部通透性差;局部潮湿及经期使用卫生巾的刺激,均可引起非特异性外阴炎。

【诊断】

外阴皮肤瘙痒、疼痛、烧灼感,于活动、性交、排尿、排便时加重。检查可见局部充血、肿胀、糜烂,常有抓痕,严重者形成溃疡或湿疹。慢性炎症可使皮肤增厚、粗糙、皲裂,甚至苔藓样变。

【治疗】

1. 病因治疗 积极寻找病因,若发现糖尿病应治疗糖尿病;若有尿瘘、粪瘘,应及时行修补术。

2. 局部治疗 可用 1∶5000 高锰酸钾液坐浴,每日 2 次;若有破溃,涂抗生素软膏或紫草油。此外,可选用中药苦参、蛇床子、白鲜皮、土茯苓、黄柏各 15 克,川椒 6 克。水煎,熏洗外阴部,每日 1~2 次。

【临床经验及诊治进展】

外阴炎的发生往往有一定的病因,诊治时,不能单纯注意外阴局部病变,还应针对相关的病因进行治疗。外阴部溃疡时有必要做活体病理组织检查,应与外阴癌、外阴结核等疾病相鉴别。有部分患者外阴瘙痒严重,但找不到明确原因,反复实验室检查都不能发现感染的存在,这可能与精神或心理因素有关。

二、前庭大腺炎

病原体侵入前庭大腺引起炎症称为前庭大腺炎。前庭大腺位于两侧大阴唇后 1/3 深部,腺管开口于处女膜与小阴唇之间。因解剖部位的特点,在性交、分娩等其他情况污染外阴部时,病原体容易侵入而引起前庭大腺炎。主要病原体为葡萄球菌、大肠埃希菌、链球菌、肠球菌,随着性传播疾病发病率的增加,淋病奈瑟菌及沙眼衣原体已成为常见的病原体。急性炎症发作时,病原体首先侵犯腺管,腺管呈急性化脓性炎症,腺管开口往往因肿胀或渗出物凝聚而阻塞,脓液不能外流、积存而形成脓肿,称为前庭大腺脓肿。

【诊断】

炎症多发生于一侧。初起时局部肿胀、疼痛、灼热感，行走不便，有时会导致大小便困难。检查可见局部皮肤红肿、发热、压痛明显。若为淋病奈瑟菌感染，挤压局部可流出稀薄、淡黄色脓汁。当脓肿形成时，可触及波动感，脓肿直径可达5～6厘米，患者可出现发热等全身症状。当脓肿内压力增大时，表面皮肤变薄，脓肿自行破溃，若破孔大，可自行引流，炎症较快消退而痊愈，若破孔小，引流不畅，则炎症持续不消退，并可反复急性发作。

【鉴别诊断】

1.前庭大腺囊肿　共同点为前庭大腺处有一肿块，区别在于前庭大腺炎局部有痛感，常伴有发热、发冷，检查前庭大腺肿块，见表面皮肤发红，触痛明显，有波动感，挤压时在前庭大腺开口处可有脓液溢出；前庭大腺囊肿则前庭肿块皮肤色泽不变，肿块呈囊性，无压痛，挤压前庭大腺处无脓液溢出。

2.外阴疖　一般在皮肤的表面且较小，质硬，无脓液形成。

3.外阴血肿　一般有明确的外伤史，血肿在短时间内迅速形成，疼痛不如肿痛明显，也无腹股沟处淋巴结的肿大。

【治疗】

急性炎症发作时，需卧床休息。可取前庭大腺开口处分泌物做细菌培养，确定病原体。根据病原体选用抗生素、磺胺类药。此外，可选用清热、解毒的中药，如蒲公英、紫花地丁、金银花、连翘等，局部热敷或坐浴。脓肿形成后可切开引流并行造口术，单纯切开引流只能暂时缓解症状；切口闭合后，仍可形成脓肿或反复感染。

【临床经验及诊治进展】

前庭大腺炎的致病菌包括葡萄球菌、链球菌、大肠埃希菌，还包括厌氧菌等多种菌种。近年来，随着性传播疾病发病率的增加，淋病奈瑟菌及衣原体已经成为常见病原体。抗生素合用中医中药内服、外治，可使急性前庭大腺炎病程明显缩短，减轻痛苦，促进疾病恢复。当形成脓肿时，应行切开引流并造口，纠正以往急性炎症期不做造口的做法。

三、前庭大腺囊肿

前庭大腺囊肿系因前庭大腺腺管开口部阻塞，分泌物积聚于腺腔而形成。前庭大腺管阻塞的原因：①前庭大腺脓肿消退后，腺管阻塞，脓液吸收后，被黏液分泌物所代替而形成囊肿。②腺腔内的黏液浓稠或先天性腺管狭窄，分泌物排出不畅，导致囊肿形成。③非特异性炎症阻塞，如分娩时会阴与阴道裂伤后瘢痕阻塞腺管口，或会阴后，侧切开术损伤腺管。前庭大腺囊肿可继发感染形成脓肿反复发作。

【诊断】

前庭大腺囊肿多由小逐渐增大，囊肿多为单侧，也可为双侧。若囊肿小且无感染，患者可无自觉症状，往往与妇科检查时才被发现；若囊肿大，患者可感到外阴有坠胀感或有性交不适。检查见囊肿呈椭圆形，大小不等，位于外阴部后下方，可向大阴唇外侧突起。

【鉴别诊断】

1.前庭大腺脓肿　局部有痛感，常伴有发冷、发热，检查前庭大腺肿块，见表面皮肤发红，触痛明显，有波动感，挤压时在前庭大腺开口处可有脓液溢出。

2.大阴唇腹股沟疝　疝在咳嗽时肿块有冲动感，挤压后可能复位，肿块消失，用力屏气时，肿块增大，质地较软,界限不清。无外阴的局部表现,鉴别较容易。

【治疗】

现多行前庭大腺囊肿造口术取代以前的囊肿剥出术,因造口术方法简单,损伤小,术后还能保留腺体功能。近年来,采用激光做囊肿造口术效果良好,术中无出血,无需缝合,术后不用抗生素。

(高 健)

第二节 阴道炎

一、滴虫性阴道炎

滴虫性阴道炎是由阴道毛滴虫引起的常见阴道炎症,也是常见的性传播疾病。病原体阴道毛滴虫适宜生长的温度为25℃~40℃、pH值为5.2~6.6的潮湿环境。滴虫的生活史简单,只有滋养体而无包囊期,滋养体生命力较强,能在3℃~5℃生存21日,在46℃生存20~60分钟,在半干燥环境中约生存10小时;在普通肥皂水中也能生存45~120分钟。在pH值为5.0以下或7.5以上的环境中则不生长。滴虫性阴道炎患者的阴道pH值一般在5.0~6.6,多数>6.0。月经前后阴道pH值发生变化,经后接近中性,故隐藏在腺体及阴道皱襞中的滴虫于月经前后常得以繁殖,引起炎症的发作。它能消耗或吞噬阴道上皮细胞内的糖原,阻碍乳酸生成。滴虫不仅寄生于阴道,还常侵入尿道或尿道旁腺,甚至膀胱、肾盂。传染途径主要有:①经性交直接传播。②经公共浴池、浴盆、浴巾、游泳池、坐式便器、衣物等间接传播。③医源性传播,通过污染的器械及敷料传播。

【诊断】

滴虫性阴道炎潜伏期为4~28日。主要症状是稀薄的泡沫状白带增多及外阴瘙痒,若有其他细菌混合感染则分泌物呈脓性,可有臭味。瘙痒部位主要为阴道口及外阴,间或有灼热、疼痛、性交痛等。阴道毛滴虫能吞噬精子,并能阻碍乳酸生成,影响精子在阴道内存活,可致不孕。若尿道口有感染,可有尿频、尿痛,有时可见血尿。阴道内有滴虫存在而无炎症反应的患者称为带虫者。检查时见阴道黏膜充血,严重者有散在出血点,形成"草莓样"宫颈,后穹隆有多量白带,呈灰黄色、黄白色稀薄液体或黄绿色脓性分泌物,常呈泡沫状。带虫者阴道黏膜常无异常改变。典型病例容易诊断,若在阴道分泌物中找到滴虫即可确诊。检查滴虫最简便的方法是悬滴法。在有症状的患者中,其阳性率可达80%~90%。具体方法是:加温生理盐水1小滴于玻片上,于阴道后穹隆处取少许分泌物混于生理盐水中,立即在低倍光镜下寻找滴虫。若有滴虫,可见其呈波状运动而移动位置,亦可见到周围白细胞被推移。对可疑患者,若多次悬滴法未能发现滴虫时,可送培养,准确性达98%左右。取分泌物前24~48小时避免性交、阴道灌洗或局部用药,取分泌物前不做双合诊,窥器不涂润滑剂。分泌物取出后应及时送检并注意保暖,否则滴虫活动力减弱,造成辨认困难。

【治疗】

1. 全身用药 甲硝唑每次400毫克,每日2次,7日为1个疗程;对初患者单次口服甲硝唑2克或替硝唑2克,可收到同样效果。口服吸收好,疗效高,不良反应小,应用方便,治愈率为90%~95%。性伴侣应同时治疗。服药后偶见胃肠道反应,如食欲减退、恶心、呕吐。此外,偶见头痛、皮疹、白细胞减少等,一旦发现应停药。甲硝唑能通过乳汁排泄,若在哺乳期用药,用药期间及用药后24小时之内不哺乳为妥。替硝唑用药期间及停药72小时内禁止饮酒,哺乳期用药不宜哺乳。

2.局部用药 可以单独局部给药,也可全身及局部联合用药,以联合用药效果佳。甲硝唑2克,每晚塞阴道1次,10次为1个疗程。局部用药前,可先用1%乳酸液或0.1%～0.5%醋酸液冲洗阴道,改善阴道内环境,以提高疗效。

3.治愈标准 滴虫性阴道炎常于月经后复发,故治疗后检查滴虫阴性时,仍应每次月经后复查白带,若经3次检查均阴性,方可称为治愈。

4.随访及治疗失败的处理 由于滴虫性阴道炎患者再感染率很高,可考虑对患有滴虫性阴道炎的性活跃女性在最初感染3个月后重新进行筛查。对甲硝唑2克单次口服,治疗失败且排除再次感染者,增加甲硝唑疗程及剂量仍有效。若为初次治疗失败,可重复应用甲硝唑每次400毫克,每日2次,连服7日;或替硝唑2克,单次口服。若治疗仍失败,可给予甲硝唑2克,每日1次,连服5日,或替硝唑2克,每日1次,连服5日。

5.治疗中注意事项 治疗后检查滴虫阴性时,仍应于下次月经后继续治疗1个疗程,方法同前,以巩固疗效。此外,为避免重复感染,内裤及洗涤用的毛巾,应煮沸5～10分钟以消灭病原体;已婚者还应检查男方是否有生殖器滴虫病,前列腺液有无滴虫,若为阳性,需同时治疗。

6.妊娠并发滴虫性阴道炎的治疗 妊娠期滴虫性阴道炎可导致胎膜早破、早产及低出生体重儿,治疗有症状的妊娠期滴虫性阴道炎可以减轻症状,减少传播,防止新生儿呼吸道和生殖道感染。方案为甲硝唑2克顿服,或甲硝唑每次400毫克,每日2次,连服7日。但甲硝唑治疗能否改善滴虫性阴道炎的产科并发症尚无定论,因此应用甲硝唑时,最好取得患者及家属的知情同意。

【临床经验及诊治进展】

注意治疗过程中应夫妻同治。滴虫性阴道炎易并发其他性传播疾病,注意有无其他性传播疾病。注意个人清洁卫生,如清洗个人内裤要使用单独的盆具;提倡淋浴,少用盆浴。

二、念珠菌性阴道炎

外阴阴道假丝酵母菌病亦称念珠菌阴道炎,是一种常见的阴道炎,它是由假丝酵母菌引起的常见外阴阴道炎症。80%～90%的病原体为白假丝酵母菌,10%～20%为光滑假丝酵母菌、近平滑假丝酵母菌、热带假丝酵母菌等。白念珠菌(假丝酵母菌)是真菌。念珠菌对热的抵抗力不强,加热至60℃ 1小时即可死亡;但对干燥、日光、紫外线及化学制剂的抵抗力较强。

白念珠菌为条件致病菌,约10%非孕妇女及30%孕妇阴道中有此菌寄生,并不引起症状。有念珠菌感染的阴道pH值在4.0～4.7,通常pH<4.5。当阴道内糖原增加、酸度增高、局部细胞免疫力下降时,很适合念珠菌的繁殖而引起炎症,所以多见于孕妇、糖尿病患者及接受大量雌激素治疗者。此外,长期应用抗生素,改变了阴道内微生物之间的相互制约关系;糖皮质激素或免疫缺陷综合征,可使机体的抵抗力降低;穿紧身化纤内裤、肥胖可使会阴局部的温度及湿度增加,也易使念珠菌得以繁殖而引起感染。

传染方式:念珠菌除寄生阴道外,还可寄生于人的口腔、肠道,这3个部位的念珠菌可互相自身传染,当局部环境条件适合时易发病。此外,少部分患者可通过性交直接传染或与接触感染的衣物间接传染。

【诊断】

念珠菌阴道炎主要表现为外阴瘙痒、灼痛、性交痛及尿痛,部分患者阴道分泌物增多。尿痛特点是排尿时尿液刺激水肿的外阴及前庭导致疼痛。分泌物由脱落上皮细胞和菌丝体、酵母菌和假丝酵母菌组成,其特征为白色稠厚呈凝乳或豆腐渣样。妇科检查可见外阴红斑、水肿,常伴有抓痕,严重者可出现皮肤皲裂、表皮脱落。阴道黏膜红肿，小阴唇内侧及阴道黏膜附有白色块状物，擦除后露出红肿黏膜面，急性期还可能见到糜烂及浅表溃疡。对于有临床症状或体征的孕妇，若在阴道分泌物中找到假丝酵母菌的芽生孢子或假丝菌即可确诊。可用0.9%氯化钠溶液湿片法或10%氢氧化钾溶液湿片法或革兰染色检查分泌物中的芽生孢子和假丝菌。由于10%氢氧化钾溶液可以溶解其他细胞成分，假丝酵母菌检出率高于0.9%氯化钠溶液。若有症状而多次湿片法检查为阴性，或为顽固病例为确诊是否为非白假丝酵母菌感染，可采用培养法；若pH>4.5，可能存在混合感染，尤其是细菌性阴道病的混合感染。

【鉴别诊断】

细菌性阴道病：有腥臭味白色白带，阴道黏膜无充血、无红肿，分泌物检查无滴虫，可见线索细胞，氨试验阳性。

【治疗】

一般消除诱因和根据患者情况选择局部或全身应用抗菌药物。

1. 消除诱因　若有糖尿病应给予积极治疗，及时停用广谱抗生素、雌激素及糖皮质激素。勤换内裤，用过的内裤、盆及毛巾均应用开水烫洗。

2. 单纯性外阴阴道念珠菌病(VVC)的治疗　可局部用药，也可全身用药，主要以局部短疗程抗菌药物为主。全身用药与局部用药的疗效相似，治愈率为80%~90%；唑类药物的疗效高于制霉菌素。

(1) 局部用药：可选用下列药物放于阴道内。咪康唑栓剂，每晚1粒(200毫克)，连用7日；或每晚1粒(400毫克)，连用3日，或1粒(1200毫克)，单次用药。克霉唑栓剂，每晚1粒(150毫克)，塞入阴道深部，连用7日，或每日早晚各1粒(150毫克)，连用3日，或1粒(500毫克)，单次用药。制霉菌素栓剂，每晚1粒(10万单位)，连用10~14日。

(2) 全身用药：对不能耐受局部用药者、未婚妇女及不愿采用局部用药者，可选用口服药物。常用药物如氟康唑150毫克，顿服。

3. 复杂性VVC的治疗

(1) 严重VVC的治疗：无论局部用药还是口服药物均应适当延长治疗时间。症状严重者，局部应用低浓度糖皮质激素软膏或唑类栓剂。

(2) 复发性VVC的治疗：一年内有症状并经真菌学证实的VVC发作4次或以上，称为复发性VVC，发生率为5%。多数患者复发机制不明。抗真菌治疗分为初始治疗及巩固治疗，根据培养和药敏感实验选择药物。在初始治疗达到真菌学治愈后，给予巩固治疗至半年。初始治疗若为局部治疗，延长治疗时间为1~2周；若口服氟康唑150毫克，则第四、七日各加服1次。巩固治疗方案，目前，国内外尚无成熟方案，可口服氟康唑150毫克，每周1次，连续6个月；也可根据复发规律，在每月复发前给予局部用药巩固治疗。在治疗前应做真菌培养确诊，治疗期间定期复查监测疗效及药物不良反应，一旦发现不良反应，应立即停药。

(3) 妊娠并发VVC的治疗：局部治疗为主，以7日疗法效果为佳，禁用口服唑类药物。

4. 性伴侣治疗　无需对性伴侣行常规治疗。

5. 随访　若症状持续存在或诊断后2个月内复发者，需再次复诊。对复发性外阴阴道念珠菌病(RVVC)在治疗结束后分别于7~14日、1个月、3个月、6个月各随访一次，3个月及6个月时建议同时行真菌培养。

【临床经验及诊治进展】

白假丝酵母菌为条件致病菌，治疗过程中注意合理应用抗生素及激素，必要时停用，并积极治疗糖尿病等原发疾病。对复杂性或复发性假丝酵母菌感染，无论局部用药还是全身用药均应延长时间，且对性伴侣进行相应的治疗。

三、细菌性阴道病

细菌性阴道病曾被命名为嗜血杆菌阴道炎、加德纳尔菌阴道炎、非特异性阴道炎，现称为细菌性阴道病，为阴道内正常菌群失调所致的一种混合感染，但临床及病理特征并无炎症改变。本病实际是正常寄生在阴道内的细菌生态平衡失调。生理情况下，阴道内有各种厌氧菌及需氧菌，其中以产生过氧化氢的乳杆菌占优势。细菌性阴道病时，阴道内乳杆菌减少而其他细菌大量繁殖，主要有加德纳尔菌、动弯杆菌及其他厌氧菌，部分患者合并支原体感染，其中以厌氧菌居多，厌氧菌的浓度可以是正常妇女的100~1000倍。厌氧菌繁殖的同时可产生胺类物质，碱化阴道，使阴道分泌物增多并有臭味。

【诊断】

细菌性阴道病患者有10%~40%临床上无症状，有症状者的主要表现为阴道分泌物增多，有恶臭味，可伴有轻度外阴瘙痒或灼热感。分泌物呈灰白色，均匀一致，稀薄，黏膜度很低，容易将分泌物从阴道壁拭去。阴道黏膜无充血的炎症表现。细菌学检查无滴虫、真菌或淋病奈瑟菌。

如在下列4项中有3项阳性即可临床诊断为细菌性阴道病。①匀质、稀薄的阴道分泌物。②阴道口pH>4.5(pH值多为5.0~5.5)。③氨臭味试验阳性，取阴道分泌物少许放在玻片上，加入10%氢氧化钾1~2滴，产生一种烂鱼肉样腥臭味即为阳性。④取少许分泌物放在玻片上，加1滴生理盐水混合，置于高倍光镜下见到>20%的线索细胞。线索细胞即阴道脱落的表层细胞，于细胞边缘贴附大量颗粒状物即加德纳尔菌，细胞边缘不清。取材应注意取自阴道侧壁的分泌物，不应取自宫颈管或后穹隆。此外，可参考革兰染色的诊断标准，其标准为每个高倍光镜下，形态典型的乳杆菌≤5，两种或两种以上其他形态细菌(小的革兰阴性杆菌、弧形杆菌或阳性球菌)≥6。

【鉴别诊断】

与滴虫性阴道炎相鉴别，临床上同样可见阴道分泌物增多伴有特殊气味。但取分泌物做镜检，白细胞数量较多，而不见线索细胞，找到具有活动性的滴虫即可确诊。

【治疗】

治疗原则为选用抗菌药物，主要有甲硝唑、替硝唑、克林霉素。甲硝唑抑制厌氧菌生长，不影响乳杆菌生长，是较为理想的治疗药物，但对支原体效果较差。

1.口服药物 首选甲硝唑每次400毫克，每日2次，口服，共7日。替代方案为替硝唑2克，口服，每日1次，连服3日；或替硝唑1克，口服，每日1次，连服5日；或克林霉素每次300毫克，每日2次，连服7日。甲硝唑2克，顿服的治疗效果差，不推荐应用。

2.局部药物治疗 含甲硝唑栓剂200毫克，每晚1次，连用7日；或2%克林霉素软膏阴道涂布，每次5克，每晚1次，连用7日。口服药物与局部用药疗效相似，治愈率80%左右。

3.性伴侣的治疗 性伴侣不需要常规治疗。

4.妊娠期细菌性阴道病的治疗 与不良妊娠结局(如绒毛膜羊膜炎、胎膜早破、早发宫缩、早产、产后子宫内膜炎等)有关，对妊娠并发细菌性阴道病的治疗益处是减少阴道感染的症状及体征，减少细菌性阴道病相关感染的早产并发症和其他感染。对于高危孕产妇的无症状细菌性阴道病进行筛查及治疗能否改善早产并发症亦尚无定论。任何有症状的细菌性阴道病孕妇均需筛查及治疗。用药方案为甲硝唑每次400毫克，每日2次，口服，连用7日；或克林霉素每次300毫克，每日2次，口服，连用7日。

5.随访 治疗后无症状者不需要随访。对妊娠并发细菌性阴道病需要随访疗效。细菌性阴道病复发较常见,对症状持续或症状重复出现者,应告知患者复诊。可选用与初次治疗不同的抗厌氧菌药物,也可试用阴道乳杆菌制剂。

四、老年性阴道炎

老年性阴道炎又称萎缩性阴道炎,常见于自然绝经或人工绝经后妇女,也可见于产后闭经或药物假绝经治疗的妇女。为雌激素水平降低、局部抵抗力下降引起的以需氧菌感染为主的炎症。临床表现为阴道分泌物增多,外阴瘙痒,常伴有性交痛。

【诊断】

1.临床表现　主要症状为阴道分泌物增多及外阴瘙痒、灼热感。阴道分泌物稀薄,呈淡黄色,严重者呈血样脓性白带。检查见阴道呈老年性改变,上皮萎缩,皱襞消失,上皮变平滑、菲薄。阴道黏膜充血,有小出血点,有时见浅表溃疡。若溃疡面可与对侧粘连,阴道检查时粘连可被分开而引起出血,粘连严重时可造成阴道狭窄甚至闭锁,炎症分泌物引流不畅可形成阴道积脓甚或宫腔积脓。

2.根据病史及临床表现　根据绝经、卵巢手术史、盆腔放射治疗史或者药物性闭经及临床表现,诊断一般不难,但应排除其他疾病才能诊断,应取阴道分泌物检查滴虫及假丝酵母菌。

【鉴别诊断】

1.与子宫颈恶性肿瘤进行鉴别　如有血性白带者,应与子宫颈恶性肿瘤鉴别,需常规行宫颈细胞学检查,必要时行分段诊刮。

2.与阴道癌进行鉴别　如有阴道壁肉芽组织及溃疡者,需与阴道癌相鉴别,局部活组织检查可确诊。

【治疗】

治疗原则为补充雌激素以增加阴道抵抗力,用抗生素抑制细菌生长。

1.增加阴道酸度　用1%乳酸液或0.1%~0.5%醋酸液冲洗阴道,增加阴道酸度,抑制细菌生长繁殖,每日1次。

2.局部消炎　甲硝唑200毫克或氧氟沙星100毫克,置于阴道深部,每日1次,7~10日为1个疗程。

3.增加阴道抵抗力　炎症较重者,需应用雌激素制剂。雌激素可以局部给药,也可以全身给药。可用雌三醇软膏局部涂抹,每日1~2次,连用14日。为防止阴道炎复发,亦可全身用药,对同时需要性激素替代治疗的患者,可给予替勃龙2.5毫克,每日1次,也可选用其他雌孕激素制剂连续联合用药。

【临床经验及诊治进展】

本病的根本治疗就是要增强阴道的抵抗力,合理补充雌激素或雌激素样物质,促进阴道上皮的增生,增厚阴道黏膜,增加分泌物和增强抵抗力。生活中要特别注意自我护理,如每天换洗内裤,避免乱用药物,避免使用刺激性强的清洁用品如用肥皂清洗外阴,以减少阴道感染的机会。

五、婴幼儿阴道炎

婴幼儿阴道炎常见于5岁以下幼女,多与外阴炎并存。由于婴幼儿的解剖、生理特点,容易发生炎症。因幼女外阴发育差,缺乏雌激素,阴道上皮菲薄,抵抗力低,易受感染。常见病原体有大肠埃希菌及葡萄球菌、链球菌等。目前,淋病奈瑟菌、滴虫、白色念珠菌也成为常见病原体。病原体的传播常通过患病母亲或保育员的手、衣物、毛巾、浴盆等间接传播。此外,卫生不良、外阴不洁、粪便污染、外阴损伤或因蛲虫引起瘙痒而抓伤、阴道误放异物等,也可造成感染。

【诊断】

1. **主要症状** 阴道分泌物增加，呈脓性。由于大量分泌物刺激引起外阴痛痒，患儿哭闹、烦躁不安或用手搔抓外阴，部分患儿排尿时哭闹。检查可见外阴、阴蒂、尿道口、阴道口黏膜充血、水肿，有脓性分泌物自阴道口流出。病变严重者，外阴表面可见溃疡，小阴唇可见粘连，粘连的小阴唇遮盖阴道口及尿道口，只在其上、下方留有一小孔，尿自小孔排出。

2. **病史及检查** 婴幼儿语言表达能力差，采集病史需详细询问女孩母亲，通常可做出初步诊断，用细棉棒或吸管取阴道分泌物寻找滴虫、白色念珠菌或做涂片染色检查细菌（包括淋球菌）、支原体、衣原体，以明确病原体，必要时可做细菌培养。

【鉴别诊断】

阴道异物引起的阴道炎，常有疼痛、灼热感和分泌物增多，且常混有血液。可用小指做肛门检查以确定阴道内有无异物。在检查时还应做肛门检查排除阴道异物及肿瘤。对有小阴唇粘连者，应注意与外生殖器畸形鉴别。

【治疗】

治疗原则：①保持外阴清洁、干燥，减少摩擦。②针对病原体选择相应抗生素治疗，用吸管将抗生素溶液滴入阴道。③对症处理，有蛲虫者，给予抗驱虫药治疗。④小阴唇粘连者外涂雌激素软膏后，多可松解，严重者应分离粘连，并涂以抗生素软膏。⑤若阴道有异物，应及时取出。

【临床经验及诊治进展】

婴幼儿语言表达能力差，采集病史常需要详细询问女孩母亲，同时询问母亲有无阴道炎病史、有无手足癣病史，以及婴幼儿有无公共场所盆浴史及不良卫生习惯的护理、外阴卫生不洁等情况。必要时可做肛门检查排除阴道异物及肿瘤，或者在麻醉下做阴道检查，排除阴道异物及肿瘤。

（梁建梅）

第三节 急性宫颈炎

急性宫颈炎是常见的女性下生殖道炎症。正常情况下，宫颈具有多种防御功能，包括黏膜免疫、体液免疫及细胞免疫，是阻止下生殖道病原体进入上生殖道的重要防线。

【病因】

宫颈介于子宫体和阴道之间，由于其所处的解剖位置很容易受阴道内病原体的感染，发生阴道炎后，容易逆行感染。急性宫颈炎多见于分娩或剖宫产后的宫颈损伤以及人工流产术、宫颈手术、宫腔操作时扩张宫颈引起的损伤，病原体进入损伤部位而发生的感染。此外，医源性因素，如产道内遗留纱布，不适当的使用高浓度的酸性或碱性药液冲洗阴道等均可引起急性宫颈炎。个别患者对避孕套或避孕膜过敏，也可引起宫颈炎症。

宫颈管单层柱状上皮抗感染能力较差，易发生感染。宫颈炎症包括宫颈阴道部炎症及宫颈管黏膜炎症。因宫颈阴道部鳞状上皮与阴道鳞状上皮相延续，阴道炎症也可引起宫颈阴道部炎症，临床多见的宫颈炎是宫颈管黏膜炎。若宫颈管黏膜炎症得不到及时彻底治疗，可引起上生殖道炎症。

【发病机制】

急性宫颈炎的病原体主要有：①性传播疾病病原体：淋病奈瑟菌及沙眼衣原体，目前这两种病原体引起的急性宫颈炎为黏液脓性宫颈炎（MPC），其特点是在子宫颈管见到，或宫颈管棉拭子标本上见到脓性或黏液脓性分泌物,擦拭宫颈管时,容易诱发宫颈管内出血。淋病奈瑟菌还常侵袭尿道移行上皮、尿道旁腺及前庭大腺;②内源性病原体:部分宫颈炎与细菌性阴道病、生殖道支原体感染有关,还有一些病原体可为葡萄球菌、链球菌、大肠埃希菌以及滴虫、真菌等。部分患者的病原体不清楚。有些病原体侵入宫颈较深,可通过淋巴管引起急性盆腔结缔组织炎。

【病理】

急性宫颈炎时肉眼可见宫颈红肿,宫颈黏膜水肿,镜下可见血管充血,宫颈黏膜及黏膜下组织、腺体周围见大量中性粒细胞浸润,腺腔内见脓性分泌物,并可由子宫颈口流出。

【临床表现】

大部分患者无症状。有症状者主要表现为阴道分泌物增多,呈黏液脓性,阴道分泌物刺激可引起外阴瘙痒及灼烧感。此外,可出现经间期出血、性交后出血等症状。若合并尿路感染,可出现尿急、尿频、尿痛。妇科检查见宫颈充血、水肿、黏膜外翻,有黏液脓性分泌物附着在宫颈处甚至从宫颈管流出,宫颈管黏膜质脆,容易诱发出血,宫颈触痛。若为淋病奈瑟菌感染,由于尿道旁腺、前庭大腺受累,亦可见尿道口、阴道口黏膜充血、水肿以及多量脓性分泌物。

【诊断】

1. 具备一个或两个特征性体征

(1) 在宫颈管或在宫颈管棉拭子标本上,肉眼见到脓性或黏液脓性分泌物。

(2) 用棉拭子擦拭宫颈管时,容易诱发宫颈管内出血。

2. 中性粒细胞检测 可检测宫颈管分泌物或阴道分泌物中的白细胞,后者需排除引起白细胞增高的阴道炎症。

(1) 宫颈管分泌物涂片检查:中性粒细胞>30/高倍视野(40×)。

(2) 阴道分泌物涂片检查:中性粒细胞>10/高倍视野(100×)。

3. 病原体检测 应做衣原体、淋病奈瑟菌、细菌性阴道病及滴虫性阴道炎等的检查。

(1) 淋病奈瑟菌常用检测方法有:①分泌物涂片革兰染色:查找中性粒细胞内有无革兰阴性双球菌。由于宫颈分泌物涂片查淋病奈瑟菌的敏感性、特异性差,不推荐作为女性淋病的诊断方法;②淋病奈瑟菌培养:为诊断淋病的金标准方法,要求送检及时,培养条件要求比其他细菌高;③核酸检测:包括核酸杂交及核酸扩增,尤其核酸扩增方法诊断淋病奈瑟菌感染的敏感性及特异性高。

(2) 检测沙眼衣原体常用的方法有:①衣原体培养:因其方法复杂,培养条件要求高,阳性率低,临床少用;②酶联免疫吸附试验检测沙眼衣原体抗原:为临床常用的方法;③核酸检测:包括核酸杂交及核酸扩增,尤以后者为检测衣原体感染敏感、特异的方法。但应做好质量控制,避免污染引起的假阳性。

由于宫颈炎也可以是上生殖道感染的一个征象,因此,对宫颈炎患者应注意除外有无上生殖道感染。

【治疗】

主要为抗菌药物治疗。有性传播疾病高危因素的患者,尤其是年轻女性,在未获得病原体检测结果前可给予经验治疗,如大环内酯类的阿奇霉素0.5g,口服,qd,连服3~5天。或四环素类的多西环素100mg,2次/天,连服10~14天。获得病原体检测结果后,应针对病原体选择敏感抗菌药物。

1. 单纯急性淋病奈瑟菌性宫颈炎 主张大剂量给药,常用药物有第三代头孢菌素,如头孢曲松钠1~2g,静脉注射,2次/天,连用3天,或头孢克肟200mg,静脉注射,1次/天,连用3天;氨基糖苷类的大观霉素2g,单次肌注,也有学者主张女性给予4g,单次肌注。

2. 沙眼衣原体性宫颈炎 治疗药物主要有四环素类,如多西环素100~200mg,2次/天,连服10~14天;大环内酯类,主要有阿奇霉素0.5g,口服,1次/天,连服3~5天,或红霉素250~500mg,3~4次/天,连服7~14天;喹诺酮类,主要有氧氟沙星400mg,2次/天,连服7天;左氧氟沙星500mg,1次/天,连服7天。由于淋病奈瑟菌感染常伴有衣原体感染,因此,若为淋菌性宫颈炎,治疗时除选用抗淋病奈瑟菌药物外,应同时应用抗衣原体感染药物。

3.对于合并细菌性阴道病者应同时治疗,否则将导致宫颈炎持续存在。

4.随访　治疗后症状持续存在者,应告知患者随诊。对持续性宫颈炎症,需了解有无再次感染性传播疾病,性伴侣是否已进行治疗,阴道菌群失调是否持续存在。对无明显病因的持续性宫颈炎症,尚无肯定有效的治疗方法。

【预后】

大部分患者经过及时、正规的抗生素治疗后,可得到痊愈,但也有部分患者急性宫颈炎未治疗或治疗不彻底而转变为慢性宫颈炎。急性宫颈炎之所以有转为慢性子宫颈炎的倾向,主要是由于子宫颈黏膜皱襞繁多,腺体呈葡萄状,病原体侵入腺体深处后极难根治,导致病程反复、迁延而成为慢性感染病灶。部分患者可无急性宫颈炎病史,直接表现为慢性宫颈炎。

【预防】

注意个人卫生,避免各种原因引起的宫颈损伤;在机体抵抗力低下时,注意避免病原体侵入宫颈导致感染。此外,避免不适当的使用高浓度的酸性或碱性药液冲洗阴道,对避孕套或避孕膜过敏的患者,可酌情选择其他的避孕方式。积极治疗各种阴道炎症及上生殖道的感染,减少邻近组织炎症蔓延至宫颈。

(梁建梅)

第四节　盆腔炎

盆腔炎(PID)指女性上生殖道及其周围组织的炎症,主要包括子宫内膜炎、输卵管炎、输卵管卵巢脓肿(OA)、盆腔腹膜炎。炎症可局限于一个部位,也可同时累及几个部位,最常见的是输卵管炎、输卵管卵巢炎。盆腔炎大多发生在性活跃期、有月经的妇女,初潮前、绝经后或未婚者很少发生盆腔炎。若发生盆腔炎也往往是邻近器官炎症的扩散。盆腔炎有急性和慢性两类。急性盆腔炎发展可引起弥漫性腹膜炎,往往经久不愈,并可反复发作,导致不孕、输卵管妊娠、慢性盆腔痛,严重影响妇女健康,且增加家庭与社会经济负担。

【女性生殖道的自然防御功能】

女性生殖道的解剖、生理、生化及免疫学特点具有比较完善的自然防御功能,增强了对感染的防御能力,在健康妇女阴道内虽有某些病原体存在,但并不引起炎症。

1.两侧大阴唇自然合拢,遮掩阴道口、尿道口。

2.由于盆底肌的作用,阴道口闭合,阴道前后壁紧贴,可防止外界污染。阴道正常菌群,尤其是乳杆菌可抑制其他细菌生长。此外,阴道分泌物可维持巨噬细胞的活性,防止细菌侵入阴道黏膜。

3.宫颈内口紧闭,宫颈管黏膜为分泌黏液的高柱状上皮所覆盖,黏膜形成皱褶、峭突或陷窝,从而增加黏膜表面积;宫颈管分泌大量黏液形成胶冻状黏液栓,为上生殖道感染的机械屏障;黏液栓内含乳铁蛋白、溶菌酶,可抑制细菌侵入子宫内膜。

4.育龄妇女子宫内膜周期性剥脱也是消除宫腔感染的有利条件。此外,子宫内膜分泌液也含有乳铁蛋白、溶菌酶,消除少量进入宫腔的病原体。

5.输卵管黏膜上皮细胞的纤毛向宫腔方向摆动以及输卵管的蠕动,均有利于阻止病原体的侵入。输卵管液与子宫内膜分泌液一样,含有乳铁蛋白、溶菌酶,清除偶然进入上生殖道的病原体。

6.生殖道的免疫系统：生殖道黏膜如宫颈和子宫聚集有不同数量的淋巴组织及散在淋巴细胞,包括 T 细胞、B 细胞。此外,中性粒细胞、巨噬细胞、补体以及一些细胞因子均在局部有重要的免疫功能,发挥抗感染作用。

当自然防御功能遭到破坏,或机体免疫功能下降、内分泌发生变化或外源性致病菌侵入,均可导致炎症发生。

【病原体及其致病特点】

盆腔炎的病原体有两个来源：①内源性病原体,来自原寄居于阴道内的菌群,包括需氧菌及厌氧菌,可以仅为需氧菌、仅为厌氧菌感染,但以需氧菌及厌氧菌混合感染多见。主要的需氧菌及兼性厌氧菌有金黄色葡萄球菌,溶血性链球菌,大肠埃希菌;厌氧菌有脆弱类杆菌,消化球菌,消化链球菌。厌氧菌感染的特点是容易形成盆腔脓肿、感染性血栓静脉炎,脓液有粪臭并有气泡。据文献报告,70%～80%盆腔脓肿可培养出厌氧菌。②外源性病原体,主要为性传播疾病的病原体,如衣原体、淋病奈瑟菌及支原体,其他有绿脓杆菌、结核杆菌等。据西方国家报道,盆腔炎的主要病原体是衣原体及淋病奈瑟菌,在美国,40%～50%盆腔炎是由淋病奈瑟菌引起,10%～40%盆腔炎可分离出沙眼衣原体,对下生殖道淋病奈瑟菌及衣原体的筛查及治疗已使盆腔炎发病率有所下降。在我国,淋病奈瑟菌、衣原体引起的盆腔炎的脓汁中分离出支原体,但支原体是否可单独引起生殖道炎症仍有争论。性传播疾病常同时伴有需氧菌及厌氧菌感染,可能是衣原体或淋病奈瑟菌感染造成输卵管损伤后,容易继发需氧菌及厌氧菌感染。

【感染途径】

1.沿生殖道黏膜上行蔓延　病原体侵入外阴、阴道后,或阴道内的菌群,沿宫颈黏膜、子宫内膜、输卵管黏膜蔓延至卵巢及腹腔,是非妊娠期、非产褥期盆腔炎的主要感染途径。淋病奈瑟菌、衣原体及葡萄球菌等常沿此途径扩散。

2.经淋巴系统蔓延　病原体经外阴、阴道、宫颈及宫体创伤处的淋巴管侵入盆腔结缔组织及内生殖器其他部分,是产褥感染,流产后感染及放置宫内节育器后感染的主要感染途径。链球菌、大肠埃希菌、厌氧菌多沿此途径蔓延。

3.经血循环传播　病原体先侵入人体的其他系统,再经血循环感染生殖器,为结核菌感染的主要途径。

4.直接蔓延　腹腔其他脏器感染后,直接蔓延到内生殖器,如阑尾炎可引起右侧输卵管炎。

【高危因素】

了解高危因素有利于盆腔炎的正确诊断及预防。

1.宫腔内手术操作后感染　如刮宫术、输卵管通液术、子宫输卵管造影术、宫腔镜检查、人工流产、放置宫内节育器等,由于手术消毒不严格或术前适应证选择不当,导致下生殖道内源性菌群的病原体上行感染。生殖器原有慢性炎症经手术干扰也可引起急性发作并扩散。

2.下生殖道感染　主要是下生殖道的性传播疾病,如淋病奈瑟菌性宫颈炎、衣原体性宫颈炎以及细菌性阴道病与 PID 密切相关。

3.性活动　盆腔炎多发生在性活跃期妇女,尤其是早年性交、有多个性伴侣、性交过频、性伴侣有性传播疾病者。据美国资料,盆腔炎的高发年龄为15～25岁。年轻者容易发生盆腔炎可能与频繁的性活动、宫颈柱状上皮生理性移位(高雌激素影响)、宫颈黏液的机械防御功能较差有关。

4.性卫生不良　使用不洁的月经垫、经期性交等,均可使病原体侵入而引起炎症。此外,低收入群体,不注意性卫生保健者,盆腔炎的发生率高。

5.邻近器官炎症直接蔓延　例如阑尾炎、腹膜炎等蔓延至盆腔,病原体以大肠埃希菌为主。

6.慢性盆腔炎急性发作。

【急性盆腔炎症】

1.病理及发病机制

(1)急性子宫内膜炎及急性子宫肌炎:多见于流产、分娩后。

(2)急性输卵管炎、输卵管积脓、输卵管卵巢脓肿:急性输卵管炎主要由化脓菌引起,轻者输卵管仅有轻度充血、肿胀、略增粗;重者输卵管明显增粗、弯曲,纤维素性脓性渗出物增多,造成与周围组织粘连。急性输卵管炎因传播途径不同而有不同的病变特点。

1)炎症经子宫内膜向上蔓延,首先引起输卵管黏膜炎,输卵管黏膜肿胀、间质水肿、充血及大量中性粒细胞浸润,重者输卵管上皮发生退行性变或成片脱落,引起输卵管黏膜粘连,导致输卵管管腔及伞端闭锁,若有脓液积聚于管腔内则形成输卵管积脓。淋病奈瑟病菌及大肠埃希菌、类杆菌以及普雷沃菌除直接引起输卵管上皮损伤外,其细胞壁脂多糖等内毒素引起输卵管纤毛大量脱落,最后输卵管运输功能减退、丧失。因衣原体的热休克蛋白与输卵管热休克蛋白有相似性,感染后引起的交叉免疫反应可损伤输卵管,导致严重输卵管黏膜结构及功能破坏,并引起盆腔广泛粘连。

2)病原菌通过宫颈的淋巴播散到宫旁结缔组织,首先侵及浆膜层,发生输卵管周围炎,然后累及肌层,而输卵管黏膜层可不受累或受累极轻。病变以输卵管间质炎为主,其管腔常可因肌壁增厚受压变窄,但仍能保持通畅。

卵巢很少单独发炎,白膜是良好的防御屏障,卵巢常与发炎的输卵管伞端粘连而发生卵巢周围炎,称输卵管卵巢炎,习称附件炎。炎症可通过卵巢排卵的破孔侵入卵巢实质形成卵巢脓肿,脓肿壁与输卵管积脓粘连并穿通,形成输卵管卵巢脓肿(TOA)。TOA可为一侧或两侧病变,约半数是在可识别的急性盆腔炎初次发病后形成,另一部分是在慢性盆腔炎屡次急性发作或重复感染而形成。脓肿多位于子宫后方或子宫、阔韧带后叶及肠管间粘连处,可破入直肠或阴道,若破入腹腔则引起弥漫性腹膜炎。

(3)急性盆腔腹膜炎:盆腔内器官发生严重感染时,往往蔓延到盆腔腹膜,发炎的腹膜充血、水肿,并有少量含纤维素的渗出液,形成盆腔脏器粘连。当有大量脓性渗出液积聚于粘连的间隙内,可形成散在小脓肿;积聚于直肠子宫陷凹处则形成盆腔脓肿,较多见。脓肿的前面为子宫,后方为直肠,顶部为粘连的肠管及大网膜,脓肿可破入直肠而使症状突然减轻,也可破入腹腔引起弥漫性腹膜炎。

(4)急性盆腔结缔组织:内生殖器急性炎症时,或阴道、宫颈有创伤时,病原体经淋巴管进入盆腔结缔组织而引起结缔组织充血、水肿及中性粒细胞浸润。以宫旁结缔组织炎最常见,开始局部增厚,质地较软,边界不清,以后向两侧盆壁呈扇形浸润,若组织化脓则形成盆腔腹膜外脓肿,可自发破入直肠或阴道。

(5)败血症及脓毒血症:当病原体毒性强、数量多、患者抵抗力降低时,常发生败血症。多见于严重的产褥感染、感染性流产及播散性淋病。近年有报道放置宫内节育器、人工流产及输卵管绝育术损伤脏器引起败血症,若不及时控制,往往很快出现感染性休克,甚至死亡。发生感染后,若身体其他部位发现多处炎症病灶或脓肿者,应考虑有脓毒血症存在,但需经血培养证实。

(6)Fitz-Hugh-Curtis综合征:是指肝包膜炎症而无肝实质损害的肝周围炎。淋病奈瑟菌及衣原体感染均可引起。由于肝包膜水肿,吸气时右上腹疼痛。肝包膜上有脓性或纤维渗出物,早期在肝包膜与前腹壁腹膜之间形成松软粘连,晚期形成琴弦样粘连。5%~10%输卵管炎可出现此综合征,临床表现为继下腹痛后出现右上腹痛,或下腹疼痛与右上腹疼痛同时出现。

2.临床表现 可因炎症轻重及范围大小而有不同的临床表现。轻者无症状或症状轻微。常见症状为下腹痛、发热、阴道分泌物增多。腹痛为持续性,活动或性交后加重。若病情严重可有寒战、高热、头痛、食欲缺乏。若有腹膜炎,则出现消化系统症状,如恶心、呕吐、腹胀、腹泻等。月经期发病可出现经量增多、经期延长。若有脓肿形成,可有下腹包块及局部压迫刺激症状;包块位于子宫前方可出现膀胱刺激症状,如排尿困难、尿频,若引起膀胱肌炎还可有尿痛等;包块位于子宫后方可有直肠刺激症状;若在腹膜外可致腹泻、里急后重感和排便困难。若有输卵管炎的症状及体征,并同时有右上腹疼痛者,应怀疑有肝周围炎。

由于感染的病原体不同,临床表现也有差异。淋病奈瑟菌感染以年轻妇女多见,多于月经期或经后7d内发病,起病急,可有高热,体温在38℃以上,常引起输卵管积脓,出现腹膜刺激征及阴道脓性分泌物。非淋病奈瑟菌性盆腔炎起病较缓慢,高热及腹膜刺激征不如淋病奈瑟菌感染明显。若为厌氧菌感染,患者的年龄偏大,容易有多次复发,常伴有脓肿形成。衣原体感染病程较长,高热不明显,长期持续低热,主要表现为轻微下腹痛,并久治不愈。

患者体征差异较大,轻者无明显异常发现。典型体征呈急性病容,体温升高,心率加快,下腹部有压痛、反跳痛及肌紧张,若病情严重可出现腹胀,肠鸣音减弱或消失。盆腔检查:阴道可有充血,并有大量脓性臭味分泌物;宫颈充血、水肿,将宫颈表面分泌物拭净,若见脓性分泌物从宫颈口流出,说明宫颈管黏膜或宫腔有急性炎症。穹隆触痛明显,须注意是否饱满;宫颈举痛;宫体稍大,有压痛,活动受限;子宫两侧压痛明显,为单纯输卵管炎,可触及增粗的输卵管,压痛明显;若为输卵管积脓或输卵管卵巢脓肿,则可触及包块且压痛明显,不活动;宫旁结缔组织炎时,可扪及宫旁一侧或两侧片状增厚,或两侧宫骶韧带高度水肿、增粗、压痛明显;若有盆腔脓肿形成且位置较低时,可扪及后穹或侧穹隆有肿块且有波动感,三合诊常能协助进一步了解盆腔情况。

3.诊断及鉴别诊断　根据病史、症状和体征可作出初步诊断。由于急性盆腔炎的临床表现变异较大,临床诊断准确性不高(与腹腔镜相比,阳性预测值为65%～90%),尚需作必要的辅助检查,如血常规、尿常规、宫颈管分泌物及后穹穿刺物检查。理想的诊断标准既要敏感性高,可发现轻微病例,又要特异性强,避免非炎症患者应用抗生素。基本标准为诊断PID所必需;附加标准可增加诊断的特异性,值得注意的是,多数盆腔炎患者有宫颈黏液脓性分泌物或阴道分泌物生理盐水涂片中见到的白细胞;特异标准基本可诊断PID。腹腔镜诊断PID标准:①输卵管表面明显充血;②输卵管壁水肿;③输卵管伞端或浆膜面有脓性渗出物。腹腔镜诊断准确,并能直接采取感染部位的分泌物做细菌培养,但临床应用有一定局限性。

在作出急性盆腔炎的诊断后,需进一步明确病原体。宫颈管分泌物及后穹穿刺液的涂片、培养及免疫荧光检测虽不如通过剖腹探查或腹腔镜直接采取感染部位的分泌物做培养及药敏准确,但临床较实用,对明确病原体有帮助。涂片可作革兰染色,若找到淋病奈瑟菌可确诊,除查找淋病奈瑟菌外,可以根据细菌形态为选用抗生素及时提供线索;培养阳性率高,可明确病原体;免疫荧光主要用于衣原体检查。除病原体的检查外,还可根据病史、临床症状及体征特点初步判断病原体。

急性盆腔炎应与急性阑尾炎、输卵管妊娠流产或破裂、卵巢囊肿蒂扭转或破裂等急腹症相鉴别。

4.治疗　急性盆腔炎主要应用抗生素药物治疗。抗生素治疗可清除病原体,改善症状及体征,减少后遗病变。经恰当的抗生素积极治疗,绝大多数急性盆腔炎能彻底治愈,即使输卵管卵巢脓肿形成,若治疗及时,用药恰当,75%的脓肿能得到控制。

根据药敏试验选用抗生素较为合理,但通常需在获得实验室结果前即给予抗生素治疗,因此,初始治疗往往根据经验选择抗生素。由于急性盆腔炎的病原体多为需氧菌、厌氧菌及衣原体的混合感染,需氧菌及厌氧菌又有革兰阴性及革兰阳性之分,故抗生素多采用联合用药。

(1)门诊治疗:若患者一般状况好,症状轻,能耐受口服抗生素,并有随访条件,可在门诊给予口服抗生素治疗。

常用方案:①氧氟沙星400mg,口服,每日2次,或左氧氟沙星500mg,口服,每日1次,同时加服甲硝唑400mg,每日2～3次,连用14d。②头孢西丁钠2g,单次肌注,同时口服丙磺舒1g,然后改为多西环素

100mg,每日2次,连用14d;或选用其他第三代头孢菌素,如头孢曲松钠与多西环素、甲硝唑合用。

(2)住院治疗:若患者一般情况差,病情严重,伴有发热、恶心、呕吐;或有盆腔腹膜炎;或输卵管卵巢脓肿;或门诊治疗无效;或不能耐受口服抗生素;或诊断不清,均应住院给予以抗生素药物治疗为主的综合治疗。

1)支持疗法:卧床休息,半卧位有利于脓液积聚于直肠子宫陷凹而使炎症局限。给予高热量、高蛋白、高维生素流食或半流食,补充液体,注意纠正电解质紊乱及酸碱失衡,必要时少量输血。高热时采用物理降温。尽量避免不必要的妇科检查以免引起炎症扩散,若有腹胀应行胃肠减压。

2)抗生素药物治疗:给药途径以静脉滴注收效快,常用的配伍方案如下。

青霉素或红霉素与氨基糖苷类药物及甲硝唑联合方案:青霉素每日320万~960万U静滴,分3~4次加入少量液体中作间歇快速滴注;红霉素每日1~2g,分3~4次静滴。庆大霉素80mg,每日2~3次,静滴或肌注;阿米卡星每日200~400mg,分2次肌注,疗程一般不超过10d。甲硝唑500mg,静滴,每8小时1次,病情好转后改口服,每次400mg,每8小时1次,若患者为内源性细菌感染,且平素很少应用抗生素可考虑选用此方案。

克林霉素与氨基糖苷类药物联合方案:克林霉素600~900mg,每8~12小时1次,静滴;庆大霉素先给予负荷量(2mg/kg),然后予维持量(1.5mg/kg),每8小时1次,静滴或肌注。临床症状、体征改善后继续静脉应用24~48h,克林霉素改为口服,每次300mg,每日3~4次,连用14d。此方案对以厌氧菌为主的感染疗效较好,常用于治疗输卵管卵巢脓肿。

第二代头孢菌素或相当于第二代头孢菌素的药物及第三代头孢菌素或相当于第三代头孢菌素的药物:如头孢西丁钠1~2g,静注,每6小时1次。头孢替坦二钠1~2g,静注,每12小时1次。其他可选用头孢呋辛钠、头孢唑肟、头孢曲松钠、头孢噻肟钠。

第二代头孢菌素及第三代头孢菌多用于革兰阴性杆菌及淋病奈瑟菌感染的治疗。若考虑有衣原体或支原体感染,应加服多西环素100mg,每12小时1次,连续用药10~14d。对不能耐受多西环素者,可用阿奇霉素替代,每次500mg,每日1次,连用3d。

喹诺酮类药物与甲硝唑联合方案:环丙沙星200mg,静滴,每12小时1次;或氧氟沙星400mg,静滴,每12小时1次;或左氧氟沙星500mg,静滴,每日1次。甲硝唑500mg,静滴,每8小时1次。

青霉素类与四环素类药物联合方案:氨苄西林/舒巴坦3g,静注,每6小时1次,加多西环素100mg,每日2次,连用14d。

对放置宫内节育器者,抗生素治疗后应将其取出。

3)手术治疗:主要用于治疗抗生素控制不满意的TOA或盆腔脓肿,手术指征有:

药物治疗无效:TOA或盆腔脓肿经药物治疗48~72h,体温持续不降,患者中毒症状加重或包块增大,应及时手术,以免发生脓肿破裂。

脓肿持续存在:经药物治疗病情有好转,继续控制炎症数日(2~3周),包块仍未消失但已局限化,应手术切除,以免日后再次急性发作,或形成慢性盆腔炎。据国外报道,25%~30% TOA因脓肿持续存在而行手术治疗。

脓肿破裂:突然腹痛加剧,寒战、高热、恶心、呕吐、腹胀,检查腹部拒按或有中毒性休克表现,应怀疑脓肿破裂。若脓肿破裂未及时诊治,死亡率高。因此,一旦怀疑脓肿破裂,需立即在抗生素治疗的同时行剖腹探查。

手术可根据情况选择经腹手术或腹腔镜手术。手术范围应根据病变范围、患者年龄、一般状态等全面考虑。原则以切除病灶为主。年轻妇女应尽量保留卵巢功能,以采用保守性手术为主;年龄大、双侧附件受累或附件脓肿屡次发作者,行全子宫及双附件切除术;对极度衰弱危重患者的手术范围须按具体情况决定。若盆腔脓肿位置低,突向阴道后穹时,可经阴道切开排脓,同时注入抗生素。

4)中药治疗:主要为活血化瘀、清热解毒药物,例如银翘解毒汤、安宫牛黄丸或紫血丹等。

5.预防　作好经期、孕期及产褥期的卫生宣传;严格掌握产科、妇科手术指征,作好术前准备;术时注意无菌操作;术后作好护理,预防感染;治疗急性盆腔炎时,应用到及时治疗、彻底治愈,防止转为慢性盆腔炎;注意性生活卫生,减少性传播疾病,经期禁止性交。

【慢性盆腔炎症】

慢性盆腔炎常为急性盆腔炎未能彻底治疗,或患者体质较差病程迁延所致,但亦可无急性盆腔炎病史,如沙眼衣原体感染所致输卵管炎。慢性盆腔炎病情较顽固,当机体抵抗力较差时,可有急性发作。部分慢性盆腔炎为急性盆腔炎遗留的病理改变,并无病原体。

1.病理

(1)慢性子宫内膜炎:慢性子宫内膜炎可发生于产后、流产后或剖宫产后,因胎盘、胎膜残留或子宫复旧不良,极易感染;也见于绝经后雌激素低下的老年妇女,由于内膜菲薄,易受细菌感染,严重者宫颈管粘连形成宫腔积脓。子宫内膜充血、水肿,间质大量浆细胞或淋巴细胞浸润。

(2)慢性输卵管炎、输卵管积水、输卵管卵巢炎及输卵管卵巢囊肿:慢性输卵管炎双侧居多,输卵管呈轻度或中度肿大,伞端可部分或完全闭锁,并与周围组织粘连。若输卵管伞端及峡部因炎症粘连闭锁,浆液性渗出物积聚形成输卵管积水;有时输卵管积脓中的脓液渐被吸收,浆液性液体继续自管壁渗出充满管腔,亦可形成输卵管积水。积水输卵管表面光滑,管壁甚薄,由于输卵管系膜不能随积水输卵管囊壁的增长扩大而相应延长,故积水输卵管向系膜侧弯曲,形似腊肠或呈曲颈的蒸馏瓶状,卷曲向后,可游离或与周围组织有膜样粘连。

输卵管发炎时波及卵巢,输卵管与卵巢相互粘连形成炎性肿块,或输卵管伞端与卵巢粘连并贯通,液体渗出形成输卵管卵巢囊肿,也可由输卵管卵巢脓肿的脓液被吸收后以渗出物替代而形成。

(3)慢性盆腔结缔组织炎:多由慢性宫颈炎症发展而来,由于宫颈的淋巴管与宫旁结缔组织相通,宫颈炎症可蔓延至宫骶韧带处,使纤维组织增生、变硬。若蔓延范围广泛,可使子宫固定,宫颈旁组织增厚。

2.临床表现

(1)慢性盆腔痛:慢性炎症形成的瘢痕粘连以及盆腔充血,常引起下腹部坠胀、疼痛及腰骶部酸痛,常在劳累、性交后及月经前后加剧。有文献报道约20%急性盆腔炎发作后遗留慢性盆腔痛。

(2)不孕及异位妊娠:输卵管粘连阻塞可致不孕或异位妊娠。急性盆腔炎后不孕发生率为20%～30%。有文献报道1次盆腔炎发作,不孕危险为13%,2次为36%,3次为60%～75%。

(3)月经异常:盆腔淤血可致经量增多;卵巢功能损害时可致月经失调;子宫内膜炎常有月经不规则,老年性子宫内膜炎可有脓血性分泌物。

(4)全身症状:多不明显,有时仅有低热,易感疲倦。因病程时间较长,部分患者可出现神经衰弱症状,如精神不振、失眠、周身不适等。当患者抵抗力差时,易有急性或亚急性发作。

(5)体征:若为子宫内膜炎,子宫增大、压痛;若为输卵管炎,则在子宫一侧或两侧触到呈索条状增粗输卵管,并有轻度压痛;若为输卵管积水或输卵管卵巢囊肿,则在盆腔一侧或两侧触及囊性肿物,活动多受限;若为盆腔结缔组织炎时,子宫常呈后倾后屈,活动受限或粘连固定,子宫一侧或两侧有片状增厚、压痛,宫骶韧带常增粗、变硬,有触痛。

3.诊断与鉴别诊断　急性盆腔炎病史以及症状和体征明显者,诊断多无困难。但不少患者自觉症状较多,而无明显盆腔炎病史及阳性体征,此时对慢性盆腔炎的诊断须慎重,以免轻率作出诊断,造成患者思想负担。有时盆腔充血或阔韧带内静脉曲张也可产生类似慢性盆腔炎的症状。诊断困难时,应行腹腔镜检查。

慢性盆腔炎有时与子宫内膜异位症不易鉴别,子宫内膜异位症痛经呈继发性、进行性加重,若能触及典型触痛结节,有助于诊断。鉴别困难时应行腹腔镜检查。输卵管积水或输卵管卵巢囊肿需与卵巢囊肿相鉴别,输卵管卵巢囊肿除有盆腔炎病史外,肿块呈腊肠形,囊壁较薄,周围有粘连;而卵巢囊肿一般以圆形或椭圆形较多,周围无粘连,活动自如。附件炎性包块与周围粘连,不活动,有时易与卵巢癌相混淆,炎性包块为囊性而卵巢癌为实性,B型超声检查有助于鉴别。

4.治疗 根据病变部位以及患者主诉采取综合治疗方法为宜。慢性盆腔炎由于病程长,患者思想压力大,治疗时需患者解除思想顾虑,增强治疗信心,增加营养,锻炼身体,注意劳逸结合,提高机体抵抗力。

(1)子宫内膜炎:对产后、流产后怀疑有胎盘胎膜残留者,应用抗生素治疗后行刮宫术。对老年性子宫内膜炎采用全身抗生素治疗,必要时应用小剂量雌激素,若有宫腔积脓,需行扩宫术。

(2)输卵管炎或输卵管卵巢炎:若患者主诉为盆腔痛,单一治疗往往难以奏效,常需综合治疗。

1)物理疗法:物理疗法能促进盆腔局部血液循环,改善组织营养状态,提高新陈代谢,以利于炎症吸收和消退。常用的有激光、短波、超短波、微波、离子透入(可加入药物如青霉素、链霉素等)。

2)中药治疗:慢性盆腔炎以湿热型居多,治则以清热利湿,活血化瘀为主,有些患者为寒凝气滞型,治则为温经散寒、行气活血。

3)抗生素治疗:长期或反复多种抗生素的联合治疗有时并无显著疗效,但对于年轻需保留生育功能者,或急性发作时可以应用,最好同时采用抗衣原体的药物。

4)其他药物治疗:采用 α-糜蛋白酶 5mg 或透明质酸酶 1500U,肌内注射,隔日 1 次,7～10 次为一疗程,以利粘连和炎症吸收。

5)手术治疗:存在感染灶,反复引起炎症急性发作或伴有严重盆腔疼痛,经综合治疗无效者应行手术治疗。手术以彻底治愈为原则,避免遗留病灶再次复发。根据患者年龄、病变轻重及有无生育要求决定手术范围,行单侧附件切除术或全子宫切除术加双侧附件切除术。对年轻妇女应尽量保留卵巢功能。

若患者主诉为不孕,对病变较轻者可采用以上保守方法治疗,但由于慢性输卵管炎常为不可逆组织损害,多需要辅助生育技术协助受孕。

(3)输卵管积水或输卵管卵巢囊肿:其多为盆腔炎症的后果,常无病原体,抗生素治疗无效,应行手术治疗。对年轻要求生育患者可行输卵管造口术或开窗术;对无生育要求者行患侧附件切除术。

5.预防 注意个人卫生,锻炼身体,增强体质,及时彻底治疗急性盆腔炎。

(李晓彦)

第五节 生殖器结核

由结核分枝杆菌引起的女性生殖器炎症称为生殖器结核,又称结核性盆腔炎。多见于 20～40 岁妇女,也可见于绝经后的老年妇女。近年因耐多药结核、艾滋病的增加以及对结核病控制的松懈,生殖器结核发病率有升高趋势。

【传染途径】

生殖器结核是全身结核的表现之一,常继发于身体其他部位结核,如肺结核、肠结核、腹膜结核等,约 10% 肺结核患者伴有生殖器结核。生殖器结核潜伏期很长,可达 1～10 年,多数患者在日后发现生殖器结核时,其原发病灶多已痊愈。生殖器结核常见以下传染途径。

1.血行传播 为最主要的传播途径。青春期时正值生殖器发育,血供丰富,结核菌易借血行传播。结核杆菌感染肺部后,大约1年内可感染内生殖器,由于输卵管黏膜有利于结核菌的潜伏感染,结核杆菌首先侵犯输卵管,然后依次扩散到子宫内膜、卵巢,侵犯宫颈、阴道、外阴者较少。

2.直接蔓延 腹膜结核、肠结核可直接蔓延到内生殖器。

3.淋巴传播 较少见。消化道结核可通过淋巴管传播感染内生殖器。

4.性交传播 极罕见。男性患泌尿系结核,通过性交传播,上行感染。

【病理】

1.输卵管结核 占女性生殖器结核的90%～100%,即几乎所有的生殖器结核均累及输卵管,双侧性居多,但双侧的病变程度可能不同。输卵管增粗肥大,其伞端外翻如烟斗嘴状是输卵管结核的特有表现;也可表现为伞端封闭,管腔内充满干酪样物质;有的输卵管增粗,管壁内有结核结节;有的输卵管僵直变粗,峡部有多个结节隆起。输卵管浆膜面可见多个粟粒结节,有时盆腔腹膜、肠管表现及卵巢表面也布满类似结节,或并发腹水型结核性腹膜炎。在输卵管管腔内见到干酪样物质,有助于同非结核性炎症相鉴别。输卵管常与其邻近器官如卵巢、子宫、肠曲广泛粘连。

2.子宫内膜结核 常由输卵管结核蔓延而来,占生殖器结核的50%～80%。输卵管结核患者约半数同时有子宫内膜结核。早期病变出现在宫腔两侧角,子宫大小、形状无明显变化,随着病情进展,子宫内膜受到不同程度结核病变破坏,最后代以瘢痕组织,可使宫腔粘连变形、缩小。

3.卵巢结核 占生殖器结核的20%～30%,主要由输卵管结核蔓延而来,因有白膜包围,通常仅有卵巢周围炎,侵犯卵巢深层较少。少部分卵巢结核由血循环传播而致,可在卵巢深部形成结节及干酪样坏死性脓肿。

4.宫颈结核 常由子宫内膜结核蔓延而来或经淋巴或血循环传播,较少见,占生殖器结核的10%～20%。病变可表现为乳头状增生或为溃疡,这时外观易与宫颈癌混淆。

5.盆腔腹膜结核 盆腔腹膜结核多合并输卵管结核。根据病变特征不同分渗出型及粘连型。渗出型以渗出为主,特点为腹膜及盆腔脏器浆膜面布满无数大小不等的散在灰黄色结节,渗出物为浆液性草黄色澄清液体,积聚于盆腔,有时因粘连形成多外包裹性囊肿;粘连型以粘连为主,特点为腹膜增厚,与邻近脏器之间发生紧密粘连,粘连间的组织常发生干酪样坏死,易形成瘘管。

【临床表现】

依病情轻重、病程长短而异。有的患者无任何症状,有的患者则症状较重。

1.不孕 多数生殖器结核因不孕而就诊。在原发性不孕患者中生殖器结核为常见原因之一。由于输卵管黏膜破坏与粘连,常使管腔阻塞;或因输卵管周围粘连,有时管腔尚保持部分通畅,但黏膜纤毛被破坏,输卵管僵硬、蠕动受限,丧失运输功能;子宫内膜结核妨碍受精卵的着床与发育,也可致不孕。

2.月经失调 早期因子宫内膜充血及溃疡,可有经量过多;晚期因子宫内膜遭不同程度破坏而表现为月经稀少或闭经。多数患者就诊时已为晚期。

3.下腹坠痛 由于盆腔炎症和粘连,可有不同程度的下腹坠痛,经期加重。

4.全身症状 若为活动期,可有结核病的一般症状,如发热、盗汗、乏力、食欲缺乏、体重减轻等。轻者全身症状不明显,有时仅有经期发热,但症状重者可高热等全身中毒症状。

5.全身及妇科检查 由于病变程度与范围不同而有较大差异,较多患者因不孕行诊断性刮宫、子宫输卵管碘油造影及腹腔镜检查才发现患有盆腔结核,而无明显体征和其他自觉症状。严重盆腔结核常合并腹膜结核,检查腹部时有柔韧感或腹水征,形成包裹性积液时,可触及囊性肿块,边界不清,不活动,表面因有肠管粘连,叩诊空响。子宫一般发育较差,往往因周围有粘连使活动受限。若附件受累,在子宫两侧可触及条索状的输卵管或输卵管与卵巢等粘连形成的大小不等的及形状不规则的肿块,质硬、表面不平、呈结节状突起,或可触及钙化结节。

【诊断及鉴别诊断】

多数患者缺乏明显症状,阳性体征不多,故诊断时易被忽略。为提高确诊率,应详细询问病史,尤其当患者有原发不孕、月经稀少或闭经时;未婚女青年有低热、盗汗、盆腔炎或腹水时;慢性盆腔炎久治不愈时;既往有结核病接触史或本人曾患肺结核、胸膜炎、肠结核时,均应考虑有生殖器结核的可能。下列辅助检查方法,可协助诊断。若能找到病原学或组织学证据即可确诊。常用的辅助诊断方法如下。

1.子宫内膜病理检查　是诊断子宫内膜结核最可靠的依据。由于经前子宫内膜较厚,若有结核菌,此时阳性率高,故应选择在经前1周或月经来潮6h内行刮宫术。术前3d及术后4d每日肌注链霉素0.75g及口服异烟肼0.3g,以预防刮宫引起结核病灶扩散。由于子宫内膜结核多由输卵管蔓延而来,故刮宫时应注意刮取子宫角部内膜,并将刮出物送病理检查,在病理切片上找到典型结核结节,诊断即可成立,但阴性结果并不能排除结核的可能。若有条件应将部分刮出物或分泌物作结核菌培养。遇有宫腔小而坚硬,无组织物刮出,结合临床病史及症状,也应考虑为子宫内膜结核,并作进一步检查。若宫颈可疑结核,应作活组织检查确诊。

2.X线检查

(1)胸部X线拍片,必要时行消化道或泌尿系统X线检查,以便发现原发病灶。

(2)盆腔X线拍片,发现孤立钙化点,提示曾有盆腔淋巴结结核病灶。

(3)子宫输卵管碘油造影可能见到下列征象:①宫腔呈不同形态和不同程度狭窄或变形,边缘呈锯齿状;②输卵管管腔有多个狭窄部分,呈典型串珠状或显示管腔细小而僵直;③在相当于盆腔淋巴结、输卵管、卵巢部位有钙化灶;④若碘油进入子宫一侧或两侧静脉丛,应考虑有子宫内膜结核的可能。子宫输卵管造影对生殖器结核的诊断帮助较大,但也有可能将输卵管管腔中的干酪样物质及结核菌带到腹腔,故造影前后应肌注链霉素及口服异烟肼等抗结核药物。

3.腹腔镜检查　能直接观察子宫、输卵管浆膜面有无粟粒结节,并可取腹腔液行结核菌培养,或在病变处作活组织检查。作此项检查时应注意避免肠道损伤。

4.结核菌检查　取月经血或宫腔刮出物或腹腔液作结核菌检查。常用方法:①涂片抗酸染色查找结核菌。②结核菌培养,此法准确,但结核菌生长缓慢,通常1～2个月才能得到结果。③分子生物学方法,如PCR技术,方法快速、简便,但可能出现假阳性。④动物接种,方法复杂,需时较长,难以推广。

5.结核菌素试验　结核菌素试验阳性说明体内曾有结核分枝杆菌感染,若为强阳性说明目前仍有活动性病灶,但不能说明病灶部位,若为阴性一般情况下表示未有过结核分枝杆菌感染。

6.其他　白细胞计数不高,分类中淋巴细胞增多,不同于化脓性盆腔炎;活动期细胞沉降率增快,但正常不能除外结核病变,这些化验检查均非特异性,只能作为诊断参考。

结核性盆腔炎应与非特异性慢性盆腔炎、子宫内膜异位症、卵巢肿瘤,尤其是卵巢癌鉴别,诊断困难时,可作腹腔镜检查或剖腹探查确诊。

【治疗】

采用抗结核药物治疗为主,休息营养为辅的治疗原则。

1.抗结核药物治疗　抗结核药物治疗对90%女性生殖器结核有效。药物治疗应遵循早期、联合、规律、适量、全程的原则。既往多采用1.5～2年的长疗程治疗,近年采用异烟肼、利福平、乙胺丁醇、链霉素及吡嗪酰胺等抗结核药物联合治疗,将疗程缩短为6～9个月,取得良好疗效。常用的抗结核药物有①异烟肼300mg,每日1次顿服,或每周2~3次,每次600~800mg。②利福平每日450~600mg(体重<50kg,用450mg),早饭前顿服,便于吸收,间歇疗法为每周2~3次,每次600~900mg。③链霉素(S)每日肌注0.75g(50岁以上或肾功能减退者可用0.5~0.75g)。④乙胺丁醇(E)每日口服0.75~1g,也可开始时每日25mg/kg,8周后改为15mg/kg。间歇疗法为每周2~3次,每次1.5~2g。⑤吡嗪酰胺(Z)每日1.5~2g,分3次口服。

目前推行两阶段短疗程药物治疗方案,前2~3个月为强化期,后4~6个月为巩固期或继续期。常用的治疗方案:①强化期2个月,每日链霉素、异烟肼、利福平、吡嗪酰胺4种药物联合应用,后4个月巩固期每日连续应用异烟肼、利福平(简称2SHR2/4HR);或巩固期每周3次间歇应用异烟肼、利福平(2SHR2/4H3R3)。②强化期每日链霉素、异烟肼、利福平、吡嗪酰胺4种药联合应用2个月,巩固期每日应用异烟肼、利福平、乙胺丁醇连续6个月(2SHR2/6HRE);或巩固期每周3次应用异烟肼、利福平、乙胺丁醇连续6个月(2SHR2/6H3R3E3);也可采用全程间歇疗法,强化期2个月,每周3次联合应用链霉素、异烟肼、利福平、吡嗪酰胺,巩固期6个月,每周3次应用异烟肼、利福平、乙胺丁醇(2S323/6H3R3E3);或采用2SHRZE/6H3R323方案。第一个方案可用于初次治疗的患者,第二个方案多用于治疗失败或复发的患者。若对以上方案中的链霉素耐药,可用乙胺丁醇代替。其他可选用的方案有2HR2/7H3R3或3SHR/6H2R2,多用于病情较轻的患者。以上各方案,可根据病情,酌情选用。

2.支持疗法　急性患者至少应休息3个月,慢性患者可以从事部分工作和学习,但要注意劳逸结合,加强营养,适当参加体育锻炼,增强体质。

3.手术治疗　出现以下情况应考虑手术治疗:①盆腔包块经药物治疗后缩小,但不能完全消退。②治疗无效或治疗后又反复发作者。③盆腔结核形成较大的包块或较大的包裹性积液者。④子宫内膜结核严重,内膜破坏广泛,药物治疗无效者。为避免手术时感染扩散,提高手术后治疗效果,手术前后需应用抗结核药物治疗。手术以全子宫及双侧附件切除术为宜。如为年轻妇女应尽量保留卵巢功能;对病变局限于输卵管,而又迫切希望生育者,可行双侧输卵管切除术,保留卵巢及子宫。由于生殖器结核所致的粘连常较广泛而紧密,术前应口服肠道消毒药物并作清洁灌肠,术时应注意解剖关系,避免损伤。

虽然生殖器结核经药物治疗取得良好疗效,但治疗后的妊娠成功率极低,对部分希望妊娠者,可行辅助生育技术助孕。

【预防】

增强体质,做好卡介苗接种,积极防治肺结核、淋巴结结核和肠结核等。

(李红卫)

第六节　急性子宫内膜炎

盆腔炎是妇女常见的疾病,指女性上生殖道及其周围组织发生的炎症,主要包括子宫内膜炎、输卵管炎和输卵管、卵巢脓肿、以及扩散后产生的盆腔腹膜炎和肝周围炎。急性子宫内膜炎是子宫内膜炎的一种,是指发生于子宫内膜的急性炎症,或者是慢性子宫内膜炎的急性发作,常与子宫体部的炎症并发。

【病因】

常见的病原体有链球菌、葡萄球菌、大肠埃希菌和厌氧菌以及淋病奈瑟菌、沙眼衣原体、支原体等。

1.自然分娩后、剖宫产后或流产后感染　是导致子宫内膜炎最常见的原因,也是最严重的类型。自然分娩后的胎盘剥离面、流产后及剖宫产后的创面、创口,极易遭到病原微生物侵袭,从而引发急性盆腔感染。分娩后产妇体质虚弱，宫口未完全关闭，若在分娩时合并有产道损伤或者有胎盘、胎膜等残留在宫腔内时，病原体更容易趁机侵入子宫腔内引起急性子宫内膜炎。流产患者如果阴道流血时间过长，或有蜕膜组织残留于宫腔内，均可引发急性子宫内膜炎。常见的病原体以葡萄球菌、链球菌、大肠埃希菌、厌氧菌为主。

2.宫腔内手术操作后感染　如未按要求进行无菌操作，或者在不适当的时机(例如在宫腔、下生殖道或其他部位的脏器已有感染病灶时)进行刮宫术、宫内节育器放置术、宫颈糜烂的电熨术、宫腔镜检查术、输卵管造影术或者输卵管通液术等手术操作，均可造成原体沿宫口进入宫腔，引起急性子宫内膜炎。

3.月经期卫生不良　在月经期使用不洁的卫生纸、卫生护垫，或者在月经期进行性交等，均可将体外或外生殖道的病原体带入宫腔而引起急性子宫内膜炎。

4.感染性传播疾病　有不洁性交史、早年性交、多个性伴侣，或者性交过频者，均可能导致性传播疾病的病原体入侵机体，使病原体由下生殖道上行感染盆腔，而导致子宫内膜炎的发生。

5.慢性盆腔炎症急性发作　如患者原来患有慢性盆腔炎症，经手术干扰后可能会引起子宫内膜炎的急性发作并扩散至整个盆腔，甚至导致其周围组织发生感染。

6.子宫恶性肿瘤或肿瘤放射治疗后　坏死的子宫颈癌组织或阴道恶性肿瘤的感染物，可上行通过宫颈管进入宫腔；子宫体若有癌组织坏死时，急性子宫内膜炎是一个常见的并发症。另外，子宫恶性肿瘤接受放射治疗时往往会引起严重的子宫内膜炎，特别是子宫内膜已有慢性炎症时，放疗可使炎症急性化。

【病理】

1.肉眼所见　子宫内膜发生急性炎症时子宫内膜常常充血、水肿，有炎性渗出物，可混有血液，也可能见到脓性渗出物，严重者内膜坏死、脱落形成溃疡；重症子宫内膜炎时子宫内膜呈灰绿色(多见于淋菌感染)，部分或全部发生坏死，常见于放射治疗后，如宫腔内放置铯等。

2.镜下所见　子宫内膜有大量多核白细胞浸润，细胞间隙可见大量细菌滋生。

【临床表现】

1.症状

(1)急性子宫内膜炎的临床症状可因炎症轻重和波及范围的大小而有所不同。

1)发病时，患者可有下腹疼痛伴发热，下腹痛常向双侧大腿放射，疼痛程度根据病情不同而差异。高热时体温可达39～40℃，此时下腹痛亦加剧。若病情严重，可能还会伴有寒战、头痛、食欲缺乏等其他症状。

2)月经期者可能月经量增多、经期延长；非月经期发病者可出现白带增多，白带可呈水样、黄白色、脓性或者混有血丝。如果同时伴有厌氧菌感染，则分泌物常有异常恶臭的气味。

3)发生在自然分娩后、剖宫产后或者流产后的急性子宫内膜炎患者，常有恶露长时间不净。如果炎症不经治疗或者控制不及时而扩散至子宫肌层、输卵管、卵巢及盆腔结缔组织，则症状更加严重。

(2)常见病原体感染的特点

1)淋病奈瑟菌感染：起病急，患者多在48h之内出现高热、腹膜刺激征及阴道脓性分泌物等表现。

2)非淋病奈瑟菌感染：大多数患者起病缓慢，高热及腹膜刺激征不如淋病奈瑟菌感染者明显，但常常伴有脓肿形成。

3)厌氧菌感染：厌氧菌感染的患者容易多次反复发作，最终形成脓肿，患者一般年龄偏大，30岁以上者居多。

4)沙眼衣原体感染：一般患者病程较长，高热不明显，长期持续低热，主要表现为轻微下腹疼痛，久治不愈，部分患者会出现阴道不规则流血。

2.体征

(1)全身检查：一般呈急性病容,体温升高,心率加快,可有腹胀,下腹部常有压痛、反跳痛和肌紧张等腹膜炎体征,肠鸣音减弱甚至消失。

(2)盆腔检查：急性子宫内膜炎时,子宫体积可增大,下腹部可有压痛,活动受限,伴或不伴有反跳痛。阴道黏膜可能充血,并有大量脓性分泌物。若将宫颈表面的分泌物拭净,可见脓性分泌物从宫颈口向外流出。

【辅助检查】

1.宫颈分泌物培养或革兰染色涂片　见淋病奈瑟菌阳性或沙眼衣原体阳性。

2.血常规　白细胞总数>10×10^9/L,中性粒细胞比例升高。

3.B超提示　宫腔线分离,可见盆腔积液征象。

4.宫腔镜活检　取子宫内膜活检证实为子宫内膜炎。

【鉴别诊断】

1.子宫内膜异位　症呈继发性、进行性加重的痛经,若能触及典型的触痛结节,有助于诊断。鉴别困难时可行B超检查及腹腔镜检查以利于区分。

2.子宫内膜息肉　宫腔镜下取组织活检,病理结果可以鉴别。

【治疗】

急性子宫内膜炎如果不及时治疗,可向深部组织发展,导致子宫肌炎、输卵管卵巢炎,甚至发展成败血症,因此,必须采取全身治疗配以局部治疗。

1.全身治疗

(1)卧床休息：体位以头高脚低位为宜,有利于宫腔分泌物的引流。

(2)给予高热量、高蛋白、高纤维素流食或者半流食,补充液体,注意纠正电解质紊乱及酸碱失衡,必要时少量输血。

(3)高热时可采用物理降温或药物降温等疗法。

(4)尽量避免不必要的妇科检查,以免引起炎症扩散。

(5)腹痛严重的患者,如果诊断明确则可以酌情给予止痛药。若有腹胀应行胃肠减压。

2.抗生素治疗

(1)在药敏试验未出结果之前,可根据临床经验选用广谱抗生素。例如青霉素、氨基糖苷类抗生素(庆大霉素、卡那霉素)对需氧菌有效;甲硝唑对厌氧菌有效。具体用药方法如下：①庆大霉素：80mg,肌内注射,每8小时1次。②甲硝唑：0.4g,口服,3/d。③青霉素过敏者可用林可霉素：每次300~600mg,静脉滴注,3/d;体温平稳后可改口服用药,1.5~2g/d,分4次给药,用药1周。④氟哌酸片：对急性子宫内膜炎有良好的效果,用法：0.2g,口服,3/d,给药10~14d。或者氧氟沙星：200mg,静脉滴注,2~3/d。

(2)急性子宫内膜炎多为需氧菌、厌氧菌和衣原体的混合感染,所以治疗时多采用联合用药。第三代头孢菌素对革兰阳性菌、阴性菌、球菌、杆菌均有效。急救情况下,可将第三代头孢菌素如头孢哌酮1g溶于0.9%生理盐水100ml或10%葡萄糖注射液500ml中,同时加入地塞米松5~10mg,静脉滴注,1~2/d,经3d治疗后体温好转时,可改服头孢唑啉0.25g,4/d,皮质激素逐渐减量至急性症状消失。

(3)用药后12h根据症状、体征和血常规表现等判定是否有效,再决定是否换药。

(4)待药敏试验结果得出后,更换为敏感抗生素。

3.住院治疗　国外常将急性子宫内膜炎患者收住院治疗,目的在于解除症状,保持输卵管的功能。常见的用药方案有2种。

(1)头孢西丁:2g,静脉注射,每6小时1次;或头孢替坦:2g,静脉滴注,每12小时1次,加多西环素100mg,口服或者静脉滴注,每12小时1次,共4d,症状改善后48h,继续使用多西环素100mg,口服,2/d,给药10~14d,此种方案对淋病奈瑟菌和衣原体感染均有效。

(2)克林霉素:900mg,静脉注射,每8小时1次;庆大霉素2mg/kg,静脉或肌内注射,此后1.5mg/kg,每8小时1次,共4d,用药48h后,如果症状改善,继续用多西环素100mg,口服,2/d,共给药10~14d。此种方案对厌氧菌感染及兼性的革兰阴性菌感染高度有效。

4.手术治疗 一般情况下,患有急性子宫内膜炎时不应做刮宫等手术操作,以免造成炎症扩散。但如果宫腔内有残留物或者积留大量分泌物、宫颈引流不畅、老年妇女宫腔积脓时,应在给予大量抗生素的同时或待病情稳定后,清除宫腔内残留物;宫内节育器造成感染的患者应取出宫内节育器;宫颈引流不畅者应扩张宫颈,使宫腔分泌物得到充分引流。

5.中药治疗 患有急性子宫内膜炎的患者还可使用中医中药疗法,主要使用有活血化瘀、清热解毒功能的药物。

【预防】

1.月经期、孕期、产褥期注意卫生,洁身自好,减少性传播疾病的感染概率。

2.作息时间规律,积极锻炼身体,增强身体的抵抗力。

3.严格掌握产科、妇科手术指征,做好术前准备;在进行人工流产、放置宫内节育器、诊断性刮宫等手术时,严格注意无菌操作;手术后注意预防感染。

4.治疗急性子宫内膜炎时,应做到及时、彻底,防止转为慢性炎症。

(张西茜)

第七节 宫腔积脓

宫腔积脓是妇科感染性疾病之一,其发生率随年龄增长而上升,好发于绝经后女性。本病在临床上较少见,因其症状不典型,易出现误诊。

【病因】

各种病因导致的急性或慢性子宫内膜炎,均有可能造成宫颈粘连、宫颈阻塞,如果宫腔内的炎性或脓性分泌物不能外流或引流不畅,即可形成宫腔积脓。

造成宫颈管狭窄阻塞的原因可能与宫颈恶性肿瘤(尤其是应用过镭治疗者)、宫颈物理治疗、冷冻或宫颈锥切、严重的慢性宫颈炎、阴道炎所致的瘢痕形成以及老年妇女的宫颈萎缩有关。老年妇女反应迟钝、对症状不敏感,故发病隐匿,症状不典型,极易误诊。小的宫腔积脓常会忽略,大的宫腔积脓则会使子宫壁变薄,体积增大,易误诊为卵巢、膀胱肿瘤或盆腔脓肿。

【发病机制】

宫腔积脓的发生有2个必要条件:①宫颈管狭窄闭锁:子宫内膜炎继发的宫颈管阻塞是发生本病的最直接原因;②脓液生成:有可能开始即为脓液,亦有可能先为非炎性积液或积血,后合并感染形成脓液。

【临床表现】

患者的主要症状为下腹痛、发热。但慢性子宫内膜炎逐渐形成的宫腔积脓也可以无任何明显症状。妇科检查时可发现子宫增大、柔软、有触痛,宫旁结缔组织可有明显增厚,并可有附件的炎性包块同时存在。老年妇女如有以上情况尤应想到有宫腔积脓的存在。B超检查对诊断本病具有一定意义。

【诊断】

结合患者的年龄、病史、临床症状及体征、辅助检查等,一般诊断并不困难。用探针探入宫腔时,如有脓液流出,诊断即可确立,但应同时轻取宫腔组织并送病理检查,以了解有无恶性肿瘤的存在,尤其对于老年妇女更应重视这一点。有时由于宫颈管瘢痕较多,宫颈管弯曲,以致探针亦不易插入,必须耐心操作,避免子宫穿孔的并发症。

【预后】

大多数患者经宫颈扩张、脓液引流或加用抗生素治疗后,一般情况好转,症状迅速消失。但如宫颈再次粘连阻塞,可能反复发生宫腔积脓;如为恶性病变导致的宫颈阻塞、宫腔积脓,其预后与疾病的类型及期别有关。

【治疗】

一旦确立诊断,即可扩张宫颈口,使脓液顺利外流。如引流不够满意可在宫颈管内放置橡皮管引流,以防止宫颈管在短期内又发生阻塞,影响脓液的排出。同时每日应用抗生素溶液冲洗宫腔,直至流出清亮液体为止。

如引流通畅,症状即迅速消失,抗生素的应用与否,可根据引流后的疗效而定。如果治疗后仍有发热、白细胞增高,可给予抗生素口服或肌内注射,必要时静脉点滴。对老年患者,可短期同时给予雌二醇及甲羟孕酮口服,前者1~2mg,1次/天,后者2~4mg,1次/天,可1~2个月。

注意事项:①引流尽可能充分,引流管放置时间应足够长;②引流液应分送细菌培养、药敏试验及病理细胞学检查;③实施诊刮应参照超声提示的子宫内膜厚度及宫腔占位情况,手术须在广谱抗生素治疗的基础上进行,术中慎防子宫穿孔。

常见并发症及处理:①探宫受阻:宫腔积脓多为各种不同原因的宫颈粘连、堵塞所致,手术时往往不易探入宫腔。因此,术前应对子宫大小、方向、性质有较清楚的了解。探宫时如遇阻力,应将探针的角度和弧度调整,并加一定的力度,成功率则较高;②穿孔:多为探针器所致的子宫穿孔,可能是对子宫的屈度判断错误、使用暴力操作或病变使宫壁变薄、质脆所致。穿孔可达腹腔、阔韧带、直肠前壁或膀胱后壁。一旦发生穿孔,应立即停止操作,并给予抗炎、促宫缩等治疗,并密切观察患者病情的变化,如有必要,则行剖腹或腹腔镜探查术。

【预防】

积极治疗及预防子宫内膜炎,行各种宫腔操作时应轻柔,避免宫颈黏膜的损伤,发现宫腔积脓后应尽早行宫颈扩张引流。

(孟庆堂)

第八节 急性输卵管卵巢炎

在PID中以急性输卵管卵巢炎最为常见,本病主要在年轻的性成熟女性中流行,最常见的发病年龄为20~35岁,占女性性成熟人口的1%~2%。

【病因】

在产后、剖宫产后、流产后,病原体通过胎盘剥离面或残留的胎盘、胎膜、子宫切口等侵及输卵管、卵巢而发生炎症;妇科手术,如放置宫内节育器、人工流产、宫颈物理治疗、输卵管通液造影、腹腔镜绝育术、盆腔手术误伤肠管等均可导致严重的急性输卵管卵巢炎及盆腔腹膜炎。腹腔邻近器官的炎症可直接蔓延至内生殖器,最常见者为急性阑尾炎;如有慢性输卵管卵巢炎,在未治愈前有性生活或不洁性交等可引起慢性炎症的急性发作;全身疾病,如败血症、菌血症等,细菌也可到达输卵管及卵巢发生急性炎症。

同时,急性输卵管卵巢炎的发生还被认为与以下因素相关:

1.性活动　性生活开始较早的妇女,其发生率明显高于性生活开始较晚者,且性交频率、性伴侣数均与患病率呈正相关。

2.避孕措施　使用避孕套或避孕膜的人群发病率较低,口服避孕药可减轻患者输卵管炎的程度,宫内节育器可升高患本病的风险。

3.阴道冲洗　过频的阴道冲洗,由于改变了阴道的环境,使其不能抵抗病原菌的侵袭,易患本病。

4.细菌性阴道病　细菌性阴道病可能为本病的前驱表现及诱因。

5.人工流产　人工流产术后患本病的危险性可增加25%。

【发病机制】

国内的急性输卵管卵巢炎以需氧菌和厌氧菌的混合感染为主,近年来,沙眼衣原体及淋病奈瑟菌感染也日益增多。病原体可通过黏膜面经阴道、宫颈、子宫内膜至输卵管黏膜,这是非妊娠期、非产褥期感染的主要途径;病原体也可经淋巴系统蔓延至输卵管及盆腔结缔组织,这是产褥感染、流产后感染的主要途径;较少见的结核菌感染,则是病原体先侵入人体的其他系统,再经血循环感染生殖器;而盆腹腔的其他脏器感染后,直接蔓延到内生殖器也是重要的感染途径,如阑尾炎可引起右侧输卵管炎。

【病理】

急性输卵管卵巢炎多由化脓菌引起,轻者管壁充血、肿胀,重者输卵管黏膜肿胀明显,可达数厘米,且有弯曲;间质水肿、充血、大量中性粒细胞浸润,并含有纤维素性渗出物,引起周围的组织粘连。如输卵管伞端闭锁,伴有渗出液或脓液积聚,可形成输卵管积脓,并可与卵巢粘连形成炎性包块。卵巢很少单独发炎,但多与发炎的输卵管伞端粘连而发生卵巢周围炎,即输卵管卵巢炎;炎症可通过卵巢的破孔侵入卵巢实质形成卵巢脓肿,脓肿壁与输卵管积脓粘连并穿通,形成输卵管卵巢脓肿。

【临床表现】

1.症状

(1)下腹痛:多为双侧下腹部针刺样剧痛,常伴有放射痛。改变姿势或按压腹部可加重疼痛。

(2)发热:发热前可先有寒战、头痛,体温最高可至39～40℃。

(3)经量增多、经期延长或阴道不规则出血。

(4)阴道分泌物增多,白带黄白色、脓性,有时带有恶臭。

(5)膀胱直肠刺激症状:如尿频、尿急、尿痛、腹胀、腹泻等。

2.体征　患者呈急性病容,体温升高、心率增快、下腹可有肌紧张、压痛及反跳痛。妇科检查可见宫颈内有大量脓性分泌物流出,可有宫颈充血、宫颈举痛。双合诊常因下腹痛、腹肌紧张而不满意,可在子宫的一侧或双侧触到包块或增厚,有时子宫触痛明显,活动受限。

【诊断】

如第四节所述,急性输卵管卵巢炎的临床表现变化多端,其诊断应结合病史、临床症状体征、实验室检查而综合评定,并按照第四节所述的PID最低诊断标准、附加标准一起考虑。近年来CT、磁共振、腹腔镜等均可用于急性输卵管卵巢炎的诊断,其诊断特异性高,但因价格贵,应用的普遍性受到一定限制。

【鉴别诊断】

本病应与急性阑尾炎、卵巢囊肿蒂扭转或破裂、异位妊娠、黄体破裂等疾病相鉴别。

【预后】

大多数急性输卵管卵巢炎的患者经积极有效的药物,预后良好;但如果未得到及时、正确的处理,不仅会使病程迁延，还会出现一些后遗症或并发症，如复发性盆腔炎、不孕、宫外孕、腹痛、输卵管卵巢脓肿、输卵管卵巢囊肿、肝周围炎、骶髂关节炎等。

【治疗】

应采取多种治疗方案相结合的综合治疗手段。

1. 全身治疗　较重要，需卧床休息，半卧位为宜，利于炎症分泌物的引流，使炎症局限；给予高蛋白流食或半流食，室内通风，补充液体，纠正电解质紊乱及酸碱失衡，高热时给予物理降温。

2. 抗生素治疗　用药应经验性、广谱、及时及个体化相结合。由于急性输卵管卵巢炎多为多种病原体的混合感染，在药敏试验未出结果前给予广谱抗生素，如头孢菌素、氨基糖苷类等对需氧菌有效；甲硝唑类对厌氧菌有效。药敏试验结果得出后，可更换敏感药物。

对急性输卵管卵巢炎的患者应立即采用住院治疗，以解除症状及保持输卵管的功能。常用方案有：①第二、三代头孢菌素或相当于第二、三代头孢菌素的药物，静脉滴注，2次/天或3次/天；对头孢类过敏者，可换用林可霉素，300～600mg，2次/天；加多西环素100mg，2次/天，静滴或口服，对不能耐受多西环素者，可用阿奇霉素替代，500mg，1～2次/天，连用3～5天。②克林霉素与氨基糖苷类药物联合：克林霉素900mg，2次/天，静滴，合用阿米卡星，0.4～0.6g，静滴，2次/天，连用14天。如患者肾功能不全，可采用肾毒性较小的氨基糖苷类的依替米星或奈替米星，用法为0.1g，静滴，2次/天。③喹诺酮类与四环素类药物联合：氧氟沙星400mg，静滴，2/d；或左氧氟沙星500mg，静滴，1次/天。多西环素200mg，2次/天，连服14天。④青霉素类与四环素类药物联合方案：氨苄西林/舒巴坦3g，静滴，2～3次/天，加用多西环素100mg，2次/天，连用14天。

3. 中药治疗　以清热解毒、凉血化瘀为主，如银翘解毒汤、清营汤等。

4. 性伴侣的治疗。

【预防】

沙眼衣原体感染筛查和高危妇女的治疗能有效降低PID的发病率。对高危妇女的宫颈分泌物筛查可预防大部分PID的发生。

（孟庆堂）

第九节　急性出血性输卵管炎

急性出血性输卵管炎是输卵管炎的一种特殊类型，是输卵管间质层出血，血液突破黏膜层进入管腔，甚至由伞端流入腹腔，引起腹痛和腹腔内出血。由于其无特征性症状及体征，临床医师对其缺乏认识，故极易误诊。根据国内统计结果，近十年本病的发生率呈明显上升趋势，已跃居妇科急症的第四位，其发病率为3％～5％，因本病临床表现酷似输卵管异位妊娠，所以术前误诊率较高。但只要提高对此病的认识，详细询问病史，结合临床症状、体征及辅助检查，误诊是可以避免的。

【病因】

目前出血性输卵管炎的确切病因尚不清楚，因输卵管与宫腔相通，阴道或宫腔内的感染就成为盆腔继发感染的导火索。本病易发生于人工流产术后、分娩后或上、取宫内节育器、输卵管通液等宫腔操作术后，故认为可能为某些病原体，特别是厌氧菌或病毒等一些存在于生殖道中的条件致病菌，在特定情况下致病所导致的。

导致出血性输卵管炎的高危因素有：①各种宫腔操作时，宫颈有轻度扩张或裂伤，黏液栓消失；②流产后或产褥期女性生殖道抗感染能力减弱,阴道正常酸性环境因阴道流血或恶露而改变,正常的子宫内膜剥脱后,宫腔表面裸露,扩张的血窦及凝血块成为良好的细菌培养基;③产褥期复旧过程中的子宫抗感染能力也较弱;④月经期、产褥期卫生不良或有性生活,细菌极易经黏膜上行,病原体即可侵入输卵管。

【发病机制】

各种病原体通过淋巴管经宫壁到达附件,或直接由黏膜蔓延进入输卵管,引起输卵管黏膜血管扩张、淤血、肿胀,白细胞大量入侵,黏膜极度充血,可见含有大量红细胞的渗出液,因此得名出血性输卵管炎。

【病理】

镜下见输卵管管壁和黏膜充血、水肿、出血、坏死、炎症细胞浸润,以中性粒细胞为主,少数见淋巴细胞。

【临床表现】

急性出血性输卵管炎多以急性腹痛、腹腔内出血为临床特征。此病与异位妊娠的临床表现极其相似,腹痛部位常位于一侧下腹部,为阵痛或撕裂样疼痛,常伴有肩胛部放射性痛或肛门坠胀感,还可伴有恶心、呕吐、阴道不规则出血等症状;当内出血较多时,可刺激腹膜,疼痛可扩散至全腹;并伴有心慌、晕倒、血压下降、面色苍白、大汗淋漓等失血性休克的症状。

由于此病为感染性疾病,大多数患者均有发热及白细胞升高等全身症状。患者可出现轻到中度发热,个别伴有化脓性炎症的患者可出现高热。体格检查可有下腹或全腹压痛、反跳痛。妇科检查可有不同程度的宫颈举痛,子宫大小正常,附件区增厚、压痛。当病程较长时,输卵管与周围组织器官发生粘连时,可触及附件区包块。

【诊断】

本病诊断要点如下:①患者多有人工流产、分娩史,无明显附件炎病史及停经史。②妇科检查:附件一侧或双侧增厚,有压痛,多无包块。③血常规检查:白细胞及中性粒细胞计数常同时高于正常值,偶可伴发热,尿 HCG 测定为阴性。④B 超检查可见患侧附件增粗,无胎囊、胎芽反射。⑤术中或腹腔镜下发现输卵管红肿、增粗、活动性出血,而未见异位妊娠迹象,腹腔积血多数少于 200ml。⑥起病不如异位妊娠急骤,少有贫血貌;一般不出现休克。腹部无移动性浊音。阴道后穹隆穿刺多为淡红色或血水样液体,无陈旧性或暗红色血液。其中,无停经史但有宫腔操作史是诊断急性出血性输卵管炎的重要依据。

【鉴别诊断】

急性出血性输卵管炎因临床症状无特异性,临床上极易误诊为异位妊娠、急性阑尾炎、卵巢黄体破裂、卵巢囊肿蒂扭转或破裂等。

【预后】

大多数出血性输卵管炎的患者经积极有效的药物或手术治疗,预后良好;因本病危及生命的情况相对较少见,但许多有生育要求的患者可能因误诊、治疗不及时或术中止血困难而行输卵管切除。

【治疗】

急性出血性输卵管炎一般以保守治疗为主。治疗原则为止血、抗感染。诊断困难者,应在积极抗炎治疗的同时,密切观察病情,24 小时病情无改善,或者出现血压下降、休克、内出血多时应及时剖腹检查,手术止血。而腹腔镜检查可直视病灶的形态、大小,确定腹腔内出血的来源,对诊断困难而一般情况良好的患者,可大大提高诊断准确率,并同时治疗。

1.一般支持及对症治疗　绝对卧床,半卧位以利引流及炎症局限。多饮水及进食高热量易消化的半流质饮食。高热时应补液,防止脱水及电解质紊乱,对烦躁不安的患者可给予镇静剂及止痛药。

2.抗感染治疗　可根据阴道后穹隆穿刺液的涂片检查、培养及药敏结果,选用抗生素,之前可先经验用药,可静脉滴注广谱抗生素如头孢菌素、阿米卡星、甲硝唑等,用药原则为大剂量、长疗程。有效治疗的标志是症状、体征逐渐好转,一般48～72小时内见效,所以不要轻易更换抗生素。

3.手术治疗　手术方式应综合考虑患者的病情、年龄、生育要求等。对无生育要求的患者,行患侧输卵管切除;有生育要求的患者,多可保留输卵管,如遇活动性出血,可采用扎紧输卵管峡部及输卵管系膜5～10分钟,然后放松的止血方法,大多数病例可停止出血。保留输卵管对未生育者意义重大,不应轻易放弃,只有在各种止血方法失败时,才考虑行输卵管切除。因本病出血是炎症所致,故腹腔积血不宜回输。术中抗生素冲洗腹腔,感染严重的可放置引流条,术后给予足量有效的抗生素治疗。

【预防】

避免过度劳累、过度性交、月经期性交等可能诱发感染的因素,注意个人卫生,强调合理膳食及适当的体育锻炼,增强体质。

(李红卫)

第十节　急性输卵管炎及盆腔脓肿

一、急性输卵管炎

急性输卵管炎指由一般化脓性细菌或淋病奈瑟菌引起的输卵管急性炎症。在盆腔生殖器官与组织的炎症中以输卵管炎最为常见,但由于解剖位置相互邻近的关系,往往是输卵管炎、卵巢炎以及盆腔腹膜炎甚至盆腔结缔组织炎同时并存,互相影响,而单纯的输卵管炎甚为少见。

【病因】

常见病原体为葡萄球菌、链球菌、大肠埃希菌、淋病奈瑟菌、沙眼衣原体、支原体及病毒等,往往是多种病原微生物混合感染。国内以需氧菌及厌氧菌最多,而国外以淋病奈瑟菌、沙眼衣原体感染为最多。

1.宫腔内手术操作后感染　如刮宫术、宫颈糜烂的电熨术、宫腔镜检查术、人工流产术、放置宫内节育器、输卵管造影术或者输卵管通液术,由于手术消毒不严格或术前适应证选择不当(例如在宫腔、下生殖道或其他部位的脏器已有感染病灶时),均可导致下生殖道内源性菌群的病原体上行感染,或原有慢性炎症急性发作并扩散。

2.自然分娩后、剖宫产后或流产后感染　产后或流产后患者机体抵抗力减弱,细菌通过自然分娩后的胎盘剥离面、流产后及剖宫产后的创面,或残留的胎盘、胎膜、子宫切口等至肌层,至输卵管、卵巢,甚至盆腔腹膜发生炎症。

3.月经期卫生不良　使用不洁的卫生纸、卫生护垫,或者在月经期进行性交等,均可使病原体侵入而引起炎症。此外,低收入人群,不注意性卫生保健者,感染发生率亦高。

4.性活动　有不洁性交史、早年性交、多个性伴侣、性交过频、性伴侣有性传播疾病者,均可能导致性传播疾病的病原体入侵机体,从而引发炎症。

5.慢性炎症急性发作　如果患者原来患有慢性输卵管炎,在未治愈前有性生活或不洁性交等可引起炎症的急性发作。

6.邻近组织器官炎症蔓延而感染　主要是生殖道炎症如宫颈炎、子宫内膜炎等逆行感染;亦见于化脓性阑尾炎、腹膜炎扩散到输卵管等盆腔生殖器官。

7.全身性疾病 由血液传播的常是结核性炎症,全身性菌血症亦偶可引起急性输卵管卵巢炎。

8.淋病奈瑟菌及沙眼衣原体感染 多为上行性急性感染,病原体多自尿道炎、前庭大腺炎、宫颈炎等上行至输卵管及卵巢。

【病理】

病原体造成输卵管发生急性炎症时,如经子宫内膜向上蔓延时,首先引起输卵管黏膜炎,输卵管黏膜肿胀、间质充血、水肿及大量中性多核白细胞浸润,重者输卵管黏膜上皮可有退形性变或成片脱落,导致输卵管管腔粘连闭塞或伞端粘连闭锁;如有渗出物或脓液积聚于管腔内则形成输卵管积脓,与卵巢粘连形成炎性包块。若病原体通过宫颈的淋巴播散到宫旁结缔组织,首先侵及卵管浆膜层再达肌层,输卵管黏膜受侵较轻,或可不受累,病变是以输卵管间质炎为主。由于输卵管管壁增粗,可压迫管腔变窄,但仍能保持通畅。轻者输卵管轻度充血、肿胀,重者卵管肿胀明显,且有弯曲,并有含纤维素性渗出物,造成与周围组织粘连。

【临床表现】

发热及下腹痛是本症的典型症状,患者可先有发热然后感下腹痛,也可能下腹痛与发热同时发生。发热前可有寒战、头痛,体温可高达39~40℃;下腹痛表现为两侧性剧痛,有时一侧较另一侧严重,不敢转侧。如疼痛发生在月经期可有月经量增多或经期延长。如疼痛发生在非月经期,可有不规则阴道出血、白带增多等。少数患者可伴有恶心、呕吐及腹胀腹泻等胃肠道刺激症状及尿频尿痛等膀胱刺激症状。

查体:急性病容,体温高,脉率加快,唇干。下腹部可有肌紧张或抵抗感、压痛及反跳痛,拒按。妇科检查:阴道充血,并有大量脓性分泌物;宫颈充血、水肿,可见宫颈口有脓性分泌物,有时带恶臭,举痛。子宫增大,压痛,活动受限,双侧附件区增厚,压痛,可能触到痛性包块。后穹窿穿刺术可抽出少量脓性液。

此外,急性输卵管炎患者可伴发肝周围炎(Fitz-Hugh-Curtis综合征),表现为右上腹或右下胸部痛,颇似胆囊炎或右侧胸膜炎。淋病奈瑟菌及衣原体感染均可引起。在腹腔镜或剖腹探查直视下,可见到肝包膜有纤维素斑,横隔浆膜面有小出血点,而最典型的表现是在肝表面见有琴弦状粘连带。据报道,5%~10%输卵管炎可出现此综合征,如不注意,可被误诊为急性胆囊炎。

【诊断】

急性输卵管炎常有一定病因存在,如月经期卫生、阴道冲洗及性生活情况,故病史很重要,很多误诊常由于忽略仔细询问病史。根据患者的病史、症状和体征可以作出初步的诊断,下列辅助检查对提高确诊率有益:①C反应蛋白升高;②血沉增快(≥20mm/h);③白细胞计数升高(≥$10.5×10^9$/L);④宫颈分泌物的培养查到特异性病原体淋球菌及沙眼衣原体;⑤阴道后穹窿穿刺如为脓液,诊断更明确;⑥B超检查可见到子宫直肠陷窝液性暗区,附件区炎性包块影像或液性暗区;⑦腹腔镜检查:输卵管表面明显充血;输卵管壁水肿及输卵管伞端或浆膜面有脓性液体。虽然腹腔镜诊断准确率高,并能直接采取感染部位的分泌物做细菌培养,但临床应用有一定局限性,仅在诊断困难或怀疑输卵管卵巢脓肿破裂时应用。

【鉴别诊断】

1.急性阑尾炎 右侧病灶较为严重的输卵管卵巢炎易与急性阑尾炎相混淆,但急性阑尾炎发病较急,发热不超过38℃。腹痛的特点开始为上腹部或全腹痛、脐周痛,数小时后局限于右下腹部,常伴有恶心、呕吐,无阴道出血。腹部检查时麦氏点有压痛及反跳痛,腹肌紧张较急性输卵管炎显著。妇科检查则生殖器官无异常发现。肛门检查右上方肠区有抵抗触痛。化验检查白细胞及中性粒细胞数均增高。阑尾穿孔并发腹膜炎时腹痛、触痛,腹肌紧张均累及整个下腹部,极似急性输卵管炎,鉴别较困难,盆腔检查右侧可有触痛及抵抗感,而急性输卵管炎多为双侧触痛。

2.异位妊娠 异位妊娠常有停经史及早期妊娠反应,腹痛特点为下腹部一侧剧烈坠痛,继之全腹痛,常伴有失血性休克。一般无发热。腹部检查：全腹有压痛，以下腹一侧压痛剧烈，有反跳痛及移动性浊音。妇科检查时宫颈有举痛，后穹窿饱满有触痛，子宫有飘浮感，一侧附件可触及有弹性压痛实质块。白细胞总数一般在正常范围内，血红蛋白及红细胞数降低。妊娠试验可呈阳性反应。后穹窿穿刺为不凝固的暗红色血液。

3. 卵巢囊肿蒂扭转　多出现于可活动性肿块之后，突然在改变体位后，大便后发生剧烈下腹痛，疼痛发生后原有肿块可增大。卵巢囊肿扭转后囊腔内常有出血，如伴有感染，则可有发热。妇科检查时一侧附件区触及囊性肿块，表面光滑，活动，触痛明显，同侧子宫角有压痛。白细胞数增高或正常。B超检查可有帮助。

4. 盆腔子宫内膜异位症　本症具有经期剧烈下腹痛，经量增多，多并有不孕病史，个别患者可有低热，妇科检查时盆腔可有多个结节，触痛，子宫可增大，诊断应能明确。如有怀疑，可通过B超及腹腔镜检查作出诊断。

【治疗】

主要为抗生素药物治疗，必要时手术治疗。抗生素治疗可清除病原体，改善症状及体征，降低远期后遗症的危险。急性输卵管炎经恰当的抗生素积极治疗，绝大多数能彻底治愈，即使已形成输卵管卵巢脓肿，治疗及时，用药恰当，脓肿也能得到控制。

1. 支持治疗　绝对卧床，半卧位以利于脓液积聚于直肠子宫陷凹而使炎症局限。多进水及高热量、高蛋白、高维生素的流食或半流食。高热者应补液，防止脱水及电解质紊乱及酸碱失衡，必要时少量输血。高热时采用物理降温。疼痛不安者可给镇静药及止痛药，有腹胀应行胃肠减压。

2. 药物治疗

(1)抗生素治疗原则：经验性、广谱、及时及个体化。根据药敏结果选用抗生素较为合理，但通常需在获得实验室结果前即给予抗生素治疗，因此，初始治疗往往凭经验选择抗生素，由于本症多系淋病奈瑟菌、沙眼衣原体及需氧菌及厌氧菌的混合感染，故选择广谱抗生素以及联合用药。在临床应用过程中，一般根据患者具体情况选择用药方案。

(2)若患者一般情况好，症状轻，能耐受口服抗生素，并有随访条件，可在门诊给予口服或肌内注射抗生素治疗。常用方案：①氧氟沙星500mg口服，1/d，同时加服甲硝唑400mg口服，3/d，连用14d。②头孢曲松钠250mg单次肌内注射，或头孢西丁2g，单次肌内注射，同时口服丙磺舒1g，然后改为多西环素100mg口服，2/d，连用14d；或选用其他第三代头孢菌素与多西环素、甲硝唑合用。

(3)若患者一般情况差，病情严重，伴有发热、恶心、呕吐；或有盆腔腹膜炎；或输卵管卵巢脓肿；或门诊治疗无效；或不能耐受口服抗生素；或诊断不清，均应住院给予抗生素药物治疗为主的综合治疗。

(4)给药途径以静脉滴注收效快。常用的配合方案如下。

1)青霉素或红霉素与氨基糖苷类药物及甲硝唑联合：青霉素G 320万~960万U/d，静脉滴注，病情好转后改为120万~240万U/d，每4~6小时1次，分次给药或者连续静脉滴注。红霉素1~2g/d，分3~4次静脉滴注。庆大霉素16万~32万U/d，分2~3次静脉滴注或肌内注射，一般疗程不超过10d。甲硝唑注射液250mg静脉滴注，每8小时1次（孕妇及哺乳期妇女慎用）。

2)第一代头孢菌素与甲硝唑合用：头孢噻吩2g/d，分4次肌内注射；头孢唑啉0.5~1g，2~4/d，静脉滴注；头孢拉定100~150mg/(kg·d)，分次给予或2~4g/d，分4次空腹服用。

3)克林霉素与氨基糖苷类药物联合：克林霉素600mg，静脉注射，每6小时1次；庆大霉素16万~32万U/d，分2~3次静脉滴注，体温降至正常后24~48h改口服，每次300mg，每6小时1次。克林霉素对多数革兰阳性菌和厌氧菌及沙眼衣原体有效，与氨基糖苷类药物合用有良好的效果。

4)第二代头孢菌素或相当药物:头孢西丁钠1~2g,静脉注射,每6小时1次;头孢呋辛钠0.75~1.5g,3/d,肌内或静脉注射。头孢孟多每次0.5~1g,4/d,静脉滴注,严重感染可用至6/d,每次1g,静脉滴注。

5)第三代头孢菌素或相当药物:头孢噻肟2g/d,分2次肌内注射或静脉滴注,严重感染可用至3~6g/d,分3次肌内注射或静脉滴注;头孢曲松钠1~2g,2/d,静脉注射。

6)哌拉西林:又称氧哌嗪青霉素,对多数需氧菌和厌氧菌均有效,4~12g/d,分3~4次静脉滴注;严重感染可用至16~24g/d。

7)喹诺酮类药物与甲硝唑联合方案:环丙沙星200mg,静脉滴注,每12小时1次;或氧氟沙星400mg,静脉滴注,每12小时1次;甲硝唑注射液250mg,静脉滴注,每8小时1次。

在临床应用中应注意的是,治疗必须彻底,且抗生素的剂量和应用时间一定要适当,剂量不足只能导致耐药菌株的产生及病灶的继续存在,演变成慢性疾患。有效治疗的标志是症状、体征逐渐好转(一般在48~72h可看出),故不主张轻易改换抗生素。此外,严重感染除应用抗生素外,常采用肾上腺皮质激素。因其能减少间质性炎症反应,使病灶中抗生素浓度增高,充分发挥其抗菌作用,并有解热抗毒作用,因而可使退热迅速,炎症病灶吸收快,特别对抗生素反应不强的病例效果更好。用法:地塞米松5~10mg溶于5％葡萄糖注射液500ml,静脉滴注1/d,病情稍稳定改为口服泼尼松30~60mg/d,并渐减量至10mg/d,持续1周。肾上腺皮质激素停用后,抗生素仍需继续应用4~5d。

3.手术治疗

(1)经药物治疗48~72h,体温持续不降,患者中毒症状加重或包块增大者,应及时手术排脓。

(2)输卵管卵巢脓肿,经保守治疗病情好转,肿物局限,也可手术切除肿物。

(3)脓肿破裂患者,突然发生腹部剧痛,伴高热、寒战,并有恶心、呕吐、腹胀及检查拒按等情况,应立即手术剖腹探查。

【预后】

轻型单纯性输卵管炎经及时诊断和正确治疗常可于2~3d体温下降,1周左右输卵管水肿消失,增厚的输卵管在1~2个月完全吸收,输卵管皱襞及纤毛上皮可恢复正常,而不致影响生育。其他类型的输卵管炎一般很难完全吸收,大多遗留程度不等的输卵管慢性炎及腹膜粘连,输卵管壁狭窄迂曲,管腔阻塞,伞端粘连闭锁,造成不孕症。间质型输卵管炎黏膜损害较轻,虽输卵管壁病变严重,日久输卵管腔可能再通。但如果皱襞纤毛破坏,管腔部分狭窄,一旦受孕,由于蠕动性差,输送受精卵缓慢,成为异位妊娠的原因。

【预防】

急性输卵管炎多因就诊、治疗不及时,而造成较严重后果,若迁延时久,演变为慢性疾病则更难治愈,对女性的身心健康造成极大的危害。减少本病发生的关键是及早做好预防工作,从先期入手,以杜绝病原体的侵入。

1.注意性生活卫生,减少性传播疾病。性生活前,需清洗男女双方的外生殖器,防止病菌的入侵;女性经期禁止性交;避免无保护的性交。

2.做好经期、孕期及产褥期的卫生宣传。加强月经期、人工流产后、分娩后的宣教,注意外阴卫生及个人清洁卫生,防止来自洁具及卫生间内的感染;同时应增强自身体质,增加抵抗力及免疫力,减少患病的机会。

3.患有急性输卵管炎时尽量避免不必要的妇科检查,以免引起炎症的扩散;另外,严格掌握产科、妇科手术指征,做好术前准备;术时注意无菌操作;术后做好护理,杜绝医源性感染。

二、盆腔脓肿

盆腔脓肿是指内生殖器及其邻近组织的急性炎症进一步发展而形成的脓肿,包括输卵管积脓、卵巢积脓、输卵管卵巢脓肿以及由急性盆腔腹膜炎与急性盆腔结缔组织炎所致的脓肿,这些脓肿虽各有其特点,但亦有不少相同之处。

【病因】

1.输卵管积脓是由急性输卵管炎发展而成,当输卵管的伞端及峡部因炎症粘连而封闭后,管腔的脓液愈积愈多,可以形成较大的腊肠状肿物。

2.卵巢很少单纯发炎,白膜是良好的防御屏障,单纯的卵巢脓肿更少见。在卵巢排卵时如输卵管有急性炎症并有分泌物,则可经过卵巢的排卵裂口处进入卵巢而逐渐形成较大的脓肿,大者可有拳头大小或更大。

3.在急性输卵管炎发生的初期其伞端尚未封闭,管腔内的炎性分泌物可外溢到盆腔内的卵巢、盆腔腹膜及其他器官周围,如脓性分泌物被因炎症而粘连的输卵管与卵巢所包围,积存其中即可发展为输卵管卵巢脓肿(TOA),此时脓肿周围可有大网膜、肠曲及盆腔腹膜等组织与之粘连。

4.如输卵管内的脓液主要下沉在子宫直肠陷凹处,或严重盆腔腹膜炎所渗出的脓液大量流入盆腔底部,则可形成盆腔底部的脓肿,其上方可为输卵管、卵巢、肠曲所覆盖。

5.急性盆腔结缔组织炎如未得到及时治疗,也可形成脓肿,可局限于子宫一侧,且脓液可流入阴道直肠隔中,形成肿块。

形成盆腔脓肿的病原体多为需氧菌、厌氧菌、淋病奈瑟菌、衣原体及支原体等,以厌氧菌为主,在脓液培养中最常发现是大肠埃希菌,脆弱类杆菌。近年来还发现放线菌属(尤其以依氏放线菌属)是导致发生盆腔脓肿的病原体,且与宫内避孕器的安放有关,这种病原体不易培养,但不等于病原体不存在。

【临床表现】

盆腔脓肿形成后,患者多有体温升高,可达39~40℃,伴脉快;下腹部坠胀不适或钝痛;大便次数增多、黏液便及里急后重等直肠刺激症状;可有尿频,尿急,尿痛等膀胱刺激症状。少数患者脓肿形成较慢,高热及下腹痛症状不明显,也可能无发热。妇科检查时可在子宫的一侧或双侧触痛并触及波动的盆腔肿块,下腹有压痛。当形成输卵管脓肿时,可触到双侧输卵管呈腊肠状肿大,有明显压痛。直肠指检括约肌松弛、直肠前壁饱满、触痛、有波动感。

盆腔脓肿增大可自然破裂,脓液大量流入腹腔内引起严重的急性腹膜炎甚至败血症以致死亡,这是盆腔脓肿最严重的并发症。急性盆腔结缔组织炎所导致的盆腔脓肿偶有可能自发地穿破阴道后穹窿排出,也可能破入直肠由肠道大量排出,患者的症状可迅速缓解。

【诊断】

详细询问病史,如在产后、剖宫产术后、人工流产术后或其他宫颈手术后,患者出现高热、下腹痛等症状,妇科检查盆腔深部触及包块,触痛,有波动感,化验血常规可见白细胞及中性粒细胞显著增多,血沉加快,后穹窿穿刺如抽出脓液,诊断即可确立。如有可能,应将脓液做普通及厌氧菌培养,以明确病原体的类型。超声检查可以发现包块内有多种回声区,提示包块内有液体(脓液),此法为非损伤性检查,简便易行,可靠性可达90%以上。此外计算机断层扫描(CT)检查可协助诊断。

【鉴别诊断】

1.盆腔积血　患者有腹痛及盆腔肿块,与盆腔脓肿有相似之处,但盆腔积血多有原因,常伴有休克、贫血等失血表现,发热较轻,腹痛及触痛等腹膜刺激症状较轻,后穹窿穿刺抽血性液体即可加以区别。

2.阑尾脓肿　腹痛开始较为弥漫,位置较高,甚至出现上腹痛,数小时或稍长时间后即局限于麦氏点,发热较轻,而白细胞增高较明显。阑尾穿孔伴发腹膜炎或脓肿时,与盆腔脓肿的鉴别较为困难,多通过剖腹探查明确诊断。

【治疗】

1.一般治疗　急性期卧床休息,床头抬高,使脓液沉积于子宫直肠陷凹,注意营养,给予高蛋白半流食物。

2.药物治疗　长期以来对盆腔脓肿的治疗主要依靠切开引流或将脓肿切除。由于多种广谱抗生素的出现,应用抗生素为主的治疗已成为对某些盆腔脓肿的有效措施。选用的药物应对厌氧菌(尤其是脆弱类杆菌)有效而且最好是广谱药。目前常用于治疗盆腔脓肿的药物是克林霉素、甲硝唑以及头孢菌素等,甲硝唑 0.4g,3/d,连服 7~14d;头孢西丁 2g,静脉注射,每 6 小时 1 次,然后再给多西环素 100mg,每 12 小时 1 次口服,症状缓解体温下降至正常后,尚须继续用药 1 周以上,以巩固疗效。如治疗不彻底、体温持续不降、包块不消失反而增大则可行手术治疗。有人发现盆腔脓肿多为衣原体感染,用庆大霉素、克林霉素及多西环素治疗极有效,痊愈率可达 90% 以上。

3.手术治疗　以下情况有手术指征:

(1)药物治疗无效:盆腔脓肿或输卵管卵巢脓肿经药物治疗 48~72h,体温持续不降,患者中毒症状加重或包块增大时,应及时手术,以免发生脓肿破裂。

(2)脓肿持续存在:经药物治疗病情有好转,继续控制炎症 2~3 周,包块仍未消失但已局限化,应手术切除,以免日后再次急性发作或形成慢性盆腔炎。

(3)脓肿破裂:患者突然腹痛加剧、寒战、高热、恶心、呕吐、腹胀,检查腹部拒按或有中毒休克表现,应高度怀疑脓肿破裂,需立即在抗生素治疗的同时行剖腹探查术。若脓肿破裂未及时诊治,病死率高。

手术可根据情况选择经腹或腹腔镜手术。腹膜炎体征较重,脓肿较大且为多房性,一次穿刺很难彻底引流,或脓肿部位高,穿刺困难时,以腹腔镜手术处理为宜。手术范围应根据病变范围、患者年龄、一般状态等全面考虑。原则以切除病灶为主。年轻患者应尽量保留卵巢功能,采用保守性手术;如患者已有子女,且年龄较大,双侧附件受累或附件脓肿屡次发作者,则应行双侧附件及全子宫切除术,使不再复发;对极度衰弱危重患者的手术范围须按具体情况决定。

过去曾将急性腹盆腔炎症列为腹腔镜的禁忌,近年各家经验认为急性炎性脓肿在腹腔镜的直视下处理效果良好,可明确诊断,切开脓肿,充分引流冲洗。术后体温即可下降,恢复较快,已有一些术后再受孕的报道。

对位置已达盆底的脓肿,可经阴道后穹窿切开引流方法予以治疗。可先自阴道后穹窿穿刺,如能顺利吸出大量脓液则自该穿刺部位做切开排脓后插入引流管,待脓液明显减少 3d 后取出引流管。脓液大量引流后,患者的症状可以迅速缓解。也可在引流的同时注入抗生素。

4.中药治疗　主要为活血化瘀、清热解毒药物,如银翘解毒汤、安宫牛黄丸及紫血丹等。

【预防】

1.积极有效地治疗各种急性盆腔炎症。

2.杜绝各种感染途径,保持会阴部清洁。

3.高能量饮食,注意水、电解质平衡,必要时输液,输血,输血清蛋白,提高机体的免疫和防御能力。

4.若见便中带脓或有里急后重感,要立即到医院就诊,以防盆腔脓肿溃破肠壁。

5.注意个人卫生、增加营养、锻炼身体、增强体质、注意劳逸结合、提高机体抵抗力。

(于素莲)

第十一节 急性腹膜炎

急性腹膜炎是一种常见的急腹症，是由感染、化学性物质（如胃液、肠液、胆汁、胰液等）或损伤引起的腹膜急性炎症性病变，以细菌感染引起者最多。

【病因】

腹膜炎的最常见原因是内脏向腹膜腔的穿孔（腹腔内食管、胃、十二指肠、阑尾、结肠、直肠、胆囊或胆道、膀胱），创伤，腹腔内血液感染，异物，绞窄性肠梗阻，胰腺炎，盆腔炎症性疾病（PID）和血管意外（肠系膜血栓形成或栓塞）。在性生活频繁妇女中 PID 可继发于各种原因，淋球菌和衣原体感染最为常见；继发于败血症性流产或子宫内避孕器具的各种病原体可侵犯盆腔，可同时感染输卵管，并常导致腹膜腔内脓肿；腹膜内血液可被感染，引起腹膜炎。腹膜-体循环系统分流与其他长期的腹膜引流一样，容易引起腹膜炎；任何类型的引流都可增加细菌进入腹膜腔的机会；钡剂灌肠时钡剂可经穿孔的憩室进入腹膜腔，导致急性和继发的慢性腹膜炎，是由于钡剂和感染的联合作用；继发于肝硬化的腹水可引起自发感染。

【分类】

1. 原发性腹膜炎　临床上较少见，是指腹腔内无原发病灶，病原菌经由血液、淋巴途径或女性生殖系等而感染腹腔所引起的腹膜炎。多见于体质衰弱，严重肝病患者或在抗病能力低下的情况，或肾病、猩红热、营养不良并发上呼吸道感染时均可致病，尤其是 10 岁以下的女孩多见。脓液的性质依感染菌种而不同，常见的如溶血性链球菌的脓液稀薄而无臭味，脓汁和血培养可找到溶血性链球菌和肺炎双球菌。临床上常有急性腹痛、呕吐、腹泻，并迅速出现脱水或全身中毒症状。

2. 继发性腹膜炎　是临床上最常见的急性腹膜炎，多继发于腹腔内的脏器穿孔、脏器的损伤破裂、炎症和手术污染。主要常见病因有阑尾炎穿孔、胃及十二指肠溃疡急性穿孔、急性胆囊炎透壁性感染或穿孔、伤寒肠穿孔、急性胰腺炎、女性生殖器官化脓性炎症或产后感染等含有细菌之渗出液进入腹腔，绞窄性肠梗阻和肠系膜血管血栓形成引起肠坏死，细菌通过坏死之肠壁进入腹腔，其他如腹部手术污染腹腔、胃肠道吻合口瘘以及腹壁严重感染，均可导致腹膜炎。正常胃肠道内有各种细菌，进入腹腔后绝大多数均可成为继发性腹膜炎的病原菌，以大肠埃希菌最为多见，其次为厌氧杆菌、链球菌、变形杆菌、还有肺炎双球菌、淋病双球菌、铜绿假单胞菌等。绝大多数情况下为混合感染，多种细菌的同时存在可发生协同的病理作用，极大地增加了感染的严重性，故毒性剧烈。

【临床表现】

早期为腹膜刺激症状如腹痛、腹肌紧张、反跳痛和压痛等，后期由于感染和毒素吸收，主要表现为全身感染中毒症状。

1. 腹痛　是腹膜炎最主要的症状。疼痛程度随炎症的程度而异，但一般都很剧烈，不能忍受，且呈持续性。深呼吸、咳嗽、转动身体时都可加剧疼痛，病人不敢变动体位。疼痛多自原发灶开始，炎症扩散后蔓延至全腹，但仍以原发病变部位较为显著。

2. 恶心、呕吐　为早期出现的常见症状。开始时因腹膜受刺激引起反射性的恶心呕吐，呕吐物为胃内容物；后期出现麻痹性肠梗阻时，呕吐物转为黄绿色之含胆汁液，甚至为棕褐色粪样肠内容物。由于呕吐频繁可出现严重脱水和电解质紊乱。

3. 发热　突然发病的腹膜炎开始时体温可以正常，之后逐渐升高。老年衰弱病人体温不一定随病情加重而升高。脉搏通常随体温的升高而加快。如果脉搏增快而体温下降，多为病情恶化的征象，必须及早采取有效措施。

4.感染中毒症状　当腹膜炎进入严重阶段时,常出现高热、大汗、口干、脉快、呼吸浅促等全身中毒表现。后期由于大量毒素吸收,病人则表现为表情淡漠,面容憔悴,眼窝凹陷,口唇发绀,肢体冰冷,舌黄干裂,皮肤干燥、呼吸急促、脉搏细弱,体温剧升或下降,血压下降、休克及酸中毒等。若病情继续恶化,终因肝肾衰竭及呼吸循环衰竭而死亡。

5.腹部体征　表现为腹式呼吸减弱或消失,并伴有明显腹胀。腹胀加重常是病情发展的一个重要标志。压痛及反跳痛是腹膜炎的主要体征,始终存在,通常疼痛遍及全腹而以原发病灶部位最为显著。腹肌紧张程度则随病因和病人全身情况的不同而轻重不一,突发而剧烈的刺激如胃酸和胆汁的化学性刺激,可引起强烈的腹肌紧张,甚至呈"木板样"强直,临床上称为"板样腹"。老年人、幼儿、或极度虚弱的病人,腹肌紧张可以很轻微而被忽视。当全腹压痛剧烈而不易用扪诊的方法去辨别原发病灶部位时,轻轻叩诊全腹部常可发现原发病灶部位有较显著的叩击痛,对定位诊断很有帮助。腹部叩诊可因胃肠胀气而呈鼓音,胃肠道穿孔时,因腹腔内有大量游离气体,平卧位叩诊时常发现肝浊音界缩小或消失;腹腔内积液较多时、可叩出移动性浊音,也可以用来为必要的腹腔穿刺定位。听诊常发现肠鸣音减弱或消失。直肠指诊时,如直肠前窝饱满及触痛,则提示有盆腔感染存在。

【诊断】

根据腹痛病史,结合典型症状和体征可以作出诊断。外周血白细胞计数及中性粒细胞比例一般皆有显著增加,并常见核左移及中毒颗粒。在严重的弥漫性腹膜炎患者,由于大量白细胞渗入腹腔,周围血中白细胞数可能不高,但中性粒细胞比例仍高。尿液因失水而浓缩,可出现蛋白与管型,尿酮体可呈阳性。血生化检查可发现酸中毒与电解质紊乱。腹腔穿刺吸取腹腔渗液检查对腹膜炎的诊断极为重要,腹腔渗液培养常可获得致病的病原菌。X线检查显示膈下游离气体时提示为胃肠穿孔。

【鉴别诊断】

1.胃、十二指肠溃疡穿孔　多有溃疡病史。突然发生上腹痛,并迅速弥漫至全腹部,疼痛呈绞痛性,伴有休克,全腹呈板样强直,有压痛及反跳痛,X线检查膈下有游离气体。

2.急性出血坏死性胰腺炎　腹痛先出现在上腹部,绞痛状,腰背部呈横形条状胀痛,迅速发生全腹绞痛甚至休克,检查全腹部均有压痛但以脐上部为明显,腹腔穿刺液淀粉酶增高。

3.急性阑尾炎穿孔　一般多在腹痛24h后,阑尾穿孔才形成弥漫性腹膜炎。早期腹痛仅限于脐周和右下腹部,穿孔后全腹均有压痛、反跳痛、腹肌紧张,但仍以右下腹部压痛仍最明显。

4.胆囊炎穿孔　一般均在急性胆囊炎48h后方才穿孔,多见于40岁以上女性和体弱患者。早期为右上腹部阵发性绞痛,多为胆囊结石嵌顿于胆囊管后的胆囊急性炎症。胆囊底穿孔大多为局限性腹膜炎,少数为弥漫性胆汁性腹膜炎,局限者为右上腹部腹膜刺激征,弥漫者全腹均有腹膜刺激征。

5.外伤性肠穿孔　有腹部闭合性损伤史,伤后即有腹痛,绞痛性,伴呕吐甚至休克。检查全腹均有压痛、肌紧张与反跳痛,但穿孔部位压痛最明显,肠鸣音消失。

【治疗】

凡急性腹膜炎的诊断已经明确,且已查明或已推测到原发病灶所在,若患者情况许可应尽早施行手术,如缝合胃肠之穿孔,切除阑尾、胆囊等病灶,清理或引流腹腔脓性渗出物等。对诊断为原发性腹膜炎的病例,或弥漫性腹膜炎病程已超过1~2d,炎症已有局限趋势,或年老体弱、中毒症状严重者,则可先行内科支持治疗,并密切观察病情的演变。内科支持治疗亦可视为手术前的准备,因一旦必要时仍需手术治疗,包括以下措施。

1.卧床休息,宜前倾30°~45°半卧位,以利炎性渗出物流向盆腔而易于引流。若休克严重则取平卧位。

2.禁食并作胃肠减压。

3.纠正体液、电解质及酸碱平衡的失调。应给予充分输液,保证每日尿量在1500ml左右,若能根据中心静脉压测定结果考虑输液量最好。此外尚应根据血电解质测定结果计算应输入之钾或钠盐的量,根据血二氧化碳结合率或血液的pH来考虑使用碳酸氢钠等治疗。

4.最好给予静脉内高营养治疗,或输注少量血浆或全血,以改善病人的全身情况,增强免疫力。

5.抗感染治疗为急性腹膜炎最重要的措施。一般继发性腹膜炎多为需氧菌与厌氧菌的混合感染,故宜采用广谱抗生素或使用多种抗生素联合治疗。如能获得病原菌、依药敏试验结果选用抗生素更佳。

6.剧烈疼痛或烦躁不安者,如诊断已经明确,可酌情使用哌替啶、苯巴比妥等药物。

7.如出现休克应积极抗休克治疗。

(李红卫)

第十二节 急性绒毛膜羊膜炎

妊娠期由于胎膜早破、细菌性阴道病等使病原微生物进入羊膜腔,引起羊水、胎膜(羊膜、绒毛膜和蜕膜)、胎盘的感染称为绒毛膜羊膜炎(CAM),也称羊膜腔感染综合征,现已成为宫内感染的同义词。目前认为绒毛膜羊膜炎可引起未成熟胎膜早破和自发性早产,而且与足月/未足月婴儿脑瘫有关,也可引起新生儿感染,是围生儿发病率、病死率和产妇病率、死亡率升高的重要原因。

【发病率】

绒毛膜羊膜炎占总妊娠的0.5%～10%,占足月妊娠的0.5%～2%。其引起母亲死亡的病例极少,引起足月新生儿病死率为1%～4%,早产儿>10%。

【病因及发病机制】

健康育龄妇女阴道内存在各种细菌及其他微生物,常见有革兰阳性需氧菌、乳酸杆菌、非溶血性链球菌、肠球菌及表皮葡萄状球菌、革兰阴性需氧菌,如大肠埃希菌、加德纳菌,还有大量厌氧菌等。此外,支原体、衣原体及念珠菌也常存在。在一定条件下,阴道内乳酸杆菌相对不足,使正常菌群的成分有所改变,而有致病的可能。引起绒毛膜羊膜炎的病原微生物很复杂,最常见的病原体为支原体类、大肠埃希菌、阴道加德纳菌、厌氧链球菌和B族链球菌等。

胎膜完整对防御感染十分重要,胎膜早破使阴道条件发生改变,有利于细菌的繁殖,破膜后阴道及宫颈的病原体可沿生殖道上行进入宫腔,导致母婴感染,此为引起绒毛膜羊膜炎的最常见原因。其他感染途径包括血行传播,经胎盘感染,盆腔逆行感染,侵入性操作如羊膜腔穿刺和绒毛取样,但相对较少见。另外,宿主抵抗力下降,利于更多的病原微生物生存,给绒毛膜羊膜炎的发生提供了可能性。

【分类】

绒毛膜羊膜炎病理上分为临床绒毛膜羊膜炎和组织学绒毛膜羊膜炎。

1.临床绒毛膜羊膜炎 指有临床表现的细菌学感染,不论是否合并组织学绒毛膜羊膜炎。

2.组织学绒毛膜羊膜炎 也称亚临床绒毛膜羊膜炎,是指胎膜有多核白细胞浸润,包括绒毛膜板、绒毛膜蜕膜、羊膜、脐血管的炎症,发生率高于临床型绒毛膜羊膜炎。大多数的组织学绒毛膜羊膜炎既无临床表现,也无感染,占无症状足月分娩的10%～20%,早产的40%～70%,发生率是临床型的2～3倍。

【临床表现】

绒毛膜羊膜炎的临床指标既不特异也不敏感,多数情况下呈亚临床经过,因此其早期诊断常是困难的。其诊断主要是根据临床症状,包括产时母亲发热,体温≥37.8℃,伴有下述任何一项指标即可诊断:母亲心动过速(≥100~120/min)、胎儿心动过速(≥160/min)、子宫紧张有压痛、羊水异味、母亲白细胞计数>(15~18)×10^9/L。

临床指标中产妇发热是有价值的指标,但必须除外其他原因,包括脱水、泌尿系统感染、呼吸系统感染、阑尾炎等。产妇心率快也应区别其他因素所致,如产时疼痛、药物因素、脱水和紧张等。

白细胞升高在绒毛膜羊膜炎病例中常见,但并非诊断的必备条件,白细胞轻度升高可能与妊娠或分娩有关,短期内母亲应用糖皮质激素也可引起白细胞轻度增高,但当白细胞计数明显升高并有明显的核左移(即中性粒细胞比例增加,尤其出现幼稚细胞)时,应怀疑存在感染。

胎心过速可由早产、药物、心律失常和缺氧引起。子宫压痛和羊水有异味在绒毛膜羊膜炎早期出现的频率很低,均属晚期征候。

C反应蛋白(CRP)是在感染急性期由肝分泌依赖白细胞介素-1的蛋白质,它是大多数感染性和非感染性炎症病变急性期的非特异性反应,在感染的6~12h表现异常。对临床绒毛膜羊膜炎,C反应蛋白阳性率为100%,对组织学绒毛膜羊膜炎C反应蛋白,阳性率为87%,无假阳性。因此,C反应蛋白可提前预测感染的发生,而且当感染存在时,C反应蛋白值迅速上升可超过正常范围10倍。其阴性预测价值优于阳性预测价值,故C反应蛋白正常时基本可排除绒毛膜羊膜炎。

【诊治】

由于组织学绒毛膜羊膜炎无任何临床表现,产前诊断可通过羊膜腔穿刺采集羊水,进行革兰染色和细菌培养、葡萄糖定量、白细胞酯酶测定、胎儿纤维蛋白原测定等,产后可根据胎盘胎膜组织病理学或绒毛膜羊膜培养出致病菌确诊,但组织学绒毛膜羊膜炎的诊断对临床管理价值不大。

【对母儿影响】

1.对母亲的影响

(1)晚期流产和胎死宫内。

(2)胎膜早破:胎膜早破和绒毛膜羊膜炎之间关系密切。细菌可经宫颈口感染胎膜,也可血行播散至子宫、胎盘、羊水及胎膜,发生绒毛膜羊膜炎,此外细菌产生的蛋白水解酶能使胎膜张力低下从而引起胎膜早破,因此感染是胎膜早破的主要原因之一。

(3)早产:现已公认感染是早产的主要原因。以往认为感染导致早产的机制是羊膜腔感染产生的毒素刺激羊膜、绒毛膜和蜕膜产生前列腺素物质,诱发宫缩。近年研究证明,感染时细菌及其产生的毒素可先激活宿主的细胞免疫系统,产生炎性细胞因子,再由炎性细胞因子刺激这些部位产生前列腺素引发早产。

(4)胎儿生长受限。

(5)难产率高:绒毛膜羊膜炎时,细菌及其毒素浓度升高,影响前列腺素产物的合成,在临产过程中缩宫素干预多,但毒素可使子宫及宫颈对缩宫素敏感性降低,影响诱发有规律的有效宫缩或虽可产生宫缩但往往宫缩乏力导致产程异常,使难产及剖宫产率升高。此外,手术并发症如术中出血量和切口感染率等也明显增加。

(6)产褥感染:绒毛膜羊膜炎所致的切口感染、盆腔脓肿、产后子宫内膜炎等发生概率增加。由于广谱抗生素的应用及产科处理技术的提高,危及母亲生命的并发症如感染性休克现已非常少见。

2.对围生儿的影响

(1)围生期窒息:绒毛膜羊膜炎时绒毛水肿使子宫血流量下降,耗氧量增加。细菌及其产生的毒素对胎儿的毒性作用等导致产前和产时胎儿宫内窘迫,远期神经系统损伤、脑瘫的发病率增加。绒毛膜羊膜炎引起胎儿中枢神经系统损伤的机制可能与胎膜早破和自发性早产相似,为细胞因子所介导。研究表明,绒毛膜羊膜炎会导致低出生体重儿分娩24h内脑出血,远期神经系统损伤和抽搐的风险增加3倍,正常体重新生儿脑瘫风险增加9.3倍。

(2)围生期感染:大部分新生儿感染是在子宫内获得的,因此,大多数婴儿临床感染性疾病是发生在产时或产后数小时。围生期婴儿感染主要有肺炎、败血症和脑膜炎。B族链球菌感染为感染的主要菌种,占围生期婴儿感染中的18%~61%,其严重程度远超过其他病原菌。感染的危险因素常见有胎膜早破>12h、早产儿、母亲有严重感染征象。具有高危因素的B族链球菌带菌母亲,她们的婴儿有25%的概率发展成感染,而如无高危因素则感染的危险性为0.05%。

【治疗】

治疗绒毛膜羊膜炎主要是应用广谱抗生素,及时终止妊娠。

一经确诊,原则上立即给予抗生素治疗直至分娩。近几年研究证明,一旦诊断立即使用抗生素治疗优于产后治疗,可将产妇的感染病率降到最低程度,可降低新生儿感染发生率和死亡率,并改善母亲的结局。首先需要给胎儿提供有效的抗生素,抗菌谱应覆盖革兰阳性菌及革兰阴性菌,需氧菌和厌氧菌。氨苄西林为首选药物,最常用的标准治疗方案是联合应用β-内酰胺类(青霉素/氨苄西林)与氨基糖苷类(庆大霉素),必要时加用抗厌氧菌的药物,如克林霉素或甲硝唑以降低产后子宫内膜炎的风险,也可选用头孢菌素类如头孢哌酮舒巴坦或头孢呋辛。

绒毛膜羊膜炎原则上一经确诊,无论孕周大小应尽快终止妊娠。因为感染时间越长,产褥病率越高,对新生儿的危险性取决于胎儿在感染的环境内时间的长短,时间越长新生儿感染和死胎的可能性越大。因此此类孕妇剖宫产率明显升高,但绒毛膜羊膜炎不是剖宫产的绝对指征。一方面,如给予恰当的抗生素治疗后,产程进展顺利,已进入活跃期,估计短时间内能经阴道分娩者,应选择阴道分娩;另一方面,由于绒毛膜羊膜炎常伴宫缩乏力,导致产程延长,为母婴安全应尽快终止妊娠而行剖宫产术,使剖宫产率及产后出血风险明显增加。因此,对于诊断为绒毛膜羊膜炎的孕妇,其分娩方式的选择应综合评估母胎情形而定,同时应积极预防宫缩乏力性产后出血。

2007年ACOG在胎膜早破治疗指南中推荐:足月胎膜早破应尽快引产,以降低绒毛膜羊膜炎的风险。如果母胎状态良好,没有感染迹象,应全面评估宫颈成熟度、既往孕产史、是否感染B族链球菌、监测感染的条件及产妇的意愿,决定引产方式,应充分告知胎膜早破孕妇无论是引产、剖宫产或是抗生素治疗都不可能完全避免潜在的宫内感染对胎儿中枢神经系统已造成的损伤、新生儿脓毒血症、肺炎及死亡。

【预防】

由于多数绒毛膜羊膜炎呈亚临床表现,不易作出早期诊断,因此没有特别有效的预防策略。为了减少对胎儿和新生儿的危害,对于高危对象作出预防措施是有必要的。高危对象有早产、未足月胎膜早破、胎膜早破≥18h,既往有B族链球菌感染病史或有发热。

由于阴道内不同病原体的致病性所致母婴结局不同,因此,预防的目标是根据不同的致病菌给予恰当的抗生素治疗,以减少绒毛膜羊膜炎的发生。革兰阴性菌感染较革兰阳性菌感染更易引起胎膜早破、未足月胎膜早破、产后子宫内膜炎。

绒毛膜羊膜炎的预防策略包括:未足月胎膜早破/胎膜早破尽量避免直接阴道指检,应积极倡导使用无菌窥器检查。临床处理根据不同孕周作出不同决定,如胎膜早破发生在34周以后,不再保胎,积极给予引产,否则潜伏期越长危险性越大,期间减少阴道检查次数。孕周<28周,胎儿生存率很低,期待疗法时间过长难以保证安全,因此征得孕妇同意后可积极引产。孕周28周后,新生儿存活率随孕周增加而上升,尤其在32周以后,提倡期待疗法,尽量延长孕龄,并使用有效抗生素,同时促胎肺成熟。足月胎膜早破不再

按以往的传统观点期待一定时限自然发动分娩,而是给予积极引产。另外,对胎膜早破达12h以上者常规使用抗生素,如观察期间感染征象出现,立即终止妊娠。

【诊治禁忌】

胎膜早破引起的绒毛膜羊膜炎一经确诊,应给予抗感染和退热治疗,并立即终止妊娠,禁止无限期期待疗法。

(李红卫)

第十三节 急性盆腔蜂窝组织炎

急性盆腔蜂窝织炎(又称急性盆腔结缔组织炎)是指腹膜以外的组织,位于盆腔腹膜的后方,子宫两侧及膀胱前间隙处的疏松结缔组织发生的急性炎症。它是盆腔结缔组织初发的炎症,多初发于子宫旁的结缔组织,然后再扩展至其他部位,如炎症严重可穿透腹膜而波及盆腔腹膜或通过输卵管系膜而影响输卵管及卵巢,但不是继发于输卵管及卵巢的炎症。

【病因及病理】

多由于手术损伤所致。宫颈扩张困难时宫颈撕伤;全子宫切除术(尤其是经阴道者)术后阴道断端周围的血肿以及感染;人工流产术中误伤子宫及宫颈侧壁以及分娩或剖宫产时宫颈或阴道上端的撕裂等,均易导致急性盆腔蜂窝织炎。尤其妊娠期间盆腔结缔组织常有增生并充血,一旦发生感染,往往迅速扩散至大部分的盆内结缔组织,导致严重的盆腔蜂窝织炎。

病原体多为链球菌、金黄色葡萄球菌、大肠埃希菌、厌氧菌、淋病奈瑟菌、衣原体、支原体等。

急性盆腔蜂窝织炎一旦发生,局部组织水肿、充血并有大量白细胞及浆细胞浸润,临床上常发现局部有明显的增厚感。炎症初起时多在生殖器受到损伤的同侧宫旁结缔组织中,逐渐蔓延至对侧及盆腔其他部分的结缔组织,发炎的盆腔结缔组织容易化脓,并可形成大小不等的脓肿。如未得到及时有效的治疗,炎症可通过腹膜或淋巴而播散至输卵管、卵巢及盆腔腹膜,或脓肿向前蔓延至髂窝处,或向上蔓延而导致肾周围脓肿。由于盆腔结缔组织与盆内血管邻近,故盆腔蜂窝织炎也可导致血栓性静脉炎的发生。但现阶段由于众多广谱抗生素的充分应用,加之人们对疾病早期诊治的认识,除非盆腔蜂窝织炎被忽略或误诊,否则炎症很少发展至血栓性静脉炎。

【分类】

1. 子宫旁蜂窝织炎。
2. 阴道周围炎。
3. 子宫颈周围炎。
4. 膀胱周围炎。
5. 直肠周围炎。

【临床表现】

病初起时患者有发热及下腹痛,体温可达39～40℃,与输卵管卵巢炎不易区别。如在发病前患者曾接受过经腹或经阴道全子宫切除术,剖宫产术时曾有单侧或双侧宫壁损伤,或手术虽小但有误伤阴道上端、宫颈以及子宫侧壁的可能性时,则所引起的炎症往往是盆腔蜂窝织炎。

当脓肿形成后,除发热及下腹痛外,常可出现直肠、膀胱刺激症状,如排尿频繁疼痛,排便痛或有里急后重症状。

妇科检查:全腔灼热,子宫略增大、触痛、活动度受限,子宫一侧或两侧有明显触痛,可及边界不明显的增厚感,增厚可达盆壁;一侧或双侧阴道穹窿也可形成包块,包块上界常与子宫底平行,触痛明显;如有脓肿形成则因脓肿向下流入子宫后方,可在阴道后穹窿触及较软的包块,有触痛或波动感,经直肠检查时更为明显。

【诊断】

急性盆腔蜂窝织炎多继发于盆腔手术或分娩所造成的宫颈及阴道上端的裂伤之后。因此,如患者在发病前曾做过子宫全切除术(尤其是经阴道式)或其他手术有误伤阴道上端、宫颈及子宫侧壁可能性者,结合患者的临床表现可以作出初步诊断。由于急性盆腔蜂窝织炎的变异性较大,临床诊断准确性不高,尚需做必要的辅助检查,如血常规血白细胞计数及中性白细胞增高;血沉加快,尤其有盆腔脓肿时,血沉可达20～30mm/h以上;后穹窿穿刺:有脓肿形成时,可经阴道后穹窿向脓肿部位穿刺,有脓液抽出时对诊断有意义。

【鉴别诊断】

1. 输卵管妊娠破裂　常有停经史及早期妊娠反应,突发下腹一侧剧烈坠痛,继之全腹痛,常伴有失血性休克;一般无发热;腹部有时有腹膜刺激症状。妇科检查时宫颈举痛,后穹饱满有触痛,子宫有飘浮感,一侧附件可触及有弹性压痛的实质块。白细胞总数一般在正常范围内,血红蛋白及红细胞数降低。妊娠试验可呈阳性反应。后穹窿穿刺为不凝固的暗红色血液。

2. 卵巢囊肿蒂扭转　卵巢囊肿蒂扭转多突然发生,且多与体位变化有关,疼痛多为一侧下腹,呈绞痛状,可伴恶心或呕吐,体温多正常,周围血白细胞数可正常或稍升高,妇科检查时,常为患侧一侧触痛,并可触及张力较大的囊性包块,患侧子宫角触痛明显。无停经史。

3. 急性阑尾炎　急性阑尾炎发病初多为上腹或脐周疼痛,逐渐转移至右下腹,且以麦氏点触痛和反跳痛最为明显。腰大肌试验及结肠充气试验均为阳性,体温虽有升高,但一般很少超过38℃,妇科检查多无异常所见,亦无脓性白带。

4. 阔韧带肿瘤　一侧阔韧带内的肿瘤,往往将子宫推向对侧,多无腹痛病史,体温正常,周围血白细胞无异常改变。妇科检查时,子宫可正常大小、或呈不规则增大(见于阔韧带肌瘤)并凸向一侧,子宫及宫旁组织多无压痛。

5. 晚期宫颈癌　宫颈癌晚期宫旁结缔组织可有癌细胞浸润,此时盆腔检查可触及宫旁高低不平的坚硬包块,易与盆腔蜂窝织炎混淆,可通过阴道检查或活检明确诊断。

6. 盆腔结核　盆腔结核往往合并有腹膜结核或子宫内膜结核,或身体其他部位有结核病灶存在。本病多有持续性下腹钝痛,伴有低热、盗汗等症。妇科检查时,盆腔可触及无明显触痛的、不规则的、活动性差的包块。

7. 子宫内膜异位症　子宫内膜异位症以继发性、渐进性痛经为特点。妇科检查时,一般可触及子宫一侧或两侧有触痛的、活动性差的囊性包块。

【治疗】

1. 一般治疗　卧床休息,半卧位。

2. 抗感染治疗　是急性盆腔蜂窝织炎的首选措施,宜用广谱抗生素,待抗生素敏感试验结果出来后,可改用敏感抗生素。如果诊断、治疗及时,用药恰当,一般可避免炎症的进一步扩散或脓肿形成。如在用抗生素治疗过程中患者的高热不退,则除应改变所用药物外,应考虑有隐匿的脓肿(如肾周围脓肿)或盆腔血栓性静脉炎的可能。

(1)青霉素或红霉素与氨基糖苷类药物及甲硝唑联合:青霉素G 320万～960万U/d,静脉滴注,病情好转后改为120万~240万U/d,每4~6小时1次,分次给药或者连续静脉滴注。红霉素1~2g/d,分3~4次静脉滴注。庆大霉素16万~32万U/d,分2~3次静脉滴注或肌内注射,一般疗程不超过10d。甲硝唑注射液250mg静脉滴注,每8小时1次(孕妇及哺乳期妇女慎用)。甲硝唑对厌氧菌有特效,且毒性小,杀菌力强,价廉,因而已被广泛应用。

(2)第一代头孢菌素与甲硝唑合用:头孢噻吩2g/d,分4次肌内注射;头孢唑啉0.5~1g,2~4/d,静脉滴注。头孢拉定100~150mg/(kg·d),分次给予,或2~4g/d,分4次空腹服用。

(3)克林霉素与氨基糖苷类药物(常用庆大霉素)联合:克林霉素600mg,静脉注射,每6小时1次;庆大霉素16万~32万U/d,分2~3次静脉滴注;体温降至正常后24~48h改口服,300mg,每6小时1次。克林霉素对多数革兰阳性菌和厌氧菌及沙眼衣原体有效,与氨基糖苷类药物合用有良好的效果。

(4)第二代头孢菌素或相当药物:头孢西丁钠1~2g,静脉注射,每6小时1次;头孢呋辛钠0.75~1.5g,3/d肌内注射或静脉注射。头孢孟多0.5~1g,4/d,静脉滴注,严重感染可用至6/d,每次1g,静脉滴注。

(5)第三代头孢菌素或相当药物:头孢噻肟2g/d,分2次肌内注射或静脉滴注,严重感染可用至3~6g/d,分3次肌内注射或静脉滴注;头孢曲松钠1~2g,2次/d静脉注射。

(6)哌拉西林:又称氧哌嗪青霉素,对多数需氧菌和厌氧菌均有效,4~12/d,分3~4次静脉滴注,严重感染可用16~24g/d。

(7)喹诺酮类药物与甲硝唑联合方案:环丙沙星200mg,静脉滴注,每12小时1次;或氧氟沙星400mg,静脉滴注,每12小时1次;甲硝唑注射液250mg静脉滴注,每8小时1次。

3.手术治疗　急性盆腔蜂窝织炎轻症者一般不做手术治疗,以免炎症扩散或出血。有以下情况者应手术处理。

(1)宫腔内有组织残留伴阴道有出血,应积极抗感染为先,如无效或出血较多时,在用药控制感染的基础上,用卵圆钳小心地清除宫腔内容物,避免搔刮子宫。

(2)子宫旁结缔组织炎一旦形成脓肿,应立即穿刺或切开引流(根据脓肿的部位采取经腹或经阴道引流),脓液排出后,一般情况会立即好转。

(3)宫腔积脓时,应扩张宫颈口,以利于脓液的引流通畅。

(4)药物治疗无效、48~72h体温持续不降、中毒症状较重、脓肿形成并增大者。

(5)子宫穿孔如无肠管损伤,可不必剖腹修补。若合并有内脏脏器损伤,需立即剖腹探查者,手术修补。手术宜在大量抗生素控制感染的同时进行,尽量避免不必要的操作。可经阴道手术者,尽量从阴道进行。

(6)已形成脓肿者根据脓肿的部位采用切开排脓手术。如系接近腹股沟韧带的脓肿,应等待脓肿扩大后再做切开,如脓肿位于阴道一侧则应自阴道做切开,尽量靠近中线,以免损伤输尿管或子宫动脉。

(梁建梅)

第二章 性传播疾病

第一节 淋病

淋病是指由淋病奈瑟菌,又称淋球菌或淋病双球菌引起的急性或慢性传染病,主要引起泌尿生殖器黏膜的化脓性炎症,也可侵犯眼、咽喉、直肠,甚至全身各脏器,引起相应的损害。淋病是我国最常见的性传播性疾病,发病率占传统性病之首。在妇产科门诊经常可以见到,每一个妇产科医师对其都应该熟悉。它是一种古老的性病,最早记载于《圣经旧约》。1879年Albert Neisser从35个急性尿道炎、阴瘘乏炎及新生儿急性结膜炎患者分泌物中找到淋球菌,并相继为许多,学者所证实,淋菌的病原学诊断获得突破性进展。1882年,Leistikow和Loeffler首次在体外培养淋球菌获得成功。1885年,Bumm在人、牛或羊的凝固血清上培养淋菌成功,接种于健康人尿道亦产生同样症状,从而确定了淋球菌为淋病的病原体。淋病在解放前流行甚广,新中国成立后,取缔娼妓、禁止卖淫,仅15年时间就基本消灭了性病。但从20世纪80年代初开始,随着国际交往增多及旅游事业的迅速发展,淋病再次在我国死灰复燃,成为危害人们身体健康的最主要性病。

【微生物学】

淋病的病原体是淋病双球菌,属奈瑟菌属,与同属的脑膜炎双球菌在微生物学上十分接近。人类对淋球菌普遍易感,无先天免疫性。虽然多数人在感染后经治疗或自然恢复,但获得性免疫力很低,所以再感染和慢性感染普遍存在。淋病双球菌为严格的人体寄生菌,对其他动物不致病。

在形态上,淋球菌外形呈肾形、卵圆形或豆形,常成双排列,故称淋病双球菌。两球菌邻近面扁平或略凹陷,0.6~0.8μm大小,革兰染色阴性。从感染机体内直接取样涂片形态较典型,急性淋病的脓液标本涂片,可见淋球菌多位于多核白细胞浆内,而慢性感染患者标本涂片,淋菌多在多核白细胞外。若从人工培养的菌落上取材涂片,由于自溶作用,可见菌体大小和染色深浅差异较大。淋菌表面有菌毛,无鞭毛,无荚膜,不形成芽孢。

在体外,淋球菌对培养的营养要求较复杂,在普通培养基上不易生长,需在含有动物蛋白及细菌生长所需各种因子的特殊培养基,如Thayer-Martin(T-M)培养基、New York City(NYC)培养基和Martin-Lewis(ML)培养基等上培养。最适宜的培养温度为35~36℃,pH值以7.5为宜。淋球菌为需氧菌,但最初从人体分离时,为促进其生长发育,需在5%~10%二氧化碳环境中培养,湿度以70%为宜。淋球菌能分解葡萄糖,产酸不产气,但不分解麦芽糖、蔗糖、乳糖和果糖,不产生靛基质及硫化氧,不还原硝酸盐。氧化酶阳性,过氧化物酶阳性。

淋菌对外界的抵抗力很弱,对热作用很敏感,不耐干燥,干燥环境下1~2h就死亡,加热至55℃时5min可灭活,42℃时存活15min,室温下可存活1~2d。在温暖潮湿的环境中存活时间较长,如附着于衣裤、被褥和潮湿的毛巾上存活10~24h；在脓液中可生存数天，在马桶座圈上存活18h。对各种消毒剂的抵抗力也极差，易被灭活，1∶4000硝酸银能使淋球菌在2min内死亡，在1%石炭酸溶液中1~3min死亡。

【流行病学】

人对淋球菌有易感性，而且人是淋球菌唯一的天然宿主，主要通过性接触传染，但是也可以通过污染的衣裤、寝具、毛巾、浴盆、马桶和手等间接传染。成年人淋病几乎都由性行为引起，极少数通过间接方式感染。幼女常通过间接途径受感染。新生儿主要是分娩时通过接触污染的分泌物而感染。口交或肛交可使患者咽喉及直肠受到直接感染，导致淋菌性咽喉炎和淋菌性直肠炎。

淋病经历了二战时期及20世纪70年代两个发病高峰。20世纪80年代以来，淋病发病率呈逐年下降趋势，但是仍然是美国的第1位传染性疾病。1991年淋菌的年发病率为233/10万。美国在非性病门诊筛查出的淋菌感染率为2.7%，在公立医院的妇产科门诊为5%，而在性病门诊的检出率为25%，妊娠期淋病发病率为0.5%~7%。东南亚国家和非洲国家，淋病的流行情况较为严重。泰国的淋病年发病率为400/10万，非洲撒哈拉南部国家一些城市淋病年发病率高达3000/10万~10000/10万不等。虽然总体上呈下降趋势，但是在某些人群中仍然在不断上升。据世界卫生组织（WHO）估计，1995年全球新发性病病例3.4亿，其中淋病感染6200万。

解放初期，淋病在我国占性病的第2位，到20世纪60年代中期，已经基本绝迹。20世纪70年代末重新出现，其发病率不断上升。1991~1995年全国上报性病病例共1279196例，其中淋病804994例，淋病在性病中的构成比为62.93%，占性传播疾病的第1位。1995年，全国淋病患者已超过20万，城市及农村淋病发病率分别为81.6/10万和31/10万，好发年龄为20~29岁。全国性病控制中心对1997年全国性病疫情进行流行病学分析后发现，全国性传播疾病仍然呈上升趋势，1997年报告性病461510例，较1996年增长15.81%，报告总发病率37.34/10万。由于梅毒在8种性病中增幅大，淋病的构成比降低，非淋病性尿道炎上升为第1位，从而使得淋病成为发病率第2位的性传播疾病。人群中淋病的检出率以暗娼和嫖客为最高。尽管淋病发病率逐年上升（年增长率28.1%），但其在性病中所占比重却呈下降趋势（1987年构成比为76.9%，1995年为56.4%）。女性淋病增加明显，男女淋病发病比例逐年缩小，1995年下降至1.7∶1。淋病在我国的流行特点是，南方高于北方，沿海高于内地。并且有逐步向青少年、老年人蔓延，家庭内部感染上升、儿童淋病明显增加、高学历和文盲人群同时增加等趋势。

【发病机制】

淋球菌的细胞外层是淋球菌致病的最重要结构，在发病过程中起关键作用。淋球菌细胞外膜主要成分为膜蛋白、脂多糖和菌毛，其中膜蛋白分为蛋白Ⅰ、Ⅱ及Ⅲ。蛋白Ⅰ为外膜主要蛋白，占外膜蛋白的60%。不同菌株的蛋白Ⅰ不同，其抗原性也不同，但抗原性稳定，故可制成单克隆抗体对淋球菌进行分型。当淋球菌黏附于人体黏膜后，蛋白Ⅰ的分子迅速转移至人体细胞膜，淋球菌即被吞食，被吞食后的淋球菌再从细胞内排至细胞外黏膜下引起感染。蛋白Ⅰ也可在细胞膜上形成孔道，能使嗜水性物质如糖及某些抗生素通过细胞膜进入细胞内。蛋白Ⅱ能使淋球菌与宿主上皮细胞、白细胞及淋球菌本身相互黏合。蛋白Ⅱ性质不稳定，在不同环境下易发生改变。蛋白Ⅲ的性质不明。外膜结构中的脂多糖为淋球菌的内毒素，它在人体黏膜下与体内补体协同作用，引起炎症反应，使上皮细胞坏死脱落，与多核白细胞形成脓液。从淋菌表面伸出的菌毛由1000个相同的蛋白亚单位（菌毛蛋白）组成，呈单丝状结构，在致病过程中起重要作用。有学者报告，有菌毛的淋球菌比无菌毛的淋球菌更易黏附到人的黏膜细胞而引起感染。

淋球菌感染人体以黏附过程开始。淋球菌外膜的菌毛、蛋白Ⅰ、蛋白Ⅱ使淋球菌黏附于柱状上皮细胞（泌尿生殖道、直肠、口咽及眼结合膜上皮细胞）上，淋球菌被上皮细胞吞饮，并在细胞内繁殖直至充满整个细胞。与此同时，淋球菌外膜释放脂多糖内毒素，介导免疫反应，引起黏膜细胞受损、免疫细胞聚集，黏膜上皮脱落、溶解,微脓疡形成,淋球菌随之侵入黏膜下间隙,引起黏膜下组织感染。

淋球菌感染后,黏膜上皮及黏膜下组织充血、水肿、渗出,上皮脱落,白细胞聚集形成脓液。炎症严重时,泌尿生殖道腺体开口阻塞形成脓肿,如女性前庭大腺脓肿。淋球菌沿泌尿道黏膜感染形成急性尿道炎、尿道旁腺炎;淋球菌沿生殖系统黏膜上行感染,在女性引起阴道炎、前庭大腺炎、急性宫颈炎和急性盆腔炎性疾病。孕妇感染淋病后,可发生胎膜早破、羊膜腔内感染、早产。宫内及分娩过程中感染胎儿,可引起新生儿淋菌性眼炎,若治疗不当,可致新生儿失明。约1%淋病可经血行扩散引起播散性淋病,引起全身其他器官感染,造成中毒性休克等严重后果。急性淋病治疗不当引起迁延不愈或反复发作,在男性演变成慢性尿道炎、慢性前列腺炎和慢性精囊炎等,被破坏的黏膜上皮可由结缔组织所替代,结缔组织纤维化可引起尿道狭窄、输精管狭窄或闭锁,最后引起继发性不育。在女性引起慢性盆腔炎、输卵管粘连、阻塞、积水,导致不孕、异位妊娠、盆腔内器官粘连以及下腹疼痛等。另外,若治疗不彻底,淋球菌可长期潜伏在腺体(如尿道旁腺、宫颈腺体)深部而反复发作,迁延不愈。

【临床类型与表现】

感染淋球菌后,潜伏期一般为3~7d,在女性侵犯部位常为尿道旁腺、宫颈管、前庭大腺等,最早往往始于宫颈。但40%~60%的妇女无明显症状,称为亚临床感染,有传染性,是容易忽略的淋病"感染库"。临床上对这一部分病例,应该予以更多注意。

1.女性单纯性淋病(无合并症淋病)

(1)女性急性淋病

1)淋菌性宫颈炎:症状有白带增多,常为黄绿脓性,有时白带中带血,伴有外阴瘙痒或灼热感。妇科检查会发现宫颈口有脓性分泌物流出,宫颈红肿、糜烂,有触痛,触之易出血。

2)淋菌性尿道炎:表现为尿频、尿急、尿痛,妇科检查外阴尿道口充血,有脓性分泌物自尿道口溢出,挤压后有脓液流出。

3)淋菌性前庭大腺炎:外阴部疼痛,双侧多见。检查可见腺体开口处红肿、触痛、溢脓。

女性急性淋病常常首先出现尿频、尿急、尿痛等急性尿道炎症状,并有白带增多,外阴瘙痒及前庭大腺炎。但是很多妇女的病变并不局限于某一部位,而是多器官、多部位发病,在临床上很难区分出某一部位为主。另外,由于亚临床感染在女性中尤其多见,所以在临床上对无症状的妇女,要高度重视。

(2)女性慢性淋病:急性淋病未经治疗或治疗不彻底,转为慢性。淋球菌潜伏在宫颈腺体、尿道旁腺、前庭大腺深处,反复发作,表现为下腹坠痛、腰酸、背痛或白带增多。实验室检查常常找不到病原体,但具有传染性。

(3)幼女淋菌性外阴阴道炎:幼女生殖器自然防御功能不完善,阴道上皮由于缺乏雌激素而十分薄嫩,容易受淋球菌感染。临床表现为外阴红肿,常有抓痕,阴道口有较多脓性分泌物,常有尿痛、尿频、尿急及外阴瘙痒,严重时可见会阴及肛周红肿、糜烂。

(4)其他部位的淋病

1)淋菌性咽炎:多因口交所致,很少因接吻而感染。通常症状轻微,咽部轻度充血、咽痛、急性咽炎、扁桃体炎等,但80%~90%的患者不表现出任何症状,比较难以治疗。

2)淋菌性直肠炎:多见于男性同性恋者。女性则因为会阴生殖部位的特殊性,系阴道分泌物感染所致,个别情况系肛交感染。女性患者大多无症状,少数患者可主诉肛门烧灼不适感、里急后重、脓血便等,并有黏液及脓性分泌物排出。

3)肝周围炎:是由于盆腔感染衣原体或淋球菌后,炎症波及肝包膜及邻近腹膜所致。

2.有合并症淋病　有合并症淋病是指单纯性淋病未经治疗而进一步发展,感染了女性盆腔脏器,在这些部位形成了炎症,主要类型有子宫内膜炎、输卵管卵巢炎、盆腔结缔组织炎,甚至形成输卵管脓肿、盆腔脓肿和腹膜炎等。女性淋病发生合并症的主要诱因有:经期卫生不良,如月经期性交、使用不洁月经垫;产后或流产感染;宫腔手术后感染等。10%～20%的单纯性淋病会发展为有合并症淋病,多在,月经期或经后1周内发病。临床表现常为经期延长、月经过多,发热,体温38℃以上,伴寒战、头痛、食欲缺乏、恶心、呕吐或下腹痛等,白带量多,脓性;若盆腔内脓液积聚,可有肛门坠痛感。妇科检查两侧下腹有深压痛,若有盆腔腹膜炎则下腹出现肌紧张及反跳痛。妇科检查宫颈充血、水肿,有举痛、颈口有脓性分泌物溢出。扪诊两侧附件增厚或条索状增粗,有明显压痛;若有输卵管积脓或输卵管卵巢脓肿,可触及附件区包块,多为囊性,压痛明显;若有盆腔积脓,则后穹饱满、有波动感,压痛明显;若脓肿破裂,出现弥漫性腹膜炎表现。治疗不当,可形成输卵管粘连、阻塞、积液等,常造成不孕不育和异位妊娠,以及盆腔内脏器之间的粘连。

3.淋病合并妊娠　妊娠期感染淋病,对母婴危害极大。宫内感染易致自然流产、早产及胎儿宫内发育迟缓。分娩时母婴垂直传播,可致新生儿淋菌性眼炎,治疗不及时可致盲。产妇抵抗力低,加上分娩时软产道损伤出血,淋病易扩散蔓延引起急性子宫内膜炎、子宫肌炎,成为产褥感染的重要病原菌,严重者可致产后败血症、感染性休克,甚至死亡。妊娠期淋病的临床表现与非孕期相同。妊娠期淋病也有部分患者无明显症状而呈亚临床感染状态。据符玉良等报道,在广州市妇产科门诊常规检查中随机抽取1697例孕妇,检出淋病8例,发病率0.5%。

新生儿淋菌性结膜炎:主要为分娩时胎儿经过母体软产道时感染所致。多在新生儿出生后2～3d发病,新生儿哭闹不安,检查时可见双侧眼睑红肿,有大量脓性分泌物,结膜充血,角膜呈云雾状。若治疗不当或不及时,可致角膜溃疡、穿孔,甚至失明。Kerr曾调查美国及加拿大盲人学校的351名学生,发现有23.9%的学生是由于淋球菌感染导致失明。淋菌性结膜炎也可以见于成年人,主要为自身接种所致。

4.播散性淋病　播散性淋病,是指淋球菌经血液传播,到达全身各个器官引起全身淋球菌感染,发病率为0.5%～3%。多见于女性月经期、月经后或妊娠期,特别是经期和产后更易导致淋球菌全身扩散。其主要原因是:经期及产后均有阴道流血,为淋球菌的繁殖提供了极为有利的条件;经期及产后宫颈口未很好关闭,也无黏液栓的保护,有利于病原体在宫腔内繁殖,月经期子宫内膜剥脱出血以及分娩时软产道创面的形成,有利于淋球菌直接进入血液而迅速播散。常见症状有寒战、高热、关节炎及皮疹等,典型皮疹为脓疱疹,常见于手指及踝等小关节附件,严重者可有心内膜炎及脑膜炎。

播散性淋病分菌血症和关节化脓两个阶段。菌血症阶段持续时间短,有寒战、高热(38～40℃)、关节痛、皮疹,多侵犯膝、腕、肘、踝关节。发病2d内,关节液淋球菌培养多阴性而血培养阳性。也可发生腱鞘炎,多见于腿、臂的远端伸、屈肌肌腱的腱膜,表现为局部红肿、压痛。关节化脓阶段多在出现菌血症症状4d以后,全身症状较菌血症阶段轻,很少有皮肤病变。一般侵犯某一个关节,也可侵犯多个关节,关节腔内渗出液较多。关节液中有大量白细胞,可找到淋球菌,但此时血培养阴性。关节化脓多发生在大关节,如膝关节,其次为肩、肘关节。化脓性关节炎如不治疗,关节面可被破坏而形成纤维性或骨性强直。播散性淋病的皮肤病变为出血型及水疱血疹型两种类型。出血型首先出现红斑;不痛不痒,1d内红斑蹭隆起一小脓疱,可出血,破溃后形成溃疡,周围为红斑,3～4d后愈合,不留瘢痕,渐变成紫色。多见于手掌及足跖部,也可见于躯干,很少见于面部。水疱血疹型则在红斑上先出现丘疹,后变成水疱再形成脓疱,多见于四肢被侵犯关节的四周,全身分布不对称,病变区有疼痛感,4～5d后隐退,如再发热仍可出现。皮肤损害涂片难以找到淋球菌,但直接荧光染色可找到染成草绿色的淋球菌上的抗原物质。

淋菌性脑膜炎较为少见,其症状与脑膜炎球菌引起的暴发性脑膜炎相似,有脑膜刺激症状,脑脊液中可培养出淋球菌。淋菌性心内膜炎也较少见,严重程度介于金黄色葡萄球菌与绿色链球菌心内膜炎之间。主动脉瓣和二尖瓣易受损,常伴皮肤斑丘疹,分批出现。可并发脑、肾及其他部位动脉栓子栓塞引起的相应病变。

【诊断】

淋病虽然是一个常见病,但是容易漏诊误诊。主要原因是40%～60%的女性患者表现为亚临床感染,没有任何症状,容易漏诊;另外,淋菌感染与非淋菌性感染的临床表现基本相同,单凭经验容易产生误诊。因此,女性淋病的正确诊断必须建立在病史、临床表现及实验室结果基础之上,其中实验室检查是确定病原体诊断的关键。

1.淋病的实验室检查 实验室检查方法主要有涂片法、培养法、药敏试验和产青霉素酶的淋球菌菌株鉴定。

(1)涂片法:依据细菌的形态,检测快速、简便,临床上比较常用,是基层医疗单位诊断淋病的主要手段。对男性淋病有较高的价值,敏感性和特异性均在95%以上,但对女性淋病,敏感性只有50%～60%。因此,涂片法在女性仅仅只能作为一种筛查手段。涂片时切忌用力涂擦,应将棉签在玻片上轻轻滚动即可。涂擦过度会导致细胞破裂或变形,使淋球菌从细胞内逸出,造成诊断上的混淆,涂片厚度要合适,过厚容易造成假阳性。

在可疑部位取材涂片后,自然干燥,加热固定,将玻片迅速通过火焰二三次,消除玻片上的水汽,然后进行革兰染色。淋球菌为革兰染色阴性,呈卵圆形或圆形,成对排列,常位于中性粒细胞胞浆内,二菌接触面扁平或稍凹,像二粒黄豆并在一起。不少脓细胞中常含数对,甚至20～50对淋球菌。发现多形核白细胞内有革兰阴性双球菌者,为阳性。但在女性患者,符合率仅50%左右,故不能作为诊断手段。凡是发现可疑患者,或多形核白细胞的细胞外有革兰阴性双球菌,均需将标本送细菌培养,以证实诊断。

(2)培养法:是诊断淋病的标准方法,也是诊断淋病的"金标准",除了能确定淋球菌的病原学诊断外,还能行药敏试验。由于淋病菌耐药问题严重,原则上应对每一个患者都使用培养法确诊,并行药敏试验。

淋球菌对营养要求复杂,培养基中应含有动物蛋白及细菌生长所需的各种因子,目前国内常用的是血琼脂或巧克力琼脂。为抑制杂菌生长,通常在培养基中加入了抗生素如多黏菌素B($25\mu g/ml$)和万古霉素($3.3\mu g/ml$)等。所用血液如羊血、兔血和人血均可,浓度8%～10%,或冻干血红蛋白粉,避免在血液中含有抗凝剂。培养基pH以7.4为好。国外常用Thayer-Martin(T-M)培养基、New York City(NYC)培养基和Martin-Lewis(ML)培养基。T-M培养基是在GC基础培养基中,加入2%血红蛋白,抗生素(万古霉素$5\mu g/ml$、多黏菌素$7.5\mu g/ml$和制霉菌素$12.5\mu g/ml$)和淋球菌增菌剂,使绝大多数杂菌被抑制,淋球菌在平皿中几乎呈纯培养,从而提高了淋球菌培养的阳性率。

为了保证培养成功,取材后应立即接种,标本离体时间越短越好。如离实验室较远,应将标本浸在运送培养箱中,以保证淋球菌存活,标本运送过程中要保温。接种用的培养基应先放在37℃温箱中预温,最适宜温度为35～36℃。淋球菌为需氧菌,但最初从人体分离时,为促进其生长发育,需在5%～10%二氧化碳环境中培养,最适宜湿度为70%。部分淋球菌对万古霉素敏感,因此可出现假阴性,所以培养中最好不要加万古霉素。淋球菌在血平板上培养36h后,是最佳观察时间。培养24h后,虽也能见到细小的菌落,但难以辨认其特点;超过36h,菌落特征会有较大改变,对于无任何细菌生长的培养基,应培养到72h后,方能报告为培养阴性。

无论是涂片还是培养,取材都是保证正确诊断的关键。在女性患者,取材时最好取膀胱截石位,暴露宫颈后,以无菌棉签拭去宫颈表面分泌物,以另一棉签插入宫颈管1～2cm,转动并停留20～30s,取出后作涂片并送培养,取标本时棉签勿碰阴道壁以免影响结果。对于疑有尿道炎的妇女,取材前4h内避免排尿,以无菌生理盐水清洁外阴、尿道口后,然后一手指插入阴道内,向尿道口方向挤压尿道,以无菌棉签自尿道口蘸取分泌物涂片和培养。对于盆腔积液患者,可在消毒下经后穹穿刺取穿刺液送涂片和培养。在腹腔镜手术过程,怀疑患者有盆腔急性感染,或发现有肝周围炎征象时,应该在腹腔镜下取标本送检。对于疑有播散性淋病患者,或产褥感染者,应在发热时抽血作淋菌培养,一般应送检 4 次,以避免漏诊。对婴幼儿或少女,可采集阴道标本送检。

(3)确证试验:培养出细菌后,根据菌落形态、氧化酶试验及革兰染色等,一般都可以作出诊断。但有少数患者标本难以诊断,应该进行确证试验。主要适用于菌落形态不典型;标本来自咽部、眼和非生殖道部位;就诊者为感染性病的低危人群,尤其是儿童等;涉及性犯罪的法医鉴定病例;治疗失败的病例标本。直接免疫荧光染色也常用来确证淋球菌。

(4)药敏试验:主要用于选择抗生素。

2.诊断与鉴别诊断　由于性传播性疾病的诊断在我国是一个比较复杂而又敏感的问题,所以对淋病的诊断必须采取谨慎的态度,诊断一定要建立在确凿可信的实验室结果之上,并尊重患者隐私,为患者病情保密。否则会造成夫妻不和、家庭解体、医患纠纷,甚至面临司法诉讼等诸多问题。多聚酶链式反应因其质控难以保证,存在较高的假阳性,卫生部已明令禁止。

在成人,凡是有不洁性交史者,加上典型的症状与体征和实验室结果,诊断并不难。对于其配偶或性伴侣,即使没有症状与体征,也要高度怀疑,加强检查。由于家庭中淋病的患病率不断上升,家中幼女有白带增多等症状时,要考虑到淋病的可能。凡是新生儿眼结膜炎患者,都要取分泌物送检。对无症状感染及有合并症淋病患者,有条件时应在普通淋球菌培养的同时行淋球菌 L 型培养和药敏试验,以避免误诊和漏诊,并提高治疗效果。

在鉴别诊断方面,主要与非淋菌性尿道炎、滴虫性阴道炎、念珠菌性阴道炎及细菌性阴道病等相鉴别,其中最主要的是与非淋菌性尿道炎鉴别。后者主要由生殖道衣原体和支原体感染所致。需要特别指出的是,临床上沙眼衣原体生殖道感染常与淋球菌感染混合存在。

【治疗】

淋病的治疗以抗生素治疗为主。1935 年,仅用磺胺药百浪多息就能治愈淋病。青霉素问世后,更是以其疗效确切、治愈率高、不良反应小而一直是治疗的首选药物。1944 年,10 万 U 的青霉素便可治愈 90%的淋病;但自 20 世纪 70 年代中期分离出 PPNG 后,发现 PPNG 菌株在全世界迅速蔓延。我国 1983 已有 PPNG 的报道。1987～1992 年全国性病耐药协作组监测青霉素对淋球菌 MIC≥1μg/ml 的菌株,平均阳性率高达 56.83%。对四环素的耐药也达到 70%,大观霉素也有 1.2%,耐药菌株并且逐年递增。耐药菌株的传播蔓延,给淋病的治疗带来了麻烦。为了有效治疗淋病,控制淋病的蔓延,正确掌握淋病的治疗原则和合理选择抗生素十分重要。目前,WHO 已不再把青霉素列为淋病治疗的首选药。

1.治疗原则

(1)按淋病的临床类型,特别是有无合并症,进行针对性治疗。

(2)及时、足量、规范、彻底。

(3)同时治疗配偶及性伴侣。

(4)鉴于淋球菌耐药情况日益严重,故有条件的话,用药前应作药敏试验,或边培养边治疗。久治不愈的患者,均应先培养,并行药敏试验后,根据药敏试验结果用药。

(5)治疗结束后及时复查,判定治疗效果。

(6)治疗其他性传播疾病。

2.亚临床感染与无合并症淋病　WHO 1993 年推荐治疗方案如下:①环丙沙星 500mg,一次口服(孕妇、儿童忌用);②头孢曲松 250mg,一次肌注(儿童按 25～50mg/kg,一次肌注,最大量不超过 125mg);③头孢克肟 400mg,一次口服;④大观霉素 4g,一次肌注(儿童 25mg/kg,最大量为 75mg)。如应用上述药物有困难,可根据耐药情况选用如下替代方案:卡那霉素 2g,一次肌注(儿童 25mg/kg,最大量 75mg);复方磺胺甲基异恶唑,口服 10 片,每日 1 次,共 3d(每片含 TMP 80mg,SMZ 400mg)。上述每种治疗之后应加服抗沙眼衣原体药物多西环素或米诺环素,均为 100mg,每日 2 次,共 7d。近年来文献报告阿奇霉素具有抗淋球菌、沙眼衣原体及支原体的作用,半衰期 68h,一次口服 1g,淋病治愈率 95%~97%,沙眼衣原体 99%,但此药一般不用于 15 岁以下儿童。

3.有合并症淋病 所使用的药物及剂量同上,但疗程须延长至 10~15d,并同时给予多西环素或米诺环素,100mg,每日 2 次,2~3 周。对于症状严重,体征明显的淋菌性盆腔炎性疾病,WHO(1993)推荐的方法强调同时对衣原体、支原体及某些厌氧菌有效的药物。

对于住院治疗的患者,建议使用以下方案:①头孢曲松 500mg,肌内注射,每日 1 次,加多西环素 100mg,口服或静脉滴注,每日 2 次,或四环素 500mg,每日 4 次,再加甲硝唑 400~500mg,口服或静脉滴注,每日 2 次。②克林霉素 900mg,静脉滴注,每 8 小时 1 次,加庆大霉素 1.5mg/kg 静脉滴注,每 8 小时 1 次。③环丙沙星 500mg 口服,每日 2 次;或大观霉素 1g,肌内注射,每日 2 次,加多西环素 100mg,口服或静脉滴注,每日 2 次,或多西环素 500mg,口服,每日 4 次,再加用甲硝唑 400~500mg,每日 2 次,口服或静滴。多西环素或四环素,在患者治疗明显好转后 2d 再应用,至少 2 周。前者为 100mg 口服,每日 2 次,后者 500mg 口服,每日

对于无法住院,在门诊治疗的患者,推荐采用无合并症淋病单剂量药物再加多西环素口服,每日 2 次,或四环素 500mg 口服,每日 4 次,均为 14d。还需加服甲硝唑 400~500mg,每日 2 次,共 14d。也可以采用替代方案,即复方磺胺甲基异噁唑,每日 1 次口服 10 片,连续 3d,然后改为每次 2 片,每日 2 次,连服 10d。并加用多西环素 100mg 口服,每日 2 次,或四环素 500mg 口服,每日 4 次,均连用 14d。再加甲硝唑 400~500mg,每日 2 次,共 14d。有宫内节育器的患者,建议取出宫内节育器(IUD),因为 IUD 是诱发盆腔炎性疾病的危险因素。

对于播散性淋病患者,WHO(1993)推荐使用头孢曲松 1g,肌注或静注,每日 1 次,共 7d;也可用其他第三代头孢菌素替代,但每日需用数次,或大观霉素 2g,肌注,每日 2 次,共 7d。淋菌性心内膜炎同上述头孢曲松之剂量,但应静注,疗程 4 周。

对于淋病合并妊娠患者,应按有合并症淋病方案选择药物。但忌用四环素族类、喹诺酮类和甲硝唑等药物。新生儿娩出后,以 1%硝酸银溶液、0.5%红霉素眼膏或 1%四环素眼膏预防新生儿淋菌性眼结膜炎。发生新生儿眼结膜炎后,使用头孢曲松 50mg/kg。一次肌注,最大量为 125mg;或卡那霉素或大观霉素,均为 25mg/kg 肌注,每日 1 次,最大 75mg,应用时间以 5~7d 为宜,并以 1%硝酸银溶液点眼或 1%四环素眼膏涂眼。使用卡那霉素时,注意药物对肾脏功能和听力的损害,最好在能够检测药物浓度的情况下使用。没有条件检测药物浓度的,最好使用其他药物。

对于淋菌性咽炎患者,使用头孢曲松 250mg,一次肌注;或环丙沙星 500mg,一次顿服。淋菌性直肠炎患者,使用头孢曲松 250mg,一次性肌注;或头孢克肟 400mg,一次口服,或环丙沙星 500mg,一次口服。

4.治愈标准 治疗结束后 2 周内,在无性病接触史的情况下,符合如下标准,即判为治愈:①症状体征全部消失;②尿液常规检查阴性;③在治疗结束后第 4 日和第 8 日,分别对女性患者宫颈和尿道取材进行涂片和培养,两次均阴性。

【特殊淋球菌感染的诊断与处理】

1.L 型淋球菌 临床上,主要依靠分离培养加药敏试验来确诊。分离培养指除用常规培养外,还要行 L 型细菌培养。凡在 L 型细菌培养基上发现有呈多形态性、细胞壁缺损、染色不规则的菌落,就可以考虑为 L 型菌株。将 L 型菌落接种于血平板等传代返祖、直至恢复细胞壁。返祖后行糖发酵试验来鉴定是否

为 L 型淋球菌,或者使用免疫染色抑制试验进行鉴定。

由孔型淋球菌缺乏细胞壁,所以治疗时应该联合应用作用于细胞壁与抑制蛋白质合成的药物,如头孢唑啉、头孢曲松加琥珀红霉素或阿米卡星等,或者在高渗培养的基础上行药敏试验,根据药敏结果使用药物。

2.产青霉素酶的淋球菌　怀疑有产青霉素酶菌株时,应使用 Whatman Ⅰ 号滤纸,检测淋球菌菌株是否对青霉素耐药。产青霉素酶阳性菌株会使其颜色由蓝变黄,表明菌株具有分解青霉素的 β-内酰胺酶。

治疗上最好是进行药敏试验后,根据药敏试验结果选择敏感药物。

(于素莲)

第二节　梅毒

梅毒是苍白螺旋体(梅毒螺旋体)引起的一种慢性、全身性的性传播疾病。可分为后天获得性梅毒和胎传梅毒(先天梅毒),后天获得性梅毒又分为早期和晚期梅毒,早期梅毒病期在 2 年以内,包括一期、二期和早期潜伏梅毒。晚期梅毒病期在 2 年以上,包括晚期良性梅毒、心血管和神经梅毒、晚期潜伏梅毒等。胎传梅毒又分为早期(出生后两年内发病)和晚期(出生后两年后发病)胎传梅毒。

【传播途径】

性接触为最主要的传播途径,占 95%,未经治疗的患者再感染后 1 年内最具传染性,随病期延长,传染性逐渐减弱,病期超过 4 年者基本无传染性,偶有可能经接触污染衣物等间接感染。少数患者通过输入有传染性梅毒患者的血液感染。梅毒孕妇即使病期超过 4 年,其螺旋体仍可通过妊娠期胎盘感染胎儿,引起先天梅毒。高危因素为有多性伴,不安全性行为,或性伴感染史,或有输血史。

【临床表现】

1.一期梅毒

(1)硬下疳:潜伏期一般为 10~90 天。一般为单发,但也可多发;直径为 1~2cm,圆形或椭圆形潜在性溃疡,界限清楚,边缘略隆起,疮面清洁,无明显疼痛或触痛。多见于外生殖器部位。妊娠期生殖道的硬下疳常好发于宫颈,因此时宫颈较脆、充血而易受损伤,使梅毒螺旋体易于入侵。一般 2~6 周治愈,故不易被发现。

(2)腹股沟或患部淋巴结肿大:可为单侧或双侧,无痛,相互独立而不粘连,质硬,不化脓破溃,其表面皮肤无红、肿、热。

2.二期梅毒　可有一期梅毒史,病期在两年内。

(1)皮损呈多形性,斑疹、斑丘疹、丘疹、鳞屑性皮损、毛囊疹及脓包疹等,外阴及肛周皮损多为湿丘疹及扁平湿疣。

(2)全身浅表淋巴结肿大。

(3)可出现梅毒性骨关节、眼、神经系统损害等。

(4)很多孕妇可无任何病史、局部病灶和皮疹,直到分娩死胎后或有严重先天梅毒的早产儿始被发现。梅毒对妊娠与胎婴儿的危害是严重的,梅毒螺旋体可以通过胎盘感染胎儿引起死胎和早产,现已证实在妊娠 6 周开始就可感染胎儿引起流产。妊娠 16~20 周以后梅毒螺旋体可播散到胎儿所有器官,引起肺、肝、脾、胰和骨等病变。梅毒感染的胎盘大而苍白,显微镜下绒毛失去典型的树枝状分布而变厚,呈棍棒状。一般先天梅毒儿占死胎 30% 左右。

3.三期梅毒(晚期梅毒)　可有一期或二期梅毒病史,病期在两年以上。

(1)晚期良性梅毒:皮肤黏膜损害、骨梅毒、眼梅毒及其他内脏梅毒。

(2)心血管梅毒:可发生单纯性主动脉炎、主动脉瓣闭锁不全、主动脉瘤。

4.神经梅毒　部分早期梅毒患者可发生无症状神经梅毒,脑脊液 VDRL 试验阳性。三期梅毒患者约 10% 在感染后 15～20 年发生有症状的神经梅毒。

5.隐性梅毒(潜伏梅毒)

(1)早期隐性梅毒:病期在 2 年内。根据下列标准来判断:在过去两年内,有明确记载的非梅毒螺旋体抗原试验由阴转阳,或梅毒螺旋体抗原试验阳性。

(2)晚期隐性梅毒:病期在 2 年以上。无法判断病期者亦视为晚期隐性梅毒处理。

(3)无论早期或晚期隐性梅毒,均无任何梅毒的临床表现。

【实验室检查】

1.病原体检查　即暗视野镜检。一期梅毒在硬下疳部位取少许血清渗出液或淋巴穿刺液放于玻片上,滴加 0.9% 氯化钠液后置于暗视野显微镜下观察,依据螺旋体强折光性和运动方式进行判断,可以确诊。

2.非梅毒螺旋体抗原血清学试验　包括血浆反应素环状卡片(RPR)试验、甲苯胺红不加热血清试验(TRUST)、性病研究实验室(VDRL)试验等。阳性。如感染不足 2～3 周,该试验可为阴性,应于感染 4 周后复查。

3.梅毒螺旋体抗原血清学试验　包括梅毒螺旋体颗粒凝集试验(TPPA)、梅毒螺旋体血细胞凝集试验(TPHA)、荧光梅毒螺旋体抗体吸附试验(FTA-ABS)、梅毒螺旋体酶联免疫吸附试验(TP-ELISA)等。阳性。极早期可能阴性。

4.脑脊液检查　淋巴细胞≥$10×10^6$/L,蛋白>50mg/dl。VDRL 阳性为神经梅毒。

【治疗】

治疗原则是早期确诊,及时治疗,用药足量,疗程规范。治疗期间应避免性生活,同时性伴侣也应接受检查和治疗。

1.早期梅毒　包括一期、二期及病期在 2 年以内的潜伏期梅毒,首选青霉素疗法。①普鲁卡因青霉素 G 80 万 U,肌内注射,每日一次,连续 15 天。②苄星青霉素 240 万 U,分双侧臀部肌内注射,每周一次,共 3 次,此为推荐方案。若青霉素过敏,应改用红霉素 0.5g,每日 4 次,连服 30 日。非孕妇还可以用多西环素 100mg,每日 2 次,连服 15 天。或盐酸四环素 500mg,每日 4 次,连服 15 天(肝肾功能不全者慎用)。

2.晚期梅毒　包括三期梅毒及晚期潜伏期梅毒或不能确定病期的潜伏梅毒,首选青霉素疗法。①普鲁卡因青霉素 G 80 万 U,肌内注射,每日一次,连续 20 日为一个疗程,必要时也可考虑间隔 2 周后给第二个疗程。②苄星青霉素 240 万 U,分双侧臀部肌内注射,每周一次,共 3 次,此为推荐方案。若青霉素过敏,应改为用红霉素 0.5g,每日 4 次,连服 30 天。非孕妇还可以用多西环素 100mg,每日 2 次,连服 15 天。或盐酸四环素 500mg,每日 4 次,连服 15 日(肝肾功能不全者慎用)。用青霉素治疗梅毒同样有效,但不能防治先天梅毒,可用头孢曲松 1g,每日 1 次,肌内注射或静脉给药,连续 10 天。如头孢类过敏,最好采用青霉素脱敏处理。

3.心血管梅毒　水剂青霉素 G,第一日 10 万 U,一次肌内注射,第二日 10 万 U,每日 2 次肌内注射,第三日 20 万 U,每日 2 次肌内注射,自第四日起按下列方案治疗:普鲁卡因青霉素 G,80 万 U/d,肌内注射,连续 15 天为一个疗程,总剂量为 1200 万 U,共两个疗程或更多,疗程间停 2 周,不用苄星青霉素 G。

4.神经梅毒　水剂青霉素 G,1800 万～2400 万 U 静脉滴注(300 万～400 万 U,每 4 小时一次),连续 10～14 天。继以苄星青霉素 G,每周 240 万 U,肌内注射,共 3 次,或普鲁卡因青霉素 G,每日 240 万 U,分次肌内注射,同时口服丙磺舒,每次0.5g,每日4次,共10～14天。必要时,继以苄星青霉素G,每周240万U,肌内注射,共3次。

5.先天梅毒　因母血梅毒螺旋体IgG抗体可经胎盘到胎儿,故脐血或新生儿血清学阳性不能确诊,若脐血或新生儿血中RPR的滴度高于母血的四倍,或18个月后TPPA仍阳性,才可诊断新生儿感染。先天梅毒新生儿应做腰穿取脑脊液查RPR或VDRL、白细胞计数与蛋白,所有已确诊为先天梅毒的新生儿需进行治疗。普鲁卡因青霉素5万U/(kg·d),肌内注射,连续10～15天。脑脊液正常者,苄星青霉素5万U/(kg·d),一次肌内注射。若青霉素过敏,应改用红霉素7.5～12.5mg/(kg·d),分4次口服,连续30天。

【治愈标准】

包括临床治愈和血清学治愈。各种损害消退及症状消失为临床治愈(即使血清学反应还是阳性)。抗梅毒治疗2年内,梅毒血清学试验由阳性转为阴性。脑脊液检查阴性,为血清学治愈。

【随访】

梅毒经足量规则治疗后,应定期随访观察2～3年,包括全身体检和复查非梅毒螺旋体抗原血清学试验滴度,以了解是否治愈或复发。第一年治疗后隔3个月复查,以后每3个月复查一次,一年后每半年复查一次。如非梅毒螺旋体抗原血清学试验滴度由阴性转为阳性,或滴度升高2个稀释度(4倍以上),属血清复发,或有临床症状复发,应视为治疗失败或再感染,均应延长疗程治疗(治疗2个疗程,间隔2周),还应行脑脊液检查,观察有无神经梅毒。多数一期梅毒在一年内,二期梅毒在两年内血清学试验转阴。少数晚期梅毒血清非梅毒螺旋体抗原血清学试验滴度低水平持续3年以上,可判为血清固定。

【特殊情况的处理】

妊娠期梅毒:在妊娠早期,治疗是为了使胎儿不受感染;妊娠晚期,治疗是为了使受感染的胎儿在分娩前治愈,同时也治疗孕妇。对曾经分娩过早期胎传梅毒儿的母亲,虽无临床症状,血清反应也阴性,仍需进行适当的治疗,治疗原则与非孕期相同,但禁用四环素和多西环素。

(张丽娜)

第三节　生殖器疱疹

一、生殖器疱疹

生殖器疱疹是单纯疱疹病毒(HSV)引起的性传播疾病,单纯疱疹病毒1型、2型均可致人类感染。1型称口型或上半身型,占10%,主要引起上半身皮肤、黏膜或器官疱疹,如唇疱疹、疱疹性脑炎等,但极少感染胎儿,尽管也有报道从外阴疱疹中分离出1型病毒,仍属少见。2型称生殖器疱疹,占90%,主要引起生殖器(阴唇、阴蒂、宫颈等)、肛门及腰以下的皮肤疱疹,直接由性接触传播占绝大多数,以青年女性居多,孕妇患单纯疱疹病毒2型感染,可以垂直传播给胎儿。

【分型】

分为初感染的急性型和再活化的诱发型。

1.初感染的急性型　主要通过性交传播。经2～7个月潜伏期突然发病,自觉外阴剧痛,甚至影响排尿和走路,检查见外阴多发、左右对称的表浅溃疡,周围表皮形成疱疹,经10d进入恢复期,病灶干燥、结痂,痊愈后不留瘢痕或硬结,此时机体产生特异IgM,此型病程约4周或更长,可能与孕妇体内淋巴细胞减少,处于免疫抑制状态、细胞免疫功能降低有关。

2.再活化的诱发型　孕妇于妊娠前经常出现外阴复发性疱疹,也有于妊娠初期出现疱疹次的病例,均属于已感染单纯疱疹病毒并潜伏于体内,因妊娠再活化而诱发。常见外阴有2~3个溃疡或水疱,病程短,1周左右自然痊愈。

【对胎儿及新生儿的影响】

孕妇于妊娠20周前患生殖器疱疹,可以感染胎儿,流产率高达34%。于妊娠20周后患本病感染胎儿,低体重儿居多,也可发生早产。目前认为单纯疱疹病毒宫内感染,严重病例罕见,极少发生先天发育异常儿,经产道感染最常见,占80%以上。经产道感染的新生儿,由于细胞免疫功能未成熟,病变常表现为全身扩散,新生儿病死率高达70%以上,多于生后4~7d发病,表现为发热、出血倾向、吮吸能力差、黄疸、水疱疹、痉挛、肝大等,多在10~14d因全身状态恶化而死亡,多数幸存者遗留中枢神经系统后遗症。

【诊断】

除根据典型病史和临床表现外,诊断单纯疱疹病毒感染的依据有:

1.水疱液中分离出单纯疱疹病毒。

2.将水疱液、唾液接种在人胚成纤维细胞或兔肾细胞,培养24~48h即可作出判断,并可用免疫荧光技术证实。

3.在水疱底部刮片行Giemsa染色后,光镜下可见棘突松解,有数个核的气球形细胞和嗜酸性核内包涵体。

4.借助PCR技术扩增单纯疱疹病毒DNA,诊断可靠。

5.酶免法检测孕妇血清及新生儿脐血清中特异IgG、IgM,若脐血中特异IgM阳性,提示宫内感染。

【治疗】

治疗原则是抑制单纯疱疹病毒增殖控制局部感染。选用阿昔洛韦干扰其DNA聚合酶,抑制单纯疱疹病毒DNA。每日口服5~6次,每次0.2g为一疗程。复发者同样剂量口服5d,该药也可制成软膏和霜剂局部涂布,对胎儿无明显毒性。

分娩原则应对软产道有疱疹病变的产妇行剖宫产,即使病变已治愈,初次感染发病不足1个月者,仍应以剖宫产结束分娩为宜。复发型是否需行剖宫产尚有争议,但发病1周以上复发型可经阴道分娩。

二、人类乳头状瘤病毒

早在古希腊时期,人类就认识到尖锐湿疣是一种性病,但是直到20世纪80年代初期,科学界才对其病原人类乳头状瘤病毒(HPV)产生兴趣。在20世纪初,就已将HPV感染到人类自愿试验者身上;在20世纪30年代,又用Shope乳头状瘤病毒诱发了子宫鳞状细胞癌。1949年,在电镜上观察到这种病毒颗粒。但由于无法培养这种病毒,也没有发现这种病毒的医感动物,所以对这种病毒的研究,近20年才得以较大规模进行。

20世纪70年代末期,德国海德堡癌症研究中心Zur Hausen教授通过一系列实验,证实HPV与良性湿疣、宫颈上皮内瘤变和浸润性宫颈癌之间的关系。最近20多年间,使用分子生物技术,发现了大约70多种HPV亚型,以及宿主细胞对这种致癌性病毒的抑制、调节和失控。DNA探针的发明,使得我们可以收集这种病毒的流行病学特征。尽管在这个领域内,分子生物学已经取得了很大的进展,对HPV在致癌过程中的作用有了比较明确的认识,但是在临床研究方面,与生物学研究方面的进展却很不同步。分子生物学技术目前尚不能直接用于患者。

【微生物与流行病学】

人类乳头状瘤病毒属于乳头瘤病毒科 A 属成员，是一种非包膜病毒，直径 20～55nm，具有 72 个病毒微粒，呈一种 20 面体衣壳，其 DNA 呈双链闭环结构，有 7200～8000bp，共有 70 多个亚型。所有病毒基因结构都十分相似，当在严格条件下进行 DNA 进行杂交时，若病毒 DNA 仅在 50% 的序列出现杂交，即定义为不同的亚型。

到目前为止，对 HPV 的致癌机制还不是十分清楚。

对于 HPV 在人类的确切感染率，目前还不是很清楚。由于 HPV 亚型的类型多，加之在各地人群中感染的类型又有着极大的不同，所以实际上也很难查清 HPV 在人类的准确流行率。唯一一次大规模研究是德国科学家使用 DNA 斑点杂交技术完成的。一共普查了 9000 多名无症状妇女，发现有近 1/3 的妇女宫颈分泌物中有 HPV 的存在。但是由于研究方法的多样性以及这种方法的局限性，这个结果尚未被学术界普遍接受。另外一个对研究很困难的情况是，HPV 在全世界各地流行时，其主要流行种类不完全相同，所引起的疾病也不完全一样。

HPV 亚型常常有部位上的偏爱性，HPV 的某些亚型只感染特定部位的鳞状上皮细胞，并控制其形态转化与病毒复制。也就是说，HPV 可以引起各种不同的皮损、生殖器病变和口腔病变。例如，HPV1、2、3、4、7 等类型都可以引起皮肤的角化过度、角化不全。而 HPV1～9 这 9 种类型的亚型都可以引起皮肤的乳头状瘤。HPV6 往往引起外阴湿疣，而 HPV6、11 和 42 则与宫颈非湿疣相关（扁平湿疣）；HPV16、18 则与宫颈上皮肉瘤病变（CIN）有关。HPV16 还与外阴上皮肉瘤病变（VIN）以及喉的疣状癌有关。但是，这些病变的程度与流行状况在世界各地是不一样的。我国尚未对 HPV 流行状况进行大规模调查。

生殖道其他上皮肉瘤样病变也表现出 HPV 感染多中心性。在 CINⅢ 的妇女中，至少有 7% 的患者合并有 VIN，3% 的患者合并有阴道上皮肉瘤样病变（VAIN）。HPV 对整个下生殖道的潜在威胁，不仅影响诊断方法，而且影响医师对疾病的处理方案。HPV6、11 是呼吸道复发性乳头状瘤病的最常见致病类型，在分娩时常常会使胎儿发生感染。

现在证据表明，HPV 在浸润性宫颈癌及其癌前病变的发生发展中，是一种潜在的致癌因素。某些其他因素如烟草代谢产物、某些微生物感染如 HSV 感染、创伤与放射线的作用，在肿瘤的发生发展过程中，可能对 HPV 的注意用起了促进或延迟作用。宿主因素，尤其是母亲在妊娠期间的生理变化，也非常重要。

HPV 与宿主细胞之间的特殊作用，与特定的病毒类型在良性、癌前病变和恶性病变之间的分布上，有着密切的关系。随着组织病理异常发展，宿主细胞核 DNA 含量也随之变化，二倍体转化为多倍体和非整倍体。

【发病机制与临床表现】

患者接触 HPV 后，一般通过破损的皮肤或黏膜，进入人体。病毒一般经性交传播，也可以经间接途径传播，但是相当罕见。皮肤、黏膜等对病毒感染很敏感。一般而言，每一种病毒都对一定部位的皮肤黏膜具有亲和性。在生殖道 HPV 感染中，最主要的是 HPV6、11、16 和 18。前两种类型的病毒主要引起尖锐湿疣，后两者主要引起宫颈与外阴的慢性感染，最终在其他致癌因素的协同下，导致宫颈癌与外阴癌的发生。

HPV6、11 感染后，潜伏期一般为 1～6 个月，通常为 3 个月左右。引起的病变主要是尖锐湿疣，多见于性活动期男女，发病高峰在 20～25 岁。最初的症状为淡红色丘疹，顶端稍尖，以后逐渐增大、增多，最后融合成乳头状、菜花状或鸡冠状新生物。尖锐湿疣根部有蒂，因为分泌物的作用，表面可以呈白色、污灰色、红色或有出血表现，颗粒间有脓液，发出恶臭。在女性，病变多见于外阴、肛门周围、阴道与宫颈。在有口交的患者，有时也会在口腔内发现病变。还可发生于脐部及腋窝等部位。

由于HPV16、18两型可能是外阴癌、阴道鳞癌和宫颈癌的致病因素，尤其是宫颈癌前病变与这两型的关系密切，因此，基本上可以将CIN看作是HPV16、18感染的临床表现。由于CIN在临床上没有特征性症状，唯一确诊手段是病理组织学检查，所以在对宫颈进行细胞学涂片检查时，应该将寻找挖空细胞作为一项常规任务。一旦发现挖空细胞，就应该对患者进行阴道镜下病理组织学检查，以排除宫颈的恶性病变。

除了尖锐湿疣外，临床上更多的病例表现为亚临床感染。所谓亚临床感染，是指虽有病毒感染，但临床上肉眼无法见到有病变，当使用3%~5%醋酸在局部涂抹或湿敷5~10min后，在HPV局部感染的部位出现局部皮肤变白，称为"醋酸白现象"，该试验称为醋酸白试验。这是因为醋酸与蛋白质结合后，产生了感染的蛋白质发生凝固、变性，该部位的皮肤颜色发生变化，而未感染的正常皮肤颜色则不发生改变。这种亚临床感染病例，病变一般在1~3mm，呈乳突状突起，多见于女性的前庭、阴道，有时候可以见到多个病变融合，形成颗粒状外观，多与HPV6感染有关。另外，HPV16感染的亚临床感染，外观上没有任何异常，只是在涂敷醋酸液时，才可以观察到经常部的皮肤表现。这种病多见于女性的外阴、阴道与宫颈。也有人认为这是外阴前庭炎综合征的病理基础。

【尖锐湿疣的诊断】

对于大多数典型的尖锐湿疣，肉眼就可以诊断。若在生殖器、会阴、肛门等经常发生尖锐湿疣部位发现有乳头状、菜花状或鸡冠状增生物。结合不洁性交史，一般都能作出初步诊断。

对于肉眼不能确诊的病变，可以采用阴道镜检查或醋酸白试验。醋酸白试验的具体做法是在病变部皮肤处涂上3%~5%醋酸，3~5min后，可疑部位的皮肤若变白，表明该处可能有HPV感染。醋酸白试验的敏感性很高，特异性较低，仅对病变区域有提示作用，没有确诊作用。对于阴道、宫颈上的病变，可以在阴道镜指引下进行活检。也可以先涂上醋酸后，再在阴道镜指导下进行活检，阳性率较高。但是很多医疗单位没有阴道镜，所以在醋酸指导下进行活检也是可行的。

无论是肉眼可见的病变还是肉眼无法见到的病变，最好都进行病理组织学检查。在显微镜下，尖锐湿疣部位的上皮呈疣状或乳头状增生，伴有上皮脚延长、增宽呈假上皮瘤样增生。表皮角化不全，角化不全层细胞核增大，浓染，有非典型增生倾向。棘层细胞增生肥厚，表皮突增粗延长，呈乳头瘤样增生。基底细胞也增生，层次增多。表皮层内可见特征性挖空细胞。挖空细胞体积大，核大深染或双核，变形或不规则形，核周有空晕，呈环状，核周胞浆淡、空化或有少许细丝状结构。真皮层有血管周围炎性细胞浸润。绝大多数病变经组织学检查都可以确诊。对于病理组织学无法确诊的病例，可以事业DNA原位杂交技术，检测病变组织中的HPV DNA，或对HPV进行分型。临床上有少数人没有明显可变的病变。对于这些称为亚临床感染的病变，应通过醋酸白试验或在阴道镜下活检后进行组织学检查确诊。但是这些方法仅在少数学术单位的研究中使用，临床上并不常见。至于使用电镜、分子生物学杂交等方法对HPV感染进行研究，是可行的。但是，没有任何证据表明，必须用这些方法在临床上对这些可疑疾病进行诊断。

【尖锐湿疣的治疗】

对于尖锐湿疣的治疗，原则上要根据病变的大小、部位、数量来决定。如果不考虑妊娠的话，方法多种多样。妊娠对治疗不会造成特殊的问题。至于妊娠合并尖锐湿疣的治疗指征，在后面进行讨论。

1.表面化学药物　传统的方法是使用三氯醋酸(TCA)对局部病变进行腐蚀。TCA是一种腐蚀剂，通过使蛋白质沉淀而杀死细胞，从而使表面的病变腐烂、脱落，在局部引起轻微的炎症反应，因此用来治疗表面尖锐湿疣。但使用时要小心，85%的TCA溶液会引起患者的轻微不适，但没有全身不良反应。然而，单独使用TCA的治疗只有20%~30%，这样就要每周都使用药物进行治疗。因为它对微小的病变效果非常好,所以至今没有被淘汰。但是,对于范围比较大的、融合片的病变,不要使用 TCA 治疗。

除 TCA 外,鬼臼也是传统治疗药物。因为它抑制细胞的有丝分裂,所以禁止用于孕妇。与 TCA 一样,只能治疗病变较小的疣,对于大的、融合成片的病变无效。25%的鬼臼治疗妊娠合并大面积尖锐湿疣病变后,可发现严重的全身不良反应,甚至引起胎儿宫内死亡,还有肌肉弛缓性麻痹、低钾、昏迷,甚至导致患者死亡。还有人报道了鬼臼与致畸之间的关系,但是这种关系目前还没有很多的科学根据来支持。尽管对鬼臼在孕期的药理学知识所知甚少,但是最好不要将鬼臼用于孕妇。现在有很多方法可以代替鬼臼。

氟尿嘧啶在治疗 HPV 感染方面也具有广泛的认同。最大的优点就是可以用于阴道内,或者外用。也能用于较大面积的病变,减少亚临床复发。在药理机制上,它是抑制细胞生长的氟化嘧啶,直接抑制细胞分裂。应用于阴道中时,大约有 6%的药物会被阴道黏膜吸收。不过,尽管它是全身化疗药,被吸收的部分很少,但是也不能用于孕妇。

2.局部物理治疗

(1)激光气化:在治疗生殖道 HPV 病变方面,二氧化氮激光是一个有利的工具。其优点是准确性高,可以去除面积较大的病灶,治疗阴道上部和宫颈病变。激光治疗具有痛苦小、瘢痕少、治愈时间短等优点。

成功治疗生殖道尖锐湿疣的关键是早期处理,尽量减少疾病的增生、出血以及感染等并发症。该病复发率很高,有必要对病变进行多次治疗,治疗时机也非常关键。激光治疗后复发的主要原因是肉眼看不到的病变以及亚临床感染病灶,在治疗后 3~6 个月,会成为肉眼可以见到的病变;或者配偶没有得到及时的治疗,使患者发生了再感染。治疗妊娠期生殖道巨大尖锐湿疣时,疗效不是很好。因此,对于宫颈穹隆部的巨大尖锐湿疣,最好不要在产前治疗,而应等到胎儿能够存活之后,再对患者进行治疗。

临床医师应认真对待尖锐湿疣是否伴有其他疾病,如感染、细菌性阴道炎、细菌,尤其是 B 组链球菌的感染等问题。这些疾病可以使患者容易感染,产生绒毛羊膜炎以及早产,在尖锐湿疣变巨大时应该加以注意。

(2)冷冻治疗:冷冻治疗的优点就在于它不会使母婴双方产生任何并发症,并且不需要全麻。

(3)电凝与微波治疗:电凝与微波治疗,属于局部治疗方法。前者主要用于治疗病灶比较小的尖锐湿疣,其原理与外科手术刀切除、气化病灶的原理一样;后者的适用范围与前者基本相同,但是主要是利用微波产生的高热凝固局部的病灶组织,使病变部位的组织产生蛋白质凝固、变性和坏死。但这两种方法与激光治疗一样,对肉眼看不见的亚临床感染病灶都无法进行治疗。在妊娠合并尖锐湿疣的患者,比较小的病灶也可以使用电凝或微波进行治疗。由于微波不能将所有肉眼无法见到的病变消除,有人使用微波加干扰素进行治疗,疗效较好。

3.外科切除 对于生殖道的尖锐湿疣病变,可以使用手术切除病变,但是当病变广泛或妊娠时,也有困难。因为病变广泛或孕期时,血管增加,血液供应丰富,手术会引起失血过多、术后水肿。由于激光在治疗尖锐湿疣方面更加优越,所以在有条件的地方,最好选用激光气化。

4.治疗 至目前为止,还没有一种全身治疗方法。现在主要使用干扰素或其类似物对尖锐湿疣进行治疗。干扰素具有调节免疫功能、抗增殖和抗病毒作用,一般使用全身肌注。但是也有局部注射或表面给药的。众多的临床报告表明,单纯的干扰素治疗疗效并不肯定,结果往往是相互矛盾或不能印证。最近的报告表明,在局部治疗的基础上,加用干扰素全身治疗,可以提高疗效,降低复发率。也有在局部激光或手术基础上再进行 TCA 治疗,以防止复发。

5.合并其他性传播疾病时的治疗 HPV 常常与其他性传播疾病一起感染,因此,单纯治疗尖锐湿疣并不能完全治愈疾病。一旦发现患者感染 HPV,应该积极对患者是否有其他性疾病进行筛查,尤其是淋病、生殖道衣原体和支原体感染等,也不要忽略 HPV 感染的可能。尖锐湿疣合并滴虫的更多。因此,在治疗上,要根据合并疾病的性质、治疗手段、医院仪器设备以及患者的经济承受能力等综合考虑。一般而言,如果不首先治疗这些细菌性感染,对尖锐湿疣进行局部创伤性治疗,有可能使创面继发细菌感染,或使原有感染扩大,HPV感染本身也难以得到根治。

【妊娠合并尖锐湿疣】

对于HPV在孕妇中的感染率,目前还不是很清楚。但总体来说是HPV感染越来越多。因为有许多患者属于亚临床感染,所以要准确地估计发生率也非常困难。有人对早孕期妇女进行普查发现,HPV感染率有11%。

体内雌激素水平过高,会促使HPV亚临床感染转变为明显的CIN。对于HPV与妊娠之间的这种相互关系,为什么妊娠会刺激HPV的生长,目前还不清楚。现在已经知道,雌激素可以促使宫颈鳞-柱状上皮交界处的鳞状上皮化生,而恰恰是这个地方,最容易发生肿瘤。而且,妊娠期间颈管内柱状上皮外翻,使大范围的柱状上皮暴露在感染的危险之中。这样,妊娠就可以使已有的HPV病变加速生长,或者使以前的亚临床感染显现出来。

免疫功能受到抑制的妇女,无论这种抑制是遗传性的、药物诱发的或与感染相关的,都可以使患者增加获得HPV感染、再次感染以及病变进展至恶性肿瘤的机会。

1.尖锐湿疣对母亲的影响　HPV感染对妊娠究竟有什么影响,目前还不是很清楚。Tseng等人报道,39.7%的HPV阳性孕妇所生的新生儿,也有HPV感染,且阴道产较剖宫产出生率的要高。一般认为,这些新生儿感染主要是在分娩过程中获得的。但是,有人发现在60%的自然流产和20%的人流排除物中,检测到HPV E6、E7 DNA序列,说明早早孕期间,HPV就有可能感染胚胎,并引起流产。

对于巨大的、阻塞阴道或宫颈的尖锐湿疣,在孕早期就要进行治疗。因为阴道巨大尖锐湿疣可导致分娩时大出血,甚至引起死亡。从产科角度考虑,一旦下生殖道如宫颈、阴道或外阴出现了尖锐湿疣,就应在产前进行治疗,以避免产时并发症。

对于无症状孕妇,没有必要进行治疗。但是,学术界尚缺乏充足的前瞻性研究,以确定是否有必要基于胎儿因素而治疗,或者对致癌性强的类型如HPV16和HPV718引起的病变,进行治疗。如果病变巨大,对治疗没有反应,或者临近分娩,无法在短期内治愈,为了避免引起产时阻塞或严重的产道损伤、出血等,应该尽量采用剖宫产。如果尖锐湿疣引起尿潴留、便秘或者特殊不适,则应该对患者及时进行治疗。在对尖锐湿疣进行治疗之前,应该对同时存在的其他STDs进行治疗,对湿疣表面的感染也要进行处理。另外,从对胎儿的角度考虑,也要积极处理。

临床上不断有巨大湿疣被误诊为浸润性鳞状细胞癌的情况。如果对孕期外观"典型的"尖锐湿疣病例不作组织学检查,也可能将外生型分化程度高的宫颈癌误诊为湿疣。虽然尖锐湿疣的临床诊断比较简单,但是无论如何都要对病变进行病理检查。在妊娠期间,宫颈鳞状上皮本身就是类似非典型性增生样变化,所以如果在送检活检标本时,一定要写明妊娠这一特殊情况,并随时与病理医师沟通,以免误诊。如果考虑了这一点,这方面的误诊一般都可以避免。

与非孕期一样,如果发现孕妇巴氏涂片异常,就一定要患者行宫颈阴道镜检查,并同时进行活检。如果有指征,还要对患者进行宫颈锥切。

2.尖锐湿疣对胎儿的影响　巨大的尖锐湿疣常常继发阴道细菌感染。巨大的宫颈湿疣可能含有许多脓性小腔,但是临床上并不明显,直到进行激光气化,才显露出来。有报道表明患者在接受了阴道上1/3部的巨大宫颈湿疣激光部分切除后8h内,出现绒毛膜羊膜炎。婴儿出生时患有重度先天性肺炎伴脓毒血症。因此,在考虑妊娠合并尖锐湿疣时,要考虑对胎儿方面的影响。虽然尖锐湿疣是目前国内最常见的性传播性疾病之一,但是对于妊娠合并尖锐湿疣,尤其是病毒对胎儿的长期影响问题,目前研究很少。

国外研究较多而又尚未定论的是青少年时期发生的呼吸道乳头状瘤病与胎儿时期暴露于 HPV 感染关系问题。

青少年时期发病的呼吸道乳头状瘤病,以前称为青少年喉乳头状瘤病,是新生儿和少年儿童最常见的肿瘤。在 5 岁左右,这些孩子表现出典型的症状:从无痛性的声音嘶哑到呼吸道阻塞。对于复发性呼吸道乳头瘤,常常需要在几周之内进行好几次的内镜肿瘤切除。复发性呼吸道乳头瘤在成人的表现形式不是浸润性的,仅仅只代表了出生时获得了 HPV 感染,现在处于潜伏状态而已。然而,这也可以通过口-生殖器性行为的接触而感染。无疑,复发性呼吸道乳头瘤在病因上应该归于 HPV 感染,而且好几项研究表明是 HPV6 和 HPV11 感染。这两种类型在女性生殖道的感染中都很常见。然而,在疣状喉癌中,探测到了 HPV16 相关的 DNA 序列。

除了喉外,很少报道新生儿其他部位的 HPV 感染。是什么因素使得喉部黏膜容易在分娩时感染 HPV,目前还不清楚。也有人报道过 1 例新生儿肛周尖锐湿疣的病例。这可能是在胎儿时期,HPV 上行性感染所致。至今为止,还没有发现血源性 HPV 感染的报道。

3.妊娠合并尖锐湿疣的治疗原则　妊娠合并尖锐湿疣时,在治疗方式的选择方面,原则上与非妊娠期基本一直。既要考虑 HPV 类型,又要考虑病变大小及对产妇分娩过程中的影响,更重要的是还要考虑将来对儿童的影响,从而给予患者一个正确的处理。

无论使用什么治疗方式,都应该在治疗后对患者进行密切随访,以排除微小的残余病灶或者早期复发。常见的复发总是在首次治疗后 2～8 周内出现。有复发的患者要每 2 周随访 1 次,最好使用阴道镜检查进行随访。用喉镜对婴儿进行仔细检查,以排除复发性呼吸道乳头瘤的发生。

(高　健)

第四节　获得性免疫缺陷综合征

1981 年美国疾病预防控制中心 6 月 5 日出版的《发病率和死亡率周报》报道美国洛杉矶同性恋人群中出现原因不明的免疫功能低下病例,1983 年法国巴斯德研究所成功从一位淋巴腺病综合征(LAS)患者的肿大淋巴结中分离到一株含反转录酶的病毒,1986 年国际病毒分类委员会确定这一株病毒为人类免疫缺陷病毒(HIV)。从美国报道了首例艾滋病临床病例开始,今天艾滋病已经成为人类前所未有的最具有毁灭性的疾病。自从艾滋病流行以来,据估计全世界已有 9000 多万人感染了这一病毒,在全球范围内已成为第四位杀手。目前艾滋病病毒感染者和患者中约有 1/3 的人年龄为 18～24 岁,其中年轻女性尤其易感,占感染人数的 49%。我国从 1985 年报道第一例艾滋病患者后,艾滋病在中国的流行经历了三个时期,传入期(1985～1988 年),播散期(1989～1994 年),增长期(1995 年至今)。目前中国艾滋病流行的总体趋势是全国范围内低水平流行与局部地区和人群的高水平流行并存,艾滋病流行增长趋势明显,高危人群中的艾滋病的流行没有得到有效控制,并且开始向一般人群扩散,艾滋病流行危险广泛存在,在部分疫情严重地区,艾滋病流行对当地的社会稳定和经济发展带来了严重威胁,造成了沉重的社会经济负担。

【传播途径】

病原体传播的效率主要受机体接触病原体的数量、病原体的变异与毒力、病原体进入机体的途径三个方面的影响,社会环境因素和机体自身免疫状态也有影响。目前,在人体体液和分泌物中,只有血液、精液、阴道分泌物和母乳中,分离到了足以感染其他人数量的病毒。

1. 性接触传播 在成年人,性接触是HIV最主要的传播途径。当一个HIV感染者与未感染者发生性关系时,病毒可以通过外阴、阴道和直肠黏膜进入体内,而其他性病所引发的炎症及溃疡面,可以提高感染的风险。在性传播中,性交的被动方较主动方更易受感染,由于女性常患宫颈炎或宫颈糜烂,且阴道直肠陷窝长时间储存含病毒精液,故女性感染HIV的危险是男性的5~10倍,据推测,与男性感染者发生一次性接触而被感染的几率为1/200到1/300次。男性与处于月经期或其他因素在性交中出血的女性发生性行为时,感染率明显上升。与女性感染者一次性接触而被感染的几率为1/800到1/1000次,但在男性同性恋中的几率为1/3到1/10次。在HIV感染初期或AIDS期,传播几率为1/10到1/15次。

2. 经血液传播 血液传播是HIV最直接、效率最高的途径。包括:①直接输入HIV感染者捐献的血液及器官。研究显示经血传播的效率超过96%。②输入HIV污染的血液制品。通常制备Ⅷ因子需要对2000~2500份血液进行提炼及浓缩,容易混入感染者的血液。我国1986年发现的本国一批血友病患者HIV感染者,即是用了美国生产的Ⅷ因子而感染的。目前生产Ⅷ因子已进行有效热处理,血友病病人经此途径感染HIV机会被杜绝。③医源性感染。口腔科或妇科宫腔操作器械,若器械消毒不严,可造成医源性感染。同时医务人员在诊疗HIV患者过程中,职业暴露所致感染,也是近年来不可忽视的问题。④共用针具吸毒。注射器中残留的血液,可将病毒传染给下一个使用者。

3. 母婴垂直传播 妊娠合并HIV阳性的孕妇,在妊娠时各期,分娩时或分娩后(母乳/混合喂养),均可垂直传播新生儿,研究显示,未进行母婴垂直传播阻断,新生儿感染率为30%~60%。

【感染发展过程】

HIV病毒进入机体后,感染巨噬细胞、树突状细胞和其他黏膜组织中$CD4^+$受体细胞,刺激机体细胞免疫系统活化,出现临床急性感染,此时,病毒大量复制,因此在患者血液或淋巴液中极易检测出病毒。在暴露2~4周后,70%以上的感染者出现流感样症状,另一部分患者则没有任何不适的感觉。此时体内的免疫应答产生后,抗体与病毒发生中和,病毒的滴度迅速下降,大部分病毒被清除,而未被清除的病毒进入机体细胞,成功逃脱免疫监视。遂即进入长期带毒而无临床症状的潜伏期,感染者大约在6~12周体内产生抗体,3个月内HIV抗体检出率达到95%,而6个月后几乎达100%。

HIV感染的特点是导致$CD4^+$细胞的死亡和功能丧失。健康人中$CD4^+$细胞的数量维持在800~1200个/mm^3全血中,当感染者$CD4^+$细胞数量低至200个时,导致免疫应答信号不能传递,使机体出现慢性进行性免疫功能缺陷,极易出现机会性感染和肿瘤,成为艾滋病患者或死亡。HIV感染者从潜伏期到艾滋病,可以有10~12年时间,约10%感染者2~3年即发展为艾滋病。这可能与个人的年龄、免疫力、遗传、毒株的毒力以及病原微生物感染的影响有密切关系。

【临床表现】

艾滋病常见临床表现一般具有以下特点:发病以青壮年较多,即性生活活跃的年龄段;受感染后一段时间,患有一些罕见的疾病如卡氏肺孢子虫肺炎、弓形虫病、真菌感染等;持续性广泛性全身淋巴结肿大,以颈部、腋窝和腹股沟淋巴结肿大明显;并发恶性肿瘤。常见卡波西肉瘤、淋巴瘤等恶性肿瘤;出现头痛、意识障碍、痴呆、抽搐等中枢神经系统症状。

1. 临床分期 人体从感染艾滋病病毒到发展为艾滋病有一个完整的自然过程,临床上将这个过程分为4期:急性感染期、无症状感染期、艾滋病前期、艾滋病期。

(1) 急性感染期(相当于CDC分类第Ⅰ期)本期的症状为非特异性。出现率为50%~90%,表现为发热、出汗、乏力、咽喉痛、全身关节酸痛和肌肉疼痛。体检可有枕、颈部及腋窝淋巴结肿大。一般持续2周自然消失,此期的传染性较强。

(2)无症状感染期(相当于CDC分类第Ⅱ期)此期实际上为艾滋病的临床潜伏期。潜伏期的长短因机体感染HIV的剂量、类型、感染途径、个体免疫状态和营养状态而异。一般认为因受血途径感染者此期最短,约数月至5年,平均2年。性传播途径感染者最长,可达6~12年,平均8年。

(3)艾滋病前期(相当于CDC分类Ⅲ组及Ⅳ组A、B亚型、或艾滋病相关综合征期)艾滋病前期指在潜伏期的后期阶段。此期感染者血液中病毒载量开始上升,$CD4^+$细胞减少速度明显,传染性较强,对没有接受抗转录病毒治疗者,发展为艾滋病约为12~18个月。此期主要的临床表现如下:

1)非特异性全身症状:易疲倦,低热,夜间盗汗和间歇性腹泻等。卡氏肺孢子肺炎患者早期可仅有上述症状而无呼吸道症状。播散性非典型分枝菌感染也有低热、盗汗、乏力、消瘦等症状。胸部X线摄片常对诊断有帮助。长期腹泻的患者,应常规检查粪便以排除隐孢子虫感染。

2)鹅口疮:$CD4^+$细胞下降至<200~300/mm^3时,常出现口腔念珠菌感染,除取白膜作涂片或培养外,抗真菌药物的治疗常有助于诊断。

3)口腔毛状黏膜白斑病:HIV感染者具有独特的口腔黏膜病损,发病的原因尚不完全清楚。诊断主要依靠临床表现,白斑不能刮去,抗真菌治疗无效,活检组织可以发现EB病毒。

4)血小板减少性紫癜:5%~15% HIV抗体阳性者有持续性血小板减少,一般少于10万/mm^3,少数少于5万/mm^3,临床表现为皮肤出血点,易皮下血肿,牙龈出血,出血时间延长。

(4)艾滋病期(相当于CDC分类第Ⅳ组C、D、E亚型,即艾滋病期):这是机体感染HIV发展的最终临床阶段。其临床表现多样化,此期具有3个基本特点:①严重的细胞免疫缺陷;②发生各种致命性机会感染;③发生各种恶性肿瘤。典型的艾滋病主要表现为获得性免疫缺陷所引起的条件性感染(即机会性感染)、恶性肿瘤和多系统损害。

【常见机会性感染】

1.原虫

(1)卡氏肺孢子肺炎(PCP)是最常见的艾滋病指征性疾病,也是最常见的威胁感染者生命的机会性感染,是主要的致死性原因。据报道75%~85%的HIV感染者会出现PCP。PCP往往发生在$CD4^+$细胞计数低于200个/mm^3时,初期患者仅出现发热、夜间盗汗、乏力、体重减轻,几周后出现呼吸短促,随后患者感到胸骨后不适,干咳、呼吸困难。体格检查时,往往仅可闻及少量散在的干湿啰音,体征与疾病的严重程度不成正比,此为该病的典型临床特点。典型的PCP胸片为弥散性或对称性肺门周围间质性浸润。从患者引流的痰、支气管灌洗液中查出卡氏肺孢子是病原学诊断的依据。近期随着药物治疗,发生率已下降至10%~20%。

(2)弓形虫病:发生率为30%~50%,无明显临床症状。艾滋病妇女感染后可胎传给胎儿,引起流产、死产或胎儿畸形。

(3)隐孢子病也使艾滋病患者常发生肠道感染病,发生率为30%~40%,感染后将引起严重的霍乱样腹泻,每日10~20次不等。

2.细菌性感染

(1)结核病:结核病是细菌感染中最常见的疾病,其中,肺结核最为常见,其次为淋巴结核、肠结核。肺结核可发生在HIV感染的任何时期。在HIV感染早期的肺结核,其临床表现和正常人表现相似,纯结核蛋白衍生物试验(PPD)阳性,胸片显示上肺叶的病变常有空洞,很少发生肺外播散。而HIV感染晚期的表现则不典型,PPD可阴性,胸片显示涉及肺中下叶弥散性浸润,有时引起肺外播散性结核。肺结核的诊断依据是从痰液中培养出结核分枝杆菌。

(2)非典型抗酸菌症:AIDS患者并发细菌感染,多为分枝杆菌所致的全身感染,临床表现没有特异性,诊断主要靠血液培养。由于感染不会危及生命,所以可采用对症治疗。

3.病毒性感染

(1)巨细胞病毒感染:在 AIDS 中感染率约 90%。病毒可累及肺、肝、中枢神经和多个器官,临床症状为发热、呼吸困难、发绀等,胸片多显示间质性肺炎样表现,也是 AIDS 致死的一个重要并发症。

(2)单纯疱疹病毒感染:常见于口唇、阴部、肛周处形成溃疡病变,疼痛明显,也可见疱疹性肺炎、肠炎和脑炎。治疗采用阿昔洛韦静脉滴注。

(3)带状疱疹病毒感染:AIDS 发生带状疱疹病毒感染者不少。HIV 感染者出现带状疱疹病毒感染时往往是 AIDS 发病的预兆。

(4)其他病毒感染:常见有传染性软疣、尖锐湿疣。病毒性肝炎发生率也可高达 80%。

4.深部真菌感染

(1)念珠菌病:是机会性感染中最常见的一种,也是 AIDS 早期诊断中最重要的依据。除合并皮肤、口腔浅部念珠菌感染外,还可以引起食管念珠菌感染。治疗可用抗真菌药物,可使症状好转,但易复发,显示难治性。

(2)隐球菌病:AIDS 患者合并隐球菌病发生率约 10%,以脑脊髓膜炎最多见,临床表现为头痛、畏光、精神异样、痉挛等颅内压升高症状,脑液分析可进行诊断。

5.肿瘤 AIDS 基于免疫缺陷导致肿瘤发生成为 AIDS 主要的致死原因之一

(1)卡波西肉瘤(KS):临床上主要表现为初起皮肤上现单个或多个结节,呈粉红、红色或紫色,接着结节颜色加深,增大,发病部位多见于躯干、手臂、头、颈部。如果头颈部已出现卡波西肉瘤,往往提示预后不佳。AIDS 患者尸体解剖表明,除脑组织外,其他内脏组织均可发生这种肿瘤。病灶部位的活检是主要诊断依据。

(2)非霍奇金淋巴瘤(NHL):HIV 感染出现非霍奇金淋巴瘤是诊断 AIDS 的一个指标。有 10% 的 AIDS 患者会出现 NHL。大部分患者表现为淋巴结肿大或出现严重的发热、盗汗、体重减轻。

(3)其他恶性肿瘤:AIDS 女性患者发生宫颈癌机会较普通人群高,表现为发展快,易出现远处转移。

【诊断】

1.诊断原则 HIV/AIDS 的临床诊断是一个非常严肃的问题,不能草率行事,必须慎重对待。需结合病史、临床表现和实验室检查等进行综合分析,慎重做出诊断。咨询应贯穿在整个艾滋病诊断的全程中,对患者做出的每项与艾滋病有关的诊断报告前或治疗前均应对患者做好说明,并尊重患者的隐私权,做好保密工作。

2.诊断程序

(1)问诊

1)吸毒史:包括毒品种类、吸毒方式、吸毒年限、平均吸毒次数和吸毒量,是否合用注射器。

2)性行为史:有无不安全性行为史,性伴侣中有无 HIV 感染者或患者或吸毒者,性伴数,性交次数与性接触方式,有无同性恋史,或兼有异性乱交史。

3)性病史:发生时间,病种,治疗情况,估计感染来源。

4)旅游史:外出旅游时间,国家或地区,尤其注明是否去过艾滋病流行严重地区,在当地活动情况,尤其是性接触、输血或吸毒情况。

5)家庭史:了解其配偶、性伴及儿女健康状况。

6)输血、血制品史和手术史:输血和血制品的来源、数量、次数、种类。

7)有无手术史,手术种类、地点、医院、手术过程、术中有无输血等。

8)献血或献器官史:献血(特别是献血浆)。

9)个人史、既往史:了解过去是否有机会性感染史,当时 HIV 抗体检查结果及治疗情况,既往结核病史及年限的治疗。

(2)体格检查:由于艾滋病的临床表现多样化,检查必须是从口到肛门,从皮肤到内脏器官的全面检查,着重于以下几个方面。

1)检查所有病例的眼睛,观察其视力变化情况,检查眼底往往可以观察到视网膜血管充血,在膜上有絮状的渗出物,多是由于巨细胞病毒感染、弓形虫、带状疱疹病毒所致。

2)仔细检查咽喉部,观察有无念珠菌感染、非特异性溃疡、黏膜上卡波西肉瘤,口腔黏膜内有无毛状白斑。

3)呼吸道检查非常重要,由于高比例患者患有卡氏肺孢子肺炎和肺结核。X 线摄片及痰培养有助于诊断。

4)全身淋巴结检查要注意淋巴结大小、质地、位置、压痛情况。

5)肛指检查可及时发现肠道的卡波西肉瘤或其他病变,如疱疹病毒或尖锐湿疣病毒引起的感染或慢性肛裂。

6)皮肤真菌感染检查。

7)HIV 常感染神经系统,故应对各种神经系统做反应性检查。

3.实验室诊断 HIV 感染者或 AIDS 患者的确诊均须有实验室检测结果作为依据。HIV 感染后,无论处于哪一期,对其进行确诊,必须要有实验室检查为基础。

(1)HIV 实验室检查方法包括:①病毒分离培养;②抗体检测;③抗原检测;④病毒核酸检测。

(2)免疫缺陷实验室检查:①外周淋巴细胞计数;②$CD4^+$ 细胞计数;③$CD4^+/CD8^+$ 比值;④$β_2$ 微球蛋白测定。

(3)条件性感染的病原体检测:几乎每一例艾滋病患者均患有一种或多种条件性感染,应根据临床表现进行相应病原体检查。

4.诊断标准 根据卫生部颁发的《艾滋病诊疗指南》,我国 HIV/AIDS 的诊断标准:

(1)急性期:诊断标准:患者近期内有流行病学史和临床表现,结合实验室 HIV 抗体由阴性转为阳性即可诊断,或仅实验室检查 HIV 抗体由阴转阳即可诊断。

(2)无症状期:诊断标准:有流行病学史,结合 HIV 抗体阳性即可诊断,或仅实验室检查 HIV 抗体阳性即可诊断。

(3)艾滋病期:诊断标准:有流行病学史,实验室检查 HIV 抗体阳性,加下列各项中的任何一项,即可诊断为艾滋病。或者 HIV 抗体阳性,而 $CD4^+$ 细胞数<200 个/mm^3,也可以诊断为艾滋病。

1)原因不明的持续不规则发热 38℃以上,病程>1 个月。

2)慢性腹泻次数多于 3 次/日,病程>1 个月。

3)6 个月内体重下降超过 10%以上。

4)反复发生口腔白色念珠性感染。

5)反复发作的单纯疱疹病毒感染或带状疱疹病毒感染。

6)肺孢子菌肺炎。

7)反复发生的细菌性肺炎。

8)活动性结核或非结核分枝杆菌病。

9)深部真菌感染。

10) 中枢神经系统占位性病变。
11) 中青年人出现痴呆。
12) 活动性巨细胞病毒感染。
13) 弓形虫性脑炎。
14) 青霉菌感染。
15) 反复发生的败血症。
16) 皮肤黏膜或内脏的卡波西肉瘤、淋巴瘤。

【鉴别诊断】

HIV/AIDS 和以下疾病进行鉴别,通过流行病学证据、HIV 抗体检测等可以较明确做出鉴别:

1. 原发性免疫缺陷病 是一组由于免疫性细胞发生、分化或在其相互作用中有异常而引起免疫功能低下的疾病。其原因不明,可能与免疫器官先天发育不全、宫内感染和遗传有关。临床上以抗感染功能低下,易反复患严重感染性疾病为特征,包括 B 细胞缺陷疾病、T 细胞缺陷性疾病及联合缺陷性疾病。通过 HIV 抗体检测可以做出鉴别。

2. 继发性免疫缺陷病 皮质激素、化疗、放疗后引起的或恶性肿瘤等继发免疫疾病。针对此疾病,临床上结合病史及 HIV 抗体检测较易做出鉴别。

3. 传染性单核细胞增多症 该病临床特征为发热、咽喉炎、淋巴结肿大,外周血淋巴细胞显著增多并出现异常淋巴细胞,嗜异性凝集试验阳性,感染后体内出现抗 EBV 抗体,部分患者感染 HIV 后,在急性感染期的表现很像此病。因此,对有高危险行为等流行病学就诊者,如出现传染性单核细胞增多症的症状时,应立即做 HIV 抗体检测。

4. 特发性 CD4 T 细胞减少症 表现似艾滋病,即 $CD4^+$ 细胞明显减少,并发严重机会感染的病菌通过各种检查没有发现 HIV 感染。鉴别主要依靠 HIV 病原学检查。

5. 自身免疫性疾病 HIV 感染后的发热、消瘦等表现须与自身免疫性疾病,如结缔组织病、血液病等进行鉴别。

6. 淋巴结肿大疾病 如霍奇金病、淋巴瘤、血液病等。

7. 中枢神经系统疾病 艾滋病患者常出现中枢神经系统的症状,如头痛、痴呆等,因此需注意与其他原因引起的中枢神经系统疾病相鉴别。

8. 假性艾滋病综合征 通过 HIV 抗体检测易进行鉴别。

【治疗】

艾滋病的治疗强调综合治疗,其主要的治疗策略包括:适时开展抗病毒,抑制病毒复制,提高机体免疫力,积极进行机会性感染和机会性肿瘤的预防与治疗,进行多种支持治疗,改善患者的一般身体状况。目前高效联合抗反转录病毒治疗(HAART)俗称"鸡尾酒疗法",已被证实为针对艾滋病感染最有效的治疗方法。抗 HIV 药物通过阻断 HIV 与 $CD4^+$ T 细胞的融合,阻断 HIV 复制过程中所需反转录酶蛋白酶、整合酶的活性,从而抑制 HIV 复制。

1. 治疗目的

(1) 病毒学目标:最大限度地降低病毒载量,将其维持在不可检测水平的时间越长越好。

(2) 免疫学目标:获得免疫功能重建和维持免疫功能。

(3) 流行病学目标:减少 HIV 的传播。

(4) 终极目标:延长生命并提高生存质量。

2.实施方法和措施

(1)应选择能达到病毒学目标的合理用药顺序。

(2)保留未来治疗所需的用药选择。

(3)相对较小的毒副作用。

(4)患者服药的良好依从性。

(5).条件准许时,应进行耐药检测。

3.抗反转录病毒药物的分类及方案　目前美国食品药品管理局(FDA)批准针对HIV的抗反录病毒治疗药物有4类,分别为NRTI、NNRTI、PI和融合抑制剂(FD),共27种。国内的ARV药物分为3类,即NRTI、NNRTI、PI,共12种。

(1)反转录酶抑制剂(RTI):有在$CD4^+$细胞内阻断反转录酶的作用,阻止HIVRNA转录为DNA,有3类RTI。

1)核苷类反转录酶抑制剂(NRTI):为最早使用的抗HIV药物。包括齐多夫定(AZT/ZDA)、去羟肌苷(ddI)、扎西他滨(ddC),司坦夫定(d4T)、拉米夫定(3TC)、阿巴卡韦(ABC)、恩曲他滨(FTC)。

2)核苷酸类反转录酶抑制剂(NtRTI):替诺福韦(TDF)是这类药物中的唯一。

3)非核苷类反转录酶抑制剂(NNRTI):包括3种,即依非韦伦(EFV)、奈韦拉平(NVP)、地拉韦定(DLV),其中地拉韦定极少应用。

(2)蛋白酶抑制剂(PI):在$CD4^+$细胞内阻断蛋白酶,阻止HIVRNA装配成新的HIV,同时阻止HIV从$CD4^+$细胞内释放到细胞外。这类药物有沙奎那韦(SQV)、茚地那韦(IDV)、利托那韦(RTV)、奈非那韦(NFV)、安普那韦(APV)、洛匹那韦(RPV)。

(3)融合酶抑制剂(FI):这类药物阻断HIV与$CD4^+$细胞膜融合,从而阻止HIVRNA进入$CD4^+$细胞内。目前只有一种药物,恩夫韦地(T-20)。

(4)整合酶抑制剂:这类药物是在$CD4^+$细胞内阻断整合酶,使HIV前病毒整合复合物进入细胞核内后,不能在整合的作用下整合到宿主染色体内。

目前的抗反转录病毒药物组合方案可分为三类:基于PI的HAART治疗(不含NNRTI);基于NNRTU的HAART治疗(不含PI);以及3NRTI的HAART治疗(不含NNRTI和PI)。

4.治疗时机

(1)急性期:无论$CD4^+$细胞数为多少,可考虑治疗。$CD4^+>350/mm^3$,无论血浆病毒载量检测为多少,定期复查,暂不治疗。

(2)无症状期:$CD4^+$细胞数$200\sim350/mm^3$,定期复查,出现下列情况之一即进行治疗:$CD4^+$细胞数1年内下降>30%;血浆病毒载量>100000拷贝/mm^3;患者迫切要求治疗,且保证良好的依从性。

(3)艾滋病期:无论$CD4^+$细胞数为多少,进行治疗。

国内目前常用的四种配伍方案:

1)司他夫定(D4T)+去羟肌苷(DDI)+奈韦拉平(NVP)

2)齐多夫定(AZT)+去羟肌苷(DDI)+奈韦拉平(NVP)

3)齐多夫定(AZT)+去羟肌苷(DDI)+依非韦伦(EFP)

4)司他夫定(D4T)+去羟肌苷(DDI)+依非韦伦(EFP)

抗反转录病毒治疗是复杂的,应在专家或有经验医生指导下进行,目前国内药物品种相对有限,而治疗期间不良反应发生率较高,因此不应当简单照搬发达国家经验,而要结合国情和患者情况,慎重考虑开始治疗时机、方案。如果决定治疗,应当取得患者充分的知情同意。

【预防】

艾滋病病毒的传播是靠各种不良行为传播的,在目前尚无有效的疫苗来预防,无特效药物的情况下,可以通过宣传教育和改变不良行为来预防艾滋病的传播。改变每个人的行为,避免或降低危险行为是预防和控制艾滋病传播最有效的方法。

(张西茜)

第五节 支原体

长期以来,支原体一直被兽医视为病原体。1937年Dienes等首次报道从外阴前庭大腺脓肿分离到支原体,学者们才开始对它在人类生殖系统病变中的意义加以关注。到20世纪60年代末,人们便发现它是人类泌尿生殖系统常见的微生物,尤其在孕妇生殖道中定植率很高,便确认能引起人类疾病。近年来,由于微生物学、免疫学诊断技术的发展,临床及科研工作者对支原体所致的生殖道感染、围生期感染及其与不孕不育的关系有了进一步的认识。其中解脲支原体(UU)和人型支原体(MH)是人类生殖道常见且有致病作用的支原体。解脲支原体的感染大约占42%,人型支原体大约占22%。最近认为生殖支原体(MG)也与生殖道炎症可能相关。所以,应该引起我们的重视。

【微生物学特征】

支原体是一种处于细菌和病毒之间的原核微生物,因没有细胞壁,所以归属于柔膜体纲支原体目,是目前发现的能够在无生命体培养基中生长繁殖的最小微生物。支原体直径$0.125\sim3\mu m$可通过过滤器,在形态上呈高度多形性,在琼脂培养基上以产生似油煎蛋外形的菌落为其特征。在37℃时可生存7d以上,在-70℃冻干状态可保存数年之久。它的共同特点为:①无细胞壁;②能在无细胞的培养基上繁殖;③特异性抗体可抑制其生长繁殖;④生长时需要固醇;⑤对抑制蛋白合成的抗生素敏感,而对影响细胞壁合成的药物有耐药性。目前已知的支原体有80余种,在人类分离出12种不同支原体,寄居在男、女泌尿生殖道黏膜上的至少有4种。以解脲支原体和人型支原体最常见,偶尔从患者龟头中分离到发酵支原体,从下生殖道和卵巢脓肿患者标本中分离到肺炎支原体。根据菌落形态及代谢特征上的不同,可对解脲支原体和人型支原体作出初步鉴别。近年来,生殖支原体的致病性也引起重视。Taylor-Robinson早在20世纪80年代初研究所有非淋菌性尿道炎时,发现一种支原体在形态上非常类似肺炎支原体,即末端构成鸭梨形,进一步研究发现,该支原体的很多特性都有别于其他已知的支原体,加之最初发现的部位在泌尿生殖道,故医学界公认为生殖支原体。

【流行病学】

支原体在泌尿生殖道的感染受性别、年龄、性生活、种族、避孕方法、社会经济地位等因素影响。在非淋菌性尿道炎病原体中,有20%~30%由支原体引起。解脲支原体在成年女性生殖道中的定植为40%~80%,妊娠期较高。在社会经济地位低、性伙伴、仅使用口服避孕药以及年轻母亲中定植率也较高。有报道在孕妇生殖道解脲支原体分离阳性的人群中,其新生儿解脲支原体分离率在足月儿为55%,在早产儿为58%,据统计,解脲支原体的分离随出生体重和胎龄的降低而升高,出生体重>1000g者,其解脲支原体分离率为54%,而<1000g者为89%。男婴和女婴生殖道外其他部位定植率相近,而女婴生殖道中解脲支原体定植率较高,大约1/3女性新生儿体内可查出解脲支原体,男性新生儿则很少查出。随着日龄增长,新生儿解脲支原体分离率逐渐下降。9%~22%青春期女孩有解脲支原体感染,青春后期的妇女解脲支原体感染率随性伴侣数目的增多而上升。在无性接触的妇女生殖道中有6%解脲支原体阳性,有一个性伴侣者

阳性率为38%，两个者为55%，三个或多个者为77%。男性解脲支原体检出率为45%，人型支原体检出率仅0.14%。有调查表明，性成熟、无症状的女性下生殖道支原体分离率为17.7%，解脲支原体分离率为56.8%。性生活经历对照发现，黑种人妇女比白种人妇女更容易有人型支原体和解脲支原体感染，这可能与性生活紊乱有关。

【病理类型与临床表现】

1. 非淋菌性尿道炎　一般认为，人型支原体在非淋菌性尿道炎的发病过程中并不重要，重要的是解脲支原体感染。培养分离发现解脲支原体常在无尿道炎的人群中检出，推测仅某些血清型的解脲支原体具有致病性，引起非淋菌性尿道炎，且在免疫缺陷患者中发病率较高。人尿道中接种解脲支原体后可发生血清抗体反应，说明免疫反应与解脲支原体的发病有关。解脲支原体在有免疫缺陷人群中容易诱发非淋菌性尿道炎。生殖支原体也可以引起尿道炎，尤其是在某些持久不愈的非淋菌性尿道炎病例更为常见，患急性尿道炎时可测得对生殖支原体的血清抗体反应。非淋菌性尿道炎的临床症状不明显或轻微疼痛，有少量尿道分泌物，为浆液或黏液脓性。

2. 下生殖道感染　支原体可寄居于整个下生殖道，前庭部、阴道、子宫颈外口及尿道下段，他们发现尿道与阴道标本联合培养可获得最高的阳性率。生殖道的支原体可见于各种形式的阴道炎患者的阴道内，可能是非特异性宫颈炎、阴道炎的病原体，而支原体引起前庭大腺脓肿很少，大多数的病例仍是厌氧菌。

3. 上生殖道感染　支原体可引起子宫附件等炎症，即子宫内膜炎、急性输卵管炎等盆腔炎性疾病。在急性输卵管炎患者，解脲支原体和人型支原体均是潜在的病因。小牛输卵管组织培养表明，解脲支原体引起细胞坏死和纤毛运动停滞，人型支原体仅引起纤毛病理性肿胀，两者均可引起急性输卵管炎。在腹腔镜诊断的急性输卵管炎患者的子宫颈管分泌物中，89%可查出人型支原体，60%查出解脲支原体。

在2%～16%的急性盆腔炎性疾病患者输卵管可培养到人型支原体，这些患者阴道和宫颈中人型支原体阳性率也显著高于对照组。人型支原体主要通过血液和淋巴播散，患者血中人型支原体特异性抗体滴度升高。以人型支原体感染的输卵管组织培养物肉眼未见变化，但电镜扫描示纤毛肿胀。接种人型支原体于雌性大猩猩生殖道，可发生子宫旁组织和输卵管周围炎。

有人采用PCR方法检查宫颈抗体，检测生殖道支原体的阳性结果为6.7%，但对生殖支原体是否能引起上生殖道疾病看法不一。有报道生殖道支原体可引起猴类的输卵管炎症，生殖支原体在组织培养液中可吸附人体输卵管上皮细胞，用微量免疫荧光法测定无淋球菌或沙眼支原体等感染的急性PID患者中，约占1/3的人血清抗生殖支原体抗体滴度增加4倍，但也有学者未能获得任何阳性结果。关键在于是否直接从上生殖道标本中进行检测。

4. 不孕症　许多资料证明支原体感染与不孕症有关。认为支原体所致临床子宫内膜感染是不孕症的原因之一，因此不孕妇女应行子宫内膜组织的支原体培养。原因之二是支原体引起输卵管炎症及邻近组织病理改变。原因之三是对男性生育影响，以解脲支原体为主，在不孕症患者精液中解脲支原体检出率为40%～58%，明显高于有生育者10%～31%。Cassell等认为解脲支原体通过以下几个方面干扰生育：改变精子的运动能力；吸附精子，使精子正常代谢和生理功能受损；蔽盖精子识别卵细胞的部位，影响其穿透卵细胞的能力或通过免疫系统机制影响受孕。

5. 流产　支原体感染与流产之间是否存在相关性看法不一。对支原体感染与流产及胚胎死亡之间的复杂关系，还需要大量的筛选和双盲对照试验来进一步阐明。

6. 绒毛膜羊膜炎　对绒毛膜羊毛膜炎或自然流产的胎盘、胎膜组织支原体检出率高于对照组。死产儿的胎盘有急性绒毛膜羊膜炎和脐带炎表现，其病理改变均为多形核白细胞浸润。肝、脾标本可培养出支原体。其发生率及对胎儿的危害随破膜时间延长、产程延长和阴道检查次数多而增加。

7.胎儿感染与出生低体重儿 宫内感染是围生期解脲支原体感染的主要传播途径。从流产儿肺组织、胎膜未破的剖宫产儿、胎盘组织或羊水中均可分离到解脲支原体,新生儿脐血或生后取血作解脲支原体培养阳性,测特异性抗体 IgM 升高,说明解脲支原体可引起宫内感染。其感染途径:①上行感染:解脲支原体从宫颈或阴道上行感染羊膜、羊水及胎儿。②血行感染:解脲支原体经母体血液由胎盘传播给胎儿。人们可以从胎盘中分离出解脲支原体,还可以从产妇及新生儿血中同时培养到解脲支原体,证实了存在血行感染途径。胎儿感染解脲支原体可导致许多不良妊娠结局如呼吸系统疾患。

8.新生儿感染 人型支原体和解脲支原体均可引起新生儿感染。其感染途径可以是产时感染,即新生儿经阴道分娩时,便有机会感染,但宫内感染与产时感染较难区分,可以水平或医源性传播。新生儿感染可引起呼吸道疾病,多发生于低出生体重儿,可为急性、迁延性或慢性经过,临床表现多数为亚临床型或轻型。也可侵入脑脊液,导致中枢神经系统感染,多见于生后最初几天的早产儿。临床表现轻重不一,轻者可无症状或有发热、吃奶差、精神欠佳和易激惹等。脑脊液中细胞数以及蛋白、糖等生化指标多正常或轻度异常,但解脲支原体、人型支原体培养阳性,少数重症者可有惊厥或严重抑制,可并发脑室出血、脑室扩大或脑积水,严重者可导致死亡或偏瘫等后遗症。所以目前主张凡遇见新生儿脑膜炎、脑脓肿、皮下脓肿时应常规送支原体培养。新生儿支原体感染可引起败血症,临床表现不典型,新生儿仅有拒奶、精神反应差等非特异性症状,不易发现,确诊需依靠血培养。另外,支原体还可引起胎儿水肿,持续肺动脉高压,皮肤感染,泌尿道感染或心包炎等,但均少见。

9.产后发热 产后发热或流产后发热的妇女中,5%~10%可从血中分离到人型支原体,也可分离出解脲支原体。可能是支原体引起子宫内膜炎而发热,患者病情一般不重,易于痊愈。

【诊断】

由于支原体感染的临床表现无特异性,故诊断主要依靠实验室检查。

1.培养法 在无菌条件下采集标本如各种分泌物、羊水、血、脑脊液等直接接种于培养基中,如果取材是分泌物,以藻酸钙拭子较好,棉拭子因可能含抑制支原体生长的酸性物质而多不采用。培养基中加入青霉素或醋酸铊来抑制杂菌生长,但可能也抑制某些解脲支原体株,国外已有商品化培养基供应。支原体的初步鉴定包括特征性的"煎蛋样"菌落及 Dienes 染色观察。生化试验主要有精氨酸水解试验和糖发酵试验。特异的鉴定方法是血清学试验,如琼脂生长抑制试验、代谢抑制试验或补体依赖的杀支原体试验。近来也有用表面免疫荧光或免疫酶法直接对菌落进行鉴定,这样即使是菌落中混有多种血清型的支原体也能识别出来。

2.血清学诊断试验 较早应用的血清学方法有补体结合试验及间接血凝试验等,存在不够敏感和特异的缺点。酶免疫吸附试验(ELISA)敏感性高,可检测类似特异性抗体。大多数非淋菌性尿道炎患者可测得解脲支原体抗体,急性期和恢复期血清效价有差别。微量免疫荧光法具有快速、重复性好、较少有交叉反应性的特点。间接微量免疫荧光法(MIF)玻片试验已用来测定生殖支原体抗体及男性非淋菌性尿道炎和输卵管炎患者的血清抗体反应。

3.分子生物学方法 ①聚合酶链反应(PCR):具有快速、灵敏、阳性率较高的特点,有助于早期诊断。②DNA 探针技术:敏感而特异,但操作复杂,未能推广。

【治疗】

因为生殖道支原体主要通过性传播,在治疗时应对夫妇双方或性伴侣同时进行,治愈率可达 90%。

由于支原体缺乏细胞壁,故对影响细胞壁合成的药无效,如青霉素类、头孢霉素类等。而对抑制蛋白合成的抗生素,如四环素、克林霉素、红霉素、多西环素等敏感。对喹诺酮类、氨基糖苷类也较敏感,可以选用。

具体用药方法有:四环素0.5g,每日4次,连续7d,共14～21d,这种方法失败率仅2%～5%,但孕妇禁用;红霉素0.5g,每日4次,共7d,常用于孕妇及儿童。但在儿童中的用量是30～50mg/(kg·d),每日4次,共14d;多西环素100mg,每日2次,共7～14d,也禁止用于孕妇和儿童;氯霉素:主要对中枢神经系统感染者使用,静脉用药,疗程至少10～14d;新一代大环内酯类药,如罗红霉素、阿奇霉素,不良反应小而疗效更好。

在对上述药物产生耐药性时,可选用新型喹诺酮类药物,疗效也很好,但对18岁以下患者及新生儿禁用,仅用于成年人。环丙沙星500mg,每日2次,共7d。氧氟沙星200～300mg,每日2次,共7d;诺氟沙星400mg,每日2次,共10d。

以上方案任选一种,但鉴于支原体耐药株产生逐渐增多。有报道支原体阳性者94.8%发生耐药,可对一种或多种药物耐受。所以我们建议支原体培养同时应作药敏,以便指导临床治疗,提高疗效。

与其他性传播疾病一样,生殖道衣原体与支原体感染的预防,至今还没有找到一条很好的途径。不正当性行为是传播的主要途径,应该大力宣传,提倡人们洁身自好。另外,在医疗活动中,要严格无菌操作规程,严防医源性传播,尤其要防止新生儿交叉感染。在妊娠期发现了感染后,更应积极治疗。一旦发现有衣原体与支原体感染者,应该在治疗患者的同时,对其配偶或性伴侣积极检查,如果阳性,应同时治疗,并暂停性生活,用品应严格消毒,防止新的传染或再感染。

(李红卫)

第六节 衣原体

在性传播疾病中,除了淋病和梅毒外,以前人们因为找不到病原体,而将有不洁性交史之后,产生了泌尿道症状统称为非淋菌性尿道炎(NGU)。现在,通过大量的流行病学调查与原学研究,发现这是一类主要由沙眼衣原体(CT)和解脲支原体感染引起的性传播疾病。除了这两大类病原体外,也可能还有其他一些少见的病原体,如阴道毛滴虫、兰氏鞭毛虫、念珠菌、疱疹病毒等。之所以不使用非淋菌性尿道炎,主要是考虑到这些微生物除了引起泌尿生殖道的炎症外,还引起不孕症、早产、胎儿宫内发育迟缓和盆腔炎性疾病等。

20世纪70年代以来,沙眼衣原体,在许多国家和地区已成为最常见的性传播疾病的感染源。近年来,西方工业国家女性沙眼衣原体感染的发病率已超过淋病而居首位。由于沙眼衣原体感染病程隐匿,3/4的感染者没有明显症状,以致感染反复迁延传播造成进行性,不可逆转的病理变化,男女双方及新生儿均可受累。因此,了解衣原体的生物学特性并对沙眼衣原体生殖道感染及时诊断和合理治疗,维持生殖道功能、防止不孕及婴儿感染的发生,具有重要意义。

【微生物学与致病机制】

衣原体是一类形态相似、能通过滤菌器、严格寄生于细胞内的原核细胞型微生物。1956年由我国科学家使用鸡胚卵黄囊接种法培养出来并分离成功。它有与细菌不同的独特的发育周期和生物学特性,1973年正式将其列为一类独立的病原体,由三个亚类组成,即沙眼衣原体、鹦鹉热衣原体和肺炎衣原体。与妇产科感染有关的主要是沙眼衣原体,但1998年研究发现肺炎衣原体也可导致孕妇生殖道感染。

沙眼衣原体寄生在宿主细胞内,利用宿主的ATP、氨基酸等进行繁殖。在生长繁殖周期中有感染和繁殖两个生物相。原体是感染相,较小,圆形,胞壁较致密坚韧,吸附于宿主易感细胞表面,通过吞饮作用进入细胞内。始体是繁殖相,颗粒较大,无感染性。衣原体在细胞内完成一次生活周期需2～3d。对温度非常敏感,56～60℃仅存活5～10min,-70℃可保存数年。如果不冷冻,在-40℃以下,会马上死掉。因此,在获取标本以及处理标本的培养过程中,应该特别小心。

沙眼衣原体致病机制可能为抑制宿主细胞代谢,溶解破坏细胞,其代谢产物具有细胞毒性作用,引起变态反应。此外,沙眼衣原体细胞膜上的脂多糖具有抗原性,在致病机制中有重要意义,它具有寄生于细胞内,可逃避宿主的免疫排斥并且繁殖快等特点,故感染可持续存在,具有顽固性。另外,沙眼仅与柱状上皮细胞或移行上皮细胞结合而不侵犯深部组织。这一特点可致临床感染不明显,又由于感染向纤维化的慢性感染改变而产生一些后遗症,如输卵管性不孕、异位妊娠等。

【传播方式与流行病学】

衣原体泌尿生殖道感染以性传播为主,但是手、眼或患者的器皿、衣物、器械、游泳池等媒介也可以传染。在美国,最常见的性传播疾病是眼-生殖道类型的衣原体感染。发病率与性生活活跃、年龄有关,20岁左右发病率最高,为10%~20%,以后随着年龄的增长而降低。口服避孕药的妇女比不服药者高,发病率分别为23.8%和9%,患病妇女新生儿感染机会约为60%。继发不孕妇女沙眼衣原体感染率为10%~78%,沙眼衣原体子宫颈炎的发生率比淋球菌高4~6倍,常见为两者混合感染。女性宫颈沙眼衣原体感染的危险因素有:宫颈糜烂、多个性伴侣合并淋病等。因此,对易感人群进行沙眼衣原体的检查非常重要,对于孕妇,在进行首次产前检查时,应该普查其宫颈管内衣原体携带情况。

【临床表现与分类】

沙眼衣原体通过性交传染后,主要侵犯柱状上皮、鳞柱交界上皮及移行上皮,一般不累及深层组织。临床上除引起泌尿生殖道感染外,还会导致呼吸道和眼结膜感染,其临床表现因感染部位不同而异。其特点是无症状或症状轻微不易察觉,病程迁延,潜伏期1~3周。与妇产科有关的主要病理类型和临床表现有以下几种:

1.尿道炎 起病缓慢,不发热,有尿道刺痒及尿频、尿痛,尿道口周围可有红肿及压痛,症状持续1周以上,尿细菌培养阴性。多数患者没有自觉症状,但挤压尿道口时,有脓性分泌物流出。有作者指出非淋菌性尿道炎,45%~50%由沙眼衣原体引起,故有黏液脓性宫颈炎时,应高度怀疑有沙眼衣原体感染的可能,并进行相应的检查。必要时使用敏感技术检查尿液中是否有衣原体感染的证据存在。当尿道炎向上逆行感染时,可造成肾盂肾炎,女性多于男性。

2.前庭大腺炎 一般为慢性无症状感染,以后可因腺管闭塞而成为囊肿,亦可为急性化脓性感染,有典型的红、肿、热、痛等急性感染症状。

3.子宫颈炎 子宫颈是沙眼衣原体最常见的感染部位,但70%的患者无自觉症状。唯一的症状可能是阴道黄色黏液脓性分泌物增多,易与阴道炎混淆。检查见子宫颈有明显充血水肿,常常伴有宫颈肥大和脓性白带,鳞柱上皮移行处黏膜易出血。如果发现阴道内有黄色或绿色白带、白带中多核细胞>10/HP或宫颈有出血或水肿,都应考虑有宫颈衣原体感染,必须进行相应的病原学检查,并同时检查有无合并淋菌感染。衣原体子宫颈炎若不及时治疗,30%~40%会发展成为子宫内膜炎,而8%~10%可发展为输卵管炎,进而引起盆腔炎,导致输卵管性不孕及异位妊娠。

4.子宫内膜炎 其症状与一般子宫膜炎相似,有下腹隐痛、分泌物增多及阴道出血。国外报道子宫内膜炎多数由沙眼衣原体引起,主要病理变化为基质中有大量浆细胞浸润。在孕妇,如果产前宫颈管内有衣原体感染,会增加产后感染病率的机会,病变严重时甚至需要切除子宫。

5.输卵管炎 近年来,随着腹腔镜技术在盆腔炎性疾病中的诊断与治疗的发展,认识到沙眼衣原体是输卵管炎的主要病原体之一。有人在腹腔镜下吸取炎性输卵管分泌物,发现30%的病例培养分离出沙眼衣原体。其临床表现不如淋球菌引起的那么显著,症状轻,不发热,但持续时间长,血沉增快。沙眼衣原体输卵管炎2/3为亚临床型,有下腹隐痛及低热,输卵管可阻塞不通,血清中抗沙眼衣原体 IgG 和 IgM 抗体水平都比较高。腹腔镜下可见输卵管炎症较重,此炎症可能是由于沙眼衣原体感染引起的免疫病理反应。宫颈沙眼衣原体阴性者,并不能排除输卵管感染。

6.盆腔炎性疾病　这里的盆腔炎性疾病是指由沙眼衣原体引起的子宫内膜炎、输卵管炎、宫旁结缔组织炎和腹膜炎,并且近期没有手术史和分娩史,排除了后者引起的可能性。绝大多数盆腔炎性疾病都由淋球菌、沙眼衣原体、厌氧菌和兼性革兰阴性细菌混合感染引起。

7.异位妊娠　Brunham 等指出,原因不明的输卵管妊娠与沙眼衣原体感染有关。虽无明显的盆腔炎病史,但输卵管感染、炎性粘连及瘢痕形成是产生异位妊娠的主要原因。在这类输卵管黏膜上,有广泛的淋巴细胞及浆细胞浸润,这是沙眼衣原体炎症反应的特征。

8.不孕　沙眼衣原体感染对女性生育能力的影响已得到了一致公认。在输卵管所致不孕中,沙眼衣原体感染占了相当大的比例。不孕因素除了输卵管以外,沙眼衣原体导致的子宫内膜炎也可能影响受精卵着床;不孕可能还与沙眼衣原体对男性精子的影响有关。研究发现,衣原体可以依附于精子并随精子移行,临床上从子宫颈沙眼衣原体阳性的急性输卵管炎患者腹腔液中,观察到附有沙眼衣原体的精子,故输卵管和盆腔的病理损害,也可以是精子反复带入沙眼衣原体,引起反复感染和免疫病理反应所致。

9.性病性淋巴肉芽肿　是传统性病之一,由沙眼衣原体 $L_{1\sim3}$ 型引起,多流行于热带和亚热带,男性明显多于女性,男女感染率比为6∶1。本病潜伏期多数为3d 至3周,平均10d。临床上一般将本病分为3期。

Ⅰ期为早期:主要表现为生殖器疱疹或丘疹,在生殖器部位如阴唇、阴唇系带、阴道、子宫颈或者后穹隆等处,出现针头至黄豆大小的丘疱疹、脓疱,也称为初疮,可形成溃疡,无自觉症状,多为单发,可有多个。很快会破溃形成边缘清楚的圆形表浅溃疡,直径1～4mm,周围红晕。10～20d 或之后自行痊愈而不留瘢痕。但Ⅰ期病变在女性较少受到注意,容易漏诊。

Ⅱ期又称为淋巴播散期:在初疮出现1～4周,在男性表现为腹股沟淋巴结肿胀、红、痛,少数病变可以自行消退,但60%的病例淋巴结形成脓肿,破溃成瘘管。在女性,因外阴及阴道下段的淋巴引流除流向腹股沟淋巴结外,还流向直肠和髂窝淋巴结,因此,会出现这些地方的淋巴结炎以及直肠炎和直肠周围炎,称为生殖道直肠肛门综合征,表现有腹泻、腹痛、里急后重、大便中带脓血或便秘等症状,也可以有全身症状,如发热、寒战、肌痛、头痛、恶心、呕吐、关节痛等。还可以出现皮肤多形红斑、结节性红斑、眼结膜炎、无菌性关节炎、假性脑膜炎、脑膜脑炎及肝炎等。

Ⅲ期病变一般发生在感染后数年甚至10年,由慢性炎症发展而来。女性患者早期病变一般都较轻,但是在晚期,大小阴唇、阴蒂等处,病变形成坚实的肿胀和肥厚性象皮肿,以及瘢痕。瘢痕挛缩可以导致直肠狭窄,排便困难。外阴象皮肿和阴道狭窄、变形会导致严重的性交痛。直肠狭窄通常发生在肛门上方2～10cm,肛检可触到坚硬增厚的病变,临床和 X 线常误诊为癌症。肛门周围也可以发生象皮肿和瘘管。

10.肝周围炎　又称为 Fitz-Hugh-Curtis 综合征,由于盆腔感染沙眼衣原体或淋球菌后,肝包膜及邻近腹膜之间所引起的炎症反应。主要症状为右上腹疼痛,轻重不一,深呼吸或咳嗽时加重,右肩背部也有牵引性疼痛,尚可有恶心、呕吐或发热。我们在腹腔镜手术中发现,有患者的膈下与肝脏表面之间,有许多白色条索状物连接,像岩洞中细小"石柱"排列有序。在急性期,部分肝表面与前腹壁有疏松粘连,分离时可引起点状出血。表面渗出物中可培养出沙眼衣原体,血中沙眼衣原体的 IgG 抗体滴度也很高,但肝功能正常。有研究发现沙眼衣原体性输卵管炎者10%有肝周围炎。

【对妊娠及新生儿的影响】

1.早产　衣原体是否引起早产,目前尚有争议。Martin 等人以及 Gravett 等人报道,生殖道沙眼衣原体阳性的妇女,发生早产的概率比沙眼衣原体阴性的妇女高4.5倍。相反,Sweet 等人却没有发现这种情况。Harrison 等人则发现,近期有沙眼衣原体感染,出现了 IgM 抗体的妇女,发生早产的危险比较高。这些相互矛盾的结果表明,对于沙眼衣原体在早产中的作用,尚需要进一步研究。

2.对胎儿的影响 在第二产程中,胎儿通过软产道时,可因直接接触而感染沙眼衣原体,受感染率可达25%~70%,但有些感染可能是出生后母乳喂养或手抚摸等接触所致。母亲患有沙眼衣原体的婴儿中,高达50%的新生儿会在出生后1~3周出现结膜炎。沙眼衣原体首先进入的部位可能是眼睛,然后是咽喉部。通过咽鼓管可以使衣原体到达中耳。预防新生儿衣原体结膜炎的措施包括在新生儿出生后立即常规使用红霉素软膏滴眼。目前还有许多医疗机构不是使用红霉素滴眼,而是使用硝酸盐眼药水滴眼。但是硝酸盐药水没有抗沙眼衣原体的作用。

衣原体性结膜炎可以自行愈合而不留后遗症,但鼻咽部的感染可以成为衣原体宿主,条件成熟时发生中耳炎和肺炎。出生时使用红霉素滴眼不能防止鼻咽部的这些并发症。感染了沙眼衣原体的母亲所生的婴儿中,有高达18%的新生儿会发生沙眼衣原体肺炎。沙眼衣原体肺炎起病迟缓,大多在出生后1~4周时出现断续样咳嗽。胸片可见肺部有灶状或弥漫性间质性阴影。所幸典型的沙眼衣原体肺炎都比较轻,无需住院治疗。国内最新研究发现肺炎衣原体可引起孕妇生殖道感染,导致胎儿宫内发育迟缓增加,新生儿肺炎衣原体的感染途径以宫内感染为主。

【诊断】

关于沙眼衣原体感染的诊断,由于没有特征性的临床表现,所以比较困难。对于一切有可疑病史或症状的患者,都要考虑衣原体感染的可能,必须进行实验室检查以确诊。

1.细胞学检查 取分泌物作涂片,经Giemsa染色,光镜下观察细胞质内有包涵体,呈红色的帽状或桑椹状,但阳性率较低,未见到包涵体并不能排除衣原体感染。

2.细胞培养法 为目前沙眼衣原体的最可靠诊断方法,其敏感度为80%~90%,特异性为100%。方法类似病毒分离,即取感染部位的分泌物或组织,接种于孵化6~7d的鸡胚卵黄囊内培养,24~72h完成生长周期,再涂片以Giemsa染色或碘染色找包涵体。性病淋巴肉芽肿的患者,主要是抽取淋巴结内的脓液,接种于小鼠的脑组织或鸡胚卵黄囊内,分离病原体,但阳性率低。

3.免疫学与分子生物学方法

(1)直接免疫荧光法(DFA):此方法简单,半小时出结果,敏感性与特异性均为95%左右,故适合对高危人群的快速筛选。方法为采集标本后立即涂片,冷丙酮固定,用沙眼衣原体单克隆抗体免疫荧光染色法药箱的单克隆抗体染色后观察有无衣原体。

(2)多聚酶链式反应法(PCR):阳性检出率高,优于DFA,但是评价阳性结果时,要考虑到污染的可能。

(3)酶免疫法(EIA):全过程需4h,敏感性69%~97%,特异性92%~98%。

(4)酶联免疫吸附法(ELISA):敏感性为88%,第二代培养特异性为97%~98%。

(5)血清学检查:检测CT抗体,多采用原体或感染细胞为抗原的微量间接免疫荧光法,由于不易获得沙眼衣原体感染急性期和恢复期的双份血清,而且多数妇女已有慢性重复感染,抗体水平已经较高,因而血清学不适于诊断现症的沙眼衣原体感染,但对慢性患者有诊断价值。

(6)补体结合试验:主要用于性病性淋巴肉芽肿的诊断,一般在感染后4周,抽血进行检查。当抗体滴度达到1:64或以上时,对诊断有意义。但是没有特异性,所以要结合病史和临床表现进行分析后确诊。

【治疗】

衣原体感染治疗,主要依靠药物。目前发现四环素、红霉素、多西环素、利福平、氧氟沙星等都是有效的,抗沙眼衣原体药物。新药阿奇霉素,半衰期长达60h,单次0.5~1.0g服用后,在组织中及细胞内可维持很高的浓度,有效浓度可持续5d,其疗效与多西环素相似。氧氟沙星300mg,每日2次,连续服用7d。青霉素类、头孢菌素类、氨基糖苷类抗生素以及克林霉素和硝基咪啶等药物疗效差,或根本无效。

在具体用法上,目前国内、外方案基本相同。1989年美国疾病控制中心推荐的方案如下:

对于无合并症的尿道炎、子宫内膜炎及直肠炎患者:多西环素100mg,每日2次,连续7d;或红霉素500mg,每日4次,连续7d或复方磺胺甲基异恶唑500mg,每日4次,连续10d。要强调的是,治疗时配偶或性伴侣亦应该同时得到治疗,否则很快会再感染。治疗完成后应随访,采用培养方法进行再复查,一般在治疗3周后复查。

对于妊娠期感染者,主张口服红霉素,剂量、方法同上;或者红霉素250mg,每日4次,连续14d。对于不能耐受红霉素者,考虑服用红霉素碳酸乙酯800mg,每日4次,连续7d,或400mg,每日4次,连续服用14d。对患者配偶需用多西环素治疗一疗程。新生儿结膜炎患者,口服红霉素糖浆,50mg/(kg·d),每日4次,2周为一疗程。新生儿肺部沙眼衣原体感染者,服用红霉素糖浆,每日50mg/kg,每日4次,3周为一疗程。发现有患沙眼衣原体结膜炎的婴儿时,也要对其父母进行有关衣原体感染检查,如果阳性,要接受治疗。

目前已经发现了耐药菌株。对于久治无效的病例,要考虑耐药菌株感染的可能。对这些患者,可以考虑使用喹诺酮类药物,如诺氟沙星0.4g,每日2次,7～14d;或氧氟沙星0.2～0.4g,每日2次,7～14d;环丙沙星,250mg,每日2次,共14d;米诺环素0.1g,每日2次,共7～14d,但是首次服药时,剂量应该加倍。0.5%红霉素眼药膏涂双眼,每日2次,以上药物临床治愈率为85%～96%。

沙眼衣原体性盆腔感染患者,宜住院治疗,因为28%～50%的病例合并有厌氧菌或兼性厌氧菌等混合感染,所以治疗较复杂,应联合用药,并选用广谱抗生素。如氧氟沙星、左氧氟沙星(可乐必妥)与甲硝唑,联合用药不少于10d。对于合并有淋病的沙眼衣原体感染可用氧氟沙星300mg口服,每日2次,共7d,有效率90%以上。

对性病性淋巴肉芽肿患者,治疗与上述方案基本一样,但疗程较长。一般而言,应该服用多西环素100mg,每日2次,共3周;四环素500mg,每日4次,共2周;米诺环素100mg,每日2次或红霉素500mg,每日2次,共2周;阿奇霉素1.0g,一次性口服。晚期患者应该使用外科手术,切除局部病变。

对治疗无效的患者,应查明原因,看是否对该药耐药,性伴侣有无患病并及时治疗,有无治疗后再感染,是否同时合并了其他病原体感染等。找出病因后,修正治疗方案。

(梁建梅)

第七节 尖锐湿疣

尖锐湿疣(CA)由人乳头瘤病毒(HPV)感染后引起的外阴皮肤黏膜良性增生,亦可累及肛门、阴道及宫颈,主要经性传播,治疗上以去除病灶及改善症状为主。它是最常见的STD之一,国外发病率占性病的第二位,且目前呈不断上升趋势。

【病因】

尖锐湿疣是由人乳头瘤病毒感染引起的鳞状上皮增生性疣状病变。人是HPV唯一宿主,病毒颗粒直径为50～55nm,目前尚未在体外培养成功。HPV属环状双链DNA病毒,其基因组的早期(E)区含有7个开放读码框(E1～E7);晚期(L)区有2个开放读码框(L1、L2)。早期区基因编码蛋白参与病毒DNA复制、转录调节(E1、E2)对宿主细胞的转化(E5、E6、E7);L1、L2编码病毒衣壳蛋白并参与病毒装配。近年来分子生物学技术研究发展迅速,证实HPV有一百种以上的型别,其中超过三十种与生殖道感染有关,除可以引起尖锐湿疣,还与生殖道肿瘤有关。依据引起肿瘤可能性高低将其分为低危型及高危型。低危型有6、11、40、42～44、61型;高危型有16、18、31、33、35、39、45、56、58型。其中至少有10个型别与尖锐湿疣有关

(如6、11、16、18及33型,最常见6、11型)。HPV普遍存在于自然界,促使感染的高危因素有过早性生活、多个性伴侣、免疫力低下、高性激素水平、吸烟等。CA往往与多种STD合并存在,如梅毒、淋病、外阴阴道假丝酵母菌病、衣原体感染等。

【传播途径】

主要传播途径为性行为后直接感染,也可通过自动接种或经接触污染的内裤、浴盆、浴巾、便盆等,间接感染。CA患者的性伴侣约60%发生HPV感染,而HPV感染母亲可致新生儿喉乳头瘤,但其传播途径为宫内感染、产道感染或产后感染,目前尚无定论,主要认为经产道感染。

【发病机制】

HPV主要作用于鳞状上皮细胞,而三种鳞状上皮(皮肤、黏膜、化生的)对HPV感染都敏感,当含有比较大量HPV病毒颗粒的脱落表层细胞或角蛋白碎片通过损伤的皮肤黏膜到达基底层细胞,由于HPV的亚型、数量、存在状态及机体免疫状态的不同而结局迥异。若感染低危型HPV,病毒进入宿主细胞后,其DNA游离于宿主染色体外,HPV在基底层细胞脱衣壳,随细胞分化,HPV的E区蛋白表达,刺激HPV利用宿主的原料、能量及酶在分化细胞(主要为棘层细胞)进行DNA复制,随后L区基因刺激在颗粒细胞合成衣壳蛋白并包装病毒基因组,在角质层细胞包装成完整病毒体,当角质层细胞坏死、脱落后释放大量病毒再感染周围正常细胞,病毒复制时E区蛋白能诱导上皮增生及毛细血管超常增生,从而产生增殖感染,表现为镜下呈现表皮增生、变厚,临床表现为乳头状瘤。若感染高危型,其DNA整合到宿主细胞染色体,不能产生完整的病毒体,E6、E7转化基因表达,导致鳞状上皮内瘤变及浸润癌的发生,整合感染时乳头样瘤表现不明显。

虽然HPV感染多见,美国年轻女性感染率为30%~50%,但由于HPV感染后,机体产生的细胞免疫及体液免疫可清除大部分HPV,因此只有一部分人群呈HPV潜伏感染,少数呈亚临床感染(SPI),极少数发生临床可见的尖锐湿疣。潜伏感染是指皮肤黏膜肉眼观察正常,醋酸试验、阴道镜等检查阴性,但分子生物学检查发现HPV感染。亚临床HPV感染是指无肉眼可见病灶,但醋酸试验、阴道镜、细胞学、病理学检查发现HPV感染改变。

【临床表现】

HPV感染后潜伏期为3周~8个月,平均3个月,好发于性活跃的中青年,以20~29岁年轻妇女多见。临床表现常不明显,多以外阴赘生物就诊,部分患者因外阴瘙痒、烧灼感或性生活后出血就诊。因HPV在温暖潮湿的环境中特别易生存增殖,故女性的外生殖器及肛周是最易感染的部位,多见于大小阴唇、阴蒂、阴道口、阴道、宫颈、尿道口、会阴及肛周,极少数患者可见于肛门生殖器以外部位(如口腔、腋窝、乳房、指间、趾间等)。50%~70%外阴尖锐湿疣伴有阴道、宫颈尖锐湿疣。皮损初起表现为单个或数个淡红色小丘疹,质地柔软,顶端尖锐,呈乳头状突起,依据疣体形态可分为无柄型(丘疹样皮损)和有柄型,后者可呈乳头状、菜花状、鸡冠状及蕈样状。若病变发生在部分角化区,病灶逐渐增多增大,可呈菜花状及鸡冠状,表面凹凸不平,呈尖峰状,疣体常呈白色、粉红色或污灰色,质脆,表面可有破溃、出血或感染;若病变发生在完全角化的皮肤,疣体常呈丘疹状,表面覆有角化层,质较硬。少数免疫力低下或妊娠期患者疣体可过度增生成为巨大型尖锐湿疣,常与HPV-6型感染有关,部分可发生恶变。

发生尖锐湿疣后,由于HPV与机体免疫因素的相互作用,10%~30%患者的病变可自然消退,部分患者病变持续不变,部分患者病变进一步进展。宫颈病变多为亚临床HPV感染,临床肉眼见不到病灶,需借助阴道镜及醋酸试验协助发现。目前认为HPV潜伏感染是尖锐湿疣复发的主要原因之一,亚临床感染的存在与再活动也与本病的复发有关。

【辅助检查】

1.细胞学检查　细胞学涂片中可见挖空细胞、角化不良细胞或角化不全细胞及湿疣外基底细胞。细胞学检查特异性较高,但敏感性低。挖空细胞的特点为细胞体积大,核大,单核或双核,核变形或不规则,轻度异型性,细胞核周围空晕。挖空细胞形成机制,可能是HPV在细胞核内复制,使细胞核增大。而细胞质内线粒体肿胀、破裂,糖原溶解、消失,形成核周空泡。它是HPV感染后细胞退行性变。免疫组织化学研究提示挖空细胞核内或核周有HPV颗粒。

2.醋酸试验 在组织表面涂以3%~5%醋酸液,3~5分钟后感染组织变白为阳性,正常组织不变色,但当皮肤有炎症时有一定假阳性。醋酸试验的机制可能是醋酸使感染上皮细胞中的蛋白质凝固而呈白色。醋酸应用并不是HPV感染特定的测试,以及这种试验的特异性及敏感性都不确定,所以不推荐作为HPV感染的筛查,只是用于确定扁平生殖器疣有用。

3.阴道镜检查 阴道镜有助于发现亚临床病变,尤其对于宫颈病变,辅以醋酸试验有助于提高阳性率。宫颈涂以3%的醋酸后,可见病变部位为许多指状突起,每个突起的半透明表皮下都有中央血管袢;移行区内外可见上皮雪白发亮,或呈白色斑块,表面隆起不平,点状血管呈花坛状或呈细小镶嵌;若病变明显,表面布满毛刺或珊瑚样突起的病灶,涂以3%醋酸液后组织水肿变白如雪塑状。

4.病理检查 主要表现为鳞状上皮增生,呈乳头样生长,常伴有上皮脚延长、增宽。表层细胞表现为角化过度或角化不全;棘层细胞高度增生,颗粒层和棘层上部细胞可见有特征性的灶性空泡细胞,细胞体积大,圆形或椭圆形,胞浆着色淡,胞核浓缩深染,核周有透亮的晕,为HPV感染的特征性改变;基底细胞增生;真皮乳头水肿,浅层毛细血管扩张,周围常有较多慢性炎性细胞浸润。

5.核酸检测 可采用PCR及核酸DNA探针杂交检测HPV,后者包括southern印迹杂交、原位杂交及斑点杂交。PCR技术简单、快速,敏感性高,特异性强,不仅能确诊是否为HPV感染,且能确定HPV类型,但容易污染,假阳性相对高。没有数据支持人乳头状瘤病毒核酸检测在常规诊断或可见生殖器疣的患者中使用。

【诊断与鉴别诊断】

典型病例,依据病史(性接触史、配偶感染史或间接接触史)、典型临床表现即可确诊。对于外阴有尖锐湿疣者,应仔细检查阴道、宫颈以免漏诊,并常规行宫颈细胞学检查以发现宫颈上皮内瘤变。对于体征不明显者,需进行辅助检查以确诊。

本病需与假性尖锐湿疣、扁平湿疣、鲍温病样丘疹病、生殖器鳞状细胞癌和皮脂腺异位症等进行鉴别。

1.假性尖锐湿疣 病变较局限,常发生在女性小阴唇内侧及阴道前庭,为白色或淡红色小丘疹,表面光滑,对称分布,无自觉症状,醋酸试验阴性。

2.扁平湿疣 为二期梅毒特征性皮损,发生在肛门、生殖器部位的多个或成群的红褐色蕈样斑块,表面扁平,基底宽,无蒂,常糜烂、渗出,皮损处取材在暗视野下可见梅毒螺旋体,梅毒血清学反应强阳性。

3.鲍温病样丘疹病 皮损多为多发性,且多单个散在发生,其表面尚光滑,颜色多为淡红色、褐色、紫罗兰色或棕色,受摩擦后不易出血,其损害增长速度缓慢,多增长到一定程度后停止生长,醋酸试验阴性,组织病理学表现为表皮呈银屑病样增生,表皮乳头瘤样增生,棘层肥厚,可见角化不良细胞,棘细胞排列紊乱,真皮浅层血管扩张,周围有淋巴细胞、组织细胞浸润。

【治疗】

治疗生殖器疣的主要目标是可见的疣消除。在大多数患者,治疗可引起无疣期。如果不及时治疗,可见生殖器疣可能会自限,保持不变或有所增加。目前研究表明,现有的疗法可能会减少生殖器疣,但不一定能彻底消除人乳头瘤病毒感染。由于治疗,是否引起HPV病毒DNA下降,还是后来再感染仍不清楚。目前还没有证据表明,生殖器疣的存在或治疗与子宫颈癌的发生有关。

生殖器疣的治疗应遵循患者的偏好及可用资源和医生的经验。没有确切证据表明,目前有一个特别有优势的治疗方法可以治疗所有的患者和所有的疣。由于未来传播 HPV 和 HPV 自限的不确定性,为数较多的研究者依然接受期待治疗的方法即顺其自然。

多数患者有<10 个生殖器疣,疣总面积 0.5~1.0cm²,这些疣应予各种治疗方式。可能会影响治疗的选择的因素:疣的大小,疣数目,疣形态解剖部位,患者偏好,治疗花费,方便性,副作用和所提供的治疗经历会影响对治疗的效果,包括免疫抑制和各项治疗情况。大多数患者需要一个疗程的治疗,而不是一个单一的治疗。一般来说,疣表面潮湿部位比干燥部位疗效更好。若局部症状没有任何改观,应该改变这种治疗方式。治疗生殖器疣 3 个月内的疗效有无及其在治疗过程中的副作用用以评估整个治疗过程及其反应性。如果疣治疗措施实施好,则并发症很少发生。患者重视持续的色素减退或色素沉着发生,这通常与烧蚀模式有关。凹陷或增生性瘢痕虽然罕见,但仍有发生的可能性。慢性疼痛综合征同样较少发生(例如,外阴痛或肛周痛,以及治疗部位感觉过敏或直肠疣,排便疼痛或瘘形成)。曾经有在使用足叶草酯树脂和干扰素后出现严重的系统性反应的报道。

1.外生殖器尖锐湿疣

(1)局部药物治疗:用药前局部涂以 1%丁卡因行表面麻醉以减轻疼痛。可选择下列药物:

1)0.5%鬼臼毒素外用,每日 2 次,连用 3 日,停药 4 日为 1 疗程,可重复 4 个疗程。此药通过抗有丝分裂破坏疣,是相对便宜,容易使用,安全,可自我应用,但应注意其致畸作用,孕妇禁用。大多数患者治疗后有轻度至中度疼痛或局部刺激。

2)80%~90%三氯醋酸或二氯醋酸外涂,每周 1 次,通过对蛋白的化学凝固作用破坏疣体。一般 1~3 次后病灶可消退,用药 6 次未愈应改用其他方法,二氯醋酸及三氯醋酸毒性小,对周围正常皮肤无损害,病变修复后将形成斑痕。应注意其致畸作用,孕妇禁用。

3)5%咪喹莫特霜,每周 3 次,用药 6~10 小时后用肥皂水洗掉,可连用 16 周。患者能自行用药,多在用药后 8~10 周疣体脱落。此药为外用免疫调节剂,通过刺激局部产生干扰素及其他细胞因子而起作用。有烧灼及腐蚀的功能,若碰到正常的组织,则会有疼痛感,需保护周围正常组织。怀孕期间咪喹莫特的安全尚未确定,所以禁用于孕妇。

4)10%~25%足叶草酯酊涂于病灶,涂药后 2~4 小时洗去,每周 1 次,可连用 3~4 次,因刺激性大,应保护周围正常皮肤,有致畸作用,孕妇禁用。为避免全身吸收后的毒性反应,应注意以下两点:①总剂量<0.5ml 或疣面积不超过 10cm²;②无开放性皮损。

(2)物理或手术治疗:物理治疗有微波、激光、冷冻。微波作用是凝固疣体基底部,因其为接触性治疗,可适用于任何部位尖锐湿疣。激光适用于任何部位疣及难治疗、体积大、多发疣。冷冻适用于疣体较小及病灶较局限者。对数目多、面积广及对其他治疗失败的尖锐湿疣可用微波刀或手术切除。

(3)干扰素:具有抗病毒及调节免疫作用,由于其费用高、给药途径不方便及全身的副作用,不推荐常规使用,多用于病情严重,病变持续存在,或反复复发的患者。常用基因工程重组干扰素(γ-IFN)α-2a,剂量 100 万单位,病灶内局部注射,目前发现全身用药效果差,不推荐全身应用。干扰素作为辅助用药,多用于病情严重或反复发作者。目前多主张采用综合疗法,即两个或更多的方式在同一时间用于同一疣体。

2.阴道尖锐湿疣 ①用液态氮冷冻治疗。由于阴道瘘形成穿孔的危险,超低温探头在阴道内一般不推荐使用;②80%~90%三氯醋酸或二氯醋酸可用于疣的治疗。但是应该避免酸性药物过量应用,处理后的区域应给予粉滑石,碳酸氢钠或液体肥皂去除未反应的酸。如有必要,这种治疗可每周重复。

3.宫颈尖锐湿疣 治疗宫颈湿疣前,必须做细胞学检查,必要时行阴道镜及活组织检查排除宫颈上皮内瘤变及宫颈癌。目前治疗尚无统一规范,可根据病情选用物理或手术治疗。WHO 不推荐使用足叶草酯酊或三氯醋酸。

4.尿道尖锐湿疣　①液氮冷冻；②10%～25%足叶草酯酊涂于病灶，可每周1次，必须晾干后方可恢复正常黏膜接触。

5.肛周尖锐湿疣　①液氮冷冻；②80%～90%三氯醋酸或二氯醋酸外用，可每周1次；③或手术切除。

6.HPV感染亚临床感染的处理　由于HPV感染存在自限性，且尚无有效去除病毒方法，2006年美国CDC建议若尖锐湿疣不合并鳞状上皮内瘤变，对HPV亚临床感染不需治疗，但若合并，尤其宫颈鳞状上皮内瘤变，则需根据组织学检查结果进行相应治疗。

7.性伴侣的处理　性伴侣应进行尖锐湿疣的检查，并告知患者及患者性伴侣该病具有传染性，推荐使用避孕套阻断传播途径。避孕套可减少对生殖器感染HPV，降低HPV相关疾病的风险，但HPV感染可能发生在避孕套未覆盖或保护区（如阴囊、外阴或肛周）。

【治愈标准】

治愈标准是疣体消失，其预后一般良好，治愈率较高，但各种治疗均有复发可能，多在治疗后的3个月内复发，复发率为25%。治疗后需随访，至少在治疗后的3个月有1次随访。对于反复复发的顽固性尖锐湿疣，应及时做活检排除恶变。

【咨询】

对生殖器HPV感染，教育和辅导是管理尖锐湿疣患者的重要方面。

1.生殖器HPV感染是常见的性活跃的成年人。在多数性活跃的成年人在某种程度可能有感染，虽然他们大多数永远不会知道，因为感染通常没有症状，并自行清除。

2.生殖器HPV感染通常是性传播。潜伏期（即初次接触至发病间隔）是可变的，确定感染时间和感染源往往很难。正在进行的性关系，性伙伴感染通常是由患者的诊断时，尽管他们可能没有症状或感染的迹象。

3.不建议对已有HPV感染的性伴侣检测HPV来诊断HPV感染。HPV感染常传染性伴侣，但通常自行消失。

4.引起的生殖器疣是人类乳头状瘤病毒特异的类型引起。导致宫颈癌、其他生殖器癌症与生殖器疣的类型不同。

5.人可能感染不同类型的HPV，导致生殖器疣，但从未有进一步的症状。为什么生殖器HPV感染发展成疣，而其他人却没有，免疫可能发挥关键作用。

6.生殖器疣通常是良性的，但在开始几个月的生殖器疣治疗后复发是常见的。生殖器疣的治疗可以减少HPV感染，但是否治疗后HPV传染给性伴侣风险减少还不清楚。疣治疗后感染的时间是未知的。

7.避孕套可能降低HPV相关疾病的风险（如生殖器疣和子宫颈癌）。坚持使用避孕套也可减少对生殖器HPV感染的风险。HPV感染可能发生在未覆盖或避孕套保护部位（如阴囊、外阴或肛周）。

8.生殖器疣的存在并不是一种HPV的检测或者是巴氏检查、阴道镜检查或宫颈变化的迹象。

9.HPV检测与生殖器疣患者的性伴侣无关。

【随访】

生殖器疣清除后，随访非常重要。患者应警惕复发，而发生在治愈后的3个月之内为多见。由于小型外生殖器疣在疾病初期很难确定，因此治疗后3个月的随访评估极其重要。

【性伴侣管理】

对于生殖器疣的管理，对性伴侣检查是没有必要的，因为至今还没有数据表明，再感染与复发的关联性。但是必须让性伴侣了解：①在生活中HPV感染是常有的现象，并可能由性伴侣获得；②接受性病检查和评估，同时行宫颈细胞学检查。

（张西茜）

第三章 妇科肿瘤

第一节 外阴肿瘤

一、外阴良性肿瘤

外阴良性肿瘤较少见,有平滑肌瘤、纤维瘤、脂肪瘤、乳头状瘤、汗腺瘤、血管瘤、淋巴管瘤等。临床上以外阴局部肿块为主要表现,有蒂或突出在皮肤表面、或位于皮下组织内。需活组织检查确诊。治疗上除了小的外阴血管瘤可选用冷冻、放疗或局部注射硬化剂的方法治疗外,其他外阴良性肿瘤的治疗原则为局部肿块切除。也可以直接切除肿块,术中作冷冻切片检查,发现恶变者即按恶性肿瘤原则处理。较大的外阴血管瘤术中出血可能较多,手术前应做好充分的准备,特别是输血的准备,然后行肿瘤局部切除。

外阴上皮内瘤样病变(VIN)是一组外阴病变的病理学名称,为外阴癌的癌前病变,包括外阴上皮非典型增生和原位癌。

二、外阴恶性肿瘤

外阴恶性肿瘤占女性生殖器恶性肿瘤的4%～5%,虽然生育年龄妇女患病并不少见,患者仍以60岁以上的妇女为主。多数外阴恶性肿瘤表现为外阴部瘙痒或疼痛,或者患者主诉有局部肿块或溃破。肿瘤长于体表易于早期发现,但由于患者羞怯或医师不能彻底检查外阴区域而延误了诊断。

外阴恶性肿瘤最常见的组织学类型为鳞癌,外阴黑色素瘤居第二位,其他的组织病理学类型有:疣状癌、外阴佩吉特病、腺癌、基底细胞癌和前庭大腺癌。

1. 外阴鳞状细胞癌 外阴鳞状细胞癌为最常见的外阴恶性肿瘤组织学类型,占外阴恶性肿瘤的85%～90%。病因尚不完全清楚。可能与外阴白色病变、外阴长期慢性刺激、单纯疱疹病毒Ⅱ型、人乳头瘤病毒、巨细胞病毒感染、性传播疾病及免疫功能低下等因素有关。

外阴癌的转移途径以直接浸润和淋巴转移较常见。可直接蔓延至尿道、会阴体、阴道、肛门和对侧外阴,晚期可侵犯耻骨、直肠和膀胱颈。淋巴转移首先到达腹股沟浅部淋巴结,再到腹股沟深部淋巴结,进而达盆腔淋巴结和腹主动脉旁淋巴结。晚期可出现血道转移。

(1)临床分期:常采用国际妇产科联盟(FIGO)和国际抗癌协会(UICC)的分期标准。

(2)诊断要点

1)临床表现:主要为外阴瘙痒、外阴结节或肿块、丘疹和溃疡等。若肿瘤溃破合并感染或有浸润,可出现疼痛、血性恶臭分泌物。累及尿道者可出现尿频、尿痛及排尿困难。转移至淋巴结者可出现淋巴结肿大、质硬、固定。

2)辅助检查

①细胞学检查:对外阴可疑病灶刮片进行细胞学检查,阳性率约50%。

②病理活体组织检查:一般可确诊。为了提高早期病灶的活体组织检查阳性率,可在阴道镜指导下或使用甲苯胺蓝染色,2min后再用1%醋酸洗去染料,在蓝染部位取材活体组织检查。

③影像学检查:B型超声、CT、MRI及淋巴造影,膀胱镜、钡灌肠等可协助治疗前的临床分期。

(3)预防:定期防癌普查,保持外阴清洁,积极治疗外阴瘙痒,及早诊治外阴结节、溃疡、白色病变和外阴上皮内瘤样病变。

(4)治疗:手术治疗为主,辅以放射治疗和化学药物治疗。目前趋向于根据患者的具体情况制定个体化的治疗方案,不再盲目扩大手术范围,对较早期肿瘤缩小了手术范围,注意保护手术后外阴的美观和功能。

1)外阴上皮内瘤样病变:首先要明确诊断,特别要确定损害完全在上皮内及其组织学类型。最好是把组织切除并进行活体组织检查。在大的病灶,应取样活体组织检查。多病灶的病例应多点活体组织检查。治疗方法有很多种,可根据病情和患者年龄选用冷冻、激光、局部手术切除或外阴切除术等方法。对上皮内损害的保守切除应以手术切除干净为原则。切除边缘超过肿物外0.5~1cm即可。病变累及小阴唇也需做局部切除,或用激光气化或部分切除。

2)外阴浸润癌的治疗

Ⅰa期:外阴局部广泛切除。局限性肿物切除术的原则是肿物局限于单侧,病变距尿道口、后阴唇系带或阴蒂2cm,切除边缘应距离病灶2cm以上。外阴前部病灶不需要做后部切除。若病灶周围有足够的切除区域,应尽量保留阴蒂,特别是后部肿瘤。如果有神经或血管浸润,应行外阴广泛切除术。通常不需清扫腹股沟淋巴结。

Ⅰb期:癌灶位于外阴一侧行外阴广泛切除术和同侧腹股沟淋巴结清扫术,癌灶位于外阴中部行外阴广泛切除术和双侧腹股沟淋巴结清扫术。

Ⅱ期:局限于一侧的病变,行外阴广泛切除和同侧腹股沟淋巴结清扫术。中线部位病灶,应行双侧外阴广泛切除术及双侧腹股沟淋巴结清扫术。

Ⅲ期:若有腹股沟淋巴结转移,应行双侧腹股沟淋巴结清扫术和外阴广泛切除术。术后加腹股沟区和盆腔淋巴结放疗,再加或不加化疗。若病灶为累及远端阴道、尿道或肛门的微小浸润,行保留器官的外阴广泛切除及双侧腹股沟淋巴结清扫术,术后常规放疗。

Ⅳa期:需扩大手术切除范围,争取把病灶切除干净及进行腹股沟淋巴结清扫术。大的病灶行脏器切除术和外阴广泛切除加双侧腹股沟淋巴结清扫术。术前放疗(加或不加化疗)可使肿物缩小,利于肿瘤减灭术的顺利施行。

Ⅳb期:姑息治疗。

3)放疗和化疗:放疗适用于不能手术病例的姑息治疗;晚期病例的术前放疗;复发可能性较大的术后补充放疗;复发病例的治疗。化疗可作为综合治疗的一个手段,配合手术及放疗。常用的药物有:铂类、阿霉素类、博来霉素、氟尿嘧啶等。局部动脉灌注化疗可提高局部药物浓度。

(5)预后:预后与临床分期、细胞分化程度、病灶大小、淋巴结转移、治疗措施等因素有关。无淋巴结转移的Ⅰ、Ⅱ期患者,手术治愈率达90%以上,有淋巴结转移者为30%~40%。

(6)随访:复发率约15%,多在2年内外阴局部复发。治疗后应定期随访,术后第1年内应每1~2个月随访1次,第2年每3个月1次,第3~5年每6个月1次。

2.外阴黑色素瘤　外阴黑色素瘤的发病居外阴恶性肿瘤的第2位,多见于成年妇女。黑色素瘤的临床分期一般不用TNM/FIGO分期,而采用Clark或Breslow的修正微分期系统。有无淋巴转移是影响预后的主要因素。

(1)诊断要点

1)临床表现:为外阴棕褐色或蓝黑色肿物,大多数位于阴蒂或小阴唇。可有瘙痒或疼痛及溃疡和出血。

2)诊断:需进行活体组织检查。

(2)治疗:任何色素性病变均必须切除肿物以外1~2cm的范围。若切除组织活体组织检查为上皮内或表皮黑色素瘤性改变,应行外阴局部广泛切除术。若肿瘤浸润淋巴-血管区域,需行腹股沟淋巴结清扫术。根据肿物生长部位的不同决定切除范围,前部如阴蒂部的病变,不需要切除外阴后部。

3.前庭大腺癌　前庭大腺癌可以是过渡型或鳞癌,发生于导管,或者发生于腺体本身的腺癌。腺囊癌、腺鳞癌亦有报道。患者通常有较长时间的前庭大腺囊肿病史,切除囊肿后经病理检查才做出诊断。治疗方法是广泛外阴切除和双侧腹股沟淋巴结清扫术。近年来,对范围较小的病灶采用只作同侧腹股沟淋巴结清扫和次广泛外阴切除术,与广泛切除术效果相当。若病灶巨大,术后应加盆腔放疗。

4.外阴佩吉特病　外阴佩吉特病主要是上皮内病灶,偶然合并潜在性浸润腺癌。主要发生于绝经或绝经后妇女。

(1)诊断要点

1)临床表现:大多数患者诉外阴不适和瘙痒,体检常呈湿烂性湿疹外观。

2)确诊:赖于组织活检,对上皮内病灶或浸润癌进行处理前也需通过活检确立诊断。

(2)治疗:外阴佩吉特病的处理,重要的是浸润部分病灶的处理,诊断一旦被确立,基本的治疗方法包括了局部切除术。由于潜在的组织学改变常超过临床可见的病变范围,确定一个本病的清楚切除范围非常困难。最近缩小了上皮内病灶的广泛切除范围,若以后病灶出现症状或临床表现明显时可再行手术切除。肿瘤侵犯或扩散到尿道或肛门处理非常困难。

(梁建梅)

第二节　阴道肿瘤

一、阴道良性肿瘤

阴道组织主要由鳞状上皮、结缔组织和平滑肌所组成。阴道良性肿瘤很少见,常见的有乳头状瘤、平滑肌瘤、纤维瘤、神经纤维瘤等。

【诊断标准】

1.临床表现

(1)肿瘤小者无症状。

(2)肿瘤较大者出现阴道下坠、性交不适或性交困难及压迫症状如尿频及便秘。

(3)合并感染有阴道分泌物增多或阴道流血。

(4)妇科检查阴道壁上见大小不一、带或不带蒂、单个或多个肿瘤。

(5)若有阴道分娩史或阴道手术史而出现阴道后壁正中或侧后方的囊肿,体积较小、单发或多发要考虑包涵囊肿的可能性。

(6)阴道壁子宫内膜异位囊肿呈紫蓝色。

(7)阴道壁平滑肌瘤源于阴道壁内平滑肌组织,多见于阴道前壁,表现为黏膜下结节或多发性生长,质较韧,一般直径小于5cm。

(8)纤维瘤常单个生长于阴道前壁,质硬,常有蒂。

(9)乳头状瘤呈菜花状,表面乳白色,质脆。

(10)阴道囊肿若突出至阴道口,应与膀胱膨出相鉴别,前者排尿后不缩小,用手压迫囊肿观察有无尿液或脓液自尿道口流出,可排除尿道憩室或尿道旁腺脓肿。

2.辅助检查 根据病理组织学检查可明确诊断。

(1)乳头状瘤:肿瘤表面为鳞状上皮,乳头向外生长,中心由结缔组织构成。

(2)纤维瘤:肿瘤切面白色或淡红色,主要成分为成纤维细胞和胶原纤维组织。

(3)平滑肌瘤:肿瘤为实性球形结节,表面光滑,与周围肌组织有明显界限。肌瘤由皱纹状排列的平滑肌纤维相互交叉而组成,呈漩涡状,掺有不等量的纤维结缔组织。细胞大小均匀,呈卵圆形或杆状,核染色较深。

(4)神经纤维瘤:肿瘤切面呈白色,半透明,镜检主要成分为神经鞘细胞和胶原纤维。

(5)阴道壁囊肿。

【治疗原则】

1.随访观察 肿瘤较小无症状可以随访观察。

2.手术切除 ①肿瘤较大症状明显者,可予手术切除。②肿瘤合并感染有破溃者,应先控制感染再手术切除。③阴道神经纤维瘤,易复发,手术切除后应定期随访。

3.手术方式 肿瘤摘除术。手术中若囊肿较大时要注意剥离时不要损伤膀胱或直肠。如果囊肿剥除有困难,可先将囊肿切开排液,再仔细剥离。

二、阴道腺病

正常的阴道壁一般没有腺体组织存在。阴道腺病指阴道壁或表皮下结缔组织内出现腺体组织或增生的腺组织。

阴道腺病是指正常阴道黏膜表面的复层鳞状上皮细胞被柱状上皮所取代或在上皮下固有层内出现腺体为特征的疾病,一般见于青春期发育后的女性。

【诊断标准】

1.临床表现

(1)一般无症状,多见于青春期女性。

(2)如病变范围广泛,可有阴道分泌物增多,血性分泌物,阴道灼热感,性交疼痛或接触性出血。

(3)妇科检查有多种表现:①腺病在阴道黏膜内,外表无异常。②见一个或多个囊性结构,大小不等,囊内有黏液。③在阴道穹窿或阴道前壁上1/3可见散在小结节,一般直径约0.5~5mm,呈粉红色斑点颗粒,夹红点的花斑状或糜烂状。④增生过多突出呈息肉状或阴道上段、穹窿部或宫颈阴道部有横嵴、皱嵴或鸡冠样突起等形成黏膜嵴,扪之呈硬粒感。⑤阴道壁可见天鹅绒样红斑区或局限性表浅糜烂,扪诊时无不平感,但可能手指有触血。

2.辅助检查

(1)细胞学检查:细胞学检查直接在阴道壁病变部位做刮片,如发现有黏液柱状细胞或鳞化细胞即提示阴道腺病。

(2)阴道镜检查:阴道镜检查是诊断阴道腺病的可靠方法,于病灶处见有似宫颈口表面的转换区,见腺体开口,腺囊肿或柱状上皮岛,亦可能见到白色上皮,点状血管或镶嵌等图像。病变部位碘试验不着色,在阴道镜下选择活检部位,可提高诊断率,并可对患者随访观察,有助于早期发现癌前病变及癌变。

(3)活组织检查:活组织检查是阴道腺病的确诊依据。病灶多处活组织检查见鳞状上皮内或是皮下结缔组织中出现腺上皮及腺体组织即可确诊。

【治疗原则】

1.局部治疗

(1)对有多发性病灶者可用局部烧灼、激光治疗。凡症状明显,病变表浅而散在者可采用微波或激光治疗。

(2)保持阴道高度酸性,使阴道 pH 为 4 左右,用 0.5%～1% 醋酸溶液冲洗阴道,增加阴道酸度,以促进腺上皮鳞化。

2.随访 无症状的阴道腺病患者,亦应定期随访,每年检查 2 次,做阴道细胞学及阴道镜检查,如有异常即做活检。

三、阴道上皮内瘤变

阴道上皮内瘤变(VAIN)是阴道癌的癌前病变,包括阴道鳞状上皮不典型增生和阴道鳞状上皮原位癌。病因未明,人乳头瘤病毒(HPV)感染可能为诱发 VAIN 的主要原因,此外 1%～3% VAIN 同时合并有 CIN,提示 VAIN 可能由 CIN 扩展而来,抑或为其卫星病灶。

根据阴道鳞状上皮异常细胞侵犯上皮的程度,VAIN 可分为三级:Ⅰ级为阴道上皮轻度不典型增生,即细胞异形性局限于上皮下 1/3;Ⅱ级为阴道上皮中度不典型增生,即细胞异形性侵犯上皮下 2/3;Ⅲ级为阴道上皮重度不典型增生及原位癌,异常变化的细胞可达上皮全层,仅表面细胞成熟,上皮表面有一层扁平的细胞。阴道原位癌是指异常细胞已侵犯上皮全层。

【诊断标准】

1.临床表现

(1)常无特异性的症状,主要表现为外阴瘙痒、皮肤破损、烧灼感及溃疡等。

(2)白带增多,偶尔性交后见血性白带或极少量阴道流血。

(3)妇科检查阴道壁未见异常或有炎症表现。

2.辅助检查

(1)阴道脱落细胞涂片可疑阳性或阳性。

(2)阴道镜检查能识别孤立病灶,表现为白色上皮,镶嵌、点状、轻微粒状结构。对于涂片检查异常但无明显肉眼病变的患者,应该行阴道镜检查并且进行复方碘液试验。应特别注意阴道穹窿部位,超过 28% 的 VAIN 患者在该处发生癌症。

(3)HPV 检测:定量检测 HPV 有助于对指导诊治及估计预后。

(4)活组织标本送病理检查以明确诊断。应注意有无阴道癌同时存在。

【治疗原则】

应依据疾病的范围、部位和患者的一般状况实行个体化治疗。对阴道 HPV 感染或 VAIN-Ⅰ级的患者一般不需给予特殊治疗,此类病变多能自行消退。

1.局部治疗

(1)CO_2激光治疗:适用于病灶小(<1.5cm),阴道顶端病灶及广泛累及阴道穹窿的病灶。治疗时需注意局部组织破坏的深度,以及与尿道、膀胱和直肠的毗邻关系,防止瘘管形成。

(2)药物治疗:适用于病灶≥1.5cm和多中心病灶。阴道内病灶涂布5-FU或咪喹莫特软膏,每周1~2次,连续5~6次为一疗程。

2.手术切除 根据病灶的部位、范围、子宫存在与否可以采取不同的手术范围,如局部病灶切除、部分阴道切除及全阴道切除术,年轻患者需行阴道重建术。冷刀手术切除特别适用于穹窿病变者。

3.放射治疗 对年老、体弱、无性生活要求的VAIN-Ⅲ级患者,可采用腔内放射治疗。

4.综合治疗 CO_2激光汽化及手术切除的综合治疗常用于VAIN合并CIN的病例,当病灶位于颈管内,可用CO_2激光汽化阴道及宫颈外口的病灶,然后行宫颈锥形切除或全子宫切除治疗颈管内的病灶。

四、阴道癌

原发性阴道癌少见,仅占女性生殖道恶性肿瘤的1%~2%。多见于绝经后或60岁以上的老年妇女,发生于年轻妇女者,其病因可能与宫颈病变有关,也即与人乳头状瘤病毒(HPV)有密切的关系。大部分由宫颈癌转移引起。阴道是妇科恶性肿瘤和全身其他部位恶性肿瘤如膀胱、尿道或尿道旁腺、乳腺或肺的常见转移部位。

【诊断标准】

1.临床表现

(1)早期可无症状。

(2)不规则阴道流血特别是绝经后阴道流血,流血时间长短不一,量或多或少,多为接触性出血。

(3)阴道排液:当肿瘤表面坏死组织感染时阴道排液增多,排液可为水样、米汤样或混有血液。

(4)晚期时可出现压迫症状:当肿瘤压迫或侵犯膀胱及尿道,可引起尿频、尿急及血尿,压迫直肠可引起排便困难,里急后重,便血等。

(5)晚期癌由于长期出血,全身耗损可表现为消瘦、恶病质、严重贫血等。

(6)妇科检查:在阴道道看到或扪及肿瘤,外生型肿瘤向阴道内生长,呈菜花状或形成溃疡,触之易出血。结节型则向内生长,阴道黏膜仍光滑,看不见赘生物,此时需应用触诊,仔细扪摸才发现阴道黏膜变硬,无弹性。应仔细检查宫颈及外阴,以排除继发性阴道癌。

2.辅助检查

(1)阴道细胞学检查:适用于阴道壁无明显新生物,但有异常表现,如充血、糜烂、弹性不好乃至僵硬者。

(2)阴道镜检查:有助于对可疑部位定位,可提高早期病变诊断率,注意阴道穹窿,因为部分VAIN患者可在该处发现隐蔽的癌灶。

(3)活组织检查:对阴道壁的明显新生物可在直视下行病理活检确诊,也可以借助于阴道镜定位下活检。

3.诊断原则 原发性阴道癌发病率低,在确诊本病时应严格排除继发性癌,需遵循的诊断原则为:①肿瘤原发部位在阴道,除外来自女性生殖器官或生殖器官以外肿瘤转移至阴道的可能;②如肿瘤累及宫颈阴道部,子宫颈外口区域有肿瘤时,应归于宫颈癌;③肿物局限于尿道者,应诊断为尿道癌。

【治疗原则】

阴道癌的治疗强调个体化,根据患者的年龄、病变的分期和阴道受累部位确定治疗方案。

1.放射治疗　放射治疗适用于Ⅰ～Ⅳ期所有的病例,是大多数患者首选的治疗方法。

(1)病灶表浅的Ⅰ期患者可单用腔内放疗。

(2)对大病灶及Ⅲ期患者,可以先行盆腔外照射 50Gy,然后加腔内放疗,总剂量不少于 70Gy。有条件者推荐用适形调强放疗。

(3)病灶累及阴道下 1/3 者,可用组织间插植放疗,并行腹股沟淋巴结区放疗或手术切除淋巴结。

(4)年轻患者在根治性放疗前可行腹腔镜下双侧卵巢移位,同时全面探查盆腹腔,切除肿大、可疑的淋巴结。

(5)手术治疗后,若病理提示手术切缘阳性、盆腔淋巴结或腹主动脉旁淋巴结阳性,或脉管内有癌栓者,应补充术后放疗,根据具体情况选择外照射和(或)腔内放疗。

2.手术治疗　因为阴道癌病灶接近膀胱和直肠,手术的作用是有限的。手术适应证如下:

(1)对病灶位于阴道上段的Ⅰ期患者,可行根治性全子宫和阴道上段切除术,阴道切缘距病灶至少 1cm,并行盆腔淋巴结切除术。如果以前已切除子宫,行根治性阴道上段切除术和盆腔淋巴结切除术。

(2)对病灶位于阴道下段的Ⅰ期患者,可行阴道大部分切除术,应考虑行腹股沟淋巴结切除,必要时切除部分尿道和部分外阴,并行阴道中、下段成形术。

(3)如癌灶位于阴道中段或多中心发生者,可考虑行全子宫、全阴道切除及腹股沟和盆腔淋巴结清扫术,但手术创伤大,对这种病例临床上多选择放射治疗。

(4)对Ⅳ期患者,尤其是出现直肠阴道瘘或膀胱阴道瘘者可行前盆、后盆或全盆脏器去除术,以及盆腔和(或)腹股沟淋巴结清扫术。

3.化疗　化疗为综合治疗的方法之一。按肿瘤类型选择用药,一般采用顺铂、阿霉素、氟尿嘧啶等做介入化疗。如阴道内较大癌灶可先行介入化疗,待肿瘤缩小后再行手术辅助放疗。

五、阴道肉瘤

阴道肉瘤很少见,常见的类型有胚胎横纹肌肉瘤(葡萄状肉瘤)、平滑肌肉瘤、阴道内胚窦瘤等。幼女患者 80% 为葡萄状肉瘤。阴道肉瘤恶性程度极高,其预后与肉瘤组织类型、侵犯范围、早期治疗、首次治疗彻底性等有关。

【诊断标准】

1.病史　葡萄状肉瘤好发于幼女,2 岁以内最多见。平滑肌肉瘤多见于 40～60 岁妇女。

2.临床表现

(1)不规则阴道流血:婴幼儿无外伤史有少量阴道流血要警惕此病;成年妇女常表现为月经过多及不规则阴道流血;老年妇女则表现为绝经后阴道不规则出血或有臭味的脓性分泌物。

(2)阴道平滑肌肉瘤:患者主诉阴道块物伴阴道和直肠疼痛。阴道块物大小不一,直径约 3～10cm,肿瘤充塞阴道或突向外阴。

(3)肿瘤充塞阴道时可影响性生活,下腹及阴道胀痛等。当肿瘤坏死溃疡时,阴道内可排出组织碎片。

(4)肿瘤侵犯膀胱、尿道可出现尿频、尿急及血尿等泌尿系统症状。

(5)妇科检查:婴幼儿必须在麻醉下行阴道检查,可见阴道内有葡萄样大小簇状物,表面光滑、淡红色、水肿样,似多个息肉样肿物。阴道平滑肌肉瘤为实性块物,质软,肿瘤继续扩展可充塞阴道,甚至向外突出至会阴部。

3.辅助检查　取活组织病理检查即可明确诊断。

【治疗原则】

以手术为主的综合治疗。

1.葡萄状肉瘤治疗原则以手术为主,一般主张行子宫根治术及阴道切除术及双侧腹股沟及盆腔淋巴结清除术,亦可行局部肿瘤切除术后加放射治疗。若肿瘤较大,也可以在术前给予放疗或化疗,放疗范围不宜扩大,因为放疗会严重影响骨盆的发育。化疗对阴道肉瘤疗效不肯定,可作为综合治疗措施之一,化疗药物用VAC方案(长春新碱、更生霉素、环磷酰胺)。

2.阴道平滑肌肉瘤的治疗与其他生殖道平滑肌肉瘤相同,手术是首选的治疗,化疗作为辅助治疗。

(孙晋瑞)

第三节　宫颈癌

宫颈癌是女性最常见的生殖道恶性肿瘤,在发展中国家占妇女癌症的24%,严重威胁妇女的健康和生命。我国是宫颈癌的高发国家,有计划地开展防癌筛查,是降低宫颈癌发病率及死亡率的有效措施。近年来,液基涂片、Bethesda系统及HPV检测等技术相继应用于临床,极大地提高了宫颈癌的筛查水平。这些新技术的应用,在降低宫颈癌发病率的同时,大量的癌前病变和早期宫颈癌患者被及时诊断。这些癌前病变和早期宫颈癌患者在临床上呈现出一些新特点,如年轻患者明显增多,相应的在治疗决策上要更多的考虑保留其生殖内分泌功能问题。

一、概述

【组织解剖学】

宫颈为子宫的下1/3,大致呈圆柱形,突向阴道上端前壁,通过宫颈外口与阴道相通。宫颈暴露于阴道的部分称为外宫颈或宫颈阴道部,表层黏膜为复层鳞状上皮;宫颈管长2~3cm,被覆黏膜为可分泌黏液的柱状上皮。两种上皮交界处常随体内激素变化影响而发生位置转移,称为转化带,是最易发生鳞状上皮癌的部位。在学龄前期、妊娠或口服避孕药时,柱状上皮可从宫颈管内延伸至外宫颈,称为外翻。绝经后,转化带通常完全退至宫颈管内。

1.原发部位　宫颈癌可起源于宫颈阴道部表面,也可来自宫颈管内。宫颈癌早期在局部生长,可向宫旁组织和盆腔脏器扩展、蔓延,经淋巴管到区域淋巴结,晚期可出现远处脏器的转移。鳞状细胞癌和腺癌是最常见的组织类型。

2.淋巴引流　外阴和阴道下端引流至腹股沟浅、深淋巴结,有时直接引流至髂淋巴结(沿阴蒂背侧静脉)和对侧。宫颈和阴道上段向外侧引流至宫旁、闭孔和髂外淋巴结,向后沿宫骶韧带引流至骶淋巴结。这些初级淋巴结群和来自卵巢、输卵管的淋巴一样,沿骨盆漏斗韧带引流至主动脉旁淋巴结。宫体下段的引流方式与宫颈相似,在极少数情况下,淋巴液沿圆韧带引流至腹股沟淋巴结。

盆腔淋巴结一般沿着盆腔大血管的走行成群或成串分布,并根据所伴行的血管而命名。位于脏器附近的小淋巴结通常以器官命名。盆腔淋巴结的数量及确切位置变异较大,但有些淋巴结位置相对恒定。

(1)闭孔淋巴结位于闭孔内,靠近闭孔血管和神经。

(2)髂内和髂外静脉交汇处的淋巴结。

(3)阔韧带内的输尿管淋巴结靠近宫颈,子宫动脉在此处越过输尿管。

(4)Cloquet 或 Rosenmuller 淋巴结是腹股沟深淋巴结中最高的一组,位于股管的开口处。

宫旁、髂内、闭孔、髂外、骶前及髂总淋巴结为宫颈癌的第一站淋巴结组。腹主动脉旁淋巴结为第二站淋巴结组,若受累则认为是转移。由于盆腔淋巴管和淋巴结之间存在广泛的相互交通,使得淋巴引流途径通常不止一条,淋巴液可引流向对侧或交叉引流,有时甚至可以越过整群淋巴结而引流至更近端的淋巴管。区域淋巴结有无转移是制定宫颈癌后续治疗方案和判断预后的重要因素之一,盆腔淋巴清扫则是宫颈癌手术治疗的重要组成部分。

3.转移部位　最常见的远处扩散部位包括腹主动脉旁淋巴结和纵隔淋巴结、肺及骨骼等组织器官。

【病因学】

近年来研究发现,宫颈癌的发生发展与人乳头瘤病毒(HPV)感染密切相关。Munoz综合世界卫生组织(WHO)和国际癌症研究中心(IARC)的最新研究结果显示,HPV 的检出率与子宫颈癌发病率相一致,99.7%的宫颈癌中都可以检测到 HPV DNA,其中约 80% 为 HPV16、18,而且各国间无显著差异。这是迄今所报道人类肿瘤致病因素中的最高检出百分数,同时表明 HPV 感染与宫颈癌的相关性具有普遍意义,提示 HPV 可能是子宫颈癌发生的必需病因。WHO 和 IARC 已将 HPV 确定为是宫颈癌的主要病因。2001 年 9 月,欧洲妇产科传染病协会将 HPV 的检测作为宫颈涂片的替代项目进行宫颈癌普查;并用于对宫颈涂片细胞学检查结果为轻度异常的患者的随诊及宫颈癌前病变治疗后的随访检查。

HPV 基因组是双链环状 DNA,以共价闭合的超螺旋结构、开放的环状结构、线性分子 3 种形式存在。基因组的一个共同特点为所有的开放读码框架(ORF)均位于同一条 DNA 链上,即只有 1 条 DNA 链可作为模板。HPV 基因组编码为 9 个开放读码框架,分为 3 个功能区即早期蛋白编码区(ER)、晚期蛋白编码区(LR)和长控制区(LCR)或上游调控区(URR)。早期转录区又称为 E 区,由 4500 个碱基对组成,分别编码为 E1、E2、E3、E4、E5、E6、E7、E8 等 8 个早期蛋白,具有参与病毒 DNA 的复制、转录、翻译调控和诱导宿主细胞发生转化等功能。E1 涉及病毒 DNA 复制,主要存在于非感染期或病毒诱导的转化细胞中,在病毒开始复制中起关键作用。E2 是一种特异性的 DNA 束缚蛋白,可以调节病毒 mRNA 的转录和 DNA 的复制,并有减量调节 E6、E7 表达的作用,还可以通过结合病毒启动子附近的基因序列而抑制转录起始。是一种反式激活蛋白,涉及病毒 DNA 转录的反式激活。E3 功能不清。E4 与病毒成熟胞质蛋白有关,仅在病毒感染期表达,而且在病毒的复制和突变中起重要作用。E5 蛋白是一种最小的转化蛋白,与细胞转化有关;也是一种细胞膜或内膜整合蛋白,由 2 个功能域组成:一个是氨基端疏水域,与 E5 蛋白在转化细胞膜或内膜上的插入位置有关;另一个是羧基端的亲水域,若将羧基端部分注射休止细胞中,能够诱导细胞 DNA 合成;此外,E5 蛋白可能是对人细胞永生化和转化的潜在介质,但其本身不能使人细胞永生化。E5 蛋白还能诱导多种癌基因的表达。E6 和 E7 主要与病毒细胞转化功能及致癌性有关。E6 蛋白是一种多功能蛋白,在 HPV 感染的细胞中,E6 蛋白定位于核基质及非核膜片段上;体外表达的 E6 蛋白,含有 151 个氨基酸;E6 蛋白的主要结构特征是 2 个锌指结构,每个锌指结构的基础是两个 cys-x-x-cys,这种结构是所有 HPV E6 所共有,其结构根据功能不同可分为 5 个区,分别是:①C 端,1~29 个氨基酸;②锌指 1 区,30~66 个氨基酸;③中央区(连接区),67~102 个氨基酸;④锌指 2 区,103~139 个氨基酸;⑤C 端,140~151 个氨基酸。E7 蛋白是 HPV 的主要转化蛋白质,是一种仅有 98 个氨基酸小的酸性蛋白,定位于核内或附着于核基质上。E7 蛋白分为:1 区,1~15 个氨基酸;2 区,16~37 个氨基酸;3 区,38~98 个氨基酸;锌指及 C 端区。E6 和 E7 蛋白可影响细胞周期的调控等,被认为在细胞转化及在肿瘤形成中起着关键作用。E6

还能激活端粒酶，使细胞不能正常凋亡。E6 和 E7 蛋白不仅具有转化和致癌作用，而且还具有对病毒基因和细胞基因转录的反式激活活性。晚期转录区又称为 L 区，由 2500 个碱基对组成，编码 2 个衣壳蛋白即主要衣壳蛋白 L1 和次要衣壳蛋白 L2，组成病毒的衣壳，存在于病毒复制引后即增殖性感染的细胞中，其主要功能组装和稳定病毒颗粒，且与病毒的增殖有关。非转录区又称为上游调节区、非编码区或长调控区，由 1000 个碱基对组成，位于 E8 和 L1 之间，为最不稳定区，与病毒基因起始表达和复制有关，也与潜伏感染有关。该区含有 HPV 基因组 DNA 的复制起点和 HPV 基因表达所必需的调控元件，以调控病毒的转录与复制。

HPV 阳性妇女能否进展到宫颈上皮内高度病变和癌症，与 HPV 的型别有很大联系，已鉴定 80 种以上的 HPV 型别，大约 35 种型别可感染妇女生殖道，仅约 13 种亚型与肿瘤相关，称高危型（hrHPV）。Munoz 总结了 IARC 病例对照研究的结果。不同亚型 HPV 的 OR 分别为 150(16)，182(18)，60(31)，78(33)，35(35)，151(45)，43(51)，146(52)，79(58)，347(59)。除 16 和 18 外，HPV31、33、35、45、51、52、58 和 59 也是新近被认为主要高危亚型。

虽然 hrHPV 是子宫颈癌发生的主要因子，但多数 hrHPV 感染是一过性的，80% 的初次感染者可通过机体自身免疫力清除病毒，只有持续感染才会造成宫颈病变。年轻妇女中 HPV 阳性平均持续时间为 8 个月，1 年后 30%、2 年后 9% 持续感染，仅约 3% 感染 HPV 的妇女在她们的一生中会发展为宫颈癌，平均潜伏期为 20~50 年。此外，近年的病因学研究表明 HPV DNA 整合到宿主基因组中也是致癌的一个主要步骤。因此，若仅仅因为 hrHPV 检测阳性即给予干预，易造成过度治疗。

子宫颈 HPV 急性感染后可有 3 种临床过程。①隐匿感染：病毒基因组呈稳定状态，不整合入上皮但仍寄宿于宿主细胞，子宫颈鳞状上皮无临床和形态学可见的改变。无临床和形态学的感染证据，但 DNA 技术显示有 HPV 的感染。②活性感染：表现为 HPV 的持续复制使鳞状上皮增生成为良性肿瘤。③致癌基因病毒 HPV：HPV 基因整合入宿主基因组，干扰控制增生的癌基因和抑癌基因的表达，临床上表现为高分级病变，即 CIN-Ⅱ以上病变。

已有的研究显示，hrHPV 通过与宿主染色体的整合不仅可以使致癌基因得以长期存在，而且病毒编码蛋白还可与宿主蛋白的相互作用引发细胞转化。从 HPV16 阳性的人肿瘤细胞分离出来的 DNA 片段，含有 HPV16 E6 启动子、E6、E7、E1 基因以及部分宿主细胞 DNA 序列，该序列可以完全转化 NIH_3T_3 细胞，而且在转化细胞内检测到大量 E6、E7 转录产物。但是从人肿瘤细胞基因组中分离出来的 HPV E6、E7 只有当连接到宿主细胞 DNA 序列中才具有转化细胞的潜力。来源于整合型病毒癌基因转录产物的编码 E6、E7 蛋白的 cDNA 可以表达比来源于游离型者更强的转化原始细胞的能力，其原因可能是整合型 HPV DNA 转录产物 3′端序列融合导致转录产物半衰期延长。

HPV DNA 整合到宿主基因组中是致癌的一个主要步骤。研究发现 HPV DNA 这种整合是随机克隆性整合，常常以单拷贝、多拷贝形式被整合到宿主的染色体脆弱区中，并且这种整合具有相同的位点，也相当固定。HPV 的 DNA 链通常在 E1 或 E2 的开放读码框内断裂，造成 E1 和（或）E2 基因删除或断裂。E2 基因产物在正常转录中起抑制 E6/E7 表达的作用，E2 的正常调控作用缺损，导致 E6 和 E7 过度表达。高危型 HPV E6/E7 已被证实为转化基因，其编码的 E6、E7 蛋白与细胞转化和病毒复制的调控有关，在宫颈癌细胞系和组织内持续表达，在维持转化组织恶性表型的过程中起至关重要的作用。E6 蛋白能与细胞内 E6 相关蛋白（E6-AP）形成复合物，特异性地结合抑癌基因 p53 的产物，使 p53 降解失活，野生型 p53 是一种核蛋白，负向调节细胞的生长和分化，p53 的降解失活阻碍细胞对 DNA 损伤的反应，由此导致遗传性状改变的累积，进而产生恶变的基因型，导致细胞周期失控；作为一种多功能蛋白，它还可通过激活端粒酶使正常细胞永生化；新近研究发现 E6 的功能与其他蛋白（如靶蛋白 1、干扰素调控因子 3、p21 等）的相互作用和凋亡有关。E7 蛋白是 HPV 的主要转化蛋白,与肿瘤抑制蛋白视网膜母细胞瘤蛋白(Rbl)亲和力极高,Rb 是重要的抑癌基因,直接参与细胞周期的调控。高危型 HPV(如 HPV16)的 E7 蛋白与 pRB 结合后导致 Rb 蛋白功能失活降解,改变了细胞生长周期的调控机制,使细胞周期失控而发生永生化对恶性变的防御进一步受到影响。E6 和 E7 还具有促进和维持整合状态的功能。因此,E6、E7 基因片段的表达活性与肿瘤细胞的恶性增殖能力密切相关,将 E6/E7 蛋白视作肿瘤特异性标志物,是目前研究开发高特异性新筛查方法的热点之一。

多项研究显示,感染 HPV 高病毒载量(VL)的病人患宫颈癌的风险增加。有观点认为位于一个细胞内或一个解剖学位置的致癌 HPV 类型的拷贝数与 HPV 相关的疾病形成之间可能有直接的关系,不过对于病毒载量的研究目前尚缺乏临床研究验证。对 hrHPV 感染状态、病毒载量和基因整合状态进行连续的综合检测,有望揭示 hrHPV 对宫颈上皮细胞恶性转化的进程,寻找高特异性的筛查指标,预测向高度病变或宫颈癌的转变趋势,提高可发展为癌的高危人群的检出率。HPV 的检测不仅有利于指导细胞学检查的进一步处理,还可能对宫颈癌的预后有预测作用。有研究指出 HPV DNA 检测阴性的宫颈癌,其累计无瘤生存率为 100%;HPV DNA 阳性者仅 56%。HPV 是否阳性及其 HPV 类型还与宫颈癌盆腔淋巴结转移相关,HPV 阳性及 HPV18 型者更多见盆腔淋巴结转移。

【流行病学】

世界范围内,宫颈癌是仅次于乳腺癌导致女性发病和死亡最常见的恶性肿瘤。超过 80% 新诊断病例发生在经济情况比较差的妇女。宫颈癌的平均发病年龄是 47 岁,病例呈双峰分布,分别在 35~39 岁和 60~64 岁两个年龄段。

宫颈癌的发生有很多危险因素,包括初次性交年龄小(<16 岁)、多个性伴侣、吸烟、种族、多产以及社会经济条件低下等。有学者认为使用口服避孕药有可能会增加宫颈腺癌发生的风险,但是该假说还没有得到公认。上述危险因素中,大多数都和性行为以及性传播疾病的暴露相关联。曾经认为疱疹病毒感染是导致宫颈癌发病的初始事件,但现在普遍认为人乳头瘤病毒(HPV)感染才是宫颈癌发病的致病原,疱疹病毒和沙眼衣原体很可能起协同作用。目前认为人类免疫缺陷病毒(HIV)在宫颈癌发病过程中通过免疫抑制起作用。美国疾病预防和控制中心把宫颈癌定义为一种获得性免疫缺陷综合征(AIDS),后者是 HIV 感染患者所发生的疾病。

【宫颈癌筛查】

20 世纪 40 年代 George Papanicolau 首先提出子宫颈和阴道细胞学检查,多年实践证明,宫颈癌普查是降低发病率及死亡率的有效方法,具有明显的社会效应和经济效应。但传统的巴氏涂片筛检的敏感性为 58%,特异性为 69%,假阴性率为 20%,其中 62% 是由于标本原因,这在发展中国家尤为明显。近年已有一些进展以改善单独巴氏涂片的临床价值,如新的子宫颈涂片报告系统-Bethesda 系统的应用、子宫颈拍摄、计算机辅助的阴道镜检和自动细胞学检查系统等。尚存在的问题是宫颈细胞学检查常常得出以下的诊断结果:未明确诊断意义的非典型鳞状细胞(ASCUS)或非典型腺细胞(AGUS)、低度鳞状上皮内病变(LSIL)和高度鳞状上皮内病变(HSIL),但是 ASCUS 或 LSIL 患者仅 5%~20% 经活检证实为 CIN,且 CIN I-II 可以自然转归为正常上皮。临床上遇到上述诊断时应当如何处理,常常困惑着医生和患者。因此,尚待进一步研究开发出更为特异、直接、易操作的新筛查手段。

由于仅在高危型 HPV 持续感染,且 HPV DNA 整合到宿主基因组内的人群才发展为子宫颈癌,目前对高危型 HPV 感染和基因整合状态的综合检测已成为最受瞩目的研究热点。HPV 的分型检测有利于指导细胞学检查的进一步处理,可以利用 HPV 检测筛查 ASCUS 或 CIN I 的妇女中的高危患者,如果 HPV 检测为高危型,则应进行进一步的检查治疗,如阴道镜检查和活检,必要时行阴道镜下电环切等。

HPV迄今尚不能在组织细胞中培养,不能通过分离病毒来确定HPV的型别,目前HPV分型主要是依靠克隆基因的DNA杂交试验即核酸杂交及酶谱分析等方法来确定。原位杂交(ISH)、多链酶聚反应(PCR)和杂交捕获系统(HCS)是3种目前临床和基础研究中最常使用的核酸水平的HPV及其亚型的检测方法。但这些方法分别存在着特异性低(入选范围过大须进一步筛选)、工作强度大、成本高、操作复杂不易大规模推广应用等问题。

现代分子生物学技术的进步为建立特异性高、经济、简便、易操作的宫颈癌高危人群的新筛查方法提供了可能。高危型HPV E6/E7已被证实为转化基因,其编码的E6、E7蛋白与细胞转化和病毒复制的调控有关,在宫颈癌细胞系和组织内持续表达,在维持转化组织恶性表型的过程中起至关重要的作用。因此,将E6、E7蛋白视作肿瘤特异性标志物是研究开发高特异性新筛查方法的新方向。

(一)筛查注意事项

1.筛查原则

(1)宫颈细胞学筛查计划的目的是降低宫颈癌的发病率和病死率。

(2)宫颈癌筛查应该覆盖大部分的人群(目的是至少覆盖80%以上的人群)。

(3)宫颈涂片细胞学检查是最常用的筛查手段。

2.筛查起止年龄及间隔　根据宫颈癌病因学及宫颈癌发病规律,一般建议年轻女性开始性生活后3年开始筛查,1~2年筛查1次,70岁后可以终止筛查。

3.掌握筛查流程　宫颈癌筛查涉及众多诊断方法,包括细胞学涂片检查、HPV测定、阴道镜检查、宫颈活检甚至宫颈锥切等,应科学地分级实施,原则上由无创到有创,由简单到复杂。

(二)细胞病理学分类系统比较

半个多世纪以来,传统的巴氏涂片和分级系统对宫颈癌的筛查、早期诊断及治疗后随访作出了重要贡献。为进一步提高细胞病理学筛查的敏感性和特异性,近年来细胞病理学家不断改进宫颈细胞学涂片技术及宫颈细胞病理学分级诊断系统。目前,液基涂片逐步替代传统的巴氏涂片,巴氏分级法已由Bethesda系统取代。

(三)Bethesda系统

1988年美国国立癌症研究所(NCI)在Bethesda制定了全新的阴道细胞学描述性诊断系统,称为Bethesda系统或TBS。

(四)宫颈细胞学涂片检查后处理方案

细胞学涂片检查正常的人群,按常规时间进行下次筛查。涂片细胞不够者,3个月后复查涂片。轻度核异常或交界性核改变,6个月后复查涂片或HPV检查。3次涂片轻度核异常或交界性核改变,推荐阴道镜检查。

二、宫颈上皮内瘤变

宫颈浸润癌前期疾病的概念最早于1947年提出。1968年Richard提出了宫颈上皮内瘤变(CIN)的概念,指出所有异型性增生都有进展的潜能。上皮内瘤变常发生于宫颈、阴道和外阴,也可以在这些部位同时存在。这3种病变的病因和流行病学基本相同,典型的治疗是物理治疗和非手术治疗。早期诊断和处理CIN,对于防止病变进展为浸润癌十分重要。

CIN按病变程度分为Ⅰ、Ⅱ、Ⅲ级,分别相当于轻、中、重度非典型增生和原位癌(CIS)。最严重的CINⅢ是原位癌,其定义是"所有或绝大部分上皮显示癌细胞的特征"。CIN或非典型增生,意味着异常的成熟度,所以,无有丝分裂活性的鳞状上皮增生性化生不属于CIN,也不会进展为浸润癌。

CIN源于发展期鳞柱交界转化带内的化生区域。化生由原始鳞柱交界内侧开始,向宫颈外口方向进行,覆盖柱状绒毛,这个过程形成了称为转化带的区域。转化带从原始鳞柱交界向生理性活动的鳞柱交界扩展。现认为在多数病例中,CIN由发展期鳞柱交界转化带中的单一病灶发生而来。宫颈前唇患CIN的概率是后唇的2倍,CIN极少源于侧角。CIN一旦发生,可以沿水平方向累及整个转化带,但通常不会替代原始鳞状上皮。这种进展通常有清晰的CIN外边界。宫颈腺体受累的程度有重要的治疗意义,因为必须破坏整个腺体以确保CIN的根除。一旦化生上皮成熟,合成糖原,则称为愈合的转化带,对致癌因素的刺激有相对的抵抗力。但是,有早期化生细胞的整个鳞柱交界对致癌因素敏感,致癌因素可以促进这些细胞转化为CIN。因此,CIN最易发生于月经初潮或妊娠后,这时化生最活跃。相反,绝经后女性很少发生化生,CIN的风险处于低水平。

性交引入了多种致癌因素。尽管人们已经研究了许多因素,包括精子、精液组蛋白、滴虫、衣原体以及单纯疱疹病毒,目前还是认为HPV在CIN发展中有着至关重要的作用。约90%的上皮内瘤样变归因于人乳头瘤病毒(HPV)的感染,但只有高危亚型HPV引起高度上皮内病变(CINⅡ,CINⅢ)和宫颈浸润癌。这些亚型包括HPV16、18、31、33、35、39、45、51、52、56和58等。其中16型是浸润癌、CINⅡ和CINⅢ中最常见的亚型。

细胞学检查中,潜在癌前鳞状上皮病变分为3种类型:非典型鳞状上皮(ASC)、低度鳞状上皮内病变(LSIL)以及高度鳞状上皮内病变(HSIL)。ASC分为2个亚型:不明确意义的ASC(ASC-US)以及必须除外高度病变的ASC(ASC-H)。LSIL包括CINⅠ(轻度非典型增生)和HPV细胞学改变,即非典型挖空细胞。HSIL包括CINⅡ和CINⅢ(中度非典型增生、重度非典型增生和原位癌)。

有前瞻性研究中证实,CINⅠ自然消退率为60%~85%,这种自然消退多发生在细胞学和阴道镜随访的2年内。持续2年以上的LSIL治疗方法可以选择:期待疗法、物理治疗(包括冷冻治疗、激光消融治疗等)。

三、临床分期和病理学分类

【肿瘤分期系统】

对恶性肿瘤的患者,临床医师的主要任务就是确定最有效的治疗方法并估计预后。为达到最佳治疗效果,至少应该了解病变的范围和生物学特点,这就要求对肿瘤进行临床分期和病理分型。病变的范围通常以肿瘤分期来表达。对肿瘤分期是癌症病人现代治疗的关键。Ⅰ期通常被认为是疾病的早期,即损害局限于原发器官。Ⅱ期一般提示附近器官和组织扩散。Ⅲ期则表示扩散范围更广。Ⅳ期多指已有明确的远处转移。各分期还可再细分亚期,亚期通常与特殊的预后因素有关。尽管被人为地分期,但癌症本身是一个连续、动态的发展过程,临床上各期紧密相连,经常存在交界状态。

肿瘤分类可以根据很多系统,如解剖部位、临床和病理范围。同样地,肿瘤的组织学类型和级别以及患者的年龄、症状和体征的持续时间等,均可影响疾病的结果,也被应用于不同的分期系统。1954年FIGO开始承担对妇科恶性肿瘤治疗年度报告的资助,而妇科癌症分期正是年度报告数据和信息系统的重点。此后,FIGO肿瘤委员会对妇科肿瘤的各种分期系统做了数次修改,尤其是宫颈癌和子宫内膜癌的分期。1954年UICC建立了临床分期委员会,提供统计数字,其目的是利用TNM系统将疾病的范围扩展到所有的解剖部位来拓展分期技术。

FIGO分期系统最初是根据临床检查,尤其是疾病的解剖范围,近年来,已逐步转向手术病理学分期。

TNM系统通过估计3项指标来描述疾病的解剖范围。T指原发肿瘤的范围,N指有或无区域淋巴结转移,M指有或无远处转移。TNM系统又进一步分为两组:cTNM系统基本主要依靠治疗前从临床检查、影像、活组织检查、内镜、手术探查和其他相关检查所获取的资料来进行分期。pTNM系统基于外科手术后的组织病理学分期。该系统应用了治疗前获得的资料,并用手术和病理检查所得到的资料来补充和修改。在用TNM和(或)pT、pN、pM分类后,这些项目将被纳入分期中。分期、分类一旦建立,医学记录应保持不变。临床分期对选择和评估治疗方法至关重要,病理学分期提供最精确的资料来估计预后和推测最终结果。FIGO和TNM分期实际上是等同的。TNM预后因素规划委员会同意按照FIGO妇科肿瘤委员会关于妇科肿瘤分期的所有建议。

【宫颈癌分期原则】

1.临床诊断分期　宫颈癌分期主要根据临床检查判断,因此必须对所有病人进行仔细的临床检查,最好由有经验的医师在麻醉下进行。临床分期一定不能因为后来的发现而改变。如果对一个宫颈癌患者的分期存在疑问时,必须归于较早的分期。可以进行以下检查:触诊、视诊、阴道镜、宫颈内膜诊刮、子宫镜、膀胱镜、直肠镜、静脉尿路造影以及肺和骨骼的X线检查。可疑的膀胱或直肠受累应该通过活检和组织病理学证据证实。宫颈锥切也被认为是一项临床检查,经此确定的浸润癌也包括在报告中。可选择的其他检查有:淋巴造影、动脉造影、静脉造影、腹腔镜、超声、CT扫描以及MRI等。这些检查结果对于确定治疗方案是有价值的,但不能作为改变临床分期的基础。在CT扫描引导下对可疑淋巴结进行细针穿刺抽吸(FNA)也有助于确定治疗计划。

2.术后病理分期　经过手术治疗的病例,病理专家可以根据切除组织中的病理改变更精确地描述疾病范围。但这些结果不能改变临床分期,应该以描述疾病的病理分期方式记录下来。TNM的分类法正适合此目的。在极少数情况下,术前没有诊断为浸润较深的宫颈癌而仅做了子宫切除术。这些病例不能进行临床分期,也不能包含在治疗统计中,但可分开报告。如同所有其他妇科肿瘤一样,在首次诊断时就应该确定分期并且不能再更改,既使复发也不例外。只有严格按照临床分期的原则进行分期,才有可能比较临床资料和不同治疗方法的效果。

【宫颈癌分期说明】

1.FIGO分期　0期指非典型增生细胞累及上皮全层但无间质浸润。ⅠA_1和ⅠA_2期的诊断基于取出组织的显微镜检查,最好是宫颈锥切病检,切除的组织必须包含全部病变。无论原发病灶是表面上皮还是腺上皮,浸润的深度都不能超过上皮基底膜下5mm,水平扩散不超过7mm。静脉和淋巴管等脉管区域受累不能改变分期,但必须特别注明,因为会影响治疗决策。临床上常常无法估计宫颈癌是否扩展到子宫体,因此,子宫体的扩散会被忽略。骶主韧带短而硬、但非结节的宫旁组织向盆壁发展固定的病变分为ⅡB。因临床检查难以确定平滑、质硬的宫旁组织是癌浸润或者是炎症,因此,只有当宫旁组织为结节性固定于盆壁或肿物已达盆壁才分为Ⅲ期。按照其他检查分为Ⅰ期或Ⅱ期的病例,若由于癌的浸润导致输尿管狭窄而出现肾盂积水或肾无功能,均应分为Ⅲ期。诊断ⅣA期需结合膀胱镜和直肠镜检查。

2.TNM分期

(1)区域淋巴结(N)

N_x:区域淋巴结无法评估。

N_0:无区域淋巴结转移。

N_1:区域淋巴结转移。

(2)远处转移(M)

M_x:远处转移无法评估。

M_0:无远处转移。

M_1:远处转移。

【宫颈癌临床分期】

见表 3-1。

分期	描述
I	癌灶局限在宫颈(侵犯宫体可以不予考虑)
IA	肉眼未见癌灶,仅在显微镜下可见浸润癌,(浅表浸润的肉眼可见癌灶也为IB期)间质浸润测量范围限制于深度 $5mm^a$,宽度 7mm
IA1	间质浸润深度≤3mm,宽度≤7mm
IA2	间质浸润深度>3mm 至 5mm,宽度≤7mm
IB	肉眼可见癌灶局限于宫颈,或显微镜下可见病变>IA
IB1	肉眼可见癌灶最大直径≤4cm
IB2	肉眼可见癌灶最大直径>4cm
II	癌灶已超出宫颈,但未达盆壁。癌累及阴道,但未达阴道下 1/3
IIA	癌灶累及阴道上 2/3,无明显宫旁浸润
IIA1	肉眼可见病灶最大径线≤4cm
IIA2	肉眼可见癌灶最大直径>4cm
IIB	有明显宫旁浸润,但未达盆壁
III	癌灶扩散至盆壁,肛诊癌灶与盆壁间无缝隙,癌灶累及阴道下 1/3,除外其他原因所致的肾盂积水或无功能肾

四、治 疗

(一)微小浸润癌

只有在宫颈锥切活检边缘阴性,或子宫颈切除或全宫切除后才能作出宫颈癌 IA_1 或 IA_2 期的诊断。如果 CIN III 或浸润癌的宫颈锥切边缘阳性,需要再做一次锥切活检或者按 IB_1 下期处理。在确定治疗前应该做阴道镜检查排除相关的阴道上皮内瘤样病变(VAIN)。

【不同分期术式选择】

1. IA_1 期 推荐进行经腹或经阴道全子宫切除术。如果同时存在阴道上皮内瘤样病变(VAIN),应该切除相应的阴道段。如果病人有生育要求,可行宫颈锥切,术后 4 个月、10 个月随访追踪宫颈细胞学涂片。如果 2 次宫颈细胞学涂片均阴性,以后每年进行 1 次宫颈涂片检查。

2. IA_2 期 IA_2 期宫颈癌有潜在的淋巴结转移概率,治疗方案应该包括盆腔淋巴结清扫术。推荐的治疗是改良根治性子宫切除术(II型子宫切除术)加盆腔淋巴结清扫术。如果没有淋巴血管区域浸润,可以考虑行筋膜外子宫切除术和盆腔淋巴结清扫术。

宫颈癌发病年龄有年轻化趋势,未生育的年轻患者日渐增多,如何保留年轻宫颈癌患者的生育功能是一个重要的课题。目前要求保留生育功能者,较常采用的治疗方案如下。

(1)大范围的宫颈锥切活检,加腹膜外或腹腔镜下淋巴结清扫术。

(2)根治性宫颈切除术,加腹膜外或腹腔镜下淋巴结清扫术。

【根治性子宫颈切除术】

根治性子宫颈切除术,也称广泛性子宫颈切除术,辅以盆腔淋巴清扫术,是一种新的保留生育功能的手术方法,适用于有选择的早期宫颈癌患者。此手术的优点是保留了子宫体,也即保留了患者的生育希望。分为开腹和经阴道两种术式,通常包括盆腔淋巴切除术和宫颈环扎术。经阴道途径创伤小,不进入腹腔,对生育影响较小,但手术难度大,需要极熟练的阴道手术及腔镜手术技巧。1994 年 Dargent 首先报道了经阴广泛性子宫颈切除术。目前该手术已用于临床 15 年,文献报道,治疗后的宫颈癌患者的妊娠次数达 150 多次,而出生的健康婴儿近 100 人。大部分患者分娩时均采用剖宫产,足月产的比例约 2/3。主要的产科风险是流产和早产。肿瘤随访的结果令人满意,复发率<5%。

适应证:目前尚没有统一标准,1998 年 Roy 和 Plante 提出的适应证是较常采用的方案。

希望保留生育能力,且无生育能力受损的临床证据。

(1)病变<2.0~2.5cm。

(2)FIGO 分期 IA_1~IB_1。

(3)鳞状细胞癌或腺癌。

(4)阴道镜和(或)磁共振(MRI)检查宫颈管上段未受累。

(5)无淋巴转移。

【随访】

主要应用细胞学涂片检查随访,术后 4 个月、10 个月 2 次涂片均正常后,每年 1 次涂片检查。

(二)浸润癌

肉眼可见的病灶应该活检确诊。初始评估包括 l 临床检查(必要时在麻醉下进行),阴道镜检查排除阴道上皮内瘤样病变。了解相关的临床症状。出现与膀胱和直肠有关的症状,可行膀胱镜或结肠镜评估膀胱或直肠情况。X 线胸片检查和肾脏评估(包括肾 B 超、IVP、CT 或 MRI)是必须的。CT 和(或)MRI 检查可以了解淋巴结的状态。

【前哨淋巴结及淋巴定位】

淋巴系统定位和前哨淋巴结识别是现代实体肿瘤外科治疗的新进展之一。将淋巴检查、分期、处理综合起来,可以更好地提供疾病特征以便减少放疗的干预和减少潜在的毒性,大大提高了肿瘤治疗的准确性。目前已在恶性黑色素瘤和乳腺癌等肿瘤中取得显著成就,从根本上改变了经典的外科治疗,但对于妇科恶性肿瘤还是一个新的领域。

尽管目前对肿瘤转移途径有较清楚的认识,但早期研究对区域淋巴系统的作用及其与主要解剖结构之间的联系不很清楚。淋巴定位就是记录相关器官的区域淋巴引流情况,目的是为了识别靶器官的主要引流淋巴结或淋巴结组。从理论上讲,这些淋巴结最有希望判断疾病的预后,因为淋巴结转移的第一站也是肿瘤转移的必经之路。早在 20 世纪初,法国的 Levenf 和 Godard 就通过给妊娠宫颈注射 Gerotti 染料研究宫颈的淋巴结解剖情况,并命名了闭孔和髂血管淋巴结。1960 年 Emest Gould 提出了前哨淋巴结的概念,认为若前哨淋巴结为阴性(不含肿瘤细胞),那么其他区域淋巴将不太可能有转移,也就不需要做更大范围的淋巴清扫。Ramon Cabanas 进一步将区域淋巴引流和选择性识别区域淋巴结的概念结合起来并应用于现代淋巴定位技术,通过淋巴造影发现阴茎癌的前哨淋巴结位于腹股沟浅淋巴结中,他建议只有前哨淋巴结阳性的患者才有必要行淋巴清扫。该发现已在黑色素瘤、乳腺癌等实体瘤中得到证实。

宫颈癌是研究淋巴定位的理想对象。首先,绝大多数手术治疗的患者没有发生转移;其次,宫颈是一个中位器官,具有许多潜在的淋巴引流区,常见的引流部位是闭孔和髂外区;第三,宫颈易于暴露,可在术前和术中行宫颈注射。最后,随着要求保留生育功能的年轻患者日渐增多,亟需发展一种高效微创的识别方法来筛选出低风险患者。

淋巴结被染色,且至少发现1条染色的淋巴管进入该淋巴结是判断1个淋巴结是否为前哨淋巴结的金标准。淋巴闪烁造影术可增加淋巴定位的准确性,特别适用于术野外或染色浅的淋巴结。腹腔镜手术为早期宫颈癌患者的前哨淋巴结定位提供了一个极为有利的方法。术中应用Y探头的报道有限,但已有的研究支持其可行性及对前哨淋巴结定位的重要性。

目前对宫颈癌进行淋巴定位还面临很多特殊的挑战,这与肿瘤注射、子宫的复杂血供、具有许多潜在的盆腔及主动脉旁淋巴引流区有关。

淋巴定位技术的外科合理性需要在很多方面进行前瞻性的研究,如多样性的对比研究、多中心研究和评估淋巴结的特异性分子病理技术。另外,尚需要前瞻性随机研究以评估前哨淋巴结识别作为治疗选择依据的可行性。就此而言,适用于腹腔镜手术的患者似乎是这项技术的理想候选人,因为它可以提供局部切除和潜在的保留生育功能手术(如根治性宫颈切除术)。另外,保留识别抗原的淋巴群细胞对疫苗治疗的成功有关键性作用。HPV-L1病毒样颗粒疫苗治疗现已处于Ⅰ期临床试验。2002年,Koutsky等已针对HPV疫苗预防病毒感染的重要性,开展了对健康人的多中心随机双盲对照研究。随访中位时间为17.9个月,对照组HPV持续感染率为3.9/100人年,而试验组为0/100人年($P<0.001$)。总的来说,还需要更多的关于原发肿瘤及其淋巴引流相互关系的信息,以获得对肿瘤生物学和临床表现的深入了解。

【IB_1、$IIA<4cm$ 期宫颈癌的治疗】

早期宫颈癌(IB_1、$IIA<4cm$)的初始治疗可以选择手术或根治性放疗。治疗方案的选择应综合病人的年龄及身体状况、医疗资源情况(包括手术熟练程度)。应该向病人解释所有的治疗选择,包括近期及远期并发症和预期结果。

1.手术治疗 IB_1/IIA(直径$<4cm$)宫颈癌的标准手术治疗方案是改良根治性全宫切除术或根治性全宫切除术和腹膜后淋巴清扫术。年轻患者可以保留卵巢,如果术后有需要放疗的可能,卵巢应悬吊于盆腔之外。部分病例可以行经阴道根治性全子宫切除术和腹腔镜下淋巴清扫术。

(1)经阴道根治性全子宫切除术:经阴道根治性全子宫切除术与经腹根治性全子宫切除术同样始于19世纪末的欧洲中部,代表人物是Schauta,后因不能同时行经阴道盆腔淋巴切除术以及放疗的崛起而逐渐被人遗忘。1959年印度的Suboth Mitra提出了一种新的联合术式,即先经腹行双侧腹膜外系统盆腔淋巴结切除术,再行经阴道根治性子宫切除术。尽管是两个独立的手术,但手术风险仍小于经腹根治性子宫切除术。因为不需要大的手术切口和长时间显露手术野,术后并发症较Meigs术式少了3倍,也因此被应用于高风险的患者。1987年Dargent提出用腹腔镜代替腹部切口行盆腔淋巴结切除术,由此产生了Celio-Schauta术式,也称腹腔镜辅助阴式根治性子宫切除术(LAVRH)。LAVRH术式中,腹腔镜可以仅用于探查评估盆腹腔情况和腹膜后的淋巴结清扫术,根治性子宫切除术经阴道完成。经阴道根治性子宫切除术采用Celio-Schauta术式,后经过德国改良(程度相当于2类Piver经腹根治性子宫切除术,用于直径$<2cm$的宫颈癌)或经过奥地利改良(程度相当于3类Piver经腹根治性子宫切除术,用于直径$\geq 2cm$的宫颈癌)。LAVRH术式中,除盆腔淋巴结切除外,更多的操作也可以在腹腔镜下完成,如分离子宫韧带和动脉等。

这类手术总的特点是借助腹腔镜对手术广泛性的追求。实际上,阴式手术的一个技术难点是钳夹靠近盆侧壁的宫旁组织,因为相对于阴道常规操作的平面来说,钳夹宫旁组织斜角刚好是相反的。而用腹腔镜在同侧髂部放入器械可以平行到达盆侧壁,而且一个人就可分离侧面的宫旁组织(不管使用内镜、双极导管、氩射线还是其他装置)。

需要强调的是,输尿管、子宫动脉与主韧带之间的位置关系与腹式手术存在较大差异。在阴式手术中,下拉子宫至阴道,膀胱则向上回缩,使子宫血管向下、向内移行,输尿管受到牵拉也向下走行,然后转向上方进入膀胱。

经阴道手术时应仔细触摸辨认避免损伤。然而,在行腹腔镜下淋巴结清扫术时,若将子宫动脉从其髂内动脉前支起始部离断时,则输尿管上所受的拉力明显减少,而输尿管"膝"的形成就不像在子宫动脉完整存在时那么明显。

(2)腹腔镜下盆腔淋巴结清扫术:经腹腔镜行盆腔淋巴结和腹主动脉旁淋巴结清扫始于20世纪80年代末90年代初。与传统的开腹淋巴结切除术相比,具有手术野被放大、并发症少、血管和淋巴结的解剖更清楚等优点。由有经验的腹腔镜操作者进行手术与开腹手术达到的效果一样,甚至更好。已有大量的病例证明这项技术的可行性和安全性。

2.放射治疗 IB_1/IIA(直径<4cm)宫颈癌的标准放射治疗方案是盆腔外照射加腔内近距离放疗,推荐剂量(包括盆腔外照射和低剂量比率腔内近距离放疗)为:A点80~85Gy,B点50~55Gy。盆腔外照射总量应该是45~55Gy,每次180~200Gy。应用高剂量比率(HDR)的腔内近距离放疗,剂量应该按照相等的生物学剂量设置。

3.手术后辅助治疗 根治术后有以下情况者复发的危险性增加:淋巴结阳性,宫旁阳性,手术切缘阳性。这些病人术后采用同期放化疗(5-FU+顺铂或单用顺铂)比单用放疗者,可以提高生存率。复发的危险性增加也见于那些没有淋巴结受累,但肿瘤为巨块型、有毛细血管样区域(CLS)受累和扩展到宫颈间质外1/3。术后辅助性全盆腔外照射比单用手术治疗者可减少局部复发率并改善无瘤生存率。

有两个研究组报道应用小范围的盆腔放疗可以达到相似的肿瘤控制并且减少并发症;他们设计的放疗范围可以覆盖阴道穹隆和宫旁组织,上界位于S_1-S_2,而不是L_5-S_1。

【IB_2、IIA(>4cm)期宫颈癌的治疗】

初始治疗措施包括:①放、化疗。②根治性全子宫切除术和双侧盆腔淋巴结清扫术,术后通常需要加辅助放疗。③新辅助化疗1~3个疗程(以铂类为基础),随后进行根治性全子宫切除术和盆腔淋巴结清扫术,术后可以辅助放疗或放化疗。

1.同期放化疗 最常用的治疗是盆腔外照射加腔内近距离放疗,并每周用铂类化疗1次。放疗的推荐剂量是A点85~90Gy,B点55~60Gy。在盆腔外照射期间每周应用顺铂40mg/m^2化疗。髂总或主动脉旁淋巴结阳性者,应该考虑扩大放疗范围。目前还缺少同时化疗和扩大范围放疗的相关研究资料。

2.手术加辅助放疗 初始治疗选择根治性手术的好处是可以得到正确的手术分期,同时可以切除原发肿瘤,避免腔内近距离放疗。手术也可以切除不容易通过放疗杀灭的肿大的淋巴结。因为这些肿瘤是巨大的,一般需要辅助放疗。广泛的毛细血管样区域(CLS)受累和癌症浸润至宫颈间质外1/3是局部复发的高危因素。淋巴结阴性的高危患者可以采用全盆腔放疗或小范围盆腔放疗。髂总、主动脉旁淋巴结阳性的患者可以扩大放疗范围。

3.新辅助化疗后根治性全子宫切除术加盆腔淋巴结清扫术 随机试验数据提示在手术前采用以铂类为基础的化疗比采用放疗效果好。目前没有比较手术前同期放化疗与新辅助化疗后疗效差别的数据。

BuenosAires的研究采用如下化疗方案:

顺铂:50mg/m^2,静脉推注(15min),第1天;

长春新碱:1mg/m^2,静脉推注,第1天;

博来霉素:25mg/m^2,静脉滴注(>6h),第1~3d;

间隔10d,3个疗程。

还有多种方案可以选择:PVB(DDP+VCR+BLM)、PI(DDP+IFO)、DF(DDP+5-FU)及FIP(5-FU+

IFO+美司那+DDP)等。

【进展期宫颈癌】

1. 初始治疗　标准的初始治疗是放疗,包括盆腔外照射和腔内近距离放疗联合同期化疗。ⅣA 期病人,癌症没有浸润到盆壁,特别是合并有膀胱阴道瘘或直肠阴道瘘者,初始治疗可选盆腔脏器清除术。

2. 放疗剂量和技术　放疗应该通过一个合适的能量从而在初始和第二照射区域形成独特的剂量聚集。如果可能,照射区域应该由临床检查和 CT 扫描的结果决定。范围应该至少包括 4 个区域。腔内近距离放疗可以给予高或低剂量比率。标准的治疗方案是盆腔外照射加腔内近距离照射,同时应用以铂类为基础的化疗。在盆腔外照射期间同时加用顺铂,$40mg/m^2$,每周 1 次。照射的推荐剂量为 A 点 $85\sim90Gy$,B 点 $55\sim60Gy$。髂总或主动脉旁淋巴结阳性者,扩大放疗范围。

同期化疗:顺铂 $40mg/m^2$,盆腔外照射期间每周 1 次;或 5 氟尿嘧啶(5-FU)+DDP 每 3~4 周 1 次。

三维立体适形强调照射:目前多用于术后辅助放疗、复发攻击癌孤立病灶或盆腔、主动脉旁淋巴结转移灶的照射。

3. 强度可调的放射治疗(IMRT)　是一种相对新颖的外照射治疗方法,也是近年来放射治疗学的一个显著进步。该技术能够通过计算机运算公式,精确地区分需要照射的靶器官和正常组织,再调整放射束的强度,使到达特异性器官的剂量充分,并减少对邻近正常组织的照射,从而更加精确地照射肿瘤,减少毒性反应。

【ⅣB 期或复发疾病】

复发可能在盆腔、远处或两者均有。随着巨块型原发肿瘤的病例增加,单独盆腔复发或盆腔病灶持续存在患者的比例比远处转移患者有所增加。复发大多数发生在诊断后 2 年内,预后差,中位存活期仅 7 个月。宫颈癌复发或转移的症状包括疼痛、下肢水肿、胃纳下降、阴道出血、恶病质以及心理问题等。治疗应由多学科专家组共同努力,包括妇科肿瘤学家、放疗和化疗专家、中医专家、姑息治疗医生、特殊护理人员、心理学家等。减轻疼痛及其他症状,为患者及家人提供全面的支持非常重要。

初次治疗后复发:治疗措施的选择应该依病人的一般状态、复发或转移部位、转移的范围以及初始治疗措施而决定。

根治性手术后局部复发的宫颈癌患者是放疗的指征。有研究资料显示放疗同时加用 5-FU 和(或)顺铂化疗,可以改善部分患者的预后。部分患者如肿瘤没有浸润到盆壁、特别是有瘘管存在的情况下,盆腔脏器清除术可以代替根治性放疗及同期化疗。

1. 盆腔脏器廓清术　盆腔脏器廓清术包括 3 种类型。

前盆腔廓清术:切除膀胱、阴道、宫颈和子宫。适用于病变局限于宫颈和阴道上段前壁者,若病变侵犯直肠上方的阴道后壁黏膜,则需要切除直肠。

后盆腔廓清术:切除直肠、阴道、宫颈和子宫。适用于孤立的阴道后壁复发性病灶,手术不需要通过主韧带分离输尿管,但需要解决结肠造口等问题。

全盆腔廓清术:切除膀胱、直肠、阴道、宫颈和子宫。病变局限于阴道上段和宫颈时,可以在肛提肌以上部位进行切除,能够保留直肠残端和乙状结肠进行吻合,避免永久性结肠造口。若病变侵及阴道下段,则须切除全部直肠及大片会阴组织,并行永久性结肠造口。

在进行廓清术前应积极寻找转移病灶,有转移性病灶者应作为盆腔廓清术的禁忌证。由于阴道下段的淋巴引流至腹股沟区域,术前还需仔细评价这些区域的淋巴结。肿瘤扩散到盆侧壁虽是盆腔廓清术的禁忌证,但是由于放疗后的纤维化改变,即使是很有经验的检查者也难以作出准确判断。即使无法治愈的可能性增加,仍然应该考虑剖腹探查,从而对宫旁组织进行活检。当临床出现单侧下肢水肿、坐骨神经痛和输尿管梗阻三联征时,通常提示肿瘤浸润盆壁,无法彻底切除。

随着可控性尿路改道技术的进展,手术后患者的身心状况得到很大改善。同时行直肠吻合术和可控性尿路改道,患者就无需终身使用外置性装置,可以避免很多相关的心理问题。应该尽一切努力在盆腔廓清术的同时进行阴道再造,该治疗也有助于切除盆腔脏器后盆底组织的重建。无论是否进行阴道再造,都应该游离胃网膜左动脉的一块大网膜重建新的盆底结构。

近年来,盆腔廓清术的手术死亡率持续下降,目前已降至10%左右。术后死亡的主要原因是败血症、肺栓塞及大出血。胃肠道和泌尿生殖道瘘仍是最常见的严重并发症,发生率高达30%~40%。有学者报道,使用未经放射治疗的肠道进行泌尿道重建可使瘘的发生风险下降,尚需进一步临床实践证实。前盆腔廓清术后的5年存活率为33%~60%,全盆腔廓清术后的5年存活率为20%~46%。

2.侧面扩大的内盆腔切除术(LEER) 放疗区域出现局部复发的宫颈癌患者预后很差。传统的盆腔廓清术仅限于经过严格选择的中央型复发患者,LEER为复发病灶侵及盆腔侧壁的患者提供了一种新的手术治疗方式,它扩大切除了传统盆腔廓清术的侧切除平面——包括切除髂内血管、闭孔内肌、尾骨肌、髂尾肌和耻尾肌。扩大手术侧切平面的目的在于保证切除侧方肿瘤,使切缘阴性。目前有关该手术的经验还非常有限。

初始手术后局部复发的治疗选择:初始手术后盆腔局部复发的患者可以选择根治性放疗或盆腔脏器清除术。根治性放疗(+/-同期化疗)可以治愈一部分初始手术后盆腔孤立复发病灶的患者。放疗剂量和区域应该按照不同疾病范围而制定。微小病变应该给予50Gy,按180cGy分次给予。大块肿瘤应用区域缩减量64~66Gy。在初始治疗失败,盆腔转移或复发并且不能够治愈的情况下,可选择姑息性化疗。顺铂仍是宫颈癌化疗的首选单药。这部分患者的预期中位时间存活是3~7个月。

根治性放疗后局部复发:初始放疗后复发的患者,盆腔脏器清除术是唯一有治愈可能的措施。有丰富经验的专家可以选择有适应证的患者进行盆腔脏器清除术。

盆腔脏器清除术的适应证包括:估计可以切除的浸润到膀胱或直肠的中央型复发病灶;没有盆腔外扩散;在盆壁与肿瘤间有可以切割的空间。单侧下肢水肿、坐骨神经痛和输尿管阻塞三联征提示存在不能切除的盆壁浸润,应该给予姑息治疗。

预后良好的因素包括:无瘤间隔(DFI)超过6个月,复发病灶直径≤3cm,没有盆壁固定。选择施行盆腔脏器清除术的患者5年存活率为30%~60%,手术致死率<10%。在谨慎选择病例的前提下,可以施行根治性全子宫切除术,适用于中央型复发而且肿瘤直径不超过2cm的患者。

ⅣB期或复发转移宫颈癌系统性化疗:顺铂是最有活性的治疗宫颈癌单药,剂量$100mg/m^2$时反应率为31%,$50mg/m^2$反应率为21%。回顾性随访研究显示,患者一般情况较好而且复发部位位于盆腔外的患者对化疗的反应率高于复发位于原来放疗部位者。

【远处转移】

局部放疗适用于缓解全身转移局部病灶引起的相关症状,包括骨骼转移所造成的疼痛,增大的主动脉旁淋巴结或锁骨上淋巴结以及脑转移相关症状。姑息性放疗应该采取大节段短疗程方法,而不按平常的根治治疗疗程方法。

(三)宫颈癌的随访

【随访时间】

1.第1年 放射治疗,每个月1次;手术治疗,每3个月1次。

2.第2年 放射治疗,每3个月1次;手术治疗,每4个月1次。

3.第3年及以后 放射治疗和手术治疗,每6个月1次。

【随访检查项目】

1.盆腔检查、三合诊检查。

2.阴道细胞学和 HPV 检测。

3.B 超、X 线、肿瘤标志物 SCC 检查。

4.MRI、泌尿系统、消化道检查。

5.怀疑早期复发时可做 PET 检查。

五、疫苗

2006 年 8 月,人类历史上第一支癌症疫苗-宫颈癌疫苗在澳大利亚成功接种至人体,标志着人类对癌症的防治研究进入一个新阶段。目前研究确认,宫颈癌是人类所有癌症中病因最为明确的一种,几乎所有的宫颈癌都是由人乳头瘤病毒(HPV)引起,妇女从宫颈感染 HPV 到发展为宫颈癌前病变乃至宫颈癌大约需要 10 多年的时间,这为研究宫颈癌疫苗创造了条件。宫颈癌疫苗也可以称为 HPV 疫苗,它通过预防妇女感染高危 HPV 进而预防宫颈癌发生。HPV 疫苗是一种具有 HPV 蛋白外壳的抗原性而不含病毒 DNA 复制性和致癌性的病毒样颗粒,接种人体后能激发机体免疫系统产生相应的抗体,阻止 HPV 感染,进而预防宫颈癌发生。由于在世界范围内约 70% 的宫颈癌与 HPV16/18 型感染相关,所以,目前多数宫颈癌疫苗研究是针对这两种病毒亚型的。

近年来开展了多个独立研究来检测多种 HPV 疫苗的效力。每项研究均显示所使用的疫苗可以有效地预防持续性的 HPV 感染。在一项试验性 HPV16VLP 疫苗的随机研究中,1533 名妇女被随机分入了疫苗组和安慰剂组。每名妇女均无细胞学检查异常史,男性性伴侣不超过 5 个。在第 0、2、6 个月给予疫苗,中位随诊时间为 17.4 个月。持续 HPV16 感染为该研究主要终止点,对疫苗的耐受性为次要终止点。研究发现,疫苗组与安慰剂组相比,HPV16 持续性和一过性感染均降低,CIN 发生也相应减少。另一项评价双价 L1 VLP 疫苗预防 HPV16 和 18 型的研究,采用了相同的研究方案。研究主要目标是评价疫苗对预防 HPV16 和 18 感染的有效性,次要目标是评价其预防细胞学和组织学异常的有效性。1113 名参加者随访了 27 个月。研究结果发现疫苗对于预防持续感染的有效性达 85%,而对预防细胞学异常的有效性达 93%。在另一项有关 HPV 疫苗的 2 期临床研究中,疫苗总的有效率达 89%。该研究认为疫苗能非常有效地减少持续 HPV 感染的发生率,同时还发现疫苗是高度免疫原性的,能对每一种 HPV 诱导出高效价抗体。但是,该研究未能充分评估对于疾病预后或者每种 HPV 亚型单独的有效性。

总之,目前报道的多项临床试验显示,宫颈癌疫苗可以在几年内高效的预防相应的高危 HPV 亚型感染。由于目前临床观察时间尚短,疫苗的长期效果仍有待研究。另外,不同地区、不同人群感染的高危 HPV 亚型也不完全相同,这也限制了特定疫苗对宫颈癌的预防效果。

由于疫苗的原理是通过预防 HPV 感染来预防宫颈癌,对已感染者作用不大,且以性行为为主的皮肤黏膜接触是 HPV 传播的主要途径,所以尚未开始性生活的年轻女性最适宜接种疫苗。当然对于那些已经有了性生活甚至是某亚型病毒携带者,疫苗也可以预防其他亚型 HPV 感染。

(欧阳荻妹)

第四节 子宫肌瘤

子宫肌瘤是女性生殖器中最常见的一种良性肿瘤,多见于 30~50 岁妇女。以宫体部肌瘤多见,少数为宫颈肌瘤。以肌壁间肌瘤为最常见,其次为浆膜下肌瘤和黏膜下肌瘤。

一、诊断标准

1. 临床表现

(1)症状出现与肌瘤生长部位、生长速度及肌瘤变性有关。

(2)多数患者无症状,仅于妇科检查或 B 超检查时偶被发现。

(3)阴道流血:为最常见症状,肌壁间肌瘤表现为月经量增多,经期延长;黏膜下肌瘤表现为不规则阴道流血、月经量过多,经期延长,但月经周期通常无明显变化;浆膜下肌瘤常无月经改变。

(4)腹部包块:下腹触及实质性包块,不规则,质硬,特别是在清晨膀胱充盈时包块更为明显。

(5)白带增多:肌壁间肌瘤可有白带增多,黏膜下肌瘤更为明显,当其感染坏死时,可产生多量脓血性排液,伴有臭味。

(6)压迫症状:肌瘤增大时常可压迫周围邻近器官而产生压迫症状,尤多见于子宫下段及宫颈部肌瘤,以及子宫侧方肌瘤。压迫膀胱则产生尿频、尿急,甚至尿潴留;压迫直肠产生排便困难;压迫输尿管可引起肾盂积水和输尿管扩张。

(7)腰酸、下腹坠胀、腹痛一般患者无腹痛,常诉有下腹坠胀、腰背酸痛。浆膜下肌瘤蒂扭转时可出现急腹痛。肌瘤红色变性时,腹痛剧烈且伴发热。

(8)其他症状:患者可伴不孕、继发性贫血等。

(9)妇科检查:子宫不规则增大,质硬、表面呈多个球形或结节状隆起。若为黏膜下肌瘤,有时可见宫颈口或颈管内有球形实性肿物突出,表面暗红色,有时有溃疡、坏死。

2. 辅助检查

(1)超声检查:B 型超声显像显示子宫增大,失去正常形态,肌瘤区出现圆形低回声区或近似漩涡状结构的不规则较强回声。B 超能较准确地显示肌瘤数目、大小及部位。经阴道彩色多普勒超声可以测量肌瘤血流信号及血流阻力指数,协助判定肌瘤状况。

(2)宫腔镜检查:可直接窥视宫腔形态,多用于可疑黏膜下肌瘤,以及伴发不孕症者,术中可见突出在宫腔内的肌瘤,可明确诊断并指导治疗方案。

3. 鉴别诊断　子宫肌瘤需与以下疾病鉴别。

(1)妊娠子宫:有停经史、早孕反应,质软,B 超见胎囊、胎心或胎儿。

(2)卵巢肿瘤:多无月经改变,妇科检查与子宫可分开,B 超、CT/MRI 以及腹腔镜检查可鉴别。

(3)子宫腺肌症和腺肌瘤:有继发痛经,进行性加重,子宫常为均匀增大,质硬,一般不超过妊娠 2～3 个月大小。

(4)盆腔炎性肿物:有盆腔炎病史,妇科检查肿物边界不清,消炎治疗后好转。

(5)子宫畸形:无月经改变,B 超、CT/MRI 等检查可协助诊断。

二、治疗原则

子宫肌瘤的处理,根据患者年龄、症状、肌瘤大小、有无变性、生育要求及全身情况全面考虑。

1. 随访观察　如肌瘤小或无症状,或近绝经期而症状不明显的患者,可 3～6 个月复查一次,暂不干预。

2. 药物治疗　有症状,但患者近绝经年龄,或肌瘤较大,手术前药物治疗缩小肌瘤,以及全身情况不能手术者,可选择下列药物治疗。

(1)雄激素:甲基睾丸素 5~10mg,口服,每日 2 次,每月用药 10~15 日。

(2)促性腺激素释放激素类似物(GnRH-a):常用为亮丙瑞林 3.75mg,每 4 周肌内注射一次,用 3~6 个月。用药期间肌瘤明显缩小,症状改善,但停药后肌瘤又可逐渐增大。GnRH-a 不宜长期持续使用,以免雌激素缺乏导致骨质疏松症。GnRH-a 更适用于拟行肌瘤的术前准备,使手术时易于剥离肌瘤,并减少术中出血。

(3)米非司酮(息隐、Ru486):米非司酮 12.5~25mg,口服,每日 1 次,连续服 3~6 个月。不宜长期大量服米非司酮,以防抗糖皮质激素副作用。

(4)孕三烯酮片:孕三烯酮片 2.5mg,口服,每周 2 次,连服 3~6 个月,用药期间需随访肝功能。

3.手术治疗

(1)手术指征:①月经量过多,继发贫血;②有压迫症状;③肌瘤引起不孕症;④肌瘤生长迅速,可疑恶变。

(2)手术方式:①肌瘤切除术年轻未婚或未生育,希望保留生育功能的患者,可行肌瘤切除术。根据肌瘤部位、大小及数量以及患者情况,可选择开腹、经阴道途径或腹腔镜下手术切除肌瘤。黏膜下肌瘤可在宫腔镜下行肌瘤切除术。②子宫切除术凡肌瘤较大,症状明显,经药物治疗无效,不需保留生育功能,或疑有恶变者,可行子宫次全切除或子宫全切术。若决定行次全子宫切除术,术前应详细检查宫颈,除外宫颈癌或癌前病变;月经不规则者,术前应行分段刮宫,病理学检查,除外子宫内膜病变。双侧卵巢正常者应考虑保留。若患者已绝经,可考虑同时行双侧附件切除术,如患者不愿切除,也可保留。

4.妊娠合并子宫肌瘤的处理

(1)孕期无症状者,定期产前检查,严密观察,不需特殊处理。

(2)妊娠 36 周后,根据肌瘤生长部位是否会发生产道梗阻及产妇和胎儿具体情况决定分娩方式。若肌瘤位于子宫下段,易发生产道阻塞,胎头高浮不能入盆者,应做选择性剖宫产。

(3)剖宫产时根据肌瘤大小、部位、患者情况决定是否同时切除肌瘤。

(韩欣悦)

第五节 子宫内膜增生

国际妇科病理学会(ISGP,1998 年)将子宫内膜增生分为单纯型增生、复杂型增生和不典型增生。

1.单纯型增生 为良性病变,可发展为复杂增生过长或子宫内膜不典型增生,其发展为子宫内膜癌的可能性较小。

2.复杂型增生 为良性病变,有可能发展为子宫内膜不典型增生或子宫内膜癌。

3.不典型增生 为癌前病变,可发展为子宫内膜癌,根据腺体增生情况和核异型情况分为轻、中、重度不典型增生。

一、诊断标准

1.病史

(1)年轻妇女可有多囊卵巢史,长期无排卵、不孕史。

(2)月经失调史。

(3)可有功能性卵巢肿瘤史。

2.临床表现

(1)可以无症状,只是因其他疾病做诊断性刮宫时偶然发现。

(2)有症状者主要表现为月经异常,如周期延长或不规则,经期延长甚至呈不规则阴道流血,经量或多或少。

(3)老年妇女可表现为绝经后阴道流血。

(4)妇科检查:子宫无明显异常。

3.辅助检查

(1)B超检查:可显示子宫内膜增厚或宫腔内实质性占位。

(2)基础体温呈单相型。

(3)分段刮宫或子宫镜检查。

(4)宫腔内活体组织病理学检查为诊断依据。

二、治疗原则

1.药物治疗 适于子宫内膜单纯型增生和复杂型增生患者,以及年轻未婚或已婚未生育、希望保留生育功能的子宫内膜不典型增生者。常用药物多为孕激素类。

(1)子宫内膜单纯型增生和复杂型增生患者 多选用炔诺酮片5mg,或安宫黄体酮20mg,口服,每日1次,连服3个月为一疗程。

(2)子宫内膜不典型增生要求保留生育功能者:多采用醋酸甲羟孕酮250mg,或甲地孕酮160mg,口服,每日1次,连服3个月为一疗程。

以上药物可选择使用。疗程结束后,待其撤药流血后严密观察,或行分段刮宫或宫腔镜检查,内膜组织送病理检查。逆转者,转入生殖内分泌指导其妊娠。

2.手术治疗 药物治疗无效者以及无生育要求的子宫内膜不典型增生者,可行全子宫切除术。

(韩欣悦)

第六节 子宫内膜癌

子宫内膜癌又称子宫体癌,多见于50～60岁妇女。是女性生殖器三大恶性肿瘤之一。约占女性全身恶性肿瘤的7%,女性生殖器恶性肿瘤的20%～30%。近年来发病率有上升趋势,在有些国家,子宫内膜癌的发病已超过子宫颈癌而成为女性生殖器最常见的恶性肿瘤。

【病因】

尚不十分清楚,可能与雌激素的长期刺激有关。无排卵、不育、肥胖、糖尿病、高血压、晚绝经、多囊卵巢综合征、功能性卵巢肿瘤、长期大量应用外源性雌激素或他莫昔芬、子宫内膜不典型增生和遗传因素等均是子宫内膜癌的高危因素。

【病理】

1.癌前病变 子宫内膜不典型增生是子宫内膜癌的癌前病变。按增生的程度分为轻、中、重三度(详见功能失调性子宫出血)。

2.大体　按病变累及的范围可分为局限型和弥漫型。癌组织在子宫内膜呈局限性生长或弥漫侵犯子宫内膜大部分或全部。局部内膜表面粗糙。肿瘤向宫腔内生长时，形成息肉状或菜花状肿块。组织呈灰白色，可伴有灶性出血或坏死、溃疡形成。癌组织侵犯肌层时，表现为境界清楚、坚实、灰白色的结节状肿块。

3.镜下　子宫内膜癌的组织学类型复杂多样，按照 WHO/ISGP（国际妇产科病理协会）分类分为7种类型：①子宫内膜样腺癌，包括腺癌、腺角化癌（腺癌合并鳞状上皮化生）和腺鳞癌（腺癌和鳞癌并存），占80%～90%；②黏液性癌；③浆液性癌；④透明细胞癌；⑤鳞状细胞癌；⑥混合性癌；⑦未分化癌。

子宫内膜癌组织病理分级：Gx，分级无法评估；G_1 级，癌组织中非鳞状或非桑椹状实性生长类型≤5%；G_2 级，癌组织中非鳞状或非桑椹状实性生长类型6%～50%；G_3 级，癌组织中非鳞状或非桑椹状实性生长类型>50%。

【转移途径】

主要为直接蔓延和淋巴转移，晚期可出现血行转移。

1.直接蔓延　病灶沿子宫内膜蔓延生长，向上沿子宫角到输卵管；向下累及宫颈管及阴道；向肌层穿透子宫壁累及浆膜层蔓延至输卵管、卵巢，并可广泛种植于盆、腹腔腹膜，直肠子宫陷凹及大网膜。

2.淋巴转移　当癌灶浸润至深肌层，蔓延到宫颈管或组织分化不良时容易发生淋巴转移。宫底部的癌灶沿阔韧带上部淋巴管网至卵巢，经骨盆漏斗韧带到腹主动脉旁淋巴结；宫角部癌灶沿圆韧带至腹股沟淋巴结；子宫下段和宫颈管的癌灶转移途径与宫颈癌相同。子宫后壁的癌灶沿宫骶韧带扩散到直肠淋巴结；子宫前壁癌灶扩散到膀胱，通过逆流扩散到阴道前壁。

3.血行转移　较少见。晚期可经血行转移至肺、肝、骨和脑等处。

【临床分期】

国际妇产科联盟对子宫内膜癌有临床分期（表3-2）和手术-病理分期（表3-3）两个分期标准。术前和无法手术或单纯采用放、化疗的病例可采用临床分期（FIGO，1971），手术的病例在手术后需按手术病理分期（FIGO，1988）重新分期。

表3-2　子宫内膜癌的临床分期

Ⅰ期	癌瘤局限于宫体
Ⅰa	子宫腔深度≤8cm
Ⅰb	子宫腔深度>8cm
Ⅱ期	癌瘤累及子宫颈
Ⅲ期	癌瘤播散到子宫外，局限在盆腔内（阴道、宫旁组织可能受累，但未累及膀胱、直肠）
Ⅳ期	癌瘤累及膀胱或直肠，或有盆腔外播散

表3-3　子宫内膜癌的手术-病理分期

FIGO分期	病灶范围	UICC(TNM)分期
	原发肿瘤无法评估	Tx
	无原发肿瘤证据	T_0
0	原位癌（浸润前癌）	$T_isN_0M_0$
Ⅰ	肿瘤局限于宫体	$T_1N_0M_0$
Ⅰa	肿瘤局限于子宫内膜	$T_{1a}N_0M_0$
Ⅰb	肿瘤浸润深度≤1/2肌层	$T_{1b}N_0M_0$

续表

FIGO 分期	病灶范围	UICC(TNM)分期
Ⅰc	肿瘤浸润深度>1/2肌层	$T_{1c}N_0M_0$
Ⅱ	肿瘤侵犯宫颈但无扩散到宫体外	$T_2N_0M_0$
Ⅱa	仅宫颈内膜腺体受累	$T_{2a}N_0M_0$
Ⅱb	宫颈间质浸润	$T_{2b}N_0M_0$
Ⅲ	局部和(或)区域的扩散	T_3 和(或)N_1
Ⅲa	肿瘤侵犯浆膜层和(或)附件(直接蔓延或转移),和(或)腹水或腹腔冲洗液有癌细胞	$T_{3a}N_0M_0$
Ⅲb	阴道浸润(直接蔓延或转移)	$T_{3b}N_0M_0$
Ⅲc	盆腔和(或)腹主动脉旁淋巴结转移	$T_{1,2,3a,3b}N_1M_0$
Ⅳa	肿瘤侵犯膀胱和(或)直肠黏膜 a	T_4 任何 TM_0
Ⅳb	远处转移[包括腹腔内淋巴结转移,但不包括阴道、盆腔浆膜和附件的转移,主动脉旁和(或)腹股沟淋巴结转移]	任何 T 任何 NM_1

* 仅出现泡状水肿者不能分为 T_4 期

【临床表现】

1.症状 阴道出血、阴道排液、宫腔积液或积脓是子宫内膜癌的主要症状。

(1)阴道出血:绝经前表现为月经紊乱、经量增多、经期延长或经间期出血,绝经后表现为阴道不规则出血。

(2)阴道排液:可为白带增多、浆液性或浆液血性分泌物增多。合并感染者可有脓性或脓血性恶臭分泌物。

(3)疼痛:当癌瘤浸润周围组织或压迫神经时可引起下腹及腰骶部疼痛。有宫腔积液、积脓时可刺激子宫收缩,出现下腹痛及痉挛性疼痛。

(4)恶病质:晚期可出现贫血、消瘦、发热、全身衰竭等。

2.体征 早期可无明显体征,子宫可以正常大小或稍大。疾病发展时,子宫增大变软、固定或在宫旁或盆腔内扪及不规则形结节状肿物。

【诊断】

根据病史、体征、分段诊刮、子宫镜及病理检查可确诊。

1.分段诊刮 是诊断子宫内膜癌最常用的检查方法。先用小刮匙环刮宫颈管,再用探针探测宫腔方向和深度,然后才用刮匙进入宫腔搔刮子宫内膜。刮出的组织物分别作病理检查。

2.子宫镜 可直视下观察宫颈管和宫腔情况,有助于术前的临床分期,同时可直视下取活体组织检查或指导刮宫和活体组织检查位置,提高活体组织检查准确率。

3.影像学检查 B型超声较常用,可用阴道B型超声测量子宫内膜的厚度,绝经后妇女的子宫内膜厚度若超过 5mm 应引起高度警惕。必要时可选用钡灌肠、CT、MRI 等检查。

4.细胞学检查 从阴道后穹或宫颈管吸取细胞涂片检查阳性率不高。用子宫内膜冲洗法、尼龙网内膜刮取等方法可提高阳性率。

5.其他 血清 CA_{125} 水平对进展期患者有一定的诊断价值。

【鉴别诊断】

子宫内膜癌需与功能失调性子宫出血、老年性阴道炎、子宫黏膜下肌瘤、宫颈或子宫内膜息肉、子宫内膜炎、宫颈癌、原发性输卵管癌等鉴别。分段诊刮、子宫镜及病理检查是主要的鉴别手段。

【预防】

注意高危因素,重视高危患者,正确掌握雌激素使用指征和使用方法,围绝经期月经紊乱或绝经后不规则阴道出血患者应先排除子宫内膜癌才能按良性疾病治疗。

【治疗】

采用手术治疗为主,放疗、化疗和激素治疗为辅的综合治疗方法。子宫内膜癌手术分期程序是:腹部正中直切口,打开腹腔后立即取盆、腹腔冲洗液进行细胞学检查,然后仔细探查整个腹腔内脏器。网膜、肝脏、腹膜陷凹和附件表面均需检查和触摸任何可能存在的转移病灶,然后仔细触摸主动脉旁和盆腔内可疑或增大的淋巴结。在开始手术前先结扎或钳夹输卵管远侧端以防在处理子宫及附件时有肿瘤组织流出。切除子宫后,应该在手术区域外切开子宫以判断病变的范围。若腹主动脉旁及髂总淋巴结可疑、肿瘤明显侵犯附件及盆腔淋巴结,浸润至子宫外1/2肌层,病理类型为浆液性乳头状透明细胞癌及癌肉瘤,应进行主动脉旁淋巴结活检术。

许多子宫内癌患者过度肥胖或年纪过大,或有并发症和合并症,所以在临床上必须判断患者能否耐受过大的手术。对于过度肥胖的患者,可采用腹腔镜协助下经阴道子宫切除术和腹腔镜下淋巴结清扫术。无腹腔镜条件者也可采用经阴道子宫切除术。

1. 癌前病变　年轻患者的子宫内膜复合增生和不典型增生可用孕激素治疗。如黄体酮每日10～20mg,甲羟孕酮(安宫黄体酮)每日8mg,醋酸甲地孕酮每日160mg,炔诺孕酮每日3～4mg,连用2～3个月后复查子宫镜或分段诊刮。40岁以上无生育要求者应选择全子宫切除术。

2. 临床Ⅰ期　标准的术式是筋膜外全子宫切除术,双侧附件切除术及选择性盆腔、腹主动脉旁淋巴结取样或切除术,有条件者可行次广泛子宫切除术及盆腔、腹主动脉旁淋巴结清扫术,术后辅以激素治疗。

3. 临床Ⅱ期　广泛子宫切除术、双侧附件切除术、双侧盆腔淋巴结清扫术及选择性主动脉旁淋巴结清扫术,术后辅以激素、放疗或化疗。

4. 临床Ⅲ期　先进行手术,以确定诊断和分期并行减瘤术。尽可能切除肉眼可见的癌灶、子宫及双侧附件、大网膜和增大的淋巴结。术后辅以放疗、化疗和激素等综合治疗。也可以先放疗,待癌灶缩小后再手术。

5. 临床Ⅳ期　综合治疗。全身化疗或激素疗法、放疗等。

6. 放疗　单纯放疗适用于晚期或有严重的全身疾病、高龄和无法手术的病例,术后放疗用于补充手术的不足及复发病例。在大多数西方国家,常采用先放疗,然后进行全子宫及双侧附件切除术、选择性盆腔及主动脉旁淋巴结清扫术的方法。

7. 激素治疗　多用于晚期及复发病例或手术后的巩固治疗。

(1)孕激素治疗:采用大剂量长疗程方法,至少要用10～12周才能评价效果。有疗效者长期使用,直至出现恶化或复发。主要制剂有:①醋酸甲羟孕酮(MPA),每日500～1000mg,分1或2次口服。②醋酸甲地孕酮,每日160mg,1次或分次口服。③己酸孕酮(HPC),每日250～500mg,肌注。

(2)抗雌激素类药物治疗:此类药物不良反应小、患者耐受性好。可与孕激素类药物联合应用,或与细胞毒性药物同时使用,以延长缓解期。常用制剂与用法:①他莫昔芬,10～20mg,每日1次或每日1～2次,2～3周后疗效不显著者药量可加倍,最大剂量每日400mg。②雷诺昔芬,60mg,每日1次。③托瑞米芬,60mg,每日1次。

8. 化疗　对进展期或复发、不能耐受手术和(或)放疗的患者,可配合化疗。常用药物有顺铂(DDP)或CAP、CTX、taxol和ADM等联合化疗。

【预后】

预后较好。临床分期为影响预后的重要因素。5年生存率为：Ⅰ期75.1%、Ⅱ期51.8%、Ⅲ期30.0%、Ⅳ期10.6%。

【随访】

术后2~3年内每3个月随诊1次,3~5年每6个月复查1次,5年后每年复查1次。

（欧阳荻妹）

第七节 子宫内膜间质瘤

子宫肉瘤是一组来源于子宫间质、结缔组织和平滑肌的恶性肿瘤。具有多种分类、表现不同的组织形态和生物学活性。虽然临床发病率不高,但恶性程度高。可原发于子宫体、子宫颈、子宫内膜间质,也可原发于子宫体外的内膜间质;另有以上皮和间叶成分混合组成而称为恶性混合性苗勒管肿瘤（MMMT）等。子宫肉瘤占子宫肿瘤的4%,占女性生殖器官恶性肿瘤1%。在美国每年发病率为17/100万,其呈侵袭性生长且预后不良。

子宫内膜间质肉瘤（ESS）是由子宫内膜间质来源的恶性肿瘤,占女性生殖器官恶性肿瘤的0.2%,占子宫肉瘤的7%~15%,人群发生率为0.19/10万。ESS发病率低,因此在定义、病理类型、手术范围、辅助治疗及预后方面存在较多争议。

子宫内膜间质肉瘤是一种罕见的子宫恶性肿瘤。美国妇科肿瘤组（GOG）将子宫肉瘤分为5类:同源性和异源性苗勒管混合肉瘤、癌肉瘤（CS）、平滑肌肉瘤（LMS）、ESS及其他罕见类型。分期系统与子宫体癌的FIGO分期相同。

一、临床病理及特异性标志物

【组织学分型】

WHO（1994年）将子宫内膜间质肿瘤细分为三种类型:①子宫内膜间质结节（ESN）;②低度恶性子宫内膜间质肉瘤（LGESS）;③高度恶性子宫内膜间质肉瘤（HGESS）。

ESN实际上为子宫内膜间质的异位及增生,缺乏明显的浸润。随后Kim和Dionigi等将镜下肿瘤结节边缘浸润<3mm亦归为ESN,并提出伴局部浸润的ESS（ESTWLI）,而Oliva等认为ESS均为低度恶性,其中无明确内膜间质表型者应诊断为低分化子宫内膜肉瘤（PDES）。为此,2003年WHO将女性生殖器官肿瘤组织学分型重新修订为四型:ESN;LGESS;未分化子宫内膜肉瘤（UES）,相当于原分型中的HGESS;宫内膜间质平滑肌混合瘤（MESSMT）,指同一肿瘤内出现不规则分布的平滑肌成分[CD10阴性,平滑肌动蛋白（SMA）阳性],和子宫内膜间质成分（CD10阳性,SMA阴性）,两种成分含量均>30%,呈良性,无浸润生长、出血及坏死,后者在很大程度上修改了之前的分型,更加全面、而具体而清晰。

【病理确认依据及生物学背景】

子宫内膜间质肉瘤组织学分类基于瘤细胞的种类和来源,其中常见的同源性肉瘤来源于子宫体本身的成分,如子宫内膜、肌组织、纤维组织、血管或淋巴管。而异源性肉瘤则含有非子宫分化的组织成分,如盆腔、网膜、卵巢、输卵管、阴道等部位。

（一）ESS的临床病理分析

ESS是较少见的子宫间叶肿瘤,临床表现无特异性,最后的诊断必须依赖于病理检测结果。目前对于

ESS的病理诊断标准及鉴别诊断尚缺乏统一认识,在ESS的组织形态及免疫组化特点方面存在异议。多数人仍以核分裂象的多少作为区别二者的重要依据,忽视了其他参考指标。董颖认为WHO新分类中将ESS分为低度恶性ESS和高度恶性ESS的未分化子宫内膜肉瘤(UES),从肿瘤分化连续谱系规律和实际工作出发,截然的区分有一定应用难度,需对新分类的应用进一步研究及充实。

(二)ESS的病理组织学诊断

1.大体标本 依据肿瘤类型不同,大体标本可有不同表现。肿瘤存在于肌壁间,可呈灰黄色,质软而嫩,无编织样结构也可呈弥漫性浸润生长,与周围组织界限清楚,无明确的包膜;也可呈息肉样突入宫腔内。切面多呈息肉状,少数呈胶冻状,偶见肿瘤切面呈肌壁内蠕虫穿行样结构。

2.镜下组织学特征 肿瘤组织可呈巢团样浸润于子宫平滑肌束间、卵巢、输卵管浆膜面、膀胱和直肠的浆膜与肌肉层以及腹膜后组织,还可突入脉管内生长。有以下几种特征。

(1)瘤组织类似于增生期子宫内膜间质细胞,形态较一致,圆形或卵圆形,少数为短梭形,胞质较少,胞核呈圆形或不规则,染色质较细。

(2)肿瘤内有大量丛状生长的分支状小的薄壁血管,部分呈放射状结构。

(3)广泛的间质透明变性,像骨样胶原,肿瘤细胞被挤压呈条索状,广泛的透明变性是内膜间质肿瘤的特征之一。

(4)肿瘤细胞呈突入脉管内生长特征。

(5)间质内可见较多泡沫细胞,平滑肌瘤较少见,但有平滑肌分化,镜下见到肿瘤性子宫内膜间质细胞逐渐过渡为长梭形平滑肌细胞。

3.电镜下鉴别诊断的意义 电镜下观察对于鉴别间质肿瘤和平滑肌瘤有一定价值。间质肿瘤细胞胞质内的中间丝呈杂乱无序的排列,无基底膜及胞饮小泡;而平滑肌肿瘤细胞,胞质内肌丝常为平行排列,具有密斑、基底膜和胞饮小泡。

4.关于以核分裂象作为诊断依据的相关指标讨论 目前学者们对LGESS与HGESS的病理诊断标准尚未完全统一。多数人仍以核分裂象为主要依据,我们认为判断ESS恶性程度应依据:瘤细胞的异型性、生物学行为及核分裂象综合分析方可确定诊断。

(1)子宫内膜间质结节(ESN):镜下见子宫内膜间质结节与正常内膜增殖期细胞相似,核分裂象少见,0~3/10HPF,结节呈广面膨胀性生长,无肌层和血管浸润。

(2)低度恶性子宫内膜间质肿瘤(LGESS):镜下特点①瘤结节界限不清,呈片状或舌状浸润肌层;②可见小螺旋动脉及脉管内瘤栓;③出血及坏死不明显;④多数病例核分裂象<10/10HPF。

(3)高度恶性子宫内膜间质肉瘤(HGESS):镜下特点:①瘤结节常广泛弥漫浸润宫壁;②瘤细胞大小不一,异型性明显;③常伴明显出血、坏死;④多数病例核分裂象>10/10HPF。

(4)如何分析核分裂象的意义:核分裂象并不是病理诊断和分类的唯一标准,当核分裂象>10/10HPF时,其他属性尚好,无浸润生长,就可能是LGESS。王强修等报道2例LGESS病例,肿瘤局限于子宫壁内,细胞异型性不明显,无出血及坏死灶,但核分裂象1例12/10HPF,另1例14/10HPF。随访结果前者术后7年、后者术后10年至今健在,应属LGESS。另当肿瘤细胞异型性明显,生物学行为呈浸润性生长,特别是侵及子宫外者,呈大片出血及坏死时,即使核分裂象<10/10HPF,也应属于HGESS。

(三)子宫内膜间质肉瘤特异性标志物检测

1.子宫交界性平滑肌瘤的概念及临床价值 当子宫肌瘤出现特殊的组织形态和生长方式时,类似于平滑肌肉瘤及子宫内膜间质肉瘤,但又不具备典型的恶性组织学特性,常易导致诊断上的困难及混淆。近年来,许多学者认为在经典的子宫良性平滑肌瘤和恶性平滑肌瘤之间,存在一组"交界性子宫平滑肌瘤"。即具有与良性平滑肌瘤不同之处,如肿瘤细胞带有异型性及核分裂象增多的非良性特征;也具有与恶性平滑肌肉瘤的差异,如不具备中-重度核异型性,较少产生大量核分裂象,缺乏肿瘤细胞凝固性坏死的典型恶性特征。有时仅凭一次组织学检查来判断"良性或恶性",既存在难点,又缺乏科学性,应结合临床病史、表现、肿瘤的生物学行为和病情发展状态,进行全面地综合性判断,方可得到准确诊断。因此病理学家应时常与临床医师沟通、交流,获取更多的临床一手材料至关重要。

依据肿瘤组织学特点,子宫交界性平滑肌瘤可分为下列几种。

(1)富于细胞型平滑肌瘤:肿瘤细胞丰富,但无细胞异型,核分裂象为1～5/10HPF。

(2)不典型平滑肌瘤:细胞丰富,有轻度异型性,核分裂象1～2/10HPF。

(3)奇异型/多形型/奇形怪状平滑肌瘤:瘤细胞核型奇异,可出现单核或多核瘤巨细胞,但无核分裂象。

(4)核分裂活跃的平滑肌瘤:瘤细胞核分裂象增多至5～10/10HPF,但无细胞异型性。

(5)上皮样平滑肌瘤/平滑肌母细胞瘤/透明细胞平滑肌瘤:瘤细胞以上皮样为主,细胞呈巢状或条索状排列,无细胞异型性,核分裂象<5/10HPF。

(6)不能确定恶性潜能的平滑肌肿瘤:瘤细胞轻度异型伴核分裂象3～5/10HPF,或呈中一重度异型伴核分裂象1～2/10HPF。

子宫交界性平滑肌瘤临床全过程基本为良性,在临床表现及影像学特点上与普通平滑肌瘤较难区别。主要依靠术后的病理特点确定诊断,预后良好,可有多次复发,少数也可有恶变甚至危及生命。复发者组织学鉴定仍与肉瘤有别,复发间隔时间较肉瘤长,以局部复发为主,远处及血运转移较少,复发者再手术仍可长期存活。少数有复发后去分化特征,恶性程度逐渐提高,甚至演变为肉瘤。保留一侧附件者较两侧附件全切除者复发率高,复发的次数越多,瘤组织的异型性越显著,核分裂象增多,甚至最后呈肉瘤变。交界性平滑肌瘤与LGESS在病理及临床方面也存在鉴别诊断的困难。

2.子宫内膜间质肉瘤特异性标志物　在子宫内膜间质肉瘤的病理诊断中,特异性的标志物起重要辅助诊断作用。常见的免疫组化检测类型为肥大细胞和增殖细胞核抗原(PCNA);雌激素受体(ER);孕激素受体(PR);急性淋巴母细胞性白血病共同抗原(CD10);平滑肌动蛋白(SMA);调宁蛋白;细胞表面跨膜糖蛋白CD44变异型种类之一(CD44v);结蛋白;波纹蛋白;α-抗胰蛋白酶(α-CT);细胞角蛋白等。

(1)子宫内膜间质肉瘤雌激素、孕激素受体检测的临床意义:子宫内膜间质肉瘤是否为卵巢性激素依赖性疾病?雌激素、孕激素的强度与ESS的恶性程度是否有关?是当前临床医师关注的热点。卵巢分泌性激素不仅可引起子宫内膜周期性出血,同时也可作用于子宫肌层、间质及生殖器以外组织。如胃、直肠、食管及乳腺等。在肿瘤形成过程中,若全部或部分保留激素受体,则在其生长和发展过程中可受到相应激素的影响,而由此形成的肿瘤就成为该激素依赖性肿瘤。

肿瘤的分化包括形态和功能两方面,ER和PR是具有特定生理功能的蛋白。当其分化低时则功能较差,侵袭性强,恶性度高,因此病理形态学指标与ER的存在相关。对于分化好的肿瘤,ER多为阳性;而分化差的肿瘤,ER多为阴性。即在癌变的自然发展过程中,组织演变呈去分化状态,可部分或完全地丧失原有细胞的特性,促使ER的生长能力发生变化,当肿瘤分化越差时,ER的合成能力则越低下,可使ER降低甚至缺如。

Reich等研究结果表明,在低度恶性子宫内膜间质肉瘤,ER的表达占71%,PR的表达占95%,证明ESS是对性激素有高度反应的肿瘤,但其ER及PR表达率均低于富于细胞平滑肌瘤。

子宫内膜间质肉瘤已被证实是卵巢性激素依赖性肿瘤,研究证明,甾体激素弥散入细胞后,先与靶细胞质中存在的特异性受体结合,可形成激素-受体复合物,产生新的分子构型,并继而进入细胞核内,与核内物质结合于染色质上,直接影响 DNA 的转录,并激活基因,从而合成新的 mRNA,产生新的蛋白质——PR,对细胞的生理功能发生影响。当 PR 合成时,必须依靠 E_2 作启动子,且伴有 ER 的作用,使 PR 能选择性抑制 ER 在细胞质内合成,从而阻止 ER 的补充,该理论支持孕激素及其衍生物类药物,对子宫内膜间质肉瘤的治疗作用。因此 ER、PR 均阳性的肿瘤较仅 ER 阳性的肿瘤,对激素治疗反应大、效果好。当 ER、PR 均阳性时,肿瘤生长和发展直接受到激素的制约,内分泌治疗是有效的。此种效果与 ER、PR 含量及表达水平呈正相关,也即受体水平越高,其疗效越好。目前已有较多关于己酸孕酮治疗子宫内膜间质肉瘤以减少其复发率的报道。

(2) 急性淋巴母细胞性白血病共同抗原(CD10):CD10 具有一种细胞表面酶的功能,通过调节局部肽的浓度介导细胞,使其对技术产生应答。这种机制使多种激素敏感或肽类敏感的细胞,以及与它们相应的肿瘤均可表达 CD10 抗原,如正常子宫内膜间质细胞核及 ESS。王强修等报道:采用免疫组化方法,对 ESS 及 HCL(高度富于细胞平滑肌瘤)进行组织病理学及免疫组化法对比分析,ESS 瘤细胞 CD10 阳性率为 100%,而 HCL 阳性率仅为 20%($P<0.001$)。因此 CD10 蛋白是一种相对特异的子宫内膜间质标记物,也是鉴别 ESS 与 HCL 的有价值的免疫组化标志。

(3) 肥大细胞和增殖细胞核抗原(PCNA):PCNA 是反映肿瘤细胞群体增殖活性的一个客观指标,近年来被广泛用于良、恶性肿瘤的鉴别。在低度子宫内膜间质肉瘤和富于细胞平滑肌瘤之间无显著性差异,但以上两者与平滑肌瘤和高度恶性子宫内膜间质肉瘤有差异,可能因为子宫内膜间质肉瘤为低度恶性有关。

肥大细胞源于骨髓前体细胞,未成熟肥大细胞通过血液迁移至外周组织,并在外周组织微环境因子作用下分化成熟。类胰蛋白是相对分子量为 134000 的四链中性蛋白酶,为肥大细胞中含量最丰富的标记蛋白。采用类胰蛋白酶单抗检测肥大细胞,表明增生期富于细胞平滑肌瘤中肥大细胞数不受激素水平影响。在子宫内膜间质肉瘤中肥大细胞数明显少于子宫富于平滑肌瘤。按每个高倍视野下的肥大细胞数 <7 来诊断子宫内膜间质肉瘤,灵敏度为 100%。肥大细胞可合成和分泌组胺、肝素、肿瘤坏死因子(TNF-α)、嗜酸性粒细胞和中性粒细胞趋化因子等,增强机体对肿瘤的免疫力,限制肿瘤细胞扩散、迁移,并可直接杀伤肿瘤细胞。有学者发现 PCNA 阴性者,肥大细胞计数较高,认为肥大细胞可影响 PCNA 的表达,通过抑制局部组织的增殖达到抑癌目的。Jiang 等发现肥大细胞不仅能够抑制局部癌组织增殖,还能限制细胞雌激素受体的合成来达到抑制肿瘤生长目的。

(4) CD44v3:是细胞表面跨糖蛋白 CD44 变异性(CD44v)的一种,参与多种肿瘤的浸润和转移。在多数子宫内膜间质肉瘤中未见 CD44v3 表达,而在所有富于细胞平滑肌瘤均见表达。用 CD44v3 的缺如来诊断子宫内膜间质肉瘤的敏感性为 92%,特异性达 100%。因此,CD44v3 的表达可用于鉴别子宫内膜间质肉瘤和富于细胞平滑肌瘤。作为透明质酸的受体,能与细胞外间质和基底膜的透明质酸结合,调节细胞的形态和迁移。CD44v3 的表达不随月经周期的改变而发生变化,其与肥大细胞间存在正相关,在富于细胞平滑肌瘤中,肥大细胞可以增加 CD44v3 的表达。

(5) 肌肉标志物结蛋白和调宁蛋白检测意义:Oliva 认为肌肉标志物结蛋白仅见于富于细胞平滑肌瘤,可用于鉴别富于细胞平滑肌瘤与子宫内膜间质肉瘤。但另有学者研究表明,大部分的子宫内膜间质肉瘤也表达结蛋白,故而不能鉴别两者。

调宁蛋白为一种热稳定蛋白,分为中性、酸性和碱性三型,碱性即 calpanin-h1,主要通过与肌动蛋白、原肌球蛋白和钙调蛋白的结合来调节肌肉收缩。Miettinen 等认为,calpanin-h1 仅见于成肌纤细胞和平滑肌细胞。但 Agoff 等报告 10 例子宫内膜间质肉瘤中有 3 例有 calpanin-h1 表达。因此,calpanin-h1 诊断子宫平滑肌肿瘤敏感性为 100%,但特异性不高,在子宫内膜间质肉瘤中亦有表达。

(四)子宫内膜间质肉瘤新组织亚型及来源讨论

纤维黏液型ESS是近年发现的一种组织学亚型,这种形态可占肿瘤的50%～100%,其临床及生物学行为与经典ESS相似。该亚型是否处于更原始的细胞阶段和有不良预后尚待更多病例观察。有报道11%～40% ESS有内膜样腺体和腺样分化,其免疫组织化学表现卵巢性索间质标记,又称性索分化,一般以为具有此分化者总体预后无不同,但易复发。

ESS的组织起源一直被认为来源于子宫内膜间质细胞,但由于有时其生长与子宫内膜无关联,并表现平滑肌等其他分化特征,因此又认为来自子宫肌层的多潜能细胞。由于认识上的缺乏共识,ESS形态学上多向分化的特点在病理诊断中常引起误诊及分歧。1965年有学者观察到子宫内膜与肌层交界处的细胞具有逐渐移行的特点。之后Fujii等通过电镜发现这些细胞在增殖期具有肌纤维母细胞特点,而在分泌期和妊娠早期出现明显平滑肌分化,因而提出一个新的理论:子宫内膜间质细胞是具有向平滑肌纤维分化潜能的肌纤维母细胞。以上基础理论的新观点,为病理学家解释和理解ESS肿瘤分化特征奠定了基础,由此也解决了临床诊断中的困惑和误诊。因为子宫内膜间质细胞具备向平滑肌细胞和肌纤维母细胞,不同方向分化的潜能,因此使ESS在其分化过程中呈现出不同的组织形态。当组织细胞向成熟方向分化时,成为平滑肌细胞;而当细胞去分化时,则使肿瘤更富侵袭性。因此对于ESS组织形态与生物学行为的关系,一些新的基础理论的建立,有待更深入的研究及探讨。

二、诊断及治疗

子宫内膜间质肉瘤(ESS)是一种少见的子宫间叶性恶性肿瘤,起源于子宫内膜间质细胞,临床症状无特殊性,与其他子宫或卵巢的良恶性肿瘤症状相似,术前常易误诊为子宫肌瘤、子宫腺肌瘤及子宫内膜癌,造成诊断及治疗的延误。

子宫内膜间质来源的ESS,系指来源于生殖器官中子宫内膜间质的一种肉瘤,在该肿瘤中占绝大多数,亦称子宫内ESS。相对而言子宫外的ESS系指子宫原发部位未见肿瘤,而在盆腔、卵巢、直肠、网膜、阴道、输卵管等部位发生,非常少见。

【临床资料及诊断】

子宫内ESS多见于育龄妇女,青春期及儿童期很少发生,绝经后偶有发生。有报道平均年龄22～74岁,中位年龄45岁,平均分娩次数1.28次,未孕未产者占34%。

(一)临床症状

主要为不正常阴道出血,有报道占71%,其中月经过多占10%;阴道不规则出血占46%;绝经后出血占16%。其他症状:发现腹部包块者占20%;腹痛占10%;腹部胀感占3%,排液者占6%等。

(二)体征

最常见体征为子宫增大,约占66%,一般增大如孕6～16周不等,甚至有报道一例近足月妊娠(21岁未婚女性)。另可见宫腔内、宫颈口或阴道赘生物,占24%。晚期患者出现消瘦、全身乏力、贫血、低热、腹水及恶病质表现。

(三)影像学及相关检查

1.彩色多普勒超声诊断价值 虽然子宫内膜间质肉瘤术前误诊率高,但彩色多普勒超声在ESS诊断方面仍然能提供非常有价值的依据。

按Adler分级法将病灶内血流分为4级:0级,无血流;Ⅰ级,点状、短棒状血流;Ⅱ级,一个断面上1～2条血管,其长度小于病灶的半径;Ⅲ级,3条以上血管或弥漫性网状血流。

水旭娟等报道的病例总结：①ESS三维表现为子宫不规则增大，当病灶较小时位于宫腔内呈高回声，有时呈筛孔状回声；当病灶向肌层浸润生长时，表现为均质无"旋涡状"低回声，与肌层分界不清，周边无完整包膜，部分内膜缺失。②彩色多普勒血流显像对团块内血流分布进行半定量分析，多表现为Ⅱ～Ⅲ级，病灶内部血流RI<0.47。Kurjak等报道RI值0.32～0.40可作为判断子宫肌瘤良恶性指标，灵敏度为90%。由于不同类型ESS可伴发多种分化及其他类型肿瘤，故容易漏诊，应注意单个瘤体及内部血流动力学情况。在与肌瘤及内膜息肉鉴别时，应注意肌瘤与肌层分界清楚，内部有"旋涡状"结构回声；黏膜下肌瘤及内膜息肉在二维图像上有"宫腔分离征"及宫腔内中等或低回声团，内膜增生时呈现内膜均匀增厚。在良性疾病中彩色多普勒血流显像示血流不丰富，为半环状、环状分布或短条状血流，RI>0.4。

2.其他诊断方法　术前行B超、CT及MRI检查均有一定诊断价值，其中MRI在术前诊断中有更重要价值，对于良恶性判断及肿瘤浸润或深度判断有积极意义，符合率可达80%，特别表现在与子宫内膜癌的区别，如肿瘤边缘不规整、多发性结节状肌层内浸润等。PET/CT对ESS诊断准确率几乎可达100%，另有术前B超指引下诊断性刮宫、宫腔镜检查术均可提高诊断率，但无法确定是否有浸润生长。宫颈赘生物活检亦可提高术前诊断率。Berchuek报道以上二项准确率可达70%～93%。在对有异常子宫出血者行子宫切除或肌瘤剔除术时，用剖视子宫和取组织行冷冻切片检查，以提高诊断率并在术中确定手术范围。总之，遇有年龄在45岁左右、处于围绝经期，伴有月经异常、功血或绝经后阴道出血患者、或合并子宫肌瘤和子宫腺肌病而肿瘤生长较快者，均应进行ESS的鉴别诊断，采用更有效检查手段，予以确诊。

（四）子宫外的ESS

子宫外的ESS常见于盆腔等其他部位的器官，而原发部位未见肿瘤。疾病的来源有两种学说：一种认为是子宫内膜异位症基础上发生；另一种说法是无内膜异位症表现，但可来源于腹膜第二苗勒管系统，具有多潜能分化而发生的苗勒管源性肿瘤。

Bosincu等提出，诊断子宫外ESS可能来自内膜异位症时需具备以下特点：肿瘤未侵及子宫内膜；有明确的内膜异位病灶；ESS与内膜异位病灶有移行或共存。在病理诊断标准方面子宫外与子宫内ESS相似。在多数子宫外ESS病例病理组织内可见分化良好的子宫内膜腺体，或在周围脏器查见异位子宫内膜病灶；电镜下瘤细胞具有内膜间质细胞相似特征；免疫组化染色也有利于子宫外ESS鉴别诊断。如急性淋巴母细胞白血病共同抗原(CD10)，在许多激素敏感或肽敏感细胞及其相应肿瘤表达CD10抗原，当CD10表达强阳性时，子宫内的ESS可与高度富于细胞平滑肌瘤区别；而子宫外ESS和胃肠道间质肿瘤的鉴别诊断中也同样重要。

【治疗】

子宫肉瘤的治疗原则与来源于身体其他部位的肉瘤一致，有手术治疗、放疗、化疗、内分泌治疗等多种方法。

1.手术治疗　手术是唯一能治愈ESS的方法，也是治疗的首选，基本术式应当是全子宫加双附件切除术，尽可能切除肿瘤转移灶，必要时行盆腔淋巴结及腹主动脉旁淋巴结切除。ESS以国际妇产科联盟(FIGO)1988年对子宫内膜癌的分期作为标准，共分四期。早期LGESS以手术治疗为主，术后辅以激素治疗或放、化疗；晚期LGESS选择肿瘤细胞减灭术，辅以术后放、化疗和激素治疗。但无论采用何种方法，均呈疗效差、复发率及病死率高状态。美国国家癌症研究所建议手术可用于ESS的诊断、分期和治疗。认为Ⅰ～Ⅲ期ESS患者均可行经腹全子宫、双侧附件切除、全腹探查、选择性的盆腔和腹主动脉旁淋巴结清扫术，以及切除所有肉眼可见的肿瘤，术后辅以盆腔照射或化疗。彻底的切除肿瘤是治疗子宫肉瘤最主要因素，首次手术切缘阳性，比肿瘤分级和肿瘤大小对预后的意义还要重要。

在手术范围,特别是根治性淋巴清扫术的作用方面,医学界一直存在重要分歧,起决定作用的判断标准仍是肿瘤所表现的组织学类型。近年来的研究数据表明ESS患者淋巴受累概率比预想的要高,且有上升趋势,总体分析有1/3到1/2的患者术后复发,而手术范围与有无复发呈正相关。因为ESS较高的宫旁浸润率和盆腔复发率,由于ESS表达雌激素受体,在卵巢保留后,产生的甾体类激素可刺激肿瘤生长。因此,对于年轻患者卵巢的去留尚存在争议。有学者认为早期年轻LGESS可以保留卵巢。Giolo等分析<50岁,Ⅰ期LGESS组中,保留卵巢复发率与不保留者相似,而Berchuck报道美国MSKCC癌症中心,不保留卵巢与保留卵巢术后复发率分别为46%和100%,差异有显著意义,认为应当切除卵巢。因此,对于年轻ESS患者需十分谨慎保留卵巢,保留后应严密随访,且用孕激素治疗。

对于早期LGESS淋巴清扫的讨论,Goff认为盆腔淋巴结转移仅见于盆外转移者,而Ayman也认为早期淋巴结多无转移,因此认为临床早期ESS者仅需行淋巴结探查并加活检即可,无需清扫淋巴结。但另有学者仍认为LGESS存在淋巴管内生长倾向,建议行淋巴清扫。潜在的淋巴结转移是造成高复发率的原因之一,受累的淋巴结仅对判断预后有价值,清扫淋巴并无治疗作用。

2.放射治疗 手术后辅以放疗,可以提高疗效,延缓肿瘤在盆腔复发时间。因为ESS是一种对放疗相对敏感肿瘤细胞,使盆腔病灶局部控制率达90.9%。Livi等回顾分析141例子宫肉瘤,全部接受手术及放疗,中位随访3年,结果提示:①放疗对总体生存时间无影响,但可改善盆腔复发;②放疗方式和放疗强度影响疗效:放疗可分为腔内和体外照射,结果证实盆外放疗加腔内放疗的复发率显著低于无辅助治疗者(14.2% vs 60%)。放疗强度>50Gy,复发率低于<50Gy者。因此建议:对Ⅰ期肉瘤,施行手术加盆外放疗;Ⅱ/Ⅲ期者手术后行盆外放疗再加腔内放疗,放疗强度最好超过50Gy。

一项来自欧洲癌症研究和治疗组的报道,收集了224例包括ESS在内的肉瘤患者,随机分入术后放疗和观察组,结果表明两组总生存率或无病生存率没有区别,但放疗显著提高了局部控制率。认为对5年生存率有意义。美国国家癌症研究所建议对Ⅰ~Ⅲ期肉瘤患者术后均给予辅助放疗,对Ⅳ期患者不推荐使用放疗而是全身化疗。美国国家综合癌症网建议除了低度恶性ESS外,所有类型的子宫肉瘤Ⅰ期和Ⅱ期患者术后均进行放疗。对于高度恶性ESS,如腹主动脉旁淋巴结阳性,应行辅助化疗。一项研究还报道21例ESS患者,手术后辅以放疗5年总生存率(OS)和疾病特异生存率(DSS)分别为63.4%和80%,10年OS和DSS分别为52.8%和80.9%;5年局部控制率为93.8%。该研究结果发现,手术联合放疗治疗子宫肉瘤可能获得较高的5年生存率,对所有期别的ESS均有较好局部控制率,早期患者更有较好的DSS。因此认为手术辅以术后放疗是最有效的治疗方案。但也有LESS放疗后成为HESS的报道,分析是放疗对正常细胞产生了致瘤作用,还是LESS分化程度减低成为HESS,目前尚不明确。

3.化疗 子宫肉瘤具有早期血行转移的特点。Chen认为肿瘤局限于宫体的早期病例有62%可能存在宫外转移,既往临床Ⅰ期的患者也有73%的发生转移,因此对于子宫内膜间质肉瘤即使病灶局限于子宫的Ⅰ、Ⅱ期患者术前或术后必须加辅助治疗。放疗对盆腔外转移、复发病灶作用有限,而术前、术后辅助全身化疗,对于ESS亚临床转移和盆腔外扩散有重要意义。

GOG对所有组织学类型的子宫肉瘤Ⅰ期和Ⅱ期患者共156例进行了随机试验研究,比较了术后辅助阿霉素单药化疗和不进行化疗的效果,对照组的平均生存期55个月,化疗组为73.7个月。

对于晚期子宫肉瘤,有3项随机对照研究对比了单药化疗和联合化疗效果。Muss等随机试验报道104例无化疗史的晚期或复发性子宫肉瘤,比较了多柔比星单药化疗和多柔比星联合环磷酰胺化疗,作为一线化疗方案比较,结果表明,两组缓解率均为19%,平均生存期为11.6个月和10.9个月,两组差异无统计学意义,而且联合化疗产生更严重化疗反应。Omura等随机分组,单药多柔比星及多柔比星与氮烯咪胺联合化疗,两组缓解率为10%和23%,认为联合化疗组总缓解率有显著提高($P<0.05$)。另外有学者报道

进行的非对照组研究,对 10 例复发 ESS 患者使用多柔比星单药化疗,缓解率可达 50%,表明多柔比星或多柔比星联合化疗具有良好缓解率。Sutton 等报道一项 GOG 前瞻性研究,用异环磷酰胺治疗 21 例无化疗史的晚期、复发或转移性 ESS 患者,异环磷酰胺用量为 1.5mg/(m^2·d)[接受过放疗的患者减量为 1.2mg/(m^2·d)]共 5d,3 周 1 次,总缓解率为 33.3%;缓解期为 1.4~14.9 个月(平均 3.7 个月);完全缓解的 3 例患者缓解期分别为 1.4 个月、5.1 个月、7.5 个月。学者认为异环磷酰胺对于无化疗史的转移性或复发性 ESS 患者有效。

另有不少病例报道及小样本量的回顾性报道,卡铂联合紫杉醇或多柔比星联合方案;顺铂+异环磷酰胺等化疗方案已在 ESS 的个案治疗中显示有效。也有学者提出口服鬼臼乙叉苷化疗可延长疾病稳定期。在一项小样本研究中报道,使用 5-氟尿嘧啶单药化疗无效。挪威癌症登记所一项回顾性研究表明,1956~1992 年,1042 例子宫肉瘤患者接受化疗后,5 年生存率无明显变化,但 ESS 患者比其他组织学类型的患者预后好($P<0.001$)。一病例采用顺铂局部灌注疗法后,及时改用多柔比星+异环磷酰胺联合全身化疗,使肿瘤缩小并肺转移病灶消失,为手术彻底性创造了条件。

4.内分泌治疗　低度恶性 ESS 生长缓慢,文献报道在手术切除后可获得较长生存期,在长期的无瘤生存期后常发生局部复发。因此,长期巩固治疗应该是有效的。两类 ESS 均存在类固醇受体(ER 和 PR)的表达,故激素治疗在巩固手术效果、防止复发方面有重要作用。低度恶性 ESS 比高度恶性 ESS 平均雌激素受体表达水平高。与乳腺癌不同的是:激素受体的存在并不等同于激素治疗有效。因为近期有一非对照性研究中,28 例激素受体阳性患者中,只有 1 例激素治疗有效,因而引起了激素治疗效果评估的激烈争论。综合多个研究报道,认为对晚期或复发性患者,将激素治疗作为辅助方法,如常用三苯氧胺、芳香化酶抑制药、孕激素或促性腺激素释放激素类似物(GnRHa)等,均取得良好疗效。

随着免疫组织化学技术的广泛应用,ESS 的激素治疗和靶向治疗渐被重视,雌激素、孕激素受体的测定为临床进行激素治疗奠定了基础。Paillocher 认为对 ER 及 PR 阳性者,推荐口服足乙苷及内分泌治疗(孕酮药物),中位缓解期达 20 个月。另有报道使用芳香化酶抑制药来曲唑治疗复发的 LGESS,有效率>50%。Geller 等对 16 例 ESS 进行胃肠道间质瘤特异性抗体 CD117 标记,结果发现 43.8% 患者呈阳性表达。对于晚期难以手术或转移性 ESS 患者,可以用甲磺伊马替尼(格列卫)作靶向治疗,通过选择性抑制酪氨酸激酶活性抑制瘤细胞的无序增殖和促进凋亡。

鉴于 ESS 的生物学特性,孕激素应作为术后基本的辅助治疗。Piver 等报道孕激素治疗 13 例低度恶性 ESS,总有效率达 46%;而同期对 12 例同样患者辅以化疗者,有效率仅 17%。近年来多篇文献有相关研究结果,Mesia 和 Maluf 均报道促性腺激素释放激素激动药(GnRH-a)治疗 ESS 取得良好结果。某学者等报道 GnRH-a 联合孕激素治疗 ESS 也有效。Katz 等研究认为 ESS 因其表达雌激素受体,卵巢甾体类激素可以刺激肿瘤的生长,应当常规切除卵巢。某学者报道,对于低度恶性 ESS 单纯切除卵巢即可使肿瘤缩小 50%。通过观察 19 例 LESS 患者,13 例行全子宫及双附件切除术,6 例复发,复发率为 43%;6 例保留卵巢者全部复发,复发率为 100%。某学者等报道,在低度恶性 ESS 中,行全子宫加双侧附件切除术后的患者平均随诊 57 个月,1 例复发,复发率为 7%(1/24);对第一次手术时保留一侧或双侧卵巢的患者平均随访 87 个月,13 例复发,复发率 93%(13/14)。因此,认为全子宫及双附件切除术应当是治疗低度恶性 ESS 的标准手术方式。而对高度恶性 ESS,因其恶性程度高,切除卵巢是必须的,用以减少盆腔复发机会。

5.复发性 ESS 的特征及治疗　在 ESS 中,高度恶性型(HGESS)复发率高且转移广泛,5 年存活率低,难以根治。但低度恶性型(LESS)因其恶性程度低,且生长缓慢,因此在治疗手段选择方面占有优势,疗效良好。

已有报道在没有任何治疗前提下也有ESS转移灶自发退化的报道,即存在自限性。1例肺部转移患者,在初次确诊后33个月时,发现病灶自然消退。LESS的复发与转移通常在术后数年发生,复发间隔时间为3个月至23年,中位时间为3年。因此,术后应长期密切随访。复发部位主要在输尿管、膀胱、阴道和肠道。除局部复发外,还要注意大血管,甚至心脏受累的可能。随访十分重要,并需长期进行而不间断。对复发转移灶处理原则仍是以手术切除为主。如未曾行过放射治疗者,复发后也可行放疗。对于首次手术无法切净者,术后盆腔残留病灶较大,可直接行放疗,促其达到完全缓解,再为手术创造条件,以减少术后并发症发生。也有使用孕激素作为LESS复发后二线用药,延长了生存期并为再次手术创造机会。在使用激素治疗时,应高度注意,孕激素仅对雌激素、孕激素阳性者起作用。某些时候,当肿瘤复发时,雌激素、孕激素受体可因病情进展而转阴。因此,孕激素治疗对此种类型治疗无效。在对复发瘤行二次手术时,也应检测ER、PR表达情况。PR能选择性地抑制ER在细胞质内合成,从而阻止ER的补充。目前,有关已酸孕酮治疗子宫内膜间质肉瘤减少复发率已有报道,效果很好。内分泌治疗的效果与ER、PR含量呈正相关,受体水平越高,疗效越好。

近年的研究表明ESS复发转移瘤形态多样,可不表现为经典ESS图像,也可表现与原发瘤截然不同,给诊断造成困难。在转移复发瘤诊断中,临床病史及CD10、SMA的联合应用可提高诊断率。另有文献报道平均复发时间为3~5年,但有时甚至超过20年,或带瘤生存或肿瘤自行消退。由于认识上的不足,ESS形态学上有多向分化特性。Fujii等通过电镜发现这些细胞在增殖期具有肌成纤维细胞特点,而在分泌和妊娠早期出现明显平滑肌分化,故而提出:子宫内膜间质细胞是具有向平滑肌纤维分化潜能的肌成纤维细胞。ESS在其分化过程中呈现不同组织形态,去分化使肿瘤更富侵袭性,当然也可向成熟方面分化为子宫平滑肌细胞。

6.子宫内膜异位症肉瘤变 通过首次报道恶性肿瘤与异位子宫内膜可并存于同一病变中,其中75%于卵巢内,另外25%在卵巢外任何部位。同时提出异位内膜恶变确诊必须符合以下3个条件:癌细胞和异位内膜组织并存于同一病变中;两者具有组织学上相关性;排除其他原发肿瘤存在。1953年Scott在此基础上又增加了第4条:即显微镜下异位子宫内膜向恶性移行的形态学特征。目前,此种诊断标准已得到世界公认。

流行病学研究显示近年来异位子宫内膜恶变及发病率均有上升,平均恶变率为0.7%~1%。恶变的病理类型包括子宫内膜样癌、透明细胞癌、子宫内膜间质肉瘤等,其中子宫内膜间质肉瘤恶变率略高,达1.5%。越来越多文献报道EM恶变可发生在膀胱、输尿管、乙状结肠、瘢痕肾、膈等部位,诊断十分困难,误诊率高达70%。异位的子宫内膜组织在微观上含有4种成分:子宫内膜腺体、子宫内膜间质、纤维素及出血。在特殊部位的内异症恶变常以子宫内膜腺样癌及肉瘤多见。某学者报道一例由卵巢外EM引起的乙状结肠LGESS,患者因门静脉栓塞产生胃部疼痛症状,B超检查诊为门静脉血栓及乙状结肠肿块,术后证实为低度恶性乙状结肠EM转化的子宫内膜间质肉瘤。Irvin等报道一例外阴EM间质肉瘤样变。Yantiss等报道17例来源异位在阴道直肠隔、直肠、结肠的EM,发生成为子宫内膜间质肉瘤。

7.预后 ESS分期与预后关系密切,早期预后较好,而晚期患者预后差。手术时,Ⅰ期患者可达80%,5年和10年存活率高达80%~100%,仍有37%~60%复发,即使Ⅰ期也有50%以上复发率,15%~20%将死于复发。当然复发或转移常在原发瘤手术后多年方可出现。因此认为LGESS是一种生长缓慢、预后良好肿瘤,而HGESS患者多在术后2年内死亡,因此认为ESS与临床期别、病理类型、手术方式均有关。ESS与手术方式密切相关,多个文献已报道采用全子宫双附件切除术者,术后加有效化疗或激素治疗,疗效优于保留单侧或双侧附件者。综合治疗方法可有效降低复发率,学者们建议应当使ESS诊治更加规范化。

8.三苯氧胺使用可使子宫肉瘤患者风险增加　自20世纪80年代以来,三苯氧胺(TAM)就成为一种治疗雌激素受体阳性的乳腺癌患者有效辅助治疗及转移癌治疗的有效药物。然而,临床资料验证,该药最严重副作用是增加患者患子宫癌的风险。已有报道在应用三苯氧胺治疗患者中,2年后子宫内膜癌的患病率成倍增加,而5年后则为4倍,治疗结束后的5年内这种风险仍未减少。文献报道三苯氧胺也与子宫肉瘤患病风险有关。三苯氧胺主要是通过拮抗雌激素起作用,但是也能通过非受体相关机制发挥作用。在不同物种和身体不同部位,雌激素受体敏感组织对三苯氧胺反应不同,这种组织特异性导致了治疗上相互矛盾结果。即三苯氧胺在乳腺中是抗癌药物,而子宫恶性肿瘤中则是致癌物。

某学者报道在乳腺癌使用三苯氧胺后发生子宫恶性肿瘤,其中肉瘤占23%。分析发现子宫肉瘤在子宫恶性肿瘤中占2%～5%,在一般人群中发病率为1～2/100000,而在使用三苯氧胺组中上升至27/100000,使其在恶性子宫肿瘤中比例也上升至10%,并且子宫肉瘤的风险高于子宫腺癌。英国三苯氧胺第二癌症研究组也有报道,在应用三苯氧胺治疗的患者中,无论是苗勒管混合中胚叶肿瘤还是肉瘤的患者风险(OR=13.5)均高于腺癌。

三苯氧胺具有许多功能包括调节细胞因子(如转化生长因子rS-1)。由于转化生长因子rS-1是上皮细胞生长的潜在抑制剂、基质细胞和血管生成的激动剂,这种细胞因子可能参与了三苯氧胺诱导的子宫间质肿瘤的发病。在某学者近期报道中亦证实,长期服用三苯氧胺(4年或更长时间)的患者比未服用者更有可能患子宫肉瘤。

综合文献报道,提醒患者及医生在乳腺癌的治疗中,服用三苯氧胺会导致子宫肉瘤的风险增加,即使在停药后这种风险依然存在,特别表现在停药后5年。因此,对于长期服用三苯氧胺治疗乳腺癌者,应当考虑到患者子宫恶性肿瘤的风险,必须进行子宫癌症的治疗。如果用药期间或停药后数年,出现任何妇科症状,如月经不调、阴道出现分泌物改变、盆腔粘连等,应当立即就医,进行B超、CT、MRI、PET-CT等影像学检查,各种癌症标志物的检测,血液性激素水平的摸底,以助早期发现、并及时治疗早期子宫恶性肿瘤。

(孙晋瑞)

第八节　卵巢肿瘤

卵巢肿瘤是女性常见肿瘤,有良性、恶性之分。由于卵巢位于盆腔深部,早期病变不易发现,恶性肿瘤就诊时多为晚期,患者的死亡率较高。

一、卵巢瘤样病变

这是一类卵巢非肿瘤性囊肿或增生性病变,可为生理性,亦可为病理性。可发生于任何年龄,以育龄妇女多见。

【诊断标准】

1.分类

(1)卵巢非赘生性囊肿:①卵泡囊肿,黄体囊肿,卵巢冠囊肿,卵巢单纯囊肿。②卵巢子宫内膜异位囊肿。③卵巢生发上皮包涵囊肿。

(2)卵巢增生性病变:①双侧多囊卵巢综合征。②卵泡膜细胞增生症。③卵巢重度水肿。

2.临床表现

(1)多囊卵巢综合征患者常有月经失调、不排卵、不孕、毛发增多等症状。

(2)多数患者常无临床症状,仅在妇科检查或 B 超检查时发现。较大囊肿可出现下腹坠胀或不适感,甚至腰骶部酸痛、性交痛。

(3)妇科检查可发现子宫一侧或双侧肿块,囊性为主,表面光滑,直径通常不超过 5cm。

3.辅助检查

(1)B 超检查提示一侧或双侧卵巢囊性增大。

(2)实验室内分泌测定有助诊断。

(3)腹腔镜检查有助诊断,必要时做活体组织检查以明确诊断。

4.鉴别诊断　主要与卵巢肿瘤相鉴别,卵巢瘤样病变直径多小于 5cm,且可能随月经周期有变化。

【治疗原则】

1.一般需观察 2～3 个月后复查,多数可自行消失。当发生扭转、破裂引起急腹症时,需及时诊断,及时处理。多数卵巢非赘生性囊肿破裂不需手术,但腹腔内出血多者,应立即剖腹探查,行修补缝合术。

2.有以下情况者应行剖腹探查或腹腔镜检查:①囊肿直径超过 5cm。②出现急腹症症状。③观察 3～6 个月,囊肿持续存在。④绝经后妇女。⑤不能排除阑尾炎、异位妊娠、卵巢肿瘤。

二、卵巢上皮性肿瘤

卵巢上皮性肿瘤是最常见的一组卵巢肿瘤,来源于卵巢的生发上皮,具有向各种苗勒上皮分化的潜能,向输卵管黏膜上皮分化,形成浆液性肿瘤;向宫颈管黏膜上皮分化,形成黏液性肿瘤;向子宫内膜腺上皮分化,形成子宫内膜样肿瘤。各类上皮性肿瘤又有良性、交界性和恶性之分。

【诊断标准】

首先需重视发病危险因素:卵巢持续排卵、乳腺癌、结肠癌或子宫内膜癌的个人史及卵巢癌家族史,被视为危险因素。遗传卵巢癌综合征:尤其是 BRCA1 或 BRCA2 基因表达阳性者,其患病的危险率高达 50%,并随年龄增长,危险增加。"卵巢癌三联征"即年龄 40～60 岁、卵巢功能障碍、胃肠道症状,可提高对卵巢癌的警戒。

1.临床表现

(1)症状:①早期常无症状。②胃肠道症状:早期可有消化不良、便秘、恶心、腹泻及腹部不适,渐渐出现腹胀。③下腹包块:以囊性或囊实性为主,中等大小,也有较大者,单侧或双侧。恶性者表面高低不平,固定。④压迫症状:较大肿瘤压迫可引起下肢水肿、尿潴留、排尿困难,并发腹水时可产生相应压迫症状,如呼吸困难、心悸、上腹饱胀。⑤腹痛:当肿瘤内出血、坏死、破裂、感染时可致腹痛。发生扭转时可产生急腹痛。恶性肿瘤侵犯盆壁、累及神经时,可出现疼痛并向下肢放射。⑥月经异常:部分患者可有月经异常,表现为月经紊乱,不规则阴道流血、闭经、绝经后阴道流血等。⑦恶病质:晚期恶性肿瘤患者有贫血、消瘦等恶病质表现,甚至出现肠梗阻。⑧亦需考虑进行家族史评估。

(2)体征:①全身检查:特别注意乳腺、区域淋巴结、腹部膨隆、肿块、腹水及肝、脾、直肠检查。②盆腔检查:双合诊和三合诊检查子宫及附件,注意附件肿块的位置、侧别、大小、形状、边界、质地、表面状况、活动度、触痛及子宫直肠窝结节等。

应强调盆腔肿块的鉴别,以下情况应注意为恶性:①实性;②双侧;③肿瘤不规则、表面有结节;④粘连、固定、不活动；⑤腹水，特别是血性腹水；⑥子宫直肠窝结节；⑦生长迅速；⑧恶病质，晚期可有大网膜肿块、肝脾肿大及消化道梗阻表现。

2.辅助检查

(1)超声扫描：对于盆腔肿块的检测有重要意义，可描述肿物大小、部位、质地等。良恶性的判定依经验而定，可达80%~90%，也可显示腹水。通过彩色多普勒超声扫描，能测定卵巢及其新生组织血流变化，有助诊断。

(2)盆腔和(或)腹部CT及MRI检查：对判断卵巢周围脏器的浸润、有无淋巴转移、有无肝脾转移和确定手术方式有参考价值。

(3)腹水或腹腔冲洗液细胞学检查：腹水明显者，可直接从腹部穿刺，若腹水少或不明显，可从后穹窿穿刺。所得腹水经离心浓缩，固定涂片，查找肿瘤细胞有助诊断。

(4)腹腔镜检作用：①明确诊断，作初步临床分期；②取得腹水或腹腔冲洗液进行细胞学检查；③取得活体组织，进行组织学诊断；④术前放腹水或腹腔化疗，进行术前准备。

(5)X线检查：胸部、腹部X线摄片对判断有无胸腔积液、肺转移和肠梗阻有诊断意义。系统胃肠摄片或乙状结肠镜观察，必要时行胃镜检查，提供是否有卵巢癌转移或胃肠道原发性癌瘤的证据。肾图、静脉肾盂造影：观察肾脏的分泌及排泄功能、了解泌尿系压迫或梗阻情况。肝脏扫描或γ照相了解肝转移或肝脏肿物。放射免疫显像或PET检查：有助于对卵巢肿瘤进行定性和定位诊断。

(6)肿瘤标志物检测：CA-125检查以及根据临床指征行其他肿瘤标志物CA19-9、CEA、AFP的检测。①CA-125：80%的卵巢上皮性癌患者CA-125水平高于35kU/L，90%以上患者CA-125水平的消长与病情缓解或恶化相一致，尤其对浆液性腺癌更有特异性。②AFP：对卵巢内胚窦瘤有特异性价值，或者未成熟畸胎瘤、混合性无性细胞瘤中含卵黄囊成分者均有诊断意义。其正常值为<25μg/L。③HCG：对于原发性卵巢绒癌有特异性。④性激素粒层细胞瘤、包膜细胞瘤可产生较高水平的雌激素。

(7)病理组织学检查：手术标本送病理检查可明确诊断。

3.鉴别诊断　卵巢恶性肿瘤的诊断需与如下疾病鉴别：①子宫内膜异位症；②结核性腹膜炎；③生殖道以外的肿瘤；④转移性卵巢肿瘤；⑤慢性盆腔炎。

4.临床分期　卵巢肿瘤的分期采用FIGO的原发性卵巢恶性肿瘤的临床分期(表3-4)。

表3-4　卵巢癌分期(FIGO)

分期	FIGO	TNM
	原发肿瘤无法评价	T_x
0期	无原发肿瘤证据	T_0
Ⅰ期	肿瘤局限于卵巢	T_1
ⅠA期	肿瘤局限于一侧卵巢，包膜完整，卵巢表面无肿瘤；腹水或腹腔冲洗液未找到恶性细胞	T_{1a}
ⅠB期	肿瘤局限于双侧卵巢，包膜完整，卵巢表面无肿瘤；腹水或腹腔冲洗液未找到恶性细胞	T_{1b}
ⅠC期	肿瘤局限于单侧或双侧卵巢并伴有如下任何一项：包膜破裂；卵巢表面有肿瘤；腹水或腹腔冲洗液有恶性细胞	T_{1c}
Ⅱ期	肿瘤累及一侧或双侧卵巢伴有盆腔扩散	T_2
ⅡA期	扩散和(或)种植到子宫和(或)输卵管；腹水或腹腔冲洗液无恶性细胞	T_{2a}
ⅡB期	扩散到其他盆腔器官；腹水或腹腔冲洗液无恶性细胞	T_{2b}
ⅡC期	ⅡA期或ⅡB期并腹水或腹腔冲洗液找到恶性细胞	T_{2c}

续表

分期	FIGO	TNM
Ⅲ期	肿瘤侵犯一侧或双侧卵巢,并有显微镜证实的盆腔外腹膜转移和(或)局部淋巴结转移	T_3 和(或)N_1
ⅢA期	显微镜证实的盆腔外腹膜转移	T_{3a}
ⅢB期	肉眼盆腔外腹膜转移灶最大径线≤2cm	T_{3b}
ⅢC期	肉眼盆腔外腹膜转移灶最大径线>2cm 和(或)区域淋巴结转移	T_{3c} 和(或)N_1
Ⅳ期	超出腹腔外的远处转移	M_1

注:肝包膜转移为 T_3 或Ⅲ期,肝实质转移为 M_1 或Ⅳ期。胸膜渗出液必须有阳性细胞。

【治疗原则】

原则上卵巢肿瘤均需手术治疗。其指征为:①绝经后妇女发现盆腔肿物;②附件肿物 5cm 直径左右,观察 2 个月,尤其是在服避孕药后不缩小者;③附件实性肿物;④附件肿物 6~7cm 直径以上者;⑤盆腔肿物诊断不明者。

1.良性肿瘤 采取手术治疗,手术范围根据患者年龄而定。

(1)年轻患者可行肿瘤剥出术或患侧附件切除术。

(2)45 岁以上患者可行患侧附件切除术或同时切除子宫。

(3)50 岁以上或绝经后患者行全子宫及双侧附件切除术。

(4)切除的肿瘤标本需即刻剖视,可疑恶性者或有条件者即送冷冻切片病理检查。

(5)手术注意点:①尽量完整取下肿瘤,以防囊内容物流出污染腹腔;②巨大卵巢囊肿可行穿刺抽吸液体使肿瘤体积缩小后取出,但需保护周围组织防止囊液污染种植;③抽吸液体速度宜缓慢,以免腹压骤降影响心脏负荷而致休克。

2.卵巢低度恶性肿瘤(交界性瘤) 卵巢交界性瘤占卵巢上皮性瘤的 9.2%~16.3%,Ⅰ期为主,占 50%~80%,其中主要是浆液性。患者发病年龄较轻,平均 34~44 岁,合并妊娠者占 9%。卵巢交界性肿瘤是一类性质较为特别的卵巢肿瘤。

卵巢交界性瘤具有下列特点:①易发生于生育年龄的妇女;②常为早期,Ⅰ期、Ⅱ期患者占 80%;③在临床上有一定的恶性上皮卵巢癌的组织学特征,但缺少可确认的间质浸润,恶性程度较低;④对化疗不敏感;⑤多为晚期复发;⑥复发多为卵巢交界性瘤。根据上述特点,通常可切除一侧附件而保留生育功能,对于Ⅰ期患者可不进行分期手术,术后多不需用化疗。交界性卵巢肿瘤双侧的发生率为 38%。对于双侧交界性卵巢肿瘤,只要有正常卵巢组织存在,也可进行肿瘤切除而保留生育功能。期别较晚的交界性卵巢肿瘤如无外生乳头结构及浸润种植也可考虑保留生育功能的手术治疗。

(1)处理原则:手术为交界性肿瘤的最重要、最基本的治疗,手术范围视患者年龄、生育状况及临床分期而定。

1)早期、年轻、有生育要求者切除患侧附件,对侧剖探:腹腔冲洗液细胞学检查及腹膜多点活检,保留生育功能。

2)晚期、年龄大或无生育要求者行全子宫及双侧附件切除,大网膜、阑尾切除或施行肿瘤细胞减灭术。

(2)原则上不给予术后辅助化疗,但亦有资料表明,对期别较晚、有浸润性种植和 DNA 为非整倍体的卵巢交界性肿瘤,术后也可施行 3~6 个疗程正规化疗。辅助化疗能否减少复发,提高患者生存率还有待证实。

(3)预后与复发:交界性瘤恶性程度低、预后好,复发晚,复发率随时间推移而增加。交界性瘤复发,绝大多数病理形态仍为交界性,再次手术仍可达到较好结果。

(4)随访:前3年每3~6个月随访一次,以后则每年一次。

3.卵巢癌 以手术为主,辅以化疗等综合治疗。

(1)手术治疗:一经怀疑为卵巢恶性肿瘤应尽早手术。

根据分期、患者全身情况决定手术范围如下:①早期病例行全面分期探查术,包括:全面盆腹腔探查;腹腔细胞学(腹水或盆腔、结肠侧沟、上腹部冲洗液);大网膜切除;全子宫和双附件切除(卵巢动静脉高位结扎);仔细探查及活检(粘连、结扎及可疑部位,特别是结肠侧沟、膈肌和肠系膜等);同时行腹膜后淋巴结及腹主动脉旁淋巴结切除术。②Ⅱ期以上晚期病例行肿瘤细胞减灭术,使肿瘤残留病灶直径缩小到1cm以下,其手术方法和范围是:足够大的直切口;腹水或腹腔冲洗液细胞学检查;全子宫双附件或盆腔肿物切除,卵巢动静脉高位结扎;从横结肠下缘切除大网膜,注意肝、脾区转移并切除;膈肌、结肠侧沟、盆壁腹膜、肠系膜及子宫直肠陷凹转移灶切除及多点活检;肝、脾转移处理;腹主动脉旁及盆腔淋巴结切除;阑尾切除(黏液性肿瘤)及肠道转移处理。③"间歇性"或间隔肿瘤细胞减灭术:对于某些晚期卵巢癌病灶估计难以切净或基本切净,则先用2~3个疗程(不满6个疗程,或称非全疗程)化疗,再行肿瘤细胞减灭术。

保留生育功能的保守性手术(保留卵巢)的手术应谨慎和严格选择,仅用于符合下列条件者:①临床ⅠA期;②分化好的(G_1)浆液性、黏液性、内膜样肿瘤;③对侧卵巢外观正常、活检阴性;④腹水细胞学阴性,"高危区域"(子宫直肠陷凹、结肠侧沟、肠系膜、大网膜和腹膜后淋巴结)探查及活检均阴性;⑤年轻要求生育;⑥有条件随访,在完成生育后再切除子宫及对侧卵巢。但对卵巢生殖细胞肿瘤,不论期别早晚,均可实行保留生育功能的手术。

(2)化疗:化疗是晚期卵巢癌的重要治疗措施,一定要及时、足量、规范。对于进行了最大限度的肿瘤细胞减灭术或瘤体很小的患者更为有效。卵巢癌化疗包括术前新辅助化疗及术后化疗。化疗疗程视病情而定,一般需6~8个疗程。

1)常用化疗方案如下:上皮性卵巢癌的化疗以TP(紫杉醇/多烯紫杉醇、卡铂/顺铂)、PC(卡铂/顺铂、环磷酰胺)和PAC(卡铂/顺铂、阿霉素、环磷酰胺)方案作一线方案。二线化疗药物较多,但并没有首选的化疗方案。可选用的药物有:紫杉醇、楷莱、健择、多烯紫杉醇、拓扑替康、依托泊苷、异环磷酰胺和六甲嘧胺等。

2)腹腔化疗对卵巢癌的治疗价值近来受到重视。此外,在卵巢癌的治疗中腹腔化疗还可用于:

①首次手术后较小的残留灶(微小残留灶,最大直径<0.5~1cm)。

②具有高危因素的早期患者(Ⅰ期G_2、G_3,Ⅳ期),以治疗上腹部可能的微小病灶。

③对具有高危险复发因素的患者(Ⅲ期,低分化G_3),在获病理完全缓解后的巩固治疗。

④二次探查阳性的补救治疗。

⑤术前控制大量腹水。

3)卵巢癌的先期化疗:即新辅助化疗,是指在明确诊断卵巢癌后,选择相应有效的化疗方案给予患者有限疗程的化疗,然后再行肿瘤细胞减灭术。新辅助化疗一般为2~3个疗程。

①新辅助化疗目的:减少肿瘤负荷;提高手术质量;改善患者预后。

②新辅助化疗的先决条件:明确的病理诊断;明确病变程度和范围。

③新辅助化疗的方法:腹腔化疗;动脉化疗;静脉化疗。

④新辅助化疗的临床意义:主要是可以明显改善于术质量,提高手术彻底性。

4)注意事项

①顺铂有肾毒性,化疗前需水化,补液 3000ml 左右,保证尿量≥2500ml。

②泰素可引起过敏反应,化疗前应用抗过敏药,化疗期间行心电监护,泰素应先于顺铂应用,间隔 1 小时。

③此外,妇科肿瘤治疗中较易引起输液反应的药物还有:卡铂、顺铂、奥沙利铂、多西他赛和多柔比星脂质体。

(3)激素治疗:内膜样癌可用孕酮类药物与化疗联合应用,己酸孕酮 500mg,肌内注射,每周 2 次;或甲羟孕酮片 250mg,每日 1~2 次;或甲地孕酮片 160mg,每日 1~2 次,连用 6 个月~1 年。

【随访与监测】

1.病情监测 卵巢癌易于复发,应长期予以随访和监测。随访和监测内容如下:

(1)临床症状、体征、全身及盆腔检查,强调每次随诊盆腔检查的重要性。

(2)肿瘤标志物:CA-125、AFP、HCG。

(3)影像检查:B 超、CT 及 MRI(有条件者)。

(4)正电子发射显像(PET)(有条件者)。

(5)类固醇激素测定:雌激素、孕激素及雄激素(对某些肿瘤)。

2.术后随访 术年 1 年,每月 1 次;术后 2 年,每 3 个月 1 次;术后 3 年,每 6 个月 1 次;3 年以上者,每年 1 次。

【诊断与治疗】

1.复发卵巢癌的定义及诊断

(1)复发指经过满意的肿瘤细胞减灭术和正规足量的化疗达到临床完全缓解,停药半年后临床上再次出现肿瘤复发的证据,视为复发。

(2)未控指虽然经过肿瘤细胞减灭术和正规足量的化疗,但肿瘤仍进展或稳定,二探手术发现残余灶,或停化疗半年之内发现复发证据,均视为未控。

(3)卵巢癌复发的迹象和证据:

1)CA-125 升高。

2)出现胸腹水。

3)体检发现肿块。

4)影像学检查发现肿块。

5)不明原因肠梗阻。

只要存在上述中的两项就要考虑肿瘤复发。复发的诊断最好有病理的支持。

2.复发卵巢癌的分型

(1)化疗敏感型:定义为对初期以铂类药物为基础的治疗有明确反应,且已经达到临床缓解,停用化疗 6 个月以上病灶复发。

(2)化疗耐药型:定义为患者对初期的化疗有反应,但在完成化疗相对短的时间内证实复发,一般认为完成化疗后 6 个月内的复发应考虑为铂类药物耐药。

(3)难治型:难治型是指对化疗没有产生最小有效反应的患者,包括在初始化疗期间肿瘤稳定或肿瘤进展者。大约发生于 20% 的患者,这类患者对二线化疗的有效反应率最低。

3.卵巢癌复发的治疗

(1)治疗前的准备:详细复习病史包括:①手术分期;②组织学类型和分级;③手术的彻底性;④残余瘤

的大小及部位;⑤术后化疗的方案、途径、疗程、疗效;⑥停用化疗的时间;⑦出现复发的时间等。

(2) 对复发性卵巢癌进行分型,对复发灶进行定位分析。

(3) 对患者的生活状态(PS)进行评分,对患者重要器官的功能进行评估。

(4) 治疗原则:目前认为对于复发性卵巢癌的治疗目的是姑息性的,在制定治疗方案时要充分考虑到患者的生存质量和各种治疗方案的不良反应。在制订二线化疗方案时,常把耐药型和难治型卵巢癌考虑为一组,而对铂类药物敏感的复发癌常被分开考虑。

1) 化疗敏感型的治疗,停用化疗时间越长,再次治疗缓解的可能性越大,对这类患者的治疗应该采取积极的态度。对于>12个月复发的孤立可切除病灶,可考虑先行手术切除,然后再化疗;也可考虑先行化疗2个疗程再手术,然后化疗。化疗可采用与一线相似的方案,也可选择目前较为明确有效的二线药物和方案。

2) 耐药和难治型的患者治疗效果很不理想,除了为解除肠梗阻外,一般不考虑手术治疗。主要是选用目前较为明确有效的二线化疗药物和方案。化疗的疗程一般不少于2个,不超过8个。

3) 手术对复发性卵巢癌的治疗价值尚未确定,手术的指征和时机还存在一些争论。复发性卵巢癌的手术主要用于解除肠梗阻、切除孤立的复发灶。但要求患者年龄较轻,有很好的生活状态评分,对先前的化疗有很好的反应。在上述情况下进行再次肿瘤细胞减灭术可达到预期的治疗目的,对患者有益。

4) 卵巢癌复发合并肠梗阻的治疗:肠梗阻是复发性卵巢癌患者最常见和最难处理的问题。化疗对大部分肠梗阻患者的疗效不佳,姑息性的保守治疗是较为合适的选择(激素、止痛药、止吐药、胃肠减压和TPN等)。选择手术治疗应该谨慎,多处梗阻和多个复发灶手术很难奏效,而且并发症很多(10%~15%的患者将会在手术后8周内死亡,40%的患者手术没有任何效果)。对孤立的复发灶,仅一个部位的梗阻和对化疗敏感的患者手术可能会有一定的疗效,对肠梗阻患者进行评分有助于临床医师决定是否进行手术。

5) 开始治疗的时机和指征:临床上有下列情况可考虑开始进行复发性卵巢癌的治疗:临床上有症状,临床或影像学检查有复发的证据,伴有(或)不伴有CA-125的升高;临床上没有症状,但CA-125升高,临床或影像学检查发现>(2~3)cm的复发灶;虽然没有临床和影像学检查的复发证据,但有症状和CA-125的明显升高;系列测定CA-125持续升高,除外其他CA-125升高的原因。

三、卵巢生殖细胞肿瘤

卵巢生殖细胞肿瘤是指来源于胚胎性腺的原始生殖细胞而具有不同组织学特征的一组肿瘤。发病率仅次于卵巢上皮性肿瘤,除卵巢成熟性畸胎瘤为良性外,其他类型均为恶性。主要的组织病理分类如下:未成熟畸胎瘤、无性细胞瘤、卵黄囊瘤、胚胎癌、绒癌、混合型恶性生殖细胞肿瘤。其临床特点:①多发生于年轻的妇女及幼女。②多数生殖细胞肿瘤是单侧的。③即使复发也很少累及对侧卵巢和子宫。④有很好的肿瘤标志物(AFP、HCG)。⑤对化疗敏感。

近年来,由于找到有效的化疗方案,使其预后大为改观。卵巢恶性生殖细胞肿瘤的5年存活率分别由过去的10%提高到目前的90%。大部分患者可行保留生育功能的治疗。

(一) 卵巢畸胎瘤

畸胎瘤是最常见的卵巢生殖细胞肿瘤,由多胚层组成,偶有单胚层成分,分成熟性(良性)和未成熟性(恶性),成熟性畸胎瘤多为单侧,中等大小,内为皮肤、毛发和油脂成分,也可见骨骼和牙齿,其头节部分可恶变为鳞癌。未成熟畸胎瘤主要为原始神经组织,它有恶性程度逆转的特征。

【诊断标准】

1.临床表现

(1)因肿瘤性质而异,成熟性畸胎瘤常无症状,仅在妇科检查或B超检查时发现。

(2)腹胀、腹块:随肿瘤生长出现腹胀、腹块,恶性者肿块生长迅速,短期内增大,可伴腹水。

(3)腹痛:畸胎瘤发生蒂扭转时可产生剧烈腹痛。肿瘤穿破包膜可引起腹痛。

(4)压迫症状:肿瘤增大压迫邻近器官引起尿潴留、排便困难等。

(5)恶病质:晚期恶性肿瘤患者出现消瘦、贫血、发热等症状,转移灶症状。病情发展快。

(6)腹部检查:可扪及肿块,大小不一,多为中等大小,多呈实性。腹水征可呈阳性。

(7)妇科检查:子宫一侧扪及肿块,偶为双侧性,中等大小,实性或呈不均质。

2.辅助检查

(1)X线检查盆腔平片可显示畸胎瘤内有骨骼及牙齿阴影。

(2)B超检查提示肿瘤部位、大小、性质。可显示囊内骨骼、牙齿、实质性光团等特有图像。

(3)腹水细胞学检查找癌细胞。

(4)血清AFP测定合并有卵黄囊瘤成分者AFP常呈阳性。

(5)病理组织学检查这是诊断的依据。

【治疗原则】

1.手术治疗

(1)成熟性畸胎瘤行患侧附件切除术或肿瘤剥出术,并应检查对侧卵巢。术中剖视标本,可疑恶性者送冷冻切片检查。

(2)未成熟性畸胎瘤:由于绝大部分患者是希望生育的年轻女性,常为单侧卵巢发病,即使复发也很少累及对侧卵巢和子宫,更为重要的是卵巢恶性生殖细胞肿瘤对化疗十分敏感。因此,手术的基本原则是无论期别早晚,只要对侧卵巢和子宫未受肿瘤累及,均应行保留生育功能的手术,既仅切除患侧附件,同时行全面分期探查术。对于复发的卵巢生殖细胞肿瘤仍主张积极手术。

2.化疗

(1)BEP方案(博来霉素、依托泊苷、顺铂)是生殖细胞肿瘤最有效的化疗方案。除了ⅠA期1级的未成熟畸胎瘤,都应该进行3~6个疗程的BEP化疗。有肿瘤标志物升高的患者,化疗应持续至肿瘤标志物降至正常后2个疗程。

(2)其他如VAC方案(长春新碱、更生霉素、环磷酰胺)、PVB方案(顺铂、长春新碱、博来霉素或平阳霉素)也可选择使用,疗程间隔3~4周。

(3)注意博来霉素及平阳霉素可引起肺纤维化,成人终生剂量为360mg,用药时建议行肺功能检查。

(二)卵巢无性细胞瘤

卵巢无性细胞瘤是卵巢生殖细胞肿瘤的一种,为中度恶性的卵巢实质性肿瘤,好发于青春期及育龄女性。

【诊断标准】

1.临床表现

(1)腹胀、腹痛:开始时症状不明显,随肿瘤发展而出现症状。

(2)腹块:下腹肿块多为实性、中等大小。少数可伴腹水。

(3)妇科检查:子宫一侧或双侧发现实质性肿块,中等大小。多数病例性发育正常。

2.辅助检查

(1)B超检查:显示子宫一侧或双侧实质性肿块。

(2)病理组织学检查:是诊断依据。必须注意有无与其他类型生殖细胞肿瘤混合存在。

【治疗原则】

治疗原则以手术为主,辅以化疗或放疗。

1.手术治疗

(1)手术时首先详细探查,包括腹腔冲洗液找肿瘤细胞;盆、腹腔脏器及腹膜淋巴结探查,横隔、腹膜及大网膜多点活检,以准确地做出临床分期。

(2)Ⅰ期患者行全子宫及双侧附件切除术,并行腹膜后淋巴结清扫术。

(3)Ⅱ期以上患者行肿瘤细胞减灭术。

(4)符合下列条件的年轻患者可考虑行患侧附件切除术。①肿瘤局限于一例卵巢,包膜完整、无粘连、无破裂。②肿瘤直径小于10cm。③纯无性细胞瘤。④无腹水,腹腔冲洗液未找到恶性细胞。⑤无卵巢外肿瘤证据。⑥无淋巴结转移,对侧卵巢剖视正常。⑦无性腺发育不良。⑧要求保留生育功能,且有随访条件者。

2.化学治疗　无性细胞肿瘤对化疗敏感,通过化疗,同样可达到放疗的治疗效果。常用化疗方案BEP、VAC和PVB方案。以上方案酌情选用,疗程间隔4周。若病情稳定,总疗程一般为6个疗程。

3.放射治疗　无性细胞瘤对放疗最敏感,但由于无性细胞瘤的患者多年轻,要求保留生育功能,目前放疗已较少应用。对复发的无性细胞瘤,放疗仍能取得较好疗效。晚期、复发或有远处转移者,除手术外可加用放射治疗。

四、卵巢性索间质肿瘤

卵巢性索间质肿瘤占卵巢恶性肿瘤的5%～8%,成人型颗粒细胞肿瘤(95%)发生在绝经期,发病的平均年龄是50～53岁。青少年型颗粒细胞瘤(5%)发生在20岁之前。颗粒细胞瘤常产生雌激素,75%的病例与假性性早熟有关,25%～50%的中老年女性病例与子宫内膜增生过长有关,5%与子宫内膜腺癌有关。支持细胞-间质细胞瘤属低度恶性,通常发生在30～40岁妇女,多数是单侧发生。典型的支持细胞-间质细胞肿瘤会产生雄激素,70%～85%的病例会有临床男性化的表现。虽然该类肿瘤多有性激素刺激的症状,但每一种性索间质肿瘤的诊断完全是根据肿瘤的病理形态,而不以临床内分泌功能及肿瘤所分泌的特殊激素来决定。

【诊断标准】

1.临床表现

(1)下腹部肿块,实质性。

(2)内分泌紊乱:根据肿瘤产生激素不同而表现不一。支持细胞-间质细胞瘤患者常表现男性化:毛发增生、出现胡须、阴蒂肥大、声音低沉。颗粒-卵泡膜细胞瘤因产生雌激素而表现女性化表现。青春期表现性早熟,乳房增大,阴毛及腋毛出现,内、外生殖器发育,无排卵月经;生育期妇女表现为不规则阴道流血,或短期闭经后有大量阴道流血;绝经后妇女则出现绝经后阴道流血。

(3)腹胀、腹痛:巨大肿瘤可使腹部膨胀,肿块或腹水引起腹胀。较大肿瘤可引起下腹隐痛或产生压迫症状。肿瘤包膜破裂、蒂扭转引起急腹痛。

(4)其他症状:有的患者可伴梅格斯综合征,有胸腔积液、腹水。伴环状小管的性索瘤常合并口唇黏膜黑色素沉着-胃肠道息肉综合征。

(5)妇科检查:发现子宫一侧肿块,实性或囊实性,大小不一,多为中等大。

2.辅助检查

(1)B超检查:显示肿块来源、大小、性质。

(2)激素测定有助诊断:颗粒-卵泡膜细胞瘤患者血、尿雌激素水平升高,支持细胞-间质细胞瘤患者血睾酮、尿17-酮升高。

(3)阴道涂片:颗粒-卵泡膜细胞瘤患者阴道涂片显示雌激素影响,成熟指数右移。

(4)诊断性刮宫:了解雌激素对子宫内膜的影响,并可除外子宫内膜增生过长及子宫内膜癌。

(5)病理组织学检查:可明确诊断。

【治疗原则】

1.手术治疗 手术是基本治疗方法,手术范围则按肿瘤性质、患者年龄及对生育要求考虑。多数性间质肿瘤(如纤维瘤、泡膜细胞瘤、支持细胞瘤、硬化性间质瘤等)是良性的,应按良性卵巢肿瘤处理。有些是低度或潜在恶性的(如颗粒细胞瘤、间质细胞瘤、环管状性索间质瘤等),处理方案如下。

(1)由于多数肿瘤是单侧发生,对于早期、年轻的患者可行单侧附件切除术及分期手术,保留生育功能。

(2)对于期别较晚或已经完成生育的年龄较大患者,适合行全子宫双附件切除(TAH/BSO)进行手术分期,或行肿瘤细胞减灭手术。

2.化学治疗 仅在存在低度恶性转移灶和残余肿瘤的时候才有化疗的指征。可以使用4~6个周期的BEP、VAC、PAC。因为分化不良的或Ⅱ期或以上期别的支持细胞-间质细胞瘤更有可能复发,所以术后需要行辅助化疗。

3.随访 因为这类肿瘤多数具有低度恶性、晚期复发的特点,故应坚持长期随诊。

4.患者预后 颗粒细胞肿瘤的10年存活率为90%,20年存活率为75%。支持细胞-间质细胞瘤的5年存活率为70%~90%。

五、卵巢转移性肿瘤

身体任何部位的恶性肿瘤均可转移到卵巢,最常见的原发肿瘤部位为乳房、胃肠道,其次为生殖道、泌尿道及身体其他部位。

【诊断标准】

1.病史 胃病史(如胃痛、胃饱胀、反酸、呕血等),肠道疾病史(如慢性腹泻、黑粪等),胃肠道肿瘤手术史,乳癌手术史。

2.临床表现

(1)腹胀、腹块:常为双侧性肿块,生长迅速,伴腹痛、腹坠胀。

(2)腹水:较晚期患者常有腹水,少数伴胸水。大量胸腹水可产生压迫症状,如下肢水肿、呼吸困难等。

(3)内分泌症状:因肿瘤可产生雌激素或雄激素,少数患者有月经失调或绝经后阴道流血,或男性化表现。

(4)晚期可出现消瘦、贫血、疲乏等恶病质表现。

(5)腹部检查:可扪及下腹肿块,多为双侧性、实性、表面尚光、活动。伴腹水者腹部转移性浊音阳性。

(6)妇科检查:扪及子宫旁双侧性肿块,实质性,表面尚光滑,活动。伴腹水者肿块可有漂浮感。

3.辅助检查

(1)B超检查:双侧卵巢呈实质性肿块,表面光,周围无粘连,伴腹水。

(2)胃肠道钡餐造影、胃镜、纤维结肠镜检查可发现原发肿瘤。

(3)病理组织学检查可明确诊断。

【治疗原则】

1.治疗原发肿瘤。

2.目前多主张手术切除全子宫及双侧附件,加大网膜切除,以延长患者生命;广泛转移或恶病质者不宜手术。术后采用以氟尿嘧啶为主的联合化疗,常用方案为顺铂、丝裂霉素和氟尿嘧啶联合应用。

(高　健)

第九节　输卵管肿瘤

一、输卵管良性肿瘤

输卵管良性肿瘤较恶性肿瘤更少见。输卵管原发性良性肿瘤来源于副中肾管或中肾管。输卵管良性肿瘤的组织类型繁多,其中以输卵管腺瘤样瘤常见,其他如乳头状瘤、血管瘤、平滑肌瘤、畸胎瘤等均罕见,由于肿瘤体积小,通常无症状,术前难以诊断,预后良好。

【诊断标准】

1.临床表现

(1)不育为常见症状,在生育年龄伴有不生育者。输卵管腺样瘤多见于生育年龄妇女,80%以上同时患有子宫肌瘤。

(2)阴道排液增多,浆液性,无臭。

(3)急腹痛及腹膜刺激症状:当肿瘤较大时如发生输卵管扭转,或肿瘤破裂,或输卵管梗阻,多量液体通过时可引起腹绞痛。

(4)妇科检查:肿瘤较小者检查不一定扪及,稍大时可触及附件区肿块。

2.辅助检查

(1)B超显像检查:不同的肿瘤表现出不同的图像。

(2)腹腔镜检查:直视下见到输卵管肿瘤即可诊断。

(3)病理检查:手术切除标本送病理,即可明确诊断。

【治疗原则】

手术治疗:输卵管切除术或者肿瘤剥除术。

二、输卵管恶性肿瘤

输卵管癌是发生于输卵管上皮的恶性肿瘤,较少见。分为输卵管原发肿瘤和输卵管继发肿瘤,本节只对输卵管原发肿瘤讲解,输卵管原发恶性肿瘤多发生于绝经后期,包括原发性输卵管腺癌(简称卵管癌),其他诸如鳞癌、肉瘤、恶性中胚叶混合瘤及癌肉瘤相对罕见。发病的平均年龄为52岁,5年生存率约为

5%~40%。

【诊断标准】

1.临床表现

(1)早期无症状。70%有慢性输卵管炎史,50%有不孕史。

(2)阴道排液或阴道流血:这是输卵管癌最常见的症状,排液呈浆液性黄水,一般无臭味,有时呈血性,量可多可少,常呈间歇性排液。

(3)下腹疼痛:多发生在患侧,为钝痛,以后渐加剧或呈痉挛性绞痛。大量阴道排液流出后,疼痛可缓解,肿块也有缩小,称外溢性输卵管积液。

(4)腹块:患者扪及腹部有块物。

(5)妇科检查:①子宫一般为正常大小,在其一侧或双侧可扪及肿块,大小不一,实性或者囊实性,表面光滑或者结节状。②腹水症腹部膨隆有波动感,转移性浊音阳性。

2.辅助检查

(1)诊断性刮宫:旨在除外宫颈管及宫腔病变。

(2)腹腔镜检查:可见到增粗的输卵管,外观如输卵管积水,呈茄子状形态,有时可见到赘生物,伞端封闭或者部分封闭。

(3)B超检查:在子宫一侧可见茄子形或腊肠形肿块,边缘规则或者不规则,中间可见实性暗区,晚期时可见腹水。

(4)CT检查:观察盆腔肿物,以确定肿块性质、部位、大小、形状,一般1cm大小肿瘤即可测出。

【治疗原则】

输卵管癌的转移途径与卵巢癌基本相同,故输卵管癌应按卵巢癌的治疗方法。其治疗原则是以手术为主的综合治疗。

1.手术治疗 强调首次手术应尽量彻底。Ⅰ期可行全子宫及双附件切除术及大网膜切除术。Ⅱ期及其以上者应行肿瘤细胞减灭术,包括全子宫及双附件切除、大网膜切除、阑尾切除及盆腔和腹主动脉旁淋巴结清扫术。

2.放射治疗 对于存在孤立病灶的输卵管癌,可考虑盆腔局部放射线照射。

3.激素治疗 输卵管与子宫均起源于中肾旁管(苗勒管),对卵巢激素有周期性反应,所以肿瘤细胞ER、PR阳性,可应用抗雌激素药物及长效孕激素治疗。

(欧阳荻妹)

第四章 月经失调

第一节 功能失调性子宫出血

功能失调性子宫出血(DUB)简称功血,是指非全身性或生殖系统局部的各种器质性疾病所引起的异常子宫出血,可表现为出血量过多、出血时间过长和(或)间隔时间过短。功血为妇科常见病,可引起患者贫血、继发感染、不孕、精神负担,甚至需行子宫切除。有报道功血的发病率约占妇科门诊患者的10%。

近代研究显示功血的基本病理生理改变可以是中枢神经系统下丘脑-垂体-卵巢轴的神经内分泌调控异常,或卵巢局部调控机制异常,或子宫内膜或肌层局部调控功能的异常。按其发病机制可分为无排卵性功血及有排卵性功血两类。前者占70%~80%,多见于青春期及绝经过渡期妇女;后者占20%~30%,多见于育龄妇女。

一、无排卵性功能失调性子宫出血

【病因、发病机制】

功血的主要原因是促性腺激素或卵巢激素在释放或调节方面的暂时性变化,机体内部或外界的许多因素及全身性疾病,均可通过大脑皮质和中枢神经系统影响下丘脑-垂体-卵巢轴的相互调节,造成下丘脑-垂体-卵巢轴的调节机制失调。另外,子宫血管异常、凝血和纤溶异常、前列腺素比例异常均与功血有关。

1.下丘脑-垂体-卵巢轴的调节机制失调 该轴的调节机制失调主要发生在青春期及绝经过渡期妇女,但两者的发病机制不完全相同。在青春期,下丘脑和垂体的调节功能未臻成熟,它们与卵巢间尚未建立稳定的周期性调节和正负反馈作用。此时垂体分泌FSH呈持续低水平,LH无高峰形成。因此,虽有成批的卵泡生长,却无排卵,到达一定程度即发生退行性变,形成卵泡闭锁。而更年期妇女,由于卵巢功能衰退,卵泡几已耗竭,尤其剩余卵泡对垂体促性腺激素的反应性低下,雌激素分泌量锐减,对垂体的负反馈变弱,于是促性腺激素水平升高,但不能形成排卵前高峰,终致发生无排卵性功血。

育龄期妇女可因内外环境的某种刺激,如劳累、应激、流产、手术或疾病等引起短暂阶段的无排卵。

此外,绝经后妇女再次子宫出血的患者中,亦有属于功能失调引起者。可能因绝经后卵巢内残存的个别卵泡偶然发育及退化,分泌的雌激素超过子宫内膜阈值而引起子宫出血。此种情况仅见于绝经年限较短的妇女。

2.子宫内膜局部止血机制异常

(1)正常月经时子宫出血的止血机制:正常月经周期的晚分泌期内膜的螺旋动脉弯曲度增加,在月经来潮前螺旋动脉出现节律性收缩,造成血管壁局部缺血、坏死。当血管再度扩张而充血时,引起血管破裂出血,子宫内膜脱落。在流血开始的24h内,血小板聚集并由纤维蛋白加固而形成血栓。数小时内,管腔从部分到全部阻塞,使流血量减少到血止,子宫内膜再生修复。

(2)无排卵性功血子宫出血的类型及出血机制

1)出血的类型:出血有两种类型,一种是雌激素撤退性出血,此种患者雌激素持续作用而无孕激素对抗,卵巢中若有一批卵泡闭锁,雌激素突然下降,增生的内膜失去支持而脱落出血。另一种是雌激素突破性出血:若雌激素维持低水平,可发生间断性少量出血,内膜修复慢使出血时间较长;若雌激素维持高水平则长时间闭经,因无孕激素作用,内膜过厚但不牢固,虽雌激素未撤退也可发生急性突破性大量出血。

2)出血机制:正常月经周期时,子宫内膜出血存在自限机制,无排卵性功血时,子宫内膜出血自限机制存在缺陷。

组织脆性:单一长期雌激素刺激可使子宫内膜不正常增厚,且以腺体增生为主,缺乏孕激素作用的间质反应,结构不稳定,组织脆性大;内膜表面常因血供不足发生自发的多处崩解和出血。

内膜脱落不完全致使修复困难:正常月经时子宫内膜脱落完全、快速,而无排卵功血雌激素波动,子宫内膜不能同步脱落。传统认为子宫内膜的修复依赖于雌激素,但对子宫内膜再生的细胞动力学研究认为,子宫内膜上皮从基底层原始腺体再生是非激素依赖性的;子宫内膜组织的再生是对组织丢失的生理反应。正常月经内膜脱落全面而快速,组织丢失量足够刺激内膜再生,因而修复快;而雌激素波动引起的内膜脱落呈不规则和局灶性,因而缺乏足够的组织丢失量以刺激内膜的再生和修复,致使出血难以自止。

血管结构和功能异常:由于孕酮对抗雌激素刺激子宫内膜继续增长作用,使其中螺旋动脉高度螺旋化。而雌激素作用的子宫内膜中的螺旋动脉随内膜增长直达内膜表面,缺乏螺旋化,血流快;当内膜脱落时,由于缺乏血管收缩因子,致使暴露的血管残端开放,无法自止出血。

血管舒缩因子异常:由于孕酮作用,分泌期子宫内膜合成$PGF_{2\alpha}$多于PGE_2;而增生期子宫内膜含PGE_2高于$PGF_{2\alpha}$,特别是增生过长的子宫内膜中的PGE_2含量更高,而$PGF_{2\alpha}$可使血管收缩,PGE_2则使血管扩张。另外,前列环素(PGI_2)具有促血管扩张和抑制血小板聚集的作用,无排卵功血患者,子宫合成PGI_2明显增加。PGE_2与PGI_2的增加使血管扩张,出血不容易自止。

凝血与纤溶:正常月经周期中孕酮使子宫内膜间质细胞蜕膜化,该细胞中含有纤维蛋白溶酶原激活物的抑制物(PAI-1)和组织因子(TF)。PAI-1具有抑制纤维蛋白溶酶原激活物的作用,从而抑制纤溶。TF对血浆Ⅶ因子具亲和力,与Ⅶ因子结合成复合物后可使因子Ⅹ转化成Xa,从而启动血凝。当无排卵性功血时子宫内膜缺乏孕激素的作用,合成上述因子存在缺陷,使子宫内膜局部纤溶亢进而凝血功能缺陷。加之内膜血管结构及其收缩机制缺陷,使血管内血小板凝集困难。

【病理改变】

根据血内雌激素浓度的高低和作用时间的长短,以及子宫内膜对雌激素反应的敏感程度,子宫内膜可出现不同程度的增生性变化,少数呈萎缩性改变。

1.子宫内膜增生 分类如下:

(1)简单型增生:即腺囊型增生过长。指腺体增生有轻至中度的结构异常。子宫内膜局部或全部增厚,或呈息肉样增生。镜下特点是腺体数目增多,腺腔囊性扩张,大小不一,犹如瑞士干酪样外观,又称瑞士干酪样增生过长。腺上皮细胞为高柱状,可增生形成假复层,无分泌表现。间质常出现水肿、坏死,伴少量出血和白细胞浸润。

(2)复杂型增生:即腺瘤型增生过长。指腺体增生拥挤且结构复杂。子宫内膜腺体高度增生,呈出芽状生长,形成子腺体或突向腺腔,腺体数目明显增多,出现背靠背,致使间质明显减少。腺上皮呈复层或假复层排列,细胞核大、深染,有核分裂,但无不典型性改变。

(3)不典型增生:指腺上皮出现异型性改变,表现为腺上皮细胞增生,层次增多,排列紊乱,细胞核大深染有异型性。不论为简单型或复杂型增生,只要腺上皮细胞出现不典型增生改变,都应归类于不典型增生。10%~15%的不典型增生可转化为子宫内膜癌。

2.增生期子宫内膜 子宫内膜所见与正常月经周期中的增生期内膜无区别,只是在月经周期后半期甚至月经期,仍表现为增生期形态。

3.萎缩型子宫内膜 子宫内膜萎缩菲薄,腺体少而小,腺管狭而直,腺上皮为单层立方形或低柱状细胞,间质少而致密,胶原纤维相对增多。

【诊断要点】

1.临床表现 主要症状是子宫不规则出血,出血的类型决定于血清雌激素水平及其下降的速度、雌激素对子宫内膜作用的持续时间及内膜的厚度。出血量可多可少,可少至点滴淋漓,或可多至有大血块造成严重贫血;出血持续时间可由数天至数月不等;间隔时间可由数天至数月,因而可误认为闭经。病程长者或出血多时,可伴有继发贫血。盆腔检查无特殊,子宫大小正常。

2.辅助检查

(1)基础体温测定:呈单相型曲线。

(2)阴道涂片:雌激素水平呈中度-高度影响。

(3)宫颈黏液结晶检查:经前出现羊齿状结晶提示无排卵。

(4)血清激素水平测定:雌二醇浓度相当于中、晚卵泡期水平,并失去正常周期性变化;经前期孕酮浓度<3ng/ml;单次 LH 及 FSH 水平正常或 LH/FSH 比值过高,周期性高峰消失。

(5)诊断性刮宫:绝经过渡期功血及激素治疗无效的功血,为排除宫内膜病变和达到止血的目的,必须进行全面刮宫,搔刮整个宫腔。诊刮时应注意宫腔大小、形态,宫壁是否光滑,刮出物的性质和量,为了确定排卵或黄体功能,应在经前期或月经来潮 6h 内刮宫,不规则出血者可随时刮宫。子宫内膜病理检查可呈增殖、单纯增生、复合增生,子宫内膜息肉或非典型增生,无分泌期表现。

(6)宫腔镜检查:宫腔镜下可见子宫内膜增厚,也可不增厚,表面平滑无组织突起,但有充血。在宫腔镜直视下选择病变区进行活检,较盲取内膜的诊断价值更高,尤其可提高早期宫腔病变如子宫内膜息肉、子宫黏膜下肌瘤、子宫内膜癌的诊断率。

(7)B型超声波:可除外生殖器器质性病变,并可测内膜厚度,功血时一般无阳性发现。

【鉴别诊断】

功血的误诊率高,很多报道初诊诊断为功血者后经证实35%~57%有器质性病变,故对有不规则出血者应先除外全身性疾病或生殖系统器质性病变,需与下列疾病鉴别。

1.生殖器肿瘤 青春期女孩注意阴道或宫颈部的恶性肿瘤,育龄妇女注意黏膜下肌瘤,更年期或老年妇女子宫内膜癌易误诊为功能失调性子宫出血,另外各年龄组要注意卵巢颗粒细胞瘤等。

2.异常妊娠和妊娠并发症 各种流产、异位妊娠、滋养细胞疾病、子宫复旧不良、胎盘残留等。

3.生殖道感染 急、慢性子宫内膜炎,宫内膜结核等。

4.性激素类药物 使用不当。

5.全身性疾病 如高血压、血液病、肝病、甲状腺疾病等。

【治疗】

一般治疗包括加强营养、注意休息、纠正贫血,可给予补血药物或必要时输血,出血时间长需用抗生素预防感染,适当应用凝血药物以减少出血量。

功能失调性子宫出血的主要治疗方法为内分泌治疗,但对不同年龄的对象采取不同的治疗方法。青春期功能失调性子宫出血的治疗原则是以止血和调整周期为主,促使卵巢恢复功能和排卵;更年期功血的治疗原则是止血和调整周期。

1.止血

(1)青春期功血止血方法:主要应用性激素止血,要求在性激素治疗6h内见效,24~48h血止。

1)雌激素:应用大剂量雌激素促使子宫内膜生长,迅速修复创面而达到止血的目的。根据出血的多少决定雌激素的剂量。苯甲酸雌二醇2~3mg肌内注射,每12小时1次,或2mg肌内注射,每6~8小时1次,注射1~2d血止,血止后逐渐减量,每3日减量1次,每次减药量不超过原用量的1/3,减到一定程度,通常为1mg/d,可改为口服己烯雌酚,每日2~3mg,逐渐减至维持量,即每日1mg,维持至血止后20~22d。或治疗一开始即用口服己烯雌酚1~2mg,每6~8小时1次,有效者2~3d血止,血止后逐渐减量,方法同上,直至维持量,即每日1mg,口服己烯雌酚的缺点是药物吸收慢,不易迅速见效,且胃肠道反应重,往往不能坚持。或苯甲酸雌二醇减至1mg后改用结合雌激素1.25mg,每日1次,维持至血止后20~22d;不论应用以上何种雌激素,都需在用药的最后几日加用孕激素,使子宫内膜转化,用黄体酮20mg肌内注射,每日1次,共5d,或用甲羟孕酮8~10mg口服,每日1次,共7~10d。雌、孕激素的同时撤退,使子宫内膜同步脱落,停药1周内发生撤药性出血。每个月孕激素用量最好在100mg以上。

2)孕激素:无排卵功血由单一雌激素刺激所致,补充孕激素使处于增生期或增生过长的子宫内膜转化为分泌期,停药后内膜脱落,出现撤药性出血,因此种内膜脱落较彻底,故又称"药物性刮宫"。适用于体内已有一定雌激素水平的患者,且少量淋漓不断出血,可用黄体酮20mg肌内注射,每日1次,共5d,或用甲羟孕酮4~6mg,每日2次,共10d。

(2)更年期功血止血法

1)刮宫:对已婚育龄妇女或更年期妇女应常规采用,刮宫能迅速达到止血目的,同时又能发现内膜病变达到诊断目的。刮宫时间的选择,如出血多应立刻进行,出血少者可先服用3d抗生素后进行。为止血目的应全面刮宫,如刮出物肉眼观察怀疑癌组织则适可而止,组织够送病理即可。近期刮宫已证实无器质性病变者可不必反复刮,对年龄大、激素治疗效果不好,怀疑病变有进展者可再次刮宫。

2)孕激素:出血量少且持续不断者可用"药物性刮宫",方法如上。出血多的患者,需用大剂量合成孕激素方可止血,原理是促进内膜同步性分泌化而止血,停药后出现集中性撤退性出血,如炔诺酮5~7.5mg、甲地孕酮8mg或甲羟孕酮8~10mg,每6小时口服1次,用药3~4次后出血量明显减少或停止,则改为每8小时1次,再逐渐减量,每3天递减1/3量直至维持量,即每日炔诺酮2.5~5mg,甲地孕酮4mg,或甲羟孕酮4~6mg,持续用到血止后20d左右,停药后发生撤药性出血。用药期间若有突破性出血,可配伍应用己烯雌酚0.1mg,每日1次。

3)更年期患者用孕激素止血时,为减少撤退出血量可酌情加用雄激素,丙酸睾酮25~50mg,每日肌内注射1次,共3~4d。此药仅作为孕激素止血的辅助疗法,旨在抗雌激素,减少盆腔充血和增强子宫肌张力并减少出血量,但不能缩短出血时间和完全止血。

(3)一般止血治疗:在本病的治疗中,止血药可起辅助作用,可作为青春期功血及更年期功血的辅助用药。常用的有:

维生素K_4每次4mg,每日3次口服;或维生素K_3每次4mg肌注,每日1~2次,有促进凝血的作用。

酚磺乙胺能增强血小板功能及毛细血管抗力,剂量为0.25~0.5g肌注,每日1~2次;或与5%葡萄糖液配成1%溶液静脉滴注,每日5~10g。

通过抗纤溶而止血的药物有氨甲苯酸及氨甲环酸。前者剂量为0.2~0.4g,以5%葡萄糖液稀释后静脉注射,每日2~3次;后者为0.25~0.5g同法稀释后静脉滴注,每日总量1~2g。

维生素 C 及卡巴克络能增强毛细血管抗力。前者可口服或静脉滴注,每日 300mg 至 3g;后者 2.5~5mg 口服,每日 3 次,或 10~20mg 肌注,每日 2~3 次。

此外,巴曲酶是经过分离提纯的凝血酶,每支 1U,可肌注或静脉注射,每日 1 次,连续 3d。注射 20min 后出血时间会缩短 1/3~1/2,疗效可维持 3~4d。

(4)手术治疗:患者年龄超过 40 岁,子宫内膜病理检查为不典型增生,合并子宫肌瘤、子宫腺肌病、严重贫血者可实施子宫切除术。

对激素治疗无效或复发者或对子宫切除有禁忌者,可行子宫内膜切除术,方法包括:经宫腔镜行微波、红外线、液氮冷冻、激光或纤维外科内膜剥脱术。

2.调整月经周期　功血患者止血后必须用性激素人为地控制形成周期,这是一个过渡措施,达到暂时抑制患者本身的下丘脑-垂体-卵巢轴,使能恢复正常月经的内分泌调节,另外,药物直接作用于生殖器官,内膜发生周期性变化,预期脱落并出血不多。一般连用 3 个周期。

(1)雌、孕激素序贯法:也称人工周期,即模拟自然月经周期中卵巢的内分泌变化,将雌、孕激素序贯应用,使子宫内膜发生相应变化,引起周期性脱落。此法适用于青春期功血患者。于出血第 5 天起,口服己烯雌酚 0.5~1mg,或倍美力 0.625mg,每日 1 次,连用 20~22d,后 10d 加服甲羟孕酮 4mg,每 82 次,(或后 5d 加黄体酮 20mg 肌内注射,每日 1 次),两药同时用完,停药 3~7d 出血。于出血第 5 天重复用药,一般连用 3 个周期,停药后常能自发排卵。

(2)雌、孕激素联合法:适用于育龄期(有避孕要求)和更年期功血者。使用雌激素使子宫内膜再生修复,用孕激素限制雌激素引起的内膜增生程度,己烯雌酚 0.5mg 或倍美力 0.625mg 加甲羟孕酮 4mg,于出血第 5 天起两药并用,每晚 1 次,连服 20d,撤药后出血,血量较少。

应用口服复方避孕药Ⅰ号或Ⅱ号,(含雌、孕激素),连用 3 个周期,亦可作为调整月经周期的方法。

(3)单独应用孕激素法:体内有一定雌激素水平者可单独应用孕激素控制周期,每个月一定时间应用黄体酮 10~20mg 肌内注射,每日 1 次,共 5d,或甲羟孕酮口服,每日 2 次,每次 4mg,共 10~14d。

3.促排卵　适用于青春期无排卵功血和育龄期功血希望生育者。促排卵可从根本上防止功血复发。

(1)氯米芬(CC):又名克罗米酚,于出血第 5 日起,每晚服 50mg,连续 5d。若不能诱发排卵可增加剂量至每日 100mg。服用过程中应做基础体温测定,以了解有无排卵,不宜长期使用。

(2)人绒毛膜促性腺激素(HCG):监测卵泡发育接近成熟时,连续 3d,肌内注射 HCG 剂量依次为 1000U、2000U 及 5000U。

(3)人绝经期促性腺激素(HMG):出血干净后每日肌注 HMG 75~150U,直至卵泡发育成熟,停用 HMG,加用 HCG 5000~10000U,每日肌注 1 次,共 1~2d。注意卵巢过度刺激综合征。

(4)促性腺激素释放激素激动药(GnRHa):先用 GnRHa 作预治疗,约需 8 周达到垂体去敏感状态,导致促性腺激素呈低水平,继之性腺功能低下,此时再给予 GnRHa 脉冲治疗或应用 HMG 及 HCG 达到排卵目的。适用于对氯米芬疗效不佳、要求生育者。

二、有排卵性功血

有排卵性功血是指不规则阴道出血,但有排卵者。有排卵性功血患者月经虽有紊乱,但却有规律可循。有排卵的诊断常依靠以下几种方法:基础体温双相;宫颈黏液的周期性改变;月经后半期血孕酮升高;诊刮内膜有分泌期变化;B超连续监测有排卵。临床上将有排卵性功血分为经间期出血和月经量多两类,前者又进一步分为经前期出血、经期延长和围排卵期出血。

(一)经前期出血

【发病机制】

经前期出血的发病机制可能是由于黄体功能不足或过早退化,产生孕激素不足,不能维持分泌期内膜的稳定性。黄体发育健全有赖于卵泡适时的正常发育、足够水平和脉冲频率的FSH和LH的分泌以及合适的LH/FSH比例。任何原因导致上述因素不正常都将可能引起黄体功能的异常。

【临床表现】

特点是月经周期规则但周期缩短,经前有点滴出血。基础体温双相,高温相上升慢且幅度低落,高温相仅持续9~10d即下降。有时月经周期虽在正常范围,但因卵泡期延长,黄体期仍短,患者常为不孕或早孕期流产。诊刮有分泌期子宫内膜,常为分泌功能欠佳,间质水肿不明显,腺体和间质不同步,分泌反应较相应的月经周期至少相差2d。

【治疗】

1. 黄体功能替代疗法 即出血前补充孕激素。于排卵后(根据基础体温估算),一般于周期第16天给予甲羟孕酮,每日10~20mg,共10~14d,有生育要求者可肌注黄体酮每日10mg,共10~14d,或给予天然微化孕酮(如安琪坦)100μg,每日3次,共10d,应用3~4个周期后停药,观察其恢复情况。

2. 口服避孕药 低剂量的结合型口服避孕药可以调整周期,并有效地减少月经量,适用于无生育要求、年龄在45岁以下的患者。常用短效避孕药,如第二代避孕药炔诺孕酮(复方18-甲基炔诺酮),第三代避孕药去氧孕烯(马富隆)。

3. 氯米芬和(或)HCG治疗 有生育要求的应选本方案。氯米芬使FSH分泌增加促进卵泡正常发育,从而改善黄体功能,于成熟卵泡直径达1.8cm可一次性肌内注射10000U和(或)于基础体温上升后隔日肌注2000U,共5次。

4. 寻找黄体功能不全的病因 从病因着手治疗,甲状腺功能低下或甲状腺功能亢进、高泌乳素血症、高雄激素血症、卵泡早期FSH偏高或偏低、LH/FSH值偏高均发生卵泡发育不良,或虽有排卵但黄体功能不足。可应用氯米芬、HMG、HCG进行治疗。

(二)经期延长

【发病机制】

可能由于黄体萎缩不全,使黄体功能持续过久,孕酮虽分泌不足,但分泌时间延长,子宫内膜发生不规则剥脱,剥脱时间延长,经期亦出现延长;或者可能由于新发育的卵泡功能欠佳,分泌雌激素不足,内膜修复延迟或不良,也表现为经期延长。

【临床表现】

多发生于生育年龄妇女,月经周期规则,但经期延长,达9~10d,经量明显增多(>80ml)。月经期基础体温仍未降至卵泡期正常水平。于月经第5天诊刮,子宫内膜仍有分泌现象,而正常月经第3~4天分泌期内膜已全部脱落,代之以增生性的内膜。

【治疗】

同经前期出血。

(三)围排卵期出血

【发病机制】

与排卵期血中雌激素水平下降有关,雌激素的波动可能引起局部内膜少量剥脱。

【临床表现】

月经周期不超过7d,但月经停止数天后又出现出血,恰在排卵前后,出血量很少,持续1~3d,不一定每个周期都出现。

【治疗】

一般无需进行常规治疗,影响生活时可短期补充少量雌激素。

(四)月经量多

【发病机制】

确切的发病机制目前还不清楚。可能与子宫内膜不同类型前列腺素之间比例失调或内膜纤溶系统功能亢进,或子宫内膜及其血管组成改变有关。

【临床表现】

月经周期及出血时间均正常,唯一异常的是出血量多,多伴有血块。排除生殖器器质性病变及宫内节育器导致的出血过多;排除全身其他系统的疾病导致的出血过多,如血液系统疾病、内分泌疾病、肝脏疾病等。

【治疗】

1. 抗前列腺素合成药物 氯芬那酸(氯灭酸)0.2g,每日3次;甲芬那酸(甲灭酸)0.5g,每日3次;据报道可减少月经量25%~30%,注意胃肠道反应。

2. 抗纤溶药 如氨甲环酸,每日300mg,可减少月经量50%,也有胃肠道不良反应。

3. 萎缩内膜治疗法

(1) 19去甲基睾酮衍生物:口服途径可减少20%失血量。

(2) 释放左炔诺孕酮的宫内节育器可直接作用于内膜,可使内膜变薄,月经减少,对全身的不良反应少。

(3) 达那唑:为17α炔孕酮的衍生物,它能抑制GnRH分泌,抑制Gn周期性高峰及卵巢性激素的生成,每日200mg,可减少失血量60%,注意皮疹、肝损、男性化的不良反应。

4. 手术治疗 对药物治疗无效、持久不愈、无生育要求者,可行宫腔镜下内膜切除术。

(于素莲)

第二节 闭经

【概述】

闭经是妇产科中常见的一种症状,不是疾病的诊断,它可以由多种原因引起。若年满18岁,月经尚未来潮者称原发性闭经,约占5%;月经来潮后再出现停经6个月以上者称为继发性闭经;现初潮平均年龄已从15岁提前到13岁,初潮前2年即出现第二性征,故认为原发性闭经的定义应当修正为年满16岁已有第二性征表现,而月经尚未来潮者,或年满14岁尚未出现第二性征也无月经者。月经来潮后再出现停经6个月以上者称为继发性闭经。正常月经周期的建立和维持有赖于下丘脑-垂体-卵巢轴的神经内分泌调节,以及靶器官对性激素的周期性反应,其中任何一个环节发生障碍就会出现月经失调,甚至闭经。根据闭经发生原因,分为生理性闭经和病理性闭经。前者包括初潮前、妊娠期、哺乳期、绝经后。病理性闭经包括:先天性发育缺陷或不全、外伤性、感染性、内分泌失调、肿瘤及全身性。从闭经发生的主要病灶及部位分类,国内常按闭经的位置分为四区:子宫性闭经、卵巢性闭经、垂体性闭经、下丘脑性闭经。

【诊断】

(一)病史

详细询问月经史,包括初潮年龄、月经周期、经量、经期等。了解自幼生长发育史及家族史,已婚妇女应了解其生育情况及产后并发症。询问闭经时间及症状,发病前有无引起闭经的诱因等。若年满16岁第二性征出现而月经尚未来潮、或年满14岁尚未出现第二性征也无月经者称原发性闭经。月经来潮后再出现停经6个月以上者称为继发性闭经。

(二)查体

检查全身发育情况,五官特征,量身高、体重,四肢与躯干比例,注意其精神状态、营养状况。妇科检查应注意第二性征及内外生殖器发育情况,有无缺陷及畸形,乳房发育情况,有无泌乳。

(三)辅助检查

1.B超了解子宫及卵巢发育、有无畸形、肿瘤,卵泡大小、数量等。

2.孕激素试验、雌激素试验、性激素水平测定。

3.染色体检查。

4.宫腔镜检查。

5.脑CT或MRI。

(四)诊断要点

1.生育期妇女首先应排除妊娠。

2.除外下生殖道发育异常引起的闭经。

3.子宫性闭经　黄体酮撤退无反应,人工周期用足量雌、孕激素亦无撤退反应,说明内膜对雌、孕激素无反应,可考虑为子宫性闭经。

4.卵巢性闭经　卵巢功能早衰($FSH>40U/L$、$E_2<5pg/ml$);多囊卵巢综合征;卵巢肿瘤,考虑为卵巢性闭经。

5.垂体性闭经　FSH、LH、E_2均低、产后出血休克史者、垂体腺瘤,即应考虑为垂体性闭经。

6.下丘脑性闭经　多见于精神刺激、厌食症、剧烈运动、假孕、药物治疗时。

7.神经性闭经　较为少见。

【诊断】

1.病史　有月经初潮来迟及月经后期病史,或有流产史、刮宫史、产后出血史、子宫内膜感染史、内生殖系统手术史、宫腔放射治疗史,及慢性疾病史如结核病、胃肠功能紊乱、神经性厌食症、单纯体重下降、严重贫血、甲状腺功能失调、肾上腺皮质功能失调、糖尿病等,相关肿瘤史如卵巢功能性肿瘤、垂体肿瘤、甲状腺肿瘤、肾上腺皮质肿瘤等,以及精神创伤,环境变化,剧烈运动史,长期服用避孕药、性激素、麻醉剂及多巴胺受体阻断剂等药物史和性染色体异常等病史。

2.症状　闭经6个月以上,伴有肥胖、多毛、不孕、溢乳,或产后无乳,或严重消瘦、精神性厌食,或体格发育不良、畸形,或伴面部阵发性潮红、性情急躁、阴道干燥、性交困难等围绝经期症状,或伴有性欲减退、毛发脱落、第二性征衰退、生殖器官萎缩等症状。

3.体格检查　检查全身发育状况,有无畸形,五官生长特征,测量体重、身高、四肢与躯干比例,观察精神状态、智力发育、营养和健康情况等,以诊断有无全身性慢性疾病引起的闭经。如因染色体异常所致的特纳综合征,具有身材矮小、智力低下、蹼颈、盾胸、肘外翻、第二性征发育不良等先天性畸形特征。

4.妇科检查　注意内外生殖器发育状况,有无先天性缺陷、畸形,第二性征如毛发分布、乳房发育是否正常,有无乳汁分泌,及子宫附件形状、质地等。

5.实验室检查　卵巢激素测定,甲状腺、肾上腺、促性腺激素和催乳素的测定,必要时做垂体兴奋试验、CT等检查,对下丘脑-垂体-卵巢性腺轴功能失调性闭经的诊断有意义。

6.辅助检查　诊断性刮宫、子宫输卵管碘油造影、宫腔镜检查、药物撤退试验(孕激素试验、雌激素试验)、基础体温测定、阴道脱落细胞检查、宫颈黏液结晶检查、B超检查等,可诊断有无宫腔、宫颈管粘连及子宫内膜结核,了解子宫内膜对卵巢激素的反应及子宫内膜缺陷与破坏状况。

【鉴别诊断】

1.胎死不下 除月经停闭外,尚有妊娠的征象,但子宫的增大可能小于停经月份,也有与停经月份相符者,B超检查宫腔内可见孕囊、胚芽或胎体,但无胎心搏动。

2.肿瘤 卵巢男性化肿瘤,如睾丸母细胞瘤、肾上腺皮质瘤、卵巢门细胞瘤等能产生超量的雄激素,抑制下丘脑-垂体-卵巢轴的功能而导致闭经。临床表现除有原发性或继发性闭经外,尚有男性化表现,如音调变粗、低沉,多毛,乳房萎缩等。妇科检查阴蒂增大,子宫萎缩,附件扪及实质性肿块,以单侧多见。实验室检查尿17-酮类固醇排出量增加。B超、CT、腹腔镜检查可确诊肿瘤部位及性质。确诊后应手术切除。

3.其他疾病引起的闭经

(1)甲状腺功能亢进或减退:均能引起闭经。甲亢可有心悸,性情急躁,多汗,畏热,食欲亢进,体重减轻,乏力,颈部变粗,眼球突出等症状;甲减可有畏寒,疲乏,少汗,肌肉软弱无力,黏液性水肿,非特异性关节痛,皮肤粗糙,厌食,便秘,腹部胀气,音哑,心率缓慢,跟腱反射时间延长等症状。实验室检查 T_3、T_4、TSH 等可确诊。

(2)肾上腺皮质功能亢进或减退:均能引起闭经。肾上腺皮质功能亢进的临床表现、实验室检查与肾上腺皮质肿瘤相似,除出现闭经外,常出现性欲减退,并有显著男性化症状,伴有肾上腺皮质激素分泌增加,表现为向心性肥胖,皮肤菲薄,出现青紫等出血倾向,有皮脂溢出,晚期常因高血压及脂肪代谢紊乱而引起动脉硬化,尿17-酮类固醇明显增加。肾上腺皮质功能减退的临床表现除闭经外,可有疲乏、衰弱无力,精神萎靡,食欲不振,体重减轻,皮肤和黏膜色素沉着等;实验室检查血钠降低,血钾升高,血清氯化物减低,血钠/血钾比值小于30,周围血中嗜酸性粒细胞增加;心电图呈低电压,T 波低平或倒置,PR 间期、QT 时限可延长;尿17-酮类固醇及尿17-羟类固醇均低于正常水平。

(3)糖尿病:妇女在青年时期患糖尿病者,大多有闭经及生殖器发育不良,约占50%,除非早期诊治,否则可形成持续性或永久性闭经。实验室检查血糖及糖耐量试验可以确诊。

(4)高催乳素血症:除闭经外还有溢乳症状,常有服药及手术创伤史,妇科检查伴有生殖器官萎缩。内分泌血催乳素测定、蝶鞍断层及 CT 检查有助鉴别。

(5)垂体坏死:产后大出血引起低血容量性休克,垂体缺血坏死,垂体功能减退,促性腺激素分泌减少,引起闭经、脱毛、生殖器官萎缩等,称为席汉综合征。有产后大出血的病史为鉴别要点。

【治疗】

(一)现代治疗

1.全身治疗 若闭经是由于潜在的疾病或营养缺乏,应积极治疗全身性疾病,提高体质,保持标准体重;若闭经受应激或精神因素影响,则进行心理治疗。

2.病因治疗 器质性病变,针对病因治疗,如宫腔粘连,予扩张宫腔;子宫内膜结核,行抗结核治疗;肿瘤患者,根据肿瘤的部位、大小和性质制订方案。

3.性激素治疗

(1)孕激素:黄体酮20mg,每日1次肌肉注射,连用3天;或甲羟孕酮10mg,每晚1次,连服5天。多用于Ⅰ度闭经。

(2)雌、孕激素序贯疗法:模仿月经周期做替代治疗。己烯雌酚1mg或炔雌醇0.05mg,每晚1次,连服22日,至服药第18日,每日加用黄体酮10mg 肌肉注射或甲羟孕酮6~10mg 口服,两药同时服完,停药后3~7日出血,于出血第5日重复用药。多用于Ⅱ度闭经。

(3)雌、孕激素合并治疗:己烯雌酚 0.5mg,甲羟孕酮 4mg,每晚 1 次,连服 20 日。其作用是抑制垂体分泌促性腺激素,停药后可能出现反跳作用,使月经恢复及排卵。

4.诱发排卵

(1)氯米芬:每晚服 50mg,连续 5 日。诱导排卵。

(2)人绝经期促性腺激素(HMG):每支内含卵泡刺激素及黄体生成素各 75U,每日肌肉注射 1 支,连续 7~14 日。注意应用 HMG 时易并发卵巢过度刺激综合征。

(3)HMG-HCG 联合治疗:每日肌注 HMG 150~300U,连续 10~12 日,待尿中雌激素总量达 60~100μg/24 小时,宫颈黏液呈典型羊齿状结晶时,停用 HMG,开始每日肌肉注射 HCG 5000~0000U,共 2~3 日,若发现卵巢增大,立即停药。

(4)促性腺激素释放激素(GnRH):①中期冲击法:于周期第 10 天肌肉注射 50~100μg,每日 2 次,或 100μg 静脉滴注。②持续刺激及后期冲击法:适用于卵巢发育较差者,于月经第 5 天起,隔日 1 次,肌肉注射 GnRH 50μg,连续 5 次,后用 LHRH 100μg,静脉滴注。

(5)CC-GnRH:CC 50~100mg,每日 1 次,连服 5 天,服药后第 5~8 天,GnRH 100~200μg 静脉滴注或皮下注射。

(6)GnRH-HCG:GnRH 50μg 皮下注射,每 8 小时 1 次,连续 14 天左右,待尿中雌激素含量超过 100μg/24 小时,加用 HCG 3000U,每周 2 次。

(7)溴隐亭:开始剂量为每日 2.5mg,若无明显反应,逐渐加至每日 5~7.5mg,分 2~3 次口服,最大剂量不超过 10mg,连续治疗 3~6 个月或更长时间,其间监测血催乳素于高催乳素血症伴垂体肿瘤患者。浓度,以决定药量。用于高催乳素血症伴垂体肿瘤患者。

(二)中西治疗

1.肾气虚证

证候:年逾 18 岁尚未行经,或月经初潮来迟,或月经后期,量少质清,色淡或黯,渐至闭经,体质纤弱或矮小,或发育不良,面色淡白或晦黯,头晕耳鸣,腰酸腿软,小溲频多,性欲淡漠,舌淡红,苔薄白,脉沉细或沉迟。

治法:补肾益气,养血调经。

方药举例:大补元煎加减。熟地黄、杜仲、人参、山药、阿胶、鸡血藤各 10g,当归、枸杞子各 12g,炙龟板 18g,山茱萸、炙甘草各 6g。

加减:若畏寒肢冷可酌加巴戟天 12g,紫河车 6g,鹿角胶(或片)、菟丝子各 12g;夜尿频多者可加金樱子、覆盆子、补骨脂各 12g。

2.肾阴虚证

证候:月经初潮来迟,或月经后期量少,渐至闭经,头晕耳鸣,腰膝酸软或足跟痛,阴部干涩,白带极少或无,手足心热,甚者潮热盗汗,心烦少寐,颧红唇赤,舌红苔少或无苔,脉细数。

治法:滋阴益肾,养血调经。

方药举例:左归丸加减。熟地黄 12g,淮山药、山茱萸、龟板胶、菟丝子、枸杞子各 10g,牛膝 6g。

加减:若潮热盗汗加青蒿、鳖甲、地骨皮各 10g;心烦不寐加柏子仁 10g,丹参 12g,珍珠母 30g;若颧红干咳,咽干带少,舌红少苔等阴虚较甚者酌加生地黄 15g,百合 10g,白芍、玄参、沙参、麦冬、女贞子、旱莲草各 12g。

3.肾阳虚证

证候:月经初潮来迟或月经后期量少,渐至闭经,头晕耳鸣,腰痛如折,畏寒肢冷,小溲清长,带多便溏,面色晦黯,或目眶黯黑,舌淡苔白,脉沉弱或迟。

治法:温肾助阳,养血调经。

方药举例:十补丸加减。熟地黄、山药、茯苓各12g,山茱萸、泽泻、牡丹皮、附子、五味子各10g,肉桂6g,鹿茸粉1g。

加减:如带多便溏加紫石英、补骨脂、胡芦巴、巴戟天各12g。

4.脾虚证

证候:月经停闭数月,神疲嗜卧,脘闷纳差,便溏肢肿,带下量多,舌淡胖,有齿痕,脉缓或弱。

治法:健脾益气,养血调经。

方药举例:参苓白术散加减。人参6g,茯苓、山药、白扁豆各12g,白术、莲子肉、薏苡仁、当归、牛膝各10g,桔梗、砂仁各3g,炙甘草6g。

加减:若因化生不利,累及营血不足可加鸡血藤、白芍、何首乌各12g;若因思虑过度损伤心脾者,则合归脾汤。

5.血虚证

证候:月经后期,量少色淡质薄,渐至停闭,面色萎黄或苍白,头晕目花,心悸怔忡,失眠多梦,毛发不泽或脱落,肌肤干燥,甚或甲错,阴道干涩,白带少,或性欲减退,生殖器官萎缩,舌淡苔少,脉细无力。

治法:补血养血,活血调经。

方药举例:人参养荣汤加减。黄芪、熟地黄各15g,白芍、白术、茯苓、鸡血藤各10g,当归、人参、五味子、陈皮各6g,甘草、桂心、远志各3g。

加减:若经闭始于产后大出血者,治以大补气血,补肾填精,峻补奇经,可加用些血肉有情之品,如鹿角胶、紫河车粉、阿胶各10g;偏阴虚者加何首乌、女贞子各12g;偏阳虚者加肉苁蓉、巴戟天、补骨脂各12g。

6.气滞血瘀证

证候:月经周期由先后不定期,渐至闭经或骤然停闭,小腹胀痛拒按,精神抑郁,烦躁易怒,胸胁或乳房胀痛,嗳气叹息,舌紫黯或有瘀点,脉沉弦或涩而有力。

治法:行气活血,祛瘀通经。

方药举例:膈下逐瘀汤加减。当归12g,赤芍、桃仁、枳壳、延胡索、五灵脂、牡丹皮、乌药、香附各10g,川芎、红花各6g,甘草3g。

加减:若烦躁胁痛者,加柴胡、郁金、栀子各10g;挟热口干便结者,加黄柏、知母各10g,大黄6g。

7.寒凝血瘀证

证候:月经停闭,数月不行,小腹冷痛拒按,得热则减,形寒肢冷,带下清冷,面色青白,舌紫黯、边尖瘀点,苔白,脉沉紧。

治法:温经散寒,活血调经。

方药举例:温经汤加减。当归10g,紫石英、白芍各12g,川芎、人参、桂枝、吴茱萸、甘草各6g,半夏6g,生姜3片。

加减:若小腹冷痛较剧者,加艾叶、小茴香、片姜黄各10g;四肢不温者,加制附子10g,仙灵脾12g。

8.痰湿阻滞证

证候:月经延后,经色淡而黏腻,渐至经闭,带下量多,色白质稠,呕恶痰多,形体肥胖,神疲倦怠,头晕目眩,胸脘满闷,气短乏力,舌淡胖,苔白腻,脉滑。

治法:豁痰除湿,活血通经。

方药举例:苍附导痰丸合佛手散。当归、茯苓、香附各12g,川芎、陈皮、苍术、枳壳、神曲、天南星各10g,

炙甘草 6g。

加减：若胸脘满闷，加瓜蒌、枳壳、藿香、佩兰、厚朴各 10g；肢体浮肿明显者，酌加泽泻、泽兰各 12g；形丰体肥痰多者，酌加礞石、石菖蒲各 10g；便结可加大黄 6g；通经可加茺蔚子、马鞭草各 12g，凌霄花 10g。

本证经健脾除湿祛痰后，后期宜佐入温肾药以治其本。可选用仙灵脾、菟丝子、巴戟天等，健脾强肾以使恢复月经正常周期。

（三）其他疗法

1.中成药

(1)血府逐瘀口服液：每次 2 支，每日 2 次。治气滞血瘀之经闭。

(2)妇科调经片：每次 6 片，每日 4 次，合归脾丸，每次 8 粒，每日 3 次。治脾虚血虚之经闭。

(3)左归丸：每次 9g，每日 2 次，合大补阴丸，每次 6g，每日 3 次。治肾虚经闭。

(4)河车大造丸：每次 9g，每日 1 次。治肾气虚经闭。

(5)艾附暖宫丸：合右归丸，每次各 9g，每日 3 次。治肾阳虚及寒凝血瘀经闭。

(6)礞石滚痰丸合苍附导痰丸：每次各 9g，每日 2 次。治痰湿阻滞之经闭。

(7)大黄䗪虫丸：每次 9g，每日 2 次。治气滞血瘀之经闭。

(8)八宝坤顺丹：每次 9g，每日 2 次。用于气血亏虚、肝郁不舒之经闭。

(9)丹栀逍遥丸：每次 9g，每日 2 次。治疗肝郁化热所致溢乳闭经。

2.单方验方

(1)生地黄 90g，水煎 1 小时，滤药液 200ml，1 次服完，连服 3 天，以后第 7、16、33 天各服 3 天，共 35 天 12 个服药日，此后每隔 1~3 个月重复治疗。

(2)祛痰化瘀软坚汤：姜半夏、茯苓、陈皮、当归、三棱、枳壳、香附各 12g，海藻、昆布、石菖蒲、胆南星各 10g，水蛭、大黄各 6g。治女性肥胖型闭经。

(3)四二五合方：当归、白芍、覆盆子、菟丝子、五味子、车前子、仙茅各 10g，川芎 6g，熟地黄、川牛膝、仙灵脾各 12g，枸杞子 15g。治血虚肾亏之经闭。

(4)补肾调肝敛乳方：菟丝子 20g，仙茅、五味子、仙灵脾、白芍、枳壳、佛手各 10g，麦芽 50g，山楂肉 30g，五倍子、橘核各 6g。治溢乳闭经。

3.针灸疗法

(1)体针：取三阴交、关元穴。虚证配足三里、血海、肾俞，采用补法；实证配太冲、中极，采用泻法；血枯经闭配脾俞、胃俞、气海、足三里，采用补法；血滞闭经配中极、归来、血海、行间，采用泻法；促排卵配中极、大赫，采用泻法。每日 1 次，10 次为 1 疗程。

(2)耳针：取子宫、内分泌、卵巢、皮质下、神门、交感等穴。用埋针法或磁珠贴敷，3 天换 1 次，每天按压 1 次，以疼痛能忍受为度。

4.推拿疗法

(1)取关元、气海、肝俞、脾俞、肾俞、膈俞、血海、三阴交、足三里穴。肝肾不足，气血虚弱加中府、云门；肝气郁结加章门、期门、太冲、行间；痰湿阻滞加委中、蠡沟；寒凝血瘀加八髎。用按、揉、摩、攘、一指禅等手法治疗。

(2)刮痧：取肝俞、脾俞、腰阳关、肾俞、次髎、中脘、下脘、关元、大赫、血海、三阴交等穴。

5.饮食疗法

(1)菟丝鳖鱼汤：菟丝子 20g，枸杞子、女贞子、益母草、生姜各 15g，红枣 10 枚，鳖 1 只(鲜活，约 250g)。先将热水烫活鳖，使其排尿后，剖开背壳，除去肠杂，洗净；菟丝子、女贞子、益母草洗净，纱布包；生姜洗净，切片;枸杞子、红枣洗净;将全部用料放进锅内,加清水适量,文火煮2~3小时,去药包,加食盐调味,饮汤吃肉,1天之内服完。治肝肾不足型闭经。

(2)虫草炖鸭肉:冬虫夏草10g,淮山药30g,仙灵脾、枸杞子各15g,鸭肉250g,八角茴香10g。将鸭肉洗净,斩块;将全部用料放入炖盅,加清水适量,隔水炖2.5~3小时,加食盐调味,饮汤吃肉,1天之内服完。治肺肾两虚之闭经。

(3)归芪鳝鱼汤:当归、黄芪、党参、茯苓各15g,肉桂3g,红枣10枚,黄鳝100g。将全部用料洗净,红枣去核,黄鳝去肠杂,斩段;将用料(肉桂除外)放入锅内,加清水适量,文火煮1.5~2小时,加入肉桂和食盐调味即可,随量饮用。治脾虚、血虚之闭经。

(4)鹿茸乌鸡盅:菟丝子、仙灵脾、当归各10g,鹿茸5g,乌鸡肉100g,蜜枣5枚。乌鸡肉切小块,将全部用料放入炖盅,加开水适量,炖盅加盖,隔水炖3小时,加食盐调味,饮汤吃肉,1天之内服完。治脾肾阳虚之闭经。

(5)苏木猪肉汤:马鞭草15g,当归、丹参、苏木各12g,川芎、红花各10g,木耳30g,猪瘦肉100g,红枣10枚。木耳清水泡发,洗净;将全部用料洗净放入锅内,加清水适量,文火煮1.5~2小时,去药包,加食盐调味,饮汤吃肉,1天之内服完。治气滞血瘀型闭经。

【预防调护】

(一)预防

1.经行前后及经期注意适寒温,不宜涉水冒雨,宜避炎暑高温及寒冷冻伤。

2.经行之际忌食过于寒凉酸冷之物及辛烈香燥食物,注意营养调节,但避免发胖。

3.增强体质,加强体育锻炼,注意劳逸结合。陶冶情操,避免精神紧张和焦虑。

4.避免房劳多产伤肾,纠正哺乳过久的习惯,减少或避免不必要的流产及手术损伤,正确掌握避孕药的使用。

5.及时治疗慢性疾病及寄生虫病,消除导致闭经的因素。积极治疗月经后期、月经过少等病证,使之向正常方向转化。

(二)调护

1.调畅情志,减少精神刺激,改善环境,保持心情愉悦,进行耐心的心理治疗,提高对本病的认识,消除精神紧张和焦虑,积极配合治疗,促使疾病向愈。

2.加强锻炼,增强体质,调节肥胖或羸瘦倾向,改善全身体质。

3.若由于潜在疾病所致闭经,应积极治疗原发性疾病。若因长期服药所致,则应停服或减少剂量。

4.若因营养缺乏所致,应补充足够的营养,保持标准体重。肥胖病人则应进行适当饮食控制。

(张志兰)

第三节 痛经

痛经是指在月经前、后月经期出现下腹疼痛、坠胀,伴腰酸或其他不适,影响正常生活。痛经常发生在年轻女性,其疼痛常为痉挛性。痛经分为原发性和继发性两种,原发性痛经是指痛经不伴有明显的盆腔疾患,又称为功能性痛经;继发性痛经是由于盆腔疾病导致的痛经,又称为器质性痛经,常见于子宫内膜异位症、子宫腺肌病、生殖道畸形、慢性盆腔炎、宫腔粘连及子宫肌瘤等疾病。

由于每个人的疼痛阈值不同,临床上又缺乏客观的测量疼痛程度的方法,故有关痛经的发病率文献报道差别较大。我国1980年全国女性月经生理常数协作组的全国抽样调查结果显示,痛经的发生率为33.19%,其中原发性痛经为36.06%,而轻度痛经占45.73%,中度占38.81%,重度占13.55%。

痛经的发生与年龄、是否分娩有关。月经来潮的最初几个月很少发生痛经。16～18岁时发病率最高,可达82%,以后逐渐下降,50岁时维持在20%,性生活的开始可以降低痛经的发生率。有过足月分娩史的女性其痛经的发生率及严重程度明显低于无妊娠史或虽有妊娠但自然流产或人工流产者。初潮早、月经期长、经量多的女性痛经严重,而口服避孕药者痛经的发生率明显降低。痛经还有一定的家族性,痛经者的母亲及妹妹也常有痛经的发生。文化水平和体力活动与痛经无关,寒冷的工作环境与痛经的发生有关。还有研究表明痛经的发生可能与长期接触汞、苯类混合物有关。

【原发性痛经】

1.病因及发病机制

(1)子宫收缩异常:正常月经周期,子宫的基础张力<1.3kPa(10mmHg),活动时压力不超过16kPa(120mmHg),收缩协调,频率为每10分钟3～4次;痛经时,子宫基础张力升高,活动时压力超过16～20kPa(120～150mmHg),收缩频率增加并变为不协调或无节律的收缩。子宫异常活动的增强使子宫血流减少,造成子宫缺血,导致痛经发生。研究表明,有些异常的子宫收缩与患者主观感觉的下腹绞痛在时间上是吻合的。引起子宫过度收缩的因素有前列腺素、血管加压素、缩宫素等。

(2)前列腺素的合成与释放异常:许多研究表明,子宫合成和释放前列腺素(PG)增加是原发性痛经的重要原因。$PGF_{2\alpha}$使子宫肌层及小血管收缩,与痛经发生关系最密切。在正常子宫内膜,月经前期合成$PGF_{2\alpha}$的能力增强,痛经患者增强更为明显;分泌期子宫内膜PG含量多于增殖期子宫内膜,痛经患者经期内膜、经血内及腹腔冲洗液中PG浓度明显高于正常妇女;月经期PG释放主要在经期第48小时以内,痛经症状则以此段时间最为明显。静脉输入$PGF_{2\alpha}$可以模拟原发性痛经的主要症状如下腹痉挛性疼痛、恶心、腹泻及头痛等。$PGF_{2\alpha}$行中期引产时引起的症状与原发性痛经的临床表现十分相似而证实了这一点。PGE_2和前列环素PGI_2可以使子宫松弛,二者浓度的减低可能与痛经有关。最有利的证据是PG合成酶抑制药(PGSI)如非甾体类抗炎药可使本病患者疼痛缓解。

(3)血管加压素及缩宫素的作用:血管加压素是引起子宫收缩加强、子宫血流减少的另一种激素。女性体内血管加压素的水平,与雌孕激素水平有一定的关系。因为神经垂体受雌激素刺激可释放血管加压素,这种作用可以被孕激素抵消。在正常情况下,排卵期血管加压素水平最高,黄体期下降,直至月经期。原发性痛经女性晚黄体期雌激素水平异常升高,所以在月经期血管加压素水平高于正常人2～5倍,造成子宫过度收缩及缺血。

以往认为缩宫素与痛经关系不大,但近来研究证实,非孕子宫也存在缩宫素受体。给痛经女性输入高张盐水后,血中缩宫素水平也升高。血管紧张素Ⅱ和缩宫素都是增加子宫活动导致痛经的重要因素。它们作用的相对重要性,取决于子宫的激素状态,血管紧张素Ⅱ也可能影响非孕子宫的缩宫素受体。用缩宫素拮抗药竞争性抑制缩宫素和血管紧张素Ⅱ受体,可以有效缓解痛经。

(4)神经与神经递质:分娩后痛经症状会减轻或消失这一现象,过去一直认为是子宫颈管狭窄这一因素在分娩得到解除所致,可是即使是剖宫产后,痛经也能好转。这一事实引起研究神经的学者们的关注,实验证明,荷兰猪子宫上的神经在妊娠后会退化;人类妊娠期子宫去甲肾上腺素水平也低下,即使分娩后子宫的交感神经介质再生,其去甲肾上腺素浓度也不能达到妊娠前水平,所以痛经的症状减轻或消失。某学者报道通过腹腔镜行骶前交感神经切除术治疗原发性痛经,效果良好,其原理是切断了来自子宫颈、子宫及输卵管近端向脊柱的神经传导,此研究也进一步证实神经与神经传递在原发性痛经中的作用。

(5)其他因素

1)精神因素:有关精神因素与痛经的关系,争论较大。有人认为,痛经妇女精神因素也很重要。痛经女性常表现为自我调节不良、抑郁、焦虑和内向,很多研究表明,抑郁和焦虑等情绪因素影响痛经,但情绪因素如何参与痛经的发生,机制尚不明确;也有人认为精神因素只是影响了对疼痛的反应而非致病因素。

2)宫颈狭窄:子宫颈管狭窄或子宫极度前屈或后屈,导致经血流出受阻,造成痛经。用CO_2通气法进行研究,结果显示痛经患者子宫峡部的张力高于正常妇女。

3)免疫因素:近来有研究发现,痛经患者的免疫细胞和免疫反应发生改变,淋巴细胞增殖反应下降,血中单核细胞β-内啡肽水平升高。认为痛经是一种反复发作性疾病,形成了一种身体和心理的压力,从而导致免疫反应的改变。关于痛经与免疫之间的关系还有待于进一步的研究。

2.临床表现　原发性痛经的临床特点是:①青春期常见,多在初潮后6~12个月发病,这时排卵周期多已建立,在孕激素作用下,分泌型子宫内膜剥脱时经血的PG含量显著高于增殖型内膜经血中浓度。无排卵月经一般不发生痛经。②痛经多自月经来潮后开始,最早出现在经前12h;行经第1日疼痛最剧,持续2~3d缓解;疼痛程度不一,重者呈痉挛性;部位在耻骨上,可放射至腰骶部和大腿内侧。③有时痛经伴有恶心、呕吐、腹泻、头晕、乏力等症状,严重时面色发白、出冷汗,与临床应用PG时引起胃肠道和心血管系统平滑肌过强收缩的副反应相似。④妇科检查无异常发现。

3.诊断及鉴别诊断　诊断原发性痛经,主要是排除盆腔器质性病变的存在。完整的采取病史,做详细的体格检查,尤其是妇科检查,必要时结合辅助检查,如B超、腹腔镜、宫腔镜、子宫输卵管碘油造影等,排除子宫内膜异位症、子宫腺肌病、盆腔炎症等,以区别于继发性痛经。另外,还要与慢性盆腔痛区别,后者的疼痛与月经无关。

关于疼痛程度的判定,一般根据疼痛程度对日常生活的影响、全身症状、止痛药应用情况等综合判定。轻度:有疼痛,但不影响日常生活,工作很少受影响,无全身症状,很少用止痛药;中度:疼痛使日常生活受影响,工作能力亦受到一定影响,很少有全身症状,需用止痛药且有效;重度:疼痛使日常生活及工作明显受影响,全身症状明显,止痛药效果不好。

4.治疗及预防　原发性痛经的预防在于注意锻炼身体,增强体质,保持乐观态度,树立健康的人生观。治疗以对症治疗为主,药物治疗无效者,亦可采取手术治疗,中医中药也常能显效。

(1)一般治疗:对原发性痛经患者进行必要的解释工作十分重要,尤其是对青春期少女。讲解有关的基础生理知识,阐明"月经"是正常的生理现象,帮助患者打消顾虑,有助于减轻患者的焦虑、抑郁及痛经的程度。痛经重时可以卧床休息,或热敷下腹部,注意经期卫生。可以应用一般非特异止痛药,如水杨酸盐类,有解热镇痛的作用。

(2)口服避孕药:有避孕要求者,可采用短效口服避孕药抑制排卵达到止痛的效果。口服避孕药可有效治疗原发性痛经,使50%的患者痛经完全缓解,40%明显减轻。口服避孕药可抑制内膜生长,降低血中前列腺素、血管紧张素Ⅱ及缩宫素水平,抑制子宫活动。原发性痛经妇女,子宫活动增强部分是由于卵巢激素失衡,可能是黄体期或月经前期雌激素水平升高所致,雌激素可以刺激$PGF_{2\alpha}$和血管紧张素Ⅱ的合成、释放。口服避孕药可能通过改变卵巢激素的失衡状态,抑制子宫活动。

(3)前列腺素合成酶抑制药:对于不需避孕或口服避孕药效果不好者,可以用非甾体抗炎药(NSAID),它是前列腺素合成酶抑制药,通过阻断环氧化酶通路,抑制PG合成,使子宫张力和收缩性下降,达到治疗痛经的效果。由于效果好(有效率60%~90%),服用简单(经期用药2~3d)副作用少,自20世纪70年代以来已广泛用于治疗原发性痛经。NSAID不仅可以减轻疼痛,还可以减轻相关的症状,如恶心、呕吐、头痛、腹泻等。

一般于月经来潮、疼痛出现后开始服药,连服2~3d,因为前列腺素在经期的初48h释放最多,连续服药的目的是为了纠正月经血中PG过度合成和释放的生化失调。如果不是在前48h连续给药,而是疼痛时临时间断给药,难以控制疼痛。经前预防用药与经后开始用药,效果相似。如果开始服药后最初几小时仍有一定程度的疼痛,下一个周期的首剂量需加倍,但维持量不变。

NSAID常用药物及用法:吲哚美辛25mg,每日3次;氟芬那酸100~200mg,每日3次;甲芬那酸250~500mg,每日4次;单氯甲灭酸133mg,每日3次;布洛芬400mg,每日3次;萘普生200mg,每日2次;酮洛芬50mg,每日3次;吡罗昔康20mg,每日1次;双氯芬酸25mg,每日3次。禁忌:胃肠道溃疡,对阿司匹林或相似药物过敏者。

(4)钙离子通道阻滞药:硝苯地平可以明显抑制缩宫素引起的子宫收缩,经前预服10mg,每日3次,连服3~7d或痛经时舌下含服10~20mg,均可取得较好效果,该药毒性小,副作用少,安全有效,服药后偶有头痛。

(5)β肾上腺素受体激动药:特布他林(间羟舒喘宁)治疗原发性痛经,有一定疗效,但副作用较NSAID为多。

(6)中药:中医认为不通则痛,痛经是由于气血运行不畅,治疗原则以通调气血为主。应用当归、芍药、川芎、茯苓、白术、泽泻组成的当归芍药散治疗原发性痛经,效果明显,并且可以使血中的$PGF_{2\alpha}$水平降低。

(7)经皮电神经刺激:经皮电神经刺激(TENS),可用于药物治疗无效,或有副作用,或不愿接受药物治疗的患者。将刺激探头置于耻骨联合上、两侧髂窝或骶髂区域的皮肤上,刺激强度逐渐增加达40~50mA,同时记录宫腔内压力。结果表明,这一方法可迅速缓解疼痛,机制可能是减少子宫缺血或子宫活动及阻断中枢神经的痛觉传导系统。

(8)腹腔镜下骶前神经切除术:对上述方法治疗无效的顽固痛经的患者,可考虑使用此方法。某学者报道,对原发性痛经患者,疼痛缓解率可达77%(64/83),其机制是阻断来自宫颈、宫体和输卵管近端的感觉通路。

(9)运动:有资料表明,体育锻炼对原发性痛经患者是有益的,通过体育锻炼,可减少原发性痛经的发生率及减轻痛经的程度。某学者通过对764例青春期少女痛经的研究,得出结论,任何形式的运动均可减少痛经的发生,可能与运动改善子宫的供血和血流速度有关。

【继发性痛经】

继发性痛经常与盆腔器质性疾病有关,如子宫内膜异位症、子宫腺肌症、盆腔感染、子宫内膜息肉、子宫黏膜下肌瘤、宫腔粘连、宫颈狭窄、子宫畸形、盆腔充血综合征、宫内节育器等。首次常发生在初潮后数年,生育年龄阶段多见。常有不同的症状,伴腹胀、下腹坠、牵引痛常较明显。疼痛常在月经来潮前发生,月经前半期达高峰,以后减轻,直至结束。但子宫内膜异位症的痛经也有可能发生在初潮后不久。盆腔检查及其他辅助检查常有异常发现,可以找出继发痛经的原因。治疗主要是针对病因进行治疗。

(张西茜)

第四节 经期延长

经期延长最早见于隋代《诸病源候论·月水不断候》,认为本病的病因是"劳伤经脉,冲任之气虚损,故不能制其经血,故令月水不断也"。以后在宋代《妇人大全良方》中亦见"月水不断"之名。经期延长是指行经时间超过7天,甚或淋沥半月方净者,又称"月水不断"、"经事延长"等。本病月经周期正常,经量一般正常,亦有偏少或略多者。

经期延长是妇科中的常见病与多发病,其产生的原因有虚实之分。虚证多由脾气虚弱或阴虚血热而致冲任不固,不能制约经血;实证多因湿热蕴结,气滞血瘀,胞脉阻滞,血海不宁,新血不得归经所致。本病预后良好。

本病在西医学中相当于排卵型功能失调性子宫出血的黄体萎缩不全者、盆腔炎症、子宫内膜炎、宫内节育器及输卵管结扎术引起的经期延长。

【诊断】

1. 症状　月经周期正常,但经期延长,甚或淋沥半月方净,或伴有经量增多;慢性盆腔炎者可伴有少腹疼痛、腰骶坠痛或白带增多。

2. 病史　可有盆腔感染史,宫内节育器置放史,输卵管结扎史,或流产、足月产后病史等。

3. 妇科检查　功能失调性子宫出血者多无明显器质性病变;慢性盆腔炎患者,可有宫体压痛,附件压痛、增厚或触及肿块等体征。

4. 辅助检查

(1) 诊断性刮宫:在月经第5日,取子宫内膜病理检查,可见残留的呈分泌反应的子宫内膜、出血坏死组织与新生的增殖的子宫内膜混杂共有,即"混合型子宫内膜"。

(2) 基础体温测定:呈双相型,但不典型,下降延迟,行经后数天才逐渐下降至卵泡期水平。

(3) 孕激素测定:月经期血中孕酮分泌量仍高。

【鉴别诊断】

1. 崩漏　漏下者阴道出血淋沥不断,易与经期延长混淆,但漏下除经期长之外,尚有月经周期紊乱,甚至出血不能自行停止;而本病行经时间虽在7天以上,但往往在2周之内自然停止,且月经周期正常。

2. 赤带　赤带者月经周期、经量均正常,经净后方流出似血非血的赤色黏液,或有秽臭,绵绵不绝;而本病是经血淋沥不易净,即使罹患湿热之邪,也是血多黏液少。

3. 与妊娠有关的出血　异位妊娠、流产、葡萄胎、恶性葡萄胎或绒毛膜癌等,均有阴道流血,但分别有停经史,妊娠反应,血、尿hCG阳性,通过详细询问病史、实验室检查、妇科检查及超声波、肺部X线、诊刮等检查,可以鉴别诊断。

4. 子宫内膜息肉　子宫黏膜下肌瘤及子宫内膜腺癌,通过诊刮、宫腔镜、B超等有助于鉴别诊断。

【辨证要点】

1. 辨月经量、色、质　经量多、色淡、质清稀或有水迹,多属脾气虚弱,统摄无权;经量少,色鲜红,质稠,多为阴虚内热;经色黯褐如酱色,质黏稠,秽臭,多属湿热蕴结;经色紫黯有块,属血瘀。

2. 辨兼症　神疲倦怠,嗜卧,头晕心悸,纳少便溏,面色㿠白,舌淡,脉缓弱,多属脾虚不摄;潮热颧红,咽干口燥,手足心热,舌红苔少,脉细数,多属阴虚内热;腰酸胀痛,带多色黄有臭味,舌红苔薄黄,脉数,多属湿热蕴结;小腹疼痛拒按,舌紫黯或有瘀点,脉细涩,属血瘀。

3. 详审病史　如年龄在青春期或围绝经期者,多阴虚内热、脾气虚弱之属;如有节育手术史、生殖道感染史者,多湿热、瘀阻之证。

4. 妇科检查　盆腔无器质性病变者,多气虚之证;子宫活动受限或粘连固定,伴附件压痛、增厚、增粗,或扪及囊性肿块等体征,则属湿热蕴结或气滞瘀阻之类。

【治疗】

(一) 现代治疗

1. 止血药　氨甲环酸,每次0.25～0.5g,每日3次,口服。卡巴克洛,每次0.5～5mg,每日3次,口服。

维生素 K_4,每次 4~8mg,每日 3 次,口服。

2.孕激素 于月经前 8~10 日开始,每日肌内注射黄体酮 20mg,或口服甲羟孕酮 10~12mg,共 5 日,使黄体及时萎缩,内膜较完整脱落。人绒毛膜促性腺激素,于基础体温上升后开始,隔日肌内注射,2000~3000U,共 5 次,以改善黄体功能、调节月经周期。

3.抗生素 生殖道感染者加用抗生素,如氧氟沙星、先锋霉素等。

(二)辨证治疗

1.脾气虚弱证

证候:经行时间延长,量多,经色淡红,质稀,神疲肢倦,气短懒言,面色㿠白,头晕目花,心悸少寐,舌质淡,苔薄白,脉缓弱。

治法:健脾益气,固冲调经。

方药举例:举元煎加减。人参、升麻、阿胶、艾叶各 10g,黄芪 24g,白术、乌贼骨各 12g,炙甘草 6g。

加减:出血多加血余炭、炮姜、棕榈炭各 10g,生牡蛎(先煎)30g;夹血块,少腹隐痛者,加失笑散、三七、茜草根各 10g;头晕心悸不寐,酌加何首乌、龙眼肉、熟地黄各 12g。

2.肾阳不足证

证候:经水淋沥不净,量少,色淡,质稀,畏寒肢冷,面色㿠白,腰膝酸软,头晕耳鸣,舌质淡胖,苔薄,脉沉细弱。

治法:补肾温阳,固冲调经。

方药举例:右归丸加减。熟地黄 24g,附子、山茱萸、当归各 10g,肉桂 6g,山药、菟丝子、鹿角胶、枸杞子、杜仲各 12g。

加减:出血期间加血余炭 12g,藕节炭 12g,牡蛎(先煎)30g,棕榈炭 12g。

3.阴虚血热证

证候:月经淋沥不净,量少,经色鲜红,质稠,咽干口燥,潮热颧红,手足心热,大便干结,舌质红,苔少,脉细数。

治法:滋阴清热,凉血调经。

方药举例:两地汤加减。生地黄 30g,玄参、地骨皮、白芍、旱莲草各 12g,麦冬、女贞子、阿胶各 10g。

加减:手足心热,潮热盗汗者加白薇 10g,龟板、龙骨各 15g,牡蛎(先煎)30g;经量少者加山药、枸杞子、何首乌各 12g;经量多者加地榆、鹿衔草各 12g,白茅根 15g。

4.湿热蕴结证

证候:月经淋沥不净,量少,色紫黯,气臭腥秽,腰酸腹胀,平素带多色黄,舌质红,苔黄或薄腻,脉细数。

治法:清化湿热,凉血止血。

方药举例:四妙散加减。苍术 10g,黄柏、薏苡仁、牛膝、金银花、连翘、地榆各 12g,茜草 10g,红藤、败酱草各 15g。

加减:发热加蒲公英 30g,紫花地丁 12g;腹痛甚加川楝子、赤芍、白芍各 12g;出血加三七 10g,生蒲黄 12g。

5.气滞血瘀证

证候:月经淋沥不净,经量或多或少,经色紫黯有块,经行小腹疼痛拒按,舌紫黯或有瘀点,脉弦或涩。

治法:活血化瘀,调经止血。

方药举例:桃红四物汤加减。桃仁、红花、川芎、赤芍、白芍、牡丹皮、茜草、五灵脂各 10g,生蒲黄、当归、生地黄、益母草各 12g。

加减:出血多加棕榈炭、三七各 10g,花蕊石 30g;瘀重加泽兰、土鳖虫各 10g;腹痛加制香附、川楝子各 10g。

(三)其他疗法

1.中成药

(1)归脾丸:每次 8 粒,每日 3 次。治心脾两虚之经期延长。

(2)补中益气丸:每次 8 粒,每日 2 次。治脾虚不摄之经期延长。

(3)二至丸合固经丸:每次各 9g,每日 2 次。治阴虚血热之经期延长。

(4)乌鸡丸:每次 5.5g,每日 2 次。治气血虚弱之经期延长。

2.单方验方

(1)清热化瘀调冲汤:生地黄、大黄各 15g,当归、赤芍、丹参、牡丹皮、茜草、蒲黄、地榆、阿胶各 10g,三七粉 3g,于月经第 2～3 日时服用。治血热挟瘀之经期延长。

(2)滋阴合剂:玄参、南沙参、麦冬、熟地黄、黄芪、女贞子、旱莲草、香附、桑寄生、枸杞子、地骨皮制成合剂,于月经第 3 日始服,每次 20ml,每日 3 次。治阴虚血热之经期延长。

(3)补肾健脾汤:党参、黄芪、枸杞子、蒲黄、生地黄各 15g,白术、阿胶、续断、地榆、侧柏叶、黄芩、杜仲、玉竹各 12g,于经前 1 周起服用。治脾气虚弱为主的经期延长。

(4)活血化瘀固冲方:香附、当归、牡丹皮、赤芍、白芍、丹参、茜草各 12g,益母草 15g,贯众 20g,花蕊石、仙鹤草各 30g。治气滞血瘀型之经期延长。

3.针灸疗法

(1)体针:取关元、三阴交穴。提插捻转,留针 20 分钟,3～5 次为 1 疗程。加减:血热,加血海、行间(泻法);气虚,加足三里、地机(补法);血瘀,加中极、血海、漏谷(泻法)。

(2)耳针:取子宫、肝、脾、肾、内分泌、卵巢穴。磁珠或王不留行籽贴压,两耳交替,3 日一换。

4.饮食疗法

(1)化瘀调冲汤:三七片 10g,茜草、岗稔根、仙鹤草各 30g,当归 15g,兔肉 150g,生姜 10g,红枣 6 枚。全部用料洗净,兔肉斩块,生姜拍烂,放入锅内,加清水适量,文火煮 1～2 小时,加食盐调味,饮汤吃肉。治血瘀型经期延长者。

(2)增液乌龟汤:于地黄 30g,玄参、女贞子、旱莲草、地骨皮、白芍各 15g,乌龟肉 100g,陈皮 3g,红枣 3 枚。全部用料洗净,乌龟肉斩块,生姜拍烂,陈皮浸泡去白,放入锅内,加清水适量,文火煮 2～3 小时,加食盐调味,饮汤吃肉。治阴虚血热之经期延长者。

【预防调护】

(一)预防

1.经期勿受凉饮冷,勿食辛烈刺激饮食。

2.调畅情志,减少烦恼,怡情悦性,使中枢对性腺轴的调控正常,肝气条达,疏泄正常,月经方能调和。

3.做好节育工作,避免和减少人工流产,以免损伤冲任和肾气。

(二)调护

1.经期注意调摄,经行之际勿过度劳累、持重,以免耗气伤血。

2.注意激素类药物、促排卵药物的正确应用,以及部分中药在月经期的副作用,以免影响正常的月经周期。

3.测量基础体温,注意月经的期、量、色、质,积极配合治疗。

(张志兰)

第五节 经间期出血

凡在两次月经之间即氤氲之时,出现周期性的、少量的阴道出血,称为经间期出血。

氤氲在《女科证治准绳》中有所描述:"凡妇人一月经行一度,必有一日氤氲之候,于一时辰间……此的候也……於此时顺而施之则成胎矣。"关于"经间期出血"一名,历代医籍未有记载,但可在月经不调、月经先期、经漏、赤白带下等文献中见到。

经间期出血是在冲任阴精充实,阳气渐长,由阴盛向阳盛转化的氤氲期这一生理阶段因阴阳失常所致。常见病因有肾阴不足,阳气乘阴,迫血妄行,而致出血;气阳两虚,血失统摄,而致出血;湿热蕴结于冲任,迫血妄行;血瘀阻滞冲任,血不循经而致出血。

本病在西医学中相当于排卵期出血,由于雌激素的波动而引起出血,属于雌激素突破性出血类型,内膜呈早期分泌期,可能有部分晚期增生期。若出血期长,血量增多,不及时治疗,可进一步发展成为崩漏。本病预后良好。

【诊断】

1.病史 素禀不足,劳力过度,或有盆腔炎症等病史。

2.症状 子宫出血发生在排卵期,流血量甚少,一般很少达到月经量,可伴有透明黏液样白带,持续时间1~2小时,也有延至2~7天出血自行停止者;可伴有一侧少腹轻微疼痛。

3.基础体温测定 基础体温呈双相型,出血发生在高低温交替时,一般体温升高后出血停止,也有体温升高后继续出血者。

4.妇科检查 一般患者可无明显病变,部分患者可有慢性盆腔炎体征。

【鉴别诊断】

1.月经先期 月经先期是月经周期提前,而不是在氤氲期出血,经量同正常月经量;而本病的出血少于月经量,与正常月经的出血量形成一次多、一次少相间隔的现象。

2.月经过少 月经量少,但月经周期正常。

3.经漏 月经量少淋沥,甚至匝月不净。

4.赤带 一般有黏稠分泌物相杂,于经净后阴道流出似血非血的赤色黏液,且病程较长,或反复发作,多有接触性出血史,出血无周期性。

5.宫颈息肉 多有接触性阴道出血史,妇科检查可发现单个或多个、色鲜红、质软、易出血、蒂细长的息肉。

【辨证要点】

1.辨出血的色、质 本病出血一般很少。色鲜、无块者,阴虚居多;色淡、质稀者,气阳两虚居多;色淡红、质稠者,湿热为多;色紫黯、夹小血块,多属血瘀。

2.辨兼症 头晕耳鸣,腰酸膝软,手足心热,心烦易怒,夜寐不宁,溲黄便结,舌红少苔,脉细数者,为肾阴不足;神疲乏力,气短懒言,腹胀纳少,舌淡质胖苔薄,脉濡或缓者,气阳两虚居多;平时带多色黄,少腹疼痛,口苦口渴,咽干心烦,舌红苔黄腻,脉弦滑数者,为湿热之证;情志抑郁,胁痛腹胀,小腹疼痛,或有痛经史,舌紫黯或有瘀点,脉弦或涩,为血瘀证。

【治疗】

(一)现代治疗

1.雌激素 适用于雌激素不足者。①炔雌醇,每次0.05mg,每日1次;②倍美力,每次0.625mg,每日1

次；③诺坤复，每次 10mg，每日 1 次。任取一种于月经第 5 天起开始口服，共 22 天，服至第 18 天时加服甲羟孕酮每次 10mg，每日 1 次，共 5 天。

2.促进卵泡发育和排卵　氯米芬 50mg，口服，每日 1 次，自月经第 5 天起服，连服 5 日。

3.黄体功能刺激疗法　近排卵期每日肌内注射人绒毛膜促性腺激素 2000～3000U，共 5 次，于基础体温上升后开始用，可使血浆孕酮明显上升，随之正常月经周期恢复。

4.黄体功能替代疗法　近排卵期，估计将发生经间期出血时开始，每日肌内注射黄体酮 10mg，共 10～14 日，或每日肌注黄体酮 20mg，共 5 日，适用于需要生育患者；或甲羟孕酮每日口服 10mg，共 10～14 日，借以补充黄体。

(二) 辨证治疗

1.肾阴不足证

证候：氤氲期（经间期）出血，量少色鲜，质稠无块，头晕耳鸣，手足心热，心烦易怒，夜寐不宁，溲黄便结，舌红少苔，脉细数。

治法：滋肾益阴，固冲止血。

方药举例：两地汤合二至丸加减。生地黄 15g，玄参、麦冬、地骨皮、白芍、阿胶各 10g，女贞子、旱莲草各 12g。

加减：头晕耳鸣加珍珠母（先煎）、生牡蛎（先煎）各 30g；夜寐不宁加远志、夜交藤各 10g；出血期酌加地榆、藕节炭各 12g。

2.气阳两虚证

证候：经间期出血，量少，色淡质稀，神疲乏力，气短懒言，腹胀纳少，舌淡质胖，苔薄，脉濡缓。

治法：健脾益气，温阳固冲。

方药举例：大补元煎加减。山药、杜仲各 12g，当归、枸杞子、山茱萸、熟地黄各 10g，党参 20g，仙灵脾、菟丝子、石楠叶各 12g，炙甘草 6g。

加减：出血期间加阿胶、炮姜、棕榈炭各 10g；畏寒肢冷加附子 10g，鹿角霜 12g。

3.湿热证

证候：经间期出血，色深红质稠，平时带多色黄，少腹疼痛，口苦口渴，咽干心烦，舌红苔黄腻，脉弦滑数。

治法：清热除湿，凉血止血。

方药举例：清肝止淋汤加减。白芍、当归各 15g，阿胶、牡丹皮、黄柏、牛膝、香附各 10g，红枣 5 枚，败酱草、红藤、小黑豆各 15g。

加减：出血期间，去当归、牛膝，加藕节炭、茜草、乌贼骨各 12g；带下量多者，加马齿苋、土茯苓各 15g；腹胀、纳呆，去生地黄、白芍，加厚朴、麦芽各 12g；大便不爽，去当归、生地黄，加薏苡仁、白扁豆各 12g。

4.血瘀证

证候：经间期出血，色紫黯夹小血块，小腹疼痛拒按，情志抑郁，舌紫黯或有瘀点，脉涩有力。

治法：活血化瘀，止血调经。

方药举例：逐瘀止血汤加减。生地黄 30g，当归尾 12g，大黄、赤芍、龟板、牡丹皮各 10g，枳壳、桃仁各 12g。

加减：出血期间，去赤芍、当归尾，酌加三七、蒲黄各 10g；腹痛较剧者，加延胡索、制乳香、制没药各 10g；挟热者，加黄柏、知母各 10g。

(三)其他疗法

1. 中成药

(1)固经丸:每次 9g,每日 2 次。治肾阴不足之经间期出血。

(2)左归丸:每次 9g,每日 2 次。适用于阴阳两虚之经间期出血。

(3)妇科千金片:每次 6 片,每日 3 次。适用于湿热型经间期出血。

(4)桂枝茯苓胶囊:每次 3 粒,每日 3 次。适用于血瘀型经间期出血。

(5)二至丸:每次 9g,每日 2 次。治肾阴不足之经间期出血。

(6)六味地黄丸:每次 8 粒,每日 2 次。治肾阴不足之经间期出血。

2. 单方验方

(1)三七粉:每次 2g,每日 2 次。治血瘀型经间期出血。

(2)养阴清热止血汤:地骨皮、炒黄芩、白芍、麦冬、地榆炭、茜草炭各 15g,生地黄、女贞子、旱莲草各 30g,青蒿 12g,炙甘草 6g。治阴虚血热之经间期出血。

3. 针灸疗法

(1)体针:取关元、气海、三阴交、脾俞、命门穴,平补平泻,留针 20 分钟。阳虚加命门、中极(补法),加温针或灸;湿热加血海、大敦(均泻);血瘀加太冲、气冲(均泻)。每日 1 次,3 次为 1 疗程。

促排卵取穴:风府、气海、大赫;中极、关元、三阴交。电针刺激 30 分钟,每日 1 次,两组穴位隔日交替,同时 B 超监测卵泡发育状况,5 次为 1 疗程。

(2)耳针:取子宫、皮质下、内分泌、卵巢、肾等穴,皮内针、磁珠或王不留行籽胶布粘贴,经常按压。

4. 饮食疗法

(1)岗稔根猪肉汤:岗稔根 50g,黄芪 30g,党参 15g,菟丝子 30g,仙灵脾 20g,淮山药 30g,猪瘦肉 150g,肉桂 10g。将全部用料洗净,放入锅内,加清水适量,文火煮 2.5~3 小时,加食盐调味,饮汤吃肉,1 天之内服完。治气阳两虚之经间期出血。

(2)地莲侧柏饮:干地黄 30g,女贞子 30g,旱莲草 30g,侧柏叶 30g。将上药洗净,放入锅内,加清水适量,煎取浓汁,去渣,加入红糖适量溶化即可,1 天之内服完。治肾阴不足之经间期出血。

(3)荠菜马齿苋猪瘦肉汤:荠菜 60g,马齿苋 100g(干品 50g),薏苡仁 30g,猪瘦肉 160g。全部用料洗净,猪肉切片,马齿苋切段;将薏苡仁放锅内加清水适量,中火煮熟,再放入荠菜、马齿苋,武火煮沸后,加入猪肉片,中火煮 30 分钟,加油、盐调味,一次服完。治湿热内盛,迫血妄行者。

【预防调护】

(一)预防

1. 经行前后,勿受寒湿,避免涉水冒雨及暴晒过热的环境。

2. 经行期间,忌食生冷寒凉辛辣刺激之饮食。

3. 注意计划生育,避免过度房劳、多次流产。

(二)调护

1. 出血期间,避免过劳和剧烈运动,注意劳逸结合。

2. 调节饮食,注意营养,充养精、气、神,增强体质。

3. 注意出血情况,调畅情志,积极配合医生治疗。

(张志兰)

第六节 崩漏

崩漏是妇科常见的疑难重症之一。有关"崩"的记载,最早见于《素问·阴阳别论篇》:"阴虚阳搏谓之崩。"漏下则见于《金匮要略》。《诸病源候论》中又有"非时而下,淋沥不断,谓之漏下"、"忽然暴下,谓之崩中"等阐述。崩漏是指妇女在非经期阴道大量出血,或持续淋沥不止。一般来势急、出血量多的称"崩";出血量少或淋沥不净的为"漏"。崩与漏的临床表现虽然不同,但其发病的主要机理都是冲任损伤,不能制约经血,在疾病的发生、发展过程中常可相互转化,如血崩日久,血气大衰,可变成漏;久漏不止病势日进,可发展成崩,故往往崩漏并称。《济生方》云:"崩漏之疾,本乎一症,轻者谓之漏下,甚者谓之崩中。"本病的主要特征是妇女无规律的阴道出血,非时而下,表现为阴道大量出血,或持续淋沥不尽,以青春期女子、围绝经期妇女多见。

崩漏产生的原因有虚实之分。虚者为肝、脾、肾不足,阴阳两虚导致冲任不固;实者为热伤冲任,迫血妄行,瘀血内阻,血不归经,致成崩漏。崩漏的发病有缓急和出血新久的不同。根据病情的轻重缓急和寒热虚实,崩漏的治疗要依循"急则治其标,缓则治其本"的治疗大法。历代医家提出过不少治法理论和经验,其中塞流、澄源、复旧可谓治疗崩漏的三大准则。塞流,即止血,暴崩之际,为防血脱阳亡,急当摄血防脱;澄源,即正本清源,根据具体情况,审症求因,辨证论治,是治崩漏的基本方法;复旧,即调理善后,以恢复正常周期,协调阴阳气血。

既往崩漏的范围很广,西医的功能失调性子宫出血、女性生殖器肿瘤和生殖器炎症等所出现的阴道不规则出血,都属崩漏范畴。目前临床所指崩漏是属月经病的范畴,正如《景岳全书·妇人规》云:"崩漏不止,经乱之甚者也。"崩漏类似于西医的功能失调性子宫出血(简称功血)。

【诊断】

1. 症状 经期无规则,经血非时而下,或阴道大量出血,或淋沥不止。如出血量多,或出血时间较长者可伴有不同程度的贫血。

2. 实验室检查 血红蛋白可低于正常值,炎症时周围血白细胞升高。为排除血液系统病变而致月经过多者,可测定出血时间、凝血时间、凝血酶原、血小板计数等。血内分泌测定雌激素、孕激素、黄体生成素(LH)、卵泡刺激素(FSH)及 LH/FSH 的比值,可用于诊断是否由多囊卵巢所致的崩漏出血;测定甲状腺、肾上腺、肝功能,以除外其他内分泌疾病或肝病引起的崩漏出血。

3. B超检查 崩漏者子宫与卵巢多无异常。对疑有子宫肌瘤或卵巢肿瘤、子宫腺肌病所致出血者,可行B超检查协助诊断。

4. 基础体温测定 无排卵型功血,由于无排卵、无孕激素的影响,基础体温呈单相。有排卵型功血中黄体不健者,基础体温呈双相,高温相一般为 9~11 天以内;属黄体萎缩不全者,基础体温呈双相,高温相呈逐渐萎缩型。

5. 妇科检查 有助于诊断有无器质性病变。青春期妇女乳房正常或略小,妇科检查子宫略小,附件多无异常;多囊卵巢者可触及增大之卵巢;生殖器炎症者,子宫有压痛,附件增厚或触及包块;生殖器官有肿瘤者则子宫增大或附件处触及肿块。

6. 诊断性刮宫 可以了解子宫内膜形态、病理变化,为病情诊断提供可靠依据。无排卵型功血者子宫内膜多呈增生性变化,如围绝经期功血,应考虑有器质性病变,疑有子宫内膜癌者需要进行分段刮宫查找癌细胞;黄体不健者应在分泌期行诊断性刮宫,子宫内膜分泌功能欠佳;黄体萎缩不全者,月经来潮时行诊断性刮宫可见有早期分泌相子宫内膜,经行第5天进行诊刮,可见有混合型子宫内膜。

7.宫颈黏液结晶检查 经前仍出现羊齿状结晶,提示为无排卵型功能失调性子宫出血。

8.阴道脱落细胞涂片检查 多无孕激素作用,如有排卵则阴道上皮细胞脱落增多、堆积,中层细胞增多,伴皱褶和卷边,但不佳。

【鉴别诊断】

1.功能失调性子宫出血 崩漏与功血有相似之处,但又不能等同,崩漏又多与无排卵型功血相联系。功血若发生在青春期或围绝经期,出血前常有停经史,月经周期紊乱,出血量多,多有贫血征象,子宫检查无器质性病变,应考虑为无排卵型子宫出血;若发生在中年妇女,月经周期尚有一定规律性,经期延长,多考虑为排卵型子宫出血,此又多与月经先期、月经过多、经期延长、月经先后无定期等相联系。

2.生殖器炎症引起的出血 严重的阴道炎、宫颈炎、子宫内膜炎引起的阴道出血是无周期性的。阴道炎引起的出血,一般为白带中夹血丝,可有局部疼痛等刺激症状,妇检可发现阴道壁有炎症刺激反应;宫颈炎引起的出血多为血性白带或性交后出血,妇检时可见宫颈有不同程度的糜烂或息肉,并有接触性出血;子宫内膜炎引起的出血,伴有小腹疼痛下坠、发热、白细胞总数增高,白带为脓性或水样,双合诊检查子宫增大柔软、压痛明显。

3.生殖器肿瘤引起的阴道出血 子宫内膜息肉和黏膜下肌瘤引起的出血,为间断性、较大量的出血,宫腔镜检查可以诊断。子宫内膜癌多在绝经前后发生子宫出血,诊断性刮宫病理检查可以确诊。此外卵巢功能性肿瘤,如颗粒细胞瘤、卵泡膜细胞瘤,亦可并发子宫出血,B超及血生化检测可协助诊断。

4.与妊娠有关的各种子宫出血 如流产、异位妊娠、葡萄胎流血等有停经史,且有妊娠反应等症状,妊娠试验、B超检查均有助于诊断与鉴别诊断;产后出血,应考虑胎盘、胎膜残留,或子宫复旧不全。

5.全身性疾患引起的阴道出血 如血液病患者可能有月经过多症状;患高血压病容易发生子宫出血;患肝脏疾病由于雌激素灭活功能受阻,亦可间接引起子宫出血;甲状腺功能低下也是子宫出血的原因之一。通过测定出凝血时间、血小板计数、血压、肝功能、甲状腺激素等可以进行鉴别诊断。

6.使用避孕药具引起的阴道出血 此类患者有使用避孕药或置宫内节育器的病史,详细询问病史,一般不难鉴别。

7.子宫内膜异位症与子宫腺肌病 患者月经失调,月经过多,子宫增大,临床表现常伴有腹部痛剧、肛门牵掣感,一般妇检、B超、宫腔镜、腹腔镜有助于鉴别。

8.子宫肌瘤 子宫肌瘤者可以出现月经过多,妇科检查发现子宫体增大,B超检查有助于诊断。

9.月经先期 月经经量、经期均正常,仅月经周期提前。

10.月经过多 月经周期、经期均正常,月经量多,但不像崩漏中的出血涌急。

11.损伤性出血 有损伤病史,妇检可见外阴局部疼痛、血肿,外阴皮肤或阴道口黏膜有裂伤。

【辨证要点】

1.辨虚实、寒热 以阴道出血量多,色深红,质黏稠为实热;以量少,色鲜红,质薄为虚热;以量多,色淡,质清稀为虚;若兼有少腹疼痛,色紫黯,有血块为实。

2.辨年龄 一般在青春期出现崩漏,往往是因肾气初盛,发育尚未臻完善,冲任失固;发生在生育年龄妇女,多责之肝脾功能失调而致冲任功能紊乱;围绝经期妇女之崩漏多因肾气渐衰,肾中阴阳偏盛或偏衰,封藏失职,冲任失约所致。临床诊断时需要结合不同年龄的生理特点,辨证求因。

3.辨症状 阴道出血,色鲜红,质黏稠,咽干舌燥,大便秘结,五心烦热,为阴虚内热;崩中量多,色深红,面赤气粗,喜冷饮,为阳盛实热;阴道出血淋沥,继则突然下血,耳鸣健忘,腰膝酸软,为肾阴不足;阴道出血先后不定期,突然暴下或淋沥不止,血淡质稀,畏寒肢冷,为肾阳亏损;阴道出血量多如崩或量少淋沥,腰膝酸软,乳房作胀,为肝肾不足;暴崩下血,或淋沥不断,神疲乏力,气短懒言,为脾不统血;阴道出血量多如冲,时多时少,色紫黯,夹有血块,为气滞血瘀。

【治疗】

(一)现代治疗

1.一般治疗 崩漏患者由于大量或长期出血,往往体质较差,并有不同程度的贫血,必须重视改善全身状况,纠正贫血,除增加一般蛋白质、维生素摄入外,还需补充铁剂。

2.止血 大量出血患者在性激素治疗6小时内明显见效。常用性激素药物如雌激素类有己烯雌酚、倍美力等;孕激素有黄体酮、甲羟孕酮、炔诺酮等;睾丸酮类有甲基睾丸素、丙酸睾丸酮等。此外还有其他止血药如卡巴克络和酚磺乙胺等可减少微血管通透性;6-氨基己酸、氨甲环酸、抗血纤溶芳酸等可抑制纤维蛋白溶酶;子宫收缩剂常用催产素和麦角新碱等,有减少出血量的辅助作用。

3.调整月经周期 一方面暂时抑制患者本身的下丘脑-垂体-卵巢轴,使之恢复正常月经的内分泌调节;另一方面直接作用于生殖器官,使子宫内膜发生周期性变化,并按预期时间脱落。一般连续用药3个周期,常用方法有雌、孕激素序贯法或雌、孕激素合并应用法,常用药物是己烯雌酚、炔雌醇、黄体酮、甲羟孕酮等。

4.促排卵 氯米芬,适用于体内有一定水平雌激素的功血患者。人绒毛膜促性腺激素(HCG),具有类似LH作用,可诱发排卵,适用于体内FSH有一定水平、雌激素中等水平者。其他促排卵药物有人绝经期促性腺激素(HMG)、促性腺激素释放激素(GnRH)等。

5.手术治疗

(1)刮宫术:临床最常用,既能明确诊断,又能迅速止血,多用于生育期、围绝经期之崩漏,刮去增生过长的子宫内膜,阻断恶性循环,以达到止血目的。

(2)子宫切除术:适用于年龄超过40岁,病理诊断为子宫内膜腺瘤型增生过长,或子宫内膜不典型增生,或反复出血、久治不愈造成严重贫血者。

(3)子宫内膜部分或全部去除术:子宫内膜去除术是使用电凝或激光等去除子宫内膜后引起纤维反应从而达到减少月经量、减轻痛经及人为闭经的有效方法。对于顽固性出血而无生育要求者,尤其对施行子宫切除术有禁忌证者,可采用此方案。

6.放射治疗 极个别年龄大、药物治疗无效,而又不耐受手术者,可行放射治疗使其绝经。

(二)辨证治疗

1.阴虚内热证

证候:阴道出血非时而下,量时多时少,血色鲜红,质较稠,两颧潮红,咽干舌燥,渴不多饮,盗汗少眠,五心烦热,大便秘结,舌红苔光,脉细数。

治法:养阴清热,凉血固经。

方药举例:两地汤加减。地骨皮10g,生地黄10g,玄参10g,白芍12g,女贞子12g,枸杞子10g。

加减:偏于热甚,加黄芩10g,黄柏6g,龟板(先煎)15g;潮热,加白薇10g,青蒿10g;出血少而淋沥,加泽兰10g,赤芍10g;出血多,加阿胶10g,炒地榆10g;口干,加石斛10g,沙参12g。

2.阳盛血热证

证候:崩冲量多,或淋沥漏下,血色深红,质地黏稠,有时有臭味,夹有血块,腹痛且胀、拒按,面赤气粗,胸闷烦躁,口干喜冷饮,大便秘结,小便黄赤,舌红,苔黄,脉洪数。

治法:清热泻火,凉血止血。

方药举例:三黄四物汤加减。黄芩10g,黄连5g,生大黄(后下)6g,栀子10g,生地黄10g,当归10g,川芎 6g,赤芍 10g。

加减:热甚,加牛黄(冲服)0.3g,蒲公英 30g;大便秘结,加番泻叶 5g,玄明粉 6g;胸闷烦躁,加牡丹皮 10g,柴胡 5g;口干,加天花粉 12g,玄参 12g;血稠厚,加泽兰 10g,川楝子 10g,延胡索 10g;出血量多,加地榆炭 12g,藕节炭 12g,参三七粉(分冲)3g。

3.肾阴不足证

证候:阴道出血非时而下,初始淋沥,继则突然下血,血色鲜红,质地稠,头晕目眩,耳鸣健忘,腰膝酸软,足跟疼痛,心悸盗汗,手足心热,口干不欲饮,舌红少苔,脉细数。

治法:滋阴补肾,清热止血。

方药举例:左归饮加减。熟地黄 12g,枸杞子 12g,淮山药 15g,麦冬 10g,龟板 15g,菟丝子 12g,杜仲 10g,牡丹皮 10g。

加减:头晕目眩,加女贞子 12g,旱莲草 12g;心烦失眠,加五味子 6g,合欢皮 30g;口干,加沙参 15g,石斛 12g,白茅根 15g;腰酸,加续断 10g,桑寄生 12g;相火亢盛,加知母 10g,黄柏 6g;出血多,加阿胶(烊化)10g,炒地榆 12g。

4.肾阳亏损证

证候:阴道出血,先后无定期,突然暴下淋沥不止,血淡质稀,畏寒肢冷,腹中冷痛,喜暖喜按,头晕健忘,面色晦黯,面目浮肿,腰膝酸软,足跟疼痛,溲频便溏,舌淡,苔薄润,脉沉弱。

治法:温肾补阳,调任固冲。

方药举例:右归饮加减。附子(先煎)10g,肉桂(后下)3g,鹿角 10g,山茱萸 10g,菟丝子 10g,巴戟天 10g,淮山药 15g,熟地黄 12g,枸杞子 10g。

加减:阳虚甚,加紫河车 10g,仙茅 12g;气虚,加黄芪 15g,红枣 10g;溲频,加覆盆子 12g,金樱子 12g,蚕茧 10g;便溏,加白扁豆 12g,炮姜 4g;肢肿,加茯苓 12g,猪苓 20g;腰酸,加杜仲 12g,狗脊 12g;出血多,加棕榈炭 12g,煅龙牡(先煎)各 20g。

5.肝肾不足证

证候:经血非时而下,量多如崩,或量少淋沥,经色淡,神疲乏力,腰膝酸软,有时潮热,耳鸣,乳房作胀,苔薄白,脉细弱。

治法:补益肝肾,调经止血。

方药举例:归肾丸加减。当归 10g,熟地黄 10g,淮山药 10g,山茱萸 10g,枸杞子 10g,茯苓 10g,杜仲 10g,菟丝子 10g,白芍 12g,巴戟天 12g。

加减:头昏,加女贞子 12g,旱莲草 12g;腰酸,加狗脊 12g,杜仲 12g;乳房胀痛,加橘叶核各 10g;潮热,加地骨皮 10g,青蒿 12g;量多如崩,加仙鹤草 15g,煅龙牡(先煎)各 30g。

6.脾不统血证

证候:暴崩下血,或淋沥不断,血色淡红,质地稀薄,面色㿠白,神疲乏力,气短懒言,四肢浮肿,手足不温,胸闷纳呆,大便溏薄,舌淡苔薄,脉细弱。

治法:健脾益气,补血止血。

方药举例:固本止崩汤加减。党参 12g,黄芪 30g,白术 10g,熟地黄 12g,淮山药 15g,炮姜 5g,升麻 10g,当归 10g。

加减:出血多,加乌贼骨 15g,生茜草 5g;有瘀血块,加泽兰 10g,益母草 15g;血虚,加阿胶(烊化)10g,何首乌 15g。

7.气滞血瘀证

证候:阴道出血量多如冲,或时多时少,或淋沥不止,血色紫黯,夹有血块,下腹胀疼拒按,四肢酸胀,心烦多梦,舌紫黯,舌边夹有紫斑,苔薄,脉弦涩。

治法:理气活血,祛瘀止血。

方药举例:红花桃仁煎加减。桃仁10g,红花10g,当归10g,丹参15g,赤芍12g,制香附12g,陈皮6g,延胡索12g。

加减:出血多,加乌贼骨15g,生茜草5g;胸闷腹胀,加川楝子10g,槟榔10g,柴胡5g,延胡索10g;有血块,加泽兰10g,参三七10g;出血日久体虚,加党参15g,黄芪30g。

(三)其他疗法

1.中成药

(1)人参归脾丸:每次6g,每日2次。治疗气虚崩漏。

(2)宫血宁胶囊:每次2粒,每日2次,宜饭后服用。具有缩宫止血之功效。

(3)云南白药:每次0.5～1g,每日2次。治各种证型崩漏、流血不止者。

(4)止血灵:每次5g,每日2次。治各种证型崩漏、流血不止者。

(5)参三七片:每次5片,每日3次。治疗血瘀阻滞崩漏。

(6)三七总甙片:每片25mg,每次2～4片,每日3次。治各型崩漏。

(7)宫泰冲剂:每次12g,每日2次。治气阴两虚,夹有瘀阻之崩漏。

2.单方验方

(1)土大黄煎剂:土大黄30g,红枣30g,煎汤。治血热所致崩漏。

(2)荠菜蚕豆花煎剂:荠菜花10g,蚕豆花10g(鲜者30g),煎汤。治血热所致崩漏。

(3)炒鸡冠花30g,红糖30g,水煎代茶饮。治疗血热型崩漏。

(4)暖宫汤:葫芦巴10g,紫石英12g,仙鹤草15g。治宫寒崩漏。

(5)参附汤:人参15g,附子15g,煎汤,口服。治崩漏致虚脱。

(6)复方四炭汤:棕榈炭25g,贯众炭25g,艾叶炭5g,蒲黄炭15g,当归10g,白芍15g,生地黄25g,阿胶(烊化)15g,加水2000ml,煎至600ml,每日3次,每次200ml,口服。治疗各型崩漏。

(7)地榆苦酒煎:生地榆250g,苦酒(即米醋)1000ml浸湿7天,去渣留液待用,每日3～4次,每次30ml,口服。治疗久漏不止患者。

(8)鲜苎麻根30g,水煎服,每日1剂,连服2天。治血热型崩漏。

(9)炒荆芥穗25g,清水煎服。治血热型崩漏。

3.针灸疗法

(1)体针

1)取断红穴(二、三掌指关节之间凹陷处),直刺1～1.5寸,先针后灸,留针20分钟,每日2次,有减少血量的作用。

2)取冲脉、关元、中极、三阴交等穴,平补平泻法,10次为1疗程,可调节月经周期。

(2)耳针

1)取子宫、内分泌、皮质下等穴,磁珠、王不留行籽贴压,经常按压。用于崩漏止血。

2)取子宫穴、膈穴,常规消毒,每穴注维生素K_3针剂0.1ml,每天1次,连注3天。治各型崩漏。

(3)梅花针:用梅花针自上而下叩打脊柱两侧,环形叩打带脉区,点状叩打三阴交、足三里、百会等穴。治脾虚、肾虚所致崩漏。

(4)灸法:用艾条灸隐白穴。治崩中出血。

4.推拿疗法　取关元、气海、三阴交、肝俞、脾俞、肾俞、胃俞穴。肝郁血热加大敦、行间、血海、隐白、解溪;湿热痰阻加中极、足三里、丰隆、太冲、行间、膀胱俞、八髎;脾肾两虚加神阙、太溪、阴谷、白环俞、命门、中脘;气滞血瘀加中极、血海、行间、期门、章门、膈俞、三焦俞。分别用按、揉、摩、推、擦、拿等手法。每日1次,3日为1疗程。

5.饮食疗法

(1)人参大枣乌鸡汤:乌骨鸡1只,人参20g,大枣20枚,加水2000ml熬汤,每日3次,每次200ml,10天为1疗程。治脾肾两虚之崩漏。

(2)排骨菠菜汤:猪排骨500g,菠菜500g,将排骨加入300ml水中,煮40分钟加入菠菜,煮沸5分钟后待用,分3次食用,1日内服完,连用2周。治血虚不足之崩漏。

(3)芝麻杞子红枣黑米粥:取白米50g,血糯米50g,枸杞子12g,红枣12g,芝麻粉12g,煮粥,每日2次,连服2周。治肝肾不足型之崩漏。

【预防调护】

(一)预防

1.生活起居有度　注意气候变化,防止外邪侵袭,平时应加强身体锻炼,增强体质,提高抗病、抗邪能力,并正确对待疾病。

2.实行晚婚与计划生育　婚后性生活适度,坚持避孕,避免或减少宫腔手术次数。

(二)调护

1.饮食调护　平时注意食疗。血虚者吃猪肝、桂圆、红枣、菠菜;阴虚者吃鳖肉、百合、白木耳、黑木耳、藕、莲子;阳虚吃羊肉、狗肉;肾虚吃紫河车;血热吃生梨、西瓜汁、藕;脾虚吃扁豆、淮山药、红枣等。

2.扶护正气　一般选用十全大补膏、八珍膏、人参养容膏、归脾丸等。

3.精神调护　保持心情舒畅,积极乐观向上。

4.适当休息　避免剧烈运动。

(张志兰)

第七节　经前期综合征

经前期综合征(PMS)是指反复于月经前期(黄体期)周期性出现的躯体、精神及行为方面改变的症候群,影响日常生活和工作。临床特点为周期性发作,与月经密切相关但症状轻重不等,多少不一,在不同的人、不同的周期之间出现的症状也不相同。

PMS最多见于30～40岁的育龄妇女,发生率因采用不同的诊断标准而异,因此较难得到确切的发生率。估计3%～10%的妇女完全没有经前期症状;30%～90%的妇女经前期有轻度的症状,通常不认为是PMS。20%～30%的妇女经前期有干扰日常生活的中至重度症状;其中2%～10%的症状严重,影响日常生活。

【病因】

过去认为经前期综合征是由于水钠潴留造成的,因为一些PMS患者,在近经期体重明显增加1～5kg,并有不同程度的水肿,但有些女性经前体重增加更多,却不出现经前期证候。对经前期水肿的女性限制盐分摄入,使用利尿药,能使水肿消退,但症状的消除与体重下降不成比例。研究证明,整个月经周期中钠离子平衡并无周期性变化,且PMS女性体内总体液并无增加,而是细胞内体液向细胞外流出增加,故目前认为水钠潴留不是造成经前期综合征的病因。到目前为止的研究尚无法阐明确切的发病原因,但推测经前期综合征的发生与环境压力、个人精神心理特征、中枢神经递质与卵巢类固醇激素的相互作用以及前列腺素水平的变化有关。

1. 精神社会因素　　不少学者提出精神社会因素引起身心功能障碍的病因学说。Keye 研究了 PMS 患者的医学和心理资料,发现 PMS 患者在臆想、抑郁、转换性癔症、神经衰弱及社会精神内向方面的评分均高于无 PMS 的对照组。临床上 PMS 对安慰剂的治愈反应高达 30%~50%,有的治愈反应高达 80%,这种现象很大程度地反映了应激反应性和心理两方面的调节在 PMS 中的作用,也反应了患者的精神心理与社会环境因素之间的相互作用参与了 PMS 的发病。并为 PMS 的心理学和安慰剂治疗的需要和合理性提供了理论依据。

2. 卵巢类固醇激素及其代谢　　卵巢类固醇激素水平异常也是该病发病的一个因素。有研究报告,PMS 患者的黄体期孕酮水平下降,雌激素或雌/孕激素比值升高,考虑孕激素撤退可能是病因之一,但以后更多研究显示,PMS 患者血中 FSH、LH、PRL、雄激素及雌孕激素水平与正常女性无明显差别,下丘脑-垂体-卵巢轴的功能检查也无异常,因此临床上不能把雌孕激素测定作为诊断方法。最近的研究发现,尿中孕酮的代谢产物孕烷二醇葡萄糖醛酸与经前期身体及精神的症状有关,提示孕激素的代谢异常可能是 PMS 的病因之一,应用孕激素拮抗药米非司酮(RU486)可导致经前期综合征的出现也证明这一点。

3. 神经递质学说

(1) 阿片肽:雌孕激素均有促进内源性阿片肽的作用,在动物实验和人类的研究中发现在高雌激素的增殖晚期和高雌孕激素的黄体中早期,内源性阿片肽的活性增加,黄体晚期内源性阿片肽的水平急剧下降,形成一个快速撤退反应,可引起疲劳、紧张、忧虑及攻击行为等。PMS 女性外周血 β-内啡肽水平也有下降,但其意义还不清楚。

(2) γ-氨基丁酸(GABA):孕激素及其代谢产物能与 GABA 受体结合,减少了 GABA 受体数目,影响 GABA 的作用,从而在 PMS 的发病中起到一定作用。

(3) 5-羟色胺:5-羟色胺是一种重要的神经递质,当中枢神经系统 5-羟色胺水平下降时,机体对外界刺激的敏感性增加,易激惹。给大鼠注射孕酮后,脑内 5-羟色胺吸收和转化增加;在人类,正常女性 5-羟色胺水平在月经周期的各个时期均增加,而 PMS 患者黄体期及月经前 5-羟色胺水平明显下降。

4. 前列腺素作用　　1984 年 Jakubowicz 测定 19 例 PMS 患者的 22 个周期的前列腺素水平,发现血 PGE_2 与 $PGF_{2\alpha}$ 在卵泡期及黄体期均下降,主要是因为 PMS 患者的合成前列腺素的前身物明显下降,所以使各种前列腺素均降低,这可能是诱导本病发生的一个因素。

5. 甲状腺功能　　甲状腺功能异常者常表现精神抑郁,同时有 PMS。PMS 患者中多数人出现甲状腺刺激试验反应异常。但是,目前还没有证据说明甲状腺功能异常是导致 PMS 的原因。

6. 饮食与营养因素　　维生素 B_6 是合成多巴胺和 5-羟色胺的辅酶,在维生素 B_6 缺乏的女性部分表现为抑郁症者应用维生素 B_6 治疗可缓解,因此推测 PMS 患者可能也存在维生素 B_6 缺乏,但应用维生素 B_6 治疗该病无效的结果否定了这种可能。大量的研究还表明 PMS 患者体内镁、锌、铁、维生素 A 及维生素 E 均在正常范围。

总之,目前尚无确定的单一病因可以解释全部临床表现,多因素造成经前期综合征发生的可能性大。

【临床表现】

典型的 PMS 症状常在经前一周开始,逐渐加重,至月经前最后 2~3d 最为严重,月经来潮后消失;有些患者症状持续时间长,一直延续至月经开始后的 3~4d 才完全消失。另有一种不常见的情况,即月经周期中存在两个不相连接的严重症状期,一是在排卵前后,然后经历一段无症状期,于月经前一周再出现症状,为 PMS 的特殊类型。

1.精神症状

(1)焦虑:为精神紧张,情绪波动,急躁失去耐心,易怒,细微琐事就可引起感情冲动乃至争吵、哭闹,不能自制。

(2)抑郁:无精打采,抑郁不乐,情绪淡漠,不愿与人交往和参加社会活动,爱独居独处,失眠,注意力不集中,健忘,判断力减弱,害怕失控,有时精神错乱、偏执妄想,产生自杀念头。

2.身体症状 包括水钠潴留、疼痛和低血糖症状。

(1)水钠潴留:常见症状是手足及眼睑水肿,有的感乳房胀痛及腹部胀满,少数患者有体重增加。

(2)疼痛:可有头痛、乳房胀痛、盆腔痛及肠痉挛等全身各处疼痛症状。

1)经前头痛:为较常见的主诉,多为双侧性,但亦可单侧头痛;疼痛部位不固定,一般位于颞部或枕部。头痛症状于经前数天即出现,伴有恶心甚至呕吐,呈持续性或时发时愈,可能与间歇性颅内水肿有关。

2)乳房胀痛:经前感乳房饱满、胀痛及疼痛。以乳房外侧边缘及乳头部位为重;严重者疼痛可放射至腋窝及肩部,可影响睡眠。扪诊时乳头敏感、触痛,有弥漫的坚实增厚感,但无局限性肿块感觉,经后症状完全消失。

3)盆腔痛:经前发生盆腔坠胀和腰骶部疼痛,持续至月经来潮后缓解,与前列腺素作用及盆腔组织充血水肿有关。但应与盆腔子宫内膜异位症等器质性病变引起的痛经鉴别。

4)肠痉挛痛:偶有肠痉挛性疼痛,可有恶心呕吐,临近经期可出现腹泻。

(3)低血糖症状:疲乏,食欲增加,喜甜食。头痛也可能与低血糖有关。

大多数妇女 PMS 有多种症状。严重的 PMS 均有精神症状,其中焦虑症状居多,占 70%～100%。60% 的 PMS 患者有乳房胀痛及体重增加的主诉;45%～50% 的患者有低血糖症状;约 35% 患者有抑郁症状,该组患者因有自杀意识,故对生命有潜在威胁。

【诊断和鉴别诊断】

PMS 既没有能供诊断的特定症状,也没有特殊的实验室诊断标准。诊断的基本要素是确定经前症状的严重性以及月经来潮后缓解情况,不在经前发生的症状不属于 PMS。严重 PMS 的识别是根据对患者工作、社交及日常活动等方面能力受损的程度。目前推荐采用美国精神病协会(APA)和美国国家精神健康协会(NIMH)的诊断标准。

APA 的诊断标准为:

1.暂时性的与月经周期有关的症状,开始于月经周期的最后 1 周,月经来潮后消失。

2.确诊至少需要以下症状中的 5 个及前 4 个症状中的一个:①情感失常,如突然暴发的悲伤、哭泣、愤怒等;②持续的、显著的愤怒易激惹;③显著的焦虑或紧张;④显著的抑郁,对生活失去信心;⑤对日常活动没有兴趣;⑥易疲劳或明显的体力不足;⑦主观感觉精力难以集中;⑧明显的食欲改变,过食或食欲极强;⑨嗜睡或失眠;⑩身体不适如乳房触痛、头痛、水肿、关节肌肉痛、体重增加。

3.症状干扰了正常的工作,日常活动或人际关系。

4.所出现症状不是其他精神错乱疾病的加重。

NIMH 的诊断标准则强调月经前 5d 的严重症状较月经来潮后 5d 至少加重 30%。

应用 NIMH 和 APA 的诊断标准,约有 5% 的育龄期女性可以诊断为 PMS。PMS 主要与容易在经前加重的疾病鉴别,如偏头痛、围绝经期综合征、子宫内膜异位症等。有精神病病史者应先到精神病科就诊。

【治疗】

由于 PMS 的临床表现多样化,严重性不一,因此不可能用一种治疗方法解决所有的症状,临床医师必须根据该症的病理生理和精神社会学特点,设计个体化治疗方案以达到最好疗效。

1.心理疗法及饮食调整 PMS 的处理首先是情感支持,帮助患者调整心理状态,认识疾病和建立勇气及信心,这种精神安慰治疗对相当一部分患者有效。另外,让患者的家庭成员了解该疾病周期性发作的规律和预期发病时间,理解和宽容患者经前期的行为过失,并协助调整经前期的家庭活动,减少环境刺激,使患者的失控过失减少到最小程度。

合理的饮食结构对缓解症状有帮助。目前认为 PMS 的低血糖样症状与雌、孕激素的周期性变化对糖代谢的影响有关,高糖类和低蛋白饮食可以改善 PMS 的精神症状,包括抑郁、紧张、易怒、疲劳等;咖啡因与 PMS 症状的严重性有关,PMS 患者应避免或减少咖啡因的摄入;限制盐的摄入以减轻水钠潴留。

补充维生素和微量元素可改善或减轻症状。高剂量维生素 E(每日 400mg)可减轻 PMS 的精神症状,低剂量(150~300mg)无效。维生素 B_6 是合成多巴胺和 5-羟色胺的辅酶,后两者已证明是影响精神和行为的神经递质。饮食中每天添加 50mg 的维生素 B_6 可以减轻 PMS 经前抑郁及疲劳等症状,但要注意长期或大剂量服用维生素 B_6 对感觉神经有毒性作用。镁缺陷可通过各种途径激活经前症状,近年有报道口服镁能有效减轻经前精神症状,但机制不明。适当的体育运动有助于放松神经,对改善 PMS 症状有一定疗效。

2.药物治疗 对于一般治疗无效的患者,分析引起症状的病理生理,选择合适的药物。

(1)孕激素:较早的研究认为 PMS 是由于孕激素缺乏而引起的,故常用孕激素阴道栓剂(或肛门栓),内含孕酮 200mg,黄体期每日给药,其疗效并未确认,孕酮的应用近年趋向放弃。含有性激素的口服避孕药研究证实该药不但不能改善 PMS 症状,还可能加重症状,亦不再主张应用。

(2)达那唑:为合成的 17α-炔孕酮衍生物,能阻断下丘脑促性腺激素释放激素和垂体促性腺激素的合成和释放,直接抑制卵巢甾体激素的释放。100~400mg/d(平均 200mg/d),可使 PMS 的多种症状好转,特别是对消极情绪、嗜睡、易怒及焦虑症状和乳房痛有良好的改善。此药有轻度的雄激素作用并在肝脏代谢,可造成肝损害,治疗时应密切观察。

(3)促性腺激素释放激素增效药:促性腺激素释放激素增效药(GnRH-a)在垂体水平通过降调节,抑制垂体促性腺激素分泌,造成低促性腺激素低雌激素状态,可达到药物切除卵巢的效果。近年大多数临床对照研究证实各种类型的 GnRH-a 治疗 PMS 有效。但 GnRH-a 对那些同时存在的重型抑郁型精神障碍无效。长期应用 GnRH-a 有低雌激素状态引起的副作用,包括阵发潮热、阴道干燥、骨质疏松等,建议单独应用 GnRH-a 不应超过 6 个月。性激素反添加疗法可以减轻 GnRH-a 低雌素的副作用。GnRH-a 的常用药及用法:组氨瑞林 $100\mu g/(kg \cdot d)$;亮丙瑞林缓释液 $3.75mg/m^2$。

(4)抗抑郁药:氟西汀是 5-羟色胺受体的抑制药,约 70% 的 PMS 能得到精神症状的缓解,可作为一线药物应用。20mg/d,全月经周期服用,约 15% 的患者因不良反应不能耐受,如头晕、恶心等。帕罗西汀是选择性 5-羟色胺再摄取抑制药,对抑郁焦虑和一般症状都有效,20mg/d。氯米帕明是 5-羟色胺和去甲肾上腺素重复摄入抑制药,25~75mg/d,与其他抗抑郁药合用存在相互作用,应单独使用。

(5)抗焦虑药:阿普唑仑为苯二氮䓬类药物,可作用于 GABA 受体,为一种抗焦虑和抗惊厥药,也有一些抗抑郁特性。可于月经前开始用药,起始剂量为 0.25mg,每日 4 次。

(6)前列腺素抑制药:如甲芬那酸用于黄体期,能减轻 PMS 有关的许多身体症状。应用于有明显经前和经期疼痛不适者,于经前 12d 用药,250mg,每日 3 次,餐中服用。

(7)溴隐亭:黄体期口服 1.25~2.5mg,每日 2 次,可以改善水肿、乳房胀痛,情绪也有好转。

(8)利尿药:螺内酯,也称安体舒通,除有利尿作用外,还对血管紧张素有直接抑制作用,并可改善精神症状。用药剂量为 25mg,每日 2~3 次,黄体期给药。

3.手术治疗 严重的 PMS 可采用手术切除卵巢或放射性破坏卵巢功能治疗。由于手术或放射性治疗永久性破坏了性腺功能,不适于对青中年女性采用。

(张西茜)

第八节 绝经综合征

围绝经期综合征过去称更年期综合征,1994年世界卫生组织人类生殖特别规划委员会决定废弃"更年期"一词,推荐使用"围绝经期",并对一些术语做了阐述。围绝经期是指从接近绝经,出现与绝经有关的内分泌、生物学和临床特征(卵巢功能衰退的征象)起至绝经1年内的时期。绝经是指女性月经最后停止。可分为自然绝经和人工绝经。自然绝经是由于卵巢卵泡活动的丧失引起月经永久停止,无明显病理或其他生理原因。临床上,连续12个月无月经后才认为是绝经。人工绝经是指手术切除双卵巢或医疗性终止双卵巢功能,如化疗或放疗。绝经过渡期指从出现卵巢功能开始衰退的征象至绝经的一段时间,通常在40岁后开始,经历2~8年,平均约4年。绝经年龄受遗传、营养、体重、居住地区的海拔高度、嗜烟等多种因素的影响。我国城市妇女的平均绝经年龄为49.5岁,农村妇女为47.5岁。围绝经期妇女约1/3能通过神经内分泌的自我调节达到新的平衡而无自觉症状,2/3妇女则可出现一系列性激素减少所致的躯体和精神心理症状,称为围绝经期综合征。

【围绝经期的内分泌变化】

围绝经期的内分泌变化首先表现为卵巢功能衰退。由于卵巢功能下降,全身许多系统与器官的组织结构也受到影响,因而或早或晚地出现一系列衰退症状。卵巢功能衰退表现为卵泡发育较差,内分泌功能不足,卵泡对促性腺激素作用的反应较差。颗粒细胞所分泌的雌激素量低,甚至不能排卵。因此,垂体分泌较多的促性腺激素以达到排卵的需要。故在绝经前10年,虽尚有正常的有排卵的月经周期,但血中促卵泡素水平已开始升高,以促使卵泡可以达到成熟与排卵的状况,此时的黄体生成素尚保持原有的正常水平。随着卵巢组织的逐渐衰退,卵巢中卵泡群明显减少,雌激素水平明显降低,虽FSH及LH均升高,也不能使卵泡继续生长。

1.卵巢的变化 卵巢体积缩小,其重量仅为性成熟期妇女卵巢的1/2至1/3。卵巢门血管硬化,动脉分支减少。卵巢皮质变薄,原始卵泡几已耗尽,遗留的少数卵泡对促性腺激素又不敏感,以致卵泡成熟发生障碍,不再排卵。

2.性激素

(1)雌激素:正常月经妇女体内雌激素主要是17β-雌二醇(E_2)。血E_2 95%来自卵巢的优势卵泡和黄体,平均产生率为60~600μg/24h。血浓度呈周期性变化。在绝经过渡期,与卵泡的不规则发育相应,E_2水平变化大。绝经后E_2平均产生率为12μg/24h,主要来自周围组织雌酮的转化和睾酮的芳香化,无周期性改变,并明显低于正常月经周期任何时相的水平。正常月经妇女另一主要雌激素是雌酮(E_1)。血中E_1少量直接来自卵巢和肾上腺,主要为E_2的可逆性代谢产物;雄烯二酮的芳香化是E_1的另一主要来源;E_1还部分来自硫酸雌酮的转化。绝经后E_1成为体内的主要雌激素,主要来自雄烯二酮的转化,转化率约为青年妇女的2倍,与体重呈正相关,肥胖者转化率高。绝经后硫酸雌酮仍是E_1的另一来源。血E_1的下降程度较E_2轻,仍保持昼夜节律。

(2)孕激素:孕酮在生育期主要由排卵后的黄体所产生。黄体期孕酮水平反映黄体分泌活性。卵泡期孕酮水平很低。绝经过渡期早期卵巢尚有排卵,但黄体功能不健全,黄体分泌孕酮减少。绝经后血孕酮水平进一步降低,约为青年妇女卵泡期的1/3,可能来自肾上腺。

(3)雄激素:

1)雄烯二酮:雄烯二酮为正常月经妇女体内主要雄激素之一,主要来源于卵巢发育中的卵泡及肾上腺,两者各占50%。绝经后卵巢产生雄烯二酮的能力明显下降,血中浓度约为青年妇女的50%,以肾上腺来源为主,卵巢来源仅占20%。

2)睾酮:睾酮是妇女体内活性最高的雄激素,其活性比雄烯二酮高5~10倍。卵巢与肾上腺来源各约占25%,其余50%来自周围组织中雄烯二酮的转化。绝经后卵巢卵泡来源睾酮减少,但在增高的LH作用下,间质分泌睾酮增多,因此卵巢来源睾酮与绝经前大致相同。总产生率比青年妇女低1/3。

3.抑制素　最近研究指出抑制素与卵巢功能开始衰退有密切关系。抑制素抑制FSH分泌,与FSH构成一个关系密切的反馈回路,当卵巢开始老化时,血E_2尚未降低,而抑制素已降低,使FSH升高。绝经后,抑制素很低,难以测出。

4.促性腺激素　接近绝经时血中FSH及LH均逐渐升高,绝经2~3年时其水平可达到最高水平,此时FSH水平为正常早期卵泡期的13~14倍,LH的水平约为3倍,持续这种水平达5~10年之久,然后开始逐渐下降,但20~30年后仍高于生育年龄时的水平。

5.促性腺激素释放激素　促性腺激素释放激素的活动情况可以通过猴实验结果来推测。GnRH水平在绝经后与LH水平一样是升高的,并且也有周期性释放。此时LH水平虽已较高,但若再给予静脉注射GnRH,血中的FSH及LH水平仍可升高,这种现象说明了绝经后下丘脑与垂体之间仍保持一定的功能。

6.泌乳素　由于雌激素具有肾上腺能耗竭剂的功能,可抑制下丘脑分泌泌乳素抑制因子(PIF),从而使泌乳素浓度升高,绝经后雌激素水平下降,下丘脑分泌PIF增加,致使泌乳素浓度降低。

7.其他内分泌系统

(1)肾上腺:肾上腺雄激素脱氢表雄酮(DHEA)和硫酸脱氢表雄酮(DHEAS)均为妇女体内的主要雄激素前身物。从30岁以后随年龄增长,血浓度逐渐下降,到50岁左右,分别下降50%和25%,这种下降与绝经无关。肾上腺糖皮质激素与盐皮质激素也不受绝经的影响。

(2)甲状腺:绝经后血总T_4与游离T_4水平无改变,T_3随年龄增加下降25%~40%,但不存在甲低。

(3)胰岛β细胞:绝经前后10年左右,女性糖尿病发生率高于男性,说明绝经影响胰岛β细胞功能,有学者观察到绝经后妇女空腹和各时相的胰岛素、C肽水平均明显高于青年女性,表明绝经后妇女存在高胰岛素血症,胰岛素抵抗。

【临床表现】

围绝经期综合征的持续时间长短不一,一般2~5年,严重者可达10余年。

1.月经改变

(1)月经频发:月经周期短于21d,常伴有经前点滴出血致出血时间延长。其发生原因多为黄体功能不足,此时的黄体期由正常的14d左右缩短为9d以内。

(2)月经稀发:月经周期超过40d,因排卵稀少引起,常伴有经血量减少。

(3)不规则子宫出血:因停止排卵而发生的无排卵性功能失调性子宫出血。

(4)闭经:卵巢合成性激素大幅度减少后,子宫内膜失去雌激素及孕激素的影响而处于静止状态,因而不再增殖及脱落,此时发生闭经。

多数妇女经历不同类型和时期的月经改变后,逐渐进入闭经,而少数妇女可能突然闭经,取决于卵巢的功能变化。

2.血管舒缩功能不稳定症状　表现为潮热及出汗,有时伴头痛。典型的表现是突然上半身发热,由胸部冲向头部,或伴头胀、眩晕或无力,持续数秒至30min不等,症状消失前常大量出汗或畏寒,轻者数日发作一次,重者日夜发作几十次。潮热发作的体征是面、颈及胸部潮红,上肢温度升高,躯体温度正常或稍降低,血压不变,手指血流量增加。潮热是围绝经期及绝经后妇女特征性的症状,只有少数妇女(15%~

25%)不发生,症状严重者占10%~20%。

血管舒缩不稳定的机制尚未阐明,雌激素降低是重要原因。雌激素降低时,下丘脑 β-内啡肽释放减少,降低了内源性鸦片肽对脑干去甲肾上腺素能神经元的抑制能力,使后者的冲动增加,刺激正中隆起近处的体温调节中枢及 GnRH 中枢,引起外周血管扩张和 GnRH 释放脉冲增多,出现潮红及血 LH 升高。绝经后妇女血中 5-羟色胺水平升高,已证实它有升高体温的作用,并能兴奋交感神经节前纤维,由颈部交感神经纤维传出冲动,产生上半身和头、颈部皮肤发红。

3.自主神经系统功能不稳定症状　如心悸、眩晕、失眠、皮肤感觉异常等。常伴随潮热症状,少数妇女无潮热发作,只表现此类症状的一种或数种。

4.精神、心理症状　如抑郁、焦虑、多疑、自信心降低、注意力不集中、易激动、恐怖感,甚至癔症发作样症状。

5.泌尿、生殖道症状

(1)外阴及阴道萎缩,阴毛渐少:阴道壁的上皮细胞随着雌激素的降低而渐萎缩,绝经数年后,则可发生老年性阴道炎。阴道弹性减低,缩短,皱褶消失,阴道分泌物减少,呈碱性,有利于细菌生长,并且易受损伤。可发生一系列症状,如外阴瘙痒,性交疼痛,阴道出现血性分泌物,易遭受真菌、滴虫或细菌的侵犯而发生继发感染。

(2)膀胱及尿道症状:尿道缩短,黏膜变薄,括约肌松弛,常有尿失禁;膀胱因黏膜变薄,易反复发作膀胱炎。

6.心血管系统疾病　绝经后妇女易发生动脉粥样硬化、心肌缺血、心肌梗死、高血压和脑卒中。雌激素通过影响循环脂类的代谢或直接作用于心血管系统起到保护心血管的作用。

(1)雌激素影响肝脏脂类代谢,使高密度脂蛋白和三酰甘油升高,低密度脂蛋白降低。

(2)心肌血管和主动脉均存在雌激素受体,雌激素直接作用于心血管,抑制动脉粥样硬化斑块的形成,减少粥样硬化斑块的体积。

(3)雌激素能通过调节血管内皮细胞分泌合成血管活性物质改善心脏供血,雌激素能使动脉内皮产生一氧化氮增加,一氧化氮可以增加动脉平滑肌细胞内-磷酸鸟苷的浓度,从而引起血管扩张,它也可以抑制血小板和巨噬细胞对动脉内皮的黏附作用;乙酰胆碱能刺激人类和猴类的冠状动脉扩张,雌激素可能增加内皮细胞上蕈毒碱受体量,引发乙酰胆碱诱导的内皮依赖性血管扩张。

(4)雌激素能通过调节动脉壁突触前连接处肾上腺素、去甲肾上腺素释放及摄取起到保持动脉张力、稳定血流的作用。

(5)雌激素使纤溶酶原活性及浓度增加,纤维蛋白原浓度降低,从而促进纤溶系统功能,保护心血管系统。

绝经后雌激素水平低下,使血胆固醇水平升高,各种脂蛋白增加,而高密度脂蛋白/低密度脂蛋白比值降低,失去了对心血管系统的保护作用。

7.骨质疏松　绝经后妇女骨质吸收速度快于骨质生成,促使骨质丢失变为疏松,围绝经期过程中约有25%妇女患有骨质疏松症,其发生与雌激素下降有关。雌激素可通过多种途径影响骨代谢:

(1)甲状旁腺激素(PTH)是刺激骨质吸收的主要激素,血中 PTH 没有改变时,雌激素降低骨对 PTH 的敏感性,绝经后由于甲状旁腺功能亢进,或由于雌激素不足使骨骼对 PTH 的敏感性增强,导致骨质吸收增加。

(2)雌激素可促进甲状腺分泌降钙素,降钙素是一强有力的骨质吸收抑制物,对骨骼有保护作用,绝经后降低,应用雌激素后合成增加。

(3) 雌激素使肠吸收钙增加,降低肾排泄钙量。

(4) 骨组织上有雌激素受体,雌激素可直接作用于骨骼。

(5) 雌激素使转移生长因子-β(TGF-β)及胰岛素样生长因子-Ⅰ(IGF-Ⅰ)增多,它们促进骨形成。

(6) 雌激素抑制促骨吸收的细胞因子,如白细胞介素-1及白细胞介素-6。

(7) 雌激素也可抑制 PGE_2 的合成,其促进骨形成,也抑制骨吸收。因此,雌激素不足使骨质吸收增加。骨质疏松主要是指骨小梁减少,最后可能引起骨骼压缩使体积变小,严重者导致骨折,桡骨远端、股骨颈、椎体等部位易发生。

8. 皮肤和毛发的变化 雌激素不足使皮肤胶原纤维丧失,皮肤皱纹增多加深;皮肤变薄、干燥甚至皲裂;皮肤色素沉着、出现斑点;皮肤营养障碍易发生围绝经期皮炎、瘙痒、多汗、水肿,暴露区皮肤经常受日光刺激易致皮肤癌。绝经后大多数妇女出现毛发分布改变,通常是口唇上方毫毛消失,代之以恒久毛,形成轻度胡须,阴毛、腋毛有不同程度的丧失;躯体和四肢毛发增多或减少,偶有轻度脱发。

【诊断和鉴别诊断】

1. 诊断 根据年龄、月经改变及自觉症状如阵发性潮热、躁汗等可诊断,测定血中激素水平,显示雌激素水平下降、促性腺激素水平升高,对诊断更有意义。

2. 鉴别诊断 其他多种疾病均可引起与围绝经期相似的症状和体征,综合分析,进行鉴别。

(1) 闭经:绝经的主要症状是闭经,但引起闭经的原因很多,应根据年龄、症状及其他检查相鉴别。

(2) 血管运动性潮热:有数种疾病会产生与潮热相混淆的潮红感症状,如甲亢、嗜铬细胞瘤、类癌综合征、糖尿病、结核及其他慢性感染等,应注意鉴别。

(3) 异常阴道出血:月经紊乱是围绝经期的一个主要表现,应与子宫内膜癌、子宫内膜息肉等鉴别,必要时行诊刮或宫腔镜检查。

(4) 外阴阴道炎:许多特殊的外阴阴道炎症表现与雌激素缺乏引起的外阴阴道炎相似,应通过检查、化验相鉴别。外阴有白化、增厚、皲裂,须行活检除外外阴癌。

【治疗】

1. 一般治疗 使患者了解围绝经期是正常生理过程及在这个过程中身体可能发生的变化,消除其对围绝经期变化的恐惧心理,对将会发生的变化做好思想准备。了解绝经前后减轻症状的方法,以及预防绝经后疾病的措施。加强锻炼,保持积极乐观的精神状态,可减轻患者的心理负担,在此基础上加用药物治疗。

2. 药物治疗

(1) 非激素类药物:

1) 镇静药:失眠较重的患者,可于睡前服用镇静药。常用药物有:利眠宁 10~20mg,地西泮 2.5~10mg,艾司唑仑(舒乐安定)1~2mg,苯巴比妥(鲁米那)30~60mg。可以选用上述药物一种或交替服用。日间烦躁不安、体力不支又不能安静休息者,可日间分次服药。

2) 可乐定:为 α-肾上腺素受体激动药,可稳定下丘脑调温中枢,使潮热降低 30%~40%。初始剂量为 0.05mg,每日 2 次,逐渐增加至 0.1~0.2mg,每日 2 次,副作用为头晕及口干。

3) 甲基多巴:作用机制与可乐定相同,250mg,每日 2 次,可使潮热降低 20%,有恶心、呕吐等消化道副反应。

4) 佳蓉片:为纯中药制剂,具有改善神经-内分泌功能,增强机体抵抗力及抗衰老的作用。主要成分为肉苁蓉、倒卵叶五加、肉桂、熟地黄等。其不影响出血而只控制症状,特别适用于尚未绝经或伴有月经紊乱者。用法为开始时每次 4~5 片,每日 3 次,当症状减轻后,可逐渐减量至每次 1 片,每日 3 次,无明显副作用。

(2)激素替代治疗(HRT):性激素治疗中以补充雌激素最为关键。雌激素受体分布于全身各重要器官,合理应用雌激素可有效控制围绝经期症状及疾病。

1)适应证:雌激素缺乏所致的潮红、潮热及精神症状,老年性阴道炎、泌尿道感染,预防心血管疾病、骨质疏松等。

2)禁忌证:妊娠、严重肝病、胆汁淤积性疾病、血栓栓塞性疾病、原因不明的子宫出血及雌激素依赖性肿瘤患者、血卟啉病、红斑狼疮、镰形红细胞贫血等。

3)用药原则:HRT 的原则是以小剂量进行生理性补充,维持围绝经期妇女健康的生理状况。

在绝经过渡期,根据卵巢功能及雌、孕激素缺乏的程度、临床调整月经的需要、患者的症状进行补充治疗,基本上是以孕激素为主的个体化治疗,必要时可应用人工周期样的激素替代治疗。

在绝经后,HRT 是以补充雌激素为主。预防绝经后退化性疾病需要长期补充,为缓解围绝经期症状可短期使用。因雌激素能刺激子宫内膜异常增生及诱导某些妇女乳腺细胞的异常增生及癌的发生,故原则上有子宫的妇女在使用雌激素时要加用孕激素。孕激素在子宫内膜能增加 17β-雌二醇脱氢酶的活性,促进雌二醇的代谢,降调细胞核雌激素受体浓度,抑制 DNA 合成,周期性地加用孕激素可使受雌激素作用后呈增殖状态的子宫内膜分化,或与雌激素同时用,对抗雌激素对子宫内膜的促增殖作用。

用药剂量应为最小有效量,并对患者采取个体化原则,对不同年龄、不同症状、不同需要的患者采取不同的方案,在使用过程中根据疗效和副作用及时进行调整。

4)用药方案:

①单用雌激素:适用于子宫已切除,不需保护子宫内膜的妇女,但应检测乳房的变化。

②单用孕激素:分周期性使用及连续性使用两种,前者适用于绝经过渡期,体内有一定雌激素水平者;后者可短期用于症状重,需激素替代治疗又存在雌激素使用禁忌证者。

③合用雌、孕激素:适用于有完整子宫的妇女。分为序贯合用和同时连续联合使用两种方法。前者模拟生理性月经周期,在使用雌激素的基础上,每月序贯地加用孕激素 10～14d;后者为每日同时使用雌孕激素。上述两种方法又有周期性使用和连续性使用两种方案,周期性即每个月停用 4～6d,连续性即每日使用不停顿。周期性方案常有周期性出血,连续性方案避免了周期性出血,但用药早期可有非计划性出血。

5)用药途径:

①口服:其疗效肯定,口服途径是绝大多数 HRT 妇女的用药方法,除非患有肝病或血栓栓塞性疾病。因雌激素摄入后除首过肝脏时 30%剂量与葡萄糖醛酸结合,经尿及胆汁排泄外,还通过肝肠循环,80%再吸收返回肝脏,导致门脉中雌激素浓度比全身循环中浓度高 4～5 倍。因此,口服给药对肝脏有一定损害,还可刺激产生肾素底物及凝血因子。口服给药的有利方面是通过肝效应可以改善血脂及糖耐量。

②胃肠道外途径:包括阴道、皮肤及皮下给药。无论哪种途径,均能解除潮热症状,预防骨质疏松,但尚未证明能降低心血管疾病的发病率。阴道给药:当萎缩性泌尿生殖道症状为主时适合阴道局部用药,阴道用药不但有强烈的局部作用,且易被黏膜吸收进入全身血循环。皮肤贴片:可提供恒定的雌激素水平,方法简便。皮下埋藏:作用维持 3～6 个月,缺点是需要停药时难以去除。

6)用药时间:

①短期用药:用药的目的是为了解除围绝经期症状,待症状消失后即可停药。

②长期用药:用于防治骨质疏松,HRT 至少持续 5～10 年以上,有人主张绝经后终身用药。

7)常用制剂:

①雌激素制剂

尼尔雌醇:为长效雌三醇衍生物。每半个月服 1～2mg,或每个月服 2～5mg,可有效控制潮热、多汗、阴道干燥和尿路感染。亦可阴道用药。

孕马雌酮：通常称结合型雌激素，商品名倍美力。是从孕马尿中提取的水溶性天然结合型雌激素，每日或隔日口服 0.625mg。阴道用药有倍美力软膏。

微粒化 17β-雌二醇：商品名为诺坤复，是天然雌激素，每日或隔日口服 1mg。

戊酸雌二醇（E_2V）：商品名为补佳乐，是雌二醇的戊酸酯，属天然雌激素，口服后在消化道迅速水解为雌二醇，其药效及药代动力学与雌二醇相同，片剂为 1mg/片，每日服用 1～2mg，每服用 21d 须停药 1 周。

炔雌醇（乙炔雌二醇）：为合成的雌激素，每日口服 5～10mg；美雌醇（炔雌醇甲醚）：为炔雌醇的衍生物，效价为炔雌醇的 1/2。口服合成雌激素刺激肝脏产生蛋白的作用要比天然雌激素强 100 倍，故不推荐用作 HRT。

②孕激素制剂最常用的是甲羟孕酮，可根据各种方案选用不同剂量。

③雌孕激素复方制剂

倍美盈：每盒包装 28 片，其中前 14 片每片只含结合雌激素 0.625mg，后 14 片每片含结合雌激素 0.625mg 及甲羟孕酮 5mg，适用于周期性序贯激素替代治疗。

倍美安：每盒包装 28 片，每片含结合雌激素 0.625mg 及甲羟孕酮 2.5mg，适用于连续联合激素替代治疗。

诺康律：是一种天然人体雌激素及孕激素的复方制剂，三相片模拟妇女自然的月经周期，适用于周期性序贯疗法。日历盘包装，每盘含 28 片，于月经第 5 天开始服用，每日 1 片。

诺更宁：是一种含有适当比例的人体天然雌激素及孕激素的复方制剂，适用于连续联合疗法，日历盘包装，每盘含 28 片，每片含微粉化雌二醇 2mg 及醋炔诺酮 1mg，每日 1 片。

克龄蒙：日历式包装，每板含有 11 片戊酸雌二醇，每片含戊酸雌二醇 2mg 及 10 片戊酸雌二醇与醋酸环丙孕酮复方片剂，每片含戊酸雌二醇 2mg，醋酸环丙孕酮 1mg。适用于周期性序贯疗法，按顺序服用，停药 7d 后再开始下一个周期。克龄蒙中含有孕激素醋酸环丙孕酮，有抗雄激素作用，并可维持血清中脂蛋白的水平稳定。因此，雌二醇在脂肪代谢中的积极作用被充分利用，有助于预防心血管系统动脉硬化的发生。

④甲异炔诺酮：商品名为利维爱，是一种仿性腺甾体激素，在体内代谢后可与雌、孕及雄激素受体结合，兼有这三种激素弱的活性。每片 2.5mg，适用于绝经后妇女使用，有症状时每日 1 片，症状缓解后维持量为每 2 日 1 片或每 3 日 1 片。

利维爱在内膜处的代谢物为 $\triangle^4$ 异构体，有孕激素活性。同时利维爱的代谢产物强烈抑制雌酮向雌二醇转化，故不刺激绝经后妇女的内膜，仅有极少数患者出现轻度增殖，其增殖的程度并不随着用药时间的延长而增加，无乳腺癌及子宫内膜癌发生的危险。同时也观察到利维爱对阴道黏膜的刺激作用。每日 2.5mg 利维爱具有抑制绝经后妇女骨丢失的作用。绝经期症状特别是血管舒缩症状如潮热、多汗等均受到抑制，对性欲和情绪也都有良好的作用。利维爱对血脂的影响，以降低三酰甘油最为明显，用药早期可降低高密度脂蛋白，长期使用（1 年以上）可降低低密度脂蛋白。

⑤皮贴制剂有伊尔（EASE）贴片（国产）：每片含雌二醇 2.5mg，每周使用 1 片，连用 3 周需停用 1 周，且用药第 3 周需加用孕激素。皮埋片内为结晶型雌二醇，每片内可含有雌二醇 25、50、100mg，可稳定释放雌二醇 6 个月。

8）副作用及危险性

①子宫出血：单独应用雌激素及连续联合应用雌、孕激素时都有可能发生非计划性出血，尤其是在用药早期，需根据出血情况及内膜厚度处理，必要时需行诊断性刮宫排除子宫内膜病变。

②雌激素的副作用:剂量过大时可引起乳房胀、白带多、头痛、水肿、色素沉着等,应酌情减量或使用雌三醇。

③孕激素的副作用:子宫出血;周期性加用孕激素停药后可有月经样出血,连续联合使用者有不规则出血,但很少发生;可能影响雌激素对心血管的保护作用,如降低高密度脂蛋白、促血管收缩、增加胰岛素抵抗等;可引起乳房胀、恶心、腹胀、口干、阴道干、情绪压抑、烦躁等症状。

④子宫内膜增生及肿瘤:雌激素促进内膜细胞分裂增殖,如长期应用雌激素未予孕激素拮抗,则内膜将从单纯增生、复杂增生、不典型增生发展到早期癌,无拮抗的单用雌激素治疗,内膜癌的危险可增加 2~10 倍。用结合雌激素 0.625mg/d,应用 5 年以上,发生子宫内膜癌的相对危险性为 4.8,用药 8 年以上相对危险性上升至 8.22,其对策是每日加用孕激素(甲羟孕酮 2.5mg)或每月加用孕激素至少 10d(最好 12~14d),剂量为甲羟孕酮 10mg/d,可以完全阻止单纯型和复杂型子宫内膜增生,内膜癌的相对危险性降至 0.2~0.4。

⑤乳腺癌:根据流行病学调查研究,激素替代治疗短于 5 年者,并不增加乳腺癌的危险性;长期用药 10~15 年以上,是否增加乳腺癌的危险性尚无定论。

9)用药过程中的检测:实施 HRT 前要了解患者的一般情况,主要症状、绝经时间,行妇科检查除外生殖器病变,了解子宫内膜及乳腺的基础情况及体内激素水平,酌情检查骨密度、血糖、血脂、肝肾功能、凝血因子等,一般在初剂后 4~8 周随访,如无异常可半年至 1 年随访 1 次。HRT 应用过程中要检测疗效及安全性。疗效主要包括症状、血雌二醇水平、血脂变化及骨密度。安全性主要包括血压、体重、乳房、子宫内膜厚度、阴道出血情况及有无新发疾病。乳房的检测方法有自检、超声检查、乳腺 X 线检查等。子宫内膜的检测方法有吸取宫内膜组织行细胞病理学检查,阴道超声检查测量内膜厚度,如厚度>5mm,可行内膜活检。

【骨质疏松症的预防和治疗】

绝经后雌激素水平降低是骨质疏松的主要原因,骨质疏松以预防为主,因骨质一旦丢失,很难恢复到原有水平。激素替代治疗是预防骨质疏松的有效方法。维持骨质的雌激素水平为 150~180pmol/L(40~50pg/ml),结合雌激素 0.625mg/d、微粒化 17β-雌二醇 1mg/d、炔雌醇 15~25μg/d,能有效地防止骨质丢失。孕激素有拮抗雌激素的作用,但对减少骨质的重吸收与雌激素起着协同作用。这些预防性作用应尽可能在绝经初期开始。

预防和治疗骨质疏松需补充钙及维生素 D,绝经后妇女钙需要量为 1500mg/d,补充雌激素者为每日 1000mg,除食用含钙丰富的食物外,还应根据需要服用补钙制剂。户外活动少的妇女补钙同时应每日服用维生素 D 400~500U,与钙剂合用有利于钙的吸收。

降钙素可抑制破骨细胞的活性,有效地抑制骨吸收,降低血钙。还作用于肾脏的近端小管,加强 1α-羟化酶的活性,使 25-OH-D_3 产生 1,25-$(OH)_2D_3$。可缓解骨痛,稳定或增加骨量。有效制剂为鲑降钙素(商品名 Miacalcic,密钙息)。用法:100U 肌内或皮下注射,每日或隔日 1 次,2 周后改为 50U,每周 2~3 次。副反应轻,10%~20% 的患者出现恶心和潮热。

氟化物中的氟离子对骨有特殊的亲和力,聚集在身体发生钙化的部位,对维持骨和牙齿的生长代谢非常重要。绝经后妇女适量补充氟化物能预防和治疗骨质疏松。

运动对预防骨质疏松有益,适量运动可减少骨量丢失,因此老年人每天应坚持适当锻炼。

(于素莲)

第九节 多囊卵巢综合征

多囊卵巢综合征(PCOS)是最常见的妇科内分泌疾病,累及5%~10%生育年龄的女性。自1935年Stein和Leventhal描述典型的S-L综合征,即闭经、多毛、肥胖及不孕等,已经过去70余年。这组病人带给临床医生极大的困惑,如何界定、如何治疗均引起广泛争议。1990年召开了第一届国际PCOS会议,制定了第一个多囊卵巢综合征的诊断标准,2003年ESHRE/ASRM组织全世界的专家在荷兰鹿特丹就多囊卵巢综合征的诊断做了修订,制定了目前公认的Rotterdam标准。2007年ESHRE/ASRM又就PCOS病人不孕的治疗在希腊Thessaloniki组织讨论,制定出了PCOS不孕治疗标准,本文针对PCOS诊断治疗的进展进行详细叙述。

多囊卵巢综合征的临床表现包括:肥胖、多毛或痤疮、月经周期改变、不孕、代谢功能异常如糖尿病和心脏病等。本综合征的症状多从青春期开始,持续至绝经前后,覆盖妇女几乎一生。在治疗上必须针对月经失调、不孕、子宫内膜增生等,但更重要的是预防及治疗远期危及生命的代谢并发症。由于其临床上的诸多症状,涉及到妇产科、心内科、内分泌科、皮肤科等范围,而患者往往因月经和生育问题首先就诊于妇产科,这就要求妇产科医生深入了解本病临床表现的多样性和治疗的复杂性,并通过多学科合作,使病人得到合理治疗。

一、分类和流行病学

多囊卵巢综合征主要有3种症状。这3种症状分别是雄激素过高、慢性无排卵以及卵巢多囊。而且,其他所知引起相同症状的疾病必须在诊断前排除。这些疾病包括先天性肾上腺增生症、库欣综合征、分泌雄激素的肿瘤以及垂体泌乳素瘤等。虽然肥胖、胰岛素抗性和代谢综合征也常出现在多囊卵巢综合征的女性身上,但是不认为它们是这种疾病的固有表现。

现在,多囊卵巢综合征主要有两种诊断标准,它们都引发了激烈的争论。1990年美国国立卫生研究所(NIH)标准规定该疾病应该有慢性无排卵及雄激素过多的临床或生化症状,而2003年的鹿特丹标准规定该疾病应该存在慢性无排卵、雄激素过多的临床或生化体征和多囊卵巢这3种症状中的2种(或以上)特征。鹿特丹定义把多囊卵巢作为一种诊断标准,因而确认了多囊卵巢综合征的4种表现型。这项定义引起了广泛的争议,并且一直悬而未决,而这些都关系到临床诊断和研究设计。高雄激素协会最近报道了关于多囊卵巢综合征表现型的循证评价结果。该结果表明多囊卵巢综合征应该主要是一种由于合成、利用或者代谢过多的雄激素引发的疾病。根据多囊卵巢综合征的表现型,有过多雄激素和多囊卵巢症状,但可以排卵的女性病症较轻。那些患有多囊卵巢,又没有停止排卵或有雄激素过多症状的女性则病情较重。不同的看法还有:有慢性排卵停止和多囊卵巢的症状,但是没有雄激素过多的症状,这也可能是多囊卵巢综合征的一种表现型。虽然之前的数据表明这种表现型的女性有轻微的内分泌和新陈代谢异常,同时有轻微的卵巢多囊,但是这些女性的新陈代谢特征被认为太轻微或者太不相同了,所以不会与引发多囊卵巢综合征患者新陈代谢疾病相联系。

根据1990 NIH标准,多囊卵巢综合征占育龄期女性人口数的6.5%~8%。多囊卵巢综合征在墨西哥裔美国女性中可能比在美国白种人或黑种人女性中更普遍。该疾病在从印度次大陆到英国来的移民人口和澳大利亚土著居民的后裔中也更为普遍。采用2003年鹿特丹对该疾病的诊断标准可能增加它的普遍性。因为该标准比1990年全国卫生研究所(NIH)标准定义的范围更广。的确,在研究患有正常促性腺素性无排卵(世界卫生组织Ⅱ型)不孕症的女性时,按2003年鹿特丹标准,多囊卵巢综合征的普遍性比按1990年全国卫生研究所标准定义的要高1~5倍。

二、临床特征和诊断

多囊卵巢综合征有许多体征和特征。我们可以用3种主要特点来确定是否一位妇女符合多囊卵巢综合征的表现型。

1. 雄激素过多　雄激素过多是多囊卵巢综合征最常见和最突出的诊断部分,但是不能直接可靠地检查出该特征。检查出的各项指标也在根本上取决于种族出身、体重和年龄。雄激素过多是根据临床特征、生化指标或这两项来评估的。雄激素过多在临床上通常根据主观评判来诊断,即是否存在因高雄激素活动引起的多毛、痤疮(特别是年轻女性)和女性式脱发(在老年妇女中更明显)等皮肤表现。多毛是这些症状中最常见的。虽然这种症状在亚洲女性中很少出现,但约60%患该病的女性有多毛症状。不同种族人口多毛症的程度也大不相同。而通常是否有这种异常是在整个人口的基础上进行测量的。患多囊卵巢综合征的女性出现痤疮和脱发的可能性是否比一般人要高,这一点还存在争议。现在人们建议把这两种症状当成雄激素过多的不可靠临床体征,特别是如果这两种症状仅仅是诊断特征而已。

从生物化学方面看,雄激素过多通常是用血清总睾丸素(T)和性激素结合球蛋白(SHBG)两项指标来衡量的,分别利用自由雄激素指标(T/SHBG×100)或质量作用方程式来计算自由基或者生物利用度(与清蛋白微弱相关或者无关)。如果利用可靠的化验,并且针对每项化验都得出标准数据,那么质量作用方程式应该是计算自由血清睾丸素的方法。据称,放射免疫测定法能直接测量血清中存在和扩散的自由睾丸素,但是这一方法不太可靠,所以不应该使用。其他血清雄激素,如雄(甾)烯二酮或肾上腺雄激素性硫酸脱氢表雄酮(又称DHEAS)通常在患多囊卵巢综合征的女性体内浓度较高。但是在一般的临床环境下,衡量这些物质几乎没有价值。然而,许多医务工作者认为不同种族的多囊卵巢综合征患者,甚至不同的白种人患者体内血清中雄激素的浓度差别很大。

然而,有20%~40%的患者,血清雄性激素水平正常,甚至修改后的多毛症FG评分等半定量测量方法也有可能低估雄性激素过高的临床表现。对于女性来说,大多数总血清睾丸素的商业试验都不是专门为妇科检查设计的,或者不适用于妇科检查,因此这些试验真正的诊断价值值得考虑。此外,关于妇女的健康,商业性的实验室对此定义的范围也十分宽泛,包括许多雄激素过高的妇女,甚至那些患有严重多毛症的妇女,都需要列入检查范围。许多调查员认为在更精确的测量方法出现之前,如果不能检测出生化或临床雄激素过高,则不应该排除多囊卵巢综合征的诊断。

2. 慢性无排卵　慢性无排卵的诊断比雄激素过多的诊断容易很多。因为慢性排卵停止的主要临床体征即月经稀发或闭经仅在持续时间上有所不同,但一般都是确切的。月经稀发是每年月经来潮少于8次,或者每次月经来潮间隔35d以上。闭经是在未怀孕的情况下超过3个月没有行经。不过,如果仅仅观察月经史,那么可能会出现高比例的假阴性结果。而即使月经规律也不能排除慢性无排卵的可能,因为没有证据表明在月经期的黄体阶段,血清中的黄体酮浓度与最近一次排卵一致。当出现慢性排卵停止的症状时,应该做血清蛋白和促黄体激素化验,以便排除下丘脑和垂体疾病。因为这些疾病也会引起高催乳素血症(催乳素>20μg/L)、促性腺激素偏低(LH<2U/L),或者同时引起这两种症状。除此以外,慢性无排卵不应该与功能性下丘脑性闭经混淆。这些闭经是过度限制摄入热量、运动或者这两种因素同时造成的。在这种情况下,闭经与低雌激素有关,黄体酮撤退性出血试验阴性,且通常有促性腺激素正常或者偏低的

特点。

3.多囊卵巢的超声波检查　依靠超声波检查多囊卵巢的诊断特征，由此得出的定义一直倍受争议。因为高频阴道探针和图像增强软件等进步的技术已经提高了医学仪器的分辨率和测量能力。先前在经腹部超声波检查的基础上作出的定义，现在需要在经阴道超声波检查的基础上修改。在卵泡阶段的卵巢（没有直径>10mm 的卵泡），有 12 个（或以上）直径 2~9mm 的卵泡，或卵巢体积增大（≥10ml），即可诊断出多囊卵巢。

虽然多囊卵巢综合征还有其他特征，但我们首先要考虑卵泡的数量和卵巢的体积。因为它们都能实时测量出来，并且一贯被视为多囊卵巢的主要特征。诊断青春期的少女是否有多囊卵巢只需要利用经腹部超声波测量卵巢体积。因为经腹部检查卵泡不可靠。尤其是对肥胖的女性而言，这种方法更加不可靠。成年人健康卵巢的体积最大为 10ml，这似乎对月经初潮后的青春期少女也适用。测量粒层细胞在产生卵泡时分泌出来的血清抗米勒管激素（AMH）慢慢开始取代超声波检查。虽然这种化验不适用于 35 岁以上的女性，但是当超声波检查不合适或者不可用时，这种化验可能更利于多囊卵巢综合征的诊断。

三、发病机制及病因学研究

【发病机制】

1.雄激素异常　60%~80%的多囊卵巢综合征患者血液内睾酮浓度较高，25%的患者体内硫酸普拉睾酮浓度偏高。由此，一些研究者推测不受控制的类固醇生成也许是这种疾病的主要异常之处。多囊卵巢的卵泡膜层较厚，在促黄体激素的作用下，会往分泌过多的雄激素。过量的分泌物通过许多通道存留在培养细胞中，促使基因结合，但是至今类固醇生物合成的相关基因未通过相关多态表现型或者突变型与多囊卵巢综合征产生联系。然而，许多类固醇生成酶在多囊卵巢综合征患者的膜细胞中有十分活跃的表现。而这种异常的活跃也许是因为之前该疾病的病理没有涉及细胞信号途径的干扰。

2.卵泡形成异常　多囊卵巢的初级、次级和小囊状卵泡比正常卵巢大 2~6 倍。这些早期生成的卵泡似乎在许多方面都功能正常。至今决定卵泡数目过多的机制还是未知，但是有几项证据与异常雄激素信号有关。按照严格一致的标准，90%~100%的多囊卵巢综合征患者都有多囊卵巢，而且有几项研究表明，在这些患者体内卵泡数目、血清睾丸素和雄（甾）烯二酮浓度之间呈正比关系。给母猕猴服用二氢睾酮能引发其体内出现多囊卵巢形态，包括卵巢体积增加和卵泡数目增加，这表明了雄激素对卵巢细胞有直接作用。虽然有报道表明在长期的睾丸素治疗下，变性人（男性变成女性）中也存在类似的结果，但是这些女性似乎在服用激素前就很容易产生多囊卵巢了。不过，雄激素引发多囊卵巢的观点还得到了另一项研究发现的支持。在该项研究中，患有多囊卵巢综合征的青春期女性在接受了非甾体抗雄激素氟他胺的治疗后，不仅其卵巢体积减小了，而且其异常卵泡的外形也有所改善。此外，雄激素受体的多态性影响了它的活动。这种多态性也与该疾病有关。虽然多囊卵巢中卵泡数目的增加可能是因为雄激素对首要卵泡细胞的营养有影响，但它也有可能是因为多囊卵巢的卵泡生长得非常缓慢，形成了一种累积的效应。这种缓慢增长可能是卵母细胞的生长信号不足造成的，也有可能受多量血清抗米勒管激素抑制作用的影响。

在排卵性多囊卵巢综合征患者体内，当卵泡直径<10mm 时，囊状卵泡的生长就会停止，这一阶段正好在一个主要的卵泡出现之前。除高雄激素环境之外，卵泡生长抑制与卵泡细胞受到胰岛素、促黄体激素或这两种激素的过度刺激有关。胰岛素促使粒层细胞对促黄体激素做出反应。受抑制的卵泡是过早黄体化的征兆。多囊卵巢综合征患者体内的粒层细胞也似乎有选择性地抵抗胰岛素，而促胰岛素葡萄糖代谢因此受损，但是促胰岛素类固醇生成还是正常的，这表明卵泡内部能量流动不够是无排卵造成的。多囊卵巢

综合征患者体内高胰岛素血症、胰岛素抗性和无排卵之间的联系促使人们将二甲双胍等增强胰岛素敏感性的药物作为一种治疗手段，从而诱发排卵。

3.促性腺激素异常　患有多囊卵巢综合征的女性有促性腺激素波动异常的表现，通常还有促黄体激素分泌过多，但促卵泡激素分泌正常的特点。在某些患者体内（通常这类患者体重正常），这种类型的分泌引起流动性促黄体激素与促卵泡激素的比例异常。而且性腺释放激素的激发测试会使这种表现形式更加恶化，因为它进一步增加了该病患者体内17-羟孕烯醇酮的浓度。总之，这些数据表明多囊卵巢综合征的患者体内下丘脑垂体存在缺陷。而增加垂体对促肾上腺皮质激素方面刺激的敏感度，会导致该病患者体内产生过量的促肾上腺皮质激素和皮质（甾）醇反应，也进一步印证了该缺陷的存在。不过，高浓度的雄激素使下丘脑对黄体酮的阴性反应不敏感，这表明多囊卵巢综合征中的促性腺激素释放异常仅次于卵巢或者肾上腺的类固醇释放异常。

4.胰岛素活动异常　患有多囊卵巢综合征的女性似乎有一种外围胰岛素抗性，很像2型糖尿病患者的反应。通常这类患者胰岛素介导的葡萄糖摄入会降低35%～40%。血糖含量正常的多囊卵巢综合征患者通常表现出对葡萄糖免疫的高胰岛素血症。B细胞的代偿性也不足以弥补外围胰岛素抗性的水平，因此这类患者有患2型糖尿病的高风险。的确，在口服75g葡萄糖之后，40%患有多囊卵巢综合征的肥胖女性耐糖能力受损，而该频率在瘦弱的患者中较低。

胰岛素抗性可能通过几种机制引起雄激素过多症和促性腺激素异常。高浓度的胰岛素减低了流动的SHBG值，因此增加了睾丸素的生物利用度；同时，它也作为一种辅助因子促进了肾上腺和卵巢的雄激素合成，因此造成了促性激素浓度异常。胰岛素也可能在下丘脑、垂体或者两者中直接发挥作用，控制促性腺激素的释放，但在多囊卵巢综合征中胰岛素对促性腺激素异常抵抗的形成则仍然不确定。该疾病的胰岛素抗性具有不同组织胰岛素敏感性不同的特点，即某些组织似乎有高度的抗性（如骨骼和肌肉），而另一些组织似乎只有敏感性而已（如肾上腺和卵巢）。在一些受影响的组织里，代谢途径对胰岛素的刺激有抵抗性，但是有丝分裂或者类固醇生成途径则对其没有抵抗。

作为一种会影响到繁殖的代谢综合征，由于多囊卵巢综合征的结构中有胰岛素抗性的体征，这引发了对该病患者的研究。患有多囊卵巢综合征的女性也被证明患有异常脂肪血症、内皮功能障碍以及频发的睡眠呼吸暂停等。

【病因和高危因素】

虽然像大多数复杂的不明原因疾病一样，环境和基因因素都与此病有关，PCOS的病因仍然是未知的。随着时间的推移和技术的进步，人们逐渐将关注重心从卵巢本身转向了下丘脑垂体核心，转向了胰岛素活动缺陷。有可靠的证据表明这3种因素是主要病因。这3个因素互相影响，形成了一个控制卵巢功能的系统。可能有许多干扰也会导致同样的病理结果，但我们应该首先理解多囊卵巢综合征的表现型和其内在病理学之间的关系。

多年来，多囊卵巢综合征的家族聚集性受到了广泛的认可。在某项双生子研究中，多囊卵巢综合征的基因成分作为一项单独的变量（以自述的月经稀发为特征），其出现多毛或者痤疮的可能性预计为79%。多囊卵巢综合征没有明显表现出孟德尔式遗传，但被视为是一种复杂的疾病，这对基因学家提出了前所未有的挑战。基因分析受到了繁殖力低下，缺乏男性表现型，缺乏动物模型，繁殖表现型随年龄发生变化和诊断标准不断变化这些因素的阻碍，据报道有许多不确定的基因结合，但是它们大多数都无法复现。多囊卵巢综合征和染色体19 p13.2上的微卫星标识（D19S884）之间的联系失衡时有发生。该染色体位于微纤维蛋白3(FBN3)基因第55和56号外显子未保留基因内区顺序上。它为胞外基质蛋白编码，而该蛋白涉及特定生长因子活动的管理。虽然没有任何一项基因结合接受过基因联系的测试，但某些研究员已经展示过这种结合,而另一些研究员还没有作出。D19S884 的重要性还在研究之中。总体上来说,某些基因结合在多囊卵巢综合征中已经表现出来了,但是目前尚没有应用到临床。

肥胖对多囊卵巢综合征的表现有相当大的影响。过度肥胖会加剧该疾病患者的代谢异常和生殖异常。家庭研究表明,体重增加可能会引发易感人群的多囊卵巢综合征表现型。多囊卵巢综合征患者的肥胖问题在北美非常普遍。对阿拉巴马人口的随机调查显示,24%的多囊卵巢综合征患者体重超标[体重指数(BMI)为 25.0～29.9],42%的患者肥胖(BMI＞30)。而其他国家的患者偏瘦:荷兰的一项研究表明,平均体重指数是 28～29;而在英国、希腊和芬兰,普遍研究表明体重指数的范围是 25～28。在美国,多囊卵巢综合征患者体重问题非常普遍,民众普遍肥胖,究其原因应该是缺乏体育锻炼或者摄入热量过多造成的结果。

多囊卵巢综合征由类似于激素的环境因素引起,能够扰乱内分泌活动。相关的证据非常罕见。然而,研究在进步,有可靠证据表明对怀孕的非人类灵长目动物或者绵羊长期使用过量的雄激素,会使它们的雌性后代产生一种类似于多囊卵巢综合征的病症。虽然先天性肾上腺男性化患者女性后代的神经内分泌腺功能会男性化,同多囊卵巢综合征患者的异常有些共同之处,但人类身上是否存在类似的效应还难以确定。理论上来说,妊娠环境和早期童年的生活方式通过基因发挥作用,于是后来出现了多囊卵巢综合征等生殖方面的疾病。生育计划、生活方式,或者这两方面的因素,也许是通过 DNA 变异诱发了多囊卵巢综合征。

四、健康意义及展望

有一个几乎没人怀疑的现象,那就是葡萄糖耐量异常和糖尿病在患有多囊卵巢综合征的女性人群中逐渐流行,尽管这种增长的态势还取决于人群中肥胖的程度,但是种族的影响还是很明显的。葡萄糖耐量从正常状态变成异常的转换率在多囊卵巢综合征中慢慢累积,其中至少有 10% 的女性患者都会在 30 岁、40 岁时患上糖尿病。心血管疾病在女性患者中的风险加剧的迹象现在还不是很清楚,虽然心血管疾病的风险因素在逐步增加,包括高血脂、雄性激素过高、高血压、血栓形成前的症状等。《护理健康研究》刊物上还指出,在患有多囊卵巢综合征的年轻女性中,血管和内皮组织功能的变化已经有了很好的证明,而在患有月经周期不规律(可能也有多囊卵巢综合征)的女性人群中,心血管疾病导致的病死率在上升。

有一些关于患有多囊卵巢综合征中患者普遍患有新陈代谢综合征的报道。但是,无论这种普遍现象是由多囊卵巢综合征的具体病症所引起,还是仅为肥胖带来的后果,对这个问题的研究到现在还没有明确的答案。油脂、胰岛素过多和葡萄糖耐量的增加、血压的升高及一些其他相关新陈代谢症状在患有多囊卵巢综合征的女性人群中比在一般人群中更加常见。尽管现在还没有足够的证据来说明这种普遍现象可以只用多囊卵巢综合征来解释,但除了肥胖和胰岛素抵抗,女性体内雄性激素过多的问题已经被证实是引起新陈代谢症状的一个重要因素。

【化妆品问题】

对患有多囊卵巢综合征的女性来说,皮肤和毛发都会有一些不正常的表现,这些表现会极大影响身心健康。开始常常使用的都是正规的商业化妆品,但是在多毛症和痤疮病人的治疗中,也使用抑制卵巢功能的口服避孕药,特别是处于青春期的人群经常使用这类药物。这种治疗方式有它自己的优势,如使月经周期正常,而且更加有效地避孕。雌激素性环丙孕酮是治疗多毛症的最有效方式之一,但是这种药的不良反应也很常见,如疲劳、降低性欲、肝功能受损等。激光电解或局部使用脱毛膏来抑制毛发的生长对治疗多毛症也是一种非常有效的方法。含有低剂量环丙孕酮或屈螺酮的避孕药对治疗痤疮是非常有效的。事实证明，噻唑烷二酮类或二甲双胍类增加胰岛素敏感性的药物，可能对多毛症和痤疮的治疗也有效，还有胰岛素抵抗对这两者也都有影响。但是将这些药物用于化妆品中的建议还是不成熟。对有秃头症的女性来说，局部（2%～5%）使用生发药水被认为是最有效的治疗方法。

【月经不调】

具备多囊卵巢综合征特征的不正常激素浓度可能暗示着患有这种病的女性更有可能患子宫癌，尽管现在支持这种观点的分析数据还并不是非常有说服力。月经周期的次数与预防子宫内膜增生相比，前者的重要性小很多。另外，使用结合孕激素或口服避孕药造成的任何形式的月经间歇，无论是周期性的还是连续的，都能预防子宫内膜异常增殖。

使用复合口服避孕药可能是多囊卵巢综合征最常见的治疗方式。因为它们通过几种机制来影响雄激素的活动，其中包括降低雄激素的生成、增加肝的 SHBG 合成以及通过结合孕激素来结合雄激素的受体。然而，复合口服避孕药可能会对患有多囊卵巢综合征的女性产生远期的不良反应，对该药物的使用也存在争议，特别是患有这种疾病的女性，服用口服避孕药就有可能变得更加肥胖或新陈代谢更加紊乱。有资料显示，复合口服避孕药会降低胰岛素的灵敏度，破坏葡萄糖的耐量，还会改变女性的脂类结构。但是，这些不良反应似乎还没有对糖尿病或心血管疾病产生影响。某些文章表示，复合口服避孕药对多囊卵巢综合征患者新陈代谢的影响值得怀疑。但是这些研究总体上还没有达到循证医学的标准。因此，多囊卵巢综合征的女性使用复合口服避孕药是安全的，这种说法尚不成熟，特别是因为患有此病的女性一般都是从青少年就开始服用口服避孕药，直至后来也一直在使用这种药，而且她们早就出现了新陈代谢紊乱的症状。患有多囊卵巢综合征的年轻女性使用含有胰岛素增效药、抗雄激素物质成分的复合口服避孕药，或两者都有的避孕药来治疗新陈代谢紊乱症状，应该还是有好处的。

【青春期】

过胖的孩子比正常体重者更可能早熟，而出生体重较轻、阴毛过早生长的孩子更有可能出现月经初潮过早，在青春期时就患多囊卵巢综合征。IBANEZ 和 DE ZEGHER 用二甲双胍和低剂量的雄激素抑制药、氟硝丁酰胺，分别单独使用或用混有屈螺酮（孕激素类药）的口服避孕药来充当结合孕激素，以此预防胰岛素抵抗和患有多囊卵巢综合征的年轻女性阴毛生长过早的特征。这些发现需要通过多次随机对照试验来进行验证。是否这种影响会在成年女性和不同种族的女性之间产生还有待确认。在对孩子和青春期的人使用这些药物时，应注意，因为这些可能会引起计划外怀孕的胎儿畸形。

【家庭成员的健康】

虽然关于多囊卵巢综合征的遗传学还不是很清楚，但家庭因素还是确切存在的，这在家族研究和双胞胎记录中都有显示。研究发现，胰岛素抵抗和雄性激素过高在患有多囊卵巢综合征的姐妹中普遍存在。这项发现也引发了另外一项研究。该研究表明患有多囊卵巢综合征女性的直系亲属会患上相同的新陈代谢紊乱症状，可能会有新陈代谢和心血管疾病。在对 336 例患有多囊卵巢综合征的女性和 307 例患者的家族研究中，胰岛素水平过高在患有多囊卵巢综合征的女性姐妹中比在正常女性中更常见，而且过高的雄性激素是胰岛素抵抗的一个非常重要的指标。在 162 例患有多囊卵巢综合征非拉美裔白种人母亲中，总胆固醇和 LDL 胆固醇浓度比另外 62 例对照组中的女性高很多，而甘油三酸酯和 HDL 胆固醇的浓度并没有变化。因此，在对病人进行多囊卵巢综合征的诊断时，也应该对她的家人进行一次全面的检查。

【其他临床研究】

鉴于遗传学和新陈代谢的关系，对多囊卵巢综合征的临床研究应该包括家族糖尿病病史、心血管疾病和高血脂的检查，最好是对兄弟姐妹和年纪较大的家庭成员的相关风险因素进行评估。生活方式问题，包括饮食和锻炼记录也应该进行研究。临床测量可能要包括计算体质指数，相对腰围（腰和臀的比率），血清流动性(胆固醇、三酰甘油和 HDL 胆固醇)和葡萄糖的新陈代谢。对胰岛素的评定,无论是作为快速激素还是作为胰岛素抵抗的替代品(如体内平衡模式评估),临床研究价值都非常小,但是研究中的使用度非常高。对患有多囊卵巢综合征的女性来说,应该反复测量葡萄糖和血脂状态,因为有这种症状的患者更容易患病。

与没有患多囊卵巢综合征的女性相比,患有该种症状的女性健康状况会比较差一点。而且有必要对某些患者进行辅导。针对多囊卵巢综合征患者健康的一份调查问卷已经设计好而且已经可以用来调查这个问题了。心理研究显示多囊卵巢综合征患者会更加容易抑郁,而且心理变态和性变态的发病率也会更高。肥胖和多毛症也对患有多囊卵巢综合征女性健康有非常明显的影响。此外,身体状况的改善会大大改善这些患有多囊卵巢综合征女性的心理状态和性欲状态。

【不孕不育症】

患有多囊卵巢综合征的女性现已经占 WHO 归类的排卵功能障碍人群中最多的一类人,这类人的共性是在正常的卵泡刺激素(FSH)和雌(甾)二醇浓度下的排卵逐渐停止。促进排卵是治疗排卵停止症状最首要的任务,目的是为了刺激一个内分泌环境,来加快单个优势卵泡的生长和排卵,然后促进怀孕。

(一)生活方式调整

过度肥胖、雄性激素过高、葡萄糖耐药性的破坏、月经不规律和不孕不育症等各种现象的出现,都体现了多囊卵巢综合征患者的生活方式问题,特别是营养和锻炼。现实中适度减肥可以加强人的生殖能力和新陈代谢能力。因为只要体重减轻一点点(2%～5%)就可以大大缓解这些症状。适度减肥就足以恢复肥胖女性的排卵能力以及增强胰岛素71%的灵敏度。腹部脂肪的减少与胰岛素抵抗密切相关,也似乎对这类患者的排卵能力有非常重要的作用。减肥的作用还有:增加 SHBG 的浓度、降低睾丸激素浓度和皮肤雄性症状、稳定月经周期、降低流产的概率。虽然现在糖尿病病人所用的刺激胰岛素敏感度的药物也可以用于多囊卵巢综合征患者的治疗,但是减轻体重应该会更有效,而且减肥应该会成为有这些症状的肥胖女性治疗的首选。尽管现在对最好的锻炼方式的了解知之甚少,但是在短期研究中还是有对循证饮食方式的研究。热量的控制似乎比营养素的累积更重要。而且现在也几乎没有证据证明高蛋白饮食比糖类饮食要好。虽然通过对热量的严格控制,可以在短时间内使体重迅速减轻,但长时间保持体重是比较困难的,而且快速的减肥可能对繁育后代也会有负面影响。

(二)药物治疗

1. 克罗米芬　克罗米芬(一种合成的助生育药)是一种雌激素受体调节器的选择物,它可以抵消下丘脑-垂体轴上内生的雌激素的负反馈作用。克罗米芬治疗可以将 LH 恢复到正常水平并且增加 FSH 的分泌,然后加快卵泡的生长和排卵。多年来,克罗米芬已经被认为是治疗患有多囊卵巢综合征女性排卵的最好选择。有分析显示:使用克罗米芬提高怀孕概率的效果可能是使用一般药物的 6 倍(需要治疗数=5.9,95% CI 3.6～16.7)。一份对患有排卵功能障碍的瘦弱女性的报道显示,使用克罗米芬治疗的女性在排卵过程中有很高的受孕率,一般在 3 次治疗后有接近 50%、9 次治疗后甚至会达到 75% 的受孕率。用超声波检查法和雌(甾)二醇的血清浓度检测法来测试卵泡的生长,用这种方法可以避免多个卵泡的生长。但是,克罗米芬增加了多胎妊娠的风险。但如果根据病人的特征来预知某种特定后果,并且调整治疗用量,多胎妊娠的风险可能会因此而降低。尽管这比较有效,但是有些患有多囊卵巢综合征的女性对克罗米芬是有抵抗的,导致不能排卵是排卵了仍不孕。不能怀孕的原因可能是因为克罗米芬对子宫内膜产生的不良反应。对克罗米芬抵抗或导致不孕的因素,按重要性从大到小排列为:雄性激素过高、肥胖、卵巢容量和新陈代谢紊乱。

克罗米芬的初始剂量是 50mg/d,持续服药 5d,通常从月经第 2～5 天开始。最大推荐剂量为 150mg/d,因为再增加剂量并没有明确的效果,美国 FDA 推荐的最大使用剂量为 750mg/月经周期。大样本研究表明治疗周期中的超声监测对保证效果不是必需的。大多数中心往往在第 1 个周期中用超声监测,以观察卵巢的反应、调整合适的剂量。如果在治疗周期中不做连续的超声监测,治疗前做一次超声检查是需要的,以观察卵巢的形态、子宫内膜的形态,其后测量黄体中期血孕酮水平确定有无排卵。HCG 注射不增加受孕概率。

通常用克罗米芬促排卵治疗,以 6 个有排卵的周期为限,个别患者可以增加到 12 个周期。如果仍未孕,建议考虑 FSH 治疗或腹腔镜治疗。6 个周期的累积受孕率可达到 50%～60%。克罗米芬促排卵治疗的多胎妊娠率<10%,卵巢过度刺激的发生较罕见。对子宫内膜和宫颈黏液的抗雌激素作用可视为特发性反应,目前没有明确证据表明这些反应会影响排卵周期的受孕率。

2.芳香化酶抑制药 和克罗米芬一样,芳香酶抑制药也能降低下丘脑-垂体轴上雌激素的刺激,但是这样也能降低雌激素的生物合成。对克罗米芬有抵抗力的病人,可能会对使用芳香酶抑制药如来益唑促进排卵更加敏感,而且来曲唑比克罗米芬对子宫内膜厚度的影响更小,也比较不会引起多胎妊娠。一个随机的对照研究显示,来曲唑对卵巢的刺激作用比克罗米芬的作用小,这也是降低多胎妊娠风险的原因。但是,芳香酶抑制药可能会导致致命的畸形,因此一些国家禁用芳香酶抑制药促排卵治疗。

3.胰岛素增敏药 胰岛素敏化剂,包括噻唑剂 D-手性肌醇,已被证实可以促进排卵并减低患有多囊卵巢综合征女性体内雄性激素的含量,但是二甲双胍仍然是最常用的药物。二甲双胍并没有通过美国食品药物局的审核,而且最佳剂量也不清楚。但到目前为止,任何致命中毒或者是致畸性的案例似乎都和二甲双胍没有关系。在一组荟萃分析中显示,二甲双胍对患有多囊卵巢综合征女性的刺激排卵是有效的。服用二甲双胍的病人成功排卵的概率达到了 46%,而对照组中只有 24%。一项 6 个月的多中心试验直接比较了克罗米芬和二甲双胍各自的影响,结果显示克罗米芬总体上在治疗不孕症的效果比较好。这项试验还显示,服用克罗米芬的女性胎儿成活率(22.5%,47/209)高于服用二甲双胍的女性的胎儿成活率(7.2%,15/208;$P<0.001$)。第一个多中心试验测试了克罗米芬和二甲双胍的复合效果和克罗米芬的单独效果,结果显示两者对排卵率和怀孕率的效果是一样的。最近,另外一项研究也证实了这个结果,也显示克罗米芬和二甲双胍复合效果比单独使用克罗米芬并没有额外的效果。尽管多胎妊娠只在服用克罗米芬的女性中存在,而服用二甲双胍的女性不会有多胎妊娠的可能,但是整体而言,5% 的概率还是很低的。这些研究也揭示了提高二甲双胍在多囊卵巢综合征患者治疗中的使用有必要经过审查。

用克罗米芬或促性腺激素来刺激排卵可能与患有多囊卵巢综合征女性早期不孕有很大的关系,而排卵和怀孕正常的女性早期不孕的可能就小很多,但是这种影响现在还难以精确地去证实。同样,患有多囊卵巢综合征女性早期不孕率较高是因为这些症状造成了新陈代谢紊乱,还是因刺激排卵的治疗方法的影响,对这个问题有争议,不过很多证据都偏向前者。胰岛素过高、胰岛素抗药性,或两者的结合,都可能是早期不孕病理的一个重要因素,这也要求学者去研究二甲双胍的使用方法,从而降低不孕率。但是,现在还没有足够的研究来解释二甲双胍对患有多囊卵巢综合征女性早期不孕率的假设性作用,虽然现在有一些随机试验也已经显示用二甲双胍治疗的女性,其早期不孕症在减轻。相反,一项多中心试验,用二甲双胍治疗的人群(10/25),在前 3 个月其不孕率与用克罗米芬治疗人群的不孕率相比较(其中 14/62 例只用克罗米芬治疗,还有 20/80 例用克罗米芬和二甲双胍两种药物治疗),结果显示前者的不孕率增加,这不是一个非常重要的问题,但却引起了众多关注。在这项研究中,如果确认怀孕了,就应该停止使用二甲双胍。

4.促性腺激素及 GnRHa 使用促性腺激素来刺激排卵也已经被证实是非常有效的,因为从低剂量摄入开始,然后在仔细研究激素和超声波回应的情况下慢慢增加剂量。一些观察人员认为,促性腺激素与克罗米芬相比,对患有多囊卵巢综合征的女性来说,促性腺激素会是一种更好的治疗首选。另外一种促性腺激素刺激法,如开始用很大的剂量,然后逐渐减少剂量,这种治疗方法更需要技术,而且它与低剂量的治疗方法相比,并没有多大的有效性。总体而言,促性腺激素刺激排卵有一定的成功率,即对排卵和累积怀孕率有一定作用。和克罗米芬一样,多胎妊娠仍然是促性腺激素的一大障碍,但是只要有足够的试验和随时消除试验影响的准备,那么这种并发症也会逐渐减少。另外,多囊卵巢对促性腺激素刺激是非常敏感的。用促性腺激素来刺激排卵对有多囊卵巢的病人来说,卵巢的过度刺激症状会非常严重,甚至可能威胁到生命。

(三)卵巢手术

用激光或透热疗法卵巢打孔也已经被证明是促进多囊卵巢综合征患者排卵的一种有效方法,虽然增加了盆腔内粘连的风险,但与促性腺激素促排卵治疗相比可能有长期的好处,而且也没有增加多胎妊娠的风险。

(四)体外受精胚胎移植(IVF-ET)

体外受精也是一种治疗患有无排卵性多囊卵巢综合征女性的方式,但是这种方式也只有当不孕不育症是与男性无关或与女性的一些其他因素相关时,才可以使用。与让无卵女性能够获得单个优势卵泡的激素刺激方式不同,体外受精需要用大量促性腺激素来刺激卵巢内多个卵泡生长,然后用外科手术方法抽吸卵泡,将卵泡内的卵细胞吸出,与处理后的精液在体外受精。与促性腺激素刺激排卵一样,卵巢过度刺激综合征是多囊卵巢综合征患者常见并发症。为避免卵巢过度刺激综合征,降低FSH剂量、逐渐增加剂量、逐渐减少剂量、中断FSH等均是有效方法。还可采用抽吸不成熟的卵母细胞体外培养成熟,可以不用促性腺激素刺激卵巢,这些方法都是患有无排卵性多囊卵巢综合征女性的选择,这些人更有可能患卵巢过度刺激综合征。

一项关于患有多囊卵巢综合征女性体外受精早孕的荟萃分析显示,怀孕率、流产率和出生体重都与对照组相同。但患有多囊卵巢综合征的女性怀孕,妊娠期糖尿病、妊娠期高血压和早产发生率增加,婴儿在围生期的病死率也会更高,但是和多胎妊娠无关。这些数据已经得到了一项对患有多囊卵巢综合征女性用二甲双胍、克罗米芬或两者结合来治疗刺激卵巢的前瞻性试验的支持,试验一直从怀孕持续到分娩。这项研究显示,怀孕并发症最常见的症状有(按降序排):妊娠期高血压、妊娠期糖尿病、早产。总体而言,在心脏病之后,怀孕并发症的概率接近40%。接受多毛症治疗的多囊卵巢综合征患者应该在治疗开始以前就确定其病症。

注意:不孕症治疗,怀孕和围生期的并发症在患有多囊卵巢综合征的女性中增加非常明显。

1.不孕症治疗
(1)刺激卵巢以后的多胎妊娠。
(2)卵巢过度刺激综合征。
(3)体外受精周期的取消。
2.孕期
(1)早孕胚胎停育。
(2)妊娠期糖尿病。
(3)妊娠期高血压。
3.早产　剖宫产。
4.产时
(1)进入监护病房。

(2)死产。

(3)早产。

【未来展望】

多囊卵巢综合征是一种多样变化的复杂的女性内分泌失调症状,现在已经被列为健康发展的一大障碍,而且它很可能会成为和肥胖症状一样的大问题。未来对多囊卵巢综合征应该优先考虑的因素应该包括以下几点:改进诊断和治疗的循证标准,鉴定疾病发生的原因和长期效果,以及预防多囊卵巢综合征。

(于素莲)

第十节 高催乳血症

各种原因引起的外周血清催乳素水平持续高于正常值的状态(一般>1.14nmol/L 或 25μg/L)称为高催乳素血症(HRL)。

【诊断标准】

1.病史 需要有针对性地从高催乳素血症的生理性、病理性和药理性原因这三方面了解患者相关的病史。应询问患者的月经史、分娩史、手术史和既往病史,有无服用相关药物史,采血时有无应激状态(如运动、性交、精神情绪波动或盆腔检查)等。

(1)服药史:某些镇静药物如吩噻嗪、抗高血压药物利血平、α-甲基多巴、镇吐药甲氧氯普胺(灭吐灵),长期服用雌激素或避孕药等。

(2)内分泌疾病史:如甲状腺功能减退、肢端肥大症、多囊卵巢综合征、雌激素持续性升高及肾功能不全等。

(3)外伤手术史:胸壁外伤或手术。

2.临床表现

(1)月经改变和不孕不育:表现为功能失调性子宫出血、月经稀发或闭经及不孕症。

(2)溢乳:在非产褥期出现乳头水样或乳汁样分泌物。自然流出或检查时发现,多为双侧性分泌,也可为单侧性。

(3)垂体腺瘤的压迫症状:头痛、视力下降、视野缺损和其他颅神经压迫症状,癫痫发作、脑脊液鼻漏等。少数患者发生急性垂体卒中,表现为突发剧烈头痛、呕吐、视力下降、动眼神经麻痹等神经系统症状,甚至有蛛网膜下隙出血、昏迷等危象。

(4)其他:体重增加、进行性的骨痛、骨密度减低、骨质疏松。少数患者可出现多毛、脂溢及痤疮等多囊卵巢综合征表现。

3.查体

(1)挤压乳房可见水样或乳汁样分泌物。

(2)妇科查体:宫颈黏液少,子宫可缩小。

4.辅助检查

(1)包括妊娠试验、垂体及其靶腺功能(TSH、T_3、T_4、PRL 等)、肾功能和肝功能等,根据病史选择进行。

(2)影像学检查:蝶鞍区摄片、CT 扫描或 MRI 检查确定以排除或确定是否存在压迫垂体柄或分泌催乳素的颅内肿瘤及空蝶鞍综合征等。

(3)视野检查:以了解视神经受压迫情况。垂体肿瘤者可见视野缩小,重者双侧偏盲或一眼全盲。

【治疗原则】

治疗目标是控制高催乳素血症、恢复女性正常月经和排卵功能、减少乳汁分泌及改善其他症状(如头痛和视功能障碍等)。

1.病因治疗　原发病因明确者首先对症治疗,原发病变控制后催乳素随之下降,月经恢复。

2.观察随访　对无生育要求、无肿瘤证据、无临床表现、仅催乳素升高的患者可观察随访。每半年至一年测催乳素,每1~2年随诊CT或MRI检查。

3.药物治疗　药物治疗主要包括麦角碱衍生物。

(1)溴隐亭:应由小剂量开始,一般每日2.5~5mg,可降低催乳素水平,抑制溢乳,恢复排卵,但少数患者需每日12.5mg才见效。阴道用药可避免口服用药的不良反应。有垂体肿瘤的患者应长期用药,酌情定期做MRI检查。

(2)卡麦角林:高选择性多巴胺D_2受体激动剂,抑制催乳素的作用更强大而不良反应相对减少,作用时间更长。

4.手术治疗　主要适用于药物治疗无效或效果欠佳者;药物治疗反应较大不能耐受者;巨大垂体腺瘤伴有明显视力、视野障碍,药物治疗一段时间后无明显改善者;侵袭性垂体腺瘤伴有脑脊液鼻漏者;拒绝长期服用药物治疗者。

5.放射治疗　主要适用于大的侵袭性肿瘤、术后残留或复发的肿瘤;药物治疗无效或不能耐受药物治疗副作用的患者;有手术禁忌或拒绝手术的患者以及部分不愿长期服药的患者。

6.高催乳素血症患者妊娠的相关处理　基本的原则是将胎儿对药物的暴露限制在尽可能少的时间内。妊娠期一旦发现视野缺损或海绵窦综合征,立即加用溴隐亭,可望在1周内改善、缓解。若不见好转,应考虑手术治疗。妊娠期间肿瘤再次增大者给予溴隐亭仍能抑制肿瘤生长,但整个孕期须持续用药直至分娩。对溴隐亭没有反应及视力视野进行性恶化时应该经蝶鞍手术治疗并尽早终止妊娠(妊娠接近足月时)。

7.女性HPRL患者的不孕不育相关治疗　药物治疗HPRL正常后仍无排卵者,采用促排卵治疗。

(欧阳荻妹)

第十一节　卵巢早衰

卵巢早衰(POF)指妇女在40岁以前发生以血清促性腺激素升高和低雌激素水平为特征的疾病,临床表现为原发性或继发性闭经、不孕、性欲减退、更年期综合征等一系列症状的疾病。

【诊断标准】

1.临床表现

(1)年龄在40岁以前除外妊娠,闭经4个月或以上。绝大多数在进入持续闭经前一段时间月经紊乱,表现为月经稀发、月经过少,少数突然闭经。

(2)伴有潮热、出汗、烦躁、激动、失眠等更年期表现及不孕、性欲减退等症状。

(3)妇科检查可见阴道缺乏雌激素作用,病程久则阴道、子宫颈呈萎缩状,子宫亦可萎缩、变小。

2.辅助检查

(1)卵泡期:(月经第2～4天)抽血至少2次(其中间隔至少1个月),血清促性激素 FSH>40U/L,雌二醇<30ng/L。

(2)超声检查:多数卵巢早衰患者盆腔超声显示卵巢和子宫缩小,卵巢中无卵泡。

(3)骨密度测定:卵巢早衰患者可有低骨量和骨质疏松症表现。

(4)自身免疫指标和内分泌指标测定:对可疑自身免疫性疾病患者应检查自身抗体、红细胞沉降率、免疫球蛋白、类风湿因子等。有临床指征时,可进行甲状腺功能(血甲状腺激素、促甲状腺素)、肾上腺功能(血及尿皮质醇、血电解质)、甲状旁腺功能(甲状旁腺素)及血糖指标的测定。

(5)染色体核型分析年轻、体矮者可能有 X 染色体异常,如 X 单体、结构异常、嵌合体或三体等。

【治疗原则】

1.激素补充治疗多用雌、孕激素序贯疗法。雌激素口服21天,在服药的末7～10天加用孕激素制剂。

2.增强体质,补充钙剂,增加锻炼和多晒阳光。

3.诱发排卵适用于年轻、未孕且不能排卵(一过性)的高促性腺素闭经者。给予序贯疗法3～6个月后停药,观察月经恢复情况。亦可于观察期试诱发排卵。若未恢复排卵可重复激素补充治疗。

(梁建梅)

第五章 妊娠滋养细胞疾病

第一节 葡萄胎

葡萄胎因妊娠后胎盘绒毛滋养细胞增生、间质水肿,而形成大小不一的水泡,水泡间借蒂相连成串,形如葡萄而名之,也称水泡状胎块。葡萄胎可分为完全性葡萄胎和部分性葡萄胎两类,其中大多数为完全性葡萄胎。

【相关因素】

葡萄胎发生的确切原因,尚未完全清楚。

1.完全性葡萄胎 流行病学调查表明,亚洲和拉丁美洲国家完全性葡萄胎的发生率较高,如日本约1000次妊娠2.0,而北美和欧洲国家发生率较低,1000次妊娠仅0.6～1.1。在我国根据23个省市自治区的调查,平均每1000次妊娠0.78,其中浙江省最高为1.39,山西省最低为0.29。即使同一种族居住在不同地域,其葡萄胎的发生率也不相同,如居住在北非和东方国家的犹太人后裔的发生率是居住在西方国家的2倍,提示造成葡萄胎发生地域差异的原因除种族外,尚有多方面的因素。

营养状况与社会经济因素是可能的高危因素之一。饮食中缺乏维生素A及其前体胡萝卜素和动物脂肪者发生葡萄胎的概率显著升高。年龄是另一高危因素,>35岁和40岁的妇女妊娠时葡萄胎的发生率分别是年轻妇女的2倍和7.5倍。相反,<20岁妇女的葡萄胎发生率也显著升高,其原因可能与该两个年龄段容易发生异常受精有关。前次妊娠有葡萄胎史也是高危因素,有过1次和2次葡萄胎妊娠者,再次葡萄胎的发生率分别为1%和15%～20%。

细胞遗传学研究表明,完全性葡萄胎的染色体核型为二倍体,均来自父系,其中90%为46XX,由一个细胞核基因物质缺失或失活的空卵与一个单倍体精子(23X)受精,经自身复制为2倍体(46XX)。另有10%核型为46XY,认为系由一个空卵分别与两个单倍体精子(23X和23Y)同时受精而成。虽然完全性葡萄胎染色体基因均为父系,但其线粒体DNA仍为母系来源。

2.部分性葡萄胎 部分性葡萄胎的发生率远低于完全性葡萄胎,根据来自爱尔兰的调查资料,部分性和完全性葡萄胎的发生率分别为1945次妊娠和695次妊娠1次。年龄与部分性葡萄胎发病间的关系并不明显。有关部分性葡萄胎高危因素的流行病学调查资料较少。

细胞遗传学研究表明,部分性葡萄胎其核型90%以上为三倍体,如果胎儿同时存在,其核型一般也为三倍体。最常见的核型是69XXY,其余为69XXX或69XYY,为一正常单倍体卵子和两个正常单倍体精子受精,或由一正常单倍体卵子(精子)和一个减数分裂缺陷的双倍体精子(卵子)受精而成,但在多数情况下,一套多余的染色体来自父方。已经动物实验证明,不管是完全性还是部分性葡萄胎,多余的父源基因物质是造成滋养细胞增生的主要原因。另外尚有极少数部分性葡萄胎的核型为四倍体,但其形成机制还不清楚。

【病理】

1.完全性葡萄胎　大体检查水泡状物形如串串葡萄,大小自直径数毫米至数厘米不等,其间有纤细的纤维素相连,常混有血块蜕膜碎片。水泡状物占满整个宫腔,虽经仔细检查仍不能发现胎儿及其附属物或胎儿痕迹。镜下见绒毛体积增大,轮廓规则,滋养细胞增生,间质水肿和间质内胎源性血管消失。

滋养细胞增生是葡萄胎最重要的组织学特征。许多学者根据滋养细胞增生程度提出各种分级方法,以此来估计葡萄胎发生恶变的可能性。轻度和中度增生者,以后发生恶变的可能性较小,重度增生或伴不典型增生者,以后发生恶变的可能性较大。但相反资料并未显示恶变与滋养细胞增生及分化间的关系,因此,这些分级方法是否能正确预测葡萄胎的转归,争论较大。

2.部分性葡萄胎　仅部分绒毛变为水泡,常合并胚胎或胎儿组织,胎儿多已死亡,极少可合并足月儿,且常伴发育迟缓或多发性畸形。镜下可见部分绒毛水肿,轮廓不规则,滋养细胞增生程度较轻,且常限于合体滋养细胞,间质内可见胎源性血管及其中的有核红细胞。

【临床表现】

1.完全性葡萄胎　由于诊断技术的进展,越来越多的患者在尚未出现症状或仅有少量阴道出血时,已作出诊断并得以治疗,所以症状典型的葡萄胎已越来越少见。完全性葡萄胎的典型症状如下:

(1)停经后阴道流血。为最常见的症状,可发生在97%的病例。停经时间一般在8~12周,以后有不规则阴道流血,量多少不定,时出时停,反复发作,逐渐增多。如葡萄胎组织从蜕膜剥离,母体大血管破裂,可造成大出血,导致休克,甚至死亡。葡萄胎组织有时可自行排出,但排出之前和排出时常伴有大量流血。葡萄胎反复出血如不及时治疗,可导致贫血和继发感染。

(2)子宫异常增大、变软。约有半数以上葡萄胎患者的子宫大于停经月份,质地变软,并伴有血清HCG水平异常升高。其原因为葡萄胎迅速增长及宫腔内积血所致。约1/3患者的子宫大小与停经月份相符,另少数子宫大小小于停经月份,其原因可能与水泡退行性变、停止发展有关。

(3)腹痛。因葡萄胎增长迅速和子宫过度快速扩张所致,表现为阵发性下腹痛,一般不剧烈,能忍受,常发生于阴道流血之前。若发生卵巢黄素囊肿扭转或破裂,可出现急腹痛。

(4)妊娠呕吐。多发生于子宫异常增大和HCG水平异常升高者,出现时间一般较正常妊娠早,症状严重,且持续时间长。发生严重呕吐且未及时纠正时可导致水电解质平衡紊乱。

(5)妊娠高血压综合征征象。多发生于子宫异常增大者,出现时间较正常妊娠早,可在妊娠24周前出现高血压、水肿和蛋白尿,而且症状严重,容易发展为先兆子痫,但子痫罕见。若早期妊娠发生先兆子痫者要考虑葡萄胎的可能。

(6)卵巢黄素化囊肿。由于大量HCG刺激卵巢卵泡内膜细胞发生黄素化而形成囊肿,称卵巢黄素化囊肿。常为双侧性,但也可单侧,大小不等,最小仅在光镜下可见,最大直径可在20cm以上。囊肿表面光滑,活动度好,切面为多房,囊肿壁薄,囊液清亮或琥珀色。光镜下见囊壁为内衬2~3层黄素化卵泡膜细胞。

黄素化囊肿一般无症状。由于子宫异常增大,一般在葡萄胎排空前较难通过妇科检查发现,多由B型超声检查作出诊断。黄素化囊肿常在水泡状胎块清除后2~4个月自行消退。

(7)甲状腺功能亢进征象。约7%的患者可出现轻度甲状腺功能亢进表现,如心动过速、皮肤潮湿和震颤,但突眼少见。这类患者HCG水平异常增高,T_3、T_4水平升高。有研究认为HCG是甲状腺刺激因子,但对于是否存在绒毛膜促甲状腺激素,尚未最后定论。

2.部分性葡萄胎　可有完全性葡萄胎的大多数症状,但一般程度较轻。子宫大小与停经月份多数相符或小于停经月份,一般无腹痛,妊娠呕吐也较轻,常无妊高征征象,一般不伴卵巢黄素化囊肿。由于部分性葡萄胎的临床表现常和不全流产或过期流产相似,容易误诊。有时也与完全性葡萄胎较难鉴别,所以部分性葡萄胎通常需刮宫后经组织学甚至遗传学检查方能确诊。

【自然转归】

完全性葡萄胎具有局部侵犯和(或)远处转移的潜在危险。在葡萄胎排空后,子宫局部侵犯和(或)远处转移的发生率约为15%和4%,经研究发现,出现局部侵犯和(或)远处转移的危险性增高约10倍的高危因素有 HCG>100000U/L;子宫明显大于相应孕周;卵巢黄素化囊肿直径>6cm。另外,年龄>40岁者发生局部侵犯和(或)远处转移的危险性达37%,>50岁者高达56%。重复葡萄胎局部侵犯和(或)远处转移的发生率增加3~4倍。因此,有学者认为年龄>40岁和重复葡萄胎也应视为高危因素。

葡萄胎排空后 HCG 的消退规律对预测其自然转归非常重要。在正常情况下,葡萄胎排空后,血清 HCG 稳定下降,首次降至正常的平均时间大约为9周,最长不超过14周。葡萄胎完全排空后3个月,HCG 持续阳性称为持续性葡萄胎。目前在英文文献中,使用更多的是持续性滋养细胞疾病,但其确切定义尚不明确。有人认为,凡在临床、影像、病理和(或)激素水平上有滋养细胞存在证据,均属于持续性滋养细胞疾病。

部分性葡萄胎发展为持续性滋养细胞疾病的概率约为4%,一般不发生转移。与完全性葡萄胎不同,部分性葡萄胎缺乏明显的临床或病理的高危因素。发生持续性滋养细胞疾病的部分性葡萄胎绝大多数也为三倍体。

【诊断】

凡有停经后不规则阴道流血,腹痛,妊娠呕吐严重且出现时间较早,体格检查时有子宫大于停经月份、变软,子宫孕5个月大小时尚不能触及胎体、不能听到胎心、无胎动,应怀疑葡萄胎可能。较早出现妊高征征象,尤其在孕28周前出现先兆子痫,双侧卵巢囊肿及出现甲亢征象,均支持诊断。如在阴道排出物中见到葡萄样水泡组织,诊断基本成立。常选择下列辅助检查以进一步明确诊断。

1. 绒毛膜促性腺激素(HCG)测定　正常妊娠时,在孕卵着床后数日便形成滋养细胞并开始分泌 HCG。随孕周增加,血清 HCG 滴度逐渐升高,在孕10~12周达高峰。以后随孕周增加,血清 HCG 滴度逐渐下降。但葡萄胎时,滋养细胞高度增生,产生大量 HCG,血清中 HCG 滴度通常高于相应孕周的正常妊娠值,而且在停经12周以后,随着子宫增大继续持续上升,利用这种差别可作为辅助诊断。但也有少数葡萄胎,尤其是部分性葡萄胎因绒毛退行性变,HCG 升高不明显。常用的 HCG 测定方法是尿 β-HCG 酶联免疫吸附试验和血 β-HCG 放射免疫测定。因 HCG 由 α 和 β 两条多肽链组成,其生物免疫学特征主要由 β 链决定,而 α 链与 LH、FSH、TSH 的 α 链结构相似。为避免用抗 HCG 抗体测定时,与其他多肽激素发生交叉反应,目前多用抗 HCG β 链单克隆抗体检测。葡萄胎时血 β-HCG 在 100U/L 以上,常超过 1000U/L,且持续不降。但在孕12周左右,即在正常妊娠血 HCG 处于峰值时,有时较难鉴别,可根据动态变化或结合超声检查作出诊断。

2. 超声检查　B型超声检查是诊断葡萄胎的另一重要辅助检查方法。完全性葡萄胎的主要超声影像学表现为子宫明显大于相应孕周,无妊娠囊或胎心搏动,宫腔内充满不均质密集状或短条状回声,呈"落雪状",若水泡较大而形成大小不等的回声区,则呈"蜂窝状"。子宫壁薄,但回声连续,无局灶性透声区。常可测到两侧或一侧卵巢囊肿,多房,囊壁薄,内见部分纤细分隔。若作彩色多普勒超声检查,可见子宫动脉血流丰富,但子宫肌层内无血流或仅稀疏"星点状"血流信号。

部分性葡萄胎宫腔内可见由水泡状胎块所引起的超声图像改变及胎儿或羊膜腔,胎儿常合并畸形。如果在胎盘部位出现局灶性囊性间隙和妊娠囊横径增大,有助于部分性葡萄胎诊断。若两种征象同时出现,其阳性预测值可达90%。

3.多普勒胎心测定　葡萄胎时仅能听到子宫血流杂音,无胎心音。

【鉴别诊断】

1.流产　葡萄胎病史与先兆流产相似,容易相混淆。先兆流产有停经、阴道流血及腹痛等症状,妊娠试验可阳性。但葡萄胎时多数子宫大于相应孕周的正常妊娠,HCG水平持续高值,B型超声图像不见胚囊及胎心搏动,而显示葡萄胎特点。

2.双胎妊娠　子宫大于相应孕周的正常单胎妊娠,HCG水平也略高于正常,容易与葡萄胎相混淆,但双胎妊娠无阴道流血,B型超声检查可以确诊。

3.羊水过多　一般发生于妊娠晚期,若发生于妊娠中期时,因子宫迅速增大,须与葡萄胎相鉴别。羊水过多时无阴道流血,HCG水平在正常范围,B型超声检查可以确诊。

【处理】

1.清宫　葡萄胎确诊后,首先应仔细作全身检查,注意有无休克、先兆子痫、甲状腺功能亢进、水电解质紊乱及贫血等。在患者情况稳定后,应及时清宫。一般选用吸刮术,具有手术时间短、出血少、不易发生子宫穿孔等优点,比较安全。即使子宫增大至妊娠6个月大小,仍可选用吸刮术。由于葡萄胎子宫大而软,清宫出血较多,也易穿孔,所以清宫应在手术室内进行,在输液、备血准备下,充分扩张宫颈管,选用大号吸管吸引。待葡萄胎组织大部分吸出、子宫明显缩小后,改用刮匙轻柔刮宫。为减少出血和预防子宫穿孔,可在术中应用缩宫素静脉滴注,但缩宫素可使滋养细胞压入子宫壁血窦,导致肺栓塞和转移,所以缩宫素一般在充分扩张宫颈管和大部分葡萄胎组织排出后开始使用。子宫小于妊娠12周可以一次刮净,子宫大于妊娠12周或术中感到一次刮净有困难时,可于1周后行第二次刮宫。

在清宫过程中,有极少数患者可因缩宫素使用不当、操作不规范等使宫腔压力升高,促使大量滋养细胞进入子宫血窦,随血流进入肺动脉,造成肺血管栓塞,出现急性呼吸窘迫,甚至急性右心衰竭。经积极心血管及呼吸功能支持治疗,一般在72h内可以恢复。

由于组织学诊断是葡萄胎最重要和最终的诊断,所以需要强调葡萄胎每次刮宫的刮出物,必须送组织学检查。取材应注意选择近宫壁种植部位新鲜无坏死的组织送检。

2.卵巢黄素化囊肿的处理　因囊肿在葡萄胎清宫后会自行消退,一般不需处理。如发生急性扭转,可在B型超声或腹腔镜下作穿刺吸液,囊肿也多能自然复位。如扭转时间较长发生坏死,则需作患侧附件切除术。

3.预防性化疗　在葡萄胎排空时是否给予预防性化疗一直存在争议。其争议要点是为预防15%~20%可能的恶变,而对全部葡萄胎患者给予化疗是否明智;经预防性化疗的患者若日后发生滋养细胞肿瘤并需要化疗时是否会发生耐药。但最近的临床研究表明,对有高危因素的葡萄胎患者给予预防性化疗,不仅可以减少远处转移的发生,而且可以减少子宫局部侵犯的发生。因此,对具有高危因素和随访有困难的葡萄胎患者,可考虑在葡萄胎排空时给予预防性化疗,一般选用甲氨蝶呤、氟尿嘧啶或放线菌素-D单一药物化疗一疗程。部分性葡萄胎一般不作预防性化疗。

4.子宫切除术　单纯子宫切除只能去除葡萄胎侵入子宫肌层局部的危险,而不能预防子宫外转移的发生,所以不作为常规处理。对于年龄>40岁、有高危因素、无生育要求者可行全子宫切除术,两侧卵巢应保留。对于子宫小于妊娠14周大小的患者,可直接切除子宫。手术后仍需定期随访。

【随访】

葡萄胎患者作为高危人群,其随访有重要意义。通过定期随访,可早期发现滋养细胞肿瘤并及时处理。随访应包括以下内容:①HCG定量测定,葡萄胎清宫后每周1次,直至降低到正常水平。随后3个月内仍每周1次,此后3个月每2周1次,然后每个月1次持续至少半年。如第2年未怀孕,可每半年1次,共随访2年。最近国外推荐的HCG随访方法比较简便,在葡萄胎排空后每周1次,直至HCG正常后3周,以后每个月1次直至HCG正常后6个月。②每次随访时除必须作HCG测定外,应注意月经是否规则,有无异常阴道流血,有无咳嗽、咯血及其转移灶症状,并作妇科检查,选择一定间隔作B型超声检查,必要时X线胸片也可重复进行。

葡萄胎随访期间必须严格避孕1年。首选避孕套,一般不选用宫内节育器,以免穿孔或混淆子宫出血的原因。曾经对避孕药是否促进滋养细胞生长存在争议,但目前认为,口服避孕药既不增加葡萄胎后持续性滋养细胞疾病发生,也不影响HCG消退,可作为葡萄胎随访期间的避孕方法。

(梁建梅)

第二节 侵蚀性葡萄胎

侵蚀性葡萄胎,又称恶性葡萄胎,指病变已侵入子宫肌层或转移至邻近或远处器官。在WHO新的分类体系中,已不再将侵蚀性葡萄胎列入滋养细胞肿瘤的范围,但目前国内外文献仍大多沿用原有的习惯。侵蚀性葡萄胎是最常见的恶性滋养细胞疾病。

【临床及病理特点】

侵蚀性葡萄胎基本继发于良性葡萄胎,葡萄胎患者清宫后如能密切随诊,定期监测血HCG,常可以在症状出现前确诊恶变。但偶尔有前次妊娠史不详,流产标本未做仔细检查,不能确定葡萄胎病史者,在出现明显症状后就诊。有部分侵蚀性葡萄胎患者在初诊时即发现子宫腔外或远处病灶,又称为清宫前侵蚀性葡萄胎。

1.临床表现 阴道出血是侵蚀性葡萄胎最常见的症状,表现为葡萄胎清宫后阴道出血不净,或月经恢复正常后出现不规则出血。由于病灶侵入子宫肌层,常浸润至浆膜层甚至穿透子宫全层,经常可见因病灶出血或子宫穿孔导致的腹痛,有时甚至引起严重的内出血及休克。

侵蚀性葡萄胎可通过局部浸润或远处转移的方式侵犯其他组织,从而产生相应的症状。如膀胱浸润者可出现血尿,肺转移者可出现胸痛、咯血,脑转移出现头痛、恶心、呕吐等。文献报道的常见转移部位包括肺、阴道、脑、椎管、外阴、宫旁、宫颈、圆韧带、卵巢、大网膜等。临床上侵蚀性葡萄胎常因腹腔内出血而被误诊为宫外孕等。

与良性葡萄胎一样,侵蚀性葡萄胎偶尔可以与胎儿共存,主要见于双胎之一为葡萄胎,国内尚有侵蚀性葡萄胎合并正常活产胎儿的报道。

2.病理 侵蚀性葡萄胎的基本病理特点为葡萄胎组织浸润子宫肌层壁、血管或其他组织。如宫腔内病变组织未清除,其形态特征与良性葡萄胎相似。浸润深度可为数毫米,也可较深穿透浆膜或阔韧带,此时子宫表面可见到紫蓝色结节。侵入病灶一般表现为肌壁间的出血性病灶,边缘欠清晰,暗红色,质软,有时可见到水泡,镜下可见肌壁间存在葡萄胎样组织,其形态特征与葡萄胎相似,滋养细胞有不同程度的增生,并可有血管浸润。如患者已经化疗,则仅见肌层内的蜕变绒毛阴影,周围为出血坏死的组织轮廓。有时病灶直径仅数毫米,容易被忽略,需连续切片。

【诊断】

典型的侵蚀性葡萄胎,诊断一般不太困难。如葡萄胎排出后,阴道持续不断的不规则出血,血HCG持续12周仍不能恢复至正常值,或一度正常后又转阳性,在排除残余葡萄胎后,即可诊断为侵蚀性葡萄胎。

如X线胸片已出现肺内转移结节或阴道出现转移结节,则诊断更加明确。

1. 清宫后侵蚀性葡萄胎诊断　可根据血HCG转归及组织学进行诊断。葡萄胎恶变后是诊断为侵蚀性葡萄胎,还是诊断为绒癌或其他滋养细胞肿瘤,需参考其他因素,包括恶变时间、组织学证据等。根据临床病理分析所总结的经验,葡萄胎排出后恶变间隔时间越长,绒癌的概率越大。目前一般认为,葡萄胎后半年内恶变者,应诊为侵蚀性葡萄胎;1年后恶变者,应诊为绒癌;对于葡萄胎排出后6～12个月恶变的病例,鉴别侵蚀性葡萄胎或绒癌有一定困难,如有可能获取组织学证据,则有很大帮助。

应当注意的是,组织学证据对滋养细胞肿瘤的诊断并不是必须的,很多情况下无法获取病理组织,血HCG的测定是诊断侵蚀性葡萄胎的主要手段和金标准。

2. 清宫前侵蚀性葡萄胎诊断　葡萄胎确诊后进行全面检查时,有时可发现子宫腔外的病变而确诊为侵蚀性葡萄胎。影像学检查在子宫外病灶的发现上功不可没。文献报道,彩色多普勒、CT、磁共振等在判断子宫肌层是否浸润及测量浸润深度方面均有较高的敏感性。盆腔动脉造影在发现盆腔深部病灶方面有一定优势。近年来,正电子发射断层摄影术(PET)/CT成像逐步开始用于肿瘤诊断,有文献报道,当传统的形态学检查方法不能检测到转移病灶时,PET/CT可能会有效的检测出隐藏的病变。

【治疗和预后】

对葡萄胎清宫后发生的侵蚀性葡萄胎,其治疗及随诊方法与绒癌一样,以化疗为主,具体用药及方案见绒癌一节。清宫前发现的侵蚀性葡萄胎,如条件允许,可将葡萄胎组织尽量清除后化疗。协和医院曾报道一批清宫前发现肺部转移而诊为侵蚀性葡萄胎的患者。与清宫后随诊过程中发现的侵蚀性葡萄胎患者相比,其血HCG下降至正常的时间更短。侵蚀性葡萄胎虽为恶性疾病,但随着有效化疗的开展,目前因病死亡的病例已非常罕见。

(赵素娥)

第三节　妊娠滋养细胞肿瘤

妊娠滋养细胞肿瘤60%继发于葡萄胎,30%继发于流产,10%继发于足月妊娠或异位妊娠。继发于葡萄胎排空后半年以内的妊娠滋养细胞肿瘤的组织学诊断多数为侵蚀性葡萄胎,而一年以上者多数为绒癌,半年至一年者,绒癌和侵蚀性葡萄胎均有可能,但一般来说时间间隔越长,绒癌可能性越大。继发于流产、足月妊娠以及异位妊娠,后者组织学诊断则应为绒癌。侵蚀性葡萄胎恶性程度一般不高,大多数仅造成局部侵犯,仅4%的患者并发远处转移,预后较好。绒癌恶性程度极高,在化疗药物问世以前,其死亡率高达90%以上。现由于诊断技术的进展及化学治疗的发展,绒癌患者的预后已得到极大的改善。

【病理】

侵蚀性葡萄胎的大体检查可见子宫肌壁内有大小不等、深浅不一的水泡状组织,宫腔内可有原发病灶,也可以没有原发病灶。当侵蚀病灶接近于子宫浆膜层时,子宫表面可见紫蓝色结节。侵蚀较深时可穿透子宫浆膜层或阔韧带。镜下可见侵入肌层的水泡状组织的形态与葡萄胎相似,可见绒毛结构及滋养细胞增生和分化不良。但绒毛结构也可退化,仅见绒毛阴影。

绝大多数绒癌原发于子宫,但也有极少数可原发于输卵管、宫颈、阔韧带等部位。肿瘤常位于子宫肌层内,也可突向宫腔或穿破浆膜,单个或多个,大小在0.5～5cm,但无固定形态,与周围组织分界清,质地软而脆,海绵样,暗红色,伴出血坏死。镜下特点为细胞滋养细胞和合体滋养细胞不形成绒毛或水泡状结构,成片高度增生,排列紊乱,并广泛侵入子宫肌层并破坏血管,造成出血坏死。肿瘤中不含间质和自身血管,瘤细胞靠侵蚀母体血管而获取营养物质。

【临床表现】

1. 无转移妊娠滋养细胞肿瘤 大多数继发于葡萄胎后，仅少数继发于流产或足月产后。

(1)阴道流血：在葡萄胎排空、流产或足月产后，有持续的不规则阴道流血，量多少不定。也可表现为一段时间的正常月经后再停经，然后又出现阴道流血。长期阴道流血者可继发贫血。

(2)子宫复旧不全或不均匀性增大：常在葡萄胎排空后4~6周子宫未恢复到正常大小，质地偏软。也可因受肌层内病灶部位和大小的影响，表现出子宫不均匀性增大。

(3)卵巢黄素化囊肿：由于HCG的持续作用，在葡萄胎排空、流产或足月产后，两侧或一侧卵巢黄素化囊肿可持续存在。

(4)腹痛：一般无腹痛，但当子宫病灶穿破浆膜层时可引起急性腹痛及其他腹腔内出血症状。若子宫病灶坏死继发感染也可引起腹痛及脓性白带。黄素化囊肿发生扭转或破裂时也可出现急性腹痛。

(5)假孕症状：由肿瘤分泌的hCG及雌、孕激素的作用，表现为乳房增大、乳头及乳晕着色，甚至有初乳样分泌，外阴、阴道、宫颈着色，生殖道质地变软。

2. 转移性妊娠滋养细胞肿瘤 大多为绒癌，尤其是继发于非葡萄胎妊娠后绒癌。肿瘤主要经血行播散，转移发生早而且广泛。最常见的转移部位是肺(80%)，其次是阴道(30%)，以及盆腔(20%)、肝(10%)和脑(10%)等。由于滋养细胞的生长特点之一是破坏血管，所以各转移部位症状的共同特点是局部出血。

转移性妊娠滋养细胞肿瘤可以同时出现原发灶和继发灶症状，但也有不少患者原发灶消失而转移灶发展，仅表现为转移灶症状，若不注意常会误诊。

(1)肺转移：表现为胸痛、咳嗽、咯血及呼吸困难。这些症状常呈急性发作，但也可呈慢性持续状态达数月之久。在少数情况下，可因肺动脉滋养细胞瘤栓形成，造成急性肺梗死，出现肺动脉高压和急性肺功能衰竭。但当肺转移灶较小时也可无任何症状，仅靠X线胸片或CT作出诊断。

(2)阴道转移：转移灶常位于阴道前壁，呈紫蓝色结节，破溃时引起不规则阴道流血，甚至大出血。一般认为系宫旁静脉逆行性转移所致。

(3)肝转移：为不良预后因素之一，多同时伴有肺转移，表现上腹部或肝区疼痛，若病灶穿破肝包膜可出现腹腔内出血，导致死亡。

(4)脑转移：预后凶险，为主要的致死原因。一般同时伴有肺转移和(或)阴道转移。脑转移的形成可分为3个时期：首先为瘤栓期，表现为一过性脑缺血症状如猝然跌倒、暂时性失语、失明等；继而发展为脑瘤期，即瘤组织增生侵入脑组织形成脑瘤，出现头痛、喷射样呕吐、偏瘫、抽搐直至昏迷；最后进入脑疝期，因脑瘤增大及周围组织出血、水肿，造成颅内压进一步升高，脑疝形成，压迫生命中枢、最终死亡。

(5)其他转移：包括脾、肾、膀胱、消化道、骨等，其症状视转移部位而异。

【诊断】

1. 临床诊断 根据葡萄胎排空后或流产、足月分娩、异位妊娠后出现阴道流血和(或)转移灶及其相应症状和体征，应考虑妊娠滋养细胞肿瘤可能，结合hCG测定等检查，妊娠滋养细胞肿瘤的临床诊断可以确立。

(1)血清hCG测定：对于葡萄胎后妊娠滋养细胞肿瘤，hCG水平是主要诊断依据，如有可能可以有影像学证据，但不是必要的。凡符合下列标准中的任何一项且排除妊娠物残留或妊娠即可诊断为妊娠滋养细胞肿瘤：

1)hCG测定4次呈平台状态(10%)，并持续3周或更长时间，即1、7、14、21日。

2)hCG测定3次升高(>10%)，并至少持续2周或更长时间，即1、7、14日。

3)hCG 水平持续异常达 6 个月或更长。

但对非葡萄胎后妊娠滋养细胞肿瘤,目前尚无明确的 HCG 诊断标准。一般认为,足月产、流产和异位妊娠后 HCG 多在 4 周左右转为阴性,若超过 4 周血清 HCG 仍持续高水平,或一度下降后又上升,在除外妊娠物残留或再次妊娠后,应考虑妊娠滋养细胞肿瘤。

(2)X 线胸片:是诊断肺转移的重要检查方法。肺转移的最初 X 线征象为肺纹理增粗,以后发展为片状或小结节阴影,典型表现为棉球状或团块状阴影。转移灶以右侧肺及中下部较为多见。

(3)CT 和磁共振检查:CT 对发现肺部较小病灶有较高的诊断价值。在胸片阴性而改用肺 CT 检查时,常可能发现肺微小转移。Nevin 等对 121 例胸部 X 线阴性的滋养细胞肿瘤患者再用肺 CT 检查,发现 23 例有肺微小转移。目前对胸部 X 线阴性者是否常规作肺 CT 尚无明确规定,但从准确分期及肺 CT 阳性可能为影响低危病例的高危因素考虑,应对胸部 X 线阴性者再行肺 CT 以排除肺转移。CT 对脑、肝等部位的转移灶也有较高的诊断价值,磁共振主要用于脑和盆腔病灶诊断。

(4)超声检查:在声像图上,子宫可正常大小或不同程度增大,肌层内可见高回声团块,边界清但无包膜;或肌层内有回声不均区域或团块,边界不清且无包膜;也可表现为整个子宫呈弥漫性增高回声,内部伴不规则低回声或无回声。彩色多普勒超声主要显示丰富的血流信号和低阻力型血流频谱。

2.组织学诊断 在子宫肌层内或子宫外转移灶组织中若见到绒毛或退化的绒毛阴影,则诊断为侵蚀性葡萄胎;若仅见成片滋养细胞浸润及坏死出血,未见绒毛结构者,则诊断为绒癌。若原发灶和转移灶诊断不一致,只要在任一组织切片中见有绒毛结构,均诊断为侵蚀性葡萄胎。

组织学证据对于妊娠滋养细胞肿瘤的诊断并不是必需的。

【治疗】

治疗原则为采用以化疗为主、手术和放疗为辅的综合治疗。在制订治疗方案之前,必须在明确临床诊断的基础上,根据病史、体征及各项辅助检查的结果,作出正确的临床分期,治疗方案的选择应根据 FIGO 分期与评分、年龄、对生育的要求和经济情况综合考虑,实施分层或个体化治疗。

1.化疗 可用于妊娠滋养细胞肿瘤化疗的药物很多,目前常用的一线化疗药物有甲氨蝶呤(MTX)、氟尿嘧啶(5-FU)、放线菌素-D(Act-D)或国产更生霉素(KSM)、环磷酰胺(CTX)、长春新碱(VCR)、依托泊苷(VP-16)等。

化疗方案的选择目前国内外已基本一致,低危患者选择单一药物化疗,而高危患者选择联合化疗。

(1)单一药物化疗:低危患者可首选单一药物化疗,常用的一线单一化疗药物有甲氨蝶呤(MTX)、氟尿嘧啶(5-FU)和放线菌素 D(Act-D)。文献报道对单一药物化疗的完全缓解率为 70%~80%,如对一种药物耐药的患者可更换另一种药物,或者采用联合药物化疗。

(2)联合化疗:适用于妊娠滋养细胞肿瘤联合化疗的方案繁多,其中国内应用较为普遍的是以氟尿嘧啶为主的联合化疗方案和 EMA-CO 方案,而国外首选 EMA-CO 方案。我国是妊娠滋养细胞肿瘤的高发地区,在治疗高危妊娠滋养细胞肿瘤方面取得了丰富的经验,以氟尿嘧啶为主的联合化疗方案治疗高危和耐药妊娠滋养细胞肿瘤的完全缓解率达 80%。但应该重视的是使用氟尿嘧啶时应注意预防和及时治疗严重胃肠道副反应及其并发症的发生。EMA-CO 方案初次治疗高危转移妊娠滋养细胞肿瘤的完全缓解率及远期生存率均在 80% 以上。根据现有报道,EMA-CO 方案耐受性较好,最常见的毒副反应为骨髓抑制,其次为肝肾毒性。由于粒细胞集落刺激因子(G-CSF)骨髓支持和预防性抗吐治疗的应用,EMA-CO 方案的计划化疗剂量强度已能得到保证。目前看来,应用 EMA-CO 治疗高危病例的最大问题是 VP-16 可诱发某些癌症。已经报道,VP-16 可诱发骨髓细胞样白血病、黑色素瘤、结肠癌和乳癌等,其中 VP 治疗后继发白血病的发生率高达 1.5%。

(3)疗效评估:在每一疗程结束后,应每周一次测定血清 hCG,结合妇科检查、超声、胸片、CT 等检查。在每疗程化疗结束至 18 日内,血清 hCG 下降至少 1 个对数称为有效。

(4)毒副反应防治:化疗主要的毒副反应为骨髓抑制,其次为消化道反应、肝功能损害、肾功能损害及脱发等。

1)骨髓抑制:这是最常见的一种。主要表现为外周血白细胞和血小板计数减少,对红细胞影响较少。在上述规定剂量和用法下,骨髓抑制在停药后均可自然恢复,且有一定规律性。在用药期间细胞计数虽有下降,但常在正常界线以上,但用完 10 天后即迅速下降。严重的白细胞可达 $1\times10^9/L$ 左右,血小板可达 $20\times10^9/L$ 左右。但几天后即迅速上升,以至恢复正常。白细胞下降本身对患者无严重危害,但如白细胞缺乏则可引起感染。血小板减少则引起自发性出血。

2)消化道反应:最常见的为恶心、呕吐,多数在用药后 2~3 天开始,5~6 天后达高峰,停药后即逐步好转。一般不影响继续治疗。但如呕吐过多,则可因大量损失胃酸而引起代谢性碱中毒和钠、钾和钙的丢失,出现低钠、低钾或低钙症状,患者可有腹胀、乏力、精神淡漠、手足搐搦或痉挛等。除呕吐外,也常见有消化道溃疡,以口腔溃疡为最明显,多数是在用药后 7~8 天出现。抗代谢药物常见于口腔黏膜,抗生霉素常见于舌根或舌边。严重的均可延至咽部,以至食道,甚至肛门。一般于停药后均能自然消失。除影响进食和造成痛苦外,很少有不良后患。但由于此时正值白细胞和血小板下降,细菌很易侵入机体而发生感染。5-FU 除上述反应外,还常见腹痛和腹泻。一般在用药 8~9 天开始,停药后即好转,但如处理不当,并发伪膜性肠炎,后果十分严重。

3)药物中毒性肝炎:主要表现为用药后血转氨酶值升高,偶也见黄疸。一般在停药后一定时期即可恢复,但未恢复时即不能继续化疗,而等待恢复时肿瘤可以发展,影响治疗效果。

4)肾功能损伤:MTX 和顺铂等药物对肾脏均有一定的毒性,肾功能正常者才能应用。

5)皮疹和脱发:皮疹最常见于应用 MTX 后,严重者可引起剥脱性皮炎。脱发最常见于应用 KSM。1 个疗程往往即为全秃,但停药后均可生长。

对于上述毒副反应目前我们尚无非常有效的预防措施。处理要点在于防止并发症的发生。用药前需先检查肝、肾和骨髓功能及血、尿常规。一切正常才可开始用药。用药时应注意血象变化,宜每日检查白细胞和血小板计数。如发现血象低于正常线即应停药,待血象恢复后再继续用药。疗程完后仍要每日查血象至恢复正常为止。如血象下降过低或停药后不及时回升,应及时使用粒细胞集落刺激因子(G-CSF),G-CSF 的使用为化疗导致的粒细胞减少的处理带来革命性的改变,但使用中存在的问题也不少。如在化疗过程中边行化疗边使用 G-CSF,这种不规范使用将实质上加重患者的骨髓抑制。规范用法应当是距离化疗至少 24 小时,且不在化疗的同时使用。如患者出现发热,应及时给予有效抗生素。有出血倾向者可给止血药物以及升血小板药物。呕吐严重者引起脱水、电解质紊乱或酸碱平衡失调时,可补充 5%~10% 葡萄糖盐水。缺钾时应加氯化钾。因缺钙而发生抽搐时可静脉缓慢注射 10% 葡萄糖酸钙 10ml(注射时需十分缓慢)。为防口腔溃疡发生感染,用药前即应注意加强口腔卫生,常用清洁水漱口。已有溃疡时要加强护理,每天用生理盐水清洗口腔 2~3 次。用氟尿嘧啶发生腹泻时宜注意并发伪膜性肠炎。一般氟尿嘧啶药物大便次数不超过 4 次,大便不成形。但如见有腹泻应立即停药,严密观察。如大便次数逐步增多,即勤做大便涂片检查(每半小时 1 次)如涂片经革兰染色出现革兰阴性杆菌(大肠杆菌)迅速减少,而革兰阳性球菌(成堆)或阴性杆菌增加,即应认为有伪膜性肠炎可能,宜及时给予有效抗生素(如万古霉素、盐酸去甲万古霉素及口服甲硝唑)。

(5)停药指征:一般认为化疗应持续到症状体征消失,原发和转移灶消失,hCG 每周测定一次,连续 3 次阴性,再巩固 2~3 个疗程方可停药。

由于妊娠滋养细胞肿瘤对化疗的高度敏感性和 hCG 作为肿瘤标志物的理想性，目前倾向于在确保疗效的前提下，尽可能减少毒副反应。因此 FIGO 妇科肿瘤委员会推荐低危患者的停药指征为 hCG 阴性后至少给予一个疗程的化疗，而对于化疗过程中 hCG 下降缓慢和病变广泛者通常给予 2~3 个疗程的化疗。高危患者的停药指征为 hCG 阴性后需继续化疗 3 个疗程，且第一疗程必须为联合化疗。也有国外学者提出对无转移和低危转移的患者，可根据 hCG 下降速度决定是否给予第二个疗程化疗，其指征是第一疗程化疗结束后，hCG 连续 3 周不下降或上升，或 18 日内下降不足 1 个对数。

2.手术治疗　主要作为辅助治疗。对控制大出血等各种并发症、消除耐药病灶、减少肿瘤负荷和缩短化疗疗程等方面有一定作用，在一些特定的情况下应用。

(1)子宫切除术：主要适用于：①病灶穿孔出血；②低危无转移及无生育要求的患者；③耐药患者。

由于妊娠滋养细胞肿瘤具有极强的亲血管性，因而子宫肌层病灶含有丰富的肿瘤血管，并常累及宫旁血管丛。如肿瘤实体破裂，易发生大出血而难以控制，因而需要进行急诊子宫切除。化疗作为妊娠滋养细胞肿瘤主要的治疗手段，其毒副作用也是很明显的，因此，对于低危无转移且无生育要求的患者，为缩短化疗疗程，减少化疗的毒副作用，可选择切除子宫，子宫切除能明显降低化疗药物的总剂量，在《Novak 妇科学》(第 14 版)中，子宫切除在Ⅰ期无生育要求的妊娠滋养细胞肿瘤患者的治疗中成为主要治疗手段。对于已经发生耐药的妊娠滋养细胞肿瘤患者，如果耐药病灶局限于子宫，而其他部位转移灶明显吸收，可行子宫切除术，以改善治疗效果，提高缓解率。

(2)肺切除术：肺转移是妊娠滋养细胞肿瘤最常见的转移部位。绝大多数患者经化疗药物治疗后效果较好。少数疗效不好的，如病变局限于肺的一叶，可考虑肺叶切除。为防止术中扩散，需于手术前后应用化疗。如发生大咯血，可静脉点滴催产素，使血管收缩，并立即开始全身化疗，必要时，止血后可考虑肺叶切除。

3.介入治疗　指在医学影像设备指导下，结合临床治疗学原理，通过导管等器材对疾病进行诊断治疗的一系列技术。近年来介入治疗发展很快。其中动脉栓塞以及动脉灌注化疗在妊娠滋养细胞肿瘤的治疗中均具有一定的应用价值。

(1)动脉栓塞：动脉栓塞在妊娠滋养细胞肿瘤治疗中主要用于：①控制肿瘤破裂出血；②阻断肿瘤血运，导致肿瘤坏死；③栓塞剂含有抗癌物质，起缓释药物的作用。动脉栓塞治疗用于控制妊娠滋养细胞肿瘤大出血常取得较好效果。Garner 等通过选择性子宫动脉栓塞成功地治疗了妊娠滋养细胞肿瘤所致的子宫大出血，同时保留了生育功能并成功地获得足月妊娠。动脉栓塞治疗操作时间短、创伤小，在局麻下行股动脉穿刺，通过动脉造影可快速找到出血部位并准确地予以栓塞以阻断该处血供，达到及时止血目的。对病情危急者，动脉栓塞不失为一种有效的急救措施，常起到事半功倍的效果，使患者度过危险期以获得进一步治疗机会。但是，应强调的是通过动脉栓塞控制了妊娠滋养细胞肿瘤的急性大出血后还是要靠积极有效的化疗来控制疾病。

(2)动脉灌注化疗：不仅可提高抗癌药物疗效，而且可降低全身毒副反应，是由于：①药物直接进入肿瘤供血动脉，局部浓度高，作用集中；②避免药物首先经肝、肾等组织而被破坏、排泄；③减少了药物与血浆蛋白结合而失效的几率。目前，动脉灌注化疗多采用 Seldinger 技术穿刺股动脉，依靠动脉造影，插管至肿瘤供廊动脉，再进行灌注化疗。通过采用超选择性动脉插管持续灌注合并全身静脉用药治疗绒癌耐药患者，取得较满意的疗效。

4.放射治疗　目前应用较少，主要用于肝、脑转移和肺部耐药病灶的治疗。

【随访】

治疗结束后应严密随访，第 1 次在出院后 3 个月，然后每 6 个月 1 次至 3 年，此后每年 1 次直至 5 年，以后可每 2 年 1 次。但国外也推荐，Ⅰ~Ⅲ期随访 1 年，Ⅳ期随访 2 年。随访内容同葡萄胎。随访期间应严格避孕,一般于化疗停止≥12个月才可妊娠。

【临床特殊情况的思考和建议】

1. 血清hCG及其主要相关分子结构在GTN中的变化以及临床意义　hCG是一种糖蛋白激素,由α和β两个亚基组成。其中α亚基与FSH、LH、TSH等相同,而β亚基决定了hCG的生物学和免疫学特性。hCG具有多种分子存在形式,包括规则hCG、高糖基化hCG、游离β亚单位、缺刻hCG、β-亚单位C末端多肽缺失的hCG、尿β-核心片段等。

目前实验室检测hCG主要采用免疫测定法,测定的hCG即总β-hCG包括所有含β亚单位的hCG,如完整的天然hCG、游离β-hCG、β核心片段等。hCG是临床诊断GTN最主要的肿瘤标记物,是GTN治疗前评估及预后评分的重要参考指标之一。通过动态监测总hCG浓度,有助于临床疗效监测和预后判断。

高糖基化hCG是由侵蚀性的细胞滋养细胞分泌的,在侵蚀性葡萄胎和绒癌中,以高糖基化hCG为主要存在形式,而在葡萄胎中,则以规则hCG为主。因此,高糖基化hCG标志着细胞滋养细胞或侵蚀性细胞的存在。高糖基化hCG/总hCG比值可敏感地指示病变的活动状态,当高糖基化hCG缺失(<1%)提示为静止期滋养细胞疾病,该比值超过40%时预示着侵蚀性葡萄胎、绒癌的发生和发展,介于两者之间则为缓慢增长或低度侵袭性GTN。故而,有学者认为,高糖基化hCG对于鉴别侵蚀性滋养细胞疾病和非侵蚀性滋养细胞疾病、胎盘部位滋养细胞肿瘤(PSTT)和绒癌有着重要意义。

研究表明游离β-hCG水平增高,即使总hCG在正常范围,往往也提示有病理情况。在正常妊娠时,85%标本的游离β-hCG/hCG小于1.0%,葡萄胎时游离β-hCG/hCG的比值增高,而滋养细胞肿瘤时此比值最高,ColeLA(2006)等将β-hCG/hCG比值>5%作为诊断恶性变的指标。在绒癌的随访过程中,如能同时联合检测游离β-hCG,将比单独检测hCG能更早发现疾病的复发。

2. hCG测定中的假阳性问题　假阳性血清hCG水平主要发生在疑有妊娠或异位妊娠、葡萄胎妊娠或GTN的妇女中。在过去的20年中,Cole等共发现了71例假阳性hCG患者,hCG平均值为(102±152)IU/L(范围6.1~900IU/L)。在这些患者中,大量的影像学检查未发现明显的异常病灶。其中47例患者接受了化疗,9例患者接受了手术但最后病理标本中没有发现肿瘤病灶,5例患者由于有葡萄胎或GTN病史而进行hCG的监测。但最终的结果证实这些患者均是由于hCG假阳性的结论而造成的误诊,所有的治疗都是不必要的。

根据美国hCG鉴定服务中心的建议,目前鉴别假阳性的标准如下:①用多种免疫测定法测出的血清hCG值有5倍以上的差异;②在相应的尿液标本中检测不到hCG或hCG相关分子的免疫活性,由于引起假阳性的干扰物质仅仅存在于血清中,因此采用尿hCG测定可以巩固血清hCG测定的准确性;③检测出通常不出现在血清中的hCG相关分子如β-核心片段等;④使用某种异嗜性抗体阻断剂可减少或防止假阳性的出现;⑤hCG浓度的下降与血清稀释倍数不平行。

绝大多数的假阳性结果是由于血清中异嗜性抗体的存在。它是一种抗其他人类抗体或类人类抗体的二价人类抗体。它能跨越物种,与hCG测定试验中所用的动物抗体相结合,与hCG竞争抗体,从而出现持续的假阳性结果。异嗜性抗体阻断剂可以很好地减少或防止这种假阳性的出现。

但也有学者发现,在许多假阳性病例中,经过化疗或手术治疗后,血清hCG水平会出现暂时性的下降,这可能会进一步误导医生作出错误的诊断和治疗。现在认为,这种现象的出现可能是由于免疫系统一过性的削弱、异嗜性抗原的减少而导致的假阳性结果表面上的下降。

3. 持续性低水平hCG发生　持续性低水平hCG的原因主要分为假性低水平hCG升高及真性低水平hCG升高,后者又分为垂体来源、静止期滋养细胞肿瘤及无法解释的hCG升高三类。关于hCG的假阳性问题已如前所述。真性持续性低水平hCG升高有如下特点:①持续长时间的低水平hCG升高,维持3个月甚至10年；②无临床征象和影像学证据确定肿瘤存在；③多数患者被认为是妊娠滋养细胞肿瘤而接受多重治疗甚至子宫切除；④对化疗无反应或反应轻微；⑤大约有10%的病例会发生hCG突然快速升高，并出现肿瘤病灶。若hCG水平很低或为闭经或围绝经期妇女，应考虑是否为垂体来源，如给予高剂量雌激素的口服避孕药3周后血清hCG下降，即可明确诊断。有学者发现，19/28例围绝经期妇女、7/14例双附件切除术患者和21/37例绝经期妇女中，服用高剂量雌激素的口服避孕药后能完全抑制hCG水平。根据美国hCG鉴定服务中心的经验，在年龄大于40岁的妇女中，血hCG水平在321U/L以内可视为正常。静止期滋养细胞疾病或静止期hCG可能来源于前次妊娠遗留的零星的正常的滋养细胞或滋养细胞肿瘤化疗后残留的滋养细胞，也可能来源于滋养叶组织或滋养细胞疾病。美国hCG鉴定服务中心研究的93例静止期滋养细胞疾病中有20例(22%)发展为侵袭性疾病，这部分患者大多有滋养细胞肿瘤病史。

截至2005年，美国hCG鉴定服务中心共收集到170例持续性低水平hCG患者。其中71例(42%)为假阳性hCG，69例(41%)为静止期GTD，17例(10%)为垂体来源的hCG，13例(7.6%)为有活性的恶性肿瘤，包括绒癌、胎盘部位滋养细胞肿瘤或非滋养细胞恶性肿瘤。

对于持续性低水平hCG升高诊断首先要排除假阳性及垂体来源的真性持续性低水平hCG升高，对于静止期滋养细胞疾病或无法解释的hCG升高的患者，大多数学者不主张对这些患者进行化疗或者子宫切除术等积极的治疗，但应严密随访。随访过程中如出现hCG突然或持续上升者或出现病灶者应按妊娠滋养细胞肿瘤原则给予治疗。有研究表明，滋养细胞肿瘤即使延迟6个月再开始化疗也不影响预后，故适当的等待是安全的，这样可以减少过度诊断及过度治疗。

4.子宫切除术 只用于一些特定的条件下，使用得当对控制该疾病的并发症、处理耐药等方面均具有非常重要的地位。

(1)手术适用范围：①子宫病灶穿孔腹腔内出血或子宫大出血的GTN患者；②无生育要求的低危无转移的患者；③对局限于子宫的耐药病灶，可根据对生育的要求与否而行子宫全切除术或保留子宫的子宫病灶剔除术。

Pisal等曾对12例GTN患者因难以控制的阴道大出血或严重的腹腔内出血而进行了急诊子宫全切除术，成功地保住了患者生命，故手术为控制GTN大出血的主要治疗手段之一是不容置疑的。向阳等报道对无生育要求的低危无转移GTN患者采用化疗联合子宫切除的治疗方案，结果既缩短治疗时间、减少了化疗疗程数，还减少了复发的风险。而对于低危有转移的患者，切除子宫的意义尚有很大争议。Suzuka等认为对于转移性低危GTN患者，子宫切除无助于减少化疗药物总剂量。对于这部分患者，更多的学者倾向于给予多疗程化疗后，如发生耐药并且病灶局限于子宫，建议行子宫切除术。

(2)手术时机的选择：关于手术时机的问题，Suzuka等认为，对于低危无转移的GTN患者，手术应选择在第一个化疗疗程结束后的2周内。术前少数几个疗程的化疗，可减少子宫充血情况及肿瘤的供血，既可以减少手术的风险，彻底清除病灶，也减少了手术时肿瘤细胞扩散的可能。对于复发及耐药的患者，如手术指征明确，需及时手术治疗。

(3)手术方式：对于GTN的手术方式的选择，首选为全子宫切除。年轻患者可予保留双侧卵巢。对于年轻有生育要求的局限性的子宫耐药病灶，可考虑行子宫病灶切除术。

(4)术中注意点：CTN患者子宫血管明显增加，子宫动脉直径可达1cm以上，子宫静脉丛明显扩张，特别是当肿瘤累及宫旁时，止血困难，甚至可能发生严重大出血。在这种情况下，最好将阔韧带打开，暴露出输尿管，并将输尿管分离到髂总动脉分叉水平，在髂内动脉周围放置有弹性的血管吊带，当出现严重出血时暂时结扎髂内动脉，并将髂内动脉分离到子宫动脉起始处，必要时结扎子宫动脉或髂内动脉，对子宫静脉可以用血管夹进行结扎。另外，尽量避免挤压子宫，以减少滋养细胞肿瘤组织栓塞的可能。对于大出血血流动力学不稳定的患者,最好由有经验的妇科医师进行手术。

5.多脏器转移及危重病例的处理

(1)广泛肺转移致呼吸衰竭:GTN 肺转移临床症状多样,广泛肺转移患者因换气和通气功能障碍可发生呼吸衰竭。①选择化疗方案:多数学者认为,可选用剂量强度适中的化疗方案,待肿瘤负荷明显下降、呼吸状况明显改善后再改用剂量强度较大的多药联合化疗方案,以尽量避免加重呼吸衰竭;②呼吸支持:对出现低氧血症或呼吸衰竭的患者,及时正确地应用呼吸支持是治疗成败的关键,包括鼻导管间断给氧、面罩持续高流量给氧以及呼吸机正压给氧;③预防、处理肺部感染:广泛肺转移若伴有呼吸功能障碍,加上化疗导致肺部肿瘤出血坏死加重,极易合并肺部感染。感染不仅常见,而且往往致命,一旦化疗中发生感染,应早期诊断并合理使用抗生素。

(2)脑转移:GTN 合并脑转移并不罕见,文献报告其发生率为 3%～28%,由于滋养细胞的亲血管特点,脑转移患者常发生颅内出血、硬膜下出血、甚至脑疝,并常以此为首发症状,也是患者主要死亡原因之一。治疗方法如下:

1)对症支持治疗:主要在控制症状,延长患者生命,使化学药物有机会发挥充分作用。治疗包括以下几方面:降颅压,减轻症状。可以每 4～6 小时给甘露醇 1 次(20%甘露醇 250ml 静脉快速点滴,半小时滴完),持续 2～3 日;使用镇静止痛剂以控制反复抽搐和剧烈头痛等症状;控制液体摄入量,以免液体过多,增加颅压,每日液体量宜限制在 2500ml 之内并忌用含钠的药物;防止并发症如咬伤舌头、跌伤、吸入性肺炎及褥疮等,急性期应有专人护理。

2)全身化疗:由于脑转移绝大部分继发于肺转移,也常合并肝、脾等其他脏器转移。为此,在治疗脑转移的同时,必须兼顾治疗其他转移。只有肺和其他转移也同时被控制,则脑转移治疗效果才能令人满意。一般静脉给予 EMA-CO 方案或氟尿嘧啶和 KSM 联合化疗方案进行化疗。

3)鞘内给药:一般用 MTX。为防止颅压过高,防止腰穿时发生脑疝,穿刺时需注意以下几点:穿刺前给甘露醇等脱水剂以降低颅压;穿刺时宜用细针,并要求一次成功,以免针眼过大或多次穿孔、术后脑积液外渗引起脑疝;穿刺时不宜抽取过多脑脊液作常规检查,以免引起脑疝。

4)开颅手术:是挽救濒临脑疝形成患者生命的最后手段,通过开颅减压及肿瘤切除,可避免脑疝形成,从而为脑转移患者通过化疗达到治愈赢得了时间。目前对耐药而持续存在的脑转移病灶是否可通过手术切除尚有争议。由于脑转移常常是多灶性的,尤其对影像学检查不能显示的微小转移灶手术难以切净,所以对通过开颅手术切除顽固耐药病灶要慎重。

5)全脑放疗:目前国外比较推荐在全身化疗的同时给予全脑放疗。全脑放疗有止血和杀瘤细胞双重作用,可预防急性颅内出血和早期死亡。最近有报道采用 EMA-CO 全身化疗联合 2200cGy 全脑放疗治疗 21 例脑转移患者,其脑转移病灶五年控制率高达 91%。

6.后续生育问题 对于 GTN 患者,由于大多数患者年轻尚未生育,因此,都期望后续有正常的妊娠结局。综合 9 个研究中心的研究结果,GTN 化疗后共有 2657 次妊娠,其中 2038 例足月顺产(76.7%),71 例早产(5.3%),34 例(1.3%)死产,378 例(14.2%)自然流产。死产的概率比普通人群似乎有所增加。Woolas 等学者报告,化疗方案不论是 MTX 单药或联合化疗,与妊娠率及妊娠结局无相关性。在 GTN 随访中,如患者尚未完成规定的随访时间即意外妊娠,血清 hCG 再次出现升高,需行超声检查来鉴别妊娠或疾病复发。Matsui 等报道,在 GTN 停止化疗后 6 个月内妊娠,发生畸形、自然流产及死产以及重复性葡萄胎的风险增加。而停药后 1 年以上妊娠者其不良妊娠结局跟普通人群相似。因此,建议对有生育要求的 GTN 患者在化疗结束后避孕 1 年方可妊娠。

(张西茜)

第四节 绒毛膜癌

妊娠性绒毛膜癌是一种继发于正常或异常妊娠之后的滋养细胞肿瘤。其中50%发生于葡萄胎之后，25%发生于流产后，22.5%发生于足月妊娠之后，2.5%发生于异位妊娠之后。绒癌多数发生于生育期年龄，但也有少数发生于绝经之后。绒癌的恶性程度极高，在化疗药物问世以前，其病死率高达90%以上。以后由于诊断技术的进展及化学治疗的发展，绒癌患者的预后已得到极大的改善。

【病理】

绝大多数绒癌原发于子宫，但也有极少数可原发于输卵管、宫颈、阔韧带等部位。肿瘤常位于子宫肌层内，也可突向宫腔或穿破浆膜，单个或多个，大小在0.5~5cm，但无固定形态，与周围组织分界清，质地软而脆，海绵样，暗红色，伴出血坏死。镜下特点为滋养细胞不形成绒毛或水泡状结构，成片高度增生，并广泛侵入子宫肌层和破坏血管，造成出血坏死。增生的滋养细胞通常位于病灶边缘，以细胞滋养细胞为轴心，周围合体滋养细胞包绕，但也可两种细胞相互混杂，排列紊乱。肿瘤中不含间质和自身血管，瘤细胞靠侵蚀母体血管而获取营养物质。

【临床表现】

前次妊娠至绒癌发病时间长短不一，继发于葡萄胎的绒癌绝大多数在1年以上发病，而继发于流产和足月产的绒癌约1/2在1年内发病。

1.无转移绒癌　大多数继发于葡萄胎以后；少数继发于流产或足月产后。其临床表现与侵蚀性葡萄胎相似。

(1)阴道流血：在葡萄胎排空、流产或足月产后，有持续的不规则阴道流血，量多少不定。也可表现为一段时间的正常月经后再停经，然后再出现阴道流血。长期阴道流血者可继发贫血。

(2)假孕症状：由肿瘤分泌的HCG及雌、孕激素的作用，表现为乳房增大，乳头及乳晕着色，甚至有初乳样分泌，外阴、阴道、宫颈着色，生殖道质地变软。

(3)腹痛：绒癌一般并无腹痛，但当癌组织造成子宫穿孔，或子宫病灶坏死感染等可出现急性腹痛。

(4)体征：子宫增大，质地软，形态不规则，子宫旁两侧可触及子宫动脉搏动。有时可触及两侧或一侧卵巢黄素化囊肿。

2.转移性绒癌　大多数继发于非葡萄胎妊娠以后。绒癌主要经血行播散，转移发生早而且广泛。最常见的转移部位是肺(80%)，其次是阴道(30%)，以及盆腔(20%)、肝(10%)和脑(10%)等。由于滋养细胞的生长特点之一是破坏血管，所以各转移部位症状的共同特点是局部出血。

转移性绒癌可以同时出现原发灶和继发灶症状，但也有不少患者原发灶消失而转移灶发展，仅表现为转移灶症状，如不注意常会误诊。

(1)肺转移：通常表现为胸痛、咳嗽、咯血及呼吸困难。这些症状常呈急性发作，但也可呈慢性持续状态达数月之久。在少数情况下，可因肺动脉滋养细胞瘤栓形成，造成急性肺梗死，出现肺动脉高压和急性肺功能衰竭。但当肺转移灶较小时也可无任何症状，仅靠X线胸片或CT作出诊断。

(2)阴道转移：转移灶常位于阴道前壁，呈紫蓝色结节，破溃时引起不规则阴道流血，甚至大出血。一般认为系宫旁静脉逆行性转移所致。

(3)肝转移：为不良预后因素之一，多同时伴有肺转移，表现为上腹部或肝区疼痛，若病灶穿破肝包膜可出现腹腔内出血。

(4)脑转移:预后凶险,是绒癌主要的致死原因。一般同时伴有肺转移和(或)阴道转移。脑转移的形成可分为3个时期,首先为瘤栓期,表现为一过性脑缺血症状如猝然跌倒、暂时性失语、失明等。继而发展为脑瘤期,即瘤组织增生侵入脑组织形成脑瘤,患者出现头痛、喷射样呕吐、偏瘫、抽搐,直至昏迷。最后进入脑疝期,因脑瘤增大及周围组织出血、水肿,造成颅内压进一步升高,脑疝形成,压迫生命中枢、最终死亡。

(5)其他转移:绒癌的其他转移部位尚有脾、肾、膀胱、消化道、骨等。

【诊断】

1.临床诊断 根据葡萄胎排空后或流产、足月分娩、异位妊娠后出现阴道流血和(或)转移灶及其相应症状和体征,应考虑绒癌可能,结合 HCG 测定等辅助检查,绒癌临床诊断可以确立。对于葡萄胎排空后发病者,1年以上一般临床诊断为绒癌,半年以内多诊断为侵蚀性葡萄胎。半年至1年者,绒癌和侵蚀性葡萄胎均有可能,但一般来说时间间隔越长,绒癌可能性越大。临床上还常根据症状轻重、有无转移和转移部位及结合 HCG 测定等各项辅助检查结果,综合分析,作出诊断。

(1)β-HCG 测定:在葡萄胎排空后9周以上或流产、足月产、异位妊娠后4周以上,血β-HCG 水平持续在高水平,或曾经一度下降后又上升,已排除妊娠物残留,结合临床表现可诊断绒癌。

当疑有脑转移时,可测定脑脊液-HCG,并与血清β-HCG 比较。当血清:脑脊液β-HCG<20:1时,有脑转移可能。

(2)超声检查:在声像图上,子宫可正常大小或不同程度增大,肌层内可见高回声团块,边界清但无包膜;或肌层内有回声不均区域或团块,边界不清且无包膜;也可表现为整个子宫呈弥漫性增高回声,内部伴不规则低回声或无回声。彩色多普勒超声主要显示丰富的血流信号和低阻力型血流频谱。

(3)X 线胸片:是诊断肺转移的重要检查方法。肺转移的最初 X 线征象为肺纹理增粗,以后发展为片状或小结节阴影,典型表现为棉球状或团块状阴影。转移灶以右侧肺及中下部较为多见。

(4)CT 和磁共振检查:CT 对发现肺部较小病灶和脑、肝等部位的转移灶有较高的诊断价值。磁共振主要用于脑和盆腔病灶诊断。

2.组织学诊断 如有病理检查,凡在送检的子宫肌层或子宫外转移灶的组织切片中,仅见成片滋养细胞浸润及坏死出血,未见绒毛结构者,诊断为绒癌。

【鉴别诊断】

绒癌容易与其他滋养细胞疾病及胎盘部位反应(合体细胞子宫内膜炎)、胎盘残留等相混淆,鉴别要点,见表5-1。

表5-1 绒癌与其他疾病的鉴别

	葡萄胎	侵蚀性葡萄胎	绒毛膜癌	胎盘部位滋养细胞肿瘤	胎盘部位反应	胎盘残留
先行妊娠	无	葡萄胎	各种妊娠	各种妊娠	各种妊娠	流产、足月产
潜伏期	无	多在6个月以内	常超过6个月	多在1年内	无	无
绒毛	有	有	无	无	无	有,退化
滋养细胞增生	轻→重	轻→重,成团	重,成团	中间型滋养细胞	散在,不增生	无
浸润深度	蜕膜层	肌层	肌层	肌层	浅肌层	蜕膜层
组织坏死	无	有	有	无	无	无

续表

	葡萄胎	侵蚀性葡萄胎	绒毛膜癌	胎盘部位滋养细胞肿瘤	胎盘部位反应	胎盘残留
	无	有	有	少	无	无
肝、脑转移	无	少	较易	少	无	无
HCG	+	+	+	+或-	-	+或-

【临床分期和预后评分】

实体瘤的分期大多以解剖学为基础,理想的分期法能准确反映肿瘤的生物学行为特征和临床进程,可用于估计预后和指导治疗方案的制定。GTT 是一类独特实体瘤,起源于胎盘滋养层,其父源成分决定了其独特的免疫源性。肿瘤细胞靠侵蚀宿主血管而直接获取营养,血行转移是其主要转移方式。因此,与一般实体瘤不同,以解剖学为基础的分期法应用于 GTT 尚欠理想,也因此出现了各种分类方法,形成了 GTT 独特分期分类系统。

1. FIGO 分期　GTT 的分期最早始于 20 世纪 60 年代。1962 年北京协和医院根据大量临床病理资料,总结病变发展过程,首次提出了一个以解剖学为基础的临床分期。后经 WHO 详细讨论并推荐给 FIGO,成为当时国际统一临床分期。临床实践证明,FIGO 分期简单方便,特别适用于发展中国家,可反映病变的范围,并且和其他实体瘤分期法相一致。但 GTT 的临床进程和预后有时与 FIGO 分期并不一致,肺等盆腔外转移可发生于无盆腔转移者,单纯肺转移者的预后也并非较仅盆腔内转移者差。在指导治疗方面,Smith 等比较 FIGO 分期(1982 年)和 Bagshawe 预后评分系统应用价值,结果表明,在 207 例 GTT 中如果采用 FIGO 分期,有 17 例治疗不足,9 例治疗过度。

因此,FIGO 修订了原有临床分期,在每一期别下,根据有无或多少危险因素,分别设 A、B、C 三个亚期,形成了解剖学和危险因素相结合的临床分期(表 5-2)。新的 FIGO 分期优点是继续保持了与其他实体瘤一致的分期法,并结合危险因素以估计预后。但该分期中仅包括尿 HCG>100000mU/ml(血清 β-HCG>40000mU/ml)和距先行妊娠的病程>6 个月两项危险因素。这两项危险因素是否能涵盖 GTT 的全部特征尚有待继续观察。如何依据 FIGO 分期制定治疗方案 FIGO 也未明确说明。

表 5-2　FIGO 分期

Ⅰ期	病变局限于子宫
Ⅰ$_a$	无高危因素 *
Ⅰ$_b$	具有 1 个高危因素
Ⅰ$_c$	具有 2 个高危因素
Ⅱ期	病变超出子宫,但局限于生殖系统
Ⅱ$_a$	无高危因素
Ⅱ$_b$	具有 1 个高危因素
Ⅱ$_c$	具有 2 个高危因素
Ⅲ期	病变累及肺,伴或不伴随生殖系统受累
Ⅲ$_a$	无高危因素
Ⅲ$_b$	具有 1 个高危因素
Ⅲ$_c$	具有 2 个高危因素
Ⅳ期	所有其他部位转移

Ⅳa	无高危因素
Ⅳb	具有1个高危因素
Ⅳc	具有2个高危因素

* 高危因素：①治疗前尿 HCG≥100000U/L 或血 HCG≥40000U/L；②病程≥6个月

2.WHO预后评分系统　1976年Bagshawe通过对伦敦Charing红十字医院收治的GTT进行多因素分析，发现年龄、先行妊娠、病程等9个因素为影响预后的独立因素，并提出一个预后因素评分系统。这一评分系统于1983年被WHO作适当修改后采用（表5-3）。大量临床实践证明，这一预后评分系统不仅可用于估计预后，而且可用于预测GTT对化疗的敏感性和指导制定治疗方案。其缺点是：①完全脱离了传统的以解剖为基础分期法，而且较为复杂，其中部分危险因素不易获取，如配偶的ABO血型。②分类中所列的危险因素是否确为独立危险因素尚有争议。如Lurian等对391例GTT作多因素分析，只有先前化疗失败、确诊绒癌、多部位转移及阴道或肺以外转移为独立危险因素。Azab等对162例GTT作多因素分析，只有先行妊娠、多部位转移、确诊绒癌、初次化疗失败为独立危险因素。Soper等对138例GTT作多因素分析，只有先行化疗失败、绒癌和病程为独立危险因素。有兴趣的是，在所有这些研究中，治疗前HCG水平均不是独立的预后因素。③对危险因素评分时，所给的权重是否合适也有争议。如肝转移时常伴有其他部位的广泛转移，其生存率仅35%，而脑转移的生存率可达55%，所以肝转移和脑转移至少应给予相同的权重。进一步分析还发现，治疗前出现的脑转移与化疗期间出现的脑转移不同，前者预后更好。Bagshawe本人也于1988年又提出修改意见，把最高权重从4分提高到6分，并建议<6分为低危，6~8分为中危，>8分为高危。但Bagshawe的建议尚未被WHO采纳。

尽管目前对WHO预后评分系统尚存不同理解及部分内容有待完善，但绝大多数国外学者认为该系统是当今用于估计病变进程和预后及指导制定治疗方案的最佳系统。

表5-3　WHO预后评分表

预后因素	评分			
	0分	1分	2分	4分
年龄（岁）	≤39	+	>39	
先行妊娠	葡萄胎	流产	足月产	
病程（月）	<4	4~6	7~12	>12
治疗前HCG(U/L)	$<10^3$	$<10^4$	$<10^5$	$>10^5$
ABO血型（女×男）		O×A,A×O	B,AB	
肿瘤最大直径(cm)		3~5	>5	
转移部位		脾、肾	消化道、肝	脑
转移个数	1~4	5~8	>8	
以前治疗后复发			单一药物	2或2种以上药物

低度危险≤4分，中度危险5~7分，高度危险≥8分

3.其他分期分类系统　目前尚有各种其他GTT分期分类系统在世界各地应用，其中在美国较为通用，并据此把GTT分为无转移、低危转移和高危转移3个类别（表5-4）。这一分类系统经修改后已被美国国

家癌症研究院采纳(表5-5)。Soper等于1994年比较454例GTT分别用NCI分类法,FIGO分期和WHO评分结果,发现NCI分类简便且易于掌握,对预计化疗失败的敏感性也最高。

表5-4 GTT临床分期(Hammond等,1973)

1.病变无转移
2.病变有转移
低危
 ①尿HCG<100000U/24h,或血清HCG<40000mU/ml
 ②病程<4个月
 ③无脑或肝转移
 ④未曾化疗
 ⑤非足月分娩(如葡萄胎,异位妊娠,或自然流产)
高危
 ①尿HCG>100000U/24h,或血清HCG>40000mU/ml
 ②病程>4个月
 ③出现脑或肝转移
 ④先前化疗失败
 ⑤先行足月妊娠

表5-5 GTD的NCI分期

Ⅰ.良性GTD
 ①完全性葡萄胎
 ②部分性葡萄胎
Ⅱ.恶性GTD
 ①无转移 无子宫外转移的证据
 ②有转移 任何子宫外病变
ⅰ.预后良性(无危险因素)
ⅱ.预后恶性(存在危险因素)
①尿HCG>100000U/24h,或血清HCG>40000mU/ml
②病程>4个月
③出现脑或肝转移
④先前化疗失败
⑤先行足月妊娠

【治疗】

治疗原则以化疗为主,手术和放疗为辅。在制定治疗方案以前,必须在明确诊断的基础上,作出正确的临床分期、预后评分,从而制定合适的治疗方案。目前国外大多学者建议采用FIGO分期结合WHO预后评分系统作为治疗前评估,并以此作为分层次或个体化治疗的依据。

1.治疗方案的选择

(1)Ⅰ期:治疗方案的选择主要依据患者有无保留生育功能的要求。若不要求保留生育功能,则首选手术+辅助化疗;相反者,则首选化疗。

1)手术+辅助化疗:术式为子宫切除术。辅助化疗选择单一药物化疗,通常为单一疗程,与手术同时开始。其目的有①减少手术时肿瘤细胞播散的机会;②在外周血和组织中保持一定的药物浓度,以防万一发生的术时播散;③治疗前已存在的隐匿性转移。

2) 化疗:选择单一药物化疗,Ⅰ期 GTT 经单一药物化疗的完全缓解率可达 92%。

(2) Ⅱ期和Ⅲ期:对于低危病例首选单一药物化疗,其中Ⅱ期的完全缓解率为 84.2%,Ⅲ期为 81.3%。对于高危病例选择联合化疗,其方案有 MTX/ACTD,MAC,EMA 等。但当 WHO 评分>7 分时,这些化疗方案的缓解率仅 50% 左右。所以目前对 WHO 评分>7 分者,推荐首选 EMA-CO 方案,完全缓解率可达 70%~90%。

阴道转移是Ⅱ期中最常见的转移部位,一般通过化疗可得以有效控制。若肿瘤侵蚀血管并破溃出现大出血时,可采用缝扎止血或病灶切除,有时髂内动脉栓塞也有效。肺转移是Ⅲ期中最常见的转移部位。除非为持续耐药病灶,一般不考虑手术治疗。Tomoda 等提出肺叶切除的指征:①可以耐受手术;②原发灶已控制;③无其他转移灶;④肺转移局限于一侧;⑤HCG 滴度<1000mU/ml。

子宫切除对控制大出血或感染,缩小肿瘤体积并缩短化疗疗程有意义,可在特定的情况下考虑实施。手术范围为全子宫切除或次广泛子宫切除,后者对切除宫旁血管内瘤栓有意义。生育期年龄妇女应保留卵巢。对于有生育要求的年轻妇女,若血 HCG 水平不高,子宫外转移灶控制及耐药病灶为单个,可考虑作病灶剜除术。

(3) Ⅳ期:均需强烈联合化疗,首选 EMA-CO 方案。适时联合放疗和手术有助于改善预后。在Ⅳ期中预后最差的是肝、脑转移。肝转移治疗的基本手段是联合化疗。有报道,肝转移可通过单纯化疗达到 62.5% 的完全缓解率。对于出血或耐药病灶,可选择肝叶切除、灌注化疗等。脑转移的基本治疗手段也是化疗,其完全缓解率可达 86%。脑部放疗可达到止血和杀瘤双重作用,可选择与化疗联合应用。开颅手术仅在控制颅内出血、降低颅内压时急诊实施,开颅手术有时也可用于耐药病灶的切除。

2.化疗方案

(1) 单一药物化疗

1) 化疗方案:目前国外学者对无转移和低危转移 GTT 患者的化疗方案选择比较一致,均采用单一药物化疗。常用的化疗方案,见表 5-6。

表 5-6 常用几种化疗方案

方案	剂量、给药途径、疗程日数	疗程间隔
MTX	0.4mg/(kg·d)肌内注射,连续 5d	2 周
KSM	8~10mg/(kg·d)静脉滴注,连续 8~10d	2 周
5-FU	28~30mg/(kg·d)静脉滴注,连续 8~10d	2 周
MTX+	1mg/(kg·d)肌内注射,第 1,3,5,7 日	2 周
四氢叶酸(CF)	0.1mg/(kg·d)肌内注射,第 2,4,6,8 日(24h 后用)	
EMA-Co		2 周

第一部分 EMA

第 1 日 VP16 100mg/m² 静脉滴注

Act-D 0.5mg 静脉注射

MTX 100mg/m² 静脉注射

MTX 200mg/m²,静脉滴注 12h

第 2 日 VP16 100mg/m²,静脉滴注

Act-D 0.5mg 静脉注射

四氢叶酸(CF)15mg,肌内注射

(从静脉注射 MTX 开始算起 24h 给,每 12 小时 1 次,共 2 次)

方案	剂量、给药途径、疗程日数	疗程间隔
第3日	四氢叶酸15mg,肌内注射,每12小时1次,共2次	
第4~7日	休息(无化疗)	
第二部分 CO		
第8日	VCR 1.0mg/m^2,静脉注射	
	CTX 600mg/m^2,静脉滴注	

2)化疗疗程数:对低危 GTT 多数的国内文献仍遵循经典的停药指征,即需进行多疗程的化疗。一般认为化疗应持续到症状体征消失,原发和转移灶消失,HCG 每周测定1次,连续3次正常,再巩固2~3个疗程方可停药。但近年国外有较多研究者认为在第1次疗程化疗结束后,可根据 HCG 下降趋势决定是否进行下一疗程化疗。只要 HCG 持续下降,可进行单药单疗程化疗,第1个疗程化疗结束后开始第2疗程化疗的指征是①第1个疗程化疗结束后持续3周 HCG 水平不下降或再次上升;②第1疗程化疗结束18d 内 HCG 下降不足1个常用对数。HCG 持续下降是指 HCG 每周测定1次,每次测定的 HCG 值低于上一次10%以上;HCG 水平不下降是指每周测定的 HCG 比上次下降≤10%或上升≤10%;HCG 值上升指每周测定的 HCG 比上次上升≥10%。由于根据 HCG 下降趋势决定第2疗程化疗的开始时间,所以两个疗程之间的间隔时间也不再固定。使用 MTX-FA 方案时如第1疗程 MTX 治疗疗效不满意,第2疗程可将 MTX 的剂量从 1mg/(kg·d)提高到 1.5mg/(kg·d)。

3)补救化疗方案:如果在单药化疗期间出现新的病灶或 HCG 持续2周下降不足10%或6周后下降不足1个常用对数,应考虑对已用方案耐药,需更改化疗方案。更改方案原则一般为先单药,后联合化疗。如 MTX 治疗失败,可改用 Act-D 或 VP-16 单药作二线化疗;如 Act-D 治疗失败,可改用 MTX 或 VP16 单药作二线化疗。当两种单药化疗均失败后,再改为联合化疗。

(2)联合化疗

1)高危首选化疗方案——EMA-CO:对高危病例选择联合化疗已得到公识,但联合化疗方案的选择也经过了一个探索过程。早在20世纪70年代中期,Bagshawe 提出了 CHAMOCA 方案用于高危病例的治疗,可取得82%的缓解率。但由于所用药物较多,包括羟基脲、Act-D、VCR、阿霉素等,副反应较大,已应用不多。在20世纪70~80年代,应用较普遍的是 MAC 方案,据报道可达95%的缓解率。由于认识了 VP-16 对 GTT 的治疗效果,20世纪80年代初 Bagshawe 首先应用包括 VP-16、MTX 和 Act-D 在内的多种对 GTT 有效的细胞毒药物组合(EMA-CO 方案),经许多研究证明,其完全缓解率和远期生存率均在80%以上,已成为当今高危病例的首选方案。

一般来说 EMA-CO 副反应不大,最常见的副反应为骨髓抑制,其次为肝肾毒性。由于化疗辅助治疗手段主要是细胞因子骨髓支持和预防性抗吐治疗的实施,使 EMA-CO 方案的计划化疗剂量强度得到保证。随着对 EMA-CO 方案应用的广泛,一些研究者在 Bagshawe 原方案的基础上进行了改良,对一些非十分高危的 GTT 患者(WHO 预后评分 8~11)可选择 EMA 方案,化疗间隔14d。而对一些十分高危患者可选择 EMA 与其他对骨髓抑制轻的药(如顺氯氨铂和鬼臼乙叉苷)联合应用(EMA-EP)。

高危患者的化疗一般认为应持续到症状体征消失,原发和转移灶消失,HCG 每周测定1次,连续3次正常,再巩固2~3个疗程方可停药。随访5年无复发者称为治愈。

2)高危病例的二线化疗方案:尽管目前大多数学者认为 EMA-CO 方案是治疗高危、耐药 GTT 患者的首选化疗方案,但仍有部分患者无效。Kim 等通过对165例高危 GTT 患者可能影响 EMA-CO 方案治疗效果的因素进行了多因素分析,发现存在以下情况时,EMA-CO 治疗疗效将降低:①病程≥12个月;②转移器官超过2个;③不适当的治疗,包括无计划的手术治疗和不规范的先前化疗。对 EMA-CO 方案耐药的病例如何治疗是当今世界的一大难题,目前主要对策有:①选择新的化疗药物和方案;②采用化疗、手术、放疗等综合治疗。目前可供选择的高危二线化疗方案(表5-7)。随着造血干细胞移植技术的成熟,最近提出可采用超大剂量化疗治疗耐药和复发高危 GTT(表5-8)。

表5-7 高危 GTT 二线放疗方案

方案	药物用法	疗程间隔
EP	VP 100mg/m^2,静脉推注,第1~5日	14 或 21d
	DDP 20mg/m^2,静脉推注,第1~5日	
BEP	博来霉素 30U,静脉推注,第1,8,15日	21d
DDP	20mg/m^2,静脉推注,第1~4日	
	VP 100mg/m^2,静脉推注,第1~4日	
VIP	VP 75mg/m^2,静脉推注,第1~4日	21d
	IFO 1.2g/m^2,静脉推注,第1~4日	
	Mesna 120mg,静脉推注;1.2g/m^2,静脉推注,每日1次	
	DDP 20mg/m^2,静脉推注,第1~4日	
ICE	IFO 1.2g/m^2,静脉滴注,第1~3日	21d
	Mesna 120mg,静脉推注;1.2g/m^2,静脉推注	
	卡铂 300mg/m^2,静脉滴注,第1日	
	VP 75mg/m^2,静脉滴注,第1~3日	

表5-8 二线超大剂量化疗

方案	用法	备注
VC	VP-16 4200mg/m^2,静脉滴注>60h	造血干细胞移植
	CTX 50mg/kg,静脉推注,第1~4日	
ICE	IFO 1500mg/m^2,静脉推注,第1~5日	
	卡铂 200mg/m^2,静脉推注,第1~5日	
	VP16 250mg/m^2,静脉推注,第1~5日	

3)疗效评判:在每一疗程结束后,应每周一次测定血 β-HCG,结合妇科检查、超声、胸片、CT 等检查。在每疗程化疗结束至18d内,血 β-HCG 下降至少1个对数称为有效。

4)毒副反应防治:化疗主要的毒副反应为骨髓抑制,其次为消化道反应、肝功能损害、肾功能损害及脱发等。所以用药期间严密观察,注意防治。

【随访】

患者治疗结束后应严密随访,第1年每个月随访1次,1年后每3个月1次直至3年,以后每年1次共5年。随访内容同葡萄胎。随访期间应严格避孕。

(于素莲)

第五节 胎盘部位滋养细胞肿瘤

胎盘部位滋养细胞肿瘤(PSTT)是指起源于胎盘种植部位的一种特殊类型的滋养细胞肿瘤。临床罕见，多数呈良性临床经过，一般不发生转移，预后良好。

【命名】

1895年Marchad首先发现一些不能归入常见类型的滋养细胞肿瘤的病变，称为不典型绒毛膜上皮瘤。随后，由于对这一病变的认识不清，给予了各种名称，如非特异性子宫肉瘤，绒毛膜上皮增生症，合体细胞瘤及不典型绒毛膜癌等。1976年，被命名为子宫滋养细胞假瘤，1981年被命名为胎盘部位滋养细胞肿瘤(PSTT)，并被WHO确认作为正式命名。

【组织发生】

1984年提出，PSTT起源于中间型滋养细胞，这是PSTT研究中的突破性进展。已经知道，覆盖于绒毛表面的滋养细胞可分为细胞滋养细胞和合体滋养细胞，后者由前者分化而成。但在绒毛以外的部分细胞滋养细胞，首先分化为中间型滋养细胞，侵入周围子宫蜕膜，形成绒毛外中间型滋养细胞，这部分细胞除小部分可继续分化为合体滋养细胞外，大部分将终止于此阶段。中间型滋养细胞主要起固定作用，也有部分中间型滋养细胞可侵蚀和破坏母体血管，并成为子宫螺旋动脉远端血管壁细胞，使血管失去收缩功能，而维持子宫胎盘循环呈低阻力状态。当存在某些因素，使中间型滋养细胞侵入子宫肌层超过一定程度，并发生恶性转化，则形成PSTT。

【遗传学和病理特征】

PSTT可发生于足月妊娠、流产和葡萄胎后，所以PSTT与绒癌有相似的遗传学特征。DNA倍体研究表明，绝大多数PSTT为DNA二倍体。

PSTT为单一中间型滋养细胞组成，其形态与正常妊娠相似，在光镜下体积大于细胞滋养细胞，多呈圆形、多角形或梭形，胞浆丰富，嗜伊红或异染性，核大深染，形态不规则。但核分裂相对较多，一般为1～5个/10个高倍视野，异常核分裂缺乏。肿瘤细胞呈单一或片状侵入子宫肌纤维之间，仅有灶性坏死或出血。肿瘤细胞可侵蚀血管并侵入管腔，但血管壁通常完整。大体观为子宫肌层内大小不一的结节，可突向宫腔或浆膜层，有时也可见子宫弥漫性增大。肿瘤切面呈黄褐色或黄色，有时可见局限性出血或坏死。子宫颈通常不受累。肿瘤细胞分泌低水平HCG和人胎盘生乳素(HPL)，其免疫组化染色阳性，但往往为HPL的表达强于HCG。

为了进一步了解PSTT的本质，我们从细胞增殖力的角度探讨其与PSTT的临床病理特征关系，发现PSTT的核分裂数为1.3/10 HPE，而葡萄胎和绒癌分别为0.8/10 HPE和2.2/10 HPE。PSTT的核仁组成区嗜银蛋白(AgNORs)数为(2.70 ± 0.055)个/细胞，而葡萄胎和绒癌分别为(1.96 ± 0.38)个/细胞和(4.50 ± 0.73)个/细胞。PSTT的DNA指数(DI)为1.10，近二倍体，增殖指数(PI)26.6%。以上结果均说明PSTT有较低的细胞增殖力，其良性临床进程和非恶性病理特征可能与PSTT二倍体和较低细胞增殖力有关。

【临床特征】

PSTT一般发生于生育期年龄，可继发于足月产、流产或葡萄胎，但后者相对少见，偶尔也可合并活胎妊娠。与其他滋养细胞肿瘤相似，PSTT症状多表现为闭经，不规则阴道出血或月经过多。体征为子宫均匀性增大或不规则增大。血清HCG滴度多为阴性或轻度升高；血清HPL阴性。超声检查时，其声像图表现为子宫肌层内多个囊性结构或类似子宫肌瘤的回声,但与其他滋养细胞肿瘤常较难鉴别。彩色多普勒检查也显示为子宫和病灶血流丰富,舒张期成分占优势的低阻抗血流图像。

多数 PSTT 不发生转移,属临床Ⅰ期,这类患者预后良好。仅少数发生子宫外转移,受累部位也包括肺、阴道、脑、肝、肾和盆腔及腹主动脉旁淋巴结。一旦发生转移,常预后不良。

【诊断】

1. 血 β-HCG 测定　多数阴性或轻度升高。

2. HPL 测定　一般为轻度升高。

3. 超声检查　B 型超声表现为类似于子宫肌瘤或其他滋养细胞肿瘤的声像图,彩色多普勒超声检查显示子宫和病灶血流丰富,舒张期成分占优势的低阻抗血流。

4. 组织学诊断　一般通过刮宫标本可做出组织学诊断,但要全面、准确判断瘤细胞侵入子宫肌层的深度和范围必须靠手术切除的子宫标本。

【处理】

手术是首选的治疗方法。手术范围为全子宫及双侧附件切除。对疑有淋巴结转移者可加做盆腔淋巴结清扫术。由于 PSTT 卵巢转移并不常见,故对年轻妇女应保留卵巢。

PSTT 对化疗不如绒癌敏感,所以化疗仅作为手术后辅助治疗,但对于年轻,无子宫外转移,希望保留生育功能者,可在用锐性刮匙反复刮宫,清除宫腔内全部病灶后,给予化疗。

由于通常的一线化疗方案对 PSTT 疗效不佳,故大多数学者建议一开始便选择二线方案,其中以 EMACO 为首选。

【随访】

与其他滋养细胞肿瘤一样,治疗后也应随访,随访内容同绒癌。由于 PSTT 血清或尿 β-HCG 测定通常不高,所以临床表现和影像学检查在随访中的意义相对更重要。

(梁建梅)

第六节　非妊娠绒毛膜癌

非妊娠性滋养细胞肿瘤,也称原发性绒癌。是一种极少见的病例。男女均可发病,可发生于生殖系统内,多见于男性睾丸和女性卵巢;也可发生于生殖系统外,如纵隔、腹膜后、腹腔、盆腔等。

非妊娠性绒癌来源于原始生殖细胞。原始生殖细胞受不明原因作用,出现异常分化和发育,产生多种生殖细胞肿瘤,向胚外结构发展就形成绒癌。原始生殖细胞向尾部运行中,部分细胞停留在半途,这也是日后在纵隔或腹膜后发生各种生殖细胞肿瘤的原因。

【临床表现】

原发性绒癌多见于青春期甚至儿童,可发生在卵巢或纵隔、腹膜后等部位,常伴有其他类型的生殖细胞肿瘤。由于肿瘤的内分泌作用,青春期女性可有性早熟和乳房胀大,成年女性可有月经不调、闭经或不规则阴道出血。如肿瘤发生在纵隔,可导致咳嗽、咯血、胸痛、声音嘶哑等。盆腔包块很常见,且常导致腹痛、发热等症状。部分患者有腹水。血 HCG 水平升高,可达 2000～80000U/L,合并卵黄囊瘤时 AFP 也异常增高。转移方式与妊娠滋养细胞肿瘤相似,主要为血行转移,最常见转移部位为肺。

【病理特点】

如为卵巢绒癌,肿瘤多为单侧,质软易碎,常有广泛出血坏死。镜下可见由细胞滋养细胞和合体滋养细胞混合构成的条索结构,HCG染色(+),常混有其他生殖细胞肿瘤的形态。

【治疗及预后】

原发性绒癌的治疗应采用手术及化疗结合的综合性治疗。因患者多为青春期或年轻妇女,可采用保留生育功能的手术,如行肿瘤切除或单侧附件切除,同时切除大网膜及腹膜后淋巴结。术后化疗是提高疗效的关键,目前多采用联合化疗,常用的化疗药物有 MTX、VCR、KSM、BLE、5-FU、VP-16 等。联合方案包块 PVB 方案、PEB 方案、EMA/CO 方案等。

原发性绒癌诊断困难,预后极差,远不如妊娠性绒癌。原发性绒癌的肿瘤组织来自自身,免疫原性差,而妊娠性绒癌细胞成分有部分来自父方,免疫原性强,化疗后剩余的癌细胞可由机体的免疫力消灭。同时原发性绒癌常含有其他肿瘤成分,对滋养细胞有效的化疗药物,不一定对其他肿瘤细胞有效;原发性绒癌罕见,很可能被诊断为其他疾病而延误了治疗时机。

(梁建梅)

第六章　子宫内膜异位症和子宫腺肌病

第一节　子宫内膜异位症

一、概述

【定义】

传统的观念认为,内异症应定义为子宫内膜组织出现在子宫腔被覆黏膜以外的身体各部位。深入分析略显欠缺,因为究其实质:子宫内膜的碎片,也即经血——包含内膜的间质及腺体,逆流至盆腹腔是常见现象,也即生理表现,短期内可见黏附,亦或种植并不少见,均不可称之为"内异症"。确切的定义应当是:异位的内膜种植、侵袭到"异地",发生周期性出血,出现症状,引起病变,方可称之为子宫内膜异位症。因为异位的子宫内膜存在"消融现象",为雌激素依赖的月经"副现象"。内异症病变广泛,形态多样,极具侵袭和复发特性,虽属良性病变,却具恶性行为,其主要的症状:疼痛、粘连及不孕症,严重影响妇女健康及生活质量。

【发生率】

虽然对子宫内膜异位症发生机制有了更新认识,逐渐了解和探讨发病的相关因素,但仍未阻挡疾病的发生、侵袭,发病率有增无减,患者越来越多,已达妇科住院手术病人中 32.7%。升高的原因主要在于患病者数量的增多;腹腔镜技术的普及,发现了更多的早期无症状内异症者;还因广大妇产科医生对本病认识大大提高;不但在妇产科领域,而且也启发了相关涉及专科,如泌尿外科、消化内科、呼吸内科、普通外科,甚至耳鼻喉科等。关键在于行严密的鉴别诊断,保护患者重要脏器,减少不必要手术,为患者生育创造了条件,也为极早发现内异症的不典型阶段及癌变,阻止疾病发展,达到延长患者生命的目的。

【分类】

子宫内膜异位症病理特点具备多样性;腹腔镜下形态特征表现不一;痛经的方式也呈无规律可循的状态;内异症病灶的转移部位可谓全身各处无所不在。因其表现复杂,故而分类困难,参照大多数学者观点,将其分为四类,在临床应用后,已得到认可。

卵巢型子宫内膜异位症(OEM)。

腹膜型子宫内膜异位症(PEM)。

深部浸润型子宫内膜异位症(DIE)。

阴道直肠隔型子宫内膜异位症(RVEM)。

其他部位子宫内膜异位症(OtEM)。

Ⅰ类(肠道)、U类(泌尿道)、L类(胸肺膈)、S类(瘢痕)、A类(腹壁)、P类(会阴)。

【子宫内膜异位症常见类型】

(一)深部浸润型子宫内膜异位症(DIE)

1.定义　EM病灶发生在腹膜下,浸润深度>5mm。

2.发生率　在普通人群中3%～5%(可高达7%),在内异症中占20%～30%(可高达33%)。

3.分布　阴道直肠隔、膀胱、腹膜、子宫骶骨韧带、主韧带、输尿管为主。Kwok报道:子宫直肠陷凹达55%,骶韧带35%,膀胱返折11%。Chapron将其分为4型:Ⅰ型侵犯膀胱;Ⅱ型子宫骶骨韧带;Ⅲ型阴道型;Ⅳ型肠道型。

4.组织发生分型　共分两型(不同病因形成机制)。

(1)盆腔内异位子宫内膜侵入直肠生长。

(2)上皮化生学说:苗勒管化生在直肠阴道隔部位而形成,可见腺体、间质及增生的平滑肌组织,称为直肠阴道隔"肌腺瘤"。

5.诊断

(1)行三合诊检查,尤其月经期检查,阳性率高于非月经期5～10倍。

(2)B超:对卵巢型内异囊肿,特异性及敏感性高达96%以上,而对DIE,仅为27%～60%。近年来提倡采用直肠B超,以提高深部结节型诊断准确性。

Fedele报道直肠DIE病灶行直肠B超时,特异性及敏感性分别高达97%和96%;对骶韧带病灶及深部,特异性及敏感性分别高达80%和97%。最近Chapron报道已达到97%和96%。

(3)MRI可清楚的显示片状及浸润性病灶,国外称之为最有价值的辅助检查手段,敏感性及特异性均>90%,可作为首选辅助检查方法。

(4)血清CA125值测定:DIE可分泌CA125入血清中,在卵泡期对DIE有预测诊断价值,敏感性及特异性分别为24%～45%和80%～98%。术后血清CA125值可下降,在诊断不孕、判定手术疗效及复发预测中有一定价值。

6.临床分型

Ⅰ型:浸润深度<5mm,解剖尚存,陷凹和宫骶韧带清楚。

Ⅱ型:肠管牵拉,深部浸润,陷凹已不清,浸润深度>5mm。

Ⅲ型陷凹填满,结节于三合诊时十分清楚,能鉴别与直肠关系,并触及侵犯深度。

(二)卵巢型子宫内膜异位症(OEM)

在子宫内膜异位症中,卵巢型最为常见。病变累及一侧卵巢约占80%,双侧卵巢占50%,有学者将其分为微小病变型和典型病变型2种,也有分为Ⅰ、Ⅱ、Ⅲ 3种。

Ⅰ型OEM:原发性内膜异位囊肿,此类为小型囊肿,一般<2cm,内容为黏稠棕色物质,镜下可见内膜组织,或有含铁血黄素沉积,纤维化表现。

Ⅱ型OEM:继发性内膜异位囊肿,根据侵犯深度及粘连状态又分为ⅡA、ⅡB、ⅡC三型,多趋于在功能性肿瘤基础上种植、侵袭或上皮化生形成。

ⅡA型:可见形态的内膜异位囊肿,内含血性或黏稠棕褐色物质,包膜易撕剔,不突破包膜,多数有黄素化,种植表浅。

ⅡB型:一般为7～8cm,囊壁容易撕脱,内含棕褐色液体或退变之血凝块,卵巢包膜有粘连种植达囊壁内,与盆壁、韧带有粘连形成,镜下亦可见内膜组织,含铁血黄素及纤维化。

ⅡC型:有明显表面异位灶,种植完全达到囊壁,向周围扩散,剔除困难,与卵巢实质及周围组织粘连重。

以上各种类型内异囊肿大多数均可在腹腔镜下完成手术,并能大部切除干净,但应注意在切除病变组织同时,保护卵巢正常组织。

(三)腹膜型子宫内膜异位症(PEM)

根据子宫内膜异位症病理外观形态不同,可将其分为色素沉着型和无色素沉着型2种。在腹腔镜放大的状态下,可以清楚的辨认各种形态的内膜异位病灶。

色素沉着型:镜下典型的表现为蓝紫色、黑褐色异位结节,由异位病灶反复局部出血、炎症渗出、色素沉积、纤维化而形成表面突起的粘连形结节。

无色素沉着型:多数为内膜异位症早期病变,数量较前者多,分布广泛,种类不一。分为①红色病变:如红色火焰状,涂抹呈片状;②间质血管网状分布:在红色病灶较黑色病灶为高,血管呈多分支、网状、密集状态;③白色病变:纤维组织被破坏,粘连形成,呈白色或粘连呈束状,与周围脏器粘连紧密;④腹膜缺损或腹膜袋:由异位病灶破坏腹膜表面而形成,可产生炎症刺激、瘢痕挛缩导致圆形或多形性腹膜缺损,或因被破坏形成袋状物,其内为异位内膜病灶;⑤水泡状散在分布病灶:在内膜异位早期形成,受激素影响较大,破溃后易种植,呈大小不等密集水泡状,色透明,易破。

一般而言,无色素病灶发展成为典型色素病灶需6~24个月,腹膜异位病灶常好发于盆底腹膜,子宫直肠返折最常见。分析腹膜内异病灶特点,发现病灶活性是通过上皮细胞的高度分裂指数和增生指数来加以评估。一般而言,红色腹膜病变的活性指数最高,黑色病变与阴道内异症活性居中,白色病变活性最低。红色血管网的形成也体现病灶早期形成及活性程度,红色病变比黑色病变与深部结节型要高,体现血管生成机制。宫腔内膜的血管变化在红色病变及内异囊肿可以看见,而在深部结节较少。

腹膜型内异症受体含量亦存在差异。在红色病变及血管密集的病灶雌激素受体(ER)含量较高,几乎与在位内膜相同,并随月经周期改变,呈同步反应,而ER在黑色病灶及深部结节型含量较低,孕激素受体(PR)在红色病变也同在位内膜,可见ER及PR同步变化,而黑色或深部结节可与在位内膜周期表现不同步。因此,可以认为内异症病灶可有"自主的""相对的"非激素依赖性特点。对激素的依赖是不完善且不同步的,与在位内膜激素调节结果存在差异,也说明临床激素治疗不能根除的原因。

不同颜色及部位的腹膜型异位病灶,前列腺素的含量不尽相同。红色病灶比棕色高1倍,比黑色高2倍。对于水泡状的病灶分析:代表组织水肿、腺体扩张,其中可以找到异位病灶。而当盆底腹膜发生缺损时(开窗),认为是异位内膜周期活动产生组织破坏,侵蚀及深层,发生空洞及襞褶形成。Jansen报道,各类型异位病灶,病理检查阳性率(即找到子宫内膜腺体、间质或含铁血黄素沉着)分别为:红色火焰病灶81%~92%;白色病灶78%~81%;腺样息肉67%~83%;卵巢粘连处15%~50%;黄棕色斑40%~47%;腹膜缺损43%~47%。

腹腔镜下所见到腹膜型子宫内膜异位症虽外观形态各异,病变具有广泛性及多态性特点,学者们探讨了腔镜下子宫内膜异位病灶对腹膜的刺激或侵入的腹膜反应,分析其与病理组织学表现的相关性,认为红色病变表面血管丰富,病变活跃。显微镜下可见一个或多个增生的腺体,因分泌活动较强而扩张,由增生的网状血管所包绕,其内充满浆液性、粉状或血性液体。约1/3的病灶与在位子宫内膜同步,前列腺素含量高,腺体细胞在间皮细胞下形成囊腺或息肉样变,均为早期活动性病变。在活检组织中约有95%可找到内膜组织,艾墨报道20例红色病变、病理符合率达100%;黑色病变属于晚期活性病变,是红色病变进一步发展、反复出血、坏死、组织水肿、出现不同程度纤维化和色素沉着。此类病变血供较差,腺体细胞活性差,常呈增生反应或退化,多数与子宫内膜不同步,活检中50%~60%可见到内膜组织;白色病变为愈合型病变,血管减少,腺体及间质纤维化后形成瘢痕粘连,在未行组织学检查前不能确定这些病变的活性。Kistner

指出,腹膜表面白色病变中只有43%被证实有子宫内膜组织;黑色病变中证实为>9%;红色病变检出率≥85%。结论是在腹膜型子宫内膜异位症病程演变过程中,早期红色病变(活动型)腹腔镜和病理符合率最高,其次是黑色病变、白色病变。Atri报道即使最有经验手术医生肉眼诊断的准确率也只有81%,而普通医生的肉眼确诊率只有41%。因此,精确的病理检查配合腹腔镜诊断在内膜异位症治疗及判断预后方面是十分重要的。

【发病相关因素】

子宫内膜异位症(EM),发病率逐年上升,国内外诸多学者进行了发病相关因素的广泛调研。自1921年Sampson发表了著名的"经血逆流种植学说",至今仍是EMl临床及基础研究里程碑。

(一)相关概念

1."在位内膜决定论" 引起异位种植的内膜,当其原本存在于子宫腔内膜时,性质或基因已经发生了改变,经血逆流只是EM形成的基础及诱因,发病取决于人体免疫系统的平衡、遗传因素决定的人体易感性。

2."EM是雌激素依赖性疾病" EM的发生、发展与雌激素密切相关,子宫内膜异位症的生物学行为源于雌激素的暴露,同时存在促进其易感的免疫、遗传和环境因素。研究证明EM患者经血中E_2较正常高。除卵巢分泌激素外,还有子宫局部E_2产生。EM中ER-β表达上升而ER-α下降,ER-α/ER-β比例低于正常组织。EM中PR-B/PR-A比例低于正常妇女,证明ER及PR在EM发病中起重要作用。

3.慢性盆腔痛(CPP) 非月经期盆腔痛,持续6个月以上,产生功能障碍或需药物及手术治疗。CPP与EM关系密切,在门诊患者中占10%。诊断性腹腔镜中超过40%。腹膜病变是导致CPP的原因,CPP中腹膜病变高达93.9%。

4.罕见盆腔外特殊部位EM 常无典型症状,增加诊治难度。已有报道腹膜后间隙的EM包块,EM合并大量腹水病例。有报道腰椎管内子宫内膜异位症一例,术中见$L_{4\sim5}$硬膜前方右侧2cm肿物,病理诊断:椎管内膜异位症。分析腹压增高时,盆腔静脉回流受阻,而分娩或刮宫内膜进入开放子宫壁静脉,形成硬膜腔内内异症。

(二)年龄相关因素

子宫内膜异位症常见于25~50岁月经旺盛期妇女,占90%。

青春期EM,可发生在初潮前,也确有8岁儿童患EM报道。

美国一家儿童医院报道发病率随年龄增大而上升,11~13岁达12%,20~21岁达54%。

国内报道青少年EM误诊率达78.3%。

误诊原因:①临床表现无特异性;②病史询问简单,欠准确;③体检欠缺;④医生对青春期EM重视不够,生殖道畸形漏诊。

青少年EM在腹腔镜下多以非典型表现为主,如红色火焰状、紫蓝色、红棕色种植,逐渐过渡到成人典型病灶。Marsh报道35例初潮前(<13岁)不伴生殖道畸形EM者,最小年龄8.5岁,无月经,主要机制为苗勒管胚状残余和体腔上皮化生学说。

绝经后子宫内膜异位症发生和癌变问题。Henrikson报道1000例EM中,37例绝经后,占3.7%,我国报道3.3%,误诊率达25%~80%。

女性绝经年龄的延长,EM随其延迟,这是一种新现象和年龄特征。

(三)月经相关因素

1.初潮年龄的提前 一般初潮年龄为12岁,当≤12岁,发病危险度上升,也即初潮年龄与发病危险度呈负相关。

2.月经周期短于27d　正常月经周期28～30d,若≤27d,则月经次数升高,逆流机会也升高。

3.月经量偏多,经期延长　正常为2～7d,经量100ml,有学者标定为超过80ml为病理状态。血量多,时间长,逆流机会升高,有学者统计EM中,经量增多占96.9%,经期延长占44.5%。

4.痛经强度与渐进性加重表现　EM痛经占60%～80%,原发20%,继发80%,渐进加重70%。采用宫缩监测仪发现痛经乃子宫肌层收缩所致。加强时,逆流经血进入盆腔机会上升,前列腺素水平增高。

5.经期运动或行为异常　经期应避免剧烈活动,避免竞技活动,此时子宫输卵管等循环加快,收缩加强,经血逆流增多。另外经期性生活、盆腔手术亦增加发病。穿紧身衣比非穿紧身衣者的发病率高2.78%亦与该病相关,经期骑自行车等亦与该病相关。

(四)手术相关因素

调研证明,手术操作、妇科手术史是发病率上升的主要原因,有报道在外科阑尾手术或盆腔泌尿手术等,若值月经期进行易患EM。

1.人工流产　人流引起EM说法不一,当前仍认为人流术是发病率上升原因之一。国内报道EM中,人流史占60%～84.7%,也有在腹腔镜下刮宫时,见双输卵管滴血证据。流产所致EM,不仅包括负压吸引,还有药物流产、不全流产及感染性流产等。在逆流同时,通过血行及淋巴系统转移。有报道流产后发现肺内阴影及转移,标本中找到内膜间质及腺体。

2.宫内节育器　宫内节育器是否为EM高危因素尚未达成共识。一部分学者认为IUD引起月经过多,宫腔容积小,节育器刺激子宫收缩、创伤、嵌顿致内膜进入血管或组织,使盆腔内环境发生改变,体液免疫受损。有报道EM中放环者占34.4%。

3.宫颈、宫腔及输卵管相关手术　调查证实,许多妇科相关手术与子宫内膜异位症发生相关。夏恩兰报道子宫肌瘤剔除术致子宫内膜异位囊肿典型病例,肌瘤剔除术贯通宫腔、缝合、收缩挤入宫壁。EM是C-S(剖宫产)远期并发症之一,C-S率上升带动EM发生率上升。主要表现数年后盆腔EM、子宫肌腺病、腹壁切口异位症。认为子宫内膜因手术创伤进入宫腔外所涉及部位,也称为"医源性种植"。

输卵管结扎引起EM已有报道,但结扎可否预防内异症发生尚有争议。认为结扎术后,机械阻断了经血逆流,避免内膜进入腹腔。然有少数文献认为:①结扎已存在EM微小病灶;②结扎时间选择不当,如流产后、产后、引产后、经期结扎等;③结扎方式、部位不当,当结扎壶腹部时,可使逆流的子宫内膜活化侵及输卵管近端形成输卵管EM。

宫颈病变的物理治疗或Leep、锥切术:随着HPV及TCT检测,宫颈病变的治疗广泛深入开展。治疗后宫颈子宫内膜异位症发病率上升。1943年由Goodall首次报道及命名,占EM3.64%,主要因创伤后内膜随经血种植。Ata报道宫颈EM中93.3%进行过宫颈手术。分型:①表浅型,表面红色斑点或块;②深层型,异位至宫颈纤维、平滑肌实质中,形成包块,周期性疼痛、肿大。

另外,妇科检查、妇科手术、腹盆腔外科手术应避开月经前后,锥切术、宫腔电切术、诊刮术均可造成宫腔粘连致月经不畅而梗死、逆流。

(五)内分泌相关因素

研究已证实与雌激素代谢有关的酶及基因多形性、ER、PR参与子宫内膜异位症的发生。

有报道肥胖或超重者,体内脂肪含量高,雄烯二酮相对升高,加快E_2转化,促进内异症生长。

催乳素(PRL),大量研究报道EM患者腹腔液或血清中PRL水平升高,是通过受体PRLR完成。PRL通过自-旁分泌机制调节宫内环境,发生神经-内分泌网络功能失调,成为EM发生发展重要原因。Velasce首先提出"催乳素子宫内膜异位综合征"概念,导致排卵障碍及不孕。也有尝试对高PRL患子宫肌腺病者使用溴隐亭治疗6个月,PRL正常而子宫略有缩小。

(六)生殖相关因素

EM 大多发生在育龄期妇女,其中 40% 不孕。有报道多产妇女较少发生 EM。分析原因,在妊娠、产褥及哺乳期中,月经停止,排卵活动停止,阻止 EM 的种植;异位种植内膜发生局部病灶坏死、机化、萎缩。普遍认为妊娠对 EM 有积极预防和治疗作用。

国内外均有 EM 与非 EM 组有关分娩次数、妊娠次数的对照研究,差异显著,在 EM 相对危险中有积极意义。协和医院资料表明,不孕者发生 EM 的危险度是有孕史的 15.35 倍($P<0.01$)。

但是由于个体差异或基因的特异性,近年已有多个文献报道,在分娩后 18 个月至 2 年以上,可出现 EM 复发和加重,证明生育抑制是有限的。

(七)遗传相关因素

子宫内膜异位症特异性基因在发病及疾病发展中起重要作用,特别是"在位内膜决定论"将家族和遗传的因素提到日程上。Sampon 观察 123 例 EM,一级亲属发病率 6.9%,而其丈夫一级亲属发病率才 1%。有家族史者,不但发病率高,而且期别相对较晚。Motorras 报道 EM 家族史者发病率 4%～6%,比无者高 7 倍之多。子宫内膜异位症是遗传和环境共同作用结果。

(八)生殖道畸形相关因素

生殖道畸形是引起青春期 EM 主要原因。各类畸形造成经血流出受阻,至盆腔种植粘连并侵袭,多发生在较年轻患者,距初潮年龄间隔较短。就诊时主要症状:盆腔包块占 42%,痛经占 35%,CPP 占 23%,急性腹痛占 9%,不孕占 7%。腹腔镜下以非典型表现为主。常见于盲角子宫、残角子宫,其内膜为功能性结构时,经血在残角或盲角内积累,由输卵管逆流入盆腔,显示严重 EM 合并盆腔粘连。Nawroth 提出苗勒管发育不全者,EM 发病率显著高于正常发育者。回顾分析 120 例不孕患者,包含完全和不完全中隔,中隔者显著多于非中隔($P=0.006$),结论:手术切除中隔,并不能预防 EM 发生,但其高发病率提示应尽早确定 EM 并治疗;中隔切除可提高受孕率,降低流产率。另认为中隔的存在影响子宫收缩功能,这种非对称性收缩运动是发生 EM 高危因素。

(九)与不孕相关因素

子宫内膜异位症在不孕妇女中占 40%～50%,在子宫内膜异位症患者中不孕率又达 20%～30%,一个新概念——子宫内膜异位症性不孕。内异症产生一系列不利影响,如下所述。

1. 盆腔粘连。
2. 输卵管通畅受损及功能障碍:水肿渗出、粘连、堵塞扭曲、瘢痕。
3. 排卵障碍:影响卵子的生成、排出,Lufs 约占 10%。
4. 卵子质量下降:卵泡发育受阻,干扰颗粒细胞产生 LH 受体,降低储备功能。
5. 子宫内膜容受性改变,整合素异常——容受性低。
6. 痛经对性生活的恐惧。
7. 盆腔微环境异常,腹腔液中细胞成分及激素变化。
8. 免疫及细胞因子异常。
9. 内分泌紊乱:高泌乳素血症——泌乳子宫内膜异位症综合征,无排卵型月经,黄体功能不全,睾酮升高。
10. 瘦素变化:Leptin 肽类激素,对生殖双重调节作用,高浓度瘦素干扰优势卵泡;巨噬细胞抑制精子活动,干扰精卵结合,影响着床。
11. 抗子宫内膜抗体-升高,自身免疫-不孕。
12. 对精子活动的影响:①Ems 巨噬细胞升高——一氧化氮大量释放增加——精子运动减少——腹腔

液对精子毒性作用;②孕酮是精子获能,体内重要天然激动剂,诱导精子超激活,腹腔液孕酮下降——不孕。

13.胚胎着床不良:围着床期内膜出现腺体数少,表面纤毛再生不全等超微结构改变,细胞变性,着床不良。

14.卵巢衰竭:Busacca等,随访双侧子宫内膜异位囊肿手术126例(40岁以下),3例患者发生卵巢衰竭,表明高龄及双侧卵巢受累者手术应谨慎,保护好皮质及血管。

15.术后妊娠黄金时间为半年至1年内,随时间延长,妊娠率下降。也有认为应积极促排卵,增加受孕机会。

16.术后复发者是否进行二次手术Douly不推荐,认为应当直接进行IVF-ET。可在B超引导下介入治疗。

17.异常子宫收缩:影响精子的运输和胚胎着床。

(十)与疼痛相关因素

子宫内膜异位症以疼痛为重要症状,疼痛主要表现在痛经、性交痛、排便痛、慢性盆腔痛、腰背放射痛、经前及经后期痛、排卵期疼痛、患侧肢体放散痛、部分盆腔脏器牵涉痛及深部结节水肿压迫疼痛等,发病因素研究如下。

1.子宫内膜异位症病灶存在神经分布与疼痛(由卵巢型→腹膜型→深部结节型渐重)

深部结节型:有末梢神经生长,与疼痛呈正比,神经束浸润明显。

腹膜型:腹膜病灶中有感觉神经,分布在血管内膜周围,神经生长调节因子异常表达。

卵巢型:神经分布少于前两种,囊壁有少量神经分布。

在位子宫内膜神经分布Ems的在位内膜基底层及功能层均有细小神经纤维,而非EM健康妇女组织仅存在基底层,与疼痛呈正相关。

2.EM/AM与缩宫素受体相关性 缩宫素(OT)可以引起子宫蠕动,子宫蠕动过强与Ems及AM发生发展有关,OTR含量与正常有差异,强收缩使内膜通过输卵管向腹腔形成EM,通过基底膜-肌层边界浸润发病形成AM。

3.内异症盆腔粘连与痛经 内异症发病是一种非特异性炎症病理过程。Ems盆腔粘连占72.3%,机制:①瘢痕挛缩,纤维束带;②膀胱,直肠粘连;③输尿管扩张,肾盂积水;④粘连程度与疼痛程度呈正相关;⑤如粘连合并AM、DIE则显著加重;⑥内异症手术后粘连发生率94.4%;⑦粘连分离后,粘连处依然存在感觉神经;⑧术前后使用GnRH-a治疗可减少粘连、疼痛复发及程度减轻。

(十一)复发相关因素

复发性盆腔子宫内膜异位症(RPEM)是指PEM患者经手术和规范药物治疗后,症状、体征已消失,疾病治愈,但经3个月后症状或体征又重新出现。多数学者认为,是残留病灶重新生长,但也有新发病灶的可能。虽采取各种措施,RPEM发生率仍达6.1%～40%。

RPEM诊断标准:①术后症状缓解3个月后,病变复发并加重;②术后盆腔阳性体征消失后,又出现或加重至治疗前水平;③术后超声检查发现新的子宫内膜异位症出血灶;④血清CA125下降又升高,且除外其他疾病。其中,20%～40% RPEM患者症状及体征与初诊时一样,27%无症状,仅在随诊及B超检查时发现。EMS复发的相关临床因素如下。

1.生殖状况与EMS复发 与EMS复发相关的生殖状况研究主要集中在:年龄、术前孕次、人流次数、术后妊娠、术后孕次、体重指数(BMI)、合并肌瘤、合并腺肌病等。年龄因素:Darazzini分析311例EMS患者短期复发危险因素。结论:年龄20～30岁患者累计复发率为4.6%;≥30岁患者复发率为13.1%,认为年龄是复发危险因素。但年龄又是复发保护因素，≥40岁患者则年龄越大，复发率越低。

妊娠因素：许多文献报道，妊娠是复发的一个保护性因素，Li等对285例EMS患者随诊证实，术后孕次、术前孕产史为保护性相关因素，可能与妊娠期向失去雌激素周期性改变，没有经血逆流现象有关，某些文献的报道人流次数也是复发的相关因素。

2.囊肿特征与EMS复发　EMS的发病部位与复发有一定相关性。Busacca等研究了盆腔EMS、卵巢EMS、深部EMS与复发关系，结果：卵巢累积4年复发率为24.6%；盆腔17.8%；深部30.6%；卵巢合并盆腔为23.7%（$P<0.05$），表明深部EMS是复发的较高危险因素。

Li等发现左侧盆腔病变是复发的相关危险因素，累及左侧盆腔病变的患者复发率明显高于局限在右侧盆腔患者。

Koga等发现，原发囊肿直径较大者也是EMS复发的危险因素。

大部分文献报道，临床分期越高，即RAFS评分越高复发的危险性越大。

3.药物治疗与EMS复发　术前是否用药一直存在争议，在术前用药者中，手术时的RAFS分期等级明显降低，但对远期预后及复发并未显示保护性。术后用药对患者疼痛治疗及术后妊娠率有明显改善，因而明显减少术后复发率，有一定远期疗效。

4.其他复发相关因素　既往曾有EMS手术治疗史，手术次数与复发呈正比；后穹隆结节及深部病灶是复发危险因素；EMS合并子宫肌腺病者也呈高危状态；有报道术后采用氯米芬促排卵者，也被列为EMS复发高危因素。根治性手术后HRT治疗增加复发风险。

5.子宫内膜异位症急腹症（破裂）复发率高。

（十二）子宫内膜异位症发生癌变的相关因素

子宫内膜异位症发病呈上升趋势。随着内异症发病数量的增加，内异症恶变至恶性肿瘤发病率也在上升。内异症具有与恶性肿瘤相同生物学行为，有相当比例的恶变率。近年来关于内异症为卵巢癌及肉瘤的报道逐渐增多。根据Sampson内异症恶变的诊断标准，经临床样本的调查，总结卵巢癌恶变的相关因素。

1.年龄、生育及绝经因素　年轻卵巢癌患者更容易合并内异症。40岁以上未生育的卵巢癌患者，合并内异症比例远高于已育妇女，绝经状态与发生率无明显关系。

2.遗传背景　卵巢癌与卵巢内异症有共同遗传背景。在日本妇女卵巢癌发生率为0.03%，而合并卵巢内异症者，卵巢癌发生率为0.7%，是普通人群23倍。子宫内膜异位症癌变的主要类型是卵巢子宫内膜样癌和透明细胞癌，发生率高达2%~40%。Vercellini对556例卵巢癌手术患者内异症发生率进行研究，子宫内膜样、透明细胞癌合并内异症发生率为26.3%及21.1%；而浆乳癌等其他类型卵巢癌合并内异症发生率仅为3.6%~5.6%，合并内异症是卵巢癌发生较高的因素。

3.内异症恶变相关因素　文献报道内异症恶变率为0.7%~1.0%。总结文献报道恶变相关因素，应注意以下几点。

(1)卵巢内异症囊肿过大（直径＞10cm）或有明显增大趋势。

(2)绝经后又复发、疼痛节律改变、痛经进展或呈持续性腹痛。

(3)影像学发现卵巢囊肿内有实质性或乳头状结构，病灶血流信号丰富。

(4)血清CA125过高（＞200U/L）。

二、子宫内膜异位症影像学诊断

子宫内膜异位症是育龄妇女常见、多发病，虽属良性疾病，却存在恶性生物学行为。基本原理为具有生长功能的子宫内膜组织(腺体和间质)出现在子宫腔被覆黏膜以外部位而形成病灶。可局部侵犯也可远处播散,反复发作而久治无效。虽病变微小然可造成严重痛经,虽病变广泛却无任何症状,虽囊肿巨大,还可无知无觉。因其病因复杂尚未明了,故而诊断困难,治疗棘手。在已形成的规范化诊断方法中,影像学具有举足轻重的地位。在常规体检、鉴别诊断、紧急危重状态,甚至疑难重症的筛查、判断中,影像学检查应是临床诊断必不可少的手段。在疾病定位、定性中,结论具有重要参考价值。科学技术飞跃发展,促进了B超、CT、MRI、PET及PET-CT等技术的提高,对疾病诊断、手术方式的选择、手术的决择、良恶性的鉴别、可能的预后判断等均提供了重要价值。由此推动临床医学的诊断及治疗技术产生革命性飞跃及现代化进程。

子宫内膜异位症常见影像学检查方法中,B超检查为首选。因其可移动、直观、价廉还适用于紧急状态的鉴别诊断,已成为一线检查手段。但CT及MRI也各有特色,在疑难疾病的鉴别——良恶性或淋巴转移方面更具优越性。PET及PET-CT是近几年来刚刚开始应用于妇科肿瘤定性、定位的高敏感检查技术,在细小病灶定位方面颇具优势,因而使患者得到早诊断、早治疗,从而换来良好的预后。

【B超检查与子宫内膜异位症】

(一)妇产科超声检查途径及原则

超声显像技术在妇产科应用广泛。近年来由于超声分辨率增强、技术的不断革新,在子宫内膜异位症及肌腺病的诊断中,几乎达到100%。按其检查途径及功能,可分为以下几类。

1.经腹部超声(TAS)。

2.经阴道超声(TVS)。

3.经会阴部超声(TPS)。

4.经直肠超声(TRS)。

5.彩色多普勒超声(血流图及能量图)。

6.三维超声 补充了二维超声的不足之处,图像清晰、有立体感、易定位。

7.超声增强造影剂监测 利用造影剂增强作用使肿瘤血管微循环显像,配合CDFI,评价肿瘤的良、恶性。

8.腹腔镜术中超声 主要用在术中观察子宫、附件内部结构,异位妊娠胚胎定位;卵巢肿瘤进一步定性;对侧卵巢的内部探查;盆腔广泛粘连的探查;宫内节育环肌层嵌合或盆腔游走的寻找。

(二)卵巢子宫内膜异位症囊肿分型及诊断价值

子宫内膜异位症囊肿声像复杂多变,鉴别诊断难度较大,因此在B超声像图中,多将其分为六种,分型后,各型特征明显,降低了误诊率,使鉴别诊断目标更清晰。

1.囊内均质光点型 完全囊性,张力大,壁不厚或厚,内含密集细弱光点。

2.单纯囊肿型 囊性,壁厚,与子宫粘连,囊内液清亮,仅见少许光点。

3.多囊型 囊性,壁厚,囊内见不光滑粗糙分隔带,内含密集或少量光点。

4.混合型 密集光点似实性,囊壁厚,无CDFI,囊实混杂,境界不清。

5.囊液分层型 混合性肿块,壁厚,囊内可见液平,下方密集光点,上方清亮液。

6.实性团块型 囊壁很厚,囊内密集点状回声似实性,CDFI无血流。

以上6型中,第1型诊断准确率高,第2型易与单纯囊肿误诊;囊实混杂型易与囊腺瘤混淆;囊液分层型应与畸胎瘤鉴别;实性团块型则难与卵巢癌及浆膜下肌瘤鉴别。

(三)卵巢子宫内膜异位囊肿的鉴别诊断

1.与卵巢囊肿鉴别诊断 常见于黄体血肿,一般在经后至2个月内可缩小。

2. 与卵巢癌鉴别诊断　呈现实性及囊实不均肿块,杂乱低阻血流信号,有时伴大量腹水,有转移为卵巢癌声像图。Goumenou等报道1例酷似卵巢癌晚期的内异症:46岁,双附件肿块,CA125为3504U/ml,腹痛、腹水和胸膜渗出,影像学检查为卵巢癌晚期,先化疗后探查手术,发现为Ⅲ期子宫内膜异位症。提出:重度内膜异位囊肿,也可有胸腔积液、腹水,CA125水平提高,超声显示恶性,应慎重鉴别。

3. 与畸胎瘤鉴别诊断　以较均匀少量脂肪组织为主,瘤内有散在漂浮点,有毛发、牙齿回声。两者分层原理不同,在EM囊肿分层下面为密集光点,上方为清亮液;畸胎瘤所含脂肪成分比重低,表现为上方密集光点,而下方为清亮液。

4. 与盆腔脓肿鉴别诊断　根据病史、症状来鉴别。超声表现为非纯囊性散在强回声点,边界毛糙,周边也有粘连,与反复破裂之EM囊肿难鉴别。

(四)子宫腺肌病与子宫肌瘤的鉴别诊断

子宫腺肌病由子宫内膜进入肌壁间种植、生长而形成,在其B超诊断中,经阴道比经腹途径更清晰。

1. 肌腺瘤　B超表现为宫壁有散在中等回声短线与栅栏样声影,病变弥漫,有囊区,病变边界不清,无包膜声像,而子宫肌瘤有假包膜。

2. 血流信号　腺肌病周边无明显环状血流包绕,呈现程度不等动静脉血流信号;子宫肌瘤周边有环状血流信号。

3. 囊腔差别　腺肌瘤者,病变部位有小囊腔,大小约2cm,而肌瘤变性时囊腔可呈5~6cm。

(五)三维超声在诊断内异囊肿中的优势

1961年Baun将二维图像叠加后,提出了三维图像概念。20世纪80年代后用于临床,妇产科三维超声的方法分为:经腹超声法、经阴道超声法和子宫超声造影法。

卵巢子宫内膜异位囊肿声像图特点如下。

二维图像:①附件区圆形或不规则液性暗区;②囊内壁增厚,内壁欠光滑。

三维图像:①附件区形成圆形立体、液性暗区;②囊内壁增厚,有密集细小光点反射;③囊内充满光点反射、团块状回声(稠液)、血块、组织碎片;④囊内可见向腔内突起团块,表面毛糙、皱缩、不规则,与囊壁界限清晰。

优势:三维图像清晰,立体感。表现在肿块形态、分隔、囊间是否相通和囊壁是否光滑。观察内容囊壁光滑否、分隔厚度是否均匀、完全或部分连接孔、能显示囊性及实性部分相关性、立体显示乳头形态,在发现更小乳头方面明显优于二维图像。

(六)超声造影诊断与子宫内膜异位症

良恶性肿瘤血管分布、结构及血流动力学不同。彩色多普勒超声在卵巢恶性肿瘤鉴别方面已有定论,但对肿瘤内低速、低流量血管敏感性低。一种利用超声造影剂进行特异性检测的超声造影技术,在妇科疾病及其血管的研究中进入崭新阶段。其特点为:提高肿瘤复杂新生血管的显示能力,反映出血管的轮廓、连续性、走行及分支,达到实时动态观察病灶灌注造影剂全过程。

一般在注入造影剂后,恶性肿瘤彩色多普勒信号增加明显,血管数量增加,增强的时间及到达峰值时间均短,但持续时间长。而在良性盆腔包块中较少探测到血管信号,卵巢内异囊肿可见包块表面及内部条状血流,血管数量增多,需他其他指标综合判断后诊断。

子宫腺肌瘤及子宫肌瘤在行超声造影检查时,显示出不同灌注声像特征。子宫肌瘤顺序是先出现假包膜血管,后为肌瘤内部;子宫腺肌瘤则呈现乱箭齐发状态。超声增强造影后,子宫肌瘤血供类型呈"网络状",周边环形血流为主;子宫腺肌瘤血供以点状、棒状为主;子宫肌瘤开始增强时间、到达峰值时间均比腺肌症短。因此,超声增强造影检查是一种探索卵巢内异囊肿及子宫腺肌病鉴别诊断无创、高效的方法。

【CT 与子宫内膜异位症】

CT 检查是诊断子宫内膜异位囊肿及子宫腺肌病的常见手段之一,但缺乏特征性,确诊时需辅助其他相关检查项目。

1.子宫内膜异位囊肿　CT 检查可表现以下征象:①与子宫及邻近器官组织紧密相连的囊性病变,CT 值在 30～50Hu。囊壁增强后有轻、中度强化;②特异性征象:囊内局灶性高密度灶,代表凝血块,液性部分不强化;③"卫星囊"征象:囊内反复出血,压力升高,囊壁出现裂隙,内容物渗出后再包裹,大囊外再形成子囊,这是内异症特异性表现。

2.子宫腺肌病　CT 表现为子宫体弥漫性均匀性增大,子宫壁增厚,CT 值 50～70Hu,增强后,不均匀性强化,比平扫 CT 值增加 20～40Hu,其内可见斑点状不强化灶。

CT 引导下活检诊断 EM:Koga 报道 1 例 CT 引导诊断坐骨神经子宫内膜异位症,33 岁日本女性,因右坐骨神经痛,在臀部 CT 引导下穿刺右坐骨神经,组织学诊断子宫内膜异位症,CD10 免疫组化染色看到基质细胞,准确进行内异症神经转移 CT 下微创诊断。

【MRI 与子宫内膜异位症】

MRI 在子宫内膜异位症诊断中有较高价值,其信号特征典型,无须增强,现已成为鉴别诊断的重要方法之一。

(一)子宫内膜异位囊肿 MRI 表现

因囊肿周期性出血,新旧出血病灶相混,可表现为三种类型。

1.T_1WI、T_2WI 上呈高信号:反复出血,以红细胞为主要成分,血红蛋白使之产生高信号。

2.T_1WI、T_2WI 上呈低信号,主因囊肿血液凝成血块所致。

3.T_1WI 上呈高信号,T_2WI 上呈低信号。又将 T_2W_2 分为三种表现。

①完全低信号:陈旧性血液使 T_2 值缩短,故呈低信号;②上部高及下部低信号:仰卧位姿势使囊内容物下沉,故而发生上、下不一致;③周边低信号,中间高信号:内容物与上皮沉着于囊腔周边,故而周边与中心不同。

(二)子宫腺肌病 MRI 表现

综合国内外文献,有以下 5 点:①T_2WI 和翻转恢复序列显示结合带弥漫或局灶性增厚,厚度>12mm,或者外肌层内见信号类似结合带边界欠清肿物;②T_2WI 病灶内出现点状或斑片状高信号灶,有时 T_1WI 也显示;③增强扫描时病灶强化程度与结合带相近;④子宫体积增大,轮廓光整;⑤T_2WI 和翻转恢复序列有时显示子宫带状分层(内膜、结合带)变形。

【PET/PET-CT 与子宫内膜异位】

医用正电子成像(PET)技术是分子影像技术重要代表,计算机断层技术(CT)又在形态学方面显示优势,而当今新发展的 PET-CT 则结合了 PET 的功能成像和 CT 解剖结构的特性,促成医学实践的一次革命。PET 及 PET-CT 主要应用于妇产科良恶性肿瘤的鉴别诊断、定位及定性、手术后随诊及复发的鉴别。

吴进进等应用 ^{99m}TC 标记红细胞对子宫内膜异位症进行扫描,探讨 PET 在内异症诊断中价值,取得良好效果。主要方法:采用体内红细胞标记法,将放射性核素 ^{99}TC 标记红细胞(^{99m}TC-RBC),在月经第 1～2d 进行扫描检查,对 1ml 异位病灶出血即可显影。结果与 B 超及血清 CA125 对照,差异有显著性。必要时可行断层采集。

研究证实异位子宫内膜病灶有较高血管活性,其毛细血管数量和面积显著增多,只要 0.05～0.1ml/min 的出血,即使少量渗血也可探测。病灶显影的大小较 B 超明显小,可以早期发现微小病灶、腹膜浅病灶及红色活跃病灶,以指导临床用药和观察疗效。实验证明体液中 CA125 浓度增高,主要是富含 CA125 组织异常增生,其浓度变化与病灶大小及严重程度呈正相关。当 CA125 为 50～100U/ml 者表现局部浓集时间一样,而>200U/ml 则表现为明显提前出现的异常放射浓集。证明 CA125 值越大,异位病灶越易出血,出血量也越多,细胞活性功能则越大。另经计算 ^{99m}TC-RBC 以 γ 射线为主,能量低不存在安全问题。此种方法较 CT 及 MRI 有较大优势,尚需扩大样本进行总结。

【其他类型子宫内膜异位症的综合分析】

1.彩色多普勒超声对腹壁及会阴异位病灶的诊断　手术切口内膜异位症可继发于剖宫产、会阴切开、子宫切除、羊膜腔穿刺术后、腹腔镜子宫肌瘤剔除术后,甚至继发阑尾切除或腹股沟疝修补术后。剖宫产术后瘢痕内异症占剖宫产患者 0.03%～1.7%。彩色多普勒声像图特征为:①皮下组织低回声肿物,边缘不光滑或毛刺状,常侵及腹直肌前筋膜,内多见小液性暗区;②肿瘤内部点状或手状血流信号,低速高阻动脉血流,RI:0.68～0.81;③肿物随月经周期变化;④在诊断产生困难时,可在 B 超引导下行细胞学检查。

2.肠道内异症的影像学诊断　肠道子宫内膜异位症诊断困难,主要表现为妇科及肠道症状,缺乏特异性,周期性便血及疼痛仅占 1/3。因此综合几种手段方可确诊。①妇科三合诊检查直肠壁质硬包块,腔呈环状狭窄,指套无血、黏液;②肠镜检查:见黏膜下突起肿块,黏膜糜烂,活检常为慢性炎症,偶有可疑恶性;③气钡双重造影:提示肠腔狭窄;④直肠 B 超提示肠壁肌层肿块;⑤CT 检查:直肠壁新生物。虽然以上方法均难以最后确诊,但加上盆腔囊肿、血 CA125 及 CEA 的指标、周期性疼痛及变化,确定诊断并不困难。

3.输尿管内异症的综合诊断　输尿管子宫内膜异位症是少见的泌尿系统梗阻性疾病。术前诊断较为困难,导致肾功能损害。常见诊断方法:①盆腔 B 超常可发现附件包块,但不要忽略泌尿系的 B 超全面检查,注意输尿管、扩张、狭窄及肾积水;②IVP、膀胱镜及逆行造影;③MRU 搞清梗阻平面;④肾图、ECT 鉴别梗阻的原因,评估两侧肾功能;⑤术前必要时在麻醉下行输尿管镜检查并活检,但不宜成为常规。

4.肺部子宫内膜异位症的综合诊断　当子宫内膜脱落后,可进入淋巴及血管播散至远处,肺部 EM 多有规律性周期咯血,每次月经来潮时发作,至经期结束。在近胸膜部位时,病灶累及胸膜,可伴气胸及胸腔积液,常用 X 线胸片及 CT 进行诊断。影像学无特异性,多表现为类似肺炎的渗出性病变或肺内结节灶,有时呈现胸膜腔积液。一般月经后期复查,病灶可消失或大部消失。

三、子宫内膜异位症的诊断和治疗规范

子宫内膜异位症是指子宫内膜组织(腺体和间质)在子宫腔被覆内膜及子宫肌层以外的部位出现、生长、浸润、反复出血,可形成结节及包块,引起疼痛、不孕等。特点如下:①生育年龄妇女的多发病;②发病率有明显上升趋势;③症状与体征及疾病的严重性不成比例;④病变广泛、形态多样;⑤极具浸润性,可形成广泛、严重的粘连;⑥激素依赖性,易于复发。

【临床病理类型】

腹膜型子宫内膜异位症(PEM)

卵巢型子宫内膜异位症(OEM)

深部浸润型子宫内膜异位症(DIE)包括宫骶韧带、阴道直肠窝、肠结肠壁、阴道穹窿等。

其他部位的子宫内膜异位症(OtEM):消化(I)、泌尿(U)、呼吸(R)、瘢痕(S)等。

1.腹膜型子宫内膜异位症　指盆腹腔腹膜的各种内异症病灶,主要包括红色病变(早期病变);蓝色病变(典型病变)以及白色病变(陈旧病变)。

2.卵巢型子宫内膜异位症　形成囊肿者,称为子宫内膜异位囊肿(习惯称"巧克力囊肿")。

3.深部浸润型子宫内膜异位症　指病浸润深度≥5mm,常见于宫骶韧带、子宫直肠窝、阴道穹窿、阴道

直肠隔等。其中侵及阴道直肠隔包括两种情况,一种为假性阴道直肠隔内异症,即由于直肠窝的粘连封闭,病灶位于粘连下方;另一种为真性阴道直肠隔内异症,即病灶位于腹膜外,在阴道直肠隔内,子宫直肠窝无明显解剖异常。

4.其他部位的内异症　包括消化(I)、泌尿(U)、呼吸(R)、瘢痕(S)等,以及其他少见的、远处内异症。

【内异症的发病机制】

1.尚未完全明了,以 Sampson 经血逆流种植,体腔上皮化生以及诱导学说为主导理论。

2.子宫内膜在宫腔外需经黏附、侵袭、血管形成过程,得以种植、生长、发生病变,在位内膜的特质可能起决定作用。

3.异位内膜完成上述过程中,机体全身及局部免疫状态和功能、激素、细胞因子和酶等起重要作用。

4.内异症有家族聚集性。

5.外界环境污染(如二噁英,Dioxin)可能有一定影响。

【临床表现及辅助检查方法】

1.疼痛　70%～80%有不同程度的盆腔疼痛,与病变程度不完全平行。

(1)痛经:典型者为继发性,并渐进性加重;

(2)非经期腹痛:慢性盆腔痛(CPP);

(3)性交痛以及排便痛等;

(4)卵巢内异症囊肿破裂可引起急性腹痛。

2.不育　约50%的患者合并不育。

3.月经异常。

4.盆腔包块。

5.特殊部位内异症　各种症状常有周期性变化,可合并盆腔内异症的临床表现。

(1)消化道内异症:大便次数增多或便秘、便血、排便痛等症状。

(2)泌尿道内异症尿频、尿痛、血尿及腰痛,甚至造成泌尿系梗阻及肾功能障碍。

(3)呼吸道内异症:经期咳血及气胸。

(4)瘢痕内异症

腹壁:剖宫产等手术后切口瘢痕处结节,经期增大,疼痛加重。

会阴:会阴切口或伤口瘢痕结节,经期增大,疼痛加重。

6.妇科检查　典型病例子宫常为后位、活动度差。宫骶韧带、子宫直肠窝或后穹隆触痛结节。可同时有附件囊性不活动的包块。

7.血 CA125 检查　CA125 水平多为轻中度升高。

8.影像学检查　超声扫描主要对卵巢内异囊肿诊断有意义。典型的超声影像为附件区无回声包块,内有强光点。MRI 对卵巢内异囊肿、盆腔外内异症以及深部浸润病变的诊断和评估有意义。

9.其他　必要时可行其他辅助检查,如 IVP、膀胱镜、结肠镜等。

【诊断】

1.疼痛(痛经、CPP、性交痛等)、不育、盆腔检查、影像学检查以及血清 CA125 检测等是重要的临床诊断指标。

2.腹腔镜检查是目前诊断内异症的通用方法。诊断的依据主要基于腹腔镜下病灶的形态,但难以全部经病理证实。

3.特殊部位:依照症状及相应的检查。

【临床分期】

目前常用的内异症分期方法是1985年修订后的rAFS分期法。主要根据腹膜、卵巢病变的大小及深浅,卵巢卵管粘连的范围以及粘连的厚薄,以及子宫直肠窝的封闭程度进行评分,分为4期:Ⅰ期(微小病变):1~5分;Ⅱ期(轻度):6~15分;Ⅲ期(中度):16~40分;Ⅳ期(重度):>40分。

【治疗】

治疗的目的:减灭和消除病灶,缓解和解除疼痛,改善和促进生育,减少和避免复发。

治疗的基本考虑:主要考虑的因素是年龄,生育要求,症状的严重性,病变范围,既往治疗史,患者的意愿。

治疗措施要规范化与个体化。对盆腔疼痛、不育以及盆腔包块的治疗要分别对待。

治疗的方法:可分为手术治疗、药物治疗、介入治疗、以及辅助生育治疗等。

(一)手术治疗

1.手术目的　①去除病灶;②恢复解剖。分为保守性手术、半根治手术以及根治性手术。

2.手术种类及选择原则

(1)保守性手术:保留患者的生育功能,手术尽量去除肉眼可见的病灶,剔除卵巢内异症囊肿以及分离粘连。适合年轻或需要保留生育功能者。

(2)半根治性手术:切除子宫和病灶,但保留卵巢。主要适合无生育要求但希望保留卵巢内分泌功能者。

(3)根治性手术:切除全子宫及双附件以及所有肉眼可见的病灶。适合年龄较大、无生育要求、症状重或者多种治疗无效者。

(4)辅助性手术:如子宫神经去除术(LUNA)以及骶前神经切除术(PSN),适合中线部位的疼痛。

3.手术前准备

(1)充分的术前准备及评估。

(2)充分的理解和知情同意,如手术的风险、手术损伤特别是泌尿系以及肠道损伤的可能性,以及腹腔镜手术转开腹手术的可能。

(3)深部浸润型内异症或者特别是病变累及阴道直肠部位者,应做好充分的肠道准备。

(4)有明显宫旁深部浸润病灶者,术前检查输尿管和肾脏是否有异常。

(5)必要时泌尿外科以及普通外科的协助。

4.手术实施的要点

(1)首先分离盆腔粘连,以恢复解剖。

(2)腹膜型内异症病灶要尽量切除或破坏,达到减灭的目的。对较小以及较表浅的病灶,可进行烧灼或汽化,深部浸润的病灶,应进行切除。

(3)卵巢内膜异位囊肿剔除术,术中应先分离与周围的粘连,吸尽囊内巧克力样液体并将囊内壁冲洗干净后,切除囊肿破口周围纤维组织环并将囊内壁完整剥除。尽量保护正常卵巢组织。

(4)合并不孕者可同时进行宫腔镜检查以及输卵管通液术。

(5)深部浸润型内异症处理比较困难。病变未侵犯直肠或者结肠壁,尽量切除病灶,如果有肠壁浸润,但无肠狭窄,一般不主张切除肠壁或者肠段,以病灶减灭为宜。如果病灶大,造成肠道狭窄甚至肠梗阻,则酌情进行肠段切除及吻合术。

(6)膀胱内异症根据病灶的大小施行病灶切除或部分膀胱壁切除。输尿管内异症根据病变情况以及输尿管梗阻程度施行粘连松解或部分输尿管切除及吻合术。

(7)瘢痕内异症,手术治疗为主,药物多不敏感。

(8)对手术难以切除干净的内异症病灶或者有损伤重要器官组织可能时,术前可用药物如 GnRH-a 治疗 3～6 个月。

(9)分离粘连或切除子宫处理子宫血管以及韧带时,要注意输尿管解剖。必要时术前输尿管内放置输尿管导管作为指示。

(10)术后可应用防粘连制剂。

(二)药物治疗

治疗目的:抑制卵巢功能,阻止内异症的生长,减少内异症病灶的活性以及减少粘连的形成。

选择原则:①应用于基本确诊的病例,不主张长期"试验性治疗";②尚无标准化方案;③各种方案疗效基本相同,但副作用不同,所以选择药物要考虑药物的副作用;④患者的意愿以及经济能力。

1.可供选择的药物　主要分为口服避孕药、高效孕激素、雄激素衍生物以及 GnRH-a 四大类。

2.常用的药物治疗方案、作用机制以及副作用

(1)口服避孕药(OCs)

1)用法:连续或周期用药,共 6 个月。

2)作用机制:抑制排卵。

3)副作用:较少,有消化道症状或肝功能异常等。

(2)安宫黄体酮(MPA)

1)用法每天 20～30mg,分 2～3 次口服,连用 6 个月。

2)作用机制:合成高效孕激素,引起内膜组织蜕膜样改变,最终导致萎缩,同时可负反馈抑制下丘脑-垂体-卵巢轴。

3)副作用:主要是突破性出血、乳房胀痛、体重增加、消化道症状以及肝功能异常等。

(3)达那唑

1)用法:每天 600～800mg,分 2～3 次口服,连用 6 个月。

2)作用机制:是一种雄激素类衍生物,可抑制月经中期黄体生成素(LH)峰从而抑制排卵;还可抑制参与类固醇合成的多种酶并增加血液中游离睾酮的水平。

3)副作用:主要是男性化表现,如毛发增多、情绪改变、声音变粗。此外还可能影响脂蛋白代谢、肝功能损害以及体重增加等。

(4)孕三烯酮

1)用法:2.5mg,2～3/周,共 6 个月。

2)作用机制:是合成的 19 去甲睾酮衍生物。可拮抗孕激素、抗雌激素作用。降低性激素结合蛋白水平及升高血中游离睾酮水平。

3)副作用:主要是抗雌激素及雄激素作用。基本同达那唑,但较轻。

(5)促性腺激素释放激素类似物(GnRH-a)

1)用法:依不同的制剂有皮下注射或肌内注射,每月 1 次,共用 3～6 个月。

2)作用机制:下调垂体功能,造成药物暂时性去势及体内低雌激素状态。

3)副作用:主要是低雌激素血症引起的更年期症状,如潮热、阴道干燥、性欲下降、失眠及抑郁等。长期应用可引起骨质丢失。

GnRH-a 联合反向添加方案。

理论基础:依据"雌激素窗口剂量理论",不同组织对雌激素的敏感性不一样,将体内雌激素的水平维

持在不刺激异位内膜的生长而又不引起更年期症状及骨质丢失的范围（雌二醇水平在 30~40pg/ml），既不影响治疗效果又可减轻副作用，延长治疗时间。

Add-back 方案。

①雌孕激素联合方案：每日结合雌激素（CEE，倍美力）0.3~0.625mg 联合安宫黄体酮（MPA）2~4mg。

②替勃龙（利维爱）：每日 1.25mg。

Add-back 注意事项：

①应用 GnRH-a 3 个月以上，多主张应用 Add-back。根据症状的严重程度，也可从用药第 2 个月开始。

②治疗剂量个体化，有条件应监测雌激素水平。

（三）痛经的治疗

治疗原则：①合并不育以及结节或者附件包块者，首选手术治疗；②无合并不育以及无附件包块者，首选药物治疗；③药物无效可考虑手术治疗。

治疗方法如下：

1.手术治疗　根据患者的具体情况选择保守性手术、半根治性手术或根治性手术。LUNA 以及 PSN 酌情实施。

2.常用的药物治疗方法

一线用药：可选用非甾体抗炎药（NSAIDs）或者口服避孕药。口服避孕药可周期或者连续用药，有效者可继续应用，无效改用二线用药。

二线用药方案：可选用孕激素、雄激素衍生物以及 GnRH-a，其中以 GnRH-a/Add-back 为首选，其长期用药的副作用可有效控制。

如二线药无效，应考虑手术治疗。

3.术前药物治疗　对病变较重，估计手术困难，难以切净或者手术有可能损伤重要器官者，术前可短暂用药 3 个月，可降低手术难度。

4.术后用药　根据具体情况，如果病变较轻或者手术切除较彻底，可以暂时不用药；如果盆腔病变严重或者不能彻底切净病灶，视有无疼痛症状，可用药 3~6 个月。

（四）不孕

1.治疗原则　①全面的不孕检查，排除其他不孕因素；②单纯药物治疗无效；③腹腔镜检查可用于评估内异症病变及分期；④年轻，轻中度内异症者，术后期待自然受孕半年，并给予生育指导；⑤有高危因素者（年龄 35 岁以上；输卵管粘连，功能评分低；不孕时间超过 3 年，尤其是原发不孕者；中重度内异症，盆腔粘连，病灶切除不彻底者），应积极采用辅助生殖技术助孕。

2.手术方法

(1)保守性腹腔镜手术要尽量切除病灶，分离粘连恢复解剖。剔除卵巢内膜异位囊肿时要特别注意保护正常卵巢组织。

(2)术中同时输卵管通液，了解输卵管的通畅情况；同时行宫腔镜检查，了解宫腔情况。

3.辅助生育技术　控制性超促排卵/人工授精（COH/IUI），体外受精-胚胎移植（IVF-ET），根据患者的具体情况选择。

(1)IUI

1)COH/IUI 指征：轻度或者中度 EM、轻度男性因素（轻度少弱精等）、宫颈因素以及不明原因不育。

2)IUI 成功率与疗程：周期妊娠率约为 15%，3~4 个疗程不成功，调整助孕方式。

(2)IVF-ET

1)IVF-ET 指征:重度 EM,其他方法失败者(包括自然受孕、诱导排卵、人工授精、手术治疗后);病程长、高龄不育患者。

2)IVF-ET 助孕前 GnRH-a 治疗:建议在 IVF-ET 前使用 GnRH-a 预处理 2~6 个疗程,有助于提高助孕成功率。用药长短依据病人内异症严重程度、卵巢储备进行调整。

【内异症患者激素替代问题】

绝经后或根治性手术后可以进行激素替代,以改善生活质量;激素替代根据患者的症状,进行个体化治疗;即使子宫已经切除,如有残存内异灶,建议雌激素替代同时应用孕激素。无残存病灶亦可只应用雌激素替代(ERT)。有条件,应监测 E_2 水平。使雌激素水平符合"两高一低"的原则,即高到不出现症状,高到不引起骨质的丢失,低到内异症不复发。

【内异症复发】

经手术和规范药物治疗,病灶缩小或者消失,症状缓解后,再次出现临床症状且恢复至治疗前水平或加重,或者再次出现子宫内膜异位病灶。

治疗:

1.原则 基本遵循初治的原则,但应个体化。

2.卵巢子宫内膜异位囊肿的治疗 可进行手术或超声引导下穿刺,术后药物治疗。

3.痛经的治疗 药物治疗复发,应手术治疗;手术后复发,可先用药物治疗,仍无效,应考虑手术。如年龄较大,无生育要求且症状重者可考虑根治性手术。

4.合并不育的治疗 如合并子宫内膜囊肿则可进行手术治疗和超声引导穿刺,予 GnRH-a 3 个月后进行 IVF-ET;未合并子宫内膜囊肿者,予 GnRH-a 3 个月后进行 IVF-ET。

【内异症恶变】

内异症可以发生恶变,发生率为 1% 左右。有以下情况警惕恶变:①囊肿直径>10cm 或短期内明显增大;②绝经后复发;③疼痛节律改变,痛经进展或呈持续性;④影像检查有实性或乳头状结构,彩色多普勒超声病灶血流丰富,阻力指数(RI)、血清 CA125 明显上升。

(一)诊断标准

1.癌组织与内异症组织并存于同一病变部位。

2.两者有组织学的相关性,类似于子宫内膜间质及腺体,或有陈旧性出血。

3.排除其他原发肿瘤的存在;或癌组织发生于内异症病灶,而不是从其他部位转移而来。

4.有内异症向恶性移行的形态学证据,或良性 EM 与恶性肿瘤组织相接。

(二)不典型内异症

1.为病理组织学诊断,系指异位内膜腺上皮的不典型或核异型性改变,但不突破基底膜。

2.诊断标准:异位内膜腺上皮细胞核深染或淡染、苍白,伴有中至重度异型性;核/浆比例增大;细胞密集、复层或簇状突。

3.意义:可能是癌前病变,或交界瘤状态。

(三)恶变的部位

主要在卵巢,其他如阴道直肠癌、腹部或会阴切口等较少。

(四)治疗

遵循卵巢癌的治疗原则。

【关于内异症不孕的治疗】

Ⅰ~Ⅱ期:经短期观察未妊娠,并做腹腔镜检查→术后短期观察未孕→加药物或控制性超促排卵

(COH)宫腔内人工授精(IVI),结果绝大多数在术后半年至一年内怀孕。

Ⅲ期:病灶去除干净→术后 GnRH-a 治疗 COH/IVF→IUI。

病灶未去除干净→术后 GnRH-a 治疗 COH/IVF→IUI。

Ⅳ期:有效手术后(较多残留)→GnRHX3→IVF。

复发:卵巢内异囊肿→经阴道穿刺→GnRHX3→IVF。

子宫肌瘤后:子宫腺肌病如为局灶性手术治疗→GnRH-a。

子宫腺肌病如为弥漫性→GnRH-a→形态恢复→IVF。

(于素莲)

第二节 子宫腺肌病

子宫腺肌病是指子宫内膜腺体及间质侵入子宫肌层。多发生于 30~50 岁的经产妇,约有半数患者同时合并子宫肌瘤,约 15% 的患者合并子宫内膜异位症。

一、病因

子宫腺肌病的病因至今不明,大多认为它来源于子宫内膜,由子宫内膜的基底层直接向肌层生长,并向深层侵入平滑肌肌束间。可能与下列因素有关。

1.子宫内膜损伤 子宫腺肌病患者多有妊娠、宫腔操作或手术史,妊娠或宫腔操作(或手术)时可能损伤子宫内膜及浅肌层,促使基底层内膜侵入肌层内生长而发病。双侧输卵管结扎后,月经期可使两侧宫角部压力增加进而诱发本病。宫内膜电切术、热球滚珠内膜去除术、微波内膜去除术操作时内膜损伤、局部均需加压,子宫内膜尚有部分残留,日后再生和修复过程中也易向子宫肌层生长而发病。

2.性激素的作用 大量研究证实,雌激素可以诱发子宫腺肌病,且年龄大者其诱发成功率增加。子宫腺肌病的发病亦与孕激素有关,在孕激素水平高的条件下,子宫腺肌病的发病率也相应增加。

3.催乳素的作用 动物实验证明催乳素(PRL)在子宫腺肌病的发病机制中起重要作用。将小鼠腺垂体移植到子宫可诱发血 PRL 升高,子宫腺肌病的发病率明显升高。若给腺垂体移植后的小鼠立即用溴隐亭,则 PRL 下降,腺肌病的发病率下降。PRL 升高可能因其直接干扰性激素及性激素受体浓度,从而促进腺肌病的形成。PRL 升高可能同时需要高水平的孕激素才能促使腺肌病形成。有报道如给腺垂体移植后的小鼠应用抗孕激素制剂米非司酮,则腺肌病的发病率明显下降,从而证实 PRL 促进腺肌病的形成需要其他性激素参与。PRL 在雌、孕激素的作用下,可使子宫肌细胞变性从而使内膜间质侵入,最终导致腺肌病。

4.免疫因素 子宫腺肌病患者的自身抗体阳性率升高,内膜中的 IgG、C_3、C_4 补体均增加,提示免疫功能可能参与了子宫腺肌病的发病过程。

二、病理

1.大体 病变仅局限于子宫肌层,多使子宫呈一致性的球形增大,很少超过妊娠 12 周子宫大小。子宫内病灶有弥漫型和局限型 2 种,一般为弥漫性生长,且多累及后壁,故后壁常较前壁厚。少数子宫内膜在子宫肌层中呈局限性生长形成结节或团块,类似肌壁间肌瘤,称为子宫腺肌瘤。病变处较正常的子宫肌组织硬韧,触之有结节感,切面呈肌纤维编织状,在增生的肌束间有暗红色或紫蓝色的小裂隙;病变部位与周边组织无明确的分界,亦无包膜。

2.镜下　可在深肌层组织间见到片状或岛状的子宫内膜腺体及间质,多为仅对雌激素影响有反应和不成熟的内膜,呈增生期改变,少数可有增殖表现,但一般很少有对孕激素有反应而出现分泌期改变,说明子宫腺肌病对孕激素治疗无效,病灶侵入的深度和广度,与痛经和月经过多密切相关。

三、诊断要点

1.临床表现　约有35%的子宫腺肌病患者无临床症状,临床症状与病变的范围有关,常见的症状和体征有:

(1)痛经。15%~30%的患者有痛经,疼痛的程度与肌层中内膜岛的多少及浸润的深度有关,约80%的痛经者为子宫肌层深部病变。$PGF_{2\alpha}$合成增加刺激子宫的兴奋性也可引起痛经。

(2)月经过多。月经过多占40%~50%,其发生可能与病变使子宫内膜面积增加、子宫肌层收缩不良、合并子宫内膜增殖症、前列腺素的作用使肌肉松弛、血管扩张、抑制血小板的聚集等有关。一般病灶深者出血较多。

(3)其他症状。性欲减退占7%,子宫腺肌病不伴有其他不孕疾病时,一般对生育无影响,伴有子宫肌瘤时可出现肌瘤的各种症状。

(4)体征。双合诊或三合诊检查可发现子宫呈球形增大,质硬,一般为一致性增大,如孕2~3个月大小,个别病灶局限者可有硬性突起,易与子宫肌瘤相混淆。子宫在经前期开始充血增大,随之痛经出现,月经结束后随痛经的缓解,子宫亦有所缩小,因此对比经前及经后子宫大小及质地变化有助于诊断。

2.辅助检查

(1)B超检查:子宫腺肌病的B超图像特点为子宫增大,肌层增厚,后壁更明显,致内膜线前移。与正常子宫肌层相比,病变部位常为等回声或稍强回声,有时其间可见点状低回声,病灶与周围组织无明显界限。阴道B超检查可提高诊断的阳性率和准确性。

(2)磁共振:正常子宫的MRI图像分为内带(子宫内膜及黏液)、结合带(子宫肌层的内1/3)、外带(子宫肌层的外2/3)。腺肌病的MRI图像特点:子宫增大,边缘光滑;T_2WI显示带状解剖形态纤曲或消失;T_2WI显示子宫前壁或后壁有一类似结合带的低信号肿物。有学者认为诊断腺肌病,结合带的变化非常重要,结合带越宽,腺肌病的可能性越大。

(3)子宫腔造影:以往行碘油造影,可见碘油进入子宫肌层,阳性率为20%,现采用双氧水声学造影,可提高阳性率。

(4)内镜检查:宫腔镜检查子宫腔增大,有时可见异常腺体开口,若用电刀切除子宫内膜及其下方的可疑组织送病理学检查,有时可以明确诊断。腹腔镜检查见子宫均匀增大,前后径更明显,子宫较硬,外观灰白或暗紫色,表面可见一些浆液性小泡。有时浆膜面突出紫蓝色结节。有条件时可行多点粗针穿刺活检或腹腔镜下取活检明确诊断。

(5)血CA-125:CA-125来源于子宫内膜,体外试验发现内膜细胞可以释放CA-125,且在子宫内膜的浸出液内有高浓度的CA-125,有学者在子宫腺肌病的内膜中测出CA-125,且浓度高于正常内膜的腺上皮细胞。其诊断标准为高于35U/ml。CA-125在监测疗效上有一定的价值。

子宫腺肌病一般通过临床表现及辅助检查可做出初步诊断,主要须与子宫肌瘤相鉴别,最后确诊有赖于组织学检查。

四、治疗

治疗方案应根据患者的症状、年龄及生育情况而定。

1. 手术治疗

(1) 子宫切除术：是主要治疗方法，可以根治痛经和(或)月经过多，适用于年龄较大，无生育要求者。

(2) 子宫腺肌瘤挖除术：适用于年轻、要求保留生育功能的子宫腺肌瘤的患者。弥漫性子宫腺肌病做病灶大部分切除术后妊娠率较低，但仍有一定价值。术前可使用 GnRH-a 治疗 3 个月，以缩小病灶利于手术。

(3) 子宫内膜去除术：近年来，有学者对伴有月经过多的轻度子宫腺肌病患者于宫腔镜下行子宫内膜去除术，术后患者月经明显减少，甚至闭经，痛经好转或消失。但对浸润肌层较深的严重病例有术后子宫大出血需急症切除子宫的报道。

(4) 子宫动脉栓塞术：目前国内外均有报道应用子宫动脉栓塞术治疗子宫腺肌病，观察例数不多，近期效果较好，有少数复发，远期效果尚在观察。此疗法目前尚在探索阶段，有一定并发症，只用于其他疗法无效又不愿切除子宫者。

2. 药物治疗　对于症状轻，给予吲哚美辛、萘普生或布洛芬对症治疗后症状可缓解者，可采用对症保守治疗。对年轻有生育要求者或已近绝经期者可试用达那唑、内美通或促性腺激素释放激素类似物(GnRH-a)等，用药剂量及注意事项同子宫内膜异位症。高效孕激素及假孕疗法对此病无效。近年来，有报道应用米非司酮治疗子宫腺肌病取得良好效果，米非司酮是一种孕激素拮抗药，对垂体促性腺激素有抑制作用，具有抑制排卵，诱发黄体溶解，干扰宫内膜完整性的功能。用法：米非司酮 12.5～25.0mg/d，3～6 个月为一疗程，一般除轻度潮热外无明显副反应，但要注意肝功变化。

(金　玉)

第七章 生殖器发育异常

第一节 处女膜闭锁

处女膜闭锁又称无孔处女膜,是发育过程中泌尿生殖窦上皮未贯穿前庭部而引起的。

【诊断标准】

1. 临床表现
(1) 性征发育正常后无月经来潮。
(2) 周期性下腹痛,病程久者有持续性下腹胀痛。
(3) 严重者伴便秘、肛门坠胀,尿频或尿潴留等。
(4) 下腹部扪及块物。
(5) 妇科检查:①外阴部发育正常,但未见阴道口,处女膜无孔,向外膨隆,呈蓝紫色。②肛指检查时可扪及阴道内肿块,向直肠膨隆。有时子宫增大,在下腹部扪及阴道肿块的上方另有一盆腔肿块。

2. 辅助检查
(1) 超声显像提示阴道积血,子宫增大,宫腔内积血或附件处肿块。超声诊断困难可辅助 MRI 检查。
(2) 在膨隆的处女膜中心用 7～8 号针穿刺,抽出积血可明确诊断。

【治疗原则】

1. 无菌操作下,将处女膜做 X 形切开,并切除部分处女膜使处女膜口呈环形,切缘缝合或电凝止血。
2. 保持外阴部清洁,必要时用抗感染药物。

(金 玉)

第二节 阴道发育异常

一、阴道横隔

阴道横隔是两侧副中肾管融合后与尿生殖窦相接未贯通或部分贯通所致。多在阴道中上部或中部有一软组织横隔,大多隔中央有孔,大小不一,少数为无孔或完全性横隔。

【诊断标准】

1.临床表现

(1)有孔横隔一般无症状,若横隔位置较低常因性生活障碍而就诊,也有在临产时胎头下降受阻而发现。

(2)无孔横隔可在横隔以上部分形成月经血潴留,出现闭经、痛经。

(3)下腹部肿块可因阴道、子宫和输卵管积血所致。

(4)妇科检查阴道较短,其中上部见一小孔,但看不到宫颈或仅见阴道盲端。肛诊时可触及子宫颈及子宫体,无孔横隔在相当于阴道中上部可触及质中块物,可有压痛。

2.辅助检查

(1)穿刺经阴道对无孔横隔做空穿刺,抽出积血可明确诊断。

(2)超声显像显示宫颈以下部位有积血,适合未婚者。超声诊断困难者可辅助 MRI 检查帮助诊断。

【治疗原则】

1.横隔放射形切开,切除多余部分横隔,切缘缝合止血。术后放置阴道模型,定期更换,直到上皮愈合。

2.临产时发现横隔可在宫颈口近开全时或于产程中胎头下降压迫横隔使其伸展(有时组织成薄膜状)做多处切开以利胎儿下降。分娩后检查伤口有无出血,按需缝合。

二、阴道纵隔

阴道纵隔是胚胎发育期两侧副中肾管会合后,其中隔未消失或未完全消失所致。它分完全纵隔和不完全纵隔,前者即形成双阴道,双阴道常与双子宫并存。

【诊断标准】

1.大多数妇女无症状,有些因发生性交困难而就诊被发现。

2.分娩时可导致先露下降困难,产程进展缓慢。

3.若一侧纵隔无开口,则导致月经血潴留。

4.妇科检查见阴道被一纵形黏膜襞分成两条纵形通道。黏膜的上端近宫颈,下端达阴道口或未达阴道口。

【治疗原则】

1.纵隔妨碍月经血排出或影响性交时应将纵隔切除。创面缝合以防粘连。

2.产时手术,当先露下降压迫纵隔时可先切断纵隔的中部,待胎儿娩出后再切除纵隔。

3.术后注意点:①注意创面的愈合。②抗生素预防感染。

三、阴道闭锁

阴道闭锁为泌尿生殖窦未参与形成阴道下段所致。根据阴道闭锁的解剖学特点将其分为两型:Ⅰ型阴道闭锁,即阴道下段闭锁,阴道上段及宫颈、子宫体均正常;Ⅱ型阴道闭锁,即阴道完全闭锁,多合并宫颈发育不良,子宫体发育不良或子宫畸形。

【诊断标准】

1.Ⅰ型阴道闭锁 多子宫内膜功能正常,因此症状出现较早,主要表现为阴道上段扩张,严重时可以合并宫颈、宫腔积血,盆腔检查发现包块位置较低,位于直肠前方,就诊往往较及时,症状与处女膜闭锁相似,但无阴道开口,闭锁处黏膜表面色泽正常,亦不向外隆起。肛诊可扪及凸向直肠包块,位置较处女膜闭锁高,较少由于盆腔经血逆流引发子宫内膜异位症。

2.Ⅱ型阴道闭锁　即阴道完全闭锁,多合并宫颈发育不良,子宫体发育不良或子宫畸形,子宫内膜分泌功能不正常,症状出现较晚,经血容易逆流至盆腔,常常发生子宫内膜异位症。磁共振显像和超声检查可帮助诊断。

【治疗原则】

1.一旦明确诊断,应尽早手术切除。手术以解除阴道阻塞,使经血引流通畅为原则。

2.先用粗针穿刺阴道黏膜,抽出积血后切开闭锁段阴道,排出积血。

3.常规检查宫颈是否正常。

4.切除多余闭锁的纤维结缔组织,利用已游离的阴道黏膜覆盖创面,术后定期扩张阴道以防挛缩。

四、阴道斜隔综合征

阴道斜隔综合征也称 Herlyn-Werner-Wunderlich syndrome,病因尚不明确,可能是副中肾管向下延伸未到泌尿生殖窦形成-盲端所致。阴道斜隔常伴有同侧泌尿系发育异常,多为双宫体、双宫颈及斜隔侧的肾缺如。

阴道斜隔分为三种类型:

1.Ⅰ型为无孔斜隔隔后的子宫与外界及另侧子宫完全隔离,宫腔积血聚积在隔后腔。

2.Ⅱ型为有孔斜隔隔上有一数毫米的小孔,隔后子宫与另侧子宫隔绝,经血通过小孔滴出,引流不畅。

3.Ⅲ型为无孔斜隔合并宫颈瘘管在两侧宫颈间或隔后腔与对侧宫颈之间有小瘘管,有隔一侧子宫经血可通过另一侧宫颈排出,引流亦不通畅。

【诊断标准】

1.临床表现

(1)Ⅰ型发病年龄早,症状较重,平时一侧下腹痛。

(2)Ⅱ型月经间期阴道少量褐色分泌物或陈旧血淋漓不净,脓性分泌物有臭味。

(3)Ⅲ型经期延长有少量血,也可有脓性分泌物。妇科检查一侧穹窿或阴道壁可触及囊性肿物,Ⅰ型肿物较硬,宫腔积血时触及增大子宫;Ⅱ型、Ⅲ型囊性肿物张力较小,压迫时有陈旧血流出。

(4)月经周期正常,有痛经及一侧下腹痛;月经周期中有流血、流脓或经期延长等症状。

2.辅助检查

(1)妇科检查一侧穹窿或阴道壁有囊肿,增大子宫及附件肿物。局部消毒后在囊肿下部穿刺,抽出陈旧血,即可诊断。

(2)B型超声检查可见一侧宫腔积血,阴道旁囊肿,同侧肾缺如。

(3)子宫碘油造影检查可显示Ⅲ型者宫颈间的瘘管,由孔斜隔注入碘油,可了解隔后腔情况。必要时应做泌尿系造影检查。

【治疗原则】

由囊壁小孔或穿刺定位,上下剪开斜隔,暴露宫颈,沿斜隔附着处,做菱形切除,做最大范围的隔切除,边缘电凝止血。油纱卷压迫 24～48 小时,一般不放置阴道模型。

五、先天性无阴道

先天性无阴道是双侧副中肾管会合后未向尾端伸展形成管道,以致无阴道。可与始基子宫伴存或先天性无子宫,但亦有子宫正常者。15%合并有泌尿道畸形。

【诊断标准】

1. 临床表现

(1) 性征发育正常,但无月经来潮。

(2) 性生活困难。

(3) 妇科检查无阴道开口,有时呈一浅凹或深约 2~3cm 的凹陷。肛查可扪及一小子宫(始基子宫)。

2. 辅助检查

(1) 超声显像了解子宫及盆腔肿块情况。

(2) 肾盂静脉造影除外并存的泌尿道畸形。

(3) 应行染色体检查,如 46,XX 为 MRKH 综合征,如 46,XY 则为完全型雄激素不敏感综合征。

【治疗原则】

1. 非手术顶压法 用木质或塑料模具压迫外阴部的凹陷使扩张并延伸到接近正常阴道的长短。适用于会阴处有一凹陷者。

2. 阴道成型术

可选择下列方法,各有利弊。若有正常子宫应使阴道与子宫颈沟通。手术时机应选在结婚前 3~6 个月进行。

(1) 羊膜阴道成形术。

(2) 乙状结肠或回肠代阴道术。

(3) 盆腔腹膜阴道成形术。

(4) 皮瓣阴道成形术。

(5) 皮片阴道成形术。

(6) 生物补片阴道成形术。

除皮瓣和肠道法外手术后需带模具扩张阴道,应每日更换、清洗消毒模具。

3. 术后随访

(1) 按不同手术,术后不同时间进行随访。

(2) 了解术后伤口愈合情况和阴道口的松紧程度。

(张西茜)

第三节 先天性宫颈闭锁

宫颈形成约在胚胎发育 14 周左右,由于副中肾管尾端发育不全或发育停滞所致的宫颈发育异常,主要包括宫颈缺如、宫颈闭锁、先天性宫颈管狭窄、宫颈角度异常、先天性宫颈延长伴宫颈管狭窄、双宫颈等,临床上罕见。

【诊断标准】

若患者子宫内膜有功能,则青春期后可因宫腔积血而出现周期性腹痛,经血还可经输卵管逆流入腹腔,引起盆腔子宫内膜异位症。磁共振显像和超声检查(尤其是三维超声检查)有助诊断。

【治疗原则】

可试行宫颈阴道贯通术,但成功率低,故有建议直接进行子宫切除术;如人工子宫阴道通道手术失败则行子宫切除术。

(张西茜)

第四节 子宫发育异常

两条副中肾管在发育、融合或中隔吸收演变过程中,任何时期出现停滞均可导致子宫发育异常而出现子宫畸形。

【诊断标准】

1. 临床表现

(1) 约25%患者无症状,亦无生殖障碍。

(2) 从无月经来潮,提示可能为先天性无子宫、始基子宫、子宫发育不良或无子宫内膜。

(3) 月经稀少。

(4) 痛经,逐渐加重,有月经血潴留。

(5) 不孕、反复流产、胎位异常、早产和死胎等。

(6) 妇科检查子宫小,为始基子宫或幼稚子宫;若子宫偏向一侧可能为残角子宫或单角子宫;子宫底部较宽提示有纵隔子宫或鞍状子宫;子宫底部有凹陷可能为双角子宫或鞍状子宫;子宫呈分叉状为双角子宫或双子宫。

2. 辅助检查

(1) 超声显像显示为单子宫或双子宫,以及子宫的大小。子宫梭形且偏向一侧可能为单角子宫;一侧圆钝形实质块提示可能是残角子宫;显示子宫体较宽且子宫腔内有纵隔者可能为纵隔子宫或双角子宫,以及明显的鞍状子宫。超声显示子宫轮廓较清楚,但子宫腔内影像不如子宫输卵管碘油造影清晰。但可清楚地显示子宫腔积血。必要时可辅助MRI检查帮助诊断。

(2) 盆腔充气和子宫输卵管碘油双重造影检查

同时了解盆腔内有无子宫、子宫外形和子宫腔形态,可诊断单角子宫、鞍形子宫、双角子宫、纵隔子宫(完全型或不完全型)和双子宫。双子宫时必须两个宫腔均注入造影剂方可显示两个宫腔影。若一个子宫显影,在其一侧有实质性肿块应考虑伴有残角子宫的可能。

(3) 腹腔镜检查当影像诊断有困难时,可由腹腔镜直接观察子宫的轮廓。

(4) 宫腔镜检查:直接观察子宫腔内的情况如有无纵隔、半纵隔、双角或鞍形子宫。

(5) 必要时可行静脉肾盂造影,了解有否合并泌尿道畸形。

【治疗原则】

1. 始基子宫、实体子宫可不予处理,若残角子宫有积血则做子宫切除。

2. 幼稚子宫有痛经者可对症治疗。

3. 双子宫、双角子宫和鞍形子宫一般不予处理。

4. 纵隔子宫影响生育时可切除纵隔。

5. 子宫畸形者妊娠后应预防流产、早产。根据胎儿大小、胎位及产道情况决定分娩方式。

(孟庆堂)

第五节　女性假两性畸形

患者染色体核型为 46,XX,为常染色体隐性遗传病。因 21-羟化酶缺陷造成皮质醇合成障碍而雄激素和孕激素增加,导致不同程度男性化,有卵巢、子宫、宫颈、阴道,但外生殖器出现部分男性化,故称为女性假两性畸形。也可因妊娠早期服用雄激素作用药物引起,但程度轻,出生后男性化不再加剧,可于青春期月经来潮,并可以生育。

【诊断标准】

1. 临床表现

(1) 单纯男性化,阴蒂增大,大阴唇状似阴囊,但无睾丸扪及。

(2) 无女性性征发育,从无月经来潮,卵巢功能低下。

(3) 身材矮壮,肌肉发达皮肤较黑,多毛,面部痤疮和脂溢。

(4) 检查发现喉结突出,外阴部呈不同程度男性化,可扪及子宫。

2. 辅助检查

(1) 超声或磁共振显像:显示盆腔有子宫和卵巢。

(2) 血睾酮、24 小时 17-羟孕酮和 17-酮类固醇和孕二醇升高。

(3) 阴道-尿道-膀胱造影适用于阴道和尿道共同开口者。

【治疗原则】

1. 肾上腺皮质激素

(1) 醋酸可的松 25mg/片,一日 1.5~2 片,分 2 次服。

(2) 氢化可的松、泼尼松或地塞米松均可按醋酸可的松的剂量转换后应用。

(3) 用药后每月测睾酮一次,以睾酮近似于正常值时用维持量。若睾酮下降不明显可加量。一般可每日增加半片,一个月后再按睾酮水平调整剂量。

(4) 青春期或成年患者在睾酮已近正常后仍有月经失调者,可作人工周期或诱发排卵。

2. 外生殖器矫形术　血睾酮接近正常后,可行阴蒂整形术;尿道、阴道共同开口者做会阴切开修复术。

(金　玉)

第六节　男性假两性畸形

患者染色体核型为 46,XY,为雄激素受体缺陷,因雄激素无法发挥生物效应而导致性分化异常,男性核型,女性表型,为 X 连锁隐性遗传病,有睾丸,无子宫,阴茎极小,生殖功能异常,一般无生育能力。分为完全型和不完全型 2 种。

【诊断标准】

1. 临床表现　从无月经来潮,自觉腹股沟有块物,外阴部异常(不完全型者)。

2. 体格检查

(1) 完全型外生殖器为女性,青春期乳房发育,乳头小,无阴毛,阴道多为盲端,短,浅,无子宫。两侧睾丸大小正常,可位于腹腔内、腹股沟或偶在大阴唇内扪及。

(2)不完全型外阴多两性畸形,阴蒂肥大或为短小阴茎,阴道极短或仅有浅凹陷。

3.辅助检查

(1)超声或磁共振显像盆腔内无女性内生殖器,无卵巢影像。若睾丸在腹股沟内或盆腔内可做超声探测。

(2)睾酮在男性水平。

【治疗原则】

1.首先作性别抉择,一般以选作女性为佳,切除睾丸,术后适当补充雌激素。

2.注意维护患者心理健康。

(梁建梅)

第七节 真两性畸形

外生殖器分化异常;男女难辨,有数种染色体核型,但体内有睾丸、卵巢两种性腺同时存在。

【诊断标准】

1.临床表现

(1)外生殖器异常,难以区分男女。

(2)部分患者于青春期乳房发育,月经来潮。

(3)部分患者出现喉结,声哑和体毛、性毛增加。

(4)妇科检查:外生殖器异常,大部分患者盆腔内有子宫,但发育程度不一,有的患者可在阴囊或阴唇内扪及睾丸。

2.辅助检查

(1)染色体核型:呈现为 46,XX;46,XY;46,XX/46,XY 或其他嵌合体。当核型与体征不符时或出现嵌合体时具很大提示意义。

(2)腹腔镜检查或剖腹探查:明确为两性性腺并存可确立诊断。两性性腺并存为:一侧卵巢,另侧睾丸;一侧为卵巢或睾丸,另侧为卵睾;两侧均为卵睾,子宫发育不良或正常,可有双角子宫;卵巢侧常有输卵管,睾丸侧常有输精管,卵睾侧常为输卵管和输精管并存。

【治疗原则】

1.性别抉择,按抚养性别、本人意愿(如患者未成年应与其父母共同商议)选择性别。

2.若无明显男性化以选作女性为妥。切除睾丸或剥除卵睾中的睾丸组织,外阴行整形术。

3.若选作男性,切除卵巢或睾中卵巢组织,但应将睾丸移入阴囊中,外阴行男性外生殖器成形术。

(梁建梅)

第八章 损伤性疾病

第一节 外阴裂伤及血肿

一、原因

目前多见于从高处跌落、跨越栏杆时或分娩时产伤及其他外阴手术。车祸引起的外阴创伤,可能合并头、胸、腹、肢体多部位损伤。如骨盆损伤可波及膀胱、尿道、阴道及外阴,是妇科常见的急诊外伤。

二、临床表现

因受伤的部位、性质、深浅、累及的范围和就诊时间早晚不同,临床表现亦有区别。外阴部血运丰富,皮下组织疏松,局部受到硬物撞击,皮下血管破裂,皮肤无裂口时形成血肿,并向周围蔓延,累及会阴及坐骨直肠窝。受伤后感到外阴剧烈疼痛,可见活动性出血;若外阴皮肤没有裂口,但皮下血管因硬物撞击而破裂引起皮下血肿。当血肿≥10cm,外阴皮肤表面青紫,发亮,张力大,触痛明显,如外阴血肿继续增大可压迫尿道而引起尿潴留。严重者可出现面色苍白,脉搏快而细弱,血压下降甚至发生出血性休克。

三、诊断

1.有手术外伤、生育史,多见于未成年女性或年轻女性。
2.妇科检查外阴血肿或外阴裂伤伴活动性出血。
3.血压、血红蛋白下降,出现尿潴留等表现。

四、治疗

1.姑息治疗 血肿小、无增大趋势者可行姑息治疗。
(1)卧床休息,监测生命体征。
(2)局部冰敷,24h以内,特别是最初数小时切忌切开血肿抽取血液,因早期抽吸可诱发再度出血,且渗出的血液有压迫止血的作用。若血肿继续增大,应即切开止血。

(3) 血肿形成 4～5d 后,如局部仍有波动感,可在严密消毒下抽出血液。术后应用凡士林或呋喃西林粉液纱条填塞血肿腔。

2.手术治疗　新鲜局部裂伤、血肿大,继续出血者。

(1) 会阴阻滞麻醉局部和浸润麻醉,对新鲜的局部损伤应寻找出血点,结扎止血缝合。巨大血肿可在骶管麻醉下切开血肿,切口选在血肿最突出的部位。也可应用改良法缝合,即在患侧大小阴唇皮肤黏膜交界处纵行切开 1.5～2cm,清除全部积血及血块,间断缝合切口,放置引流片,24h 后拔除引流片。会阴局部水肿严重者应留置导尿管 24h。

(2) 术毕应在外阴或阴道内加压以防继续渗血。

(3) 全身抗感染治疗,适当应用止血药物。

（孟庆堂）

第二节　阴道损伤

各种年龄的妇女在暴力性交后可发生阴道裂伤及活动性出血,车祸、器械损伤等亦可引起阴道损伤,甚至累及盆腔的其他器官,阴道损伤仅为其中的一小部分,可出现阴道充血、溃疡、出血,日后有可能形成阴道粘连、狭窄,甚至阴道闭锁或生殖器官瘘等严重后果。

一、原因

1.暴力性交　过度兴奋或粗暴性交,阴道疾病因施行手术后变短浅等。哺乳期或绝经期由于内分泌改变致使阴道组织变脆,特别是后穹隆弹性差、壁薄易形成环形裂伤。

2.医疗器械损伤　如各种难产而使用胎头吸引器,产钳不当时,用力拉出时,可使阴道不同程度损伤;会阴侧切时,在胎头娩出时,会阴保护不当,可造成阴道不同程度损伤甚至直肠损伤;阴道癌、晚期宫颈癌放疗后引起组织损伤;各种宫颈物理治疗不慎时亦可造成阴道损伤;子宫脱垂时子宫托放置过久,持续压迫及摩擦引起阴道溃疡。

3.药物损伤　如阴道内使用药物剂量过大或腐蚀性药物所致损伤;使用不当的砷剂、汞等进入阴道内进行堕胎可引起严重的阴道黏膜溃疡出血。

二、临床表现

1.会阴、阴道壁组织撕裂、疼痛,伴有组织出血。

2.阴道黏膜溃疡、渗血、白带呈血性或脓性,有异味。

3.损伤同时穿破腹膜可引起腹痛腹胀。

4.损伤直肠时可有粪便从阴道流出。

5.损伤尿道或膀胱时可有清亮尿液从阴道流出。

6.阴道出血过多时可发生休克。如为药物性损伤可能出现药物引起的全身毒性反应,甚至出现肾衰竭。

三、诊断

1. 有粗暴性交史或阴道放置腐蚀性药物史;分娩史及阴道宫颈治疗史。
2. 阴道有活动性出血,或脓血性白带,可见溃疡充血。
3. 检查阴道出血的位置。阴道上 1/3 或后穹隆部为性交猛力冲撞处,最易于损伤。窥器探查时易被遮挡,应注意观察其深度及范围。
4. 血压、血红蛋白下降,休克;出现腹痛腹胀、尿液、粪便自阴道流出等表现。

四、治疗

1. 药物治疗 适用于药物性阴道损伤。

用生理盐水、或 1:5000 高锰酸钾液或 1:1000 苯扎溴铵(新洁尔灭)冲洗消毒阴道。溃疡处应用金霉素软膏涂擦每天 1 次,直至溃疡或炎症消失。子宫托所致的阴道损伤应取出子宫托,每日用 1:5000 高锰酸钾冲洗,溃疡面用金霉素软膏或紫草油涂擦。老年患者可阴道内给予小剂量的雌激素软膏涂抹,以增强阴道上皮的抵抗力,有利于创面的愈合。

2. 手术治疗

(1) 创伤、产伤、性交引起阴道损伤的处理:应在良好的照明及暴露下检查外阴阴道,确定损伤的性质、部位及损伤程度。争取尽快地进行缝合、止血及修补。采用可吸收线(0 或 1 号),以"8"字缝合止血为佳,并注意撕裂伤顶端及基底部的缝合。有活动性出血点特别是动脉血管应单独结扎止血。注意勿损伤直肠及膀胱。

(2) 对阴道黏膜因擦伤而引起的广泛弥散性出血,可用纱条填塞阴道压迫止血,术后置导尿管并卧床休息,一般应在 24~48h 取出纱条,同时应给抗感染或输液等处理。对大血肿在清除血肿后应注意彻底止血,并在缝合后放置橡皮引流条,用纱条填塞压迫。若阴道穹隆撕伤(特别是侧穹隆撕伤)经阴道修补多次失败,或延伸至宫颈或子宫下段无法缝合,应经腹做修补术或子宫切除术,及时止血抢救患者生命,术后盆腹腔应置引流。

(3) 如合并骨盆损伤时,应注意尿道、膀胱、直肠的损伤。必要时麻醉下进行尿道、膀胱、直肠的修补缝合。

(4) 全身抗感染治疗,适当应用止血药物。

(金 玉)

第三节 子宫颈撕裂

子宫颈撕裂是分娩或晚期流产后立即发生的宫颈前唇或后唇损伤,是一种少见的并发症,常发生于初产妇和产程延长者。妇科手术损伤也是其常见的原因。

一、原因

1. 既往分娩中有陈旧性损伤、瘢痕或宫颈锥形切除、电铬、宫颈缝合后,在持续压迫下易发生宫颈裂伤。

2. 不恰当地使用催产素致宫缩过强或应用胎头吸引器。
3. 妇科手术操作过程中,操作误伤宫颈。
4. 产程延长,宫颈受压迫缺血,合并宫缩过强时易出现宫颈裂伤。
5. 宫颈先天性发育异常者。

二、临床表现

胎儿娩出后宫缩良好而阴道持续流鲜血应立即想到可能有子宫颈裂伤。在良好的照明下,进行阴道检查。用阴道拉钩暴露宫颈,用2~3把无齿宫颈钳夹住并牵引宫颈,顺时针顺序检查,尤其注意子宫颈两侧,如发现宫颈裂伤超过2cm,或未超过但有活动性出血者可诊断。妇科手术操作过程中可见宫颈裂伤处活动性出血可诊断。

三、诊断

1. 有急产、宫颈水肿或者阴道手术操作史,出现胎儿娩出后宫缩良好而阴道持续流血者。
2. 阴道检查发现子宫颈,尤其宫颈两侧裂伤超过2cm,或者未超过但有活动性出血者。

四、治疗

1. 宫颈轻度裂伤,深度不超过1cm,无活动性出血者可待其自然愈合。如裂伤深度较大或者有活动性出血者应立即缝合。其处理要点有:用两把无齿宫颈钳夹住宫颈前后唇,充分暴露宫颈裂伤的深部和顶端,看到裂伤的顶端后用1号可吸收线间断缝合。第一针一定要缝合在裂口上0.5cm,以利于结扎回缩的血管断端而止血。最后一针要距宫颈外口0.5cm,以免产后宫颈口回缩而狭窄。创面出血者可用1:250去甲肾上腺素盐水压迫或电凝止血。
2. 出血过多或休克时,应及时输血、补液抢救。
3. 术后抗感染治疗。
4. 如裂伤达子宫下段,应立即开腹探查。

五、预防

1. 产时正确指导产妇在宫口开全后再向下屏气。
2. 产前详细地了解病史,检查宫颈有无瘢痕、创伤史,掌握阴道分娩适应证。
3. 阴道手术时应手法轻柔、细致以免损伤宫颈。手术后常规检查宫颈有无损伤。

(梁建梅)

第四节 阴道尿瘘

阴道尿瘘是指泌尿系统与阴道之间有异常通道,根据部位分为膀胱阴道瘘、输尿管阴道瘘、尿道阴道瘘。表现为尿液从阴道淋漓流出而不能控制。大部分为难产后引起,亦因妇科手术损伤、放疗后、感染、妇科恶性肿瘤、膀胱手术后、先天性畸形引起。在国内最常见的原因为分娩损伤,占88%左右;其次为手术损伤,占5%左右。

一、原因

1.分娩损伤:一般由难产引起,少数由分娩过程中手术操作所致产道及泌尿道撕裂。前者多为坏死型,分娩时滞产或第二产程延长,胎头下降受阻,膀胱、尿道和阴道壁及软组织长时间受压缺血坏死引起。尿瘘多发生在胎儿娩出后3~5d,甚至更晚。后者在手术操作过程中引起,尿瘘出现在胎儿娩出后。

2.妇科手术如全子宫切除,盆腔广泛粘连,手术误伤泌尿系统,在术中未及时发现而形成尿瘘。

3.妇科恶性肿瘤放射治疗后、长期放置子宫托、先天性生殖道畸形不当的性生活史及膀胱结核或肿瘤等均能导致尿瘘,但并不多见。

二、临床表现

1.症状 以漏尿为主要表现,尿液不断流出,无法控制。长期尿液的慢性刺激外阴或臀部皮肤,可引起局部发红、增厚、皮疹及溃疡等。患者常感到局部瘙痒和灼痛;部分患者由于阴道与泌尿系统存在异常通道,阴道细菌通过异常通道进入泌尿系统,可出现尿路感染症状;也有患者以阴道狭窄致性交困难为表现,多见于放疗后患者。长期的精神创伤可引起生育年龄患者出现闭经或月经稀少等表现。

2.体征 妇科检查可见阴道内有尿液流出,可见瘘孔,应仔细寻找瘘孔的数目、位置、大小及周围瘢痕的程度,注意有无合并阴道狭窄、宫颈情况等。

3.辅助检查

(1)阴道检查:发现尿液从阴道流出,无法控制。

(2)美蓝(亚甲蓝)试验:亚甲蓝注入到膀胱进行阴道观察。如蓝染尿液由阴道流出证实为膀胱阴道瘘,可从蓝染尿液流出处寻找瘘孔;如阴道流出的为清亮的尿液,则证实尿液来源于输尿管以上部位,可诊断输尿管阴道瘘;如蓝染尿液由宫颈外口流出则诊断为膀胱宫颈瘘。

(3)膀胱镜检查:可观察瘘孔与输尿管开口的关系,并排除膀胱结核或肿瘤。静脉注射靛胭脂5ml,5~7min后可见蓝色液体由瘘孔流出,为输尿管阴道瘘或者先天性输尿管开口异位。

(4)静脉肾盂造影:上述检查无法确诊输尿管瘘时可用本法,并用于了解输尿管有无梗阻或畸形。

三、诊断要点

1.有难产史或妇科手术史。
2.无法控制尿液从阴道流出,妇检可见阴道见尿液或瘘孔。
3.亚甲蓝试验、膀胱镜检查等辅助检查协助诊断尿瘘发生的部位。

四、治疗

尿瘘一经发现,均应进行手术治疗。由于妇产科所致瘘口往往比较复杂,且较大,为控制炎症和瘘口周围水肿,一般认为应在瘘口发生后3~6个月处理瘘口。亦可在瘘发生后即给予抗生素及泼尼松(5mg,tid)10~20d,然后进行瘘孔修补可获得满意效果。妇科手术时即发现的新鲜瘘孔应及时修补。如第一次修补失败后可待术后3个月以上再进行手术修补。

1.手术方式 部位低者可经阴道修补,部位高者可经腹修补或者以腹腔镜修补。必要时可经阴经腹联合修补。手术关键在于分离瘘孔周围阴道黏膜使瘘孔周围缝合无张力,目前常用的有向心分离法及离心分离法。前者的做法为在瘘孔边缘外2cm左右(视瘘孔大小而定,巨大瘘孔者可适当向外),先切开阴道黏膜一小口,用血管钳分离找准阴道与膀胱之间隙,自瘘孔切缘阴道黏膜,向瘘孔方向(以瘘孔为中心)分离阴道黏膜至瘘孔边缘3~5mm(达瘢痕难以分离处为止),予以修剪后进行间断缝合。后者即自瘘孔边缘2~3mm始,向瘘孔外(远离瘘孔)分离2cm左右,再进行修剪后间断缝合。该法适用于中、小瘘孔。在手术过程中,常是二者联合使用,手术效果佳。

2.术前准备 控制炎症。可应用抗生素及泼尼松,后者可减轻局部炎症反应,缩小瘘孔并软化瘢痕。老年或闭经患者宜给雌激素,如补佳乐1~2mg共用1周,使阴道上皮增厚以利分离愈合。

3.术后处理

(1)尿液引流必须保持通畅无阻:一般导尿3~5d,巨大复杂尿瘘术后可放置7~14d。

(2)卧位:多取向无瘘孔侧卧位。

(3)预防感染:常用至拔除尿管后一周。

(4)饮食管理:术后每日液体不少于3000ml,保持尿液通畅。予以无渣半流质饮食3~5d,保持大便通畅。

(5)术后3个月禁性生活及阴道检查。

(梁建梅)

第五节 阴道直肠瘘

阴道直肠间的不正常通道称阴道直肠瘘,或称粪瘘。常见症状为粪便从阴道排出,无法控制。按其发生的原因分为先天性和后天性,以后天性常见。原因主要为产伤所致的会阴裂伤波及直肠,修补后直肠愈合不佳留下瘘孔。亦可为妇科手术操作误伤而未及时发现,不愈合而形成瘘道。根据瘘孔部位高低可分为低位粪瘘及高位粪瘘。

一、原因

1.难产时胎头压迫阴道后壁及直肠时间过久所致,或者产伤所致会阴Ⅲ度裂伤波及直肠,修补后愈合不佳所引起。

2.先天性无阴道或阴道不全闭锁,不适当的性生活后造成瘘口。

3.阴道肿瘤、结核累及直肠而形成粪瘘。

4.少见先天性粪瘘。

二、临床表现

1.自阴道排出稀薄大便,亦可从阴道排气。

2.如为高位粪瘘,大便可积于阴道内,使阴道不洁及感染。

3.如合并尿瘘可见阴道有粪便及尿液流出,长期的尿液及粪便刺激可发现外阴炎、溃疡或大腿内侧炎症、溃疡。

三、诊断要点

1.有难产史或妇科手术史。

2.阴道内可见粪便,瘘孔位于阴道后壁。

3.妇科检查可见阴道后壁瘘孔,少量稀薄大便排出。瘘孔周围鲜红肉芽组织。三合诊时可从直肠内触及阴道内手指。

四、治疗

粪瘘的治疗为手术修补。修补效果比尿瘘佳。新鲜创伤(如手术或外伤),应立即进行修补。手术方式分为低位阴道直肠瘘修补术及高位阴道直肠瘘。如合并尿瘘应同时处理。

1.低位阴道直肠瘘修补术 用剪刀伸入肛门,沿中线切开使成为会阴Ⅲ度裂伤状,然后按会阴Ⅲ度裂伤进行修补。

2.高位阴道直肠瘘修补术 可应用尿瘘修补的向心分离法或离心分离法修补缝合直肠壁及阴道壁。因粪瘘周围组织充裕、健康而较尿瘘修补易于成功。

术前、后处理:术前3~5d开始进无渣半流质,并给予甲硝唑200mg,tid共3~4d;新霉素1g,或每日口服链霉素1g,3~4d做肠道准备,以减少肠道感染机会。术前晚服番泻叶进行清洁灌肠,并冲洗阴道。术后继续给予无渣半流质饮食控制排便,促进伤口愈合。继续给予甲硝唑、头孢类预防感染,促进伤口愈合。自术后第4日每晚服液体番泻叶或液体石蜡,使粪便变稀化易于排出。外阴也应保持清洁。

五、预防

避免第二产程过长,应注意保护会阴,避免会阴裂伤。会阴裂伤时应常规肛查,发现有无缝线穿透直肠黏膜,如已穿透应重新拆除;生殖道肿瘤放疗时应注意放疗的剂量与操作。阴道肿瘤及结核应注意及时治疗。

(梁建梅)

第六节 阴道异物

阴道异物在未成年及成年女性均可见到,以儿童期即幼女较为常见(未成年女性为儿童期及青春期,即分别为出生4周~12岁、13~18岁)。也可能因为医务人员操作粗心,将棉球或纱布遗留在阴道内。异物在阴道内嵌顿或处理不当会引发阴道炎、阴道粘连、穿孔、盆腔炎等并发症。

一、原因

1. 幼女出于好奇或者精神病患者将纽扣、豆子、果核等塞入阴道内。
2. 医务人员操作过程粗心,未将棉球纱布等取出。

二、临床表现

1. 阴道内有脓性或脓血性分泌物,伴或不伴恶臭。
2. 外阴肿痛、外阴血肿、阴道壁溃疡。时间更久,大量炎症肉芽组织生成可形成瘢痕。如未及时治疗处理,长期恶臭白带可对患者造成不合群、孤僻的病态心理。
3. 用窥器观察可见到阴道内异物。
4. 幼女肛查时可触摸到一定活动度的物件,用小探针探入阴道可触及异物。
5. 急性异物损伤可出现阴道撕裂出血,甚至伤及膀胱或子宫直肠窝。

三、诊断要点

1. 有外伤史或阴道操作史;详问病史有异物放置史。
2. 脓性或脓血性分泌物,恶臭白带,阴道流血等表现。
3. 窥器检查可见阴道内异物,肛查可触及一定活动度异物。

四、治疗

1. 应及时取出阴道异物并止血。如幼儿较难取出,应用婴幼儿特殊器械取出异物。成人应用窥器。
2. 小的异物引起的外阴或阴道血肿可通过卧床休息、患处加压包扎、冰袋冷敷处理。血肿较大时或者持续性增大,则宜在全麻下细致检查,明确损伤范围,洗涤伤口,扩大伤口取出血凝块,找到出血点进行缝合止血。必要时放置引流条。术后进行抗生素抗感染治疗。引流条每日更换,并用新洁尔灭消毒,一般填塞5～7d。
3. 阴道壁撕裂伤时应进一步确定泌尿系统、直肠有无受到损伤。如果导尿无尿,可在无菌状态下将生理盐水注入膀胱,回抽液体,如有血性液体出现,应考虑泌尿系统损伤。通过肛查确定直肠是否受到损伤。如撕裂口较大,应用可吸收纤细肠线进行缝合修补,应对裂口顶端0.5cm进行缝合,防止血管回缩出血。如婴幼儿阴道操作困难,可用婴儿专用器械或者鼻孔窥器及眼科器械代替。
4. 出现阴道炎、溃疡,可应用抗生素抗感染治疗。

(金 玉)

第七节 阴道腐蚀性损伤

一、概述

多见于局部使用药物不当而引起的一种急性阴道炎,可因药物过敏、药物浓度过高、用药方法不当或误用所致,也可由于使用腐蚀性物品导致,常见的有:高锰酸钾结晶、白矾、汞、硫酸等制剂。也有未经医生许可,私自购买消毒药液用于会阴清洗者。各种年龄妇女均可发生,病人多以会阴烧灼痛,流液、肿胀急诊。

二、诊断

【病史】
1.有明确的阴道局部用药史。
2.发病较急,局部接触到药物或腐蚀性物品后很快出现阴道坠胀,烧灼、瘙痒、疼痛等不适。阴道分泌物增多,呈脓性、浆液性或血性,或见腐烂物掉出。分泌物刺激外阴,可引起外阴红肿,有时有尿频、尿痛。可引起发热及全身症状。

【查体】
1.炎症程度轻者仅阴道黏膜明显充血、触痛,重者出现阴道黏膜坏死、剥脱,形成溃疡、表面附以脓性分泌物,可继发形成阴道粘连、瘢痕、狭窄、闭锁或瘘管。
2.白细胞升高。

【诊断要点】
1.有外阴部局部用药史,疼痛、烧灼感,白带增多或有血性。
2.外阴、阴道充血、水肿、溃烂、脓血性分泌物。

三、治疗

【快速处理】
1.去除病因,停用一切可疑物品。
2.用生理盐水、无菌凉白开水冲洗局部;或根据药物酸碱度,酸性药物损伤用3%苏打水溶液,碱性药物损伤则用3%硼酸或食醋溶液进行冲洗。
3.局部涂抹皮炎平、氟轻松(肤轻松)、红霉素、复方鱼肝油软膏或紫草油,需每日换药,保持局部清洁,直至创面新鲜。口服克拉霉素0.259 3/d、氯苯那敏(扑尔敏)4mg 3/d,抗过敏、抗感染。
4.治疗期禁止性生活。
5.继发感染者需选用敏感抗生素,全身使用,但用药须谨慎,谨防再次引起过敏反应。

【鉴别诊断】
对经上述诊治疗效不显著者,可以考虑其他少见疾病,如阿米巴性阴道炎、梅毒感染等。

四、健康指导

1. 不乱用药物 乱用外用药物的病人,常常是图省事、贪便宜。
2. 有病上正规医院看医生,一定告诉医生自己的有关药物过敏史,在医生指导下用药,详阅用药说明,注意使用方法及药液浓度。
3. 用药过程中,一旦发生反应,应立即停止使用并就医,以便及时处理。

(赵素娥)

第八节　子宫脱垂

一、概述

子宫从正常位置沿阴道下降,宫颈外口达坐骨棘水平以下,甚至子宫全部脱出于阴道口以外,称为子宫脱垂。子宫脱垂常伴有阴道前壁和后壁脱垂。

分娩损伤是子宫脱垂最主要的原因。分娩时盆底组织极度扩张,盆底肌肉和筋膜及子宫韧带过度伸展或损伤,使子宫和阴道失去强有力的支托。若产妇过早参加体力劳动,过高的腹压可将未复旧的子宫推向阴道以致发生脱垂。长期慢性咳嗽、便秘、盆腹腔巨大肿瘤、大量腹水以及长期超重负荷(肩挑、举重、蹲踞、长期站立)等均可使腹压增加,诱发或加重子宫脱垂。体质虚弱、肌张力低,或营养不良、消瘦,内脏器官下垂、多次分娩也易并发子宫脱垂。绝经期或长期哺乳的妇女,因雌激素水平低落,子宫萎缩,盆底组织松弛,容易发生子宫脱垂或脱垂加重。偶有未婚或未孕妇女,可因为盆底组织先天性发育不良导致子宫脱垂。

子宫脱垂根据病人平卧用力向下屏气时子宫下降的程度分三度:

Ⅰ度:轻型为子宫颈距处女膜缘<4cm,未达处女膜缘;重型为宫颈外口已达处女膜缘,未超出该缘,检查时可在阴道口见到宫颈。

Ⅱ度:轻型为子宫颈脱出阴道口,宫体仍在阴道内;重型为宫颈及部分宫体脱出阴道口。

Ⅲ度:宫颈及宫体全部脱至阴道口外。

二、诊断

【病史】

Ⅰ度病人多无自觉症状;Ⅱ、Ⅲ度病人常见,有块状物自阴道脱出。最初在劳动、咳嗽、排便后、久蹲或久站等腹压增大的情况下出现,平卧、休息时能变小或自动回缩。随病情发展,脱出块状物增大;Ⅲ度脱垂者即使休息后块状物也不能自动回缩,通常需要用手推送才能将其还纳到阴道内,严重者甚至无法回纳。由于外阴部块状物长时间脱出,病人行动极不方便,长期摩擦可出现溃疡、甚至出血;继发感染时,可出现脓血性分泌物。

病人还可出现腰骶部疼痛或下坠感,这是由于脱垂的子宫牵拉韧带、腹膜以及盆腔淤血所导致。下蹲、久站或劳动时加重,月经期更甚;平卧时减轻或消失。脱出的程度越严重,症状也越明显。

Ⅲ度子宫脱垂者常伴有重度阴道前壁脱垂,膀胱也常随之膨出,有时尿道也伴有膨出,可有排尿困难、尿潴留等症状;也可出现继发尿路感染和张力性尿失禁。当阴道后壁膨出时,可伴有便秘或大便困难。

子宫脱垂很少发生月经失调。病人的子宫若能还纳,通常不会影响受孕,且妊娠后随子宫增大可逐渐上升至腹腔,子宫不再脱垂,故多能经阴道分娩。

【查体】

直视下见外阴部有阴道脱出块状物,常为子宫颈、阴道前后壁或子宫体。脱垂的子宫颈、阴道黏膜常因充血、水肿而增厚;宫颈肥大,有时显著延长,常伴有会阴陈旧性裂伤。长期摩擦可出现黏膜溃疡、皮革样增厚、甚至出血;继发感染时,可出现脓血性分泌物。

【鉴别诊断】

1.阴道前壁膨出 通过检查即可明确。

2.阴道壁囊肿 可见一局限性肿物附着在阴道壁上,壁薄、囊性、界限清楚,位置固定不变,不能移动,可用针吸出清亮黏稠液。

3.子宫黏膜下肌瘤或宫颈肌瘤 多为鲜红球状块物,质硬,表面找不到宫颈口,沿肿物向上检查可发现肿物的蒂或被扩张变薄的宫颈边缘。

4.宫颈延长 宫颈尚未外露者应行阴道指诊,测量宫颈距阴道口的距离,以厘米计。还应注意宫颈管是否延长,用子宫探针探测至宫颈内口距离,即可诊断。宫颈延长病例的宫体位置多无明显下移。

三、治疗

治疗目的为加强或恢复盆底组织及子宫周围韧带的支持作用;原则是安全、简单和有效。

1.加强营养 注意劳逸结合,避免重体力劳动。积极治疗咳嗽、便秘等慢性疾病。进行提肛肌锻炼。

2.非手术治疗

(1)中药补中益气汤(丸)可促进盆底肌肉恢复、缓解局部症状;

(2)子宫旁注射无水乙醇等硬化剂:但效果不持久,若注射位置不当,常并发尿瘘,不宜推广;

(3)子宫托:是一种支持子宫和阴道壁并使其维持在阴道内而不脱出的工具。常用的有喇叭形、环形和球形。适用于各度子宫脱垂和阴道前后壁脱垂。但重度子宫脱垂伴盆底肌肉明显萎缩以及子宫颈或阴道壁有炎症和溃疡者均不宜使用,经期和妊娠期停用。选择合适大小的子宫托,每晚睡前取出,并洗净放置于清洁杯内备用,以免放置过久引起嵌顿、溃疡或压迫性尿瘘和粪瘘。放托后每3~6个月复查1次。

3.手术治疗 适用于各种子宫脱垂。根据病人年龄、生育要求和全身健康情况决定。

(1)阴道前后壁修补术、主韧带缩短及宫颈部分切除术:又称Manchester手术。适用于年轻、宫颈延长的Ⅱ、Ⅲ度子宫脱垂者;

(2)经阴道子宫切除术及阴道前后壁修补术:适用于Ⅱ、Ⅲ度子宫脱垂并有阴道前后壁脱垂、年龄较大、无生育要求者;

(3)阴道纵隔成形术:又称Le Fort手术。适用于年老体弱不能耐受大手术或无性生活要求者,术前应排除子宫及宫颈的恶性病变。

四、诊疗体会

阴道壁膨出及子宫脱垂的病人常常表现出悲观心理,不轻易向别人述说疾病的痛苦,对治疗信心不足,就诊时大多合并感染,为手术治疗带来了困难。为此,在社会关注提高妇女保健常识的同时,医生应对患病妇女给予更多的爱心,取得她们的信任,用高超的技术为她们解决病痛。

五、健康指导

积极开展计划生育,提倡晚婚、晚育;提高产科医生技术水平,正确处理产程,避免滞产和第二产程延长;保护好会阴,详细告知产妇及家人,不必要的软产道损伤会在产后出现的后患,适时行会阴切开术;有产科指征者应及时行剖宫产终止妊娠。产妇在产后注意休息,避免过早参加体力劳动;提倡产后保健操有助于骨盆底肌肉和筋膜张力的恢复。积极治疗慢性咳嗽、习惯性便秘等疾病。

(梁建梅)

第九章 不孕症及辅助生育技术

第一节 女性不孕症

在育龄夫妇中,不育症的患病率约为8%~15%,数值的高低与其定义的时间年限以及地理、种族、社会经济、教育程度、女性年龄、初潮年龄等因素有关。关于不育症的诊断年限,WHO推荐的流行病学定义为2年,临床研究经常采用1年。根据世界卫生组织(WHO)的标准,一对未绝育的育龄夫妇在无防护的有规律性生活至少12个月后女方仍未受孕者,称为不育症。不育症分为原发不育和继发不育。前者,对女性而言指从未妊娠者,对男性而言指从未使一个女子妊娠者;后者,对女性而言指曾有妊娠而以后未能妊娠者,对男性而言指曾使一个女子(包括配偶)妊娠而以后未能使其配偶妊娠者。

【病因概况】

妊娠的过程十分复杂,其中任何一个环节的异常都可能影响生育力。在不育症病因中,男性因素与女性因素的比例几乎各占一半。不育症可能仅仅是一方原因,即完全是自身病因,或完全是对方病因而自身毫无疾患;也可能是双方都有一些病因。不育的病因涉及面较广,包括:女方因素,男方因素;生殖系统因素,其他系统因素;自身因素,医源性等因素;甚至兼而有之。所以不育症是男女双方共同的问题。在实施治疗之前,对男女双方作全面而系统的病史询问并行适当的检查,是十分必要的。

【检查概述】

男方的病史询问与检查主要由男性科或泌尿科负责。女方的病史询问与检查包括以下方面:

1.病史询问　女方初次评估时,要全面了解其一般情况并询问其内科、外科、家族及妇科病史并予相应检查。

(1)一般情况:着重于生活及饮食习惯、体重情况以及环境、职业毒物因素。

(2)内科病史:注意有无垂体、肾上腺及甲状腺等疾患。特别注意以下情况:溢乳(提示高泌乳素血症)、痤疮及多毛等雄激素过多表现(提示多囊卵巢综合征或先天性肾上腺增生)、黑棘皮症(提示胰岛素抵抗)、既往化疗或盆腔放疗(提示可能有卵巢功能衰竭)及药物使用情况(非甾体类抗炎药物对排卵有副作用)。

(3)外科病史:有无盆腔及腹部手术史。阑尾炎穿孔史提示可能有盆腔粘连及输卵管阻塞。

(4)妇科病史:同其他疾病一样,彻底的病史询问和体格检查非常重要。特别需要询问月经情况,包括:周期、经期、近期变化、潮热、痛经等;既往妊娠及其结局、避孕措施、性交频率及时间、不育时长;复发性卵巢囊肿、内异症、子宫肌瘤、性传播疾病或盆腔感染性疾病史;妊娠并发症如流产、早产、胎盘滞留、绒毛膜羊膜炎,或胎儿异常;既往宫颈涂片异常,特别是宫颈锥切情况,后者会影响宫颈黏液质量和宫颈机能;要注意其性交史,性交痛提示可能有内异症,需提早行腹腔镜检查。

2.全面检查 一般检查包括全身及妇科检查,注意身高、体重等生长发育情况,有无溢乳、畸形、男性化多毛、黑棘皮症等表现,特别注意生殖器及第二性征发育。并根据病史对甲状腺、肾上腺、垂体等做必要的检查以了解其功能状况。

一、年龄及卵巢储备性影响

随着年龄增长,女性生育力明显下降。这种下降在30岁后开始,40岁前后加速。不论在自然周期,还是在辅助生殖技术(ART)周期,年龄都是受孕能否成功的最主要决定因素。在美国的达科他地区及蒙大拿州,哈特派信徒不采取任何避孕措施,其妇女生育高峰期在25岁,1/3妇女在40岁后就不再生育,女性不育症发生率分别为11%(34岁后)、33%(40岁后)及87%(45岁后),平均末次妊娠年龄为40.9岁。在一项研究中:包括未产妇2193例,由于其丈夫患无精症而行供精人工授精(AID),结果发现其月妊娠率在30岁后开始轻微下降,35岁后显著下降;12个AID周期累积妊娠率分别为74%(≤30岁)、62%(31~35岁)、54%(>35岁),差异有统计学意义($P=0.01$);≤25岁组与26~30岁组的累积妊娠率无明显差异。另有报道,35岁和38岁的可受孕妇女,在有规律无防护的性生活3年后,受孕率分别为94%和77%。

1.卵子质量 随着年龄增长,剩余卵母细胞出现基因异常以及线粒体缺失的风险增加,使自然周期及治疗周期的妊娠率降低、流产率增加。美国疾病控制与预防中心的《辅助生殖技术成功率,2006》中数据显示,采用年轻妇女的赠卵胚胎移植,活产率取决于赠卵者年龄,而几乎不受患者年龄影响,但如采用自卵胚胎移植,活产率受患者年龄的影响很大。说明年龄相关的生育力下降,其原因主要在于卵子年龄,而非子宫或内膜等年龄。

2.自然流产 随着年龄增长,自然流产的风险增加。丹麦一个前瞻性登记数据,包括1978~1992年间634272名育龄妇女。采用敏感hCG测定发现,在临床能够诊断之前,22%的妊娠已流产。在较大年龄组中,这一比例可能会更高。年龄较大的妇女较难受孕,其中也有亚临床自然流产率较高的原因。年龄增长出现自然流产率升高的主要原因是,胚胎染色体异常特别是三倍体(16-、21-、22-、18-、20-三倍体)的发生率增加。由于受孕率下降及自然流产率上升,女性在40岁以后活产率会明显下降。

3.卵巢储备性 指卵巢皮质内含有的未生长或静息状态的原始卵泡数量,反映卵泡生长、发育、形成可受精卵母细胞的能力。

随着年龄的增长,卵巢内卵泡数量减少,剩余的卵泡今后受精并成功妊娠的能力也下降;同时,小卵泡产生的抑素B减少,抑素对FSH分泌的抑制作用下降,垂体分泌FSH增加。月经第3天(或闭经/严重月经稀发者随机检测)的血FSH水平升高,是卵泡数量减少、卵巢储备性下降的高度敏感性及特异性指标。对37岁以上妇女,如初始促排卵治疗未能妊娠,应积极考虑采取辅助生殖技术(IVF-ET或赠卵等)助孕。

(1)生理变化:卵巢的卵原细胞及其减数分裂后的卵母细胞数量,在妊娠中期(约20周)的胎儿达到高峰(正常约为700万个),出生时为200万~300万个,青春期约30万个,绝经时<1000个。在初潮开始时,大部分卵母细胞及原始卵泡已退化消失。卵巢储备性不仅影响卵泡的自然发育,也影响ART治疗时外源性促性腺素的使用剂量与持续时间、卵巢产生的卵泡数量及卵子质量、血雌激素水平等。约10%的妇女在35岁前后卵巢储备性丢失加速。原始卵泡消失的速度以及绝经年龄因人而异,可能由遗传因素决定。有早绝经家族史的妇女,其绝经年龄也可能提前。总的来说,末次自然受孕平均年龄约在其绝经前10年。

(2)卵巢储备性检查

1)血FSH、E_2检测:卵泡早期FSH水平是一个简单而敏感的卵巢储备性预测指标。在月经周期第3天检测,如明显升高(>10IU/L),说明卵巢储备性明显下降。在大样本的IFV研究中发现,如第3天FSH

>10IU/L 则妊娠率明显下降。单一 FSH 检测可作为初步筛查。由于基础 FSH 升高对卵巢的作用,卵泡早期 E_2 也升高。月经第 3 天血 E_2>80pg/ml 即为异常。由于不同实验室的参考标准不一样,临床医生应了解自己实验室的参考值来做出判断。

2）氯米芬兴奋试验（CCCT）：比自然状态下的激素水平测定更能敏感地反映卵巢储备性下降。主要用于血 FSH 水平处于交界值或 40 岁以上患者,也应考虑用于有卵巢手术、化疗、放疗史的患者,以及有吸烟史、促性腺激素（Gn）治疗反应不佳、年龄超过 35 岁,或有家族性早绝经史者。方法为,月经周期第 5～9 天,口服氯米芬 100mg/d。月经第 3 天测血 FSH 及 E_2,第 10 天测血 FSH。FSH 在任一时间升高均提示卵巢储备性减少。

3）超声检查：在卵泡早期经阴道超声检查卵巢体积及窦卵泡数,可有效检测卵巢储备性。窦卵泡数反映了静息卵泡的情况,计数<10 预示对 Gn 反应不良。

抑素 B 评估卵巢储备性的价值尚不确定,不推荐采用。

（3）治疗：卵巢功能衰竭或储备下降会造成卵巢功能异常,其原因包括年龄增长、疾病或卵巢手术切除。即使有自发性月经,如基础 FSH 水平（月经第 2 天或第 3 天检测）高于 15IU/L 即预示药物（包括外源性 Gn）治疗效果有限。对这些患者,可考虑选择赠卵治疗。期待治疗也可采用,但妊娠的可能性较低。

二、排卵障碍及黄体功能性不育

排卵异常约占女性不育症病因的 30%～40%,包括无排卵及稀发排卵,这是不育症中最容易诊断和最可能治疗的病因。排卵后黄体功能不全亦可影响受孕及妊娠。

【病因】

1．排卵异常　常见的排卵异常原因为：①多囊卵巢综合征,约占 70%；②下丘脑闭经,即促性腺激素（Gn）分泌不足性性腺功能减退,约占 10%；③高泌乳素血症,约占 10%；④卵巢早衰,即高促性腺激素、低雌激素性无排卵,约占 10%。

（1）多囊卵巢综合征：多囊卵巢综合征（PCOS）是以雄激素过多、排卵异常及卵巢多囊改变为特征的一种疾病。其病因不明,是否有遗传因素尚未明确,无特定的环境物质导致该疾病。PCOS 患者常伴有胰岛素抵抗,后者会导致代偿性高胰岛素血症及血脂异常。胰岛素抵抗及高胰岛素血症在 PCOS 发病中起关键作用,并导致其相关疾患的风险增加,包括Ⅱ型糖尿病、心血管病等代谢性疾病,以及非酒精性脂肪肝、向心性肥胖、肥胖性睡眠呼吸暂停、子宫内膜癌等疾病的发病率增加。PCOS 还会明显增加围产期的一些风险。

目前,PCOS 还没有一个被普遍接受的定义和诊断标准。2003 年鹿特丹共识为：达到上述 3 项特征中的任 2 项即可诊断；2006 年雄激素过多学会（AES）标准为,必须有"雄激素过多",外加另 2 项特征中的任 1 项即可诊断。所有标准都建议诊断前先排除继发性原因,如成年发生的非典型先天性肾上腺增生症、高泌乳素血症及雄激素分泌肿瘤等。育龄妇女中,PCOS 的患病率约为 5%,是最常见的生殖性疾病之一。

雄激素过多的临床表现主要为多毛及痤疮,少数表现为雄激素性脱发,实验室依据为总的、生物利用性或游离睾酮,以及血硫酸脱氢表雄酮（DHEAS）或雄烯二酮的水平增高。排卵异常表现为闭经或月经稀发。盆腔超声检查中,典型的多囊卵巢表现为：一侧或双侧卵巢内直径 2～9mm 卵泡数≥12 个,或卵巢体积增大（>10cm^3）。如有一个卵泡直径>10mm,则须在卵巢静息期复查重新测量卵巢体积；一侧卵巢达到上述标准即可诊断。超声检查的"多囊卵巢"形态学特征并非 PCOS 诊断所必须,但可支持诊断。

（2）下丘脑性排卵异常：各种原因使促性腺激素释放激素（GnRH）的脉冲频率或幅度改变,引起促性腺激素(Gn)分泌异常,导致排卵异常。

1)常见功能性因素:①精神疾病或过度紧张,如环境改变、精神刺激、过度恐惧、心理压力、抑郁症等;②体重影响,体重指数(BMI)≥25或<17都可能引起GnRH和Gn的分泌异常;③剧烈运动或过度锻炼,不仅干扰GnRH分泌,还引起肾上腺等功能改变;④偏食,如高纤维、低脂肪饮食;⑤神经性厌食,体重严重下降影响多种生理功能;⑥药物影响,长期服用氯丙嗪、避孕药、西咪替丁等药物,可抑制GnRH分泌,并可伴PRL升高。

2)常见器质性因素:①Frohlich综合征,最常见病因为颅咽管瘤,表现为极度肥胖、性腺发育不良、原发或继发闭经,生长激素、肾上腺素、甲状腺素均分泌不足;②Kallmann综合征,系胚胎期GnRH分泌神经元未移行到下丘脑,导致先天性性腺发育不良、闭经,并伴有嗅觉障碍;③脑外伤、颅内严重感染等均可引起下丘脑功能障碍。

(3)垂体性排卵异常:可以是其功能性改变引起;也可由于肿瘤、损伤或先天性、遗传性疾病的影响,使垂体组织发生器质性改变及功能障碍而造成。其中,最常见的原因是高泌乳素血症。常见影响因素:

1)功能性或药物性的高泌乳素血症,出现闭经、溢乳等临床表现;

2)肿瘤,包括垂体前叶泌乳素腺瘤及无功能腺瘤,以前者最为多见;

3)Sheehan综合征,由于产后大出血合并休克导致垂体前叶缺血性坏死而影响垂体前叶功能,典型表现为Gn分泌不足导致闭经、性欲及性征消退、生殖器萎缩,并可出现促肾上腺皮质激素(ACTH)、促甲状腺激素(TSH)、泌乳素等分泌不足的症候群;

4)空蝶鞍综合征,由于蝶鞍隔先天性发育不良,或继发于肿瘤手术或放疗后引起的隔孔过大,使充满脑积液的蛛网膜下腔由隔孔进入蝶鞍(垂体窝),并压迫垂体使之萎缩,也可由于手术及放疗直接损伤垂体,导致蝶鞍空虚。

(4)卵巢性排卵异常:可由其先天性发育异常,或其功能衰退、继发病变所引起。常见影响因素:

1)先天性卵巢不发育或发育不全,如Turner综合征(45,XO)、Swyer综合征(46,XY)、超雌综合征(47,XXX);

2)卵巢早衰(POF),指妇女在40岁之前出现绝经;

3)卵巢促性腺激素不敏感综合征(ROS),临床表现和实验室检查与POF相似,需作卵巢组织切片检查才能确诊;

4)卵泡不破裂黄素化综合征(LUFS),排卵期LH峰出现后,卵泡不破裂而颗粒细胞发生黄素化;

5)肿瘤浸润、术中电凝、放疗及化疗造成卵巢组织大量破坏,卵母细胞严重损失。

(5)其他因素排卵异常:性腺轴以外的其他内分泌系统(如甲状腺、肾上腺)功能异常及一些全身性疾病,也会影响卵巢排卵。

2.黄体功能不全 系指卵巢有排卵,但黄体不能分泌足够孕酮,从而使子宫内膜准备不足,不能成功接受孕卵种植。从理论上说,黄体功能不全可导致子宫内膜黄体期缺陷(LPD),并被认为可引起不育及复发性流产(特别是在妊娠早期)。但试图将黄体功能不足与不育相关联的研究,并未将可育妇女作为对照。研究发现,在月经周期规律的可育妇女,黄体期异常的发生率可高达31.4%。

有关黄体功能不全的诊断与治疗方法,主要为理论性与经验性的,尚缺乏充分的临床试验证据。

【检查和诊断】

如临床考虑无排卵及稀发排卵,则需行全面体检及选择性实验室检查以查找病因。

1.排卵监测

(1)基础体温测定:基础体温(BBT)测定是费用最低、方法最简单的排卵监测方法。每天早上起床之前在安静状态下用口表或肛表测量体温并记在"基础体温记录表"上。测量前避免进食、吸烟。睡眠不充分、不规律会影响测量结果。同时记录月经(如以"×"表示)及性交时间(如以"⊙"表示),也可作其他标记(如用药情况等)。排卵后由于孕激素的影响,基础体温会升高0.3~0.5℃。典型的双相体温提示有排卵可能。

(2)LH监测:排卵一般发生于LH开始上升后的34~36小时,LH峰值后的10~12小时。尿LH试纸以40mIU/ml为检测阈值,总的来说,可提供准确、快速、方便且相对便宜的检测。研究报道其阳性和阴性预测值最高,分别达90%和95%。一般来说,尿LH检测自预期排卵日的前2~3天开始,每天监测直至峰值出现为止。

(3)黄体中期血孕酮检测:血孕酮水平升高是排卵的一个间接证据。在理想的28天月经周期中,于月经第21~23天检测;或在排卵后第7天检测。如月经周期较长或不规则,血孕酮检查的时间要推迟(如周期35天的第28天),然后每周一次,直至下次月经来临。在卵泡期,血孕酮水平一般<2ng/ml;如水平达到3~6ng/ml(10~20nmol/L)以上,则与排卵及排卵后的黄体形成高度相关。

(4)超声监测:超声连续监测卵巢,可见优势卵泡的生长并排出。排卵征象为,优势卵泡塌陷、体积变小,并且在后陷凹出现积液。卵泡通常在径线达到18~22mm时排卵,但也有在径线小至16mm,大至26mm时排卵。

(5)子宫内膜活检:理论上而言,子宫内膜活检,既可反映黄体功能,也能反映内膜反应,比单纯血孕激素检测能提供更多的临床信息。由于没有证据显示,黄体期缺陷的药物治疗可改善妊娠率,因此用于评估黄体期情况的子宫内膜活检是不需要的,因此该项检测不再认为是女性不育症评估的一个常规部分。

2.黄体功能检查　包括黄体中期孕酮检查及子宫内膜活检等。

3.内分泌检查　月经不规则的妇女应检测血促性腺激素(FSH and LH)。血泌乳素(PRL)检查只适用于排卵障碍、溢乳和垂体肿瘤患者,不必作为不育症的常规检查。

【治疗】

对于排卵异常,应针对各种不同的病因,尽量采用经济、节省而又合适的治疗方法。例如,低促性腺激素性性腺功能减退伴体重较轻者(MBI<20),增加体重即可能恢复正常月经。生殖内分泌的发展,使得大多数患者通过治疗而成功排卵并妊娠。

在促排卵治疗前,应首先完成患者配偶的精液检查。在使用氯米芬等一线促排卵药物前,HSG检查并非必需;如患者有性传播感染、盆腔感染性疾病、阑尾炎伴穿孔、既往盆腔手术等病史,应予行HSC以了解输卵管通畅性。腹腔镜检查应放在一线促排卵药物治疗后考虑,除非有输卵管及其周围异常等明确指征。

由于女性生育受年龄的影响较大,对于年龄较大者应予更积极的各方面处理。

从治疗的角度,WHO将排卵障碍分为三类:

Ⅰ类:下丘脑-垂体衰竭(下丘脑性闭经或低促性腺激素性性腺机能减退)。

Ⅱ类:下丘脑-垂体功能失调(如多囊卵巢综合征等)。

Ⅲ类:卵巢衰竭。

一般来说,Ⅰ类采用促性腺激素等药物促排卵治疗,Ⅱ类采用抗雌激素、促性腺激素等药物促排卵治疗,Ⅲ类需要赠卵等治疗。

1.常用促排卵药物　促排卵治疗包括诱发排卵和超排卵治疗,诱发排卵应用于女方排卵障碍,一般以诱发单卵泡或少数卵泡发育为目的;超排卵常应用于不孕症妇女进行辅助生殖技术的超排卵刺激周期,以获得多个卵泡发育为目的。

(1)枸橼酸氯底酚胺或克罗米酚

1)单独给药:枸橼酸氯底酚胺或克罗米酚作用促排卵治疗始于1962年。对于雌激素水平正常的排卵异常性不育症,它是第一首选的治疗药物。

①适应证:用于雌激素水平正常而无排卵或稀发排卵妇女的促排卵治疗,也用于病因不明的不育症患者。

②用法用量:一般用法为,于自然(或孕激素撤退性)月经周期的第3~5天开始,口服50mg/次×1次/日,连用5日;如无排卵,在随后的治疗周期增加剂量至100mg/次,1次/日×5日;如仍无排卵,增加剂量至150mg/次,1次/日×5日;最大剂量不宜超过150mg/d(750mg/周期)。一旦确定有正常排卵,即不再增加剂量;如有排卵而未妊娠,也不需增加剂量。不论自月经周期第3、4、5天中的哪天开始,克罗米酚治疗的排卵率、妊娠率及妊娠结局均相仿。克罗米酚的有效剂量为50~250mg/d,但促排卵剂量不宜超过150mg/d。出现排卵后增加剂量或治疗超过6个月是无益的。因此,如剂量达150mg/d仍无排卵,或使用克罗米酚出现排卵3~6个周期后仍未受孕,应考虑改用其他方法治疗。排卵有效剂量与体重有关,但由于无法准确预测每个妇女的有效剂量,通常根据经验从最低有效剂量开始。如上述剂量未能促排卵,一些医生会增大克罗米酚剂量,极少数医生甚至使用250mg/d×5d。但克罗米酚剂量>150mg/d后,妊娠率非常低。

③疗程:克罗米酚作为一线治疗一般不超过6个排卵周期,最多使用12个月。如使用超过6个月,应充分考虑并权衡其他不育因素的潜在影响。

④监测方法:对克罗米酚治疗者,应监测其排卵和卵巢增大情况,以及是否妊娠。监测排卵的方法包括检测血孕酮水平(约在最后一次给药后14天)、记录BBT及测尿LH。血雌二醇检测无必要。虽然不必常规采用超声监测排卵,但至少应在其治疗的第一周期予以超声监测,保证氯米芬最小剂量并使多胎妊娠的风险最小。氯米芬在超促排卵中使用,通常加用hCG。

⑤治疗效果:使用克罗米酚发生排卵者,妊娠率为40%~80%。在一个包括3022例妇女的研究中,使用克罗米酚后每排卵周期的妊娠率为20%。克罗米酚治疗6个周期后,妊娠率会大大下降。克罗米酚使用简单,在绝大多数患者中可诱导排卵,但妊娠率不超过50%。妊娠率较低的原因可能为克罗米酚半衰期较长以及其外周抗雌激素作用(主要影响子宫内膜及宫颈黏液)。

克罗米酚诱导的妊娠,多在前3个排卵周期内,绝大多数在6个排卵周期内。一项回顾性研究:期望生育的月经稀发或闭经妇女共428名,包括下丘脑-垂体衰竭及使用孕激素后无撤退性出血者各10名,接受氯米芬治疗;克罗米酚开始剂量为50mg/d(月经第5~9天使用),如无排卵,则每周期递增剂量50mg/d,最多至150mg/d,可加用hCG 10000IU,如仍无排卵,为治疗失败;如有排卵但未妊娠,在排除其他不育因素后维持该剂量使用至少3个排卵周期;结果,治疗者中,85.3%排卵,45.1%受孕(占排卵者52.9%);妊娠者受孕时间,前3个排卵周期占84.5%,前5个排卵周期占95.3%,超过5个排卵周期的仅占4.7%;如无其他不育因素,排卵者妊娠率为88.2%;在排卵及妊娠者中,克罗米酚剂量为50mg/d及100mg/d时,累积排卵率分别为52.1%及74.0%,累积妊娠率分别为52.8%及73.6;孕3个月以上者双胎率为4.8%,自然流产率为14.0%,先天性畸形率为2.6%;另有报道,克罗米酚治疗后妊娠,双胞胎及三胞胎发生率分别为7%及0.3%,自然流产率约为15%。出生缺陷发生率与自然妊娠者相似。

氯米芬的疗效,FSH水平正常并有充分内源性雌激素分泌者最佳,下丘脑性闭经或基础FSH升高者最差。PCOS患者,肥胖、睾酮水平增高及严重胰岛素抵抗会降低氯米芬疗效。低促性腺激素性功能减退者,大多数对氯米芬治疗无反应。

⑥不良反应:服用克罗米酚后常见副反应为血管舒缩症状(20%)、附件触痛(5%)、恶心(3%)、头疼

(1%)及视力模糊或盲区(罕见)。对出现视力变化者,许多医生永久停用克罗米酚治疗。克罗米酚使用的主要禁忌证为妊娠、药物过敏及卵巢囊肿。

⑦注意事项:克罗米酚虽未被证实为致畸剂,但在美国 FDA 过去采用的字母分类中,它被归于 X 类药物,禁用于疑似或证实妊娠的妇女。因此,克罗米酚只能在月经来临后使用,以帮助明确患者并未妊娠。为此建议在月经来临后先作尿妊娠试验,排除妊娠后再给药。而且,最好能够在每次给药前行超声检查,排除明显自然成熟或残留的卵泡。

2)联合给药

①口服避孕药+氯米芬:用于氯米芬单独使用不能诱发排卵者,可明显提高排卵率及妊娠率。在一个随机对照试验中:48 例氯米芬治疗未能诱发排卵的不育妇女被随机分为两组;这些妇女在联合用药前的氯米芬治疗剂量≥150mg/d,均经超声检查证实无排卵,并且男女双方无其他不育因素;治疗组 24 名妇女连续口服低剂量避孕药 Desogen(炔雌醇 0.03mg+去氧孕烯 0.15mg)42~50 日,撤药出血的第 5~9 天口服氯米芬 100mg/d;对照组 24 名妇女均有自然周期,并在 1~2 个自然周期内(38~56 日)未予任何处理,随后于月经第 5~9 天口服氯米芬 100mg/d;两组均于月经第 12 天开始超声卵泡监测,当主卵泡平均直径≥20mm 时肌注 hCG 10000IU,继续超声监测或血孕酮检测排卵情况;如有排卵而未妊娠,重复上述氯米芬治疗,但重复次数≤6 周期;结果,与对照组相比,治疗组的排卵率(70.8% vs.8.3%,$P<0.001$)、排卵周期率(64.5% vs.11.1%,$P<0.001$)及累积妊娠率(54.2% vs.4.2%,$P<0.001$)均显著增加,85.7% 的妊娠发生在治疗的前 3 个周期。

②氯米芬+糖皮质激素:一些研究显示,硫酸脱氢表雄酮(DHEAS)水平增高者,经验性或个性化辅助使用糖皮质激素,对单纯使用氯米芬无反应者,可能有益。血 DHEAS 较高(>2μg/ml)及 PCOS 者,氯米芬单药治疗的效果将受影响。该联合给药方案用于包括上述患者在内的无排卵妇女,可明显提高其排卵率及妊娠率。在一个随机对照研究中:共有无排卵或稀发排卵但对黄体酮试验有反应的不育妇女 64 名,最后完成试验 45 人;单一给药组单用氯米芬(CC),联合给药组同时加用地塞米松(DEX)0.5mg,睡前服用;CC 于月经第 5~9 天给药,开始剂量为 50mg/d,如无排卵,下一周期增加 50mg/d,最多至 150mg/d;结果,与单一给药组相比,联合给药组显著提高了排卵率(100% vs.64%,$P=0.0014$)及妊娠率(74% vs.36%,$P=0.0113$);其中 DHEAS>2μg/ml 者共 25 例,与单一给药组相比,联合给药组极显著提高了排卵率(100% vs.50%,$P=0.0035$)及妊娠率(85% vs.33%,$P=0.0089$)。在另一个随机对照研究中:血 DHEAS 正常、CC 抵抗的 PCOS 不育妇女 80 名,被随机分为 2 组;治疗组予 CC 100mg/d(月经 3~7 日)+DEX 2mg/d(月经 3~12 日),对照组方案仿上,DEX 改为安慰剂(叶酸片);当卵泡径线至少有一个达到 18mm 时,予肌注 hCG 10000IU;结果,与对照组相比,治疗组中,肌注 hCG 时直径>18mm 的卵泡平均数(1.25±0.67 vs.0.15±0.04,$P<0.05$)、内膜厚度(8.8±1.5 vs.7.0±0.7,$P<0.05$)、排卵率(75% vs.15%,$P<0.001$)及妊娠率(40% vs.5%,$P<0.05$)均显著增加;所有患者均能耐受大剂量短疗程的 DEX 治疗而无不适主诉。

③二甲双胍+氯米芬:用于稀发排卵、高雄素及胰岛素抵抗的不育妇女,具有较高的排卵率与妊娠率。详见 PCOS 治疗部分。

④氯米芬+hCG:这是一个较普遍采用的联合给药方案,过去认为该方案可增加排卵率,但目前没有证据表明,在月经中期使用 hCG 可提高受孕机会。该方案的具体做法是,对氯米芬标准治疗后不排卵者,在停用氯米芬后开始盆腔超声监测卵泡大小,当优势卵泡的平均直径达到 18~20mm,即予肌注单剂 hCG 10000IU,注射后 36~44 小时排卵。在一个荟萃分析中:包含氯米芬治疗后人工授精(IUI)对照研究 7 个,共有患者 2623 例;一组监测卵泡肌注 hCG 后行 IUI,另一组监测自然 LH 峰值后行 IUI;结果,两组临床妊

娠率相比,OR 0.74,95% CI 0.57~0.961;说明加用 hCG 反而降低临床妊娠率。

(2)促性腺激素(Gn):促排卵效果及妊娠率均高于氯米芬,但其费用较高,并且卵巢过度刺激征及多胎妊娠的风险较高。

1)适应证:下丘脑、垂体性无排卵或低促性腺激素性性腺功能低下闭经的治疗。还可用于使用氯米芬后仍无排卵,或 3~6 个排卵周期后仍未受孕者。

2)制剂:促性腺激素有多种制剂,包括人类绝经期促性腺激素(HMG)、卵泡刺激素(FSH),后者包括尿提取 FSH(u-FSH)、尿提取高纯度 FSH(u-FSHHP)、基因重组 FSH(r-hFSH)。HMG、u-FSH 和 u-FSHHP 均从绝经期妇女尿中提取。HMG 含有大约 1∶1 的 FSH 和 LH,u-FSH 和 u-FSHHP 中 LH 含量很低,且其他尿杂质蛋白极少,r-hFSH 则不含 LH。促性腺激素在卵泡发生过程中启动卵泡的募集和生长、选择优势化成熟,增加雌激素的水平和促进子宫内膜的增殖,许多病例有足够的内源性 LH,使用纯 FSH 制剂即可;对内源性 LH 不足者(如 Gn 低下性闭经),在 FSH 促排卵时需加用外源性 LH(如 HMG、重组 LH 等)。对于 PCOS 患者,促排卵时可采用纯 FSH 制剂或 FSH-LH 制剂。

3)用法用量:依据个体反应性的和治疗方案的差异,可于卵泡早期如月经第 3 天至第 5 天开始每天肌注 75~150IU,至出现恰当的卵巢反应性,再使用 hCG 诱发排卵。使用过程中应通过 B 超与激素测定,严密监测卵巢的反应性,包括卵巢中卵泡的数量、大小及其生长速度和外周血中性激素的水平,如在几天后卵巢仍无反应,则逐步增加剂量。也可一开始采用较大剂量,然后再逐步减少,随时调整使用剂量,必要时停止治疗并取消 hCG 的使用,以防止卵巢过度刺激综合征的发生。如患者未能受孕,则根据上周期的反应性,增加开始给药的剂量。

理想的给药剂量,是采用可使单个优势卵泡正常发育的最小剂量。但不同个体,甚至不同周期之间,对 Gn 的反应差异很大,因此需加强监护,随时调节剂量并确定排卵时间。过去,使用一个便携式可编程泵脉冲式给予 GnRH,可使单卵泡发育并有较高的单胎妊娠率,但这种泵现在很难找到。脉冲式 GnRH 给药,对氯米芬抵抗的 PCOS 患者的疗效不确定,除研究外不推荐使用。

4)疗程:目前尚无 Gn 使用时限的循证指南,但考虑到这类药物可能引起的危害,应在有明确指征时使用并尽量使用低剂量。

5)注意事项:治疗中必须采用超声严密监测卵巢的卵泡大小及数量,以减少其并发症的风险。极少患者出现注射部位局部的反应、发热、关节痛等。

(3)芳香化酶抑制剂:最初研发用于乳腺癌的治疗,可有效抑制芳香酶,从而抑制雌激素生成,降低雌激素水平。现为促排卵新药,已作为促排卵的初始及后续药物。其优点包括口服给药、易于使用、副作用较少、价格相对便宜,另外,半衰期较氯米芬短、种植率可能较高、多胎妊娠率低。

最常用于促排卵的芳香化酶抑制剂是来曲唑,常用方法为口服 2.5~5mg/d×5d。在小样本试验中,其效果与氯米芬相当。与氯米芬相比,使用后内膜较厚,并有较高妊娠率倾向。与 Gn 联合使用时,可减少 Gn 使用量,但妊娠率与单纯使用 Gn 相仿。来曲唑治疗后出生的新生儿,其先天性心脏病及骨发育畸形风险是否较高,目前数据尚不一致。对胎儿的影响还有待更多的全面监测。但其生产商在 2005 年 11 月发布了一个声明,建议禁用于促排卵。因此,来曲唑近期内不可能广泛用于促排卵治疗。还需很好设计的前瞻性随机试验证实其安全性。

另一个芳香化酶抑制剂阿那曲唑(瑞宁德)也用于促排卵治疗,但有关资料还很有限。

这两种药物都未被美 FDA 批准用于促排卵。

(4)人绒毛膜促性腺激素(hCG):化学结构及生物学活性与 LH 类似。一次注射 hCG 10000IU 可产生相当于自然周期排卵前 LH 峰值的 20 倍效能,且由于其半衰期较 LH 长,所以作用时间持久,有助于支持黄体功能。一次大剂量（5000～10000IU）hCG 可促使卵泡的最后成熟及排卵。小剂量 hCG 1000～2000IU/次，每 2～3 天一次可支持黄体功能。

(5) 溴隐亭：能抑制垂体分泌催乳激素，适用于高催乳激素血症的无排卵患者。一般从每日 2.5mg 开始，必要时可给药 2.5mg，每日 3 次；一般连续用药 3～4 周时垂体催乳素降至正常，月经恢复后维持适当剂量。妊娠期间，如高泌乳素血症不伴有垂体病灶，或垂体病灶较小（<10mm，微腺瘤），则肿瘤增大的风险较低，可停止治疗；如垂体腺瘤较大（≥10mm，巨腺瘤），建议使用溴隐亭抑制肿瘤生长。

垂体巨腺瘤应由有经验的医生诊治。垂体巨腺瘤时促排卵治疗，会使孕期神经外科并发症的风险大大增加。此外，垂体巨腺瘤患者会有肾上腺功能不足，可造成明显健康危害。垂体微腺瘤患者，垂体功能不足及孕期神经外科并发症的风险非常低（<1%）。观察性研究表明，在 4～6 年的随访期间内，95% 的微腺瘤未增大。

多巴胺激动剂包括溴隐亭、培高利特及卡麦角林等，是治疗高泌乳素血症的首选药物。它直接抑制泌乳素产生，使内源性 GnRH 分泌增加，刺激垂体分泌 LH 及 FSH，最终卵泡发育并排卵。此外，多巴胺激动剂使分泌泌乳素的垂体腺瘤瘤体缩小。

多巴胺激动剂治疗 4 周后，血泌乳素下降接近最大值。血泌乳素复查应在治疗开始后或改变剂量后 1 个月进行。血泌乳素水平正常是治疗的目标，也帮助确认肿瘤对治疗有反应。血泌乳素水平如降至正常并无副作用发生，则维持原剂量；如未降至正常也无副作用，逐渐增加剂量。药物最大剂量，溴隐亭为 5mg/次×2 次/日，培高利特为 0.25mg×1 次/日。卡麦角林为新药，恶心等副作用较少。如患者不能耐受溴隐亭副作用，应与患者商讨，权衡尚无充分试验的新药对妊娠的利弊。培高利特尚未被美 FDA 批准用于治疗高泌乳素血症。

如患者血泌乳素未降至正常，换用另一个多巴胺激动剂也可能有效。如患者不能耐受一种药物的副作用，换药也可能减轻反应。如患者对所有的药物都不能耐受，可尝试阴道给药。如患者根本不能耐受药物治疗，而又有垂体肿瘤，则予手术切除肿瘤，使泌乳素分泌正常，恢复排卵月经。

高泌乳素血症纠正后，约 80% 的妇女会排卵，累积妊娠率可达 80%。一旦诊断妊娠，即停止治疗。但患者如为泌乳素巨腺瘤，整个孕期均应治疗以减少肿瘤生长及神经外科并发症的风险，如压迫视神经。

溴隐亭用于高泌乳素血症妇女促排卵治疗已超过 30 年。在一个研究中，包括 280 例高泌乳素血症妇女，溴隐亭使 82% 的患者血泌乳素正常。溴隐亭的主要不良反应为恶心、呕吐及体位性低血压。为减少不良反应，建议溴隐亭的用法开始为睡前口服 1.25mg，剂量于 1 周后增加为 1.25mg/次×2 次/日，再增加至 2.5mg/次×2 次/日，达到对于大多数患者有效的标准治疗剂量。

2.诱发排卵监测　使用相应的促排卵药物后，于月经周期的 8～12 日开始监测卵泡发育，包括 B 型超声监测卵泡大小、血清 E_2 及 LH 水平测定、尿 LH 测定和宫颈黏液的观察。当卵泡直径大于 18mm 或血、尿 LH 出现峰值时，可用 hCG 5000～10000 单位诱发排卵。

三、输卵管及其周围因素性不育

输卵管及其周围腹膜因素约占女性不育症病因的 30%～40%。输卵管性不育多由既往盆腔感染性疾病（PID）、盆腔及输卵管手术引起。

【病因】

输卵管性不育多由既往盆腔感染性疾病（PID）、盆腔及输卵管手术引起。引起输卵管阻塞的其他疾患有峡部结节性输卵管炎、输卵管腔内良性息肉、输卵管内异症、输卵管痉挛、管腔内黏膜碎片。

腹膜因素包括输卵管及卵巢周围粘连，通常由 PID、手术或子宫内膜异位症引起。粘连可影响输卵管的正常蠕动、拾卵及受精卵运送。

慢性盆腔痛或痛经提示可能有输卵管阻塞或盆腔粘连。PID 发生 1 次即可明显增加不育风险，多次发生则不育风险迅速增大。有报道，PID 发生 1 次、2 次、3 次后，输卵管性不育的发生率分别为 12%、23%、54%。内异症会引起输卵管阻塞及严重盆腔粘连。粘连可影响输卵管的正常蠕动、拾卵及受精卵运送。输卵管妊娠病史，即使采用药物治疗，也意味着有输卵管明显损伤的可能。然而，有输卵管损伤书面记录的患者中，约有一半的人并无有关前驱病史，这些患者大部分可能曾有亚临床衣原体感染。

【检查和诊断】

1. 输卵管通畅性检查

(1) 子宫输卵管造影术子宫输卵管造影术 (HSG)：是评估输卵管通畅性的基本检查，可筛查输卵管的通畅情况，能可靠排除输卵管阻塞，同时还可估计输卵管周围及盆腔的一些情况，并有一定的输卵管疏通作用。

(2) 选择性输卵管造影术 (SSG)：系借鉴心脏冠状血管造影术，采用细小的导丝对输卵管进行疏通并造影，可更好地评估并治疗输卵管近端阻塞。

(3) 子宫超声造影术 (SHG)：采用对比介质的 SHG 可提供一个侵袭较小的方法，诊断输卵管阻塞。与腹腔镜通液术相比，其敏感性和特异性相仿。如有合适的专家，可有效地替代 HSG 筛查输卵管阻塞。

(4) 宫腔镜检查术：可在直视下了解宫腔及内膜情况，并能观察输卵管开口情况。宫腔镜下通液不但能了解输卵管通畅性，而且可疏通输卵管。必要时与腹腔镜检查同时进行，更有利于全面评价和治疗。但是，除非有临床指征，宫腔镜检查不应作为基本检查。

(5) 腹腔镜检查术：可看到盆腔内所有脏器，包括子宫、卵巢、输卵管及盆腔腹膜等情况，是诊断盆腔病变最好的方法。HSG 的一些异常结果可在腹腔镜直视下进行验证。经宫颈注入含染料（亚甲蓝或靛红）的液体，在腹腔镜下观察输卵管伞端开口处液体溢出情况，可对输卵管通畅性进行评估。不同于 HSG 的是，腹腔镜检查只能评价输卵管外的情况，特别是伞端情况。在诊断的同时可治疗输卵管阻塞、输卵管周围粘连、盆腔粘连、内异症、子宫肌瘤等病变。如有盆腔感染性疾病 (PID)，宜尽早行腹腔镜检查，同时处理盆腔各种病理情况。

(6) 输卵管镜检查术：类似于 SSG，可直观地看到输卵管口及管腔内结构，如输卵管口痉挛、输卵管黏膜异常、管腔内碎片阻塞及息肉、粘连等病变。基于输卵管镜检查的输卵管病变评分系统可对自然受孕的可能性进行评估。

2. 输卵管周围及腹膜因素检查　HSG 及 SHG 可间接了解输卵管周围的粘连情况。

如既往有 PID 或异位妊娠病史，或疑有内异症者，宜行腹腔镜检查＋通液术，可在诊断同时治疗输卵管及盆腔、腹膜病变。

【治疗】

1. 输卵管异常　输卵管轻度病变者，手术有助于受孕。双侧输卵管缺失者，应考虑 ART 治疗。虽然 ART 成功率已有较大提高，但对许多夫妇而言，手术治疗仍是一个重要的选择，或是对 ART 的补充治疗。

(1) 输卵管疏通术：用于治疗输卵管近端阻塞。在 HSG 检查时发现近段阻塞，可即采用选择性输卵管造影术 (SSG) 予以插管疏通。

(2) 输卵管矫治术：用于输卵管疏通术失败、输卵管扭曲及输卵管远端闭锁者。输卵管近端阻塞采用 SSG 或宫腔镜插管疏通无效者，可考虑行输卵管节段切除吻合术，即切除输卵管阻塞部分，再将通畅的两端重新吻合，但严重阻塞者宜行 IVF。输卵管间质部阻塞者，术后常会再次阻塞，因而较好的治疗选择是

IVF。输卵管结扎绝育术后,可采用复通术,也可行 IVF,双侧输卵管积水直径超过 3cm,常伴有明显的附件粘连,或管腔内结构受累,其预后不良。较好的治疗方法是先行输卵管切除术,再行 IVF。双侧输卵管积水行双侧输卵管切除术后,可提高 IVF 妊娠率。

2.腹膜疾病　引起不育的常见腹膜疾病包括子宫内膜异位症及盆腔粘连。可单独存在,也可并存。

(1)子宫内膜异位症

1)对轻微及轻度(Ⅰ～Ⅱ期)内异症患者行卵巢抑制治疗并不能提高生育力,不应以仅仅提高生育力为使用指征;对更严重者,也无治疗有效的证据(A级推荐)。在一个系统评价中,将卵巢抑制药物达那唑、醋酸甲羟孕酮及孕三烯酮对比安慰剂/无治疗的效果作了评估;与安慰剂/无治疗相比,排卵抑制后妊娠率比值比(OR)为 0.74(95% CI 0.48～1.15),无统计学差异;但是药物治疗有副作用并在治疗期间失去受孕机会(Ⅰa 类证据)。与单纯诊断性腹腔镜检查相比,Ⅰ～Ⅱ期内异症病灶行腹腔镜手术清除并行粘连分解术可有效提高生育力(A级推荐)。加拿大内异症协作组的一个包含 341 例患者的研究显示,与对照组相比,治疗组具有较高的月妊娠率(OR 2.03,95% CI 1.28～3.24)及持续至 20 周以后的妊娠率(OR 1.95,95% CI 1.18～3.22);

2)对中度及重度(Ⅲ～Ⅳ期)内异症患者,手术是否可以改善妊娠率尚未确定(B级推荐)。但一些研究表明,手术去除病灶后的自然累积妊娠率与内异症分期呈负相关(Ⅲ类证据)。一般认为,对Ⅲ～Ⅳ期内异症患者,手术治疗可提高妊娠机会(B级推荐)。Ⅲ～Ⅳ期病变会引起生殖器官解剖关系甚至功能改变,在许多情况下,手术治疗可恢复其正常结构及功能,促进妊娠。但是,病变严重者,手术可能难以恢复较好的盆腔解剖。因此,术中情况及手术结果可指导术后的治疗策略。如手术效果满意,可让患者尝试自行妊娠 6～12 个月;由于一些患者会很快出现复发,因此建议尽早尝试受孕。

对卵巢内膜异位囊肿,主要的治疗方法包括单纯切开引流、切开引流后电热消融囊壁及囊肿剥出术,通常可在腹腔镜下完成。腹腔镜下囊肿剥出术是比较理想的选择,但超过 80% 的手术会切除部分卵巢组织,常常造成卵巢储备性下降。研究表明,腹腔镜卵巢囊肿剥出术优于囊肿引流术或热凝术(A级推荐)。在一个系统评价中,与腹腔镜囊肿引流术或热凝术相比,腹腔镜囊肿剥出术可减少内膜异位囊肿复发(OR 0.41,95% CI 0.18～0.93)、进一步手术需求(OR 0.21,95% CI 0.05～0.79),减少痛经(OR 0.15,95% CI 0.06～0.38)、性交痛(OR 0.08,95% CI 0.01～0.51)及非月经性盆腔痛(OR 0.10,95% CI 0.02～0.56)的复发率,增加自然妊娠率(OR 5.21,95% CI 2.04～13.29)(Ⅰa 类证据)。

3)在内异症相关的不育妇女,输卵管通液可提高妊娠率(A级推荐)。有关针对内异症的辅助生殖技术(ART):在Ⅰ～Ⅱ期患者,IUI可改善生育力(A级推荐);如同时有男性不育因素,和(或)其他治疗失败,特别是输卵管功能受损害者,宜采用 IVF 治疗(B级推荐),但妊娠率低于输卵管性不育(Ⅲ类证据);内异症患者在 IVF 前采用 GnRHa 标准方案治疗 3～6 个月,可明显增加临床妊娠率(OR 4.28,95% CI 2.00～9.15)(Ⅰa 类证据/A级推荐)。

4)术后激素治疗无益于提高术后妊娠率(A级推荐)。在一个系统评价中,与单纯手术或术后加用安慰剂相比,术后激素抑制治疗对妊娠率并无益处(Ⅰa 类证据),故不推荐使用。

5)有关针对内异症的辅助生殖技术(ART):在Ⅰ～Ⅱ期患者,IUI可改善生育力(A级推荐);如同时有男性不育因素,和(或)其他治疗失败,特别是输卵管功能受损害者,宜采用 IVF 治疗(B级推荐),但妊娠率低于输卵管性不育(Ⅲ类证据);在 IVF 前,内膜异位囊肿径线≥4cm 者,据专家经验建议行腹腔镜囊肿剥出术,手术可明确组织学诊断、减少感染风险、改善取卵条件、增强卵巢反应、防止内异症进展,但也有术后卵巢功能降低甚至丧失的风险;内异症患者在 IVF 前采用 GnRHa 标准方案治疗 3～6 个月,可明显增加临床妊娠率(OR 4.28,95% CI 2.00～9.15)(Ⅰa 类证据/A级推荐)。

(2)盆腔粘连:可由内异症、既往手术及盆腔感染引起;粘连程度会有很大差异。粘连会扭曲附件的解剖形态,影响配子及胚胎的输送。在一些病例,手术分解粘连可恢复盆腔解剖形态,但术后,特别是致密性或血管性粘连术后会再次形成粘连。如手术难以恢复正常解剖,较好的选择是IVF。

四、子宫性不育

在女性不育症治疗中约占15%,而子宫的各种异常在女性不育症患者中约占50%。IVF中发现,宫腔异常者妊娠率较低,而矫治这些异常后可提高妊娠率。

【病因】

可能影响生育的子宫异常包括内膜息肉、黏膜下肌瘤、宫腔粘连、子宫先天性发育异常、既往暴露于己烯雌酚(DES),以及可能的内膜黄体期缺陷(LPD)。

1.子宫内膜息肉 通常在女性不育症检查时发现。在不育妇女中发生率为3%～5%。有月经间期或性交后等异常子宫出血者,其发生率会更高。在一个前瞻性研究中,204例伴有内膜息肉的不育症患者在人工授精前被随机分为两组,一组行息肉摘除术,一组仅予活检明确诊断;所有患者术后期待治疗3个周期,再行至多4个周期的人工授精;结果息肉摘除组妊娠率为活检组的两倍(63.4% vs. 28.2%,RR 2.1,95% CI 1.5～2.9);说明宫内息肉会明显影响不育症治疗的效果,即使去除一个小息肉(<1cm),也会改善妊娠率。

2.子宫肌瘤 会在一些妇女中造成不育。回顾性研究发现,手术切除肌瘤可增加自然及辅助受孕率。但许多回顾性观察研究提示,如不育妇女患有子宫肌瘤,特别是肌瘤较大或影响宫腔者,肌瘤剥出术是有益的。肌瘤对胚胎正常种植的影响,取决于肌瘤的大小、位置、数量以及有无症状。黏膜下肌瘤可堵塞输卵管、使宫腔变形或填塞宫腔,均可影响胚胎种植。肌瘤表面被覆的内膜血管较少,其周围肌层会出现失调性收缩,从而使妊娠成功率下降。可以认为,浆膜下肌瘤不影响妊娠。有研究报道了子宫肌瘤对IVF成功率的影响,在28例宫腔正常者,单次胚胎移植的成功率为30%;在18例宫腔异常者,成功率为9%($P=0.01$)。虽然这一研究提示去除黏膜下肌瘤可提高妊娠率,但还缺乏随机对照的前瞻性研究来证实。

3.宫腔粘连 包含各种程度的粘连,从无症状的索状粘连到月经减少甚至闭经的宫腔完全消失。病因多为医源性,如各种宫腔手术操作,包括人工流产、异常子宫出血时诊断性刮宫,特别是感染存在时刮宫,有时也发生在黏膜下肌瘤切除或子宫纵隔切开术后。

典型临床表现为术后月经明显减少,甚至闭经。虽然宫腔镜手术会行宫内切割,但由于操作精细,很少出现继发性疤痕粘连。结核菌感染后,即使彻底治疗也可能留下子宫疤痕、内膜永久破坏及不育。如宫内节育器并发感染,也很可能发生宫腔粘连。除月经改变外,宫腔粘连还会引起复发性流产和不育。

4.先天发育异常 可引起不育、妊娠早期及中期自然流产、妊娠晚期产科并发症。子宫纵隔、双角子宫、单角子宫、双子宫等畸形的自然流产率与早产率分别高达25%～38%与25%～47%。除子宫纵隔外,手术治疗效果大多不佳。腹腔镜或超声引导的宫腔镜子宫纵隔切开术能明显降低自然流产及早产的风险;但手术指征是,患者有复发性自然流产病史。

【检查和诊断】

根据不同情况,选择性使用超声、造影、宫腔镜、腹腔镜等检查,了解有无子宫内膜息肉、子宫肌瘤、宫腔粘连及子宫畸形等情况。

当有明显或疑有内膜器质性病变存在时,需做内膜活检行病理学检查。但单纯不育症评估时,不推荐做子宫内膜组织学检查。

【治疗】

涉及不育的子宫异常主要有子宫肌瘤、子宫内膜息肉、宫腔粘连及子宫畸形。这些病变引起不育的机制尚未完全阐明,但结果则是内膜的接受性及胚胎种植的可能性降低。

1.子宫肌瘤 针对肌瘤的数量、大小及位置还无法确定一个准确的手术指征,使治疗可以提高种植率,或降低流产、早产等并发症。虽然如此,对于大于5cm的单个肌瘤或略小的多发性肌瘤,大多数专家考虑手术切除。

2.内膜息肉 息肉切除术后可能获得很好的受孕率。因此不育症患者一旦发现内膜息肉宜行宫腔镜下摘除术。

3.宫腔粘连 宫腔粘连性闭经者,宫腔镜粘连分解术可恢复月经,提高妊娠率。手术分解粘连,恢复宫腔的正常大小与形状。现一般采用宫腔镜技术,使用剪刀、电切或激光刀,分解小范围索状粘连,甚至广泛致密的粘连。由于粘连部位多由致密结缔组织组成,血供少,一般不需电凝、电切。如粘连严重导致宫腔显著狭小,即使完成粘连分解,受孕的效果也很差。粘连严重而手术难以奏效时,如法律许可,应考虑选择代孕治疗。

4.子宫畸形 子宫异常的手术治疗能否有效性地改善妊娠率尚不明确,因此各种矫治手术应有指征。

五、宫颈及免疫性不育

【病因】

1.宫颈因素 占女性不育症病因的比例不足5%。在月经中期高雌激素水平下,宫颈黏液变得稀薄而伸展。这种雌激素主导的宫颈黏液可滤掉精液中的非精子成分,黏液形成的通道可帮助直线运动精子进入宫腔。月经中期的黏液还可储备精子,使之在随后的24~72小时内持续释放,延长了可能授精的时间。宫颈黏液的分泌异常,常见于宫颈的冷冻术、锥切术或LEEP术后。有关沙眼衣原体、奈瑟双球菌、解脲支原体、人型支原体等感染对宫颈黏液质量的影响,目前数据存有争议。

2.免疫因素 男女双方都会对精子发生免疫反应,产生抗精子抗体(ASA)。不论自身免疫,还是同种异体免疫都可能会影响生育。在不育夫妇中ASA发生率为9%~12.8%,而在能生育的男、女中,发生率分别为2.5%、4%。这些发现提示,上述抗体可能会引起生育力的降低而不是绝对不育。

【检查和诊断】

1.性交后试验(PCT) 是评估宫颈不育因素的经典检查。PCT可了解宫颈黏液性质、性交后宫颈内有无活动精子及其数量以及宫颈黏液与精子间的相互作用,但不能提供有关精子计数、活力及形态学的足够信息以评价精液质量。PCT时间为预期排卵前1~2天。需禁欲2天,在性交后2~12小时期间小时用卵圆钳或吸管取少量宫颈黏液检查。取材时注意宫颈黏液的清亮度及拉丝长度(正常可达8~10cm)。置宫颈黏液于载玻片上,覆以盖玻片;留少许黏液盖玻片在外让其干燥,观察羊齿状结晶。雌素化时黏液清亮、水样,可见典型羊齿状结晶。观察几个高倍视野,记录有无精子、精子数量及其活动情况,但正常值的标准尚未建立。一些作者认为,PCT中看到任何数量的活动精子都算正常;而另外一些作者则要求每高倍视野>20个活动精子。

PCT异常的原因,最常见者为检测的月经周期时间不对,其次为无排卵、解剖因素(曾行宫颈锥切术或冷冻治疗)、感染、药物影响(氯米芬等)。PCT结果不佳反映了黏液-精子作用欠佳。PCT时看到精子颤动或都是死精,提示抗精子抗体(ASA)存在。

2.免疫学检查 抗磷脂抗体(特别是抗心磷脂抗体与狼疮抗凝物)与复发性流产的关系,引起了这些抗体与不育的研究。这些抗体更广泛地存在于不育人群中。但在前瞻性研究及荟萃分析中发现,抗磷脂抗体的存在不影响 IVF 结局。这些结果,不支持在女性不育症评估中常规检测抗磷脂抗体。

由于抗磷脂抗体阳性与否不影响妊娠及其结局,在女性不育症评估中不需常规检测。

【治疗】

作为对雌激素的反应,宫颈需产生大量稀薄的黏液。这些黏液起导管及精子贮存池的作用。如宫颈黏液分泌不足,将影响精子进入上生殖道。宫颈黏液质与量的影响因素包括感染、既往手术、抗雌激素促排卵药(如氯米芬),以及抗精子抗体,但是许多宫颈黏液异常者并无上述因素。检查发现慢性宫颈炎者,应予治疗。如宫颈黏液量少,可予外源性雌激素。但上述药物的价值尚未被证实,而且外源性雌激素对卵泡发育及卵巢功能都有负面影响。因此,对于非感染性宫颈黏液异常,大多数医生采用人工授精。

在一个前瞻性的双盲、安慰剂对照试验中,抗精子抗体阳性的男性患者采用甲泼尼龙治疗后,其抗精子 IgG 下降,但精子结合性 IgA 或妊娠结局并无改善。事实上,近期的研究和观点,均不支持采用皮质类固醇治疗抗精子抗体阳性的患者,因为单纯人工授精的妊娠率即高于皮质类固醇与计划性交的联合治疗效果。另外,抗精子抗体阳性与否,并不影响 ART 的治疗,包括超促排卵、IUI、IVF 及 ICSI。

六、感染性不育

【病因】

1. 结核感染 破坏输卵管及子宫内膜,引起不育。

2. 衣原体感染 与 PID 的关系十分密切。在美国,衣原体是急性输卵管炎的主要病原体,约见于 20% 的病例。衣原体还会引起女性生殖道无症状的亚临床感染。所有这些都会造成输卵管的明显损害。在一项包含 286 名妇女的 IVF 研究中发现,衣原体阳性与输卵管损害高度相关,但其 IVF 结局与对照组无明显差异。

3. 支原体感染 解脲支原体和人型支原体均可在不育夫妇的宫颈黏液及精液中发现。支原体感染的发生率在不育夫妇中要高于能生育夫妇,但支原体对生育的影响尚不清楚。由于治疗的结果不一致,使不育夫妇支原体感染的治疗存在争议。在一个双盲研究中,对支原体感染采用多西环素治疗并未显示对受孕率的影响。目前认为,除非今后有明确的证据表明支原体感染或其治疗与生育结局有关,否则不建议在不育症评估中对此常规检查。

4. 细菌性阴道病(BV) 是妇科常见病之一。在一个包含 771 例患者的 IVF 治疗中,BV 患病率为 24.6%。虽然其妊娠率未影响(32.1% vs.29.6%;RR 1.08,95% CI 0.85～1.39;OR 1.12,95% CI 0.77～1.64),但其自然流产率明显增加(36.1% vs.18.5%);考虑其他高危因素,调整后 RR 2.03,95% CI 1.09～3.78;调整后 OR 2.67,95% CI 1.26～5.63。但目前还不清楚,在 IVF 前与 IVF 中,BV 治疗是否会减少自然流产率。

【检查和诊断】

由于衣原体感染的危害性,在进行 HSG 等宫腔操作之前,应采用合适的敏感的方法,常规行衣原体筛查。如结果阳性,则夫妇双方都要予以适当的随访治疗。未作筛查者,在宫腔操作前应予预防性使用抗生素。

七、原因不明性不育

【检查和诊断】

经过男女双方的上述详细检查,仍不能发现不育原因者约占 10%,属于原因不明。

【治疗】

原因不明者在不育症中占有相当的比例,有报道高达30%。该诊断的主观性很大,并取决于诊疗水平及检查方法的选择。如诊疗水平较低,或检查不充分,则会出现较多的原因不明诊断。从定义的角度,原因不明的不育症是无法进行直接的治疗。如不育时间短、女方年龄较轻,可先行期待治疗。需治疗者,应考虑采用超促排卵、IUI,甚至IVF-ET等辅助生殖技术的方法。

【临床特殊情况的思考和建议】

1.基本方面 关于诊疗开始时间,目前比较一致的看法是,任何期盼生育的夫妇,在有规律无保护的性生活1年后女方未妊娠,就应考虑作有关不育的临床检查。在一些情况下,如有月经异常或排卵异常、严重盆腔感染性疾病(PID)或家族性原因者,则宜更早地进行评估。由于生育力与女性年龄高度相关,一些专家提出,对于35岁,特别是40岁以上的妇女,不育症的评估可在女方6个月未孕后即开始。

要创造良好的就诊环境,利于询问及讨论有关性的敏感话题。

女性不育症最初评估时,应强调其伴侣在场,并参与以后的治疗,也使其伴侣有机会咨询一些相关的问题。同时做好宣教,告知受孕的过程及受孕窗口期。在排卵前5天到排卵日期间,受孕的可能性增加。如男方精液正常,在上述期间每日性交可得到最大的受孕机会。虽然性交频率增加会减少精子数量,但不足以因此降低受孕机会。性交时不要使用油基润滑剂,以免损伤精子。

男女双方因素约占不育病因的10%。包括男女双方各自具有不育因素,以及夫妻双方性知识缺乏、心理障碍等原因也可导致不育。

2.检查方面 对于受孕延迟者应予初步评估,特别询问其生活方式和性生活史,发现那些可能有受孕问题的患者。

在开始正式治疗前,需要完成的基本检查为:①精液分析;②盆腔B超检查;③排卵监测;④输卵管通畅性检查。在进行第④项检查之前,应了解前3项检查的结果。

超声影像学检查是一项无创、方便、阳性率及准确率高的检查。可发现子宫、卵巢、输卵管的明显器质性病变,如畸形、肿瘤、包块、息肉、积水等。连续监测可了解卵巢卵泡发育及排卵情况,做窦卵泡计数还可了解卵巢储备功能。

近来采用的卵巢储备性检查,其预测生育力的敏感性和特异性均有限;但如促性腺激素水平较高的话,其生育力可能降低。不论患者年龄大小,上述检查的任何一项异常都意味着对妊娠的不良影响;而上述指标的正常,并不能否定年龄对生育的影响。卵巢储备性检测的意义在于,一旦发现它有下降的可能,应予不育症方面的积极检查与治疗,包括及时改变诊疗的思路与方法。

性交后试验(PCT)缺乏可重复性、标准方法及统一的评判标准,检测正常值的定义很不统一。此外,PCT结果与妊娠结局的相关性较差,对于妊娠的预测价值也很低。而且,PCT异常的各种改善性治疗,均不能令人信服地增加妊娠率。在一个随机对照试验中,不论是否行PCT检查,在24个月的治疗后,其累积受孕率相同;PCT检查正常,并未预示累积妊娠率的增加(干预组 vs.对照组:49% vs.48%)。这些发现说明,PCT检测与否并不影响治疗结果。另外针对PCT异常的各种改善性治疗,并未令人信服增加累积妊娠率。因此,PCT可否作为不育症检查存有争议。但在缺乏特殊检查的地方,PCT可提供一些基本信息,如宫颈黏液产生情况、性交是否成功以及是否有活精子存在。

虽然抗精子抗体(ASA)检测技术近来有所改进,现有的一些方法,如免疫实验、混合凝集实验等,可间接或直接检测ASA。但到目前为止,ASA的临床实用性尚不确定,PCT对妊娠率无预测价值,也无证据显示现有的针对ASA阳性的治疗可改善生育力,因此临床上不必进行PCT常规检查及抗精子抗体筛查。

可能有生育问题的妇女,其甲状腺疾病的罹患率并不高于总的人群患病率,因此甲状腺功能的测定应限于有甲状腺疾病症状者,而不需常规测定。

3.治疗方面　不育症的治疗,带给患者的,可能不仅是一个经济负担,更是一个精神负担。

由于影响因素很多,不育症的治疗非常复杂。总的来说,应首先调整生活方式,其次找出主要的病因或影响因素,进行直接的针对性治疗。

面对不育夫妇时,医生不是简单地给出治疗方法,更要进行性知识、自然受孕等情况的宣教,提供并解释各种可供选择的治疗方法,包括期待治疗。

在病因显而易见(如月经异常等)等一些情况下,可不做全面检查即开始一般治疗;但如不能很快妊娠,则需开始全面检查。

不育症的上述正式治疗应在全面检查之后再开始。最初的重点应放在寻找可能影响生育的生活方式或环境问题上。不要忽略肥胖、营养及精神压力的影响。总的来说,需要治疗消除所有已发现的可能影响生育的因素。在许多病例,可能无法发现可满意解释不育的病因,或发现的病因没有直接有效的治疗方法。在这些情况下,建议采用人工授精±超促排卵、试管婴儿等辅助生殖技术的方法治疗。但这些方法都具有一定的风险,可能涉及第三方(精子、卵子、胚胎、代孕等),并要考虑社会心理、法律、伦理等方面,应充分告知患者。

对黄体中期血孕酮水平较低的不育者,许多临床医生经验性地采用天然孕激素治疗。该治疗虽无明显危害,但其效果却未被证实。

目前对于不育患者LPD的治疗,是经验性的,并且基于病因为孕酮不足的假设。在LH峰值3天后予肌注黄体酮50~100mg/d,持续至下次月经的第1天,或至妊娠的8~10周。也可经阴道给药治疗。有研究报道,LPD孕激素补充治疗后可提高妊娠率。但这些研究的样本量小、对照性差并且诊断标准各异。因此有关结论尚有待于前瞻性、大样本的随机对照试验的进一步研究。

卵巢早衰的促排卵治疗包括:①口服避孕药抑制促性腺激素(Gn),然后停药让Gn分泌及卵巢功能反弹;②GnRHa抑制Gn分泌,然后注射大剂量Gn;③糖皮质激素抑制免疫系统。但这些方法在临床随机试验中均未证实有效。

(李晓彦)

第二节　辅助生育技术

辅助生育技术的开展对解决不孕不育问题十分有助,但限于生物学、心理学、社会伦理、道德、法律等有关因素,以及经济问题等,在人类应谨慎使用。这些方法可作为治疗某些不孕不育,也与优生密切有关。

现将主要的和基本的辅助生育技术分述如下(由于辅助生育技术需要由卫生部或省级卫生部门根据有关条件严格审批,所以并非一般医疗机构均可开展,但各级医师均需有所了解,本节仅一般性介绍)。

一、新鲜精液(未经处理)的人工授精

人工授精约有200年历史,故并非新技术,其精液来源可分为两种,一是非配偶间的人工授精,二是配偶间的人工授精。

(一)非配偶间的人工授精(AID)
【适应证】

1.绝对性男性不育,如无精症、死精症和严重少精症(精子计数≤5×10^6/ml)。

2.丈夫不排精。

3.夫妇间血型不合或免疫不相容因素所致不孕,如 Rh 或 ABO 血型不相容,精子抗体形成。

4.丈夫携带不良遗传因素,如癫痫、精神病、遗传性疾病,家属性黑矇性白痴,Gierke 扩原增多症等。

供精者必须是年轻或中年健康男性,已婚且生育过一个健康孩子,体态匀称,五官端正,中等身高,体重符合要求,如 60～70kg,思路敏捷,动作灵活,无慢性病史,各器官功能正常,无全身性疾病及内外生殖器疾病,无传染病和性传播疾病,精液检查正常,精子活力、染色体、生化检查无异常。

接受非配偶间人工授精的妇女必须 35 岁以下,卵巢功能正常,宫颈、宫颈管、子宫腔和输卵管均通畅,已经子宫输卵管造影(HSG)或腹腔镜检查,同时经宫颈,置入 Rubin 头进行输卵管亚甲蓝通畅试验正常,不孕夫妇双方签字认可。

【具体步骤】

1.非配偶人工授精前女方准备　包括阴道内分泌物检查和子宫颈黏液的清洁度检查,必要时作细菌培养,如见子宫颈黏液浑浊,黏稠或脓液,局部用抗生素或辅以小剂量雌激素,使宫颈能消炎或宫颈黏液变稀薄,以有利精子穿透。

2.选择人工授精时间　可根据基础体温(BBT)测定,或检查子宫颈黏液量及性状选择人工授精日期,现几乎均采用 B 超监测卵巢内卵泡发育,一般卵泡达 18～20mm 以上,结合宫颈黏液评分可达 10 分和血液测定 E_2 和 LH 值测定及适时注射 HCG 5000～10000IU,诱发排卵的方法来确定人工授精的时间,一般为 HCG 注射后 32～36 小时即可。

3.操作步骤　接受人工授精妇女取膀胱截石位,臀部抬高,妇科检查确定子宫位置后可有如下几种方法:

(1)普通法:置入阴道窥器暴露子宫颈,消毒棉球,擦净子宫颈外口周围的黏液,然后用 2ml 干燥无菌针筒吸取新鲜黏液 2ml,连接长 10～12cm,直径 1～2mm 前端圆钝光滑的塑料导管,将导管插入宫颈管 0.5～0.8cm(不超过 1cm),以低压缓慢推注精液 0.5～1.0ml 入宫颈管内,待注入精液自然缓慢倒流至子宫颈外口为止,必要时将多余的精液散布于子宫颈外口周围及穹隆,注毕垫高臀部,仰卧 1/2～1 小时后离去。授精 24～48 小时内适量应用抗生素预防感染。授精后仍需随访 BBT、宫颈黏液变化,以便及时了解是否妊娠和预防流产。

(2)子宫颈帽授精法:选用与接受授精妇女的宫颈大小合适的塑料宫颈帽,将精液置于宫颈帽后再覆盖在宫颈上,使精液与宫颈口密切接触而不易流出,24 小时后取出宫颈帽。

(3)子宫腔内或腹腔内直接授精法:采用经过处理后的精子悬液,可除去精浆而减少子宫痉挛性收缩痛等不良反应。

人工授精后分娩以男孩为多,因为人工授精时间在接近排卵期有关,由于排卵期宫颈黏液偏碱性,更有利于 Y 型染色体精子的存活。

(二)配偶间的人工授精(AIH)

主要用于丈夫精液正常,但有性交障碍,女方阴道或阴道口畸形、狭窄、痉挛及严重早泄使精子不能上行到宫颈管内,而女方各项检查均正常者。其他操作均同上。

二、精液经处理后的人工授精

(一)子宫内人工授精(IUI)

主要可用于男性不育,但女方宫颈性不孕,是使用子宫内人工授精的主要适应者,且妊娠率较高,宫颈性不孕有宫颈狭窄，因宫颈锥切后，宫颈物理治疗——如电凝、激光、冷冻治疗后宫颈黏膜破坏过度，宫颈黏液分泌不足。也有使用于因子宫颈黏液中含抗精子抗体，且性交后试验(PCT)不良者。

制备精子悬液，使标本中活动精子数量增高，同时减少精浆内含抑制生育力的物质，炎症细胞，前列腺素(可引起子宫痉挛性疼痛)和抗精子抗体。具体制备精子悬液可用精子上游法、Tyrode溶液法、Percoll精子洗涤浓缩法等。

上游法利用精子具有主动游过液体界面进入不同培养液的能力，而达到自行与死精、凝集精子、畸形精子和细胞杂质分离的目的。运用于正常精液、液化不良精液，此法回收后活精子达90%。

【标准上游法】

1. 取试管数支，每管加入2.0ml培养液(培养液有Ham's F10、Earle's、HTF等，用前加10%血清，或0.5%白蛋白，青霉素最终浓度为$60\mu g/ml$，经37℃、5% CO_2孵箱平衡pH达7.3～7.4后使用)。
2. 再分别将0.5ml液化精液慢慢加入试管底部，使其形成两个界面。
3. 加盖，45°倾斜，置于37℃、5% CO_2孵箱中30～60分钟。
4. 收集各管上清液，离心200g×5分钟，弃上清液，加2ml培养液，打匀后离心200g×5分钟。
5. 留沉淀物，加入0.5ml培养液制成精子悬液，调整精子浓度$(10～30)\times10^6/ml$备用。

(二)洗涤上游法

1. 液化精液1:3加入培养液，离心300g×10分钟。
2. 弃上清液，沉淀中加入2～3ml培养液，轻轻混匀，再离心200g×10分钟弃上清液。
3. 另取小试管1支，加入培养液0.5～1ml，用吸管取经洗涤后的精子，缓慢加入试管底部，45°倾斜，放入CO_2培养箱内30～60分钟。
4. 收集上游精子，调整精子浓度$(10～30)\times10^6/ml$备用。

Percoll梯度离心法利用不同成熟阶段的精子和各种细胞成分各自的密度差异，使之在不同浓度的溶液中，在离心力的作用下停留在不同密度面的界面上，达到较好的分离目的。适用于精液极度黏稠、少精和弱精者。

(三)Percoll梯度离心法

1. 在锥形离心管内依次加入1.5～2ml 90%、45% Percoll液，再将1.5～2ml精液加到45% Percoll液面上，注意每层之间的界面要清楚。
2. 离心300g×15～20分钟。
3. 弃上层液体，留沉淀物，加入3ml培养液，打匀后，离心200g×8分钟。
4. 留沉淀物，加入0.5ml的培养液，制成精子悬液备用。

授精前对卵泡发育的监测甚为重要，主要有三种：

B超监测：自月经周期第10天起，隔日或每日监测卵泡的发育情况和子宫内膜的厚度。卵泡成熟的征象是卵泡直径≥18mm，部分卵泡内壁可见半月形的突起，称"卵丘征"，提示24小时内将发生排卵。子宫内膜具有三线型或子宫内膜与周围肌层等回声，中线回声可见但不强，且子宫内膜达8mm以上为好，妊娠率较高。

内分泌监测：E_2分泌在排卵前24～36小时达高峰，一般因为排卵前E_2上升经历6天时间，并且血中E_2测定不能很快得出结果，因此不易准确掌握E_2峰值出现时间，应结合B超和其他方法来预测排卵时间。血LH起始峰在排卵前32小时，顶峰在排卵前16.5小时左右出现，故须连续测定才能测得LH峰值。尿LH测定方法简便快速，尿LH峰比血LH峰晚出现6～7小时，在预计卵泡近成熟时，每8小时测定1次，一般在尿LH峰出现后14～28小时内排卵。

宫颈评分：随卵泡发育，分泌 E_2 增加，宫颈口松弛开张，黏液量增加，清晰透明似蛋清样，拉丝度增加，出现羊齿状结晶。所以根据子宫颈评分，即宫颈分泌物、黏液拉丝度、羊齿状结晶和宫颈形态可反映卵巢的反应性和卵泡发育情况，当宫颈评分≥9 分时，结合 B 超监测，可判断卵泡成熟。

具体操作是用生理盐水洗涤外阴、阴道、宫颈，抬高臀部，采用专门的 IUI 导管，通过宫颈管达宫腔近宫底，尽量避免损伤宫颈和宫腔黏膜连接已抽吸制备后精子悬液的注射器，导管插入宫腔近宫底，插入 5～6cm，缓慢经导管注入 0.3～0.5ml 精子悬液。取出导管，患者原位仰卧 30～60 分钟，术后给予抗生素 3～5 天，也可不用。人工授精后第二天起每日肌注黄体酮 20～40mg，共 3～5 次。在宫颈狭窄者或子宫严重前屈或后屈者，可事先用 B 超测量宫颈管、宫腔长度及宫腔方向，也可在子宫内授精前 1～2 个月先作宫颈扩张术，以利置入 IUI 导管。

自然周期人工授精并不很高，若采用促排卵药和子宫内人工授精联合应用则可明显提高妊娠率。使用促排卵药者的用药方案如下：

1. CC+E+HCG 于月经周期第 5～9 天口服克罗米酚，每日 1 次，每次 50～100mg，接着用小剂量雌激素连用 7～14 天，在月经周期第 11 天开始监测卵泡，主卵泡达 18mm 以上时，肌注 HCG 10000IU。

2. CC+HMG+HCG 月经第 3～7 天口服克罗米酚，每日 1 次，每次 50mg，月经第 8、10 天肌注 HMG 150IU。第 11 天起监测卵泡隔日肌注 HMG 150IU，主卵泡成熟，此时再肌注 HCG 5000～10000IU。

3. HMG+HCG 于月经第 5 天开始 HMC 75～150IU，月经周期第 10 天起 B 超监测卵泡发育。如无优势卵泡，可每隔 5～7 天增加 75IU HMG 直至卵泡成熟，主卵泡达到 18mm 以上时，肌注 HCG 5000～10000IU。

4. FSH+HMG+HCG FSH 是纯卵泡刺激素。前 3～5 天用 FSH，以后改用 HMG，特别是 PCOS 者。血中 LH 水平高于正常，采用 FSH 制剂效果更好。

一般无试管婴儿设备和技术单位，采用促排卵和人工授精，使不孕病人也能获得较高的妊娠率。

（二）输卵管内人工授精

可经通过宫颈，置入宫腔镜，作输卵管内插管法、或 B 超监视下作输卵管内人工授精，或经宫颈管置入宫腔镜直视下向输卵管内插入直径 0.8mm 导管，约 0.5～1.0cm，注入 50μl 制备的精子悬液。

（三）腹腔内人工授精

主要用于宫颈性不孕或男方生育力低等患者。

三、体外受精和胚胎子宫内移植

体外受精和胚胎子宫内移植(IVF-ET)，俗称"试管婴儿"。

1. 主要适应于双侧输卵管闭塞或手术切除输卵管，男性生育力低，宫颈性不孕和免疫性不孕，或原因不明性不孕。

2. 诱发排卵和监测方法同前，根据 B 超监测卵泡，宫颈黏液检查，评分和激素 E_2，LH 测定后能精确注射 HCG，32～36 小时后，可经腹部 B 超引导下经阴道后穹隆穿刺取卵。

术前 2 天阴道以 0.025% 碘液涂抹，每日 2 次，穿刺前 1 小时肌注地西泮 10mg，哌替啶 50mg，穿刺前再静注哌替啶 50mg，暴露宫颈后擦净宫颈及阴道穹隆，子宫颈用碘酊、乙醇消毒，生理盐水棉球擦净。0.5%～1% 利多卡因注射宫颈两侧，宫颈穹隆交界处，然后可用阴道探头及连接穿刺针；在 B 超介导下穿刺卵泡，取得卵子。同时作配偶或供精者的取精液和制备，再将 10μl（含 10000 条活动精子）～100μl（含 100000 条活动精子）的精子悬液，加入含有卵细胞的 1ml 培养液内进行体外受精，待受精后约 48 小时胚胎为2~4细胞期,取1~3个胚胎移植到子宫腔。宫颈管狭窄者可在IVF前1~2个月先作宫颈扩张。移植前B超测量子宫颈外口至子宫底长度,最好分别测量宫颈管和宫腔长度。移植前20分钟,口服沙丁胺醇(舒喘灵)4.8mg,或肌注阿托品0.5mg或移植前1小时口服地西泮10mg。

病人取膀胱截石位,暴露宫颈后先在宫颈外口用浸湿培养液的棉签擦净分泌物和黏液,将导管和1ml结核菌素注射器连接,用培养液充盈导管和注射器0.2ml刻度处,然后吸入1cm长的空气泡入导管顶端,再吸含有胚胎的50μl培养液,最后再吸入1cm长的空气保留于导管顶端,先将套管插宫颈内口,然后缓慢经套管插入移植导管,待导管在宫腔内位置正确,可推注0.18ml,并保持导管不动1分钟,再注入20μl培养液,缓慢退出导管,并在显微镜下检查有否将胚胎带出,检查宫颈外口无出血、黏液和培养液,病人在手术室卧床20分钟后小心送回病房,同样体位保持4小时,再卧床休息1~2日,此后肌注HCG 2500IU,隔日1次,共3次,或肌注黄体酮,连续BBT及每周β-hCG测定,或日后B超检查,确定有无早孕。

四、配子和合子输卵管或腹腔内移植

在B超引导或宫腔镜直视下经宫颈输卵管插管,经宫颈途径的输卵管内人工授精、配子或合子移植。

配子输卵管移植有经腹腔镜配子输卵管内移植(POST),也可腹腔内(直肠子宫陷凹内)配子移植,主要治疗病因不明的不孕或宫颈性因素或男方生育能力低下的不孕妇女,移植前先宫颈旁阻滞麻醉或注镇痛剂,在无菌条件下,用培养液洗涤脊椎穿刺和导管,穿刺针从阴道后穹隆进入,导管内已吸取制备好的卵子精子连同培养椎穿刺针和导管,穿刺针从阴道后穹隆进入,导管内已吸取制备好的卵子精子连同培养液,置导管于穿刺针内,进入阴道后穹隆到达子宫直肠窝,注射后退出穿刺针和导管即可。

合子输卵管内移植(ZIFT)是将采集的成熟卵子和精子在体外培养24小时,经腹或宫颈(在B超介导下)将发育成为原核期胚胎直接送入输卵管内。若在B超介导下经宫颈途径作输卵管内合子移植,也是暴露宫颈,并予清洗后,按B超探测子宫颈和子宫体角度,将有可弯曲的套管,顺宫颈管插入,通过宫颈内口,对准宫体侧角处,将含有1~4个合子送入套管,在B超引导下,经此管插入输卵管,注入。术后观察基本同IVF-ET。

五、卵细胞浆内单精子注射

卵细胞浆内单精子注射(ICSI):单精子卵胞浆内显微注射是在显微镜操作系统帮助下,在体外直接将精子注射卵母细胞浆内使其授精。目前ICSI已经走出依赖改进IVF过程(包括提高用于授精的精子浓度)来治疗男性不孕。由于ICSI只需要一个有功能基因组和中心体的精子使一个卵子授精即可,ICSI的适应证不仅局限于精子形态异常,也包括少精子症和精细胞运动异常。若是梗阻性病变,ICSI也可用于附睾或睾丸中的精子。ICSI目前的适应证:①射精精子——少精子症、精子无力/弱精子症、畸形活精子症、抗精子抗体高滴度、传统IVF-ET反复授精失败、癌症患者缓解期保存的冷冻精子、射精异常(如逆行射精、电射精);②附睾精子——先天性双侧输精管缺如、输精管附睾吻合术失败、输精管吻合术失败、双侧射精管阻塞;③睾丸精子——对附睾精子的全部适应证、睾丸衰竭引起的无精子症、死精子。

此技术避免了人类生殖的自然选择过程,可能会增加后代出生缺陷的发生率。含有Y染色体长臂基因或基因簇微缺失与无精或严重少弱精有关。因此,应严格掌握适应证,并重视术前的遗传咨询及检查。

六、植入前胚胎遗传学诊断

植入前胚胎遗传学诊断（PGD）：此方法是利用现代分子生物学技术与显微操作技术，在受精卵分裂为8细胞左右时，取出1~2个细胞进行特定的遗传学性状检测，然后据此选择合适的囊胚进行移植的技术。遗传学性状检测方法以荧光原位杂交或各种PCR为主。目前常用于某些单基因疾病、染色体数目或结构异常以及性连锁性遗传并的携带者等有可能分娩遗传性疾病后代的高危夫妇的胚胎选择。该技术主要目的与不孕症的治疗无关，但以辅助生育技术为基础。应PGD技术，可以避免反复的选择性流产或引产和遗传性疾病患儿的出生。

七、辅助生育技术后的有关问题

有关人类辅助生育技术（ART）若从人工授精算起已有200年左右历史，若从1978年第1例体外受精和胚胎移植（IVF-ET）算起也有30余年历史，至2008年世界上"试管婴儿"已大于300万例。这一技术对解决不孕不育问题做出了贡献。然而随着这一技术的广泛应用，可能出现的子代、母体、子代的子代等相应的风险，即这一技术的安全性问题，也引起了人们的关注。

ART对子代生存质量影响的研究，主要集中在围生期的结局及短期的随访，包括多肽率、单胎出生的低体重儿、早产、出生缺陷、印迹基因疾病、神经系统发育、身心健康、智能以及癌症的风险（子代幼年和成年癌肿包括白血病、眼、中枢神经肿瘤和朗格汉斯组织细胞增多病等）。

ART对母体非肿瘤安全性的研究，主要集中在产前出血、前置胎盘、胎盘早剥、妊娠高血压、子痫前期、产后出血等。

有关ART与母体妇科肿瘤也有较多报道，有ART与妊娠滋养细胞疾病/肿瘤、卵巢肿瘤、子宫肿瘤。

ART是人为地引入非生理性操作，且均是在生命形成的关键时期，此时精、卵和胚胎早期发育阶段易受外界因素影响，对生殖过程进行非自然的干预可对配子和胚胎发育均易造成影响，并且在胚胎发育和细胞增殖过程中稳定传递，从而影响子代，乃至再下一代的健康。实际ART的各个操作步骤均可能对子代健康或间接影响母体：①IVF和ICSI男性子代都出现生精基因（AIF）的突变（微缺失）；②ART可影响到基因、蛋白表达等多个方面，从而影响子代表型；③动物的ART、胚胎体外培养易致巨型后代综合征（LOS），与人类基因印记缺陷导致的BWS)表现相似；④ICSI操作可能对DNA表观遗传修饰产生干扰；⑤促排卵对卵子发育生长过程中的印记获得和胚胎发育过程的印记重构有影响；⑥促排卵和穿刺取卵可影响卵巢的激素分泌及卵巢结构改变；⑦精子和胚胎暴露于体外，冻存操作可能改变其原始结构及增加遗传风险；⑧ICSI技术跨越自然选择过程，有将精子的缺陷遗传给子代危险；⑨精卵结合后滋养细胞的增殖变化等易致妊娠滋养细胞相关疾病的发生；⑩卵巢反复排卵，经历创伤与诱导卵巢肿瘤发生；⑪促排卵和人绒毛膜促性腺激素对子宫及激素依赖性疾病/肿瘤的危险。综上所述，ART对子代、母体、子代的子代均有安全性问题已引起基础研究和临床的重视，涉及妇产科、男性科、胎学、遗传、新生儿、儿科、生殖医学、药理、流行病学、循证医学、转化医学等多学科，须共同关注，为母婴健康作不懈的研究和探讨，以提高人口素质，保护妇女健康。

（李晓彦）

产科篇

第十章 正常妊娠

第一节 妊娠生理

一、生殖细胞发生和成熟

(一)精子的发生与成熟

1.精子的来源 睾丸是男性生殖腺,除能分泌雄激素外,还能产生精子。睾丸实质由250个锥体小叶组成,每个小叶内有1~4条弯曲细长的生精小管,其管壁由支持细胞和生精细胞组成。生精细胞包括精原细胞、初级精母细胞、次级精母细胞、精子细胞和精子。

2.精子发生过程 从精原细胞发育为精子,人类需(64 ± 4.5)d。由精原细胞经过一系列发育阶段发展为精子的过程称为精子发生。这个过程可分为3个阶段:第一阶段,精原细胞经过数次有丝分裂,增殖分化为初级精母细胞。第二阶段,初级精母细胞进行DNA复制,经过两次成熟分裂,经短暂的次级精母细胞阶段,变为精子细胞。在此过程中,染色体数目减少一半,故又称减数分裂。第三阶段,精子细胞不再分裂,由圆形的精子细胞变态发育为蝌蚪状的精子,精子的形成标志着男性生殖细胞的成熟。

(二)卵子发生与排卵

1.卵子发生过程 卵巢是女性生殖腺,它既产生卵细胞,又分泌女性激素。人类的原始生殖细胞在受精后5~6周迁移至生殖嵴。胚胎第6周时,生殖嵴内有原始生殖细胞1000~2000个;胚胎第5个月末,卵巢中卵细胞数有600万~700万个,其中约有200万个卵原细胞,500万个初级卵母细胞;至新生儿,两侧卵巢70万~200万个原始卵泡;7~9岁时约有30万个;青春期约有4万个。在促性腺激素的作用下,每个月有15~20个卵泡生长发育,一般只有一个卵泡发育成熟并排出。女性一生中约排卵400余个,其余卵泡均在不同年龄先后退化为闭锁卵泡。卵泡的发育一般分为原始卵泡、初级卵泡、次级卵泡和成熟卵泡四个阶段。近年研究揭示,原始卵泡发育至成熟卵泡需跨几个周期才能完成。

2.排卵 成熟卵泡破裂,卵母细胞自卵巢排出的过程称排卵。一般每28~35天排卵一次,两个卵巢轮流排卵,多数人每次排一个卵,偶尔可排两个卵。

二、受精及受精卵发育、输送与着床

(一)受精

已获能的精子和成熟的卵子相结合的过程称受精。受精一般发生在排卵后的12h内,整个受精过程大约需要24h。

1.精子获能　精子经宫颈管进入宫腔与子宫内膜接触后,子宫内膜白细胞产生的α、β淀粉酶解除精子顶体酶上的"去获能因子",此时精子具有受精能力,称精子获能。获能的主要部位在子宫和输卵管。

2.受精过程　获能的精子与卵子在输卵管壶腹部与峡部联接处相遇,在Ca^{2+}的作用下,精子顶体前膜破裂释放出顶体酶,溶解卵子外围的放射冠和透明带,称顶体反应。虽有数个精子穿过透明带,但只能有一个精子进入卵细胞。已获能的精子穿过次级卵母细胞透明带为受精的开始,雄原核与雌原核融合为受精的完成。

(二)受精卵的输送与发育

输卵管蠕动和纤毛运动可将正在进行有丝分裂的受精卵向子宫腔方向移动,大约受精后3d分裂成由16个细胞组成的实心细胞团,称桑椹胚。约在受精后第4日,桑椹胚进入子宫腔并继续分裂发育为100个细胞时,细胞间出现一些小的腔隙,随之融合为一个大腔,腔内充满液体,呈囊泡状,称胚泡。

(三)着床

胚泡逐渐侵入子宫内膜的过程称植入,又称着床。着床约于受精后第5~6天开始,第11~12天完成。

受精卵着床需经过定位,黏着和穿透三个阶段。着床必须具备以下条件:①胚胎必须发育至胚泡期;②透明带消失;③雌激素与孕激素分泌已达一定水平;④子宫内膜已进入分泌期,发生蜕膜反应,能允许胚泡着床。

受精卵着床后,孕酮作用使子宫内膜腺体增大弯曲,腺上皮细胞内及腺腔中含有大量糖原、血管充血、结缔组织细胞肥大,此时子宫内膜称为蜕膜。根据囊胚与蜕膜的位置关系,蜕膜可分为三部分。①包蜕膜:覆盖于囊胚表面;②底蜕膜:位于囊胚植入处,以后发育成胎盘的母体部分;③真蜕膜:底蜕膜及包蜕膜以外的蜕膜部分(图10-1)。

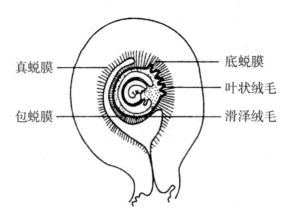

图10-1　早期妊娠子宫蜕膜与绒毛的关系

三、胎儿附属物的形成及其功能

胎儿附属物是指胎儿以外的组织,包括胎盘、胎膜、脐带和羊水。

(一)胎盘

胎盘由胎儿与母体组织共同构成,是母体与胎儿之间进行物质交换、营养代谢、分泌激素和阻止外来微生物入侵、保证胎儿正常发育的重要器官。由羊膜、叶状绒毛膜和底蜕膜构成。

1. 胎盘的形成与结构

(1) 羊膜:胎盘最内层,构成胎盘的胎儿部分。是由胚胎羊膜囊壁发育而成。正常羊膜光滑半透明,厚0.05mm,无血管、神经及淋巴,有一定弹性,有活跃的物质转运功能。

(2) 叶状绒毛膜:构成胎盘的胎儿部分,是胎盘的主要部分。晚期囊胚着床后,滋养层迅速分裂增长,表面呈毛状突起,以后再分支形成绒毛。绒毛表面有两层细胞,内层为细胞滋养细胞,外层为合体滋养细胞,是执行功能的细胞。此时的绒毛为一级绒毛,又称初级绒毛;胚胎发育至第2周末或第3周初时,胚外中胚层逐渐深入绒毛膜于内,形成间质中心索,称二级绒毛,又称次级绒毛;约在第3周末,胚胎血管长入间质中心索,分化出毛细血管,形成三级绒毛,建立起胎儿胎盘循环。与底蜕膜相接触的绒毛营养丰富发育良好,称叶状绒毛膜。从绒毛膜板伸出很多绒毛干,逐渐分支形成初级绒毛干、次级绒毛干和三级绒毛干,每个绒毛干分出许多分支,一部分绒毛末端浮于绒毛间隙中称为游离绒毛,长入底蜕膜中的绒毛称固定绒毛。一个初级绒毛及其分支形成一个胎儿叶,一个次级绒毛及其分支形成一个胎儿小叶,一个胎儿叶包括几个胎儿小叶。绒毛干之间的间隙称绒毛间隙。在滋养层细胞的侵蚀过程中,子宫螺旋动脉和子宫静脉破裂,直接开口于绒毛间隙,绒毛间隙充满母体的血液,母体血液以每分钟500ml流速进入绒毛间隙,每个绒毛干中均有脐动脉和脐静脉,最终成为毛细血管进入绒毛末端,胎儿血也以每分钟500ml的流速流经胎盘,但胎儿血与母血不直接相通。

(3) 底蜕膜:构成胎盘的母体部分,占妊娠胎盘很小部分。固定绒毛的滋养层细胞与底蜕膜共同形成蜕膜板,相邻绒毛间隙之间残留下的楔形底蜕膜形成胎盘隔,不超过胎盘全层的2/3,相邻绒毛间隙的血液相互沟通。胎盘隔把胎盘的母体面分隔成表面凹凸不平的肉眼可见的暗红色15~20个母体叶,也称胎盘小叶。每个母体叶包含数个胎儿叶,每个母体小叶均有其独自的螺旋动脉供应血液。

在正常情况下,绒毛可侵入到子宫内膜功能层深部。若底蜕膜发育不良时,滋养层细胞可能植入过深甚至进入子宫肌层,造成植入性胎盘。

2. 妊娠足月胎盘的大体结构 足月胎儿的胎盘重约500g,直径15~20cm,中央厚,周边薄,平均2.5cm。胎盘母体面凹凸不平,由不规则的浅沟将其分为15~30个胎盘小叶,胎盘胎儿面覆盖着一层光滑透明的羊膜,近中央处有脐带附着。

3. 胎盘的生理功能 人胎盘生理功能极其复杂,具有物质交换及代谢,分泌激素和屏障功能,对保证胎儿的正常发育至关重要。

(1) 物质交换:进行物质交换是胎盘的主要功能,胎儿通过胎盘从母血中获得营养和氧气,排出代谢废物和二氧化碳(图10-2)。

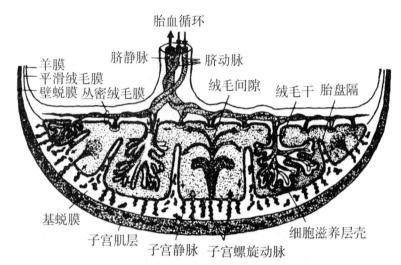

图 10-2　母体与胎儿之间物质交换图解

1)胎盘的物质交换方式:①简单扩散,指物质通过细胞膜从高浓度区扩散至低浓度区,不消耗细胞能量。脂溶性高,分子量<200,不带电荷物质(如 O_2、CO_2、水、钠钾电解质等),容易通过血管合体膜。②易化扩散,指在载体介导下物质通过细胞膜从高浓度区向低浓度区扩散,不消耗细胞能量,但速度远较简单扩散快得多,具有饱和现象,如葡萄糖等的转运。③主动转运,指物质通过细胞膜从低浓度区逆方向扩散至高浓度区,在此过程中需要消耗 ATP,如氨基酸、水溶性维生素及钙、铁等转运,在胎儿血中浓度均高于母血。④较大物质可通过血管合体膜裂隙,或通过细胞膜入胞和出胞等方式转运,如大分子蛋白质、免疫球蛋白等。

2)气体交换:氧和二氧化碳在胎盘中以简单扩散方式交换。胎儿红细胞中血红蛋白含量高于成人,同时,子宫动脉内氧分压(5.3~6.6kPa)远高于绒毛间隙内氧分压(2~4kPa),使母血中氧能迅速向胎儿方向扩散。此外,由于胎盘屏障对 CO_2 的扩散度是氧的 20 倍,故胎儿向母血排出二氧化碳较摄取氧容易得多。二氧化碳进入母血后引起的 pH 值降低又可增加母血氧的释放。

3)水与电解质的交换:水的交换主要通过简单扩散方式进行,孕 36 周时交换率最高,妊娠末期,每小时约有 3.6L 水通过胎盘进入胎儿。钾、钠和镁大部分以简单扩散方式通过胎盘屏障,但当母体缺钾时,钾的交换方式则为主动运输,以保证胎儿体内正常钾浓度。钙、磷、碘、铁多以主动运输方式单向从母体向胎儿转运,保证胎儿正常生长发育,铁的主动运输不受母体贫血的影响。

4)营养物质的转运和废物排出:葡萄糖是胎儿能量的主要来源,以易化扩散方式通过胎盘;氨基酸多以主动运输方式通过胎盘,蛋白质通过胎盘的入胞和出胞作用从母体转运至胎儿;脂类必须先在胎盘中分解,进入胎儿体内再重新合成;甾体激素要在酶的作用下,结构发生变化后才能通过胎盘。

脂溶性维生素 A、维生素 D、维生素 E、维生素 K 等主要以简单扩散方式通过胎盘屏障。维生素 A 以胡萝卜素的形式进入胚体,再转化成维生素 A。胎儿血中的水溶性维生素 B 和维生素 C 浓度高于母血,故多以主动运输方式通过胎盘屏障。胎儿代谢产生的废物如肌酐、尿素等亦经胎盘进入母血后排出。

(2)防御功能:由于胎盘的屏障作用,对胎儿具有一定的保护功能,但这种功能并不完善。母血中的免疫抗体 IgG 能通过胎盘,从而使胎儿获得被动免疫力,但 IgG 类抗体如抗 A、抗 B、抗 Rh 血型抗体亦可进入胎儿血中,致使胎儿及新生儿溶血。各种病毒(如风疹病毒、巨细胞病毒、流感病毒等)可直接通过胎盘进入胎儿体内,引起胎儿畸形、流产及死胎。一般细菌、弓形虫、衣原体、螺旋体等不能通过胎盘屏障,但可在胎盘部位形成病灶,破坏绒毛结构后进入胎儿体内引起感染。

(3)内分泌功能:胎盘能合成多种激素、酶及细胞因子,对维持正常妊娠有重要作用。

1)人绒毛膜促性腺激素:一种糖蛋白激素,由 α、β 两个不同亚基组成,α 亚基的结构与垂体分泌的 FSH、LH 和 TSH 等基本相似,故相互间能发生交叉反应,而 β 亚基的结构具有特异性。β-HCG 与 β-LH 结构较近似,但最后 30 个氨基酸各不相同,所以临床应用抗 HCG β-亚基的来进行 HCG 的检测,以避免 LH 的干扰。HCG 在受精后第 6 日开始分泌,受精后第 19 日就能在孕妇血清和尿中测出,至妊娠 8~10 周血清浓度达高峰,持续 1~2 周后迅速下降,中、晚期妊娠时血浓度仅为高峰时的 10%,持续至分娩,一般于产后 1~2 周消失。

HCG 的功能:HCG 具有 LH 与 FSH 的功能,维持月经黄体的寿命,使月经黄体增大成为妊娠黄体;HCG 能刺激雄激素芳香化转变为雌激素,同时也能刺激孕酮的形成;HCG 能抑制植物凝集素对淋巴细胞的刺激作用,HCG 可吸附于滋养细胞表面,以免胚胎滋养层细胞被母体淋巴细胞攻击;HCG 与尿促性素(HMG)合用能诱发排卵。

2)人胎盘生乳素:由 191 个氨基酸组成,是分子量为 22000 的一种蛋白类激素。妊娠 6 周时可在母血中测出,随妊娠进展,分泌量逐渐增加,至妊娠 34~35 周达高峰,母血值为 5~7mg/L,羊水值为 0.55mg/L,维持至分娩,分娩后 7h 内迅速消失。

HPL 的功能:促进蛋白质合成,形成正氮平衡,促进胎儿生长;促进糖原合成,同时可刺激脂肪分解,使非酯化脂肪酸增加以供母体应用,从而使更多的葡萄糖供应胎儿;促进乳腺腺泡发育,刺激乳腺上皮细胞合成酪蛋白、乳白蛋白与乳珠蛋白,为产后泌乳做好准备;促进黄体形成;抑制母体对胎儿的排斥作用。

3)妊娠特异性蛋白:包括妊娠相关血浆蛋白 A(PAPP-A),妊娠相关血浆蛋白 B(PAPP-B)及妊娠相关血浆蛋白 C(PAPP-C),其中较重要的是 PAPP-C,也称 $PS\beta_1G$ 即 SP1,分子量为 90000,含糖量为 29.3%,半衰期为 30h。受精卵着床后,SP 进入母体血循环,其值逐渐上升,妊娠 34~38 周达高峰,至妊娠足月为 200mg/L。正常妊娠母血、羊水、脐血及乳汁亦能测出 SP,羊水值比母血值低 100 倍,脐血值比母血值低 1000 倍。测定 SP 值,可用于预测早孕,并能间接了解胎儿情况。

4)雌激素:为甾体类激素,妊娠早期主要由黄体产生,于妊娠 10 周后主要由胎儿-胎盘单位合成。至妊娠末期雌三醇值为非孕妇女的 1000 倍,雌二醇及雌酮值为非孕妇女的 100 倍。雌激素合成过程:母体内胆固醇在胎盘内转变为孕烯醇酮后,经胎儿肾上腺胎儿带转化为硫酸脱氢表雄酮(DHAS),再经胎儿肝内 16α-羟化酶作用形成 16α-羟基硫酸脱氢表雄酮(16α-OH-DHAS),此种物质在胎盘合体滋养细胞硫酸酯酶作用下,去硫酸根成为 16α-OH-DHA 后,再经胎盘芳香化酶作用成为 16α 羟基雄烯二酮,最后形成游离雌三醇。由于雌三醇由胎儿和胎盘共同作用形成,故测量血雌三醇的值,可反映胎儿胎盘单位的功能。

5)孕激素:为甾体类激素,妊娠早期由卵巢妊娠黄体产生,自妊娠 8~10 周后胎盘合体滋养细胞是产生孕激素的主要来源。随妊娠进展,母血中孕酮值逐渐增高,至妊娠末期可达 180~300nmol/L,其代谢产物为孕二醇,24h 尿排出值为 35~45mg。

6)缩宫素酶:由合体滋养细胞产生的一种糖蛋白,分子量约为 30 万,随妊娠进展逐渐增加,主要作用是灭活缩宫素,维持妊娠。胎盘功能不良时,血中缩宫素酶活性降低。

7)耐热性碱性磷酸酶(HSAP):由合体滋养细胞分泌。于妊娠 16~20 周母血中可测出此酶。随妊娠进展分泌量增加,分娩后迅速下降,产后 3~6d 消失。多次动态测其数值,可作为胎盘功能检查的一项指标。

8)细胞因子与生长因子:如表皮生长因子(EGF)、神经生长因子、胰岛素样生长因子(IGFs)、转化生长因子-β(TGF-β)、肿瘤坏死因子-α(TNF-α)、粒细胞-巨噬细胞克隆刺激因子(Gm-CSF)、白细胞介素-1、2、6、8 等。这些因子对胚胎营养及免疫保护起一定作用。

(二)胎膜

胎膜是由绒毛膜和羊膜组成。胎膜外层为绒毛膜,在发育过程中由于缺乏营养供应而逐渐退化萎缩为平滑绒毛膜,至妊娠晚期与羊膜紧密相贴。胎膜内层为羊膜,羊膜为半透明无血管的薄膜,厚度0.02～0.05cm,部分覆盖胎盘的胎儿面。随着胎儿生长羊膜腔的扩大,羊膜、平滑绒毛膜和包蜕膜进一步突向宫腔,最后与真蜕膜紧贴,羊膜腔占居整个子宫腔。胎膜含多量花生四烯酸的磷脂,且含有能催化磷脂生成游离花生四烯酸的溶酶体,故胎膜在分娩发动上有一定作用。

(三)脐带

脐带是连于胚胎脐部与胎盘间的条索状结构。脐带外被羊膜,内含卵黄囊、尿囊、两条脐动脉和一条脐静脉,中间填充华通胶有保护脐血管作用。妊娠足月胎儿脐带长30～70cm,平均50cm,直径1.0～2.5cm。脐带是胎儿与母体进行物质交换的重要通道。若脐带受压致使血流受阻时,可因缺氧导致胎儿窘迫,甚至胎死宫内。

(四)羊水

充满在羊膜腔内的液体称羊水。妊娠不同时期的羊水来源、容量及组成均有明显改变。

1.羊水的来源　妊娠早期主要为母体血清经胎膜进入羊膜腔的透析液,此时羊水的成分除蛋白质含量及钠浓度偏低外,与母体血清及其他部位组织间液成分极相似。妊娠11～14周时,胎儿肾脏已有排泄功能,此时胎儿尿液是羊水的重要来源,使羊水中的渗透压逐渐降低,肌酐、尿素、尿酸值逐渐增高。胎儿通过吞咽羊水使羊水量趋于平衡。

2.羊水的吸收　羊水吸收的途径有①胎膜吸收约占50%;②脐带吸收40～50ml/h;③胎儿皮肤角化前可吸收羊水;④胎儿吞咽羊水,每24小时可吞咽羊水500～700ml。

3.母体、胎儿、羊水三者间的液体平衡　羊水始终处于动态平衡,不断进行液体交换。母儿间液体交换主要通过胎盘,约3600ml/h;母体与羊水间交换主要通过胎膜,约400ml/h;羊水与胎儿的交换,主要通过胎儿消化道、呼吸道、泌尿道以及角化前的皮肤等,交换量较少。

4.羊水量、性状及成分　①羊水量,妊娠8周时5～10ml,妊娠10周时30ml,妊娠20周约400ml,妊娠38周约1000ml,此后羊水量逐渐减少至足月时约800ml。过期妊娠羊水量明显减少,可少至300ml以下。②羊水性状及成分,妊娠早期羊水为无色澄清液体;妊娠足月羊水略浑浊,不透明,内有脂肪、胎儿脱落上皮细胞、毳毛、毛发等。中性或弱碱性,pH 7.20,内含98%～99%水分,1%～2%为无机盐及有机物质。羊水中含大量激素和酶。

5.羊水的功能　①保护胎儿,使胎儿在羊水中自由运动,防止胎儿自身及胚胎与羊膜粘连而发生畸形;羊水温度适宜,有一定活动空间,防止胎儿受外界机械损伤;临产时,羊水直接受宫缩压力能使压力均匀分布,避免胎儿直接受压致胎儿窘迫。②保护母体,减少妊娠期因胎动所致的不适感;临产后前羊水囊可扩张子宫颈口及阴道;破膜后羊水可冲洗阴道,减少感染机会。

四、胎儿发育及其生理特点

(一)不同孕周胎儿发育的特征

描述胎儿发育的特征,以4周为一个孕龄单位。在受精后6周(即妊娠8周)称胚胎,是主要器官结构完成分化时期。从受精后第7周(即妊娠9周)称胎儿,是各器官进一步发育渐趋成熟时期。

妊娠4周末:可辨认胚盘和体蒂。

妊娠8周末:胚胎初具人形,可分辨出眼、耳、鼻、口、手指及足趾,心脏已形成,B型超声可见心脏形成与搏动。

妊娠12周末:胎儿身长9cm,体重约20g,外生殖器已发生,四肢可活动,肠管有蠕动,指甲形成。

妊娠16周末:胎儿身长16cm,体重100g,从外生殖器可辨认胎儿性别,头皮长出毛发,开始出现呼吸运动,形成成人血红蛋白,孕妇自觉有胎动。

妊娠20周末:胎儿身长25cm,体重约300g,全身有毳毛及胎脂,开始有吞咽及排尿功能,腹部听诊可闻及胎心音。

妊娠24周末:胎儿身长30cm.体重700g,皮下脂肪开始沉积,各脏器均已发育,但尚不完善,出现眉毛和眼毛,此时出生已能呼吸。

妊娠28周末:胎儿身长35cm,体重1000g,有呼吸及吞咽运动,出生后能啼哭,但易患呼吸窘迫综合征。

妊娠32周末:胎儿身长40cm,体重1700g,面部毳毛已脱落,存活力尚可,出生后注意护理可以存活。

妊娠36周末:胎儿身长45cm,体重2500g,出生后能啼哭及吸吮,皮下脂肪沉积较多,生活力良好,出生后基本可以存活。

妊娠40周末:胎儿身长50cm,体重3000g,已发育成熟,外观体形丰满,足底皮肤有纹理,指(趾)甲超过指(趾)端,男婴睾丸下降,女婴外阴发育良好,出生后哭声响亮。

胎儿身长的增长速度有其规律性,临床上常用新生儿身长作为判断胎儿月份的依据。妊娠前20周的胎儿身长(cm)=妊娠月数的平方。妊娠后20周=妊娠月数×5。

(二)胎儿的生理特点

1.循环系统 ①胎儿循环不同于成人,营养供给和代谢产物排出均经过脐血管、胎盘、母体来完成。含氧量较高的血液自胎盘经脐静脉进入胎儿体内,分为三支:一支进入肝脏,一支与门静脉汇合再进入肝脏,这两支的血液经肝静脉进入下腔静脉,另一支经静脉导管直接进入下腔静脉。因此进入右心房的下腔静脉血是混合血,有来自脐静脉含氧量高的血液,也有来自胎儿身体下半部含氧量低的血液。②卵圆孔的开口正对下腔静脉入口,故下腔静脉入右心房的血流大部分经卵圆孔入左心室。③由于肺循环阻力较大,肺动脉血大部分经动脉导管入主动脉,仅有1/3血经肺静脉入左心房,汇同卵圆孔进入左心室之血再进入升主动脉,供应心、头部及上肢。左心室小部分血液进入降主动脉,汇同动脉导管进入之血经腹下动脉进入两条脐动脉后再通过胎盘,与母血进行气体交换,因此胎体无纯动脉血,而是动静脉混合血。④新生儿出生后出现自主呼吸,肺循环建立,胎盘循环停止,左心房压力增高,右心房压力降低,从而改变了胎儿右心压力高于左心的特点和血液流向,卵圆孔于生后数分钟开始关闭,多在生后6~8周完全闭锁。新生儿血流分布多集中于躯干及内脏,故肝、脾常可触及,四肢容易发冷出现发绀。

2.血液系统 ①红细胞生成,孕3周内胎儿红细胞来自卵黄囊,孕10周肝脏是红细胞生成主要器官,以后骨髓、脾渐具造血功能。妊娠32周红细胞生成素大量产生,故妊娠32周以后早产儿及妊娠足月儿红细胞数均较多,约$6.0×10^{12}/L$。妊娠足月时骨髓产生90%的红细胞。②血红蛋白生成,妊娠前半期,血红蛋白为胎儿型,从妊娠16周开始,成人型血红蛋白逐渐形成,至临产时胎儿血红蛋白仅占25%。③白细胞生成,妊娠8周,胎儿血循环出现粒细胞,妊娠12周胸腺、脾产生淋巴细胞,成为胎儿体内抗体的主要来源。

3.呼吸系统 母儿血液在胎盘进行气体交换,胎儿出生前肺泡、肺循环及呼吸肌均已发育,孕11周可见胎儿胸壁运动,孕16周胎儿呼吸能使羊水进出呼吸道。当胎儿窘迫时,出现大喘息样呼吸运动。

4.消化系统 孕12周有肠管蠕动,孕16周时胃肠功能基本建立,胎儿可吞咽羊水,吸收大量水分。胎儿胃肠对脂肪吸收能力差。肝脏内缺乏许多酶,不能结合因红细胞破坏所产生的大量游离胆红素。

5.泌尿系统 妊娠11~14周胎儿肾已有排尿功能,妊娠14周胎儿膀胱内有尿液,并通过排尿参与羊水形成与交换。

6.内分泌系统　妊娠6周胎儿甲状腺开始发育;妊娠12周可合成甲状腺激素。肾上腺于妊娠4周时开始发育,妊娠7周时可合成肾上腺素,妊娠20周时肾上腺皮质增宽,主要由胎儿带组成,可产生大量甾体激素。

7.生殖系统　①男性胎儿睾丸于妊娠第9周开始分化发育,在妊娠14~18周形成。由细精管、激素和酶作用使中肾管发育,副中肾管退化,外生殖器向男性分化发育。男性胎儿睾丸于临产前才降至阴囊内,右侧高于左侧且下降稍迟。②女性胎儿卵巢于妊娠11~12周开始分化发育,副中肾管发育形成阴道、子宫、输卵管,外生殖器向女性分化发育。

五、妊娠期母体变化

在妊娠期,为了适应胎儿生长发育的需要,孕妇受胎儿及胎盘所产生的激素的影响,在解剖、生理以及生化方面发生一系列变化。这些变化于分娩后和或停止哺乳后逐渐恢复。

(一)生殖系统的变化

1.子宫

(1)重量、容量和形状的改变:非孕期子宫重量约为50g,足月妊娠时可增至1000g左右,约为非孕时重量的20倍。非孕时宫腔容量约为10ml,足月孕时增至5000ml左右。随着子宫体积的改变,子宫形状由孕早期的倒梨形变化至孕12周时的球形,以及孕晚期的长椭圆形直至足月,孕早期子宫肥大可能与雌、孕激素作用有关,孕12周后子宫体增大,则与胎儿及其附属组织的扩展有关。

(2)子宫位置的改变:妊娠12周前子宫位于盆腔内,随着妊娠进展子宫长大,从盆腔上升入腹腔并轻度向右旋转。孕妇仰卧位时,子宫向后倒向脊柱,可压迫下腔静脉及主动脉出现仰卧位低血压综合征一系列表现,如脉快、心慌、血压下降等,改侧卧位后血压迅速恢复。

(3)子宫收缩:妊娠12~14周起,子宫出现无痛性不规则收缩,随着孕周增加,收缩频率及幅度相应增加,其特点为稀发、不对称,收缩时宫腔压力不超过1.3~2.0kPa(10~15mmHg),持续时间约为30s,称Braxton Hicks收缩。

(4)子宫胎盘的血流灌注:妊娠期胎盘的灌注主要由子宫动脉及卵巢动脉供应,子宫动脉非孕时屈曲,至妊娠足月渐变直,以适应妊娠期子宫血流量增加的需要。足月时子宫血流量为500~700ml/min,较非孕时增加4~6倍,其中5%供应肌层,10%~15%供应子宫蜕膜层,80%~85%供应胎盘。宫缩时,子宫血流量明显减少。

(5)子宫峡部:系指位于宫颈管内,子宫的解剖内口与组织学内口间的狭窄部位,长0.8~1cm。妊娠后变软,妊娠10周时子宫峡部明显变软,妊娠12周以后,子宫峡部逐渐伸展拉长变薄,扩展成为宫腔的一部分,临产后可伸展至7~10cm,成为产道的一部分,称子宫下段。

(6)宫颈:妊娠时宫颈充血水肿,外观肥大,呈紫蓝色,质软。宫颈管内腺体肥大,黏液增多,形成黏液栓,防止细菌进入宫腔。由于宫颈鳞柱状上皮交界部外移,宫颈表面出现糜烂面,称假性糜烂。

2.卵巢　妊娠期略增大,停止排卵。一侧卵巢可见妊娠黄体。妊娠10周后,胎盘取代妊娠黄体功能,卵巢黄体于妊娠3~4个月开始萎缩。

3.输卵管　妊娠期输卵管伸长,但肌层不增厚,黏膜可呈蜕膜样改变。

4.阴道　黏膜变软,充血水肿呈紫蓝色。皱襞增多,伸展性增加。阴道脱落细胞增加、分泌物增多呈白色糊状。阴道上皮细胞含糖原增加,乳酸含量增多,使阴道分泌物pH值降低,可防止病原体感染。

5.外阴　妊娠期外阴充血,皮肤增厚,大小阴唇色素沉着,阴唇内血管增加,结缔组织变软,故伸展性增加,有利于分娩。

(二)乳房的变化

妊娠期由于受垂体催乳素、胎盘生乳素、雌激素、孕激素、生长激素及胰岛素影响,使乳腺管和腺泡增生,脂肪沉积;乳头增大变黑,易勃起;乳晕变黑,乳晕上的皮脂腺肥大形成散在结节状小隆起,称蒙氏结节。妊娠32周后挤压乳晕,可有数滴稀薄黄色乳汁溢出称初乳。

(三)循环系统的变化

1.心脏　妊娠后期因增大的子宫将横隔上推,使心脏向左、向上、向前移位,更贴近胸壁,心音界稍扩大。心脏移位使大血管轻度扭曲,加之血流量增加及血流速度加快,心尖区可闻及Ⅰ~Ⅱ级柔和吹风样收缩期杂音。妊娠晚期心脏容量增加10%,心率增加10~15次/分,心电图出现轴左偏,多有第一心音分裂或第三心音。

2.心排血量　心排血量的增加为孕期循环系统最重要的改变,对维持胎儿生长发育极其重要。自妊娠10周开始增加,至妊娠32周达高峰,左侧卧位测心排血量较非孕时增加30%,平均每次心排血量可达80ml,维持至足月。临产后,尤其第二产程时排血量显著增加。

3.血压　孕期由于胎盘形成动静脉短路、血液稀释、血管扩张等因素致孕早期及中期血压偏低,孕晚期血压轻度升高,脉压稍增大,孕妇体位影响血压,仰卧位时腹主动脉及下腔静脉受压,使回心血量减少,心排血量减少,迷走神经兴奋,血压下降,形成妊娠仰卧低血压综合征。

(四)血液系统改变

1.血容量　自孕6~8周开始增加,孕24~32周达高峰,增加30%~45%,平均增加约1500ml,其中血浆约增加1000ml,红细胞约增加500ml,血液相对稀释。

2.血液成分　①红细胞,由于血液稀释,红细胞计数约为$3.6\times10^{12}/L$,血红蛋白值为110g/L,血细胞比容为31%~34%。②白细胞,自妊娠7~8周开始增加,至妊娠30周达高峰,为$(10~12)\times10^9/L$,有时可达$15\times10^9/L$,以中性粒细胞为主,淋巴细胞增加不多。③凝血因子,处于高凝状态。凝血因子Ⅱ、Ⅴ、Ⅷ、Ⅳ、Ⅹ增加,仅凝血因子Ⅺ、Ⅻ降低。血小板无明显改变,血浆纤维蛋白原含量增加40%~50%,达4~5g/L。血沉加快,可达100mm/h。妊娠晚期凝血酶原时间及部分孕妇凝血活酶时间轻度缩短,凝血时间无明显改变。纤维蛋白溶酶原显著增加,优球蛋白溶解时间延长,致纤溶活性降低。④血浆蛋白,由于血液稀释,血浆蛋白,尤其是白蛋白减少,约为35g/L,加之孕期对铁的需要量增多,孕妇易发生缺铁性贫血。可给硫酸亚铁、维生素C、乳酸钙口服纠正贫血。

(五)呼吸系统改变

孕妇胸廓周径加大,妊娠中期有过度通气现象,妊娠晚期以胸式呼吸为主,呼吸较深。肺活量无明显改变,肺泡换气量和通气量增加,但呼吸道抵抗力降低容易感染。

(六)泌尿系统变化

1.肾脏　妊娠期由于代谢产物增多,肾脏负担过重,肾血浆流量较非孕时增加35%,肾小球滤过率增加50%,且两者均受体位影响,孕妇仰卧位尿量增加,故夜尿量多于日尿量。代谢产物尿素、尿酸、肌酸、肌酐等排泄增多。当肾小球滤过超过肾小管吸收能力时,可有少量糖排出,称为妊娠生理性糖尿。

2.输尿管　妊娠期在孕激素作用下,输尿管增粗且蠕动减弱,尿流缓慢,右侧输尿管受右旋妊娠子宫压迫,加之输尿管有尿液逆流现象,孕妇易患急性肾盂肾炎,以右侧多见。

(七)消化系统改变

妊娠期胃肠平滑肌张力降低,贲门括约肌松弛,胃内酸性内容物可产生反流,胃排空时间延长,易出现上腹饱满感。肠蠕动减弱,易出现便秘或痔疮。肝脏胆囊排空时间延长,胆道平滑肌松弛,胆汁黏稠使胆汁淤积,易诱发胆石病。故孕妇应养成定时排便的习惯,多食新鲜蔬菜和水果,少吃辛辣食物,纠正便秘。

(八)皮肤的变化

妊娠期垂体分泌促黑素细胞激素增加,导致孕妇乳头、乳晕、腹白线、外阴、腋窝等处出现色素沉着。面颊部呈蝶状褐色斑,称妊娠斑。随着妊娠子宫增大及肾上腺皮质激素分泌增多,孕妇腹部、大腿、臀部及乳房皮肤的皮内组织改变,皮肤过度扩张,使皮肤弹力纤维断裂,形成紫色或淡红色不规则平行裂纹,称妊娠纹。

(九)内分泌系统的改变

1. 垂体　妊娠期腺垂体增生肥大,嗜酸细胞肥大增生形成妊娠细胞。此细胞可分泌催乳激素(PRL)。PRL从孕7周开始增多,至妊娠足月分娩前达高峰约200μg/L。PRL有促进乳腺发育作用,为泌乳作准备。产后未哺乳者于产后3周内降至非孕水平,哺乳者产后80~100d降至非孕水平。

2. 肾上腺皮质　妊娠期因雌激素大量增加,使中层束状带分泌的皮质醇增多3倍,但其中90%与蛋白结合,血中游离皮质醇不多,故孕妇无肾上腺皮质功能亢进表现;外层球状带分泌的醛固酮于妊娠期增加4倍,但大部分与蛋白结合,不致引起过多的不钠潴留;内层网状带分泌的睾酮稍有增加,表现为孕妇阴毛及腋毛增多增粗。

(十)新陈代谢的变化

1. 基础代谢率　BMR于孕早期稍下降,孕中期渐增高,至孕晚期可增高15%~20%。

2. 体重　妊娠13周前无改变,13周起体重平均每周增加350g,至妊娠足月时体重平均增加12.5kg。

3. 糖类　妊娠期胰岛功能旺盛,分泌胰岛素增多,使血循环中的胰岛素增加,故孕妇空腹血糖稍低于非孕妇女。

4. 脂肪代谢　妊娠期吸收脂肪能力增强,母体脂肪堆积增多,由于能量消耗增加,故糖原储备少。若孕期能量消耗过多时,如妊娠剧吐,可出现尿酮阳性。

5. 蛋白质代谢　呈正氮平衡。孕妇体内储备的氮除供给胎儿、母体子宫、乳房发育需要外,尚为分娩期消耗作准备。

6. 矿物质代谢　妊娠期母体需要大量钙、磷、铁。故应补充大量钙、维生素D和铁以满足需要。

(十一)骨骼、关节及韧带变化

妊娠期子宫圆韧带、主韧带及骨盆漏斗韧带增长,肥大变粗。骶髂关节及耻骨联合松弛,有轻度伸展性,严重时可发生耻骨联合分离。骶尾关节松弛有一定活动性,有利于分娩。

(王克珍)

第二节　妊娠诊断

一、早期妊娠的诊断

(一)病史与症状

1. 停经　已婚生育年龄妇女,平时月经周期规则,一旦月经过期10d或以上,应首先疑为妊娠,若停经已达8周,妊娠的可能性更大。但需与内分泌紊乱、哺乳期、口服避孕药引起的停经相鉴别。

2.早孕反应 约50%以上妇女于停经6周左右出现畏寒、头晕、乏力、嗜睡、食欲缺乏、偏食或厌油腻、恶心、晨起呕吐等症状,称早孕反应。与体内HCG增多,胃酸分泌减少以及胃排空时间延长可能有关。多于妊娠12周左右自行消失。

3.尿频 妊娠早期出现,系增大的前倾子宫在盆腔内压迫膀胱所致。妊娠12周子宫进入腹腔后,尿频症状消失。

(二)检查与体征

1.生殖器官的变化 妊娠6～8周行阴道检查,可见阴道壁及宫颈充血,呈紫蓝色。双合诊检查发现宫颈变软,子宫峡部极软,感觉宫颈与宫体似不相连,称黑加征。随妊娠进展,子宫增大变软,妊娠8周时宫体大小约为非孕时2倍,妊娠12周约为非孕时3倍。

2.乳房的变化 早孕时受雌孕激素影响,乳房增大,孕妇自觉乳房轻微胀痛,检查见乳头及其周围皮肤(乳晕)着色加深,乳晕周围出现蒙氏结节。

(三)辅助检查

1.妊娠试验 一般受精后7d即可在血浆中检测到HCG,临床测定尿中HCG常用试纸法,测定血清HCG常用放射免疫法检测HCG-β亚型。

2.超声检查 ①B型超声显像法,是检查早孕快速准确的方法。妊娠5周时在增大子宫内见到圆形光环——妊娠环,环内为液性暗区。若妊娠环内见到有节律的胎心搏动,可确认早孕,活胎。②超声多普勒法,在增大的子宫内听到有节律的单一高调胎心音,最早可妊娠7周听到。

3.黄体酮试验 停经妇女每日肌注黄体酮20mg,连续3～5d,停药后2～7d出现阴道出血,可排除妊娠,若停药后7d仍未出现阴道流血,妊娠可能性大。

4.宫颈黏液检查 宫颈黏液量少质稠,涂片干燥后镜下可见到排列成行的椭圆体,无羊齿植物叶状结晶,则早孕可能性大。

5.基础体温测定 如呈双相且持续3周以上不下降,应考虑早孕。

二、中、晚期妊娠的诊断

妊娠中期以后,子宫明显增大,能扪及胎体,感到胎动,听到胎心音,容易确诊。

(一)病史与体征

1.子宫增大 子宫随妊娠进展逐渐增大,根据手测宫底高度及尺测宫高、腹围,B型超声检查监测胎儿双顶径大小以判断妊娠周数(表10-1)。

表10-1 不同妊娠周数的宫底高度、子宫长度、双顶径大小

妊娠周数	手测宫底高度	尺测耻上子宫长度(cm)	双顶径(mm)
12周末	耻骨联合上2～3横指		23.0±5.4
16周末	脐耻之间		36.2±5.8
20周末	脐下1横指18	(15.3～21.4)	48.8±5.6
24周末	脐上1横指24	(22.0～25.1)	60.5±5.0
28周末	脐上3横指26	(22.4～29.0)	72.4±6.7
32周末	脐与剑突之间29	(22.4～29.0)	81.7±6.5
36周末	剑突下2横指32	(25.3～32.0)	88.1±5.7
40周末	脐与剑突之间或略高	33(29.8～34.5)	92.8±5.0

2.胎动　胎儿在子宫内冲击子宫壁的活动称胎动(FM),胎动正常是胎儿情况良好的表现。妊娠18～20周开始孕妇自觉胎动,正常胎动每小时3～5次。

3.胎儿心音　妊娠18～20周用听诊器经孕妇腹壁可听到胎儿心音。正常胎心率为120～160次/分。胎心音应与脐带杂音、子宫杂音、腹主动脉音相鉴别。

4.胎体　妊娠20周以后,经腹壁可触及子宫内的胎体。妊娠24周以后,能区别胎头、胎臀及胎儿肢体。

(二)辅助检查

1.超声检查　B型超声可显示胎儿数目、胎产式、胎先露、胎方位,有无胎心搏动及胎盘位置,且能测量胎头双顶径等多条径线,并可观察有无胎儿体表畸形。超声多普勒可探出胎心音、胎动音、脐带血流音及胎盘血流音。

2.胎儿心电图　常用间接法测得。妊娠12周以后即能显示较规律图形,妊娠20周后成功率更高。

3.X线诊断　X线检查主要用于骨盆测量,检查有无多胎、体表畸形和死胎等,由于X线对胎儿的潜在性损害,现已被超声检查所取代,极少应用。

三、胎产式、胎先露、胎方位

胎儿在宫腔内为适应宫体形状所取的姿势称胎势。妊娠28周以前,由于羊水多,胎儿小,胎儿位置和姿势容易改变。妊娠32周以后,胎儿生长速度较羊水增长速度快,羊水相对减少,胎儿位置和姿势较为恒定。胎儿位置正常与否与能否顺利分娩及母子安全密切相关。

1.胎产式　胎产式是指胎儿纵轴与母体纵轴的关系。二者平行时为纵产式,两者垂直时为横产式。前者占足月妊娠分娩总数的99.75%;后者仅占0.25%。两纵轴交叉成锐角时为斜产式(图10-3)。纵产式大多数可从阴道分娩,而横产式则不能,斜产式是暂时的,在分娩过程中多数转为纵产式,偶有转成横产式,造成难产。

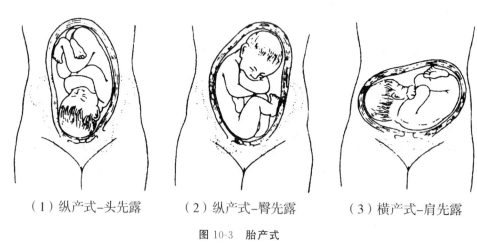

(1)纵产式-头先露　　(2)纵产式-臀先露　　(3)横产式-肩先露

图10-3　胎产式

2.胎先露　临产时最先进入骨盆入口的胎儿部位称胎先露。纵产式的先露部是头或臀,横产式的先露部为肩。头先露根据胎头俯屈或仰伸的程度分为枕先露、前囟先露、额先露、面先露。臀先露根据下肢的屈伸情况分为完全臀先露、单臀先露、膝先露、足先露(图10-4)。有时头先露或臀先露与胎手或胎足同时入盆,称复合先露。

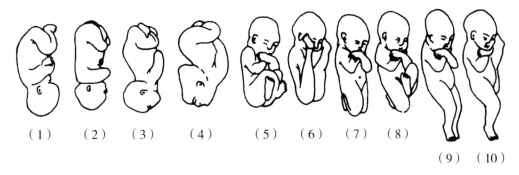

图 10-4 胎先露

3.胎方位　胎儿先露部的指示点与母体骨盆的关系称胎方位,简称胎位。枕先露以枕骨、面先露以颏骨、臀先露以骶骨、肩先露以肩胛骨为指示点。每个指示点与母体骨盆入口处的左、右、前、后、横(侧)的关系可有 6 种方位(肩先露除外)(表 10-2)。

表 10-2　胎产式、胎先露和胎方位的关系及种类

纵产式(95.75%～97.55%)
　头先露(95.55%～97.55%)
　　枕先露
　　　枕左前(LOA)、枕左横(LOT)、枕左后(LOP)
　　　枕右前(ROA)、枕右横(ROT)、枕右后(ROP)(99.75%)
　面先露(0.2%)
　　颏左前(LMA)、颏左横(LMT)、颏左后(LMP)
　　颏右前(RMA)、颏右横(RMT)、颏右后(RMP)
　臀先露(2%～4%)
　　骶左前(LSA)、骶左横(LST)、骶左后(LSP)
　　骶右前(RSA)、骶右横(RST)、骶右后(RSP)

横产式-肩先露(0.25%){肩左前(LScA)、肩左后(LScP)肩右前(RScA)、肩右后(RScP)

(王克珍)

第三节　孕期监护

孕期监护的目的是尽早发现高危妊娠,及时治疗妊娠并发症和合并症,保障孕产妇、胎儿及新生儿健康。监护内容包括孕妇定期产前检查、胎儿监护、胎儿成熟度及胎盘功能监测等。

一、产前检查

1.产前检查的时间　产前检查于确诊早孕时开始。早孕检查一次后,未见异常者应于孕 20 周起进行产前系列检查,每 4 周一次,32 孕周后改为每 2 周一次,36 孕周后每周检查一次,高危孕妇应酌情增加检查次数。

2.产前检查的内容和方法

(1)病史

1)孕妇首次就诊应详细询问年龄、职业、婚龄、孕产次、籍贯、住址等,注意年龄是否过小或超过 35 岁。

2)既往有无肝炎、结核病史,有无心脏病、高血压、血液病、肾炎等疾病史,以及发病时间、治疗转归等。

3)家族中有无传染病、高血压、糖尿病、双胎及遗传性疾病史。

4)配偶有无遗传性疾病及传染性疾病史。

5)月经史及既往孕产史:询问初潮年龄、月经周期,经产妇应了解有无难产史、死胎、死产史、分娩方式及产后出血史。

6)本次妊娠经过:早期有无早孕反应及其开始出现时间;有无病毒感染及用药史;有无毒物及放射线接触史;有无胎动及胎动出现的时间;孕期有无阴道流血、头痛、心悸、气短、下肢水肿等症状。

7)孕周计算:多依据末次月经起始日计算妊娠周数及预产期。推算预产期,取月份减 3 或加 9,日数加 7。若为农历末次月经第一日,应将其换算成公历,再推算预产期。若末次月经不清或哺乳期月经未来潮而受孕者。可根据早孕反应出现时间、胎动开始时间、尺测耻上子宫底高度及 B 型超声测胎头双顶径等来估计。

(2)全身检查:观察孕妇发育、营养、精神状态、步态及身高。身高小于 140 cm 者常伴有骨盆狭窄;注意心、肝、肺、肾有无病变;脊柱及下肢有无畸形;乳房发育情况,乳头有无凹陷;记录血压及体重,正常孕妇血压不应超过 140/90mmHg;或与基础血压相比不超过 30/15mmHg;正常单胎孕妇整个孕期体重增加 12.5kg 较为合适,孕晚期平均每周增加 0.5kg 若短时间内体重增加过快多有水肿或隐性水肿。

(3)产科检查

1)早孕期检查:早孕期除做一般体格检查外,必须常规做阴道检查。内容包括确定子宫大小与孕周是否相符;发现有无阴道纵隔或横隔、宫颈赘生物、子宫畸形、卵巢肿瘤等;对于阴道分泌物多者应做白带检查或细菌培养,及早发现滴虫、真菌、淋菌、病毒等的感染。

2)中、晚孕期检查

①宫高、腹围测量目的:在于观察胎儿宫内生长情况,及时发现引起腹围过大、过小,宫底高度大于或小于相应妊娠月份的异常情况,如双胎妊娠、巨大胎儿、羊水过多和胎儿宫内发育迟缓等。测量时孕妇排空膀胱,仰卧位,用塑料软尺自耻骨联合上缘中点至子宫底测得宫高,软尺经脐绕腹 1 周测得腹围。后者大约每孕周平均增长 0.8cm,16~42 孕周平均腹围增加 21cm。

②腹部检查

视诊:注意腹形大小、腹壁妊娠纹。腹部过大、宫底高度大于停经月份则有双胎、巨大胎儿、羊水过多可能;相反可能为胎儿宫内发育迟缓或孕周推算错误;腹部宽,宫底位置较低者,多为横位;若有尖腹或悬垂腹,可能伴有骨盆狭窄。

触诊:触诊可明确胎产式、胎方位、估计胎儿大小及头盆关系。一般采用四步触诊法进行检查(图 10-5)。

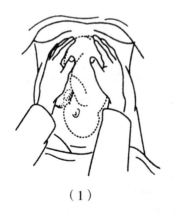
(1)

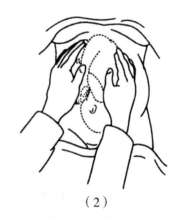
(2)

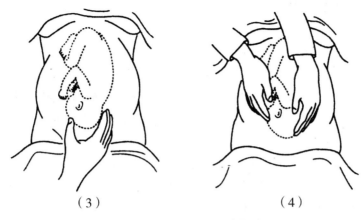

图 10-5 胎位检查的四步触诊法

第一步,用双手置于宫底部,估计胎儿大小与妊娠周数是否相符,判断宫底部的胎儿部分,胎头硬而圆且有浮球感,胎臀软而宽且形状略不规则。第二步,双手分别置于腹部左右侧,一手固定另一手轻深按,两手交替进行,以判断胎儿背和肢体的方向,宽平一侧为胎背,另一侧高低不平为肢体,有时还能感到肢体活动。第三步,检查者右手拇指与其余四指分开,于耻骨联合上方握住胎先露部,判定先露是头或臀,左右推动确定是否衔接,若胎先露浮动,表示尚未入盆。若固定则胎先露部已衔接。第四步,检查者面向孕妇足端,两手分别置于胎先露部两侧,沿骨盆入口向下深按,进一步确定胎先露及其入盆程度。

听诊:妊娠 18~20 周时,在靠近胎背上方的孕妇腹壁上可听到胎心。枕先露时,胎心在脐右(左)下方;臀先露时,胎心在脐(右)左上方;肩先露时,胎心在靠近脐部下方听得最清楚(图 10-5)。当确定胎背位置有困难时,可借助胎心及胎先露判定胎位。

3.骨盆测量　骨盆大小及形状是决定胎儿能否经阴道分娩的重要因素之一。故骨盆测量是产前检查必不可少的项目。分骨盆外测量和骨盆内测量。

(1)骨盆外测量

1)髂棘间径(IS):测量两髂前上棘外缘的距离,正常值为 23~26cm。

2)髂嵴间径(IC):测量两髂嵴外缘的距离,正常值为 25~28cm。

3)骶耻外径(EC):孕妇取左侧卧位,左腿屈曲,右腿伸直,测第五腰椎棘突下至耻骨上缘中点的距离,正常值为 18~20cm。此径线可以间接推测骨盆入口前后径。

4)坐骨结节间径(出口横径)(TO):孕妇仰卧位、两腿弯曲,双手抱双膝,测量两坐骨结节内侧缘的距离,正常值为 8.5~9.5cm。

5)出口后矢状径:坐骨结节间径<8cm 者,应测量出口后矢状径,以出口测量器置于两坐骨结节之间,其测量杆一端位于坐骨节结间径的中点,另一端放在骶骨尖,即可测出出口后矢状径的长度,正常值为 8~9cm,出口后矢状径与坐骨结节间径之和>15cm,表示出口无狭窄。

6)耻骨弓角度:检查者左、右手拇指指尖斜着对拢,放置在耻骨联合下缘,左、右两拇指平放在耻骨降支上面,测量两拇指间角度,为耻骨弓角度,正常值为 90°,小于 80°为不正常。

(2)骨盆内测量

1)对角径:指耻骨联合下缘至骶岬前缘中点的距离。正常值为 12.5~13.5cm,此值减去 1.5~2.0cm 为骨盆入口前后径的长度,又称真结合径。测量方法为在孕 24~36 周时,检查者将一手的示、中指伸入阴道,用中指尖触到骶岬上缘中点,示指上缘紧贴耻骨联合下缘,另一手示指标记此接触点,抽出阴道内手指,测量中指尖到此接触点距离为对角径。

2)坐骨棘间径:测量两坐骨棘间的距离,正常值为10cm。方法为一手示、中指放入阴道内,触及两侧坐骨棘,估计其间的距离。

3)坐骨切迹宽度:其宽度为坐骨棘与骶骨下部的距离,即骶棘韧带宽度。将阴道内的示指置于韧带上移动,若能容纳3横指(5.5~6cm)为正常,否则属中骨盆狭窄。

4.绘制妊娠图 将每次检查结果,包括血压、体重、子宫长度、腹围、B型超声测得胎头双顶径值,尿蛋白、尿雌激素/肌酐(E/C)比值、胎位、胎心率、水肿等项,填于妊娠图中,绘制成曲线,观察其动态变化,可以及早发现孕妇和胎儿的异常情况。

5.辅助检查 常规检查血、尿常规,血型、肝功能;如有妊娠合并症者应根据具体情况做特殊相关检查;对胎位不清,胎心音听诊困难者,应行B型超声检查;对有死胎死产史、胎儿畸形史和遗传性疾病史,应进行孕妇血甲胎蛋白、羊水细胞培养行染色体核型分析等检查。

二、胎儿及其成熟度的监护

1.胎儿宫内安危的监护

(1)胎动计数:可以通过自测或B型超声下监测。若胎动计数≥10次/12小时为正常;<10次/12小时,提示胎儿缺氧。

(2)胎儿心电图及彩色超声多普勒测定脐血的血流速度:可以了解胎儿心脏及血供情况。

(3)羊膜镜检查:正常羊水为淡青色或乳白色,若羊水混有胎粪,呈黄色、黄绿色甚至深绿色,说明胎儿宫内缺氧。

(4)胎儿电子监测:可以观察并记录胎心率(FHR)的动态变化,了解胎动、宫缩时胎心的变化,估计和预测胎儿宫内安危情况。

1)胎心率的监护

①胎心率基线:指无胎动及宫缩情况下记录10min的FHR。正常在120~160bpm,FHR>160bpm或<120bpm,为心动过速或心动过缓,FHR变异指FHR有小的周期性波动,即基线摆动,包括胎心率的变异振幅及变异频率,变异振幅为胎心率波动范围,一般10~25bpm;变异频率为1min内胎心率波动的次数,正常≥6次。

②一过性胎心率变化:指与子宫收缩有关的FHR变化。加速是指子宫收缩时胎心率基线暂时增加15bpm以上,持续时间>15s,这是胎儿良好的表现,可能与胎儿躯干或脐静脉暂时受压有关。减速是指随宫缩出现的暂短胎心率减慢,分三种。早期减速(ED),FHR减速几乎与宫缩同时开始,FHR最低点在宫缩的高峰,下降幅度<50bpm,持续时间短,恢复快,一般认为与宫缩时胎头受压,脑血流量一时性减少有关。变异减速(VD),FHR变异形态不规则,减速与宫缩无恒定关系,持续时间长短不一,下降幅度>70bpm,恢复迅速。一般认为宫缩时脐带受压所致。晚期减速(LD),FHR减速多在宫缩高峰后开始出现,下降缓慢,幅度<50bpm,持续时间长,恢复亦慢。一般认为是胎盘功能不足,胎儿缺氧的表现。

2)预测胎儿宫内储备能力

①无应激试验(NST):通过观察胎动时胎心率的变化情况了解胎儿的储备能力。用胎儿监护仪描记胎心率变化曲线,至少连续记录20min。若有3次或以上的胎动伴胎心率加速>15bpm,持续>15s为NST有反应型;若胎动时无胎心率加速、加速<15bpm、或持续时间<15s为无反应型,应进一步做缩宫素激惹试验以明确胎儿的安危。

②缩宫素激惹试验:又称宫缩应激试验,用缩宫素诱导出规律宫缩,并用胎儿监护仪记录宫缩时胎心

率的变化。若多次宫缩后连续出现晚期减速,胎心率基线变异减少,胎动后胎心率无加速为OCT阳性,提示胎盘功能减退;若胎心率基线无晚期减速、胎动后有胎心率加速为OCT阴性,提示胎盘功能良好。

2.胎儿成熟度的监测

(1)正确计算胎龄,可按末次月经、胎动日期及单次性交日期推算妊娠周数。

(2)测宫高、腹围计算胎儿体重。胎儿体重=子宫高度(cm)×腹围(cm)+200。

(3)B型超声测胎儿双顶径>8.5cm,表示胎儿已成熟。

(4)羊水卵磷脂、鞘磷脂比值(L/S)≥2,表示胎儿肺成熟;肌酐浓度≥176.8μmol/L(2mg%),表示胎儿肾成熟;胆红素类物质,淀粉酶值,若以碘显色法测该值≥450U/L,表示胎儿涎腺成熟;若羊水中脂肪细胞出现率达20%,表示胎儿皮肤成熟。

三、胎盘功能监测

监测胎盘功能的方法除了胎动计数,胎儿电子监护和B型超声对胎儿进行生物物理监测等间接方法外,还可通过测定孕妇血、尿中的一些特殊生化指标直接反应胎盘功能。

1.测定孕妇尿中雌三醇值正常值 为15mg/24h,10~15mg/24h为警戒值,<10mg/24h为危险值,亦可用孕妇随意尿测定雌激素/肌酐(E/C)比值,E/C比值>15为正常值,10~15为警戒值,<10为危险值。

2.测定孕妇血清游离雌三醇值 妊娠足月该值若<40nmol/L,表示胎盘功能低下。

3.测定孕妇血清胎盘生乳素(HPL)值 该值在妊娠足月若<4mg/L或突然下降50%,表示胎盘功能低下。

4.测定孕妇血清妊娠特异性β糖蛋白 若该值于妊娠足月<170mg/L,提示胎盘功能低下。

(王克珍)

第十一章 异常妊娠

第一节 妊娠剧吐

妊娠剧吐是在妊娠早期发生的一种现象,表现为频繁的恶心、呕吐,多于停经6周左右开始出现,轻者可于孕3个月后自行缓解,严重者不能进食,甚至出现体液失衡、酸中毒、电解质紊乱、肝肾衰竭而危及孕妇生命。其发生率一般在0.5%～2%。

【妊娠剧吐的诊断】

1. 病史 停经后出现恶心、呕吐等反应,严重时不能进食。
2. 临床表现 极度疲乏,皮肤干燥,尿量减少,脉搏加快,体温轻度升高,血压下降。严重者出现视网膜出血、精神迟钝或意识不清。
3. 尿常规 尿量少,尿比重增加,尿酮体阳性,有时可出现蛋白尿及管型尿。
4. 血液检查 血液浓缩时表现为血常规红细胞计数、血红蛋白含量、血细胞比容的升高。动脉血气分析血液pH值、二氧化碳结合力等,可有代谢性酸中毒表现。血清离子测定,注意有无电解质失衡,如低钾、低钠、低氯等。还应测定肝肾功能、凝血功能、甲状腺功能等。
5. 心电图检查 受低血钾影响可出现心律失常、T波改变、U波出现等情况。
6. 其他 必要时行眼底检查及神经系统检查。

【妊娠剧吐的鉴别诊断】

1. 葡萄胎 有停经及呕吐的共同点。血人绒毛膜促性腺激素(HCG)明显高于相应孕周,超声检查提示子宫大于相应孕周,无妊娠囊或胎心搏动,宫腔内可见"落雪状"或"蜂窝状"回声。
2. 急性病毒性肝炎 妊娠早期病毒性肝炎可使妊娠反应加重。部分患者有皮肤巩膜黄染,肝大,肝区叩击痛,肝酶异常升高,血清病原学肝炎病毒指标呈阳性。
3. 急性胃肠炎 患者常有饮食不洁史,除恶心、呕吐外伴有腹痛、腹泻、发热、白细胞异常升高,抗生素治疗后多有好转。
4. 急性胰腺炎 常为突发性上腹剧痛,伴有恶心、呕吐、肩背部放射痛,吐后腹痛不减轻,血尿淀粉酶升高,超声、CT示胰腺增大,胰周渗液等可鉴别。

【妊娠剧吐的治疗】

治疗原则:维持体液及新陈代谢平衡,必要时需终止妊娠。

1. 轻症 门诊治疗,缓解精神紧张,流汁饮食,补充液体,补充维生素,定期复查尿常规、肝肾功能。
2. 重症 住院治疗,尿酮体强阳性、肝肾功能受损、电解质失衡等可作为住院治疗的指征。①禁食2～3天,症状好转后逐渐增加饮食。②每日补液3000毫升左右,加入氯化钾、维生素C、维生素B_6,肌内注射

维生素 B_1、维生素 K,酸中毒者给予 5%碳酸氢钠纠酸治疗。酌情补充氨基酸、脂肪乳等。③观察患者尿量(≥1000毫升),定期复查尿常规、肝肾功能、电解质,应根据化验结果调整用药。

3.终止妊娠指征　①持续黄疸。②持续蛋白尿。③体温升高,持续在 38℃ 以上。④心动过速(≥120次/分钟)。⑤伴发 Wernicke 综合征(B 族维生素缺乏所致脑部出血坏死性损害)等。

【临床经验及诊治进展】

妊娠剧吐可致两种维生素缺乏症。维生素 B_1 缺乏可致 Wernicke 综合征,主要表现为中枢神经系统症状:眼球震颤、视力障碍、共济失调,有时患者可出现言语增多、记忆障碍、精神迟钝或嗜睡、昏迷等脑功能紊乱状态。维生素 K 缺乏可致凝血功能障碍,孕妇出血倾向增加,可发生鼻出血、骨膜下出血,甚至视网膜出血。

明确诊断前要排除葡萄胎及其他可导致呕吐的消化道疾病和颅内病变。

大部分妊娠剧吐孕妇随着孕周增大症状逐渐缓解,预后好。考虑到长时间的代谢性酸中毒状态下可能出现胎儿发育的异常,因此当极少数患者病情严重,出现 Wernicke 综合征等严重并发症时,应建议立即终止妊娠,避免母亲的不良后果发生。但妊娠剧吐在下次妊娠时有再次发生的可能,故决定终止妊娠前需与家属充分沟通,病历中记录好终止妊娠的指征。

(王　伟)

第二节　异位妊娠

受精卵种植发育在子宫体腔以外的地方,称为异位妊娠,习称宫外孕,但两者概念略有不同,异位妊娠中宫颈妊娠及子宫角部妊娠不包括在宫外孕范畴内。异位妊娠发生率在 2% 左右,是早孕阶段导致孕产妇死亡的首要因素之一,占孕产妇死亡总数的 9%。近年来,随着人们的医疗意识增强及检查手段的提高,异位妊娠的早期诊断率有所上升,故死亡率有所降低,但是其发病率仍不断升高。

根据受精卵种植部位的不同,异位妊娠分为:输卵管妊娠、宫颈妊娠、卵巢妊娠、子宫残角妊娠、宫角妊娠、腹腔妊娠。其中最常见的为输卵管妊娠,占异位妊娠的 90% 以上,其次为腹腔、宫颈及卵巢异位妊娠。分述如下:

一、输卵管妊娠

输卵管妊娠是指卵子在输卵管壶腹部受精后形成的受精卵因某些原因在输卵管被阻,不能正常在子宫腔内着床,而在输卵管的某一部分着床、发育。输卵管妊娠是最常见的异位妊娠,占异位妊娠的 95%~98%。其中输卵管壶腹部妊娠又最多见,占输卵管妊娠的 50%~70%,其次为输卵管峡部妊娠,占25%~30%。其高危因素包括:前次异位妊娠史,性传播疾病史,盆腔炎史(PID),吸烟,宫内节育器(IUD)的应用等。

【病因】

导致输卵管异位妊娠的病因众多,其中最主要的原因为输卵管的部分阻塞或纤毛受损,导致受精卵不能正常通过输卵管,中途受阻而着床于输卵管。

1.输卵管因素

(1)输卵管炎症:可分为输卵管黏膜炎和输卵管周围炎,两者均为输卵管妊娠的常见病因。输卵管黏膜炎,轻者输卵管黏膜粘连和纤毛缺损影响受精卵的运行而在该处着床。输卵管周围炎病变主要在输卵管的浆膜层或浆肌层,常造成输卵管周围粘连,输卵管扭曲、管腔狭窄、管壁肌蠕动减弱,影响受精卵的运行。淋菌及沙眼衣原体所致的输卵管炎常累及黏膜,而流产或分娩后感染往往引起输卵管周围炎。特别是沙眼衣原体(CT)感染,有报道称 CT 感染后因无症状,未经治疗,将有 40% 的女性将发生异位妊娠。

(2)输卵管手术

1)输卵管绝育术后若形成输卵管再通或瘘管,均有导致输卵管妊娠的可能,据报道 10% 的异位妊娠发生在输卵管绝育术患者。尤其是腹腔镜下电凝输卵管绝育及硅胶环套术的患者。

2)因不孕经接受过输卵管分离粘连术,输卵管成型术,如输卵管吻合术、输卵管开口术等。

3)曾患过输卵管妊娠的妇女,再次发生输卵管妊娠可能大,不论是输卵管切除或保守性手术后,再次输卵管妊娠的发生率为 10%～20%。

(3)输卵管发育不良或功能异常

1)输卵管发育不良常表现为输卵管过长,肌层发育差、黏膜纤毛缺乏。其他还有双输卵管、憩室或有副伞等,均可成为输卵管妊娠的原因。

2)输卵管功能受雌、孕激素的调节,若雌孕激素分泌失常,可影响受精卵的正常运行。或者使用口服避孕药时降低了输卵管的活性,导致受精卵运送延迟。

3)精神因素也可引起输卵管痉挛和蠕动异常,干扰受精卵的运送。

2.受精卵游走　卵子在一侧输卵管受精,受精卵经宫腔或腹腔进入对侧输卵管称受精卵游走。移行时间过长,受精卵发育增大即可在对侧输卵管内着床形成输卵管妊娠。

3.放置宫内节育器(IUD)　虽然 IUD 本身并不增加异位妊娠的发生率,但是 IUD 使用者避孕失败时异位妊娠的发生率高。随着 IUD 的广泛应用,异位妊娠发生率增高,其原因可能是由于使用 IUD 后的输卵管炎所致。另一方面,由于放置宫内节育环的异物反应,引起宫内白细胞及巨噬细胞大量聚集,改变了宫内环境,妨碍了孕卵着床,但不能完全阻止卵子在输卵管内的受精和着床,因此使用 IUD 者一旦妊娠,则异位妊娠机会相对增加。

4.辅助生育技术(ART)　从最早的人工授精到目前常用促排卵药物应用,以及体外受精-胚胎移植(IVF-ET)或配子输卵管内移植(GIFT)等,均有异位妊娠发生,且发生率为 5% 左右,比一般原因的异位妊娠发生率高。其发生率高多与不孕患者多合并输卵管功能异常密切相关。ART 发生异位妊娠的高危因素有术前输卵管病变、盆腔手术史、移植胚胎的技术因素、置入胚胎的数量和质量、激素环境、胚胎移植时移植液过多等。除常见的异位妊娠外,ART 周期还可发生各种罕见的特殊部位妊娠,如输卵管间质部妊娠(2%～6%)、异位多胎妊娠、多胎不同部位妊娠等。

5.盆腔肿物　输卵管因周围肿瘤如子宫肌瘤或卵巢肿瘤的压迫,特别是子宫内膜异位症引起输卵管、卵巢周围组织的粘连,也可影响输卵管管腔通畅,使受精卵运行受阻。

6.其他　也有研究认为胚胎本身的缺陷、人工流产、吸烟等也与异位妊娠的发病有关。

【病理生理】

1.输卵管妊娠的变化与结局　由于输卵管管腔狭小,管壁薄且缺乏黏膜下组织。其肌层远不如子宫肌壁厚和坚韧,妊娠时输卵管内膜对受精卵缺乏抵抗,因此受精卵植入于内膜下的肌层和靠近浆膜的结缔组织,基本上没有蜕膜反应,也没有对滋养细胞的抵抗,因此滋养细胞侵入局部血管并产生出血。因此,当输卵管妊娠发展到一定时期,将发生以下结局:

(1)输卵管妊娠流产:多见于输卵管壶腹部妊娠,发病多在妊娠 8 周以后。受精卵种植在输卵管黏膜皱襞内,由于输卵管妊娠时管壁蜕膜形成不完整,常易发生流产。若形成输卵管完全流产,出血一般不多。

若形成输卵管不全流产,导致反复出血,形成输卵管血肿或输卵管周围血肿或盆腔积血,量多时流入腹腔。

(2)输卵管妊娠破裂:多见于输卵管峡部妊娠,发病多在妊娠 6 周左右。短期内即可发生大量腹腔内出血使患者陷于休克,亦可反复出血,在盆腔内与腹腔内形成血肿。输卵管间质部妊娠虽少见,但后果严重,其结局几乎全为输卵管妊娠破裂。由于此处血运丰富,其破裂犹如子宫破裂,症状极为严重,往往在短时期内发生大量的腹腔内出血。

(3)陈旧性宫外孕:输卵管妊娠流产或破裂,若内出血停止,病情稳定,胚胎死亡可逐渐吸收。但反复内出血所形成的盆腔血肿如果不能及时消散,血肿机化变硬并与周围组织粘连,则形成陈旧性宫外孕。

(4)继发性腹腔妊娠:输卵管妊娠流产或破裂,一般囊胚从输卵管排出到腹腔内,多数死亡,但偶尔也有存活者,若存活的胚胎绒毛组织排至腹腔后重新种植而获得营养,可继续生长发育,继发腹腔妊娠。

2.子宫的变化　输卵管妊娠和正常妊娠一样,滋养细胞产生的 HCG 维持黄体生长,使甾体激素分泌增加。因此月经停止来潮,子宫增大变软,子宫内膜出现蜕膜反应。若胚胎死亡,滋养细胞活力消失,蜕膜自宫壁剥离而发生阴道流血或阴道排出蜕膜管型;子宫内膜的形态学改变呈多样性,除内膜呈蜕膜改变外,若胚胎死亡已久,内膜可呈增生期改变,有时可见 A-S 反应,这种子宫内膜超常增生和分泌的反应可能为甾体激素过度刺激所引起,虽对诊断有一定价值,但并非输卵管妊娠时所特有。此外,胚胎死亡后,部分深入肌层的绒毛仍存活,黄体退化迟缓,内膜仍可呈分泌反应。

【输卵管妊娠的临床表现及体征】

1.临床表现

(1)停经:一般有 6~8 周的停经史,但是有些患者因为发病时停经时间短,或出现少量阴道流血,误以为是月经来潮,故有 20%~30% 的患者无明显停经史。

(2)腹痛:为输卵管异位妊娠的主要症状,常为患者就诊原因。如输卵管妊娠未流产或破裂时,因增大的胚胎膨胀输卵管,多为一侧下腹隐痛或酸胀感;流产或破裂时,突发一侧下腹部撕裂样痛,伴恶心、呕吐;血液积聚于子宫直肠陷凹时,出现肛门坠胀感;如出血后局限,则表现为一侧下腹痛;如出血增多,可扩散至全腹,引起全腹疼痛,当刺激膈肌时甚至可引起肩胛部放射性痛及胸部疼痛。

(3)阴道流血:胚胎受损或死亡后常有不规则阴道流血,表现为短暂停经后的阴道流血,一般量少,点滴状,色暗红或深褐色,可伴蜕膜管型或碎片。而约有 5% 的患者表现为大量阴道流血,似月经量。通常阴道流血量与晕厥、休克程度不成正比。

(4)晕厥与休克:由于输卵管妊娠破裂造成腹腔内急性出血及剧烈腹痛引起,特别是输卵管间质部妊娠破裂,其破裂犹如子宫破裂,常因大出血而发生严重休克。

2.体征

(1)一般情况:腹腔内出血多时,患者呈贫血貌,脉快而细弱,血压下降,心动过速,晕厥甚至休克。体温一般不高,出血时间长,因腹腔内血液吸收可发热,但不超过 38℃。

(2)腹部检查:输卵管妊娠未破裂时一侧下腹可有压痛和反跳痛,腹肌紧张不明显,有时可在相应部位触及压痛性包块;当输卵管妊娠破裂时,出血多时可有移动性浊音(叩诊);当输卵管妊娠流产或破裂后血肿形成较久,与周围组织器官粘连时形成质实、触痛包块。

(3)盆腔检查:子宫稍大而软,内出血多时子宫有漂浮感;输卵管妊娠未流产或破裂时,在子宫侧方可触及小包块及轻压痛,流产或破裂后,因内出血,有后穹隆饱满及触痛;宫颈举痛,为宫颈活动时引起腹膜的拉扯痛;因一侧出血,形成血性包块,包块较大时可将子宫推向对侧。

【输卵管妊娠的诊断】

根据病史、症状、体征、妇科检查、辅助检查进行判断。

1.HCG 监测　尿 HCG 弱阳性可行初步确定妊娠。一般宫内妊娠血 β-HCG 每日增长 66%，输卵管异位妊娠时因 HCG 增长速度＜66%，故动态监测血 β-HCG 发现此种现象时应高度怀疑异位妊娠。

2.经阴道 B 超(TVS)　当高度怀疑异位妊娠时，TVS 是首要的诊断性检测。当 HCG 达到 1500U 时不管是宫内妊娠还是宫外妊娠，妊娠囊是可见的，一般在妊娠 5~6 周时。当 TVS 见子宫增大而未见孕囊，而附件区异常回声，且有妊娠囊及胎心搏动时可确诊异位妊娠。如已经流产或破裂则无回声，结合临床症状、体征及动态血 β-HCG，直肠子宫陷凹见混合回声伴积液也可诊断。

3.穿刺　可行阴道后穹窿穿刺及腹腔穿刺。当内出血时，血液积聚在盆腔最低点——直肠子宫陷凹，可于后穹窿穿刺出陈旧性不凝血，而当血肿形成或粘连包裹血液时，可抽吸不出不凝血。当出血较多时，出现移动性浊音，可直接经下腹壁穿刺。

4.腹腔镜探查　是诊断早期未破裂或未流产型输卵管妊娠的金标准，且既能起到诊断，又起到治疗的作用，而当出血量多或严重休克时不建议使用。术中可见输卵管肿胀呈紫蓝色，表面血管怒张，腹腔积血。

5.子宫内膜病理学检查　诊断性刮宫后病理见蜕膜而无绒毛时可排除宫内妊娠，由于带有一定的创伤性，一般不作为常规检查手段。

【输卵管妊娠的治疗】

根据输卵管妊娠的病情缓急、严重程度可采取相应的处理，治疗手段主要有：期待治疗，药物治疗，手术治疗。输卵管妊娠的治疗以往多主张采用手术治疗，近年来由于高敏感性放免测定血 β-HCG 及高分辨率阴超和腹腔镜的开展，输卵管妊娠早期诊断率显著提高，保守治疗方案越来越广泛，发达国家未破裂输卵管妊娠的早期诊断率已达 88%。

1.期待治疗　当患者病情稳定，无症状，无腹腔内出血或出血极少，无包块或包块直径＜3cm，血 β-HCG 起始值＜1000U/L，且呈下降趋势，随访方便、可靠，由超声诊断的异位妊娠患者可行期待疗法。一个观察性的研究显示 478 名妇女实行期待疗法后处理异位妊娠的成功率可达 67%。

2.药物治疗

(1)适应证

1)早期异位妊娠，要求保留生育功能的年轻患者。

2)无药物禁忌证(无药物过敏，肝肾功能和血象正常)。

3)输卵管妊娠未破裂或未流产。

4)输卵管包块直径≤4cm；血 β-HCG＜2000U/L。

5)无明显内出血的患者。

(2)禁忌证

1)B 超见胎心搏动。

2)严重肝肾功能不全。

3)凝血功能障碍。

4)严重腹腔内出血。

5)输卵管间质部妊娠。

(3)机制：主要治疗药物有甲氨蝶呤(MTX)，中药治疗，5-FU，顺铂，KCL，天花粉、高渗糖、米非司酮等。其中最常用的治疗药物为甲氨蝶呤，其机制为 MTX 为抗叶酸代谢类药物，通过抑制二氢叶酸还原酶而影响四氢叶酸的生成，阻止嘌呤和嘧啶的合成，抑制核糖核酸和脱氧核糖核酸的生成。MTX 为滋养细胞高度敏感的化疗药物，能抑制滋养细胞增生，破坏绒毛，使胚胎绒毛组织变性坏死，从而使胚胎组织坏死、脱落、吸收。可全身用药也可局部用药。以下主要以 MTX 为例讲解。

(4)方案:分为全身给药及局部给药。根据检测血 β-HCG 的变化来观察疗效。

1)全身给药:又分为多次给药和单剂量给药。多次给药:于第 1、3、5、7 天分别肌注 MTX 1mg/kg,而第 2、4、6、8 天分别肌注四氢叶酸 0.1mg/kg。其优点为杀胚疗效高,有资料报道多剂量经肌肉药药的 MTX 方案与腹腔镜造口术清除异位妊娠病灶的成功率相似。单剂量给药:一次性给予 MTX 50mg/m²。其优势为给药方便,依从性好。但清除异位妊娠病灶成功率不高,血清 β-HCG 下降缓慢,常需再次补加 MTX。

2)局部给药:为腹腔镜下或者 B 超下于输卵管妊娠部位抽吸囊胚液后直接注入 MTX 25~50mg。局部用药的优点是用药剂量小,浓度高,直接杀死胚胎组织,全身药物分布少,不良反应轻,疗程短。但临床操作难度大,需要专业的妇产科医师在有条件的医院施行。

(5)治疗失败指标

1)血 β-HCG 持续不降或升高。

2)包块持续存在或增大。

3)腹腔内出血加重。

3.手术治疗

(1)适应证

1)输卵管间质部妊娠。

2)生命体征不稳定或严重的腹腔内出血者。

3)有腹腔内出血而诊断不明确者。

4)期待疗法或药物治疗失败者。

5)期待疗法或药物治疗禁忌者。

6)病情不严重,但随诊不可靠者。

7)异位妊娠有进展者(血 β-HCG 高水平,或进行性升高,附件区包块增大)。

8)有绝育要求者。

9)方案:分为根治性的输卵管切除术及保守性的保留输卵管手术。

10)根治性手术:即切除有异位妊娠病灶侧输卵管,可快速清除病灶,治疗效果好,但患者失去一侧输卵管,多不用于对侧输卵管已切除或有病变的有生育要求妇女。而输卵管间质部妊娠较特殊,其破裂时犹如子宫破裂。因其部位的特殊性,间质部妊娠应行部分子宫切除术或全子宫切除术。

11)保守性手术:保留患侧输卵管,多适用于有生育要求的年轻妇女,特别是对侧输卵管已切除或有明显病变者,且在输卵管妊娠流产或已有破裂前,或已流产或破裂但出血不多时采用。方法有:输卵管伞部妊娠者采用输卵管挤压出胚胎;输卵管壶腹部妊娠者采用切开取胚后缝合术;输卵管峡部妊娠者采用病变节段切除并端端吻合术。

(2)手术途径:分为腹腔镜手术及开腹手术。一般生命体征不稳定或严重腹腔内出血患者多采用急诊开腹手术,输血输液的同时,快速进入腹腔,行仔细迅速的腹腔检查,取出妊娠产物,血凝块和游离血液,多行输卵管切除术或切开取胚术。而随着输卵管妊娠的早期诊断,输卵管未破裂或流产者,及早期病灶较小者行腹腔镜手术治疗的情况逐渐增多,其在诊断的同时可行治疗,并具有创伤小、恢复快等优点。

【预防】

1.积极早期治疗输卵管炎,盆腔炎。

2.尽量减少宫腔操作。

3.不全流产应尽早清宫避免宫腔粘连及感染。

4.对有盆腔炎、不孕、IUD 使用者或曾患异位妊娠者,一旦停经应密切注意,做到早期诊断,早期治疗。

5.异位妊娠术后应积极抗炎。

二、宫颈妊娠

宫颈妊娠是指受精卵种植发育在宫颈管内,是异位妊娠中发病率很低但危险性较高的妊娠类型,占妊娠数的1:12422~1:2500,在异位妊娠中发生率占1%~2%,多见于经产妇及多次人工流产史者。由于宫颈主要由结缔组织组成,胚胎着床后易导致出血,容易误诊为流产,如误诊后行刮宫,宫颈收缩不良,血管开放,易导致大出血而危及孕产妇生命。

宫颈妊娠的高危因素主要有:既往宫腔手术史、剖宫产、使用宫内节育器、子宫内膜炎、子宫肌瘤及Asherman综合征。

【病因】

病因尚不清楚,可能与下列因素有关:

1.受精卵运行过快或子宫内膜发育迟缓。受精卵到达宫腔时,子宫内膜纤毛运动过快或肌肉收缩,使受精卵快速通过宫腔,着床于宫颈黏膜。再者是子宫内膜发育迟缓,受精卵到达宫腔时,子宫内膜发育不同步,受精卵无法在宫腔内着床,而进入宫颈管,并在宫颈黏膜种植、发育。

2.子宫内膜受损或宫腔内环境改变,特别是宫腔内膜面瘢痕形成或粘连。宫腔手术操作史,如反复人工流产、引产、剖宫产、宫腔镜手术、产后胎盘残留而刮宫、宫腔感染史及宫内节育器使用者,均可造成子宫内膜炎症、缺损、瘢痕,影响孕卵在子宫的正常着床。

3.子宫发育不良、子宫畸形、子宫肌瘤等致宫腔变形。

4.内分泌失调,辅助生育技术等因素也可能与此有关。

【病理生理】

子宫颈组织为富含纤维的胶原间质组织,妊娠后的脱膜反应远不如子宫腔内膜,因而,胚胎组织与宫颈组织紧密附着,胎盘植入较深,绒毛的滋养细胞及合体细胞深入宫颈壁层及肌层,形成胎盘植入,而宫颈壁仅含15%肌肉组织,其他为无收缩功能的纤维结缔组织,当宫颈妊娠发生自然流产、误诊刮宫时,因子宫颈收缩力弱,不能迅速排出妊娠产物,开放的血管不闭锁,容易导致大出血。

【临床表现及体征】

1.临床表现

(1)停经:为最早的表现,多停经5~12周,多见于6~8周。

(2)阴道流血:初为无痛性血性分泌物或少量出血(孕5周左右),继而可出现大量阴道出血(孕7~10周)。

(3)腹痛:可有轻微下腹坠痛。

2.体征

(1)宫颈

1)宫颈显著膨大,呈圆锥体样并变软,外观充血呈紫蓝色,无触痛,有时可扪及子宫动脉搏动。

2)宫颈管及宫颈外口明显扩张,形状不规则,伴有新生血管,宫颈内口关闭,呈内陷小孔状。

3)孕卵组织可在宫颈外口显露或隐藏于宫颈管内:宫颈阴道段向颈管胎盘着床部位的对侧方向移位,颈管内可触到一如面粉团感的半球形肿物,常有黏稠的暗红色分泌物流出。

(2)子宫:子宫体可因内膜蜕膜样改变而稍大或正常,变软或硬度正常,故与宫颈形成葫芦状。若在阴道子宫颈段发生破裂,则可出现盆腔血肿。颈管内胚胎和绒毛等组织因局部张力高常被挤压,供血不良,易引起变性、坏死,加上难于获得早期诊断,常易并发感染,此时阴道分泌物多,呈脓血样、有恶臭,严重者伴发冷、发热。由于孕妇的宫颈口较松,感染可向内扩散,引起盆腔脓肿(大多为局限性),甚至败血症。

【宫颈妊娠的诊断】

以往宫颈妊娠术前诊断率极低,多于切除子宫病检后才明确诊断。近年来,随着对宫颈妊娠的认识及各种辅助检查的普及,特别是高分辨率超声技术的应用,使早期诊断率明显提高,病死率由过去的40%~50%降至6%左右。

1.病理学诊断　1911年Rubin首次描述了宫颈妊娠并提出了宫颈妊娠的病理学诊断标准:

(1)胎盘全部或部分在子宫动脉或膀胱腹膜以下,即子宫颈内口以下。

(2)绒毛膜滋养细胞与合体细胞深入宫颈壁或肌层,胎盘附着处必须有宫颈腺体存在。

(3)胎盘组织必须紧密附着宫颈上。

(4)子宫体腔内无胚胎组织,但可有蜕膜反应。

病理学诊断为宫颈妊娠的最终确诊依据,但由于病理诊断严格的要求,出现了一个矛盾:患者必须行子宫全切术,送病检后才可做出宫颈妊娠的诊断,而保守治疗成功的病例则无法确诊。由于病理诊断不能作为术前早期诊断宫颈妊娠的方法,只适用于全子宫切除患者,新的诊断方法和诊断标准不断提出。

2.Mcelin提出了临床诊断标准

(1)停经后阴道流血,无痉挛性的腹痛。

(2)宫颈变软及不成比例地增大,或宫颈和宫体形成葫芦状。

(3)妊娠产物完全在子宫颈管内,宫腔内不见胚囊。

(4)宫颈外口开放,内口关闭。

3.1978年Raskin首次报道了使用超声诊断宫颈妊娠

(1)二维超声诊断标准

1)子宫正常大小或略大,宫腔内有弥漫性无定形回声(蜕膜回声),未见孕囊回声。

2)宫颈明显增大,宫颈管内可见变形的孕囊,并侵入宫颈的前壁或者后壁,胚胎死亡后回声紊乱,为不均质实性或混合性光团。

3)宫颈内口关闭,孕囊或紊乱回声不越过内口。

4)膀胱位置明显上移。

(2)彩色多普勒超声:可显示胚胎着床后特征性的滋养层血流。有文献报道宫颈妊娠的彩色多普勒超声检查所见与胚胎存活状况有关,如胚胎存活,胚囊内可见原始心管搏动的彩色图像,胚囊着床部位的宫颈肌层内可查见丰富血流,局部呈环状或条索状,多普勒显示为低阻血流;如胚胎死亡,而绒毛未退化,则局部回声紊乱,周边仍可见丰富低阻血流;如绒毛已退化,局部仍可能查血流,但多普勒显示血流阻力无明显降低。

4.HCG　宫颈妊娠的HCG水平较宫内妊娠低,故尿HCG弱阳性,而血β-HCG在1000~10000U/L不定,与孕龄及胚胎是否存活有关。需连续监测,宫颈血运差,宫颈妊娠48小时血β-HCG滴度升高<50%。Hung等报道的11例宫颈妊娠,孕龄在4~5周者,血β-HCG为1031~1220IU/L,7周以上者在13770~135000U/L。正常妊娠在12周以前,其血β-HCG水平常急剧上升,1.7~2.0天即成倍增长。高β-HCG水平说明胚胎活性好,胚床血运丰富,容易有活跃出血。

5.宫腔镜检查　1996年宫腔镜被首次应用于宫颈妊娠的诊治。宫腔镜可在直视下对宫颈、宫腔进行观察,定位准确。宫颈妊娠时,宫腔镜特征表现为:宫腔空虚、颈管内壁失去正常的黏膜皱襞,代之以暗褐色、凹凸不平的组织块,孕囊位于宫颈内口水平以下,呈淡黄色。

【宫颈妊娠的治疗】

以往由于宫颈妊娠的误诊,大部分宫颈妊娠由于刮宫术发生大出血,危及产妇生命。传统的治疗方法为双侧髂内动脉结扎或急诊行子宫切除术,髂内动脉结扎操作复杂,需在有条件的医院施行,且创伤大,成功率低,而行子宫切除后,患者又丧失生育功能。目前随着宫颈妊娠诊断技术的不断改进,其早期诊断已成为可能,治疗手段也逐渐向保守治疗发展。

1. 药物治疗

(1)氨甲蝶呤(MTX):1983 年 Farabow 等首先报道将 MTX 用于宫颈妊娠的保守治疗,并取得一定成果。一般应早期应用,否则可能因为大出血而切除子宫。

适应证为:①血 β-HCG<10000IU/L;②孕龄<9 周;③可见明显胎心搏动,胚芽<1cm;④胎儿顶臀长<10mm。如果胎心存在,MTX 化疗最好与 B 超引导下局部杀胚治疗联合应用;⑤无肝肾功能异常。

用药方案:可全身用药、局部用药及全身与局部联合用药。

1)全身用药:肌肉或静脉注射 MTX 0.5~1mg/kg,隔日给药,共四次,同时交叉隔日用四氢叶酸 0.1mg/kg,减轻 MTX 的不良反应。MTX 可使用 1~3 个疗程。在治疗过程中,动态监测血 β-HCG 和 B 超,了解胚胎情况。全身给药疗程长,易操作,但副作用较大,可出现发热、胃肠道反应、口腔黏膜溃疡、肝酶升高、骨髓抑制等不良反应。

2)局部给药:为在 B 超引导下,行宫颈壁穿刺,进入孕囊,抽净囊内液,每次将 20~50mg 的 MTX 注入孕囊内。局部用药的优点是用药剂量小,浓度高,直接杀死胚胎组织,全身药物分布少,不良反应轻,疗程短。但临床操作难度大,不易掌握,往往冒着大出血的危险,注射前要做好输血及开腹手术的准备。单次 MTX 肌内注射按 50mg/m² 计算。Storall 显示成功率为 94%。MTX 0.5~1mg/kg 隔天肌注,即第 1、3、5、7 天共 4 次,或可于第 2、4、6、8 天加用四氢叶酸 0.1mg/kg 以减轻其毒性。对有胎心搏动者,可以先用 20%。KCl 在阴道超声引导下注入孕囊,胎心消失后,再以 MTX 50mg/m² 肌注。

3)联合用药:将 MTX 与其他药物如米非司酮、氯化钾等联合用药,或与刮宫术、介入栓塞联合应用。如超声介导下经阴道单次孕囊内注射甲氨蝶呤,对其中有胎心搏动者,再同时注射 2ml 氯化钾,每周两次进行 HCG 和超声监测。

(2)米非司酮:作为一种外源性抗黄体酮药物,米非司酮可与内源性黄体酮竞争结合受体,引起蜕膜和绒毛变性,从而阻断胚胎发育。可与 MTX 联合应用。目前使用米非司酮治疗宫颈妊娠尚处于探索阶段。

(3)氟尿嘧啶(5-FU):作为化疗药物作用机制与 MTX 类似,可全身或局部用药,也可与 MTX 联合治疗宫颈妊娠。目前单用氟尿嘧啶者极少。

(4)氯化钾(KCl):当双胎其中一胎为宫颈妊娠时,因要考虑药物对宫内妊娠的影响,一般不使用化疗药物或激素等。对此类患者的治疗,可选用超声引导下 20% KCl 注入胎囊或胚胎体内,术后 2 周内超声随访囊胚退化情况。此法安全,疗效肯定,无化疗药物的副作用。但也有报道称,氯化钾局部注射可发生大出血的危险。

(5)天花粉:是我国传统的中草药,较早应用于抗早孕、中孕引产和抑制癌细胞,肌内或羊膜腔内注射能使囊胚变性、坏死或使滋养层细胞变性坏死、阻断胎盘血循环而流产。天花粉为蛋白提取物,需经皮试或小剂量肌注阴性后,方可肌注天花粉 1.2mg 或宫颈局部 3 点、9 点处注射,因副作用大,目前已很少使用。

2. 内镜　随着内镜手术技术的成熟,宫腔镜和腹腔镜的适用范围不断拓展。

(1)宫腔镜:适用于妊娠 4~6 周,阴道流血不多,血 β-HCG 水平不高的患者。宫腔镜治疗宫颈妊娠,可在直视下较完整的切除胚胎组织,并对出血部位进行电凝止血。1996 年 Ash 等人首次使用宫腔镜切除妊娠组织,成功治愈 1 例宫颈妊娠。但是也有文献报道,宫腔镜操作可引起宫颈难以控制的大出血。

(2) 腹腔镜与宫腔镜联合：由于单独运用宫腔操作可引起宫颈难以控制的大出血，所以近年来有文献报道，采用腹腔镜下结扎子宫动脉后，再联合宫腔镜切除异位妊娠病灶治疗宫颈妊娠取得良好效果。其适用于妊娠4～9周的患者。具体操作为首先在宫颈内注射血管收缩剂，结扎妊娠所在部位的子宫动脉的宫颈分支，将宫颈管扩张到10mm，宫腔镜直视下操作，以2.7%山梨醇或5.4%的甘露醇作为膨宫液，使用切除器在直视下切除妊娠囊至无残存组织。术后检查宫腔。

3.刮宫术　随着宫颈妊娠的早期诊断及保守治疗技术的不断发展完善，一般不首先采用刮宫术治疗，刮宫术现仅作为MTX治疗或介入治疗后的辅助治疗方法，术后使用纱条或Foley管局部压迫止血，可缩短疗程。但该术仍有大出血的可能，因此术前需建立静脉通道，做好输血及其他抢救准备，术中操作应轻柔，并密切注意病情变化。

4.动脉栓塞止血　宫颈妊娠因常导致无法控制的危及生命的大出血而成为治疗上的难点。以往积极控制出血的保守性治疗包括开腹行双侧髂内动脉结扎，Foley尿管球部填塞止血等。而21世纪以来随着血管造影技术的发展，使血管栓塞成为可能，此方法可有效控制大出血。宫颈的血供主要来源于子宫动脉的下行支，对子宫动脉进行介入栓塞可阻断宫颈的血液循环。对于需要丰富血供的宫颈妊娠胚胎来说，缺乏血供，可造成胚胎坏死、萎缩，达到治疗目的，并可防止刮宫术时出现阴道大出血。用于确诊未流产的宫颈妊娠及宫颈妊娠大出血者。操作为经股动脉穿刺插管至子宫动脉，注入栓塞剂明胶海绵颗粒，其进入子宫动脉后可迅速形成血栓，起到暂时阻断血流作用。且约2周后子宫动脉可再通，不影响内分泌和生育功能。对于妊娠囊较大者可先将MTX 45～75mg注入子宫动脉后栓塞，起到同时杀胚的作用。因MTX杀胚作用24小时内达高峰，1周左右胚胎缺血坏死，故可以栓塞后1周行刮宫术。介入治疗作用迅速、疗效显著、创伤较小、不良反应小、术后恢复快、不影响内分泌变化，并可保留生育功能，但需要一定的操作技术，一般要求放射科专人操作。

5.射频消融　射频消融术是一种高效、微创的新技术。它利用高频率交流电磁波(350～500kHz)使组织产生生物热，当局部温度达45～50℃时，细胞内蛋白质发生变性，双层脂膜溶解，细胞膜崩裂，同时细胞内外水分丧失，导致组织凝固性坏死。张水蓉等使用射频消融术治疗5例宫颈妊娠，5例中妊娠天数在34～63天，治疗方法为点射(灼)，作用时间2～6秒，电流24～32mA，功率30～50W，平均作用时间8.5分钟。妊娠组织全部凝固或局部汽化后，再用刮匙电极把坏死组织搔刮出宫颈。术中止血快，术后1周复查B超，宫腔内无残留组织、未发生术后大出血、术后HCG阴转较快、月经恢复理想。使用射频消融术治疗宫颈妊娠不仅出血少，组织坏死还可能激发机体的免疫和炎症反应，产生对体内异常细胞的抑制和免疫杀伤作用，安全有效，但目前只应用于妊娠天数短者，其临床应用尚需进一步探索。

6.手术治疗

(1) 经腹宫颈切开缝合术：对于停经天数较长，保守治疗效果差，要求保留生育功能者，可行经腹宫颈切开缝合术。打开膀胱腹膜返折，下推膀胱，暴露膨大的宫颈前壁，打开宫颈，清除妊娠组织，胎盘附着面褥式或"8"字缝合，血止后缝合宫颈。

(2) 全子宫切除术：以往由于宫颈妊娠的误诊，刮宫后导致难以控制的大出血，常需行全子宫切除术。目前由于宫颈妊娠的早期诊断，现全子宫切除多用于保守治疗效果差、出血风险大、无生育要求者或已发生失血性休克患者。对于妊娠超过12周，无生育要求或年龄大者，也宜行全子宫切除术。

三、卵巢妊娠

卵巢妊娠(OP)是指受精卵种植发育在卵巢组织内，极少见，发病率约1∶7000～50000，占异位妊娠的

0.5%～3.0%,难以诊断,早期易发生破裂大出血。卵巢妊娠分原发性和继发性两大类。原发性卵巢妊娠(又称卵泡内型)被认为由于卵泡排卵失败而受精发生在早期黄体内所致;继发性者多为早期输卵管妊娠流产继发种植于卵巢表面而形成。

【病因】

卵巢妊娠的病因尚不十分清楚,多发生于年轻经产妇,可能与下列因素有关:

1.排卵障碍　卵泡发育正常而排出障碍者,可能发生早期黄体内受精而发生卵巢妊娠。

2.盆腔炎　由于盆腔炎症引起卵巢周围炎和盆腔粘连,输卵管逆蠕动减少,卵巢白膜继发性增厚,卵泡内压力降低,阻止卵泡裂开而导致卵泡内受孕。

3.宫内节育器的使用　大量文献报道宫内节育器的使用增加卵巢妊娠的危险。统计显示卵巢妊娠患者中,放置节育器者占17%～25%,IUD的存在可产生炎性细胞浸润,其分解产物影响宫内环境,也可影响输卵管,但不影响卵巢。研究发现IUD可有效阻止99.5%的宫内妊娠和95%的输卵管妊娠,但无法阻止卵巢妊娠。同时,IUD使前列腺素分泌增加,造成输卵管逆蠕动,使受精卵逆行种植于卵巢内,但也有报道称宫内节育器并未增加卵巢妊娠的绝对发生率。

4.卵巢表面有利于受精卵种植　卵巢可以产生蜕膜组织或卵巢表面有内膜异位症病灶,这些因素都有助于受精卵种植。

5.输卵管的功能受损　由于先天或手术损伤、炎症等原因,输卵管上皮的纤毛活动异常或者输卵管产生逆蠕动,致使受精卵的输送异常。

6.辅助生育技术　IVF后异位妊娠发生率升为5%。其中约6%为原发性卵巢妊娠,占IVF和ET后所有妊娠的0.3%,而且宫内孕与卵巢妊娠可合并存在。

【发病机制】

卵巢妊娠发生的确切机制尚不明了。已有多种学说,其中一种认为受精正常发生,但孕囊随着来自宫体的血沿输卵管逆流至卵巢。而另一种则认为由于卵巢内卵细胞排卵存在缺陷,导致了卵泡内受精。IVF后的卵巢妊娠,可能是由于胚胎移植时注入的培养基量的变化,使胚胎沿输卵管逆行到卵巢上发生。

【分类】

根据受精卵种植的部位将卵巢妊娠分为:

1.原发性卵巢妊娠　在原发性卵巢妊娠时,卵巢形成一个完整的囊肿,又可分为:

(1)滤泡内卵巢妊娠本情况罕见,即受精卵种植在卵巢滤泡内。

(2)滤泡外卵巢妊娠,受精卵种植在卵巢表面、间质内、髓质内或在滤泡的近旁。

2.混合型卵巢妊娠　胚囊壁由部分卵巢组织覆盖,但卵巢组织并不组成胚囊的全部囊壁。

【临床表现与体征】

卵巢妊娠的临床表现与输卵管妊娠相似。

1.临床表现

(1)腹痛:卵巢妊娠症状发生早,早期表现为一侧附件区隐痛,当破裂发生内出血时,可有剧痛及肛门坠胀感,约有1/4患者就诊时因腹腔内大量出血已表现为失血性休克。

(2)停经:可能由于卵巢妊娠发生症状较早,在下次月经来潮前已有明显症状而就医,故仅半数有停经史。

(3)阴道流血:胚胎死亡后,常有不规则阴道流血。色暗红或深褐,一般不超过月经量。阴道流血一般在病灶去除后,方能停止。

2.体征　腹部有压痛、反跳痛、子宫颈有举痛、后穹隆有触痛,当发生妊娠病灶破裂时可有晕厥及休克。

【诊断】

术前正确诊断卵巢妊娠十分困难,卵巢妊娠破裂的发生较早,卵巢妊娠与输卵管妊娠的症状及体征极为相似在临床上很难区分,同样会出现停经、腹痛、阴道出血、有内出血,腹部有压痛、反跳痛、子宫颈有举痛、后穹隆有触痛,尿妊娠试验阳性。如无明显停经史未做妊娠试验,根据临床症状还常常误诊为卵巢黄体破裂。

1. 血 β-HCG　血 β-HCG 值升高,但一般较宫内妊娠值低。

2. B 超检查表现

(1) 在 OP 未破裂时卵巢体积增大。内见强回声小光环,彩色血流明显,甚至可见芽及胎心搏动,外周可见一低回声野,可能是黄体出血及血块。

(2) OP 一旦破裂与输卵管妊娠破裂形成的包块相似,此时难以鉴别。但 B 超可发现腹腔积液,可行阴道后穹隆穿刺明确积液性质。

3. 腹腔镜检查　是早期诊断卵巢妊娠的可靠方法,但由于卵巢妊娠与黄体囊肿破裂难以鉴别,腹腔镜检查的准确性也仅为 28%。多数需经术中仔细探查方能诊断,有时单凭术中探查也被误诊为卵巢黄体破裂,因此必须常规进行病理检查。

4. 病理诊断　自 1878 年 Spiegelberg 提出卵巢妊娠的病理诊断标准以来,卵巢妊娠有了比较统一的诊断指标:①怀疑卵巢妊娠的同侧输卵管、包括输卵管伞部必须完整无损,无妊娠痕迹;②妊娠囊必须占据卵巢的正常位置,位于卵巢组织内;③卵巢及其妊娠囊借子宫卵巢韧带与子宫相连;④组织学检查妊娠囊壁内应有卵巢组织。

【治疗】

卵巢妊娠的治疗以手术为主。手术时应尽量保留卵巢组织,可根据病灶的大小范围行卵巢妊娠病灶切除术,卵巢楔形病灶切除术或部分卵巢切除术。如卵巢破坏严重,可行附件切除术。一般不主张单纯卵巢切除而保留同侧输卵管,这样可致孕卵外游走,发生输卵管妊娠的机会增多。

由于胚胎组织向卵巢实质浸润,卵巢楔形切除或修补后仍有滋养细胞少量残留,为避免行卵巢切除术,并防止异位妊娠的发生,也可在腹腔镜病灶清除的基础上,创面局部注射 MTX 25~30mg,术后监测血 β-HCG,一般下降快,预后良好。

对于术前诊断的尚未破裂的卵巢妊娠可在 B 超介导下胚囊内注射杀胚药物,如甲氨蝶呤、前列腺素、氟尿嘧啶等做保守治疗,一般使用 MTX,剂量为 50mg/m^2,期间应监测血 β-HCG,若持续升高或发生破裂,导致内出血,仍需手术治疗。若为腹腔镜检查证实为卵巢妊娠未破裂者,可直接向卵巢孕囊内注射 MTX 保守治疗。

四、宫残角妊娠

子宫残角妊娠是指受精卵着床于子宫残角内生长发育。子宫残角又称为遗迹性双角子宫,为先天发育畸形,由于一侧副中肾管发育不全所致。残角子宫往往不与另一侧发育较好的子宫腔沟通,但有纤维束与之相连。残角子宫壁发育不良,不能承受胎儿生长发育,常于妊娠中期时发生残角自然破裂,引起严重内出血,症状与输卵管间质部妊娠相似。偶有妊娠达足月者,分娩期亦可出现宫缩,但因不可能经阴道分娩,胎儿往往在临产后死亡。

【子宫残角】

正常女性内生殖的发育系统由两侧副中肾管的上段发育成输卵管,中段融合形成子宫,下段形成阴道的上 2/3。若一侧副中肾管由于某种原因停止发育,中段融合不良或缺失,则不能形成正常的子宫,可能形成残角子宫,对侧完整副中肾管发育成单角子宫。残角子宫按其有无宫腔及是否与单角子宫相通分为三型:Ⅰ型残角子宫与发育侧宫腔相通,月经来潮后,经血可引流到发育侧宫腔内排出,一般无症状,偶有痛经。Ⅱ型残角子宫与发育侧子宫不通,月经来潮后,经血不能排出,有周期性一侧腹痛。残角子宫积血增大,宫腔内压力增高,导致宫内膜向宫壁延伸引起腺肌病。经血逆流到盆腔,发生子宫内膜异位,痛经加重。残角子宫输卵管伞端因经血逆流,残留血引起伞端粘连,导致输卵管积血,下腹疼痛加剧,并可触及肿块。Ⅲ型残角子宫无子宫腔,为始基子宫,不会发生妊娠,并常误诊为卵巢包块。残角子宫以Ⅱ型多见。

【子宫残角妊娠发病机制】

残角子宫妊娠主要发生在Ⅰ型残角子宫。Ⅰ型残角子宫妊娠,发生机制同输卵管妊娠。Ⅱ型残角子宫,妊娠发生机制有两种说法:①精子由单角子宫及输卵管进入腹腔,外游到对侧残角子宫输卵管,与残角侧卵巢排出的卵子在残角侧输卵管内受精,进入残角宫腔;②在单角子宫侧输卵管内受精,受精卵外游至对侧输卵管及残角宫腔着床。

【症状及体征】

1.具有正常妊娠的症状　停经,早孕反应。停经时间可超过三个月。

2.阴道流血　由于对侧单角子宫内膜也会有蜕膜反应,水肿增厚,妊娠激素低落时蜕膜可剥脱产生阴道流血,甚至有蜕膜管型排出。

3.腹痛　当残角妊娠发生破裂时,发生一侧下腹部剧痛及内出血,甚至休克,可伴少量阴道流血。一般由于大多数残角妊娠的子宫肌层较输卵管肌层厚,妊娠破裂发生时间也较晚,70%发生在孕 2~6 个月内,但破裂常出血导致低血容量性休克。

4.根据残角子宫肌层发育的程度,残角子宫妊娠的症状出现的早晚及结局不同　发育差者,常因孕囊增大,绒毛组织侵蚀,常早期发生妊娠破裂,其表现同输卵管妊娠破裂,一侧腹部剧烈腹痛后有急性腹腔内出血、休克等表现或胎儿死亡滞留宫腔,B超下可见积液,以后逐渐吸收;发育较好者,常在孕 4~6 个月时发生破裂,引起出血性休克,或死胎;发育良好者可妊娠至孕晚期,并于分娩时发生宫缩,对侧单角子宫出血或排除蜕膜管型,但先露高,胎位不正,宫口无开大现象,且宫颈多偏硬,且死胎几率高,据报道大概在 97.85%。

【子宫残角妊娠的诊断】

由于残角子宫妊娠一般诊断较晚,多发生破裂出血,休克,多于急诊剖腹手术明确诊断并治疗,目前随着 B 超的发展,及人们意识的提高,早期诊断率有所提高。

1.以下情况应高度怀疑　①育龄妇女被诊断为早孕,但人工流产时未吸刮出绒毛胚胎,术后仍有妊娠反应;②吸刮组织的病理为蜕膜,或宫内膜呈 A-S 反应;③中孕引产未能成功,探宫腔无明显增大;④妊娠晚期产程不进展、宫颈硬、宫口不开,触不到羊膜囊及胎先露,B超显示胎儿位于正常子宫外,特别是过期妊娠、臀位及死胎时;⑤可疑为异位妊娠,而停经时间超过 3~4 个月;⑥有停经史,妇科检查子宫无明显增大,而在子宫一侧可扪及软性包块;⑦早期曾诊断为残角子宫。

2.子宫残角 B 超的特点　子宫腔内无妊娠囊,而在子宫一侧可见一圆形或椭圆形均匀的组织包块,与子宫分界清,包块内可见孕囊,甚至可见胎心搏动,妊娠包块与宫颈不相连,子宫位置不正,宫壁薄,宫内膜不清。在 B 超引导下由宫颈置入金属探针明确宫腔大小及与孕囊的位置更有助于诊断。

3.诊断性刮宫　确定有无妊娠产物及子宫内膜的病理变化。

4.腹腔镜　可用于早期诊断的妊娠病灶未破裂患者,可于直视下明确诊断,并予以治疗。

5.剖腹探查　当发生破裂、大出血休克时可抗休克的同时剖腹探查,明确诊断,一般孕囊位于同侧圆韧带附着点内侧的为残角子宫妊娠,而位于同侧圆韧带附着点外侧的为输卵管间质部妊娠,可在诊断的同时予以处理。

【治疗】

根据发生的时间不同及残角子宫的状况选择的手术方式也不同。妊娠早、中期者可行残角子宫切除,及同侧输卵管结扎或切除,以防以后发生同侧输卵管妊娠的可能。但由于残角子宫典型临床症状发生较晚,在术前很难明确诊断。子宫残角之肌组织发育不良,胚胎滋长,绒毛组织侵蚀,多致妊娠中期破裂(15~16周发生),常表现重度休克。在抢救休克的同时进行剖腹手术,切除残角子宫。若妊娠至足月为活胎,应先行剖宫产抢救胎儿,然后切除残角子宫及同侧输卵管。对无生育要求的患者,可考虑行全子宫切除术。

五、宫角妊娠

宫角妊娠指受精卵种植发育在子宫的角部。因宫角部肌组织薄,又为子宫血管与卵巢动静脉及输卵管血管吻合处,血运丰富,孕卵种植在此异常位置,早孕时发生流产,常伴大出血。如随着孕周增长,宫角肌层变薄,一旦肌层破裂,会导致大量出血,休克甚至死亡,足月分娩后胎盘不易剥离,需早期诊断及治疗。宫角妊娠与输卵管间质部妊娠不同,其受精卵附着在输卵管口近宫腔侧,胚胎向宫腔内生长发育而不是向输卵管间质部发育。宫角妊娠发病率较低,占异位妊娠的1.5%~4.2%,但病死率极高,占异位妊娠的20%左右。严格讲,宫角妊娠不应属于异位妊娠。

【病因】

宫角妊娠常存在高危因素,从而影响受精卵的正常运行及着床,妨碍其如期到达正常的宫腔位置种植。

1.盆腔炎 多次人工流产术、清宫术等宫腔操作引发的子宫内膜炎、宫腔粘连、输卵管炎,宫内节育器引起的子宫内膜无菌性炎症。

2.输卵管及子宫手术术后 输卵管切开取胚、输卵管整形术等输卵管手术术后,使输卵管扭曲、狭窄,纤毛缺失;子宫畸形矫形术、子宫肌瘤剔除术等手术术后使宫腔形态发生改变,从而使受精卵着床于非正常位置。

3.雌孕激素失调 正常情况下雌、孕激素比例恰当,可协同作用使孕卵得以由正常的输卵管内膜纤毛运动和肌肉蠕动送入宫腔,如果雌、孕激素平衡被破坏,即可导致宫角妊娠发生。

4.IVF-ET 随着辅助生殖技术的发展,其发病率有所上升。由于体外受精后胚胎植入宫腔时间与子宫内膜不同步,胚胎游走,从而使着床位置异常。

5.其他 宫颈病变(如宫颈糜烂等)或宫颈先天性发育畸形(过长、憩室等)、过早或延迟排卵都可造成宫角妊娠。

【临床症状及体征】

1.具有正常妊娠的症状 停经、早孕反应。

2.早期滋养层发育不良时,可发生早期流产、胚胎停育、部分出现胎盘植入、产后胎盘滞留。出现停经后阴道流血,B超示孕囊内未见胎心等。

3.腹痛 当孕囊不断生长发育,宫角变薄,子宫不对称形状愈明显,症状如腹痛等,也更明显,一定程度时可发生剧烈撕裂样腹痛,并出现内出血,甚至晕厥休克。

4.足月妊娠 也可发育生长至足月,但子宫增大呈不对称性,偏向一侧。

【诊断】

由于宫角妊娠较少见，临床症状不典型，诊断困难，早期无特异性的临床症状和体征，难与输卵管间质部妊娠鉴别；已破裂者易与输卵管妊娠等异位妊娠混淆，未破裂者容易误诊为宫内妊娠流产。

依据Jansen等提出的诊断标准：①腹痛伴有子宫不对称性增大，继以流产或阴道分娩；②直视下发现子宫角一侧扩大，伴有圆韧带外侧移位；③胎盘滞留在子宫角。由于后两点需手术后方能证实，故临床上早期诊断宫角妊娠较困难，容易误诊。

B超影像学诊断标准：宫角出现突起包块，内有妊娠囊，与子宫内膜相连续，其周围见完整的肌壁层。在宫角处形成的包块内找到胚芽，甚至原始心管搏动。由于宫角部位的特殊性，胚胎的发育可能受到抑制，绒毛下方有出血，影响胚芽发育，在宫角处的包块中，有时很难找到典型的妊娠囊、胚芽及原始心管搏动。

四维彩超：可见胎盘着床于宫角，并见血流密集。

【鉴别诊断】

与输卵管间质部妊娠的鉴别：输卵管间质部位子宫角，是输卵管通向子宫的交接处，有子宫肌组织包绕，全长约2.0cm，受精卵种植在该部，即形成间质部妊娠。因孕卵在宫角输卵管开口处输卵管侧的宫腔外着床、发育，属异位妊娠范畴。腹腔镜检查或开腹时，可根据圆韧带位于突出包块的关系与输卵管间质部妊娠鉴别。若圆韧带位于突出包块的外侧为子宫角妊娠，如圆韧带位于突出包块内侧为输卵管间质部妊娠。

【治疗】

1. 期待治疗　如在早期妊娠时已明确诊断为宫角妊娠，胚胎存活，圆韧带向外侧移位，覆盖在胚囊的子宫肌层组织健康，可不考虑终止妊娠，继续随访观察。

2. 急诊开腹治疗　当宫角妊娠破裂，发生急腹症，腹腔内出血，导致失血性休克时，在纠正休克的同时，根据病情行患侧宫角及输卵管切除术、宫角楔形切除术或宫角剖开取胎术。

3. 腹腔镜手术　用于早期的宫角妊娠，可于直视下诊断的同时，予以处理。

4. 刮宫术　若因不全流产、过期流产做刮宫术时，需注意宫角的肌层，操作要轻而慎重，避免造成穿孔，最好在B超或宫腔镜引导下行刮宫术。

5. 人工剥离胎盘　如妊娠至足月，随子宫偏向一侧明显，但胎儿可自然分娩，分娩后如胎盘滞留在子宫的一角，可做人工剥离胎盘术。

6. 血管介入性治疗　应用较少，治疗方法同宫颈妊娠相似，可用于早期诊断的宫角妊娠，即未破裂、生命体征平稳、且B超示孕囊直径≤5cm、血β-HCG<5000U/L、肝肾功能、血常规正常者。可以阻断妊娠囊血流，使绒毛急性缺血坏死，然后吸收或脱落流产。可以同时灌注杀胚药物后栓塞，其可预防和控制流产或宫角破裂造成的大出血。

7. 药物流产后联合宫腔镜　可于药物流产后，再行宫腔镜检查，部分患者也可宫腔镜检查后，B超下联合刮宫术，效果满意。术后应当找到绒毛组织且超声检查宫角部无异常回声，继续追踪至血β-HCG降至正常。

8. 子宫动脉结扎　应用较少。

（丁玉重）

第三节 流产

妊娠在28周以前终止,胎儿体重不足1000克称之为流产。根据时间,发生在妊娠12周以前的称为早期流产;发生在妊娠12周或之后者,称为晚期流产。在早期流产中,约2/3为隐性流产,胚胎在着床后很快就停止发育,仅表现为月经过多或月经延期,即早早孕流产(也称生化妊娠)。

根据流产的原因不同分为自然流产及人工流产。自然流产的临床过程及表现又分为先兆流产、难免流产、不完全流产、完全流产及稽留流产。根据自然流产的次数,将连续发生3次或3次以上的自然流产定义为习惯性流产(或称复发性流产)。在所有临床确认的妊娠中自然流产发生率为10%~15%,复发性流产发生率为0.5%~3%。

【流产的诊断】

1.病史 多有停经史,停经时间不等,伴有早孕反应。大部分患者有阴道出血或腹痛,早期流产者临床过程表现为先出现阴道出血,后出现腹痛。晚期流产者表现为先出现腹痛,后出现阴道出血。部分患者有反复流产史。

2.查体 阴道有不同程度的出血,部分患者阴道分泌物无血迹,但分泌物量多伴有异味,有阴道炎症表现可能是流产的诱因。宫颈口可扩张,有时可见妊娠物嵌顿。子宫增大,可与停经周数不相符。

3.实验室检查 尿妊娠试验阳性,对血HCG及孕酮的定量测定可协助判断先兆流产的预后。必要时检查血常规、C反应蛋白(CRP),判断有无流产感染。

4.超声检查 B型超声下可以监测胚胎是否存活从而明确流产类型,依据妊娠囊形态、位置判断预后。

5.不同类型的流产

(1)先兆流产:孕28周前少量阴道出血,部分患者伴有下腹隐痛及腰酸。妇科检查宫颈口未开,胎膜未破,B型超声下可见胎心存在,胚胎或胎儿存活。

(2)难免流产:在先兆流产的基础上阴道出血增多,腹痛加剧或出现阴道流水,妇科检查有时可见宫旁已经扩张或可见妊娠物堵塞于宫颈内口。

(3)不完全流产:在难免流产的基础上妊娠物部分排出,可见阴道出血量多,甚至出现休克,妇科检查可见宫口扩张,妊娠物嵌顿于宫颈口或阴道内,子宫一般小于停经周数。

(4)完全流产:阴道出血少,腹痛消失,妇科检查宫旁闭合,B型超声检查妊娠物已完全排出子宫。

(5)稽留流产:胚胎或胎儿已经死亡滞留于宫腔内未能及时排出。患者有少量阴道出血、腹痛或无任何症状。B型超声检查未闻及胎心。

(6)流产合并感染:流产过程中因阴道出血时间长或阴道炎症上行感染,表现为发热、腹痛明显,妇科检查可有阴道内异味、宫体压痛,实验室检查血常规白细胞、CRP异常升高。

【流产的鉴别诊断】

1.异位妊娠 早孕期间的先兆流产引发阴道出血或腹痛易与异位妊娠混淆。实验室检查血、尿HCG阳性可明确妊娠,但B型超声检查异位妊娠宫内未见孕囊,附件区可见异常包块,甚至妊娠囊、心管搏动。在宫内宫外均未见妊娠囊时需特别谨慎,密切随访。

2.葡萄胎 常有妊娠反应严重、阴道出血、子宫大于实际孕周等临床表现,B型超声下可见子宫腔内落雪征或蜂窝征。

3.妊娠并发急腹症或肌瘤变性 妊娠并发急腹症如阑尾炎、胆囊炎、卵巢囊肿蒂扭转等或子宫肌瘤变性也可引发先兆流产,但不能只顾保胎治疗而忽略了流产的诱发因素。

4.妊娠并发宫颈糜烂或息肉出血　妊娠后阴道出血仍需在妇科检查时小心撑开阴道观察宫颈情况,盲目使用保胎药物并不能控制宫颈表面出血,甚至有少数病例出现妊娠并发宫颈癌的漏诊。

【流产的治疗】

根据流产的不同类型,如先兆流产、难免流产、不完全流产、完全流产和稽留流产等进行相对应处理。先兆流产以保胎为原则;难免流产应清除宫腔内胚胎组织;不完全流产应清除宫腔;完全流产,在胚胎组织排出后,流血停止,腹痛消失,除嘱患者休息,无需特殊处理;稽留流产,妊娠3个月内如已确诊为死胎,可立即清除宫腔,如孕期超过3个月,先用大量雌激素,然后再用催产素引产,如不成功,可考虑手术

1.先兆流产

(1)一般处理:卧床休息,忌性生活,缓解紧张、焦虑情绪。

(2)查找病因对症药物或手术治疗:①黄体功能不全。孕前异常的基础体温测量记录及超声测量子宫内膜厚度、孕期连续监测血清孕激素水平可明确该诊断。给予黄体酮10～20毫克,每日肌内注射。②甲状腺功能低下。实验室检测临床甲状腺功能低下或抗甲状腺过氧化物酶抗体(TPOAb)阳性的亚临床甲状腺功能低下孕妇,可口服小剂量左甲状腺素片。③宫颈功能不全。宫颈软化,无明显腹痛而宫颈内口开大2厘米以上,B型超声下显示宫颈管缩短,宫颈呈漏斗样改变。可于孕12～18周行宫颈内口环扎术。④其他。给予HCG 2000单位,隔日肌内注射;口服维生素E 10毫克,每日3次;中成药如保胎灵、安胎丸等。

(3)定期监测:定期复查B型超声注意胎心、羊水变化,监测血常规及CRP有无感染迹象,血HCG值有无不升反降,若孕妇阴道出血症状加重,出现胎膜早破、感染迹象、血HCG下降或胚胎、胎儿死亡时,及时终止妊娠。

2.难免流产　一经确诊,尽快排出妊娠物。早期流产可行吸宫术或刮宫术,晚期流产可予以缩宫素10～20单位加入5%葡萄糖溶液500毫升中,静脉滴注,以促进子宫收缩。术后B型超声检查宫内有无残留,必要时再次清宫,给予广谱抗生素预防感染,益母草等促进子宫复旧,必要时给予维生素B_6每次70毫克,每日3次口服。回奶治疗,配合芒硝乳房外敷。

3.不完全流产　尽快行刮宫术或钳刮术,清除宫腔内残留组织。阴道大量出血伴休克者,给予输液、输血治疗,并给予抗生素预防感染。

4.完全流产　经B型超声检查证实宫腔内无残留物,一般不需特殊处理。存在高危因素时,可给予抗生素预防感染。

5.稽留流产　确诊稽留流产后,应尽快终止妊娠,否则胎盘组织机化,与子宫壁紧密粘连,造成刮宫困难。稽留时间过长,可能发生凝血功能障碍,导致弥散性血管内凝血(DIC),造成严重出血,且晚期流产较早期流产更易出现此类情况。治疗前应检查血常规、凝血功能,做好配血、输血准备。若凝血功能障碍,应尽早使用肝素、纤维蛋白原及输新鲜血等,待凝血功能好转后,再行引产或刮宫。若凝血功能正常,子宫小于妊娠10周,可直接行清宫术,术时注射宫缩药以减少出血,若胎盘组织机化并与宫壁粘连较紧,手术应特别小心,防止穿孔,一次不能刮净,可于5～7日后再次刮宫。子宫大于12孕周者,应静脉滴注缩宫素(5～10单位加入5%葡萄糖液内),也可给予米非司酮200毫克,顿服,米索前列醇600微克,塞阴道,或利凡诺尔100毫克,羊膜腔内注射药物引产。

6.流产并发感染　治疗原则为积极控制感染,尽快清除宫内残留物。若阴道出血不多,应用抗生素2～3日,待控制感染后再行清宫。若阴道出血量多,静脉滴注抗生素和输血的同时,用卵圆钳将宫腔内残留组织夹出,使出血减少,切不可用刮匙全面搔刮宫腔,以免造成感染扩散。术后继续应用抗生素,待感染控制后再行彻底刮宫。控制感染在抗生素的选择上应考虑对需氧菌、厌氧菌有效的抗生素,若无药物过敏

史,可考虑使用头孢类药物配伍甲硝唑。必要时完善血培养,取宫颈管及宫腔内容物做厌氧菌及需氧菌培养,根据药敏试验选择合适的药物。若已并发感染性休克者,应积极纠正休克。若感染严重或腹腔、盆腔有脓肿形成时,应行手术引流。抢救效果不显著时可考虑切除子宫。

【临床经验及诊治进展】

在临床诊疗过程中,早期流产应注意与异位妊娠相鉴别,学会对血 HCG 及 B 型超声进行动态监测,保胎治疗的过程中要加强监测,适时进行再评估,明确保胎适应证及禁忌证。在治疗方案的制定上,应充分与患者和其家属沟通,做好病情的解释,提前告知可能出现的风险及并发症,避免医疗纠纷。流产后要告知患者不要在 3 个月内再次受孕,如果怀孕,流产几率高。

在临床工作中,医生经常被先兆流产患者或是习惯性流产患者及其家属问及流产的病因及预防的相关问题。早期流产多与胎儿染色体异常、内分泌异常等有关,晚期流产多与生殖道感染、子宫解剖缺陷有关。复发性流产夫妇中染色体异常的约占 4%,非流产夫妇中此比例仅为 0.2%。妊娠结局取决于染色体结构异常的类型、大小和位置。目前,针对遗传因素所致复发性流产,主要是通过遗传咨询和产前诊断进行治疗,通过孕期绒毛活检、羊水穿刺、脐动脉穿刺等方法检查胚胎或胎儿的染色体。再次妊娠成功率仅为 20%,必要时需要选择性人工流产。还有一些存在遗传因素患者只能通过供卵、供精进行治疗,甚至领养的方式。

(周丽霞)

第四节 早产

早产是围生医学中的一个重要、复杂而又常见的妊娠并发症,根据 1961 年世界卫生组织倡议凡妊娠满 28 周(孕 196d)至 37 周(259d)间分娩者定义为早产。此时娩出的新生儿称为早产儿,体重为 1000~2449g,各器官发育尚不够健全,早产儿存活率相对较低,并发症多,如呼吸窘迫综合征、坏死性小肠炎、颅内出血、缺血缺氧性脑病、视听觉缺陷、脑瘫等,尤其是出生体重低于 800g 的早产儿。全世界早产儿现象日益严重,在发展中国家,早产已成为新生儿发病及死亡的首要原因。对于离足月时间较长的低孕龄儿,昂贵的 NICU 抢救费用及不可估计的远期并发症等因素使家庭、社会、健康和教育服务系统陷入不断增长的负担和压力之中。因此,早产在全世界范围受到越来越多的重视和研究。

【发病率】

早产仍然是新生儿死亡的主要原因。每年全世界大约有 1300 万例早产发生,占分娩总数的 8%~12%,约 15% 早产儿于新生儿期死亡。

【病因】

1. 孕妇因素　孕妇合并急性或慢性疾病:妊娠期高血压疾病、ICP、前置胎盘、胎盘早剥、GDM、羊水过多等妊娠并发症为早产的高危因素,其中子痫前期、ICP、前置胎盘、胎盘早剥更是导致医源性早产的主要原因。

妊娠期高血压疾病是一种严重威胁母儿健康的妊娠特发性疾病。孕妇因子宫螺旋小动脉痉挛收缩导致狭窄,使子宫肌层放射动脉开口进入绒毛间隙的血流受阻,蜕膜层螺旋动脉血流减少,易发生胎儿生长受限及胎儿宫内窘迫。此外妊娠期高血压疾病孕妇易发生累及心、脑、肝、肾等终末器官的严重并发症,因此为保证母婴安全而需要提前终止妊娠。妊娠期肝内胆汁淤积症对胎儿的危害之一为早产。前置胎盘及胎盘早剥所致产前出血较多时,需要提前终止妊娠以保证母婴安全。

2.胎儿、胎盘因素　双胎妊娠、羊水过多、胎膜早破、宫内感染、胎盘功能不全、母儿血型不合、前置胎盘及胎盘早剥。羊水过多、双胎等可使子宫过度膨胀，宫腔压力逐渐增大，羊膜囊或胎先露压迫子宫下段反射性刺激下丘脑的垂体释放缩宫素，使子宫收缩，促进子宫下段逐渐延长，致使子宫下段与宫颈组织不能承受宫腔内压力而被动扩张，使宫颈闭锁功能消失，附着的羊膜和蜕膜错位性剥离，导致羊膜、蜕膜内前列腺素释放，致使子宫收缩发生早产。双胎并发妊娠期高血压疾病比单胎多3～4倍，且容易出现心肺并发症；双胎妊娠期肝内胆汁淤积症的发生率是单胎的2倍，贫血、产前出血、FGR等发生率也较单胎高，这些因素也增加了早产的发生率。

【分类】

根据早产发生的原因将早产分为医源性早产和自发性早产，再将自发性早产分为足月前胎膜早破（PPROM）和特发性早产。

医源性早产是指由于产科并发症或内外科并发症的存在，继续妊娠将严重危及母婴安全，需要早产终止妊娠者，多具有明确的导致早产的原因。医源性早产的主要原因有慢性高血压、子痫前期、胎儿生长受限和多胎妊娠。足月前胎膜早破是造成早产的重要原因。在早产的孕妇中，约1/3并发胎膜早破。正常情况下妊娠中期以后，胎膜停止生长，到妊娠晚期胎膜变薄。维持胎膜弹性和张力主要依靠分布于胎膜的结缔组织中的胶原纤维和弹力纤维，多数学者认为感染是胎膜早破的主要原因，最常见的感染途径为来自下生殖道的上行性感染。常见的感染病原体有B族溶血性链球菌、解脲支原体、沙眼衣原体、生殖支原体、淋球菌和加德纳菌及阴道毛滴虫。微生物产生蛋白水解酶，水解胎膜的细胞外物质，降低了组织的张力强度，使胶原纤维Ⅲ减少，膜的脆性增加，感染的微生物内毒素也可诱导产生前列腺素，引起宫缩，致使胎膜早破而早产。

目前多将特发性早产同PPROM合为自发性早产进行研究，其高危因素主要包括既往早产史、年龄<18岁、>40岁的初产妇、体重过轻、吸毒、酗酒、妊娠期中重度贫血、宫颈功能不全、妊娠期孕妇外周血淋巴细胞记数的绝对值升高、多胎妊娠、不正规的产前检查、宫颈手术史、人种差异、体外受精-胚胎移植等因素；另外低收入者、营养缺乏、医疗卫生条件不足，使用了不当的药物，感受过大压力在早产的发生中也扮演了一定的角色。PPROM是指在37周之前先出现胎膜早破，继而出现早产分娩，可有或无自发性早产临产。感染是胎膜早破发生的主要原因，其次有手术操作如羊膜腔穿刺术、诊断性胎儿镜术、手术性胎儿镜术；另外宫颈功能不全、年龄<18或者>35岁、工作紧张、体重指数<25等也是PPROM的危险因素。特发性早产是指妊娠28～37周自发出现的临产，继而分娩，在入院分娩前胎膜完整。早产儿的预后主要与孕周、出生时体重有关。孕周越小、出生体重越低，其呼吸中枢和肺发育不全越明显，更容易发生严重窒息、肺透明膜病、肺出血等疾病而死亡。

【临床症状】

早产的主要临床表现是子宫收缩，最初为不规则宫缩，伴有少许阴道流血或血性分泌物，后逐渐发展成规则宫缩，胎膜早破，宫颈管逐渐消退，然后扩张。

【诊断】

妊娠满28周至不足37周出现至少10min 1次的规则宫缩，伴宫颈管缩短，可诊断先兆早产。子宫收缩较规则，间隔5～6min持续30s以上伴子宫管消退≥75%，进行性宫颈扩张2cm以上，诊断为早产临产。早产应与妊娠晚期出现的生理性子宫收缩相区别，生理性子宫收缩不规则、无痛感，不伴宫颈管消退等改变。

【预测】

1.阴道B型超声检查宫颈长度及宫颈内口漏斗形成情况。

2.阴道后穹棉拭子检测胎儿纤维连接蛋白,预测早产的发生。

【治疗】

治疗原则:若胎儿存活,无胎儿窘迫、胎膜未破,应设法抑制宫缩,尽可能使妊娠继续维持。若胎膜已破,早产已不可避免时,应尽力设法提高早产儿的存活率。

1.卧床休息　一般取左侧卧位,减少自发性宫缩,提高子宫血流量,改善胎盘功能,增加胎儿氧供和营养。

2.抑制宫缩药物

(1)β-肾上腺素受体激动药

利托君:150mg加于5%葡萄糖注射液500ml,稀释为0.3mg/ml的溶液行静脉滴注,待宫缩抑制后至少持续滴注12h,再改为口服10mg,4/d。

沙丁胺醇:口服2.4～4.8mg,通常首次4.8mg,以后每8小时口服2.4～4.8mg,直至宫缩消除时停药。

(2)硫酸镁:镁离子直接用于子宫肌细胞,拮抗钙离子对子宫收缩的活性,从而抑制子宫收缩。一般采用25%硫酸镁注射液16ml加于5%葡萄糖注射液100～250ml中,在30～60min缓慢静脉滴注,然后用25%硫酸镁注射液20～40ml加于5%葡萄糖注射液500ml中以每小时1～2g速度静脉滴注,直至宫缩停止。

用药过程中应注意:呼吸(每分钟不少于16次),膝反射存在,尿量(每小时不少于25ml)。

(3)前列腺素合成酶抑制药:常用的药物有吲哚美辛及阿司匹林,此类药物已较少应用,必要时仅能短期(不超过1周)服用。

3.钙拮抗药　抑制钙进入子宫肌细胞膜,抑制缩宫素及前列腺素的释放,常用硝苯地平10mg,舌下含服,3～4/d。

4.新生儿呼吸窘迫综合征的预防　分娩前给予孕妇,地塞米松5mg肌内注射,3/d,连用3d。紧急时,经羊膜腔内注入地塞米松10mg,并行胎儿成熟度检查。

5.其他　产程中应给孕妇氧气吸入,分娩时可做会阴切开。

【预防】

预防早产是降低围生儿死亡率的重要措施之一。

1.定期产前检查指导孕期卫生重视可能引起早产的因素。

2.切实加强对高危妊娠的管理治疗妊娠并发症预防胎膜早破预防亚临床感染。

3.宫颈内口松弛者应于妊娠14～16周做宫颈内口环扎术。

【诊治禁忌】

1.镇静药　临产后忌用镇静药,因不能有效抑制宫缩,却能抑制新生儿呼吸,仅在孕妇精神紧张时作为辅助用药。

2.临产后慎用吗啡、哌替啶。

(孙晓清)

第五节　羊水异常

充满羊膜腔内的液体称为羊水,羊水主要来源于羊膜、脐带及胎儿。妊娠早期,羊水主要是母血清经胎膜进入羊膜腔的透析液;妊娠中期后,胎儿尿液是羊水的主要来源;妊娠晚期,胎儿肺参与羊水的生成,每日 600,800ml 从肺泡分泌进入羊膜腔。妊娠各期胎儿、胎盘及羊水的平均量。羊水通过胎膜吸收约占 50%,脐带吸收为 40~50ml/h,胎儿吞咽羊水量为 500~700ml/24h。胎儿角化前皮肤亦可吸收羊水。母体、胎儿与羊水不断进行液体交换,正常时处于动态平衡。

一、羊水过多

任何引起羊水产生与吸收失衡的因素均可造成羊水过多或羊水过少。妊娠期羊水量超过 2000ml,称为羊水过多,发病率为 0.5%~1%。羊水量在数日内急剧增多,称为急性羊水过多;羊水量在较长时间内缓慢增多,称为慢性羊水过多。羊水过多时羊水外观、性状与正常者并无差异。

【主诉】
孕妇自感腹部增大较快,腹部胀痛,行动不便。

【病因】
羊水过多常见于以下几种原因。

1. 胎儿因素
(1) 胎儿畸形:神经管缺陷性疾病、消化道畸形、腹壁缺陷、颈部受压、新生儿先天性醛固酮增多症(Batter 综合征)、强直性肌萎缩症等。
(2) 胎儿染色体异常。
(3) 双胎妊娠:①双胎输血综合征(TTTS);②脐带相互缠绕,见于单羊膜囊双胎妊娠;③无心畸形。
(4) 胎儿水肿:①胎儿免疫性水肿;②胎儿非免疫性水肿。

2. 母体因素　如重度子痫前期-子痫、糖尿病等。羊水过多者有 10%~20%合并糖尿病。如果孕妇为糖尿病患者,则血糖增高,胎儿血糖也增高,引起多尿,致羊水过多。

3. 胎儿附属物
(1) 胎盘因素:如胎盘肿大、巨大胎盘绒毛血管瘤(直径>5cm)等。
(2) 脐带因素:脐带狭窄,静脉回流受阻,渗出增加致羊水过多。

【临床特点】

(一) 主要症状

1. 急性羊水过多　羊水急速增多,多发生在妊娠 20~24 周,子宫数日内增大明显,孕妇感腹部胀痛,行动不便,表情痛苦。

2. 慢性羊水过多　数周内羊水缓慢增多,多发生在妊娠晚期,症状较缓和,孕妇多能适应,仅感腹部增大较快。

(二) 次要症状

1. 下肢出现水肿及静脉曲张,休息后不能缓解。
2. 胎位不清,胎心遥远。

(三) 体征

子宫张力大、子宫大于妊娠月份,有液体震颤感,胎位不清,胎心音遥远或听不清。腹部皮肤紧绷发亮,严重者皮肤变薄,皮下静脉清晰可见,腹壁下静脉扩张、可伴外阴部静脉曲张及水肿。

(四) 鉴别诊断

临床常见的容易误诊为羊水过多的疾病及其特点如下。

1. 葡萄胎　本病常出现子宫异常增大的症状,临床上易误诊为羊水过多,根据其临床表现,患者常出现停经后阴道流血、阵发性下腹部疼痛、双侧卵巢囊肿、甲状腺功能亢进征象及 HCG 水平异常升高,行 B 型超声检查发现无妊娠囊或胎心搏动,宫腔回声呈"落雪状"或"蜂窝状"等可鉴别。

2.双胎妊娠 子宫大于相应孕周的单胎妊娠,HCG 水平略高于正常,容易与羊水过多混淆,行 B 型超声可及两个胎心搏动。

3.子宫肌瘤合并妊娠 有不孕、月经过多或检查发现子宫肌瘤史。检查子宫表面不规则或不对称,隆起处质较实而硬,易发生流产。B 超可见单个或多个肌瘤,胎儿一般正常。

4.巨大儿 孕妇腹部明显隆起,呈尖腹或悬垂腹。宫高>35cm,先露部高浮,到临产尚未入盆。若宫高加腹围≥140cm,巨大胎儿的可能性较大。

【辅助检查】
(一)首要检查
B 型超声检查为羊水过多的最重要的辅助检查方法,能了解羊水量及胎儿情况。B 型超声检查羊水过多有 2 个标准。

1.测量羊水最大暗区垂直深度(AFV) AFV>7cm 诊断为羊水过多。

2.计算羊水指数(AFI) 将孕妇腹部经脐横线与腹白线作为标志线,分为 4 个区,4 个区羊水最大垂直暗区深度之和,即为羊水指数。国内 AFI>18cm 诊断为羊水过多。国外 AFI>20cm 诊断羊水过多。

(二)次要检查
1.羊膜囊造影 了解胎儿有无消化道畸形。76%泛影葡胺 20~40ml 注入羊膜腔内,3 小时后,羊水中造影剂明显减少,而胎儿消化道中出现造影剂。若消化道上部未见造影剂或仅在胃内可见造影剂,则可高度怀疑食管或十二指肠闭锁。

2.甲胎蛋白(AFP)测定 母血、羊水中 AFP 明显增高提示胎儿畸形。

(1)羊水中 AFP 正常值:在孕 12~14 周达高峰,为 $40\mu g/ml$,以后逐渐下降,至足月时几乎测不出。通常正常妊娠 8~24 周时羊水 AFP 值为 $20~48\mu g/ml$。

(2)开放性神经管畸形:因脑组织或脊髓外露,羊水中 AFP 值常比正常值高 10 倍。

(3)其他:死胎、先天性食管闭锁、十二指肠闭锁、脐膨出、先天性肾病综合征等也可升高。羊水 AFP 平均值超过同期正常妊娠平均值的 3 个标准差以上;孕妇血清 AFP 平均值超过同期正常妊娠平均值 2 个标准差以上,有助于临床诊断。

3.孕妇血型检查 胎儿水肿应检查孕妇 Rh、ABO 血型,排除母儿血型不合。

4.孕妇血糖检查
(1)行葡萄糖耐量试验:禁食 12 小时后,口服葡萄糖 75g,测空腹血糖及服糖后 1 小时、2 小时、3 小时的血糖。通过行糖耐量试验以排除妊娠期糖尿病。

(2)诊断标准:正常值分别为 5.6、10.3、8.6、6.7mmol/L,若其中任何两点超过正常值,可诊断为妊娠期糖尿病。

5.胎儿染色体检查 作羊水细胞培养,作染色体核型分析,了解染色体数目、结构有无异常。

(三)检查注意事项
1.用 AFV 或 AFI 方法检查羊水过多时,都要求测量时探头与母体腹壁垂直,被测量的羊水暗区,力求前后境界清晰明确,其间不要夹杂胎儿、胎盘及脐带等结构,同时应尽量减少探头对孕妇腹壁的压力,以免影响测量结果。

2.行羊膜囊造影时应注意妊娠不足 6 个月者应禁用,羊膜囊造影可能引起早产、宫腔内感染,且造影剂、放射线对胎儿有一定损害,应慎用。

【治疗要点】

(一)治疗原则

1.羊水过多合并胎儿畸形者　应及时终止妊娠。

2.羊水过多B超未见畸形,AFP亦正常者　可继续妊娠。

(二)西医治疗

1.羊水过多合并胎儿畸形者　终止方法根据羊水量及宫颈成熟度而定。

(1)穿刺、引产:慢性羊水过多,一般情况尚好,经羊膜腔穿刺放出适量羊水后注入依沙吖啶50～100mg引产。

(2)高位破膜放水引产:采用高位破膜法,速度为500ml/h,放羊水时注意宫腔压力骤减引起胎盘早剥。注意血压、脉搏,可腹部放置沙袋或腹带包扎防休克,破膜后12小时使用抗生素。若24小时仍无宫缩,用缩宫素引产。

(3)腹穿后人工破膜:先经腹部穿刺,放出部分羊水,减少后再行人工破膜,可避免胎盘早剥。

2.羊水过多合并正常胎儿

(1)胎龄不足37周,症状轻者可以继续妊娠:低盐饮食,严密观察羊水量的变化,可酌情用镇静保胎药,每周复查B型超声了解羊水指数及胎儿生长情况;症状严重者,经腹羊膜腔穿刺放羊水,速度为500ml/h,一次放羊水量不超过1500ml,以孕妇症状缓解为度。必要时3～4周后可重复。

(2)前列腺素合成酶抑制剂治疗:可服用吲哚美辛治疗,它能抑制胎儿排尿减少羊水,用量为2.2～2.4mg/(kg·d),22～31周开始,可持续2～11周,但通常≤3周。

(3)病因治疗:积极治疗糖尿病、妊娠期高血压疾病等合并症,母儿血型不合可以行宫内输血。

(三)治疗注意事项

1.行人工破膜引产时的注意事项

(1)行高位破膜,用高位破膜器自宫口沿胎膜向上送入15～16cm处刺破胎膜,使羊水缓慢流出,避免宫腔压力骤然下降引起胎盘早剥。

(2)放羊水后腹部应放置沙袋以防血压骤降,甚至休克。

(3)严格无菌操作,羊水流出过程密切观察孕妇血压、心率变化。

(4)注意阴道流血及宫高变化,及早发现胎盘早剥。

2.行羊膜穿刺减压时的注意事项

(1)B超定位,避开胎盘,选择合适的穿刺点。

(2)18号穿刺针穿刺,严格消毒,酌情使用镇静药预防早产。

(3)放液速度<500ml/h、放液总量<1500ml。

(4)密切监测孕妇血压、脉搏、呼吸变化。

(5)放液后3～4周可重复放液。

3.破膜后处理　患者多能自然临产,若12小时后仍未临产,应静脉滴注缩宫素诱发宫缩。

4.适量放羊水　无论采用何种放水方式,一次放出羊水量不超过1500ml。

5.预防产后出血　胎儿娩出后应及时应用缩宫素,预防产后出血。

6.吲哚美辛使用注意事项　吲哚美辛有引起动脉导管早闭的不良反应,不宜长期使用。

二、羊水过少

羊水过少指妊娠晚期羊水量少于300ml,发病率为0.4%～4%。羊水过少会直接威胁围生儿预后,使胎儿窘迫发生率增加。若羊水<50ml,胎儿宫内窘迫发生率达50%以上,围生儿死亡率达88%,较正常妊娠者高5倍。

【主诉】

妊娠晚期孕妇体重近日不增加,宫高、腹围不增加;胎动时腹部不适或感腹痛;临产后,阵痛剧烈。

【病因】

羊水过少常见于胎盘功能减退、胎膜早破、胎儿宫内生长受限(FGR)、过期妊娠、药物影响、孕妇低血容量、胎儿畸形(泌尿系统、染色体、囊性淋巴瘤、小头畸形)、羊膜病变等。

【临床特点】

(一)主要症状

1. 胎动时感腹痛或腹部不适。

2. 体重增加缓慢或无增加　出现孕晚期孕妇每周体重增加<0.5kg或无增长。

3. 临产后阵痛剧烈　子宫强力收缩,宫缩间歇期短或无间歇期,拒按。

(二)次要症状

1. 胎动减少或消失　每12小时胎动少于10次。

2. 临产后阵痛时间长　羊水过少可至产程延长。

(三)体征

1. 全身检查　产妇近日体重无增加。

2. 产科检查

(1)宫高、腹围较同期妊娠月份小。

(2)子宫张力大,触及子宫时有紧裹胎体感,胎体浮动感不明显。

(3)胎位异常,以臀位多见。

(4)分娩时宫缩不协调,子宫敏感性高,轻微刺激即可引起宫缩。

(5)产程延长,易发生胎儿宫内窘迫。

(6)阴道检查发现前羊膜囊不明显,胎膜紧贴胎儿先露部,人工破膜时无羊水流出或流出少量黏稠液体,呈深绿色。

(四)鉴别诊断

1. 胎儿生长受限(FGR)　FGR一般宫高也较同期妊娠月份小,但一般系高龄孕妇、既往有不良孕产史、妊娠期感染、营养缺乏、不良工作居住环境、不良生活习惯(如吸烟、酗酒、吸毒等)等高危因素存在,且孕妇营养不良,尤其是蛋白质和热量供应不足,影响胎儿生长发育。B超检查胎儿双顶径3周净增量≤4mm,孕28周<70mm,孕30周<75mm,孕32周<80mm。虽然FGR可合并羊水过少,但其羊水量变化较快,不稳定。

2. 胎膜早破　两者都可出现羊水过少。但胎膜早破时,阴道有液体排出,排出液pH值≥7,且一般流出羊水清,无污染;B超检查无胎儿畸形,检测胎盘功能一般正常。

【辅助检查】

(一)首要检查

1. B超检查　妊娠晚期羊水最大暗区垂直深度(AFV)≤2cm为羊水过少,≤1cm为严重羊水过少。羊水指数(AFI)≤8.0cm为可疑羊水过少,≤5.0cm为羊水过少的绝对值。B超除测羊水外,还可发现羊水和胎儿交界不清,胎盘胎儿面与胎体明显接触,以及肢体挤压卷曲。

2. 胎心电子监护仪检查　羊水过少的主要威胁是脐带和胎盘受压,使胎儿储备能力减低,NST呈无反应型,一旦子宫收缩,脐带受压加重,出现胎心变异减速和晚期减速。

(二)次要检查

1.人工破膜直接羊水测量　羊水少而黏稠,浑浊,呈暗绿色,羊水量<100ml。剖宫产时羊水量收集少于300ml。

2.阴道分泌物pH值检测　妊娠期阴道分泌物pH值为3.6～6,若阴道分泌物pH值≥7,可为胎膜早破,造成继发性羊水减少。

3.胎盘生乳素检查　胎盘生乳素值<4mg/L,可提示胎盘功能减退,提示可能羊水过少。

4.尿雌三醇　24小时尿雌三醇(E_3)<10mg或连续检测减少超过30%,均可可提示胎盘功能减退,提示可能羊水过少。

5.生物物理图像测定(BPS)　根据B超检测胎动、胎儿呼吸运动、胎儿肌张力、羊水量及胎儿电子监护NST结果进行综合评分(每项2分):<3分提示胎儿窘迫,4～7分为胎儿缺氧。可间接反应羊水过少所至胎盘功能及胎儿储备能力下降。

6.羊膜镜检查　可见胎膜紧贴胎儿,同时还可观察羊水性质,是否有胎粪污染。

(三)检查注意事项

1.羊水过少的诊断并不困难,但发现羊水过少以后,一定要积极寻找引起羊水过少的原因。

2.B超是诊断羊水过少的重要方法。羊水过少时,由于胎体屈曲体位,引起影像学的改变而影响B超诊断,故推荐羊膜腔内注射生理盐水,可提高B超对胎儿畸形的诊断率。

3.B超对羊水过少的诊断敏感性为77.1%,特异性为94.9%。

4.人工破膜直接羊水测量虽然诊断准确,但其不能早期做出诊断。

5.孕妇即使没有明显的阴道流液等不适,但是对于羊水过少还需要注意有无隐匿的胎膜早破。

【治疗要点】

(一)治疗原则

1.查找羊水过少原因,发现有胎儿畸形,根据畸形预后情况予以相应处理,预后不佳的可予终止妊娠。

2.暂时未发现明显原因时,可予动态观察羊水量变化,孕周较小,胎儿出生后生存力较差者,可给予羊膜腔输液。

3.妊娠足月或估计胎儿已成熟者,应尽快终止妊娠。

4.羊水过少同时出现胎儿窘迫,经保守治疗无缓解者,尽快终止妊娠。

(二)具体治疗方法

1.加强监护　妊娠中期发现羊水过少时,应对孕妇进行检查。

(1)血清HCG、尿E_3、等检查以明确胎盘功能。

(2)胎儿细胞染色体检查筛查胎儿先天性染色体疾病。

(3)B超行胎儿结构检查排除先天性畸形以及胎盘功能异常。

(4)加强胎儿监护,判断是否存在胎儿窘迫。

(5)检测电解质以明确是否存在高钠血症。

(6)注意尿量,明确是否存在低血容量。

上述检查如果发现异常,应及时相应处理。

2.期待治疗　若胎肺不成熟,无明显胎儿畸形且胎盘功能正常者,可行期待治疗。

(1)产妇多饮水,每日至少饮用2L水,以增加血容量,降低孕妇血液渗透压;必要时应用低分子右旋糖酐500ml+肝素25mg,静脉滴注,7～10日为一疗程。

(2)静脉滴注复方氯化钠注射液或生理盐水1500～2000ml。

3.补充羊水治疗　若胎肺不成熟,无明显胎儿畸形者,可采用羊膜腔输液治疗以延长孕周。补充羊水的途径如下。

(1)经腹羊膜腔输液:

1)目的:①协助诊断:羊膜腔内输入生理盐水后,可提高B超扫描清晰度,有利于胎儿畸形的诊断;②预防胎儿肺发育不良:羊水过少时,羊膜腔内压力<1mmHg,肺泡与羊膜腔的压力梯度增加,导致肺内液大量外流,使肺发育受损,且羊膜腔内输液,使其压力轻度增加,有利于胎肺的发育。

2)具体用法:常规消毒腹部皮肤后,在B超引导下,尽量避开胎盘行羊膜腔穿刺,以10ml/min速度输入37℃生理盐水200ml左右或使羊水指数达到8.0cm。

(2)经宫颈羊膜腔输液:

1)目的:在产程中或胎膜早破时使用。缓解因羊水过少使脐带受压引起胎心变异减速,提高阴道分娩的可能性;出现羊水Ⅲ度粪染者,稀释粪染的羊水,减少胎粪吸入性综合征的发生。

2)具体用法:常规消毒外阴、阴道,经宫颈放置宫腔压力导管进入羊膜腔,以10ml/min速度输入37℃生理盐水300ml,如果羊水指数达8cm,并解除胎心变异减速,则停止输液,否则再输250ml。若输液后羊水指数≥8cm,但胎心减速仍不能改善者,应停止输液,按胎儿窘迫处理。

4.终止妊娠

(1)对于胎儿畸形者:常采用依沙吖啶(利凡诺)羊膜腔内注射的方法引产及米非司酮+米索前列醇引产。

(2)妊娠足月合并严重胎盘功能不良或胎儿窘迫,估计不能短时间内经阴道分娩者应行剖宫产。

(3)胎儿储备力尚好,宫颈成熟者:可在严密监护下破膜后行缩宫素引产。

(三)治疗注意事项

1.羊水过少易发生胎儿窘迫与新生儿窒息,增加围生儿死亡率,因此,对羊水过少的孕妇应放宽剖宫产指征,不可盲目阴道试产。

2.经阴道分娩时,产程中应连续监测胎心变化,观察羊水性状。

3.羊膜腔输液必须注意无菌操作,输液过程中应用B超检测羊水指数、间断宫内压力导管测宫内压,可同时胎心监护。

4.对已有胎儿畸形者建议其下次妊娠时行遗传咨询。

5.产前羊膜腔内反复输液可能发生绒毛膜羊膜炎、胎盘早剥、胎膜早破、早产、自然流产及胎死宫内等并发症,所以不能过分强调羊膜腔输液的治疗作用。

6.有感染者禁止使用羊膜腔输液治疗羊水过少。

7.羊膜腔输液速度应控制在10ml/min以下,因过快易诱发宫缩。

8.胎膜破裂后,经宫颈羊膜腔输液前需做阴道检查,了解是否有脐带脱垂、宫颈扩张度及胎先露情况。

9.紧急或短期内补充羊水以生理盐水为宜,对母儿血电解质无明显影响,亦可用复方乳酸钠注射液代替;输液中加入肾上腺皮质激素及抗生素,可以促胎肺成熟及预防感染。

10.对经阴道试产者,临产时宜及早人工破膜观察羊水性状。羊水清亮、产程进展顺利,估计短期内可分娩者,继续阴道试产;若羊水Ⅱ~Ⅲ度污染、短期不能经阴道分娩并出现胎儿监护指标异常者,应立即行剖宫产结束分娩。试产过程中,全程监护胎心,缩宫素激惹试验(OCT)或宫缩应激试验(CST)显示频繁变异减速,基线变异差、晚期减速,则应立即改行剖宫产。

11.发现羊水过少及胎儿娩出的时间越长,对胎儿越不利。

12.临产后,且羊膜腔输液后,应加用缩宫素静脉滴注加速产程。

(孟庆堂)

第六节 胎儿窘迫

胎儿在子宫内有急性或慢性缺氧,危及胎儿健康和生命者,称胎儿窘迫。胎儿窘迫是一种综合症状,是当前剖宫产的主要适应证之一。胎儿窘迫主要发生在临产过程,也可发生在妊娠后期。发生在临产过程者,可以是发生在妊娠后期胎儿窘迫的延续和加重。根据胎儿窘迫的发生速度,分为急性及慢性两类。

【主诉】
妊娠晚期或临产过程中胎动减少或消失、羊水粪染。

【病因分类】
胎儿窘迫的病因有四类:

1. 母体因素 母体血液含氧量不足是重要原因,如妊娠期高血压疾病、重度贫血、前置胎盘、胎盘早剥、急产或不协调性子宫收缩乏力等,缩宫素使用不当引起过强宫缩、产程延长等。

2. 胎盘、脐带因素 常见有脐带血液循环受阻,胎盘功能低下、胎盘感染等。

3. 胎儿因素 如严重的先天性心血管疾病和颅内出血等,胎儿畸形,母儿血型不合,胎儿宫内感染等。

4. 难产处理不当 如产程过长,胎儿颅内出血、大脑产伤,止痛与麻醉药使用不当。

【临床特点】

(一)症状

胎动减少或消失:妊娠近足月时,12小时胎动<10次为胎动减少。或较正常胎动基线次数减少50%以上也可诊断为胎动减少。

胎动计算方法可嘱孕妇早、中、晚自行监测各1小时的胎动次数,3次的胎动次数相加乘以4,即12小时的胎动次数。正常情况下12小时胎动>40次。

胎动减少是胎儿窘迫的一个重要指标,每日监测胎动可预知胎儿的安危,而胎动过频往往是胎动消失的前驱症状。胎动消失后,胎心在24小时内也会消失,应予注意,以免延误抢救时机。

(二)体征

羊水胎粪污染:胎儿缺氧,肠蠕动亢进,肛门括约肌松弛,使胎粪排入羊水中。如果胎膜已破或者在临产后人工破膜羊水流出,可以直接观察到羊水的性状,羊水呈浅绿色、深绿色或黄绿色、进而呈混浊棕黄色,即羊水Ⅰ度、Ⅱ度、Ⅲ度污染。

(三)鉴别诊断

1. 妊娠期胎动减少 正常妊娠胎动次数在妊娠32周达高峰,可达每日500余次,以后又逐渐减少,到达足月时为每日280次;妊娠过预产期后,胎动明显减少。胎动减少可能受孕妇自身主观感受的敏感性影响,影响范围在20%左右,故当胎动每小时<3次或比平时减少50%须引起高度注意。

(1)药物治疗可能对胎动的影响,如静脉滴注硫酸镁时可使胎动减少。

(2)有研究表明,因胎动异常诊断胎儿窘迫行剖宫产术者,其新生儿窒息率为4.55%,而当它结合胎心监护,胎心率监测时,其百分率为30.77%。

2. 羊水过少 羊水过少指足月时羊水量<300ml。超声测量最大羊水池深度(MVP),国内以最大羊水池深度<3cm为过少,或羊水指数(AFI)<5cm为过少,或3日内减少约30%以上。可用于间接判断是否存在胎儿窘迫。应注意以下问题。

(1)胎儿窘迫不一定表现为羊水过少。胎儿窘迫导致羊水过少是一个慢性过程。从胎儿缺氧到 B 超诊断羊水过少需要数小时或数日。

(2)胎儿窘迫不是羊水过少的唯一原因。

3.羊水轻度污染 目前,羊水污染的机制未完全阐明,其临床意义亦有争论。重度羊水粪染与胎儿窘迫密切相关;但羊水轻度污染不一定存在胎儿窘迫。许多研究提示以下两点。

(1)其中有相当多的病例找不到原因,且绝大多数的新生儿预后良好。因此必须结合其他检查才能诊断为胎儿窘迫。

(2)有研究表明:单纯羊水Ⅱ~Ⅲ度粪染的患者其新生儿窒息率为 4.26%,而当它与胎心率异常、胎心监护异常相结合时,以上数值分别上升到 13.33% 和 25%。

【辅助检查】

(一)首要检查

1.胎心率检查

(1)急性胎儿窘迫:胎心率的改变是急性胎儿窘迫最明显的临床征象。

1)胎心率>160 次/分,尤其是>180 次/分,为胎儿缺氧的初期表现。

2)随后胎心率减慢,胎心率<120 次/分,尤其是<100 次/分,为胎儿危险征。

3)胎心监护仪图像出现以下变化,应诊断为胎儿窘迫:①出现频繁的晚期减速,多为胎盘功能不良。②重度变异减速的出现,多为脐带血液循环受阻表现。③若重度变异减速同时伴有晚期减速,表示胎儿缺氧严重,情况紧急,可随时胎死宫内。

(2)慢性胎儿窘迫:多发生在妊娠晚期,往往延续至临产并加重。其原因多因孕妇全身疾病(如糖尿病、严重贫血等)或妊娠疾病(如子痫前期或子痫,重型胎盘早剥)引起胎盘功能不全或胎儿因素所致。应作如下检查以助确诊。

胎儿电子监测异常:连续描记胎心率 20~40 分钟,正常胎心率基线为 120~160 次/分。正常情况下胎动后胎心率加速达 15 次/分以上,持续时间大于 15 秒。若胎动时胎心率加速不明显,基线变异频率<5 次/分,持续 20 分钟,无应激试验(NST)表现为无反应型,宫缩刺激试验(CST)可见频繁变异减速或晚期减速,提示胎儿窘迫。

2.羊水、胎粪污染

(1)观察羊水的性状:胎膜已破,羊水流出,可以直接观察到羊水的性状。

(2)羊膜镜检查:若未破膜可经羊膜镜窥视,透过胎膜了解羊水的性状。若胎先露部分已固定,前羊水囊所反映的可以不同于胎先露部以上的后羊水性状。前羊水囊清而胎心率<100 次/分时,在无菌条件下破膜后稍向上推移胎先露部,其上方的羊水流出即可了解后羊水性状。

(二)次要检查

1.采胎儿头皮血进行血气分析 破膜后,采胎儿头皮血进行血气分析,可发现胎儿酸中毒。诊断胎儿窘迫的指标有血 pH 值<7.20(正常值 7.25~7.35),PO_2<1.33kPa(10mmHg)(正常值 2~4kPa),PCO_2>8kPa(60mmHg)(正常值 4.66~7.32kPa)。

2.胎儿生物物理评分(BPP) 表现为胎儿生物物理评分低下。根据 B 型超声检测胎儿呼吸运动、胎动、肌张力及羊水量,加上胎心电子监测 NST 表现结果综合评分(每项 2 分),≤3 分提示胎儿窘迫,4~7 分可疑缺氧。

3.胎盘功能检查 以下情况提示胎盘功能低下。

(1)雌三醇降低:24 小时尿雌三醇值(正常值为 15mg/24h)急骤减少 30%~40%,或于妊娠末期多次测定 24 小时尿 E_3 值<10mg,提示胎盘功能不良;也可测定血雌三醇值(孕 33～36 周正常值为 208～972nmol/L,孕 37～40 周正常值为 278～1215nmol/L)<40nmol/L,提示胎盘功能不良。

(2)胎盘生乳素、妊娠特异性 $β_1$ 糖蛋白降低:晚期妊娠时,血胎盘生乳素(正常值 5～15mg/L)<4mg/L、妊娠特异性 $β_1$ 糖蛋白(正常值 186.4mg/L±61.9mg/L)<100mg/L,提示胎盘功能不良。

4.脐动脉彩色多普勒血流检测　脐动脉收缩期与舒张期血流速度比值(S/D 值或 A/B 值<3.0,提示脐动脉血流阻抗处于正常水平),阻力指数(RI)和搏动指数(PI)可以了解胎盘循环阻力高低,间接了解胎儿有无宫内缺氧。一般认为妊娠 30～32 周以后当 PI≥110 时,S/D≥3,即可诊断胎儿窘迫。

5.超声测羊水量　妊娠末期超声测量最大羊水池深度(MVP),国内以最大羊水池深度<3cm 或羊水指数(AFI)<5cm,或 3 日内减少约 30％以上为羊水过少,易发生胎儿窘迫。

(三)检查注意事项

1.胎儿心动过速亦可见于未成熟儿、孕妇发热、宫内感染、胎儿先天性心脏病、孕妇应用拟交感神经药物(如多巴胺)或副交感神经阻滞药物(如阿托品)。

2.胎儿心动过缓亦可见于孕妇使用拟交感神经阻断剂(如新斯的明)、宫缩过强或过频、胎儿心脏先天性传导阻滞(严重的心动过缓或房室传导阻滞)、脐带病变(多见于脐带受压)、孕妇仰卧位低血压综合征等。

3.胎心监护仪在进行外监护时应注意以下事项。

(1)胎心监护并不提供宫腔压力的数据,压力高度也不代表胎儿承受的真正压力。宫缩曲线和腔内压力之间没有精确的联系。

(2)宫缩时,探头常移动。宫口开大 5cm 以后,尤其是母亲躁动时,胎心率记录可出现断裂、不清。

(3)由于宫缩时探头较敏感,超过一定的压力,不能在曲线上显示出来。

(4)肥胖孕妇,由于腹壁肥厚,宫缩时子宫形态变化不易显示出来,图形上可出现宫缩较弱的假象。

4.胎心监护仪在进行内监护时必须在宫口扩张和破膜后方可放置电极及测压装置,而且有导致感染的可能性。采取胎儿头皮血进行血气分析也必须在宫口扩张和破膜后方可进行。

5.胎心率基线变异减少或消失最常见于胎儿慢性缺氧及酸中毒,如过期妊娠,妊娠期高血压疾病等,系中枢神经系统和心肌缺氧后功能受到抑制引起。

其他原因:

(1)胎儿处于生理睡眠状态,一般持续 20～40 分钟。

(2)胎儿极不成熟。

(3)使用中枢神经抑制药,如麻醉药物、哌替啶、地西泮等。而应用迷走神经阻滞剂,如阿托品、东莨菪碱等多在胎心率基线变异减少的同时伴有胎心率加速。

(4)心脏传导系统阻滞如完全性房室传导阻滞。

(5)胎儿缺乏大脑皮层,如无脑儿。

6.临床上胎心早期减速并不伴有胎儿窘迫、酸中毒和低 Apgar 评分,故不需特殊处理。如果反复多次出现,且下降幅度大,若<50bpm,则应作阴道检查,除外头盆不称。

7.由于子宫胎盘血流量灌注不足所致的晚期减速称为反射性的晚期减速,其特点是同时伴有正常的基线变异,表示胎儿脑部供氧正常,各生命器官还处于生理性缺氧代偿阶段;由胎盘功能不全所致晚期减速,特点是同时伴有基线变异减少或消失,提示胎儿窘迫时间较长,处于失代偿阶段,胎儿脑部和心肌供氧不足。

8.单纯轻度变异减速多出现于胎儿-胎盘功能正常、脐带部分受压或受压时间不长者,在宫缩间歇期胎儿可获得足够的氧和排出蓄积的二氧化碳,多数预后良好。随着脐带受压的加重,胎儿缺氧和二氧化碳蓄积亦随之加重,从而导致酸中毒;或在胎盘功能不良的基础上,如过期妊娠、胎儿宫内生长迟缓时,脐带即使仅有轻度受压,胎儿亦容易发生酸中毒。可同时出现其他异常胎心率图形,如胎心率基线变异明显减弱、消失,心动过速或晚期减速。

9.无应激试验判断标准

(1)反应型:

1)胎心率基线在120～160次/分之间。

2)每10分钟有2次以上胎动。

3)胎动时相应出现胎心率明显加速,时间超过15秒以上,胎心率加速的幅度在15bpm以上。

4)每分钟胎心率变异>6次。

5)存在胎儿睡眠和觉醒周期(一般间隔20分钟)。

(2)无反应型:

1)胎心率基线在120～160次/分之间,有时可出现短暂的减速现象。

2)每10分钟有2次以内胎动。

3)胎动时相应出现胎心率加速不明显,时间不到15秒,胎心率加速的幅度在15bpm以内。

4)每分钟胎心率变异<6次。

5)不出现明显的胎儿睡眠和觉醒周期。

10.无应激试验注意事项

(1)试验前12小时一般不用镇静剂,以免影响胎心率试验的结果。试验时间一般为40分钟。

(2)避免空腹时测定,测定时环境需安静。

(3)试验前测血压,试验中每10分钟测一次血压。

(4)取半卧位略向左斜15°～30°以防体位性低血压。

(5)将胎心探头放在胎心最清楚处,宫缩传感器缚于孕妇腹前壁宫底最隆突的部位,纸速度为每分钟3cm。

(6)若第一个20分钟无反应者,需推动胎儿,改变孕妇体位、音响刺激、进食糖水或静脉注射50%葡萄糖溶液60ml后继续测定。

11.OCT判断标准及临床意义

(1)阴性:无晚期减速,胎心率基线变异在6次以上,胎动后胎心率加快。

(2)阳性:晚期减速连续出现3次以上,胎心率基线变异在5次以下,胎动后无胎心率加快。

(3)可疑:宫缩后偶见胎心晚期减速,胎心率基线变异正常或减少,胎动后胎心率可增加或不增加。

OCT临床意义:OCT阴性的意义很大,一般认为胎儿在一周内比较安全。OCT阳性提示胎盘功能减退,胎儿有死亡危险,若同时有其他胎儿-胎盘功能不良的指标时,应考虑剖宫产终止妊娠。

12.研究表明,胎心监护仪普遍应用以来,虽然挽救了许多高危儿,但也导致了剖宫产率增高的现状,如果单纯根据听诊胎心率诊断胎儿窘迫,其诊断符合率仅占20%。

13.羊水轻度污染、但胎心经10分钟的监护有异常发现,仍应诊断为胎儿窘迫。羊水Ⅲ度污染者,应及早结束分娩,即使娩出的新生儿Apgar评分可能≥7分也应警惕,因新生儿窒息发生率很高。

【治疗要点】

(一)治疗原则

1.急性胎儿窘迫　应采取果断措施,紧急处理,尽快改善胎儿缺氧状态,终止妊娠。

2.慢性胎儿窘迫　应针对病因,视孕周、胎儿成熟度和胎儿缺氧的严重程度决定处理。若已接近足月妊娠,应行剖宫产终止妊娠。

(二)具体治疗方法

1.急性胎儿窘迫

(1)一般处理

1)左侧卧位。

2)最好采用高流量纯氧面罩法间断给氧,流量为10L/min,20～30分钟后间隔5分钟,进入到第二产程时可持续吸氧。通过提高母体血氧含量以改善胎儿血氧供应,若胎心率变为正常,可继续观察。

3)同时积极纠正脱水、酸中毒、电解质紊乱,可静脉补液,并给予5%碳酸氢钠250ml。

(2)病因治疗:积极寻找原因,并排除如缩宫素使用不当引起过强宫缩、心力衰竭、贫血、脐带脱垂等。

1)若为缩宫素使用不当造成子宫收缩过强,应立即停用缩宫素,并给予特布他林(间羟舒喘灵)0.25mg,皮下或静脉注射;或哌替啶100mg肌内注射,也可给予硫酸镁5g肌内注射或静脉注射抑制子宫收缩。

2)若为羊水过少,有脐带受压征象,可经羊膜腔灌注补液。

(3)尽快终止妊娠:根据产程进展,决定分娩方式。

1)宫口未开全:应立即行剖宫产,其指征是:①胎心率低于120次/分或高于180次/分,伴羊水Ⅱ度污染;②羊水Ⅲ度污染,B型超声显示最大羊水池深度≤2cm,或羊水指数≤5cm;③持续胎心缓慢达100次/分以下;④胎儿电子监护NST或OCT反复出现晚期减速或重度变异减速;⑤胎儿头皮血pH值<7.20。

2)宫口开全:骨盆各径线正常,胎头双顶径已达坐骨棘平面以下3cm者,吸氧同时应尽快助产,如采取会阴侧切术,低位产钳助娩术和胎头吸引术经阴道娩出胎儿。

2.慢性胎儿窘迫　应针对病因,视孕周、胎儿成熟度和胎儿缺氧的严重程度决定处理方式。

(1)一般处理:嘱孕妇取左侧卧位休息,定时吸氧(一般流量2～3L/min),每日2～3次,每次20～30分钟。积极治疗孕妇合并症及并发症,争取胎盘供血改善,延长妊娠周数。

(2)若已接近足月妊娠,胎动减少,OCT出现频繁晚期减速或重度变异减速,胎儿生物物理评分≤3分者,均应行剖宫产终止妊娠。

(三)治疗注意事项

1.无论阴道分娩或剖宫产均需做好新生儿窒息的抢救准备。

2.距离足月妊娠越远,胎儿娩出后生存可能性越小,应将情况向家属说明,尽量保守治疗,以期延长孕周数,同时对于妊娠不足34周者积极促胎肺成熟,争取胎肺成熟后终止妊娠。但胎儿胎盘功能不佳者,胎儿发育必然受到影响,所以预后较差。

3.吸氧治疗时要特别注意,孕妇吸氧可以预防和治疗胎儿宫内缺氧的发生,对胎儿没有不良反应,是安全的。但新生儿出生后如果氧浓度过高可致新生儿晶体后纤维组织增生而致盲。一般早产新生儿更敏感。年龄越大对氧耐受越好。正常新生儿是不需要吸氧的,但在病态状态下空气中的氧不能满足机体的需要,而缺氧最易影响的是脑,脑缺氧引起的危险是巨大的,所以在这种情况下,一般选择给机体提供能耐受的最小给氧量。

吸氧浓度(%)=空气氧浓度常数21+鼻导管吸氧流量(L/min)×4 一般疾病给氧量均小于45%,引起视网膜病变的可能性不大。特殊疾病需给高浓度氧(大于60%),但要防止出现氧中毒(大于70%)。

4.如果用特布他林(间羟舒喘灵),每次0.25mg,皮下注射,如果15～30分钟无明显临床改善,可重复注射1次,但4小时中总量不能超过0.5mg。

5.如果为宫内感染的患者,分娩结束后要将胎盘和胎膜送病理检查;术后要合理应用抗生素,治疗感染。特别是新生儿要预防感染,可采用头孢克洛干混悬剂口服,每日20～40mg/kg,分3次给予。

6.早产儿出生后要常规使用维生素 K_1,1mg,肌内注射,必要时8小时后可重复给药,预防新生儿颅内出血。

(王克珍)

第七节 胎膜早破

在临产前胎膜破裂,称胎膜早破。发生率各家报道不一,占分娩总数的2.7%～17%。发生在早产者为足月产的2.5～3倍。对妊娠、分娩不利的影响是早产率升高,围生儿病死率增加,宫内感染率及产褥感染率皆升高。

【主诉】
停经后孕妇自觉阴道间断性或持续性流出清亮或混浊液体。

【病因】
1.生殖道病原微生物上行感染 可由细菌、病毒、弓形虫或沙眼衣原体等引起。
2.羊膜腔内压力升高 常见于多胎妊娠、羊水过多、妊娠晚期性交。
3.胎膜受力不均 如头盆不称、胎位异常等使胎儿先露部与骨盆入口未能很好衔接。
4.营养因素 缺乏维生素C、锌、铜等。
5.宫颈内口松弛 常因手术创伤或先天性宫颈功能不全导致。
6.细胞因子异常等。

【临床特点】
(一)症状
妊娠晚期或临产前孕妇突感有较多无色清亮液体自阴道流出,继而少量间断性排出,有时可混有胎脂和胎粪,但多无腹痛等其他产兆。孕妇衬裤或会阴月经垫上有稀薄的液体,无尿臭味。特别是腹压增加如咳嗽、打喷嚏、负重时,羊水即流出。

(二)体征
直肠指检将胎先露部上推,见到阴道流液量增多。阴道窥器检查见阴道后穹隆有羊水积聚或有羊水自宫旁流出,即可明确诊断。

(三)误诊分析
1.阴道、宫颈炎性溢液
(1)滴虫性阴道炎:主要症状是稀薄的泡沫状白带增多及外阴瘙痒,若有其他细菌混合感染则分泌物呈脓性,可有臭味。
(2)细菌性阴道病:过去称为非特异性阴道炎。患者突出的症状是鱼腥气味的阴道分泌物增多,有大量胺类挥发的气味。查体阴道壁炎症不明显,有均匀一致的白色分泌物。测定分泌物的pH值,最简单的方法是用试纸条接触阴道壁,或用不沾盐水的棉拭子涂取分泌物点在试纸上,pH值常>4.5。另外取分泌物加1～2滴10%氢氧化钾溶液,可闻到胺味(胺臭味试验)。

(3)急性宫颈炎:主要症状为阴道分泌物增多,呈黏液脓性,阴道分泌物的刺激可引起外阴瘙痒,伴有腰酸及下腹部坠痛。此外,常有下泌尿道刺激症状,如尿急、尿频、尿痛。

2.宫颈病变　主要症状是少部分患者可有阴道分泌物增多,伴或不伴有臭味,可有血性白带或性交后出血。若为宫颈癌,患者可出现阴道有白色或血性、稀薄如水样或米泔样、有腥臭排液。

3.尿失禁

(1)压力性尿失禁:是指由于患者增加腹部压力而导致的尿液不自主的流出,其发病的原因非常复杂,主要原因有年龄偏大、多次生育史、肥胖、长期便秘、有妇科手术史、女性绝经后雌激素水平下降等。压力性尿失禁也是妊娠晚期一个正常且常见的生理现象,特别是在大笑、咳嗽或打喷嚏等增大腹压的活动则更是不可避免地会发生压力性尿失禁。

(2)急迫性尿失禁:表现为有强烈的尿意,在到达厕所前,即有尿液不自主的漏出,或是当听到流水声时,即使喝少量的液体,也会导致尿液不由自主的漏出。急迫性尿失禁的现象,一般发生膀胱过动症的患者中,有80%是由心理因素引起,而且各种年纪都有,妊娠期也容易出现,主要是紧张的生活使神经系统无法松弛,例如工作压力、生活紧张焦虑等。少数为慢性尿路感染。

4.假性胎膜早破　也称为胎膜早破自愈,指个别孕妇如果胎膜破口较小,羊水流出后绒毛膜和羊膜的滑动替换错位,或胎儿先露部堵塞破口后羊水停止流出,可以继续妊娠。如果不伴有羊膜腔感染,预后较好。无须特殊处理。

【辅助检查】

(一)首要检查

1.阴道液酸碱度检查　正常阴道液 pH 值为 4.5～5.5,羊水 pH 值为 7.0～7.5,以石蕊试纸或硝嗪试纸测试阴道液,pH 值≥6.5 时视为阳性,胎膜早破的可能性极大。

2.阴道液涂片检查　妊娠期正常阴道液干燥涂片可见到排列成行的珠豆状椭圆体。胎膜早破时阴道液干燥片检查见羊齿植物叶状结晶为羊水。涂片用 0.5% 亚甲蓝染色可见淡蓝色或不着色胎儿皮肤上皮及毳毛;用苏丹Ⅲ染色见桔黄色脂肪小粒,用 0.5% 硫酸尼罗蓝染色可见桔黄色胎儿上皮细胞,结果比用试纸测定 pH 值可靠,可确定为羊水。

3.超声检查　妊娠晚期正常情况下 B 超下可以看到前羊膜囊,胎膜早破时 B 超下看不到前羊膜囊。超声测量最大羊水池深度(MVP)国内以最大羊水深度<3cm 或羊水指数(AFI)<5cm 为过少,短期羊水量明显减少约 30% 以上可协助诊断胎膜早破。

(二)次要检查

1.羊膜镜检查　可以直视胎先露部,看不到前羊膜囊,即可诊断胎膜早破。

2.胎儿纤维连接蛋白(fFN)测定　fFN 是胎膜分泌的细胞外基质蛋白,正常妊娠的 22～35 周之间宫颈阴道分泌物中的 fFN 含量<0.05mg/L。如宫颈及阴道分泌物内 fFN 含量>0.05mg/L 时,胎膜抗张能力下降,易发生胎膜早破。

3.涂片加热法　用吸管吸出宫颈管中液体涂于玻片上,酒精灯加热 10 分钟变成白色为羊水,变成褐色为宫颈黏液。

4.羊膜腔感染检测

(1)羊水细菌培养。

(2)羊水涂片革兰染色检查细菌。

(3)羊水白细胞 IL-6 测定,IL-6≥7.6ng/ml,提示羊膜腔感染。

(4)血 C 反应蛋白>8mg/L,提示羊膜腔感染。

5.阴道液 HCG 测定　由于血和羊水中 HCG 水平相似,妊娠中、晚期羊水中 HCG 水平显著高于阴道宫颈黏液中的 HCG 水平。因此阴道液 HCG 测试阳性,可协助诊断胎膜早破。

(三)检查注意事项

1.阴道液酸碱度检查　要注意血液、宫颈黏液、尿液、精液、滑石粉、细菌污染均可使测试出现假阳性。破膜时间长,假阴性率增高。

2.阴道涂片检查　要注意精液与玻片上指纹污染可使检查出现假阳性。

3.羊膜镜检查　羊膜镜检查的前提是宫颈处于比较居中的位置,且宫颈口较松,能容纳羊膜镜。凡外阴阴道有炎症、宫颈病变合并活动性出血、前置胎盘、性传播疾病、子宫颈癌、臀位、子痫发作或未控制时均不宜进行羊膜镜检查。检查时注意消毒,动作轻柔,严格无菌操作,防止感染、出血和刺激导致早产。

4.胎儿纤维连接蛋白检测

(1)应在进行指诊和宫颈处理之前,收集宫颈阴道分泌物标本。如果在宫颈处理之后的 24 小时收集标本进行检测,可能导致假阳性结果。

(2)来自宫颈阴道的液体不能被润滑剂、肥皂、消毒剂等污染,这些物质可能干扰标本收集和检测过程。

(3)不能取 24 小时内有性交史的标本,以便消除假阳性结果。

(4)怀疑或确诊为胎盘早剥、前置胎盘、中等或重度阴道出血的孕妇不能检测胎儿纤维连接蛋白。

5.涂片加热检查　注意标本采集时不要被血液、尿液、精液、滑石粉等污染。

6.阴道液 HCG 测定　若标本为被血污染的阴道液,检查结果可能为假阳性。

【治疗要点】

(一)治疗原则

1.若胎龄<35 周

(1)绝对卧床休息,禁止直肠指检或阴道检查。

(2)抗生素预防感染。

(3)宫缩抑制剂的使用。

(4)促胎肺成熟,应用糖皮质激素。

(5)增加羊水量。

(6)有条件者重新封堵胎膜破口。

2.若胎龄≥35 周

(1)一般可期待 24 小时。

(2)24 小时以上未临产可给予引产。

(3)12 小时以上未临产可给予抗生素预防感染。

(4)如有产科指征可给予剖宫产。

(二)具体治疗方法

1.期待疗法　适用于妊娠 28～35 周,胎膜早破不伴感染、最大羊水池深度≥3cm 的孕妇,具体措施如下。

(1)一般处理

1)住院、绝对卧床,避免不必要的直肠指检与阴道检查。

2)为了解宫颈情况可行阴道窥器检查。

3)保持外阴清洁,监测孕妇的体温、心率,注意宫缩与羊水性状。

4）监测血常规。

（2）预防性使用抗生素：破膜12小时以上者应预防性使用抗生素。根据产科感染常见细菌种类特点，一般可使用广谱抗生素如氨苄西林2g，加入生理盐水250ml中，静脉滴注，每6小时1次；头孢三嗪2g，加入生理盐水250ml中，静脉滴注，每8小时1次。可加用红霉素333mg，加入10%葡萄糖溶液250ml中，静脉滴注，每8小时1次，先静脉用药2~3日，然后改为口服。

（3）子宫收缩抑制剂的应用：常选用硫酸镁静脉给药。首次负荷剂量25%硫酸镁20ml加于10%葡萄糖溶液20ml中，缓慢静脉滴注，5~10分钟注完；继之25%硫酸镁60ml加入5%葡萄糖溶液500ml中，静脉滴注，滴速为1.5~2g/h。也可使用其他β受体激动剂，如沙丁胺醇，每次4.8mg，每6~8小时1次，口服；利托君（又名安宝）50mg加入10%葡萄糖溶液500ml中，静脉滴注，滴速为80~100ml/h。使用过程中监测患者心率，调节补液速度，控制心率在120次/分以下。

（4）促胎肺成熟：地塞米松10mg，每日1次，静脉滴注，共2次；或倍他米松12mg，每日1次，静脉滴注，共2次。

（5）增加羊水量：若最大羊水池深度≤5cm时在2小时内饮水200ml增加羊水，有条件的医院可考虑羊膜腔内生理盐水注入，注入液体温度为37℃，每日250~500ml，速度宜慢，15~30ml/h。

（6）B型超声动态监测残余羊水量：B型超声动态监测羊水量一般采用羊水指数法，如果发现最大羊水池深度≤2cm时，应考虑终止妊娠。

（7）重新封堵胎膜破口：国外有报道用注射器将生物蛋白胶通过颈管注入至破损胎膜处黏合修补。Banmgertan和Moser等采用宫颈环扎加纤维蛋白作为黏合剂的方法封堵胎膜破口。

2.终止妊娠

（1）阴道分娩：妊娠期达35周以上胎肺成熟，宫颈成熟，若分娩发动，可令其自然分娩；否则可行引产，多使用缩宫素2.5U，加入10%葡萄糖溶液500ml中静脉滴注，滴速从8~10滴/分开始，根据宫缩强弱进行调整，一般不超过每分钟30滴，也可使用前列腺素制剂（如普贝生）阴道内置入，每次1枚，含有PGE_2 10mg，卧床20~30分钟后可自由活动，规律宫缩1小时后取出，必要时12小时后可再使用1枚。如经阴道分娩，对于初产妇应做会阴切开以减少对胎头的阻力，估计轻轻牵引即可娩出者，必要时可使用出口产钳，否则应慎重考虑。胎头吸引器不宜应用。

（2）剖宫产：胎头高浮，胎位异常（臀位、横位），胎儿生长受限伴胎儿窘迫，宫颈不成熟，或胎肺已成熟，但明显羊膜腔感染，伴有胎儿窘迫，均需剖宫产终止妊娠。手术时注意抗感染治疗。

（3）分娩时：不论是阴道分娩还是剖宫产，均需做好新生儿窒息的抢救准备。最好有新生儿科医师在场协助抢救。

（三）治疗注意事项

1.胎膜早破对母体的影响　破膜后，阴道内病原微生物易上行感染，感染程度与破膜时间有关，若破膜超过24小时，感染率增加为5~10倍，破膜超过48小时者，败血症率为1∶145，产妇病死率为1∶5500。若突然破膜，有时可引起胎盘早剥。羊膜腔感染易发生产后出血。

2.胎膜早破对胎儿的影响　胎膜早破常诱发早产，早产儿易发生呼吸窘迫综合征，并发绒毛膜羊膜炎时，胎儿吸入感染的羊水可发生吸入性肺炎、严重者发生败血症、颅内感染等，危及新生儿生命。脐带脱垂，脐带受压时胎儿窘迫发生机会增加。破膜时孕周越小，胎肺发育不良的发生率越高。

3.胎膜早破防治中的注意事项

（1）积极预防和治疗下生殖道感染及牙周炎。

（2）重视孕期卫生指导。

(3)妊娠后期禁止性交。

(4)避免负重及腹部撞击。

(5)宫颈内口松弛者,应卧床休息,并于妊娠14周左右施行环扎术,环扎部位应尽量靠近宫颈内口水平。

(6)补充足量维生素、锌、铜等。

4.促胎肺成熟时皮质激素应用的不良反应

(1)有增加宫腔感染的危险,故不宜多疗程使用,据报道可致新生儿病死率增加。

(2)与宫缩抑制剂联合应用易发生肺水肿。

(3)妊娠期高血压疾病、妊娠期糖尿病患者最好以羊膜腔内用药为宜。

5.足月前胎膜早破 对于足月前胎膜早破的患者,采用外源性封堵剂,加上抗感染,促胎肺成熟等综合治疗。

6.终止妊娠 行剖宫产时最好采用腹膜外剖宫产术。术中常规羊水培养,绒毛膜、羊膜和胎盘送病理检查,为术后抗感染,选择抗生素提供依据。术后常规使用广谱抗生素。

(周丽霞)

第八节 死胎

妊娠20周后胎儿在子宫内死亡者,称死胎,胎儿在分娩过程中死亡,称死产,亦是死胎的一种。

【诊断】

1.临床表现 胎儿死亡后孕妇最常见的主诉有:胎动消失;体重不增或减轻;乳房退缩;感觉不适,有血性或水样阴道分泌物等。

2.体征 定期随访检查,发现子宫不随孕周增加而增大;胎心未闻及;胎动未扪及;腹部触诊未扪及有弹性的、坚固的胎体部分。

3.超声检查 死亡时间较短者,仅见胎动和胎心搏动消失,体内各器官血流,脐带血流停止,身体张力及骨骼,皮下组织回声正常,羊水回声区无异常改变。若胎儿死亡过久,可显示颅骨重叠,颅板塌陷、颅内结构不清,胎儿轮廓不清、胎盘肿胀。

【病因】

引起死胎的原因可归于胎儿因素,脐带和胎盘因素,母体因素。

1.胎儿因素

(1)染色体异常:20周以后发生的死胎中胎儿染色体病的发生率为6%。

(2)先天畸形:先天性心脏病、神经管缺陷、脐膨出、腹裂、脑积水等均可导致胎儿死亡。其中最常见的是严重的心血管系统功能障碍或畸形,导致胎儿缺氧、死亡。

(3)胎儿水肿:胎儿水肿可分为免疫性和非免疫性。免疫性水肿多继发于溶血性疾病。非免疫性水肿除了与染色体异常有关外,还与宫内感染,先天器官发育不良、代谢性疾病及孕妇全身性疾病有关。

(4)胎儿感染:常见的可引起胎儿死亡的病原体感染包括:弓形虫、巨细胞病毒、风疹病毒、单纯疱疹病毒、B族链球菌、细小病毒B_{19}、梅毒等。

(5)胎儿产时窒息。

2.脐带和胎盘因素 脐带是母体与胎儿进行气体交换、营养物交换的重要通道。脐带发育异常如单脐动脉等可导致胎儿死亡。若脐带受压包括脐带绕颈、缠身、扭转、打结、脱垂、水肿淤血等引起脐带血供受阻，可使胎儿缺氧死亡。常于分娩后方能明确诊断。如果脐血管栓塞、破裂或与脐带平行（即无盘绕脐血管）、附着异常（如脐血管前置）等，容易发生胎儿死亡。

胎盘功能异常和胎盘结构异常可导致胎儿宫内缺氧、死亡。胎盘功能异常一般发生于某些高危妊娠，如子痫前期、母亲贫血等。过期妊娠时，胎盘老化，功能减退，对胎儿氧及营养供应缺乏，并且过度成熟胎儿对缺氧的耐受能力差，因此易发生胎儿宫内窘迫及宫内死亡。前置胎盘往往会出现孕妇失血过多、早产、宫内生长受限等异常，从而增加胎儿死亡风险。轮状胎盘、膜状胎盘可使母体胎儿营养交换面积减少。胎盘早剥时形成胎盘血肿，当剥离面积达 1/2 时可致胎儿死亡。胎盘感染时由于炎性渗出增多、水肿，减少了母体胎儿间的营养交换，可造成宫内死亡。其他引起胎儿死亡的胎盘异常包括：胎盘梗死、胎儿-母体（经胎盘）输血等。

3.母体因素　死胎中 1/3 是由于母体因素造成的。

（1）孕妇患有肺炎或哮喘等呼吸系统疾病，或患有妊娠期肝内胆汁淤积症、病毒性肝炎、急性脂肪肝、急性胰腺炎等消化系统疾病，或患有肾小球肾炎、急性尿路感染、肾病综合征等泌尿系统疾病时，均会增加胎儿死亡风险。患有癫痫的孕妇，或者急性阑尾炎孕妇穿孔后伴有腹膜炎时，死胎发生率明显增加。另外妊娠合并甲状腺功能异常、系统性红斑狼疮、抗磷脂综合征等疾病亦会威胁胎儿生存。

（2）各种原因导致的母亲贫血，心脏功能障碍、高血压等都会影响到胎儿供氧，不利胎儿存活。特别是妊娠期高血压疾病的孕妇，因绒毛浅着床及血管痉挛而致胎盘灌注量下降、胎盘发生不同程度的梗死、胎盘血管破裂而致胎盘早剥等，导致胎儿生长受限、胎儿窘迫甚至死胎。

（3）妊娠合并糖尿病时，孕妇高血糖持续经胎盘到达胎儿体内，刺激胎儿胰岛 β 细胞增生、肥大，胰岛素分泌增高，促进胎儿肝脏的糖原合成、脂肪合成和蛋白质合成，胎儿生长加速，肌体耗氧加大，导致胎儿宫内慢性缺氧、死亡。

（4）多胎妊娠围产儿死亡率较单胎妊娠高出 4～6 倍。死亡的原因：1/3 为围产期死亡，2/3 死于早产的并发症。单卵双胎的围产期死亡率大约是双卵双胎的三倍。特别是双胎输血综合征（TTTS），会严重影响胎儿存活。

（5）子宫畸形、孕妇腹部外伤及烧伤、孕妇有特殊致畸因子（如大剂量化学毒剂、辐射）接触史者，等均会增加胎儿死亡风险。

【病理变化】

1.浸软胎　胎儿皮肤色素沉淀呈暗红色，并且非常软、触之脱皮。头盖骨的结缔组织失去弹性而重叠，内脏器官软而脆。

2.压扁胎　胎儿死亡后，羊水被吸收，同时胎盘循环消失而发生退化，身体构造互相压迫，形成枯干形象。

3.纸样胎　双胎妊娠一个胎儿死亡，另一个继续妊娠，已死亡的胎儿枯干似纸质。纸样胎是压扁胎的进一步变化。

4.凝血功能障碍　胎儿死亡 3 周以上仍未排出，退行性变的胎盘组织释放促凝物质进入母体血内，激活母体凝血系统而引起弥散性血管内凝血（DIC），致血中的纤维蛋白原和血小板降低，最终导致难以控制的大量出血。

【胎儿死亡后的常规检查】

分娩前所需检测：胎儿血红细胞外周涂片检查、宫颈分泌物培养、尿液病毒分离/培养，母血病毒分离、弓形虫检测等、间接抗球蛋白试验、空腹血糖或糖基血红蛋白、抗心磷脂抗体、血常规、纤维蛋白原及血小板测定。有技术条件者羊水穿刺。行染色体核型分析及病毒检测。需氧、厌氧培养。

分娩后所需检测：母亲凝血功能、胎盘细菌培养、胎盘组织病理学检查、脐血培养、胎儿咽喉部、外耳部和肛门细菌培养，尸解等。

【产科处理】

凡确诊死胎尚未排出者，无论胎儿死亡时间长短均应积极处理。

术前详细询问病史，判断是否合并肝炎、血液系统疾病等，及时给予治疗。引产前，可口服己烯雌酚 5mg，每日 3 次，连用 5 日，或苯甲雌二醇 4mg，每日两次，肌注，连续 3 天。以提高子宫肌层对缩宫素的敏感性。缩宫素的给药方法包括持续低浓度静脉滴注（缩宫素 2.5U 加入 5％葡萄糖溶液 500ml）或脉冲式静脉滴注（浓度同前）。缩宫素的引产机制是使子宫平滑肌收缩，对宫颈软化作用不强。因此缩宫素主要用于宫颈较成熟者。

对于宫颈未成熟者，宜用依沙吖啶、前列腺素 E_2、米索前列醇等具有促宫颈成熟的药物。①羊膜腔内注射或宫腔内羊膜腔外注射依沙吖啶。总量不超过 100mg。肝肾功能不全者禁用；②前列腺素 E_2 的引产方法包括宫颈管内给药（PGE_2 凝胶 2.5ml）或阴道内给药（普贝生 10mg）；③米索前列醇阴道后穹隆内放置，25～50μg/3～6 小时；④米非司酮配伍米索前列醇引产。米非司酮口服 50mg，每日两次，连用两天。再阴道后穹隆内放置米索前列醇 25μg。

若死胎已近足月，宫口开大后给予毁胎，以保护母体免受损伤。在引产过程中若出现先兆子宫破裂需行剖腹探查术。胎盘娩出后应详细检查胎盘、脐带，以明确死亡原因。产妇应给予回奶治疗，产后注意子宫收缩，严密观察产后出血，应用抗生素预防感染。

在多胎妊娠中，由于一胎死亡，存活胎儿的风险也往往增加。新生儿的存活取决于孕周和胎儿的体重，在 28 周之后分娩，若产前用类固醇激素，产后用肺表面活性剂等，新生儿预后较好。如果不足 28 孕周，新生儿预后较差。应根据胎儿体重、肺成熟度、存活几率、孕妇及家属的态度等综合考虑再做决定。

【胎死宫内的预防】

近年来围产医学不断发展，产科质量迅速提高，围产儿死亡率逐步下降，但死胎的发生率并无明显下降。因此有必要进一步改善干预效果。应加强对孕产妇的宣教，使孕妇了解孕期保健及自我监护的重要性；加强围产保健，特别是流动人口的围产保健管理，加强及完善产前检查、产前宣教。对高危孕妇，如双胎妊娠、急性肾衰竭、羊水过少、妊娠期糖尿病、败血症等严重妊娠合并症及并发症孕妇要实行严密监护，适时分娩，尽量避免或减少胎儿宫内死亡的严重后果。脐带因素虽不能防止，但可通过孕期的自我监护、胎心监护、胎儿脐动脉血流监测等预测和诊断，及时处理，降低围产儿死亡率。若胎动异常或发现胎心异常，如发现严重变异性减速或变异性减速混合晚期减速，经改变体位、给氧等处理不见好转，提示脐带受压和严重缺氧，在胎儿成熟情况下，应尽早结束分娩。

（孙晓清）

第十二章 胎儿发育异常

第一节 巨大胎儿

胎儿体重达到或超过4000g称为巨大胎儿。近年来,由于围生期保健改善、孕期营养过剩,孕妇运动减少等因素,巨大胎儿的发生有逐年增高的趋势。国内巨大胎儿发病率为7%,国外发病率为15.1%,男婴多于女婴。巨大胎儿是胎儿性难产的原因之一,并发肩难产机会多,处理不当可发生子宫破裂、软产道损伤、新生儿窒息、颅内出血、锁骨骨折等,给母儿造成极大的伤害。

【主诉】

孕妇在妊娠晚期出现呼吸困难、腹部沉重及两肋胀痛。

【临床特点】

1.主要症状 孕妇体重增加迅速,妊娠晚期出现呼吸困难,腹部沉重及两肋胀痛等症状。

2.次要症状

(1)腹部的负重引起腰背疼痛、行动不便。

(2)母亲患糖尿病是导致巨大胎儿的常见原因,孕妇可有多饮、多食、多尿等"三多"症状。

3.体征 孕妇腹部明显隆起,呈尖腹或悬垂腹。宫高>35cm,先露部高浮,到临产尚未入盆。若宫高加腹围≥140cm,巨大胎儿的可能性较大。

4.鉴别诊断

(1)双胎妊娠:妊娠晚期也可出现呼吸困难,甚至不能平卧,行动不便等。检查子宫大于相应孕周的单胎妊娠,孕中、晚期腹部可触及两个胎头或多个小肢体。可在腹部两个部位听到频率不同的两个胎心音,B型超声检查两个胎头可以确诊。

(2)羊水过多:也可使孕妇自觉腹部胀痛、呼吸困难、行动不便等,腹部检查子宫过度增大,充满液体,腹壁及子宫壁紧张,张力大,胎位不易查清,胎心遥远或听不清。B超检查羊水指数>18cm或羊水最大暗区垂直深度>7cm可明确诊断。

【辅助检查】

(一)首要检查

1.超声检查估计胎儿体重

(1)用于测量参数的超声切面:

双顶径(BPD):双顶径应在丘脑水平做头颅横切面。超声图像:头颅呈椭圆形,丘脑两半球居中央,其间为第三脑室,中线两侧应基本对称,图像前三分之一处可见透明隔。测量据点可置于近场颅板的外缘及远场颅板的内缘,两点之间垂直穿过第三脑室之间的距离即为双顶径。

头围(HC):头围的测量切面与双顶径测量切面完全相同,可在测量双顶径的同一切面上进行。不同的是要将测量据点完全放置在颅板的外缘,打点或划线均要完全包围在头颅的最外缘。如果仪器不能直接读出所划出的头围,也可分别测双顶径及枕额径,用公式计算出头围。

公式:头围=(双顶径+枕额径)×1.57

腹围(AC):腹围的标准切面:胎儿腹部胃泡水平横切面。超声图像:基本呈圆形,背侧脊柱呈圆形,左侧为胃泡暗区,腹前壁完整,看不到脐静脉入腹壁,可见到肝门静脉或静脉导管。图像中不要包括有肾脏或心脏的影像。掌握了这些特点,一定可获得最佳的标准腹围测量切面。方法与测头围相同。

股骨长度(FL):测量股骨时超声声束应完全与股骨呈垂直方向,要包括全部骨干,但不包括远端的骨骺。

(2)最常用的体重计算公式:

Hadlock等用多项参数所得出的公式,目前公认较好,许多高档超声仪器中设有产科软件,多用其公式。如果仪器有此设备,只要将所测数据一一输入,仪器会自动报出所得的估计体重。如果仪器无此设备,就需要自己将数据代入公式进行运算。但应注意数据准确计算,不要有错误。

$\log_{10}$ 出生体重$=1.3596-0.00386\times AC\times FL+0.0064\times HC+0.00061\times BPD\times AC+0.0424\times AC+0.174\times FL$

Shepard等用双顶径及腹围计算:

$\log_{10}$ 出生体重$=-1.7492+0.166\times BPD+0.046\times AC-2.646\times AC\times BPD/1000$

(3)巨大胎儿的超声诊断:巨大胎儿超声诊断方法与估计胎儿体重一样。用同样的测量参数,推算出胎儿体重。也可以单项参数估测巨大胎儿,如 BPD$\geqslant$9.5cm,FAC$\geqslant$35cm,FL$\geqslant$7.5cm,均提示巨大胎儿可能。三者中以 FAC 最为敏感。近年来国内有学者用 B 超测量胎儿肱骨软组织厚度预测巨大胎儿,认为如果以胎儿肱骨软组织厚度$\geqslant$11mm 为截断值,预测巨大儿的灵敏度可达 91.3%。

2.宫高、腹围预测胎儿体重 "宫腹法"是粗略估计胎儿体重简单易行的方法,它的精确性虽不及 B 超,但对于 B 超水平不够的基层医院,"宫腹法"不失为一种很好的方法。目前临床上常用以下几种公式估计胎儿体重[所有公式的胎儿体重(g)用 W 表示,测量的数值单位均为 cm]:

(1)宫高>35cm,宫高+腹围>140cm,先露浮动不易衔接,提示巨大胎儿。

(2)胎儿体重=(宫高$-n$)×155,n 为常数,先露位棘下时,$n=11$,先露达棘平或棘上 1cm 时,$n=12$,先露位棘上 2cm 以上时,$n=13$。

(3)胎儿体重=宫高×腹围+150

(4)胎儿体重=2900+0.3×宫高×腹围

(5)胎头衔接者,胎儿体重=腹围×宫底高+200;胎头浮动或臀位者,胎儿体重=腹围×宫底高;胎膜已破胎头衔接者,胎儿体重=腹围×宫底高度+300。

(二)次要检查

血糖水平在普通孕妇中,孕 24~28 周时,OGTT 中的空腹血糖(FPG)>5.0mmol/L,预测巨大儿(>4000g)的敏感性为 100%,特异性为 64%。

(三)检查注意事项

超声检查由于对胎儿无害,方法简捷,可重复性强,成为目前最常用的检查方法。但超声诊断仍有不足之处,存在一定程度的假阴性或假阳性,临床上除了尽可能做到标准要求,还应当结合临床有关资料适当考虑结果。

影响超声对巨大胎儿诊断的因素有：

1.所采用的测量切面不标准　未按所要求的切面来进行测量。其原因可能是操作人员不够熟练,对标准切面掌握不好,也可能由于仪器分辨率差,测量标尺不精确。

2.胎儿位置影响　胎位常影响对标准切面的获取,尤其在孕末期,儿头入盆,头俯屈,胎体过度屈曲,均不易获得理想的超声断面图像。

3.超声探头所能探达的范围有限　胎儿过大,尤其足月后胎儿腹围太大,而探头的范围有限,常不能将过大胎儿的身体部分完全包括在图像之内。测量时只能估计可能超出的范围,使所得数据出现误差。

【治疗要点】

（一）治疗原则

尽可能准确估计胎儿体重,并结合骨盆测量选择分娩方式。

（二）具体治疗方法

1.剖宫产　估计非糖尿病孕妇胎儿体重≥4500g或糖尿病孕妇胎儿体重≥4000g,即使骨盆正常,但为防止母儿产时损伤,应行剖宫产结束分娩。

2.经阴道分娩

（1）巨大胎儿试产在分娩过程中应严密观察:监护产程进展及胎儿安危,认真填写产程图,防止产科并发症。第一产程中,因子宫过度膨胀,可导致原发或继发宫缩乏力。产程稍有延迟就要及时查找原因,不易试产过久。若第一产程及第二产程延长,胎头停止在中骨盆迟迟不能下降者应尽早行剖宫产。若胎头双顶径已达坐骨棘水平以下2cm,第二产程延长时,可行较大会阴侧切,行产钳助产。

（2）在助产时特别要注意肩难产:当胎儿较大时,不宜过早进行外旋转,使胎儿双肩径沿骨盆入口横经或斜径下降至中骨盆,再协助旋转胎肩,使双肩沿骨盆最大径线下降。

3.肩难产及其处理　胎头娩出后胎儿前肩嵌顿于耻骨联合上方,用常规助产手法不能娩出胎儿双肩称为肩难产。肩难产发生突然,情况紧急,必须迅速处理,否则,将导致母婴严重并发症。

临床上肩难产有时很难预测,一旦发生,应迅速采取有效的助产方法,尽快娩出胎肩,这是新生儿存活的关键。肩难产发生后,首先应快速清理胎儿口鼻内的黏液及羊水。请有经验的产科医师、新生儿科医师、麻醉科医师到场抢救的同时,双侧阴部神经阻滞麻醉并行足够大的双侧会阴后斜侧切开,使产道松弛。

肩难产助产应采取以下方法:

（1）屈大腿助产法（McRobert法）:即在助手帮助下使产妇的双侧髋关节向腹部高度屈曲,使大腿贴近腹部,可通过耻骨联合向母体头部方向转动,使骶骨和腰椎间角度变平,骨盆倾斜度减少,骨盆入口平面与产力的方向更加垂直,胎儿后肩较易通过骶骨岬而下降,前肩随之从耻骨联合后方下降。此法可使耻骨联合向上移动8cm,使骨盆入口与第五腰椎水平面的角度由原来的26°变成10°。此法是处理肩难产的首选,对母婴的损伤较少。

（2）压前肩法:在产妇耻骨联合上方适度压胎儿前肩,使双肩径缩小,同时向下牵拉胎头,两者相互配合持续加压与牵引,有助于嵌顿的前肩娩出。此法多与屈大腿助产手法合用。

（3）旋肩法（Wood旋转法）:当胎肩嵌顿于骨盆入口前后径时,需将其转到骨盆入口斜径上才能娩出。具体操作为术者一手指或两手指在胎儿后肩.向顺时针转动180°,使前肩从耻骨联合下转动,双肩径位于骨盆斜径。此法可用于McRobert法失败者。

（4）后肩娩出法:术者手顺骶骨深入至后肩,向上至后肘窝,使胎儿在胸前属肘屈前臂,然后握住胎手,沿胸的方向轻柔将手、前臂牵出阴道,娩出后肩,然后向下牵引胎头即可娩出前肩。

（5）Rubin法:一手入阴道,找到易触到的胎肩（一般为前肩）,将其推向胎儿前胸壁,使双肩径缩小,而松动嵌顿之前肩。

(6)Gasbin法:产妇用双掌和双膝支撑身体跪于产床上,以使胎儿后肩通过骶骨岬,据报道第一次宫缩即可使83%胎儿后肩通过骶骨岬,如不能自动娩出,则可配用Wood手法。

(7)还纳胎头后剖宫产法(Zavanelli法):在子宫松弛剂及麻醉下,将胎头以枕前或枕后位屈曲,慢慢还纳入阴道内,然后立刻行剖宫产分娩。该方法一般在上述方法均失败时使用,至今对此法评价不一。若失败则母婴并发症严重,甚至导致死亡。

(8)锁骨切断术:尽量牵引胎头,使锁骨距阴道口近,然后以长剪刀在一手保护下切断锁骨中段,缩小肩径,娩出胎儿,如一侧锁骨切断后仍不能娩出则断另一侧锁骨。此法多用于胎儿已死的病例。存活胎儿行此术时注意勿伤及锁骨下动脉。

(9)耻骨联合切开术:可在局部麻醉下进行,切开耻骨联合之软骨及纤维组织,使骨盆径线增大,胎肩很易娩出,术后制动固定,伤口容易愈合。此法在第三世界应用较多,但手术时注意勿损伤膀胱及输尿管。

(三)治疗注意事项

1.目前要准确做出巨大胎儿的诊断有时有一定的难度,许多巨大胎儿往往是在出生后才做出诊断。

2.选择合适的分娩方式非常重要,虽然巨大胎儿也可以经阴道分娩,但毕竟发生难产、软产道损伤、新生儿产伤的机会增加,一般建议放宽剖宫产指征。注意防止产后出血的发生,剖宫产时子宫壁的切口要充分防止裂延。

3.巨大胎儿出生后1～2小时开始喂糖水,及早开奶,预防低血糖的发生;易发生低钙血症,应补充钙剂,多用10%葡萄糖酸钙1ml/kg加入葡萄糖溶液中滴注。积极治疗高胆红素血症,多选用蓝光治疗。

4.由于肩难产较少见,临床医师想在实践中熟悉操作机会较少,平时若不注意练习,一旦有肩难产就不易处理好。所以产科医师必须在平时要经常在模型上练习,达到熟练掌握肩难产的操作手法。处理肩难产时不能慌乱,要冷静、有条不紊的进行,否则将造成严重后果。

5.处理肩难产应避免过度牵拉胎头。过度牵拉胎头可并发臂丛神经损伤,因为过度侧牵胎头牵拉了侧神经根,常可导致上脊髓神经的损伤(C_5～C_6),最终导致肩和上臂的损伤和麻痹(Erb-duchenne麻痹)。少数病例可致低位神经根受影响(C_7～T_1),使手活动障碍(Klumpke麻痹)。T_1～T_3损伤可致非常罕见的Horner综合征。有研究认为臂丛神经损伤有一部分是宫内来源的,即是对胎儿不匀称的牵拉力或者推力。

6.肩难产后,产妇需仔细检查有无产道裂伤,预防产后出血及感染。注意膀胱功能恢复。新生儿应积极处理新生儿窒息,仔细检查有无产伤,如臂丛神经损伤,胸锁乳突肌血肿,颅内出血,锁骨、肱骨骨折等,并预防感染。

(肖美玲)

第二节 胎儿生长受限

胎儿生长受限(FGR)是指胎儿受各种不利因素影响,未能达到其潜在所应有的生长速率。表现为足月胎儿出生体重<2500g;或胎儿体重低于同孕龄平均体重的两个标准差;或低于同孕龄正常体重的第10百分位数。其发病率为3%～10%,我国发病率平均6.39%。胎儿生长受限时围生儿患病率和病死率均高于正常体重儿,对远期体格与智能发育也有一定影响。

【主诉】

孕妇自觉腹部膨隆速度缓慢或体重增加缓慢、停滞。

【分型】

胎儿生长受限根据其发生时间、胎儿体重以及病因分为三型。

1. 内因性均称型 FGR　属于原发性胎儿生长受限。在胎儿发育的第一阶段,抑制生长因素即发生作用。因胎儿在体重、头围和身长三方面均受限,头围与腹围均小,故称均称型。其病因包括基因或染色体异常、病毒感染、接触放射性物质及其他有毒物质。

2. 外因性不均称型 FGR　属于继发性胎儿生长受限。胚胎早期发育正常,至孕晚期才受到有害因素影响,如合并妊娠期高血压疾病等所致的慢性胎盘功能不全。

3. 外因性均称型 FGR　为上述两型的混合型。其病因有母儿双方因素,多系缺乏重要生长因素,如叶酸、氨基酸、微量元素,或由有害物质影响所致。在整个妊娠期间均产生影响。

【临床特点】

(一)主要症状

足月胎儿出生体重<2500g;或胎儿体重低于同孕龄平均体重的两个标准差;或低于同孕龄正常体重的第 10 百分位数。

三类胎儿生长受限的特点如下。

1. 内因性均称型 FGR　体重、生长、头径相称,但均小于该孕龄正常值。外表无营养不良表现,器官分化或成熟度与孕龄相符,但各器官的细胞数量均减少,脑重量轻,神经元功能不全和髓鞘形成迟缓;胎盘小,但组织无异常。胎儿无缺氧表现。胎儿出生缺陷发病率高,围生儿病死率高,预后不良。产生新生儿多有脑神经发育障碍,伴小儿智力障碍。

2. 外因性不均称型 FGR　新生儿外表呈营养不良或过熟儿状态,发育不均称,身长、头径与孕龄相符而体重偏低。胎儿常有宫内慢性缺氧及代谢障碍,各器官细胞数量正常,但细胞体积缩小,以肝脏为著。胎盘体积正常,但功能下降,伴有缺血、缺氧的病理改变,常有梗死、钙化、胎膜黄染等,加重胎儿宫内缺氧,使胎儿在分娩期对缺氧的耐受力下降,导致新生儿脑神经受损。新生儿在出生后躯体发育正常,容易发生低血糖。

3. 外因性均称型 FGR　新生儿身长、体重、头径均小于该孕龄正常值,外表有营养不良表现。各器官细胞数目减少,导致器官体积均缩小,肝脾严重受累,脑细胞数也明显减少。胎盘小,外观正常。胎儿少有宫内缺氧,但存在代谢不良。新生儿的生长与智力发育常受到影响。存在影响胎儿生长的因素,包括母亲营养供应、胎盘转运和胎儿遗传潜能。

(二)次要症状

1. 羊水过少　临床症状多不典型,孕妇可于胎动时感腹痛,有子宫紧裹胎儿感,子宫敏感,轻微刺激可诱发宫缩。

2. 脐带异常　脐带过长、脐带过细(尤其近脐带根部过细)、脐带扭转、脐带打结等可影响胎儿获得营养,引起 FGR。

(三)体征

1. 子宫长度、腹围值连续 3 周测量均在第 10 百分位数以下者,为筛选 FGR 指标,预测准确率达 85% 以上;宫高明显小于相应孕周是 FGR 最明显且最容易识别的体征。孕 18~30 周时宫底高度与孕周有明确相关性,若低于正常宫高 2 个标准差,则考虑 FGR。

计算宫高和孕周关系的公式如下。

(1)第 50 百分位数 = $0.7 \times$ 孕周 + 6

(2)第 10 百分位数 = $0.7 \times$ 孕周 + 3

(3) 第 90 百分位数＝0.7×孕周＋9

2. 于孕晚期,孕妇每周增加体重 0.5kg,发生 FGR 时妊娠晚期孕妇体重增加缓慢或停滞。

3. 计算胎儿发育指数。

胎儿发育指数＝子宫长度(cm)－3×(月份＋1)

指数在－3 和＋3 之间为正常,小于－3 提示可能为 FGR。

(四)鉴别诊断

FGR 应与早产儿及其他原因引起的孕妇体重增加缓慢或停滞、羊水过少鉴别。

1. **早产儿** 两者的共同表现为出生体重＜2500g,可根据胎龄、体重、神态、皮肤、耳廓、乳腺、指纹等方面加以鉴别。

2. **死胎** 两者的共同表现为孕妇体重增加缓慢或停滞。区别点在于死胎者还存在胎动停止,胎心消失的表现,同时 B 型超声检查可见胎心和胎动消失。

3. **过期妊娠** 两者的共同表现为妊娠期间出现的羊水过少,区别点在于检查时过期妊娠者胎儿发育无异常,故胎儿发育指数,子宫长度、腹围值均在正常范围。

4. **胎儿畸形** 胎儿泌尿系统畸形时可出现妊娠期间的羊水过少,区别点在于 B 超检查可发现胎儿异常。

【辅助检查】

(一)首要检查

1. **B 型超声测量** 可以通过以下数据的测量来筛选 FGR。常用的测量参数如下。

(1) 测头围与腹围比值(HC/AC):比值小于正常,在同孕周平均值的第 10 百分位数以下,即应考虑可能为 FGR,有助于估算不均称型 FGR。HC/AC 正常平均值及 95% 上限。

(2) 测量胎儿双顶径(BPD):孕 28 周＜70mm,孕 30 周＜75mm,孕 32 周＜80mm。

(3) 股骨长径与腹围比率(FL/AC×100):正常值为 22±2(平均值±2 倍标准差),比率大于 24,则不均称型 FGR 的诊断可以成立。

(4) 羊水量与胎盘成熟度:多数 FGR 出现羊水过少(羊水最大暗区垂直深度测定≤2cm、羊水指数≤5cm)、胎盘老化的 B 型超声图像。35 周前出现Ⅲ级胎盘为病理性成熟图像,应警惕有无 FGR。

(5) 彩色多普勒超声检查:妊娠晚期脐动脉收缩期血流与舒张期末血流(S/D)比值≤3 为正常值,脐血 S/D 比值升高时,应考虑有 FGR 的可能。频谱多普勒表现为舒张期血流速度降低,消失或反向,血流搏动指数(PI)≥1,血流阻力指数(RI)≥0.7,脐动脉舒张期末波缺失或倒置。

2. **胎儿生物物理评分** 应用 B 型超声监测胎儿呼吸运动、肌张力、胎动、羊水量,及根据胎儿电子监护结果进行综合评分,满分为 10 分。FGR 时,小于 6 分。

(二)次要检查

1. **胎盘功能检查**

(1) 测定孕妇尿 E_3 和 E/C 比值:正常 24 小时尿 E_3＞15mg 为正常值,10～15mg 为警戒值,妊娠晚期多次测得尿 E_3 值＜10mg 表示胎盘功能低下。也可测尿 E/C,＞15 为正常值,10～15 为警戒值,＜10 为危险值。

(2) 血清胎盘生乳素值(HPL):采用放射免疫法,妊娠足月 HPL 值为 5～15mg/L,若该值于妊娠足月＜4mg/L 或突然降低 50%,提示胎盘功能低下。若同时合并 E_3 低值 FGR 的发生可接近 95%。

(3) 妊娠特异性 β 糖蛋白($PS\beta_1G$):通常以 SP_1 表示,于妊娠 4 周后随孕周增加而升高,孕 34～38 周可达到高峰,当 SP_1、HPL、尿 E/C 比值均低时,胎盘功能不全的发生率可达 100%,其 FGR 发生率高。

2.脐血、羊水细胞遗传学或分子遗传学检查　唐氏综合征(21-三体综合征)、18-三体综合征、13-三体综合征及Turner综合征等常可伴有FGR,对羊水和脐血中的胎儿细胞进行基因病检测、染色体核型分析或荧光原位杂交等可以对许多遗传病做出产前诊断,从而筛选FGR的高危因素,对胎儿作出评估。

3.血糖测定　孕妇患严重糖尿病伴有血管病变时,FGR的发生率大大提高,可达21%。正常空腹血糖值为3.89~6.11mmol/L。

4.甲状腺功能检查　重症或控制不当的甲状腺功能亢进患者可发生FGR。

5.血常规检查　重度贫血时可引起FGR。

6.TORCH检测　孕妇感染人巨细胞病毒及单纯疱疹病毒后可引起FGR的发生。

(三)检查注意事项

1.孕期准确诊断FGR并不容易,往往需要在分娩后才能确诊。密切关注胎儿发育情况是提高FGR诊断率及准确率的关键。没有高危因素的孕妇应在孕早期明确孕周,并通过孕妇体重和子宫长度的变化,初步筛查出FGR,进一步经超声检查确诊。有高危因素的孕妇还需要从孕早期开始定期行超声检查,根据各项衡量胎儿生长发育指标及其动态情况,及早诊断FGR。

2.孕妇应在孕早期明确孕周,尤其对于月经周期不规律的妇女,可根据早孕反应出现的时间、胎动出现的时间、基础体温提示的排卵期、性交日期等来估计孕周。不能仅凭一次检查结果确定诊断,需动态观察,并增加产前检查次数。

3.B超是胎儿生长受限首选的最准确的检查的方法,可以直接测量胎头、躯体、四肢等各个部位的大小,但某1~2个测量数据并不能代表胎儿全面情况,可采用多参数测量综合分析。孕36周前采用头围、腹围、双顶径为宜,孕36周后采用头围、腹围、股骨长为宜。如果HC/AC比值增高超过正常值95%以上,不均称型FGR的诊断可以成立,此法较为准确,几乎可以检出所有不均称型FGR。但是HC/AC比值不适应于均称型FGR。

4.血清SP_1值和孕周数、胎儿体重及胎盘重量呈正相关,连续测定血清SP_1可作为预测FGR的一项有价值的指标。

【治疗要点】

(一)治疗原则

积极寻找病因,早期治疗,适时终止妊娠。

(二)具体治疗方法

1.寻找病因　对临床怀疑FGR的孕妇,应尽可能找出可能的致病原因,如及早发现妊娠期高血压疾病,行TORCH感染检查,抗磷脂抗体测定,必要时脐血穿刺行染色体核型分析。

2.孕期治疗　治疗越早,效果越好,孕32周前开始治疗疗效佳,孕36周后疗效差。

(1)一般治疗:卧床休息,均衡膳食,吸氧,左侧卧位改善子宫胎盘血液循环。

(2)补充营养物质:口服复合氨基酸片,每次1片,每日1~2次;脂肪乳注射剂250~500ml,静脉滴注,每3日1次,连用1~2周;10%葡萄糖溶液500ml加维生素C或能量合剂,静脉滴注每日1次,连用10日;叶酸5~10mg,每日3次,连用15~30日,适量补充维生素E(100mg,每日1~2次)、B族维生素(维生素B_1、维生素B_2,应每日分别从膳食中摄入1.8mg)、钙剂(以饮食摄入为主,例如牛奶、菠菜、动物肝脏。必要时服用含钙药物,如钙尔奇碳酸钙D_3片,每日1次,口服)、铁剂(自孕4~5个月开始,给予硫酸亚铁0.3g或富马酸亚铁0.2g,每日1次,口服)、锌剂(自孕3月起,每日从饮食中补锌20mg,例如羊肉的含锌量为6.06mg/100g,牛肉为4.73mg/100g)等。

(3)改善微循环:β受体激动剂能舒张血管、松弛子宫,改善子宫胎盘血流,促进胎儿生长发育,可选用口服沙丁胺醇(硫酸舒喘宁),每次 2.4mg,每日 3 次;利托君每次 10～30mg,每日 4 次,口服,;均连续 7～10 日为一疗程。硫酸镁能恢复胎盘正常的血流灌注,可给予每日 10g,静脉滴注,但用药过程中应注意呼吸(每分钟不少于 16 次),膝跳反射(存在)及尿量(每小时不少于 25ml)。丹参能促进细胞代谢、改善微循环、降低毛细血管通透性,有利于维持胎盘功能,用法:右旋糖酐-40 500ml,加复方丹参注射液 4ml,静脉滴注,每日 1 次,连续 7～10 日为一疗程。低分子肝素(5000U,每日 2 次)、阿司匹林(75mg/d)用于抗磷脂抗体综合征引起 FGR 者有效。

3.产科处理

(1)继续妊娠指征:胎儿状况良好,胎盘功能正常,妊娠未足月、孕妇无合并症及并发症者,可以在密切监护下妊娠至足月,但不应超过预产期。B超测定估计胎儿体重已达 2500g 以上,可考虑终止妊娠。

(2)终止妊娠指征:①治疗后 FGR 无改善,胎儿停止生长 3 周以上;②胎盘提前老化,伴有羊水过少等胎盘功能低下表现;③NST、胎儿生物物理评分及脐动脉 S/D 比值测定等,提示胎儿缺氧;④妊娠合并症、并发症病情加重,继续妊娠将危害母婴健康或生命者,均应尽快停止妊娠。一般在孕 34 周左右考虑终止妊娠,如孕周未达 34 周者,应促胎肺成熟后再终止妊娠。

(3)分娩方式选则:FGR 胎儿对缺氧耐受力差,胎儿胎盘贮备不足,难以耐受分娩过程中宫缩时的缺氧状态,应适当放宽剖宫产指征,阴道分娩应加强监护,缩短第二产程。

阴道产:胎儿情况良好,胎盘功能正常,胎儿成熟,Bishop 宫颈成熟度评分≥7 分,羊水量及胎位正常,无其他禁忌者,可经阴道分娩;若胎儿难以存活,无剖宫产指征时予以引产。

剖宫产:胎儿病情危重,产道条件欠佳,阴道分娩对胎儿不利,均应行剖宫产结束分娩。

(三)治疗注意事项

1.早发现,早诊断,治疗越早,效果越好。

2.FGR 胎儿对缺氧耐受力差,分娩过程中应注意密切监测胎心变化。

3.新生儿出生后应仔细清理呼吸道,及时清除鼻和口腔的羊水和黏液,避免羊水和胎粪的吸入,预防胎粪吸入综合征的发生。

4.不要将脐血管的血液挤入胎儿循环,预防红细胞增多症。

5.新生儿为高危儿,注意保暖,早喂糖水,以防低血糖发生。

6.加强新生儿的近期和远期随访,早日进行智力开发。

(周丽霞)

第三节 胎儿畸形

广义的胎儿畸形,指胎儿先天异常,包括胎儿各种结构畸形、功能缺陷、代谢以及行为发育的异常。又细分为代谢障碍异常、组织发生障碍异常、先天畸形和先天变形。

狭义的胎儿畸形,即胎儿先天畸形,是指由于内在的异常发育而引起的器官或身体某部位的形态学缺陷,又称为出生缺陷。

据美国 2006 年全球出生缺陷报告,全球每年大约有 790 万的出生缺陷儿出生,约占出生总人口的 6%。已被确认的出生缺陷有 7000 多种,其中全球前五位的常见严重出生缺陷占所有出生缺陷的 25%,依次为先天性心脏病(104 万)、神经管缺陷(32.4 万)、血红蛋白病(地中海贫血,30.8 万)、Down 综合征(21.7 万)和 G-6PD(17.7 万)。我国每年约有 20 万～30 万肉眼可见的先天畸形儿出生,加上出生后数月和数年才显现的缺陷,先天残疾儿童总数高达80~120万,约占每年出生人口总数的4‰~6‰。据全国妇幼卫生监测办公室和中国出生缺陷监测中心调查,我国主要出生缺陷2007年排前五位的是先天性心脏病、多指(趾)、总唇裂、神经管缺陷和脑积水。

【病因】

导致胎儿畸形的因素目前认为主要由遗传、环境因素,以及遗传和环境因素共同作用所致。遗传原因(包括染色体异常和基因遗传病)占25%;环境因素(包括放射、感染、母体代谢失调、药物及环境化学物质等)占10%;两种原因相互作用及原因不明占65%。

1.遗传因素　目前已经发现有5000多种遗传病,究其病因,主要分为单基因遗传病、多基因遗传病和染色体病。

单基因病是由于一个或一对基因异常引起,可表现为单个畸形或多个畸形。按遗传方式分为常见常染色体显性遗传病[多指(趾)、并指(趾)、珠蛋白生成障碍性贫血、多发性家族性结肠息肉、多囊肾、先天性软骨发育不全、先天性成骨发育不全、视网膜母细胞瘤等]、常染色体隐性遗传病(白化病、苯丙酮尿症、半乳糖血症、粘多糖病、先天性肾上腺皮质增生症等)、X连锁显性遗传病(抗维生素D佝偻病、家族性遗传性肾炎等)和X连锁隐性遗传病(血友病、色盲、进行性肌营养不良等)。

多基因遗传病是由于两对以上基因变化,通常仅表现为单个畸形。多基因遗传病的特点是:基因之间没有显、隐性的区别,而是共显性,每个基因对表型的影响很小,称为微效基因,微效基因具有累加效应,常常是遗传因素与环境因素共同作用。常见多基因遗传病有先天性心脏病、小儿精神分裂症、家族性智力低下、脊柱裂、无脑儿、少年型糖尿病、先天性肥大性幽门狭窄、重度肌无力、先天性巨结肠、气道食道瘘、先天性腭裂、先天性髋脱位、先天性食道闭锁、马蹄内翻足、原发性癫痫、躁狂抑郁精神病、尿道下裂、先天性哮喘、睾丸下降不全、脑积水等。

染色体数目或结构异常(包括常染色体和性染色体)均可导致胎儿畸形,又称染色体病,如21-三体综合征、18-三体综合征、13-三体综合征、TURNER综合征等。

2.环境因素　包括放射、感染、母体代谢失调、药物及环境化学物质、毒品等环境中可接触的物质。环境因素致畸与其剂量-效应、临界作用以及个体敏感性吸收、代谢、胎盘转运、接触程度等有关。20世纪40年代广岛长崎上空爆炸原子弹诱发胎儿畸形,50年代甲基汞污染水体引起先天性水俣病,以及60年代反应停在短期内诱发近万例海豹畸形以来,环境因素引起先天性发育缺陷受到了医学界的高度重视。风疹病毒可引起胎儿先天性白内障、心脏异常,梅毒也可引起胎儿畸形。另外,环境因素常常参与多基因遗传病的发生。

【胎儿畸形的发生易感期】

在卵子受精后2周,孕卵着床前后,药物及周围环境毒物对胎儿的影响表现为"全"或"无"效应。"全"表示胚胎受损严重而死亡,最终流产;"无"指无影响或影响很小,可以经其他早期的胚胎细胞的完全分裂代偿受损细胞,胚胎继续发育,不出现异常。"致畸高度敏感期"在受精后3~8周,亦即停经后的5~10周,胎儿各部开始定向发育,主要器官均在此时期内初步形成。如神经在受精后15~25日初步形成,心脏在20~40日,肢体在24~26日。该段时间内受到环境因素影响,特别是感染或药物影响,可能对将发育成特定器官的细胞发生伤害,胚胎停育或畸变。8周后进入胎儿阶段,致畸因素作用后仅表现为细胞生长异常或死亡,极少导致胎儿结构畸形。

【常见胎儿畸形】

1.先天性心脏病　由多基因遗传及环境因素综合致病。发病率为8‰左右,妊娠期糖尿病孕妇胎儿患先天性心脏病的几率升高,为4‰左右。环境因素中妊娠早期感染,特别是风疹病毒感染容易引起发病。

先天性心脏病种类繁多,有 Fallot 四联症、室间隔缺损、左心室发育不良、大血管转位、心内膜垫缺损、Ebstein 畸形、心律失常等。由于医学超声技术水平的提高,绝大多数先天性心脏病可以在妊娠中期发现。

(1) Fallot 四联症:指胎儿心脏同时出现以下四种发育异常:室间隔缺损、右心室肥大、主动脉骑跨和肺动脉狭窄。占胎儿心脏畸形的 6%~8%,属于致死性畸形,一旦确诊,建议终止妊娠。

(2) 室间隔缺损:是最常见的先天性心脏病。占 20%~30% 左右。可分为三种类型:①漏斗部:又称圆锥间隔,约占室间隔的 1/3;②膜部室间隔:面积甚小,直径不足 1.0cm;③肌部间隔:面积约占 2/3。膜部间隔为缺损好发部位,肌部间隔缺损最少见。各部分缺损又分若干亚型:①漏斗部缺损分干下型(缺损位于肺动脉瓣环下,主动脉右与左冠状瓣交界处之前),嵴上(内)型缺损(位于室上嵴之内或左上方);②膜部缺损分嵴下型(位于室上嵴右下方),单纯膜部缺损,隔瓣下缺损(位于三尖瓣隔叶左下方);③肌部缺损可发生在任何部位,可单发或多发。大部分室间隔缺损出生后需要手术修补。

(3) 左心室发育不良:占胎儿心脏畸形的 2%~3%,左心室狭小,常合并有二尖瓣狭窄或闭锁、主动脉发育不良。属致死性心脏畸形。

(4) 大血管转位:占胎儿心脏畸形的 4%~6%,发生于孕 4~5 周左右,表现为主动脉从右心室发出,肺动脉从左心室发出,属复杂先天畸形。出生后需要手术治疗。首选手术方式是动脉调转术动脉调转术,但因需冠状动脉移植、肺动脉瓣重建为主动脉瓣、血管转位时远段肺动脉扭曲、使用停循环技术等,术后随访发现患儿存在冠状动脉病变、主动脉瓣反流、神经发育缺陷、肺动脉狭窄等并发症。

(5) 心内膜垫缺损:占胎儿心脏畸形的 5% 左右,其中 60% 合并有其他染色体异常。心内膜垫是胚胎的结缔组织,参与形成心房间隔、心室间隔的膜部,以及二尖瓣和三尖瓣的瓣叶和腱索。心内膜垫缺损又称房室管畸形,主要病变是房室环上、下方心房和心室间隔组织部分缺失,且可伴有不同程度的房室瓣畸形。出生后需手术治疗,合并染色体异常时,预后不良。

(6) Ebstein 畸形:占胎儿心脏畸形的 0.3% 左右,属致死性心脏畸形。1866 年 Ebstein 首次报道,又名三尖瓣下移畸形。三尖瓣隔瓣和(或)后瓣偶尔连同前瓣下移附着于近心尖的右室壁上,将右室分为房化右室和功能右室,异位的瓣膜绝大多数关闭不全,也可有狭窄。巨大的房化右室和严重的三尖瓣关闭不全影响患者心功能,有报道 48% 胎死宫内,35% 出生后虽经及时治疗仍死亡。

(7) 胎儿心律失常:占胎儿的 10%~20% 左右,主要表现为期外收缩(70%~88%),心动过速(10%~15%)和心动过缓(8%~12%)。胎儿超声心动图是产前检查胎儿心律失常的可靠的无创性影像技术,其应用有助于早期检出并指导心律失常胎儿的处理。大多数心律失常的胎儿预后良好,不需要特殊治疗,少部分合并胎儿畸形或出现胎儿水肿,则预后不良,可采用宫内药物(如地高辛)治疗改善预后。

除上述胎儿心脏畸形外,还有永存动脉干、心室双流出道、心肌病、心脏肿瘤等。必须提出的是,心脏畸形常常不是单独存在,有的是某种遗传病的一种表现,需要排查。

2.多指(趾) 临床分为 3 种类型:①单纯多余的软组织块或称浮指;②具有骨和关节正常成分的部分多指;③具有完全的多指。超过 100 多种异常或遗传综合征合并有多指(趾)表现,预后也与是否合并有其他异常或遗传综合征有关。单纯多指(趾)具有家族遗传性,手术效果良好。目前国内很多医院没有将胎儿指(趾)形状和数量观察作为常规筛查项目。

3.总唇裂 包括唇裂和腭裂。发病率为 1‰,再发危险为 4%。父为患者,后代发生率 3%;母为患者,后代发生率 14%。单纯小唇裂出生后手术修补效果良好,但严重唇裂同时合并有腭裂时,影响哺乳。B 型超声妊娠中期筛查有助诊断,但可能漏诊部分腭裂,新生儿预后与唇腭裂种类、部位、程度,以及是否合并有其他畸形或染色体异常有关。孕前 3 个月开始补充含有一定叶酸的多种维生素可减少唇腭裂的发生。

4.神经管缺陷 神经管在胚胎发育的 4 周前闭合。孕早期叶酸缺乏可引起神经管关闭缺陷。神经管缺陷包括无脑儿、枕骨裂、露脑与脊椎裂。各地区的发病率差异较大，我国北方地区高达6‰～7‰，占胎儿畸形总数的40%～50%，而南方地区的发病率仅为1‰左右。

(1)无脑儿：颅骨与脑组织缺失，偶见脑组织残基，常伴肾上腺发育不良及羊水过多。属致死性胎儿畸形。孕妇血清甲胎蛋白(AFP)异常升高，B型超声检查可以确诊，表现为颅骨不显像，双顶径无法测量。一旦确诊，建议终止妊娠。即使妊娠足月，约75%在产程中死亡，其他则于产后数小时或数日死亡。无脑儿外观颅骨缺失、双眼暴突、颈短。

(2)脊柱裂：脊柱裂是指由于先天性的椎管闭合不全，在脊柱的背或腹侧形成裂口，可伴或不伴有脊膜、神经成分突出的畸形。可分为囊性脊柱裂和隐性脊柱裂，前者根据膨出物与神经、脊髓组织的病理关系分为：脊膜膨出、脊髓脊膜膨出和脊髓裂。囊性脊柱裂的病儿于出生后即见在脊椎后纵轴线上有囊性包块突起，呈圆形或椭圆形，大小不等，有的有细颈或蒂，有的基底部较大无颈。脊髓脊膜膨出均有不同程度神经系统症状和体征，患儿下肢无力或足畸形，大小便失禁或双下肢呈完全弛缓性瘫痪。脊髓裂生后即可看到脊髓外露，局部无包块，有脑脊液漏出，常并有严重神经功能障碍，不能存活。囊性脊柱裂几乎均须手术治疗。隐性脊柱裂为单纯骨性裂隙，常见于腰骶部第五腰椎和第一骶椎。病变区域皮肤大多正常，少数显示色素沉着、毛细血管扩张、成肤凹陷、局部多毛现象。在婴幼儿无明显症状；长大以后可出现腰腿痛或排尿排便困难。

孕期孕妇血清甲胎蛋白(AFP)异常升高，B型超声排畸筛查可发现部分脊柱排列不规则或有不规则囊性物膨出，常伴有lemon征(双顶径测定断面颅骨轮廓呈柠檬状)和banana征(小脑测定断面小脑呈香蕉状)。孕前3个月起至孕后3个月补充叶酸，可有效预防脊柱裂发生。

5.脑积水　与胎儿畸形、感染、遗传综合征、脑肿瘤等有关。最初表现为轻度脑室扩张，处于动态变化过程。单纯轻度脑室扩张无严重后果，但当脑脊液大量蓄积，引起颅压升高、脑室扩张、脑组织收受压，颅腔体积增大、颅缝变宽、囟门增大时，则会引起胎儿神经系统后遗症，特别是合并其他畸形或遗传综合征时，则预后不良。孕期动态B型超声检查有助于诊断。对于严重脑室扩张伴有头围增大时，或合并有Dandy-Walker综合征等其他异常时，建议终止妊娠。

6.唐氏综合征　又称21-三体综合征或先天愚型，是最常见的染色体异常。发病率为1/600～800。根据染色体核型的不同，唐氏综合征分为三种类型，即单纯21-三体型、嵌合型和易位型。唐氏综合征的发生起源于卵子或精子发生的减数分裂过程中随机发生的染色体的不分离现象，导致21号染色体多了一条，破坏了正常基因组遗传物质间的平衡，造成患儿智力低下，颅面部畸形及特殊面容，肌张力低下，多并发先天性心脏病，患者白血病的发病率增高，为普通人群的10～20倍。生活难以自理，患者预后一般较差，50%左右于5岁前死亡。目前对唐氏综合征缺乏有效的治疗方法。

通过妊娠早、中期唐氏综合征母体血清学检测(早期PAPP-A、游离β-hCG，中期AFP、β-hCG和uE$_3$等)，结合B超检查，可检测90%以上的唐氏综合征。对高风险胎儿，通过绒毛活检或羊水穿刺或脐血穿刺等技术作染色体核型分析可以确诊。一旦确诊，建议终止妊娠。

多数单纯21-三体型唐氏综合征患者的产生是由于配子形成中随机发生的，其父母多正常，没有家族史，与高龄密切相关。因此，即使夫妇双方均不是唐氏综合征患者，仍有可能怀有唐氏综合征的胎儿。易位型患者通常由父母遗传而来，对于父母一方为染色体平衡易位时，所生子女中，1/3正常，1/3为易位型患者，1/3为平衡易位型携带者。如果父母之一为21/21平衡易位携带者，其活婴中全部为21/21易位型患者。

【辅助检查】

随着母胎医学的发展，现在很多胎儿畸形可以在产前发现或干预。采用的手段有以下几方面：

1. 产科B超检查 除早期B超确定宫内妊娠、明确孕周、了解胚胎存活发育情况外,早期妊娠和中期妊娠遗传学超声筛查,可以发现70%以上的胎儿畸形。

2. 母体血清学筛查 可用于胎儿染色体病特别是唐氏综合征的筛查。早孕期检测PAPPA和β-HCG,中孕期检测AFP、β-HCG和uE_3,是广泛应用的组合。优点是无创伤性,缺点是只能提供风险率,不能确诊。

3. 侵入性检查 孕早期绒毛吸取术,孕中期羊膜腔穿刺术和孕中晚期脐带穿刺术可以直接取样,进行胎儿细胞染色体诊断。

4. 胎儿镜 有创、直观,对发现胎儿外部畸形(包括一些B超不能发现的小畸形)优势明显,但胎儿高流失率阻碍其临床广泛应用。

5. 孕前及孕期母血TORCH检测 有助于了解胎儿畸形的风险与病因。

6. 分子生物学技术 从孕妇外周血中富集胎儿来源的细胞或遗传物质,联合应用流式细胞仪、单克隆抗体技术、聚合酶链反应技术进行基因诊断,是胎儿遗传疾病产前诊断的发展方向。

【预防和治疗】

预防出生缺陷应实施三级预防。一级预防是通过健康教育、选择最佳生育时机、遗传咨询、孕前保健、合理营养、避免接触放射线和有毒有害物质、预防感染、谨慎用药、戒烟戒酒等孕前阶段综合干预,减少出生缺陷的发生。二级预防是通过孕期筛查和产前诊断识别胎儿严重先天缺陷,早期发现,早期干预,减少缺陷儿的出生。三级预防是指对新生儿疾病的早期筛查、早期诊断、及时治疗,避免或减轻致残,提高患儿生活质量和生存几率。

建立、健全围生期保健网,向社会广泛宣传优生知识,避免近亲婚配或严重的遗传病患者婚配,同时提倡适龄生育,加强遗传咨询和产前诊断,注意环境保护,减少各种环境致畸因素的危害,可有效地降低各种先天畸形儿的出生率。

对于无脑儿、严重脑积水、Fallot四联症、唐氏综合征等致死性或严重畸形,一经确诊应行引产术终止妊娠;对于有存活机会且能通过手术矫正的先天畸形,分娩后转有条件的儿科医院进一步诊治。宫内治疗胎儿畸形国内外有一些探索并取得疗效,如双胎输血综合征的宫内激光治疗,胎儿心律失常的宫内药物治疗等。对于胎儿畸形的宫内外科治疗,争议较大,需要进一步研究探索。

【临床特殊情况的思考和建议】

1. 如何认识遗传性超声检查中染色体异常软指标 胎儿染色体病占胎儿畸形的0.1%~0.2%,其中唐氏综合征发病率最高。近二十年遗传学超声迅速发展,对于早期发现染色体疾病发挥了重要作用。所谓软指标指在妊娠中期B超排畸检查中,容易被发现,非特异性的,通常是短暂存在的一些声像学变化,包括颈项皮肤厚度增加、脉络膜囊肿、心室强光点、轻度肾盂增宽、肠管强回声、四肢短小等。这些指标的出现提示胎儿患染色体病的风险增加。随着超声技术发展,早期妊娠B超也可以发现胎儿颈项透明层增宽、鼻骨缺失等指标,提示胎儿染色体病患病可能增加,需要进一步检查。这些指标如果多个同时出现,将增加染色体异常的风险。临床有应用这些软指标的LR比值修正唐氏血清学筛查的风险值,比如某孕妇唐氏血清学筛查的测定值为1:1700,为低风险人群,但若在妊娠中期B超排畸检查中发现颈项皮肤厚度增加,LR比值为17,则唐氏风险值将修订为1:100,进入高风险人群范畴,需要进一步检查。

对于这些软指标的认识,随着经验积累,将进一步深入。既不可视而不见,也不必过度惊慌。不能将心室强光点与胎儿心脏病相提并论,也不能将脉络膜囊肿认为是胎儿脑肿瘤。这些软指标仅仅是判断胎儿染色体病的参考,需要结合孕妇年龄、孕周、血清学筛查结果综合判断,以决定是否需要作侵入性检查来确诊。

2.不要把胎儿脑室前角或侧脑室的轻度增宽等同于胎儿脑积水 自从开展胎儿超声排畸以来,胎儿侧脑室或脑室前角大于正常临界值(10mm)常有发现,文献一般将侧脑室或脑室前角宽度在10～15mm划归为轻度增宽。Pilu等(1999)复习文献并研究31例轻度脑室增宽的胎儿,认为独立的轻度脑室增宽一般没有严重后果,但提示脑部发育异常或染色体异常的风险增加。Simioli等(2009)对34例在18～34周诊断为轻度脑室增宽的胎儿随访研究表明:4例终止妊娠的病例里,2例伴染色体异常,1例脑积水,1例正常;出生后继续随访的26例中,61%结果正常。

对轻度脑室增宽的处理目前还没有确切的规范,我们建议既不能谈"宽"色变,将胎儿脑室前角或侧脑室的轻度增宽等同于胎儿脑积水而盲目要求终止妊娠,也不能掉以轻心,应该继续全面的检查(包括染色体检查和其他超声异常的检查)和随访。

3.掌握超声影像图上的鉴别要点 超声技术的应用,尤其是遗传学超声的引进与开展,使出生缺陷在宫内发现的几率大大增加,但国内各级医院的超声检查水平参差不齐,对胎儿异常的识别和诊断差距很大,常常给孕妇及其家庭造成很大压力和心理负担。因此对超声图像的识别和对超声报告的正确解读很重要,必须抓住鉴别要点。比如CCAM与隔离肺的影像学鉴别要点是后者具有独立的体循环,可以看到从主动脉分出的血管支进入肺部肿块;重复肾的诊断要点是一侧肾脏具有两套集合系统;而脊膜膨出与脊髓脊膜膨出的鉴别点在于膨出的组织中是否含有脊髓组织,等等。不同的诊断与胎儿预后直接相关,需要足够重视和不断提高诊断水平。

(王 伟)

第四节 多胎妊娠

在一次妊娠中,宫腔内同时有两个或两个以上胎儿时称双胎妊娠或多胎妊娠。以双胎为例,分为双卵双胎和单卵双胎。双卵双胎的发生率受种族、遗传、年龄、孕产次以及促排卵药物的影响,报道在1.3‰～49.0‰不等,单卵双胎自然发生率在4‰左右,促排卵治疗后单卵双胎发生率可升至8‰。近二十年随着辅助生育技术和胎儿医学的发展,双胎妊娠正成为方兴未艾的热点围生医学领域。

【多胎的发生学及诱发因素】

多胎妊娠,以双胎妊娠为例,可以发生在一个卵子与一个精子相遇结合(单卵双胎,也可以发生在两个卵子与两个精子相遇结合(双卵双胎)。

当一个卵子与一个精子受精后,受精卵在从输卵管壶腹部往宫腔移形的同时,不断呈倍数分裂,形成桑椹胚,着床后继续分裂为囊胚,胚胎逐步分化发育,成长为胎儿。单卵双胎发生原因不明,如果分裂发生在桑椹期前,则形成双羊膜双绒毛膜双胎;若分裂发生在囊胚期,则形成双羊膜单绒毛膜双胎;若分裂发生在羊膜囊已形成后,则形成单羊膜单绒毛膜双胎。其中以双羊膜单绒毛膜双胎最常见,约占单卵双胎的68%,单羊膜单绒毛膜双胎较少见,约占单卵双胎的1%～2%。如果受精卵在受精13日原始胚盘已形成后分裂,则形成联体双胎(两个胎儿共用内脏器官)或寄生胎。联体双胎的发生率为单卵双胎的1:1500。单卵双胎具有相同的遗传基因,两个胎儿性别、血型及其他种表型完全相同。联体双胎和寄生胎属胎儿畸形。单卵双胎的发生率在世界范围内都相对恒定,约每250例分娩出现1例,并与种族、遗传、年龄和产次等基本无关。

当两个卵子与两个精子分别结合,受精分裂发育,则形成双卵双胎。双卵双胎具有不同的遗传基因,两个胎儿性别、血型及其他种表型(如指纹、外貌、精神类型)完全不同。双卵双胎的发生率是单卵双胎的两倍,约占双胎的70%,不同人种、孕妇年龄、孕妇体重、有无多胎分娩家族史等因素都会影响双卵双胎的发生,高龄孕妇、肥胖妇女、有双胎分娩家族史的妇女容易生育双胎。高卵泡刺激素水平与双胎发生有关。不孕症的促排卵治疗和辅助生育技术的广泛应用,使双胎,尤其是双卵双胎发生率大增。超排卵疗法可能导致25%~30%的病例发生多胎妊娠。脉冲性促性腺激素疗法导致10%的病例发生多胎妊娠。

同期复孕:一种两个卵子在短时期内不同时间受精而形成的双卵双胎,精子可以是来自相同或不同男性,检测HLA型别可识别精子的来源。曾有新闻报道国外一女子生育的双胎中一个为白人、一个为黑人。

异期复孕:在一次受精后隔一个排卵周期后再次受精妊娠。属于双卵双胎中特殊罕见的类型。人类未见报道。

【妊娠期母体变化】

双胎或多胎妊娠时,与单胎妊娠相比母体负担更重,变化更大。子宫体积及张力明显增大,其容量将增加超过10L,重量将增加至少9kg,当合并羊水过多时,容积和重量增加更明显。孕妇血容量扩张较单胎妊娠多500ml,心率和心搏量都增加,心输出量增多,加上宫底上升抬高横膈,心脏向左相上移位更加明显,心脏负担加重。由于血容量的剧增,以及两个胎儿的发育,对铁、叶酸等营养物质的需要剧增,而孕妇常常早孕反应重,胃储纳消化吸收功能减弱,孕期易患贫血、低钙血症等。相对于单胎,双胎或多胎妊娠孕妇骨关节及韧带的变化更加明显。容易发生腰椎间盘突出或耻骨联合分离,影响孕妇活动。

【诊断及鉴别诊断】

(一)诊断

1.病史及临床表现 有家族史或(和)孕前曾用过促排卵药或接受体外受精多个胚胎移植(IVF-ET)的多为双卵双胎。早孕期早孕反应明显。中期妊娠后体重增加迅速,腹部增大与停经月份不相符,多伴有下肢水肿、静脉曲张等压迫症状,妊娠晚期常感身体沉重,行走不便,严重者有呼吸困难。

2.孕期产科检查 宫底高度大于停经月份,常超出妊娠图的90^{th}%位,四步诊时腹部可触及多个小肢体或三个胎极,在腹部不同部位可听到两个或多个胎心,胎心率相差10次以上。下腹部和下肢皮肤可见妊娠纹,多见脚背或脚踝水肿。

3.产科超声检查 是诊断双胎或多胎的主要手段。孕6~7周时可见两个或多个妊娠囊,孕9周时可见到两个或多个原始心管搏动。可通过查看胎盘和胎儿性别判断单卵双胎和双卵双胎。若有两个胎盘,胎儿性别不同,提示双卵双胎;若超声影像图上只有一个胎盘,可以是单卵双胎,也可以是双卵双胎。临床常根据有无双胎峰来协助判断绒毛膜性。所谓双胎峰指分隔的胎膜与胎盘胎儿面接触处呈三角形,提示双绒毛膜双羊膜双胎。无双胎峰或分隔的胎膜与胎盘胎儿面接触处呈T形,提示单绒毛膜双羊膜双胎。另外测定两个相邻孕囊的间隔胎膜厚度可辅助诊断。间隔胎膜厚度≥2mm提示双羊膜双绒毛膜双胎。超声检查还可以筛查胎儿先天畸形、早期发现双胎输血综合征并辅助治疗、判断胎方位等。常见的畸形有脑积水、无脑儿、脑脊膜膨出、脐膨出及内脏外翻、联体畸形及无心畸形等,均可经妊娠中期的排畸B超检查诊断。产后检查胎盘有助于判断双胎类型。

(二)鉴别诊断

当宫底高度大于停经月份时,首先应重新核定孕周,特别对于月经周期不规则的孕妇,第二应排空膀胱再测宫底高度,作好这两项工作后确定子宫大于停经月份,还应与以下情况相鉴别:

1.妊娠滋养细胞疾病。

2.子宫畸形(纵隔子宫、双角子宫或残角子宫)合并妊娠。

3.子宫肌瘤合并妊娠。

4.附件肿瘤合并妊娠。

5.羊水过多。

6.巨大儿。

通过询问相关病史,主要依靠超声检查,可以鉴别诊断。

【并发症及对母儿的影响】

多胎妊娠比单胎妊娠发生孕产妇与胎儿并发症的风险增加,除容易早产等常见并发症外,还有一些特有的并发症,危及胎儿安全。

(一)常见并发症

1.流产　多胎妊娠容易发生自然流产,据报道流产的双胎比足月分娩的双胎多三倍以上。单绒毛膜双胎是自然流产的高危因素,与双绒毛膜双胎的流产比例为18:1。

2.早产　因胎膜早破或宫腔内压力过高及严重母儿并发症等原因,约占50%的双胎并发早产,导致围生儿病死率增高。美国一项调查显示16年间,双胎足月分娩数下降22%,与医源性干预有关,但并未造成围生儿病死率增高。

3.妊娠期高血压疾病　双胎并发妊娠期高血压疾病可高达40%,比单胎多3~4倍,具有发病早、程度重、容易出现心肺并发症等特点。

4.妊娠肝内胆汁淤积症　发生率是单胎的2倍,胆酸常高出正常值10~100倍,容易引起死胎及死产。

5.贫血　双胎并发贫血是单胎的2.4倍,与铁及叶酸缺乏有关。

6.羊水过多及胎膜早破　双胎羊水过多发生率约为12%,约14%双胎并发胎膜早破。

7.胎盘早剥　多胎易发胎盘早剥,可能与妊娠期高血压疾病发病率增加有关,另外,胎膜早破或双胎第一胎儿娩出后宫腔压力骤降,是胎盘早剥的另一常见原因。

8.宫缩乏力　双胎子宫肌纤维伸展过度,常并发原发性宫缩乏力,易致产程延长和产后出血。经阴道分娩双胎,其平均产后出血量500ml,这与子宫过度膨胀、产后宫缩乏力加上胎盘附着面积增大有关。

9.难产　胎位为臀头位,胎头交锁易致难产,即使是头头位,胎头碰撞也会难产。多胎包括双胎的剖宫产率增加。

10.脐带缠绕或脐带脱垂　也是双胎常见并发症,常见于单羊膜囊双胎。可致胎儿死亡。

11.过期妊娠　美国一项研究表明孕39周以后双胎死产的风险超过了新生儿死亡的风险。有学者建议将40周以后的双胎妊娠视为过期妊娠。

(二)特有并发症

1.双胎生长不一致　指胎儿大小不等。双胎生长不一致可以因为双胎间胎盘血管吻合引起的血流动力学不平衡,也可以因为胎盘植入部位不理想,另外双卵双胎可能有不一样的遗传生长潜力,特别在性别不同时也是原因之一。临床主要依靠超声诊断。以腹围差异超过20mm,或根据超声测定胎儿生长指标计算胎儿体重,相差超过25%以上来诊断双胎生长不一致。双胎生长不一致,不良围生期结局增加。呼吸窘迫、脑室内出血、脑室周围白质软化、败血症和坏死性小肠结肠炎等的发生率都随着双胎生长不一致程度的上升而上升。当体重相差超过30%时,胎儿死亡的相对风险增加5倍以上。有时妊娠早中期双胎中的一个胎儿死亡,可被另一胎儿压成薄片,称纸样胎儿。

2.双胎输血综合征(TTTS)　是双羊膜囊单绒毛膜单卵双胎的并发症。通过胎盘间的动、静脉吻合支,血液从动脉向静脉单向分流,使一个胎儿成为供血儿,另一个胎儿成为受血儿。导致供血儿贫血、血容量减少,致使发育迟缓,肾灌注不足,羊水过少,胎儿活动受限并引起"贴附胎"(即固定不动胎儿),甚或死亡;受血儿血容量过多,可因循环过负荷而发生胎儿水肿、胎儿充血性心力衰竭。严重双胎输血综合征可能在妊娠中期出现,产前诊断该综合征的标准包括:单绒毛膜双胎(依靠同性别双胎或胎盘胎膜超声检查)、双胎间体重差异＞20%、较大胎儿羊水过多、较小胎儿羊水过少以及血红蛋白差异＞5g/dl(脐带穿刺测量)。产后诊断双胎输血综合征主要依靠双胎间体重差异＞15%～20%,血红蛋白差异＞5g/dl,伴随较小胎儿贫血。产后胎盘病理检查和胎盘血管灌注造影有助诊断。

3.单羊膜双胎　大约占单卵双胎的1%。两个胚胎共用一个羊膜囊,容易发生脐带相互缠绕,重者导致胎儿宫内死亡。目前缺乏对其有效的预测方法,定期或及时行超声多普勒测定脐带血流波形及血流阻力指数变化有助于早期发现及诊断。一些研究显示脐带缠绕引起的胎儿死亡较多见于妊娠早期,孕30～32周后发生率下降。

4.联体双胎　受精卵在胚盘已开始形成后才分裂形成双胎,属于单羊膜囊妊娠的特有并发症。估计发生率为每60000例妊娠中有一例。联体可涉及任意数量的器官,可分为前(胸部联胎)、后(臀部联胎)、头(头部联胎)和尾(骶部联胎)四类,其中最常见的连接部位为胸部和(或)腹部。联体双胎属于胎儿畸形,可通过超声检查进行产前诊断。

5.无心双胎　是单绒毛膜单卵双胎的又一罕见、特有并发症,被称为双胎反向动脉灌注(TRAP)畸形。发生率大约为每35000例分娩中有1例。表现为一个有正常身体结构但心衰的供血胎儿,和一个没有正常心脏及其他各脏器的受血胎儿。无心畸形属致死性畸形。病因不明,有假说认为胚胎期存在大的胎盘动脉-动脉短路,常伴有静脉-静脉短路,在供体胎儿的灌注压力下,受体胎儿接受供体胎儿的反向血流,"用过的"动脉血到达受血儿,优先进入髂血管,仅灌注下半身,使得上半身生长发育受严重影响。正常或供血胎儿常发生心衰,如未经治疗,50%～75%的供血胎儿将发生死胎。

【临床管理】

(一)孕前准备

1.计划妊娠:"计划妊娠"新理念倡导从生理、心理、环境、营养、遗传、经济等各方面作好充分准备,减少孕后并发症的发生,降低出生缺陷发生率。建议准备怀孕的夫妇到正规妇幼保健机构至少看一次孕前门诊。

2.不滥用促排卵药物。

3.规范辅助生育技术的临床应用,避免三胎或三胎以上妊娠。

(二)孕期管理

1.强调正规建卡、定期产检的重要性　从孕3个月开始建卡,在有资质的产科医院定期、正规产前检查,可早期发现和诊断多胎妊娠,筛查胎儿结构或染色体异常,诊断和治疗多胎妊娠的各种并发症,使多胎妊娠对母儿的不良影响降到最低。

2.妊娠期处理及监护

(1)监测胎儿生长发育,注意依靠超声检查,了解胎儿是否生长一致,有无生长受限或胎儿畸形,诊断双胎绒毛膜性,早期发现并治疗双胎输血综合征。

(2)营养指导,补充含一定叶酸量的复合维生素,纠正贫血,适当补充铁及钙剂,合理饮食,保证胎儿生长所需的足够营养。

(3)防治早产,合理应用宫缩抑制剂。一旦出现宫缩或阴道流水,应住院治疗。对可疑早产孕妇,可检测宫颈及阴道分泌物中的胎儿纤维连接蛋白,结合B超了解宫颈内口形状和宫颈管长度,及时采取治疗。

(4)防治母体严重妊娠期并发症,妊娠期注意血压及尿蛋白变化,及时发现和治疗妊娠期高血压疾病。重视孕妇瘙痒主诉,动态观察孕妇血甘胆酸及肝功能变化,早期诊断和治疗妊娠肝内胆汁淤积症。

(5)定期监测胎心、胎动变化,可自孕33周起,每周行NST检查。

(6)妊娠晚期通过腹部触诊和B超检查确定胎位,帮助选择分娩方式。

(三)分娩处理及产后观察

1. 分娩处理　对于双胎的分娩方式,过去认为多数双胎能经阴道分娩,现在很多医院选择剖宫产终止妊娠。特别是臀头位、臀位、横位双胎。对于合并急性羊水过多,孕妇出现呼吸困难等严重不适,或胎儿宫内窘迫,或有严重并发症(如子痫前期或子痫)不能继续妊娠时,或已发生胎膜早破,可提前终止妊娠。三胎以上孕妇常规选择剖宫产。联体双胎也常规选择剖宫产。

复旦大学附属妇产科医院主张在双胎孕妇满37周后,择期剖宫产。剖宫产时注意腹壁切口的选择,以纵切口为宜。子宫下段横切口不可太低。娩出胎儿时注意辨清胎儿身体部位,避免"助娩"变难产,或造成胎儿产伤。对于双胎合并羊水过多或多胎,可视子宫收缩力情况预防性行B-lynch背带式缝合,预防产后出血。

经阴道分娩适用于以下情况:头位或头臀位双胎,妊娠足月,无头盆不称,宫颈条件成熟,产力好,临产后产程进展顺利,无胎儿宫内窘迫者。

分娩时注意产程处理,宫缩乏力时可在严密监护下给予低浓度缩宫素静脉滴注加强宫缩;第一产程全程严密观察胎心变化和产程进展;第二产程行会阴侧切,当第一胎儿娩出后,立即用血管钳夹紧胎盘侧脐带,防止第二胎儿失血。助手在腹部协助固定第二胎儿为纵产式,定时记录胎心和宫缩,及时阴道检查了解胎位,注意有无脐带脱垂或胎盘早剥。如无异常,可等待第二胎自然临产,若等待15分钟仍无宫缩,可行人工破膜,静脉滴注低浓度催产素,帮助胎儿在半小时内娩出。若发现脐带脱垂、胎盘早剥,应立即产钳助产或臀牵引,迅速娩出胎儿,必要时可改剖宫产。推荐导乐及家属陪伴分娩,给予产妇精神支持,注意补充产妇高热量、易吸收的食物或饮品,使产妇有足够的体力完成分娩。

2. 产后观察　无论阴道分娩还是剖宫产,均需积极防治产后出血。注意观察生命体征、子宫收缩和阴道出血量,加强产后宫缩剂的应用。当出血量大于800ml以上,及时输血。

【临床特殊情况的思考和建议】

1. 双胎输血综合征的早期诊断与治疗进展　双胎输血综合征(TTTs)是单卵双胎中单绒毛膜双胎的严重并发症,TTTs发生率为10%~25%,国外报道为5%~15%。不经宫内治疗,围生儿病死率高达80%~100%。

TTTs的病理生理基础是两个胎儿胎盘间血管存在吻合。血管的吻合可分为浅表及深层两种。浅表的吻合指胎盘胎儿面表层的较大血管的吻合,大多数是动脉-动脉的直接吻合,少数是静脉-静脉的直接吻合。而在胎盘深层的两个胎儿循环间的动脉-静脉吻合是导致TTTs的主要原因。TTTs的供血儿由于不断地向受血儿输送血液,导致低血容量、贫血、少尿、羊水过少、胎儿宫内生长迟缓;受血儿则高血容量、胎儿尿量增多、羊水过多、胎儿心脏增大、非免疫性水肿。

TTTs有急慢性之分。急性者少见,有血流动力学改变后的后果,但两个胎儿间体重差异小于15%。慢性TTTs的两个胎儿间体重差异大于等于15%,血红蛋白差异大于5g/100ml。慢性TTTs可发生在妊娠的早、中、晚期,严重TTTs多发生在孕早期和孕中期。Salomon和Ville报道孕25周左右TTTs的围生儿死亡率为90%,存活儿中20%~40%留有神经系统后遗症。

超声医学的发展和仪器的进步使TTTs的早期诊断成为可能。"双胎峰"和Quintero评分系统是临床诊断TTTs的主要依据。

(1)"双胎峰":用于判断双胎的绒毛膜性。超声图像上如果在双胎两个胎盘的连接处见胎膜成三角形,或称A形突向羊膜腔,称双胎征阳性,提示为双绒毛膜双胎;如果在双胎两个胎盘的连接处见胎膜呈直角形,或称T形突向羊膜腔,称双胎征阴性。提示为单绒毛膜双胎。孕10~14周超声诊断绒毛膜性的准确率可达100%,但中期妊娠,特别是在孕24~28周,诊断的准确率降低,无双胎峰,也不能排除单绒毛膜双胎。

除双胎峰外,超声检查为单个胎盘、同性别胎儿、胎儿间羊膜间隔小于2mm有助于诊断单卵双胎。

(2)Quintero评分系统:1999年由Quintero提出,根据超声图像的变化,将TTTs分为5期。第1期,表现为羊水过多或少;第2期在1期的基础上,供血儿膀胱无充盈;第3期在前两期的基础上,出现超声多普勒血流波形改变,如脐动脉舒张末期血流波形缺失,静脉导管a波反向,脐静脉搏动波等;第4期在前3期的基础上出现胎儿水肿;第5期胎儿宫内死亡。Quintero评分系统在诊断和监测TTTs以及作为宫内治疗的判断指针方面被广泛应用。但近年,有学者认为Quintero评分系统缺乏对TTTs治疗预后的信息,建议使用新的Rossi评分系统。

大多数TTTs可以在孕16～26周得到超声学诊断。近年,Nicolaides(2002)提出孕11～14周测量两个胎儿的颈项透明层厚度差,可以预测TTTs。

对于TTTs的治疗过去有羊水减量、羊膜中隔打孔、选择性灭胎等。羊水减量法因其损伤性小,长久以来一直是TTTs的首选治疗方法。序贯羊水减量可以提高胎儿生存率达50%左右,并降低生存儿的并发症至20%左右。自1985年Delia等报道用胎儿镜以钕.钇铝石榴石(Nd-YAG)激光对4例胎盘血管吻合支照射证实可以阻塞胎盘间的血管血流。近二十多年,在胎儿镜下激光凝固胎盘吻合血管术不断成熟,成为治疗TTTs的经济有效的主要方法。孕16至26周开始治疗,可提高至少一个胎儿的生存率至80%,生存儿的并发症降至10%。Yamamoto和Ville(2007)总结该激光治疗效果,17种发表刊物的1300例TTTs激光治疗病例围生儿平均生存率为57%(50%～100%),生存儿1～6个月大时有2%～7%出现脑部损害。该手术有创,胎儿流产发生率为6.8%～23%,胎膜早破发生率为5%～30%。该治疗由于需要特殊设备和技术,目前全世界能开展的医院不多。

2.多胎妊娠如何进行产前筛查与诊断　自从开展唐氏综合征的产前母体血清学筛查以来,大大降低了唐氏儿的出生率。ShawSheng-Wen(2008)报道自1994年台湾开展中孕期唐氏儿血清学两联(即β-hCG,AFP)筛查后,唐氏儿的出生率由0.63‰下降到0.16‰。对于筛查的方法,目前国际上没有统一的联选标准,各国、各地区,甚至一个城市的不同医院使用的筛查方案也不尽相同。有早孕期两联血清学筛查(即β-hCG、PAPP-A)合并超声测量胎儿颈项透明层(NT)、中孕期两联血清学筛查(β-hCG、AFP)、三联血清学筛查(β-hCG、AFP、uE$_3$)、四联血清学筛查(β hCG、AFP、uE$_3$、inhibinA)结合中孕期遗传学超声检查软指标(如颈项皮肤厚度、心室强光点、肠管强回声、肾盂增宽、四肢骨短小等)。美国妇产科协会(ACOG,2007)建议将早孕期的联合筛查作为所有孕妇的常规筛查方法。而逐步序贯筛查,即早孕期采用两联血清学筛查合并胎儿颈项透明层(NT)测量,加上中孕期四联血清学筛查可获得95%以上的检出率,而假阳性率可控制在5%以内。

随着辅助生殖技术的开展,双胎、三胎等多胎发生率大大增加。对于多胎妊娠如何进行唐氏儿的筛查和诊断,提出了新问题和新挑战。Dahoun(2008)曾报道一例单绒毛膜双羊膜双胎的核型分析一胎为47,XX,+21,另一胎为47,XX,21/46,XX。Pelikan(2007)报道一例罕见的18-三体和21-三体双卵双胎病例。相比于单胎妊娠,采用早孕期、中孕期超声及母体血清学筛查的方法可行,但敏感性低,假阳性率高。对于双胎而言,在早孕期判断"绒毛膜性"和测量NT非常重要,是测定和修正"风险率"的重要基础。双卵双胎中每个胎儿的唐氏风险是独立的,双绒毛膜双胎的风险应求每个胎儿风险之和,单绒毛膜双胎的风险计算应以NT为基础,计算拟然比的几何均值。对于多胎妊娠,相比于中期妊娠的血清学筛查,早孕期的NT测量更为重要。

目前,羊水穿刺染色体检查是判断胎儿有无染色体疾病的金标准。对于高风险的双卵双胎和双绒毛膜双胎应分别穿刺,检查两个胎儿的核型;对于单绒毛膜双胎或单羊膜双胎,只需用检查一个胎儿的核型即可。

3.双胎妊娠中一胎死亡对妊娠结局的影响　双胎妊娠中一个胎儿死亡后如何处理，是迅速结束妊娠，娩出存活胎儿？还是继续妊娠？随着双胎发生率的增多，临床医生不得不面对增多的双胎中一胎死亡的临床处理问题。

双胎中一胎死亡的发生率国内报道在3.65%～6.83%之间。国外报道发生率在0.5%～8.9%之间，其中双胎中一个胎儿流产或"消失"发生于中孕期之前，占自然受孕双胎的20%～60%。造成双胎中一胎死亡的原因主要分为以下四方面：①脐带因素：脐带绕颈、脐带打结、脐带过度旋转扭曲；②胎盘因素：双胎输血综合征、帆状胎盘血管前置、绒毛膜羊膜炎；③胎儿因素：胎儿畸形；④原因不明。

双胎妊娠中一胎死亡后对妊娠结局的影响因发生死胎时的孕周和双胎的类型不同而迥异。早孕期双胎之一因各种原因死亡后，死胎可自行吸收、吸收，对生存儿的生长发育不造成影响。孕3～4个月一胎死亡后，因其骨骼未完成骨化，可被存活胎儿挤压成纸样儿。妊娠中晚期，一胎死亡后，对生存儿的影响主要决定于两个胎儿的胎盘间有无吻合的血管。如果有胎盘间的血管交通，死胎可以通过释放凝血物质进入存活儿，使之出现肌肉强直、组织梗死等，同时可以导致母体发生凝血功能障碍，发生DIC。双胎输血综合征或无心胎儿发生一胎死亡后，可通过胎盘间的血管交通和血流动力学改变，造成另一胎儿的相继死亡。即使进行宫内手术，阻断两个胎儿胎盘间的血管吻合，另一胎儿神经系统后遗症的发生率达26%。

对双胎中一胎死亡的处理，要根据发生孕周、双胎种类、发生死胎的原因而定。对于孕34周以后发生的双胎一胎死亡，不论何种原因所致，建议立即终止妊娠。

（丁玉重）

第十三章 胎盘及其附属物异常

第一节 胎盘早剥

一、概述

妊娠20周以后或分娩期正常位置的胎盘在胎儿娩出前,部分或全部从子宫剥离称胎盘早剥。胎盘早剥是妊娠晚期严重并发症,起病急,发展快,若处理不及时可危及母儿生命。胎盘早剥的发生率:国内为0.46%~2.1%。胎盘早剥确切病因和发病机制不清,可能与下列因素有关。

1. 孕妇血管病变　孕妇患重度子痫前期、慢性高血压、慢性肾脏疾患或全身血管病变时底蜕膜螺旋小动脉痉挛硬化远端毛细血管破裂出血在底蜕膜和胎盘间形成血肿,使胎盘与子宫壁分离。

2. 机械性因素　外伤尤其是腹部直接撞击或挤压;脐带过短分娩时牵拉造成胎盘早剥;羊膜腔穿插时刺破前壁胎盘附着处,血管破裂出血引起胎盘早剥。

3. 宫腔内压力骤减　双胎分娩时第一胎儿娩出过快;羊水过多时人工破膜后羊水流出过快。

4. 子宫静脉压突然升高　妊娠晚期或临产后,孕妇长时间仰卧位。

5. 其他高危因素　吸烟、可卡因滥用、孕妇代谢异常、孕妇有血栓形成倾向、子宫肌瘤及孕妇有重大的精神创伤等与胎盘早剥发生有关。

胎盘早剥主要的病理变化是底蜕膜出血,形成血肿,使胎盘从附着处分离。胎盘早剥的主要临床症状是腹痛和阴道流血。根据病情严重程度,胎盘早剥分为3度:Ⅰ度多见于分娩期,胎盘剥离面小,腹痛轻,出血少。Ⅱ度胎盘剥离面1/3左右,突然发生持续腹痛,出血不多。疼痛程度与胎盘早剥后积血多少成正比。Ⅲ度胎盘剥离面超过1/2,症状重,有休克表现。按病理类型,胎盘早剥可为显性、隐性及混合性3种。胎盘早剥发生内出血时,可致子宫胎盘卒中。胎盘早剥的严重并发症为DIC和凝血功能障碍,产后出血,急性肾功能衰竭,及羊水栓塞等。

二、诊断

【病史】

详细询问病史,孕妇是否患血管性病变,如重度子痫前期、慢性高血压、慢性肾脏疾患或全身血管病变等;有无外伤特别是腹部外伤;是否为双胎妊娠、羊水过多及长时间仰卧;是否具备其他高危因素如吸烟、代谢异常等。孕期B超检查情况;孕妇有无腹痛及阴道流血。

【临床表现与查体】

1. Ⅰ度胎盘早剥　多见于分娩期,胎盘剥离面小,常无腹痛或腹痛轻,贫血不明显,腹部检查子宫软,大小与妊娠周数相符,胎位清楚,胎心正常,产后检查见胎盘母体面凝血块及压迹。

2. Ⅱ度胎盘早剥　胎盘剥离面1/3左右,主要症状为突然发生的持续性腹痛、腰酸或腰背痛,疼痛的程度与胎盘早剥后积血的多少成正比。贫血程度与阴道流血量不相符。腹部检查见子宫大于妊娠周数,宫底升高,宫体压痛(胎盘附着处明显,后壁胎盘则不明显),宫缩有间歇,但子宫有张力,胎位可扪及,胎心正常。

3. Ⅲ度胎盘早剥　胎盘剥离面超过1/2,可有恶心、呕吐、面色苍白、四肢湿冷、脉搏细数、血压下降等休克表现,腹部检查见子宫硬如板状,宫缩间歇时不能放松,胎位扪不清,胎心消失。随病情进展,子宫底升高,压痛加剧。病情之凶险不仅在于导致凝血功能障碍,也在于出血量难以估计。

【辅助检查】

1. B型超声检查　典型图像显示胎盘与子宫壁之间边缘不清楚的低回声区,胎盘异常增厚或胎盘边缘圆形裂开。同时可见胎儿宫内状况(胎心和胎动),并可排除前置胎盘。Ⅰ度胎盘早剥则见不到上述典型图像。

2. 实验室检查　了解病人的贫血程度及凝血功能。Ⅱ度及Ⅲ度病人应检测肾功能及二氧化碳结合力,若并发DIC应做筛选试验(血小板计数、凝血酶原时间、纤维蛋白原定量)。结果可疑者应做纤溶确诊试验。(凝血酶时间和优球蛋白溶解试验和血浆鱼精蛋白副凝试验),以期及时发现,积极治疗。血浆纤维蛋白<250mg/L为异常,如果<150mg/L对凝血功能有诊断意义。情况紧急时,可行血小板计数、全血凝块观察及溶解试验来监测凝血功能,及早诊断凝血功能障碍。另外全血凝块观察及溶解试验中取2~5ml血液放入试管内,试管倾斜,若血液在6min内不凝固,或凝固不稳定于1h内又溶化,提示血凝异常。可粗略估计血纤维蛋白含量。血液在6min内凝固,纤维蛋白含量在1.5g/L以上;超过6min,且血凝块不稳定,纤维蛋白含量在1~1.5g/L,血液超过30min仍不凝固,纤维蛋白含量在1g/L以下。对于合并高血压及肾炎等病人,宜做肝、肾功能的检查。

【诊断要点】

1. 病史　孕妇为子痫前期病人、或合并慢性高血压、慢性肾炎等慢性血管性疾病、近期是否有外伤史及宫腔内压骤减及长时间仰卧位等情况。

2. 症状与体征　就诊时是否有腰、腹痛及阴道流血的症状,查体子宫张力较大,宫体硬、压痛,胎心有变化。

3. B超　典型声像图显示:胎盘与子宫壁之间出现边缘不清楚的液性低回声区,胎盘异常增厚或胎盘边缘"圆形"裂开。

根据以上特点不难做出诊断。Ⅰ度胎盘早剥的症状与体征不太明显时,确诊有赖于临床和B超除外前置胎盘等其他出血原因,Ⅱ度、Ⅲ度胎盘早剥临床表现大多典型,诊断并不困难,但需同时判断有无凝血功能障碍、肾功能障碍等并发症。

【鉴别诊断】

胎盘早剥必须与其他引起妊娠晚期、分娩期阴道流血的产科并发症或妇科疾病鉴别,尤其是前置胎盘和子宫破裂。

1. 前置胎盘　前置胎盘病人若在临产后发病,除阴道流血外,也可有疼痛而类似胎盘早期剥离。当后壁胎盘发生胎盘早剥且剥离面积不大时,可表现为无痛性阴道流血,腹部体征常不明显,易与前置胎盘混淆,做B超检查确定胎盘所在位置,其下缘与子宫颈内口的关系,即可做出诊断。

2.子宫破裂 当子宫先兆或不全破裂时孕妇烦躁不安、呼叫,诉下腹疼痛而拒按,出现胎儿窘迫征象,可有少量阴道流血,其临床表现与重型胎盘早剥较难鉴别。而子宫破裂大多发生在分娩过程中,多因阻塞性难产引起或有子宫手术史,少量阴道流血,可有血尿,检查可发现子宫病理缩复环、宫缩强烈。而胎盘早期剥离则多见于重度子痫前期孕妇,检查子宫呈板样硬。

三、治疗

胎盘早剥若处理不及时,严重危及母儿生命,故应及时诊断,积极治疗。

【一般治疗及药物治疗】

1.纠正休克 出血多、病情重、休克者,立即开放静脉通道,快速补液输血,补充血容量,改善血循环,纠正休克。使红细胞比容提高到0.30以上,尿量>30ml/h。

2.及时终止妊娠 一旦确诊重型胎盘早剥应及时终止妊娠。可根据病情轻重、胎产次、胎儿宫内状况及产程进展、有无并发症而决定分娩。

(1)阴道分娩:以外出血为主,Ⅰ度病人,宫旁已扩张,估计短时间内能结束分娩者。人工破膜缓慢放羊水,腹带裹紧腹部,必要时静脉滴注缩宫素及缩短第二产程。密切观察孕妇生命体征、宫底高度、阴道流血量及胎儿宫内状况,一旦发现病情加重或胎儿窘迫,应立即剖宫产结束分娩。

(2)剖宫产术:Ⅱ度胎盘早剥,特别是初产妇,短时间不能结束分娩;Ⅰ度胎盘早剥出现胎儿窘迫;Ⅲ度胎盘早剥,产妇病情恶化,胎儿已死亡,不能立即分娩;破膜后产程无进展。剖宫产取出胎儿和胎盘后立即注射宫缩药并按摩子宫。若子宫胎盘卒中,应持续按摩子宫,以热盐水垫湿敷子宫,多数子宫收缩好转。若大量出血难以控制,经保守治疗无效,应当机立断行子宫切除术。产后应用抗生素预防感染。

3.并发症的处理

(1)凝血功能障碍:在迅速终止妊娠的基础上,纠正凝血机制障碍。

1)补充凝血因子,及时、足量输入新鲜血、血浆(或新鲜冷冻血浆)、纤维蛋白原、凝血酶原复合物、血小板等,以补充血容量和凝血因子。

2)肝素的应用,高凝阶段主张及早应用,禁止在有显著出血倾向或纤溶亢进阶段应用。

3)抗纤溶药物的应用,若妊娠已终止而转入纤溶亢进阶段,出血不止,可应用:氨基己酸(5-氨基己酸)4~6g,止血环酸0.25~0.5g或对羧基苄胺0.1~0.2g,溶入5%葡萄糖液100ml内静脉滴注。

(2)肾功能衰竭:尿量<30ml/h,提示血容量不足,及时补充血容量;若血容量已补足,尿量<17ml/h,可给予20%甘露醇500ml快速静脉滴注,或呋塞米(速尿)20~40mg静脉推注,可重复用药。若出现尿毒症,及时透析。

(3)产后出血:胎儿娩出后立即应用子宫收缩药物,如缩宫素20U肌内注射或子宫颈注射或静脉滴注,米索前列醇400μg舌下含化或肛门置入。若出现难以控制的大出血,应快速输液输血,同时应行子宫切除术。

【快速处理】

病人出血多,应快速输血输液,纠正休克,立即剖宫产终止妊娠。

四、转院要求

【病情要求】

胎盘早期剥离孕妇,需要剖宫产而无手术条件;病人出血多无条件救治;无抢救新生儿窒息条件;无救治产后出血、凝血功能障碍等严重并发症的能力,应尽快转院。预见病情较严重,应提前转院。若病人已经休克,应先输液、输血,积极纠正休克,护送转往上级医院。

【途中要求】

保持静脉输液通畅,吸氧,观察病人生命体征变化及胎心变化。

五、诊疗体会

【诊断方面】

仔细询问有无高血压、外伤等病史,流血时有无腹痛等症状,仔细查体,注意子宫体的张力、压痛、宫缩情况,及生命体征,及时行B超检查,以明确诊断。对于病史、症状、体征及B超较典型者,一般不难诊断。但对于出血少、症状轻、板状腹不明显、胎盘附着于子宫后壁者应给予高度重视,对于可疑病人应严密观察,早期识别和诊断。

【治疗方面】

积极治疗妊娠期高血压疾病、慢性高血压病、肾脏疾病等;一经诊断胎盘早剥宜做DIC方面的各项检查,尽早终止妊娠,选择正确的分娩方式,是防治DIC的关键;积极防治产后出血、休克、肾功能衰竭及凝血功能障碍等;应用抗生素预防感染;及时转院。

六、健康指导

定期进行产前检查和孕期保健,积极治疗妊娠合并症及并发症;注意孕期营养;出现阴道流血、腹痛等立即就诊,妊娠晚期或分娩期宜做适当的活动,避免长时间仰卧,避免腹部外伤等。严重的胎盘早剥若抢救不及时,可造成孕产妇及围生儿死亡,孕产妇多死于出血及肺、心、肾等重要脏器功能衰竭。因宫内严重缺氧,新生儿即使存活,对以后的神经发育、身体健康可能存在影响。

(孙晓清)

第二节 前置胎盘

一、概述

妊娠28周后胎盘附着于子宫下段,甚至胎盘下缘达到或覆盖宫颈内口,其位置低于胎儿先露部,称为前置胎盘。前置胎盘是妊娠晚期的严重并发症,也是妊娠晚期出血最常见的原因。其发病率国内报道为0.24%~1.57%。可对母儿造成严重的影响,如产后出血、植入性胎盘、产褥感染等,早产及围生儿病死率明显增高,处理不当可危及母儿生命。

前置胎盘的病因目前尚不清楚,高龄产妇、经产妇、吸烟、或吸毒妇女为高危人群。其病因可能与以下因素有关:

1. 子宫内膜病变或损伤,多次刮宫、分娩、子宫手术史等是前置胎盘的高危因素。
2. 胎盘面积过大,如双胎妊娠胎盘较大。

3.胎盘异常,副胎盘位于子宫下段近宫颈内口,膜状胎盘大而薄。

4.受精卵滋养层发育迟缓。

按胎盘下缘与宫颈内口的关系,将前置胎盘分为三种类型:

1.完全性前置胎盘(中央性前置胎盘),胎盘组织完全覆盖子宫颈内口;

2.部分性前置胎盘,子宫颈内口部分被胎盘组织所覆盖;

3.边缘性前置胎盘,胎盘附着于子宫下段,边缘到达宫颈内口,未覆盖宫颈内口。

胎盘下缘与宫颈内口的关系,可因宫颈管消失、宫旁扩张而改变。前置胎盘类型可因诊断时期不同而改变。目前临床上均依据处理前最后一次检查来决定其分类。

二、诊断

【病史】

病人既往有多次刮宫史、分娩史、产褥感染史、子宫手术史、吸烟或滥用麻醉药物史,高龄、经产孕妇、双胎等病史。

【临床表现】

典型症状是妊娠晚期或临产时发生无诱因、无痛性阴道流血。初次出血量一般不多,剥离处血液凝固后出血自然停止。也有初次即发生致命性大出血而导致休克。出血常反复发生,出血量也越来越多。阴道流血发生迟早、反复发生的次数、出血量多少与前置胎盘的类型有关。完全性前置胎盘初次出血时间早,多在28周左右,称为"警戒性出血"。边缘性前置胎盘出血多发生在妊娠晚期或临产后,出血量较少。部分性前置胎盘的初次出血时间、出血量及反复出血次数介于两者之间。边缘性或部分性前置胎盘病人,若胎膜自破而先露能迅速下降压迫胎盘,阴道流血可就此停止。

【查体】

孕妇全身情况与出血量有关,反复出血,呈贫血貌,急性大量出血,可发生休克。腹部检查,子宫大小与妊娠周数相符,软无压痛;胎位清楚,先露高浮且多伴胎位异常;临产后,宫缩阵发性,间歇期子宫完全松弛。阴道检查要慎重,仅行阴道窥诊及阴道穹窿部扪诊。

【辅助检查】

1.B超可清楚显示子宫壁、胎盘、胎先露和宫颈的关系。B超诊断前置胎盘时必须注意妊娠周数。妊娠中期发现胎盘前置者,不宜诊断为前置胎盘,而应称为胎盘前置状态。应了解前置胎盘的类型,胎盘主体位置,伸展部位,遮盖宫口部的厚度,注意有无胎盘植入。行B超检查时孕妇膀胱应处于半膨胀状态。

2.产后检查胎盘和胎膜,注意胎盘的形态,有无副胎盘;若前置部位的胎盘母体面有紫黑色陈旧血块附着,或胎膜破口距胎盘边缘距离<7cm,则为前置胎盘。

【诊断要点】

1.病史 孕妇是否为高龄、经产妇、有无吸烟、吸毒,是否有多次刮宫、分娩、子宫手术史等,是否为双胎妊娠。

2.临床症状 妊娠晚期或临产时发生无诱因、无痛性阴道流血,常反复出血,量多少不一。

3.体征 病人反复出血,可呈贫血貌;急性大出血,可出现休克的表现。结合B型超声等辅助检查,可以对前置胎盘做出诊断。

【鉴别诊断】

主要应与轻型胎盘早剥、脐带帆状附着、前置血管破裂、胎盘边缘血窦破裂、宫颈病变、阴道静脉曲张破裂等产前出血相鉴别。

1.胎盘早剥　轻型胎盘早剥可表现为无痛性阴道流血,特别是胎盘附着于子宫后壁时,腹部体征常不明显,易与前置胎盘相混淆。行 B 超检查确定胎盘附着的位置,其下缘与子宫颈内口的关系,即可做出诊断。

2.脐带帆状附着、前置血管破裂　当脐带帆状附着,而血管前置时,一旦胎膜破裂,血管也随之破裂,血液随羊水流出,孕妇表现为无痛性阴道流血水,出血多时,可危害产妇和胎儿,易与前置胎盘混淆,行 B 超检查及结合孕期 B 超提示胎盘位置及下缘与子宫颈内口的关系可以明确诊断。另外可以通过阴道血血型检查与母血型不一致、涂片检查可见多个有核红细胞及碱变性试验,证实阴道流血是来自胎儿。

三、治疗

治疗原则为抑制宫缩、止血、纠正贫血和预防感染。根据流血量、有无休克、妊娠周数、产次、胎位、胎儿是否存活、是否临产及前置胎盘的类型等综合因素做出决定。

【一般治疗及药物治疗】

1.期待疗法　在保证孕妇安全的前提下尽可能延长孕周,以提高围生儿存活率,适用于妊娠＜34 周、胎儿体重＜2000g、胎儿存活、阴道流血量不多、一般情况良好的孕妇。

(1)一般处理:绝对卧床休息,左侧卧位。观察阴道流血及宫缩。吸氧,禁止做肛查及阴道检查。备血。

(2)纠正贫血:血红蛋白下降至 8g 以下,或红细胞比容低于 30%,适当输血。

(3)抑制宫缩:常用药物①硫酸镁,常用剂量为 25% 40ml 加入 5% 葡萄糖液 500ml 中,以 1～2g/h 的速度静脉滴注,直到宫缩抑制。用药过程中监测呼吸、脉搏、尿量及膝反射,即呼吸不少于 16/min;尿量不少于 25ml/h 或不少于 600ml/24h;膝反射存在。②沙丁胺醇(硫酸舒喘灵),4.8mg 口服,3/d 或 4/d,③利托君(羟苄羟麻黄碱)150mg 加入 5% 葡萄糖液 500ml,0.15～0.35mg/min 的速度静脉滴注。待宫缩抑制后,至少持续 12h,再改为口服 12mg,4/d。

(4)促胎肺成熟:胎龄＜34 周,地塞米松 5～10mg,2/d,连用 2～3d。情况紧急,羊膜腔内注入地塞米松 10mg。

(5)监测胎儿宫内状况:B 超随访胎盘位置的变化及胎儿生长发育情况,监测胎心、胎动。若胎儿生长受限,可用氨基酸 250ml 静脉滴注 qd 促进胎儿发育。

2.终止妊娠　指征为孕妇反复发生多量出血甚至休克者,无论胎儿成熟与否,为了母亲安全终止妊娠;胎龄已达 36 周以上;胎儿成熟度检查提示胎儿肺成熟者;胎龄未达 36 周而出现胎儿窘迫者。

(1)剖宫产:剖宫产是处理前置胎盘的主要手段。指征为完全性前置胎盘;部分性或边缘性前置胎盘出血量较多,头高浮,短时间不能结束分娩;胎儿窘迫。

(2)阴道分娩:边缘性前置胎盘、枕先露、阴道流血不多、估计在短时间内能结束分娩者可予以试产。行人工破膜,促使先露部下降,压迫胎盘而止血。若破膜后胎先露下降不理想,仍有出血或分娩进展不顺利,应立即行剖宫产。

【快速处理】

当前置胎盘病人阴道大量流血时,应快速开通多条静脉通道,迅速输液输血,补充血容量,纠正休克。积极做手术前准备,立即剖宫产终止妊娠。

四、转院要求

病情危重,不能救治,应立即转院;预见病情严重,应提前转院。

【病情要求】

病人大量阴道流血而当地无条件处理,先输血输液,补充血容量纠正休克,在消毒条件下用无菌纱布进行阴道填塞、腹部加压包扎,迅速护送转运到上级医院。

【途中要求】

途中要注意病人生命体征的变化及阴道流血情况,注意静脉治疗是否顺利。对于前置胎盘病人,估计可能会发生大出血、胎盘植入等严重情况而无条件救治者,应提前转往上级医院。

五、诊疗体会

【诊断方面】

注意阴道流血是否伴有腹痛、有无明显诱因、查体时子宫有无压痛及张力,以区别胎盘早期剥离,孕期动态观察胎盘位置及胎盘下缘与子宫内口的关系变化,以便明确前置胎盘的类型。B超诊断前置胎盘时必须注意妊娠周数,妊娠中期发现前置胎盘者,应称胎盘前置状态。

【治疗方面】

1. 动态观察孕妇阴道流血情况及胎儿宫内状况,适时终止妊娠,36周以后主动终止妊娠的围生儿结局要明显好于等待到36周以上自然临产者。
2. 选择适当的分娩方式。
3. 安排有经验的医师手术,术前要亲临B超室了解主体胎盘及胎盘下缘的位置,选择适当的子宫切口。
4. 做好抢救产后出血等严重并发症的准备。
5. 及时转院。

六、健康指导

采取避孕措施及搞好计划生育,减少人工流产、刮宫、分娩次数,禁止吸烟及滥用麻醉药品,定期产前检查,出现阴道流血及时就诊。

(赵素娥)

第三节 胎膜病变

胎膜是由羊膜和绒毛膜组成。胎膜外层为绒毛膜,内层为羊膜,于妊娠14周末,羊膜与绒毛膜相连封闭胚外体腔,羊膜腔占据整个宫腔,对胎儿起着一定的保护作用。同时胎膜含甾体激素代谢所需的多种酶,与甾体激素的代谢有关。胎膜含多量花生四烯酸的磷脂,且含有能催化磷脂生成游离花生四烯酸的溶酶体,故胎膜在分娩发动上有一定作用。胎膜的病变与妊娠的结局有密切的关系。本节主要介绍胎膜早破和绒毛膜羊膜炎对妊娠的影响。

一、胎膜早破

胎膜早破(PROM)是指胎膜破裂发生在临产前。胎膜早破可导致产妇、胎儿和新生儿的风险明显升高。胎膜早破是产科的难题。一般认为胎膜早破发生率在10%,大部分发生在37周后,称足月胎膜早破,若发生在妊娠不满37周称足月前胎膜早破,发生率为2.0%。胎膜早破的妊娠结局与破膜时孕周有关。孕周越小,围生儿预后越差。常引起早产及母婴感染。

【病因】

目前胎膜早破的病因尚不清楚,一般认为胎膜早破的病因与下述因素有关。

1. 生殖道病原微生物上行性感染　胎膜早破患者经腹羊膜腔穿刺,羊水细菌培养28%~50%呈阳性,其微生物分离结果往往与宫颈内口分泌物培养结果相同,提示生殖道病原微生物上行性感染是引起胎膜早破的主要原因之一。B族溶血性链球菌、衣原体、淋病奈瑟菌、梅毒和解脲支原体感染不同程度与PPROM相关。但是妊娠期阴道内的致病菌并非都引起胎膜早破,其感染条件为菌量增加和局部防御能力低下。宫颈黏液中的溶菌酶、局部抗体等抗菌物质等局部防御屏障抗菌能力下降微生物附着于胎膜,趋化中性粒细胞,浸润于胎膜中的中性粒细胞脱颗粒,释放弹性蛋白酶,分解胶原蛋白成碎片,使局部胎膜抗张能力下降,而致胎膜早破。

2. 羊膜腔压力增高　双胎妊娠、羊水过多、过重的活动等使羊膜腔内压力长时间或多时间的增高,加上胎膜局部缺陷,如弹性降低、胶原减少,增加的压力作用于薄弱的胎膜处,引起胎膜早破。

3. 胎膜受力不均　胎位异常、头盆不称等可使胎儿先露部不能与骨盆入口衔接,盆腔空虚致使前羊水囊所受压力不均,引起胎膜早破。

4. 部分营养素缺乏　母血维生素C浓度降低者,胎膜早破发病率较正常孕妇增高近10倍。体外研究证明,在培养基中增加维生素C浓度,能降低胶原酶及其活性,而胶原是维持羊膜韧性的主要物质。铜元素缺乏能抑制胶原纤维与弹性硬蛋白的成熟。胎膜早破者常发现母、脐血清中铜元素降低。故维生素C、铜元素缺乏,使胎膜抗张能力下降,易引起胎膜早破。

5. 宫颈病变　常因手术机械性扩张宫颈、产伤或先天性宫颈局部组织结构薄弱等,使宫颈内口括约功能破坏,宫颈内口松弛,前羊水囊易于楔入,使该处羊水囊受压不均,加之此处胎膜最接近阴道,缺乏宫颈黏液保护,常首先受到病原微生物感染,造成胎膜早破。

6. 创伤　腹部受外力撞击或摔倒,阴道检查或性交时胎膜受外力作用,可发生破裂。

【临床表现】

90%患者突感较多液体从阴道流出,并有阵发性或持续性阴道流液,时多时少,无腹痛等其他产兆。肛门检查时触不到胎囊,如上推胎儿先露部时,见液体从阴道流出,有时可见到流出液中有胎脂或被胎粪污染,呈黄绿色。如并发明显羊膜腔感染,则阴道流出液体有臭味,并伴发热、母儿心率增快、子宫压痛、白细胞计数增高、C反应蛋白阳性等急性感染表现。隐匿性羊膜腔感染时,虽无明显发热,但常出现母儿心率增快。患者在流液后,常很快出现宫缩及宫口扩张。

【诊断】

根据详细的询问病史并结合临床及专科检查可诊断胎膜早破。当根据临床表现诊断胎膜早破存在疑问时,可以结合一些辅助检查明确诊断。明确诊断胎膜早破后还应进一步检查排除羊膜腔感染。

1. 胎膜早破的诊断

(1)阴道窥器检查:见液体自宫颈流出或后穹隆较多的积液中见到胎脂样物质是诊断胎膜早破的直接

证据。

(2)阴道液 pH 测定:正常阴道液 pH 为 4.5~5.5,羊水 pH 为 7.0~7.5,如阴道液 pH>6.5,提示胎膜早破可能性大。该方法诊断正确率可达 90%。若阴道液被血、尿、精液及细菌性阴道病所致的大量白带污染,可产生假阳性。

(3)阴道液涂片检查:取阴道后穹隆积液置于干净玻片上,待其干燥后镜检,显微镜下见到羊齿植物叶状结晶为羊水。其诊断正确率可达 95%。如阴道液涂片用 0.5%硫酸尼罗蓝染色,镜下可见橘黄色胎儿上皮细胞;若用苏丹Ⅲ染色,则见到黄色脂肪小粒可确定为羊水。

(4)羊膜镜检查:可以直视胎儿先露部,看不到前羊膜囊即可诊断胎膜早破。

(5)胎儿纤维连接蛋白(fFN):胎儿纤维连接蛋白是胎膜分泌的细胞外基质蛋白,胎膜破裂,其进入宫颈及阴道分泌物。在诊断存在疑问时,这是一个有用和能明确诊断的实验。

(6)B 型超声检查:可根据显露部位前样水囊是否存在,如消失,应高度怀疑有胎膜早破,此外,羊水逐日减少,破膜超过 24 小时者,最大羊水池深度往往<3cm,可协助诊断胎膜早破。

2.羊膜腔感染的诊断

(1)临床表现:孕妇体温升高至 37.8℃或 38℃以上,脉率增快至 100 次/分或以上,胎心率增快至 160 次/分以上。子宫压痛,羊水有臭味,提示感染严重。

(2)经腹羊膜腔穿刺检查:在确诊足月前胎膜早破后,最好行羊膜穿刺,抽出羊水检查微生物感染情况,对选择治疗方法有意义。常用方法有:

1)羊水细菌培养:是诊断羊膜腔感染的金标准。但该方法费时,难以快速诊断。

2)羊水白细胞介素 6 测定(IL-6):如羊水中 IL-6≥7.9ng/ml,提示急性绒毛膜羊膜炎。该方法诊断敏感性较高,且对预测新生儿并发症如肺炎、败血症等有帮助。

3)羊水涂片革兰染色检查:如找到细菌,则可诊断绒毛膜羊膜炎,该法特异性较高,但敏感性较差。

4)羊水涂片计数白细胞:≥30 个白细胞/ml,提示绒毛膜羊膜炎,该法诊断特异性较高。如羊水涂片革兰染色未找到细菌,而涂片白细胞计数增高,应警惕支原体、衣原体感染。

5)羊水葡萄糖定量检测:如羊水葡萄糖<10mmol/L,提示绒毛膜羊膜炎。该方法常与上述其他指标同时检测,综合分析,评价绒毛膜羊膜炎的可能性。

(3)动态胎儿生物物理评分(BPP):因为经腹羊膜腔穿刺较难多次反复进行,特别是合并羊水过少者,而期待治疗过程中需要动态监测羊膜腔感染的情况。临床研究表明,BPP<7 分(主要为 NST 无反应型、胎儿呼吸运动消失)者,绒毛膜羊膜炎及新生儿感染性并发症的发病率明显增高,故有学者推荐动态监测 BPP,决定羊膜腔穿刺时机。

【对母儿的影响】

1.对母体影响

(1)感染:破膜后,阴道病原微生物上行性感染更容易、更迅速。随着胎膜早破潜伏期(指破膜到产程开始的间隔时间)延长,羊水细菌培养阳性率增高,且原来无明显临床症状的隐匿性绒毛膜羊膜炎常变成显性。除造成孕妇产前、产时感染外,胎膜早破还是产褥感染的常见原因。

(2)胎盘早剥:足月前胎膜早破可引起胎盘早剥,确切机制尚不清楚,可能与羊水减少有关。据报道最大羊水池深度<1cm,胎盘早剥发生率 12.3%,而最大池深度<2cm,发生率仅 3.5%。

2.对胎儿影响

(1)早产儿:30%~40%早产与胎膜早破有关。早产儿易发生新生儿呼吸窘迫综合征、胎儿及新生儿颅内出血、坏死性小肠炎等并发症,围生儿死亡率增加。

(2)感染:胎膜早破并发绒毛膜羊膜炎时,常引起胎儿及新生儿感染,表现为肺炎、败血症、颅内感染。

(3)脐带脱垂或受压:胎先露未衔接者,破膜后脐带脱垂的危险性增加;因破膜继发性羊水减少,使脐带受压,亦可致胎儿窘迫。

(4)胎肺发育不良及胎儿受压综合征:妊娠28周前胎膜早破保守治疗的患者中,新生儿尸解发现。肺,体重比值减小、肺泡数目减少。活体X线摄片显示小而充气良好的肺、钟形胸、横膈上抬到第7肋间。胎肺发育不良常引起气胸、持续肺高压,预后不良。破膜时孕龄越小、引发羊水过少越早,胎肺发育不良的发生率越高。如破膜潜伏期长于4周,羊水过少程度重,可出现明显胎儿宫内受压,表现为铲形手、弓形腿、扁平鼻等。

【治疗】

总体而言,对胎膜早破的处理已经从保守处理转为积极处理,准确评估孕周对处理至关重要。

1.发生在36周后的胎膜早破 观察12~24小时,80%患者可自然临产。临产后观察体温、心率、宫缩、羊水流出量、性状及气味,必要时B型超声检查了解羊水量,胎儿电子监护进行宫缩应激试验,了解胎儿宫内情况。若羊水减少,且CST显示频繁变异减速,应考虑羊膜腔输液;如变异减速改善,产程进展顺利,则等待自然分娩。否则,行剖宫产术。若未临产,但发现有明显羊膜腔感染体征,应立即使用抗生素,并终止妊娠。如检查正常,破膜后12小时,给予抗生素预防感染,破膜24小时仍未临产且无头盆不称,应引产。目前研究发现,静滴催产素引产似乎最合适。

2.足月前胎膜早破治疗 是胎膜早破的治疗难点,一方面要延长孕周减少新生儿因不成熟而产生的疾病与死亡;另一方面随着破膜后时间延长,上行性感染成为不可避免或原有的感染加重,发生严重感染并发症的危险性增加,同样可造成母儿预后不良。目前足月前胎膜早破的处理原则是:若胎肺不成熟,无明显临床感染征象,无胎儿窘迫,则期待治疗;若胎肺成熟或有明显临床感染征象,则应立即终止妊娠;对胎儿窘迫者,应针对宫内缺氧的原因,进行治疗。

(1)期待治疗:密切观察孕妇体温、心率、宫缩、白细胞计数、C反应蛋白等变化,以便及早发现患者的明显感染体征,及时治疗。避免不必要的肛门及阴道检查。

1)应用抗生素:足月前胎膜早破应用抗生素,能降低胎儿及新生儿肺炎、败血症及颅内出血的发生率;亦能大幅度减少绒毛膜羊膜炎及产后子宫内膜炎的发生;尤其对羊水细菌培养阳性或阴道分泌物培养B族链球菌阳性者,效果最好。B族链球菌感染用青霉素;支原体或衣原体感染,选择红霉素或罗红霉素。如感染的微生物不明确,可选用FDA分类为B类的广谱抗生素,常用β-内酰胺类抗生素。可间断给药,如开始给氨苄西林或头孢菌素类静脉滴注,48小时后改为口服。若破膜后长时间不临产,且无明显临床感染征象,则停用抗生素,进入产程时继续用药。

2)宫缩抑制剂应用:对无继续妊娠禁忌证的患者,可考虑应用宫缩抑制剂预防早产。如无明显宫缩,可口服利托君;有宫缩者,静脉给药,待宫缩消失后,口服维持用药。

3)纠正羊水过少:若孕周小,羊水明显减少者,可进行羊膜腔输液补充羊水,以帮助胎肺发育;若产程中出现明显脐带受压表现(CST显示频繁变异减速),羊膜腔输液可缓解脐带受压。

4)肾上腺糖皮质激素促胎肺成熟:妊娠35周前的胎膜早破,应给予倍他米松12mg静脉滴注,每日1次共2次;或地塞米松10mg静脉滴注,每日1次,共2次。

(2)终止妊娠:一旦胎肺成熟或发现明显临床感染征象,在抗感染同时,应立即终止妊娠。对胎位异常或宫颈不成熟,缩宫素引产不易成功者,应根据胎儿出生后存活的可能性,考虑剖宫产或更换引产方法。

3.小于24孕周的胎膜早破 这个孕周最适合的处理尚不清楚,必须个体化,患者及家人的要求应纳入考虑。若已临产,或合并胎盘早剥,或有临床证据显示母儿感染存在,这些都是积极处理的指征。有些父母要求积极处理是因为担心妊娠25~26周分娩的胎儿虽然有可能存活,但极可能发生严重的新生儿及远期并发症。

目前越来越多的人考虑期待处理。但有报告指出,小于24周新生儿的存活率低于50%,甚至在最新最好的研究中,经过12个月的随访后,发育正常的新生儿低于40%。因此,对于小于24周的PPROM,对回答父母咨询必须完全和谨慎。应让父母明白在最好的监测下新生儿可能的预后:新生儿死亡率及发病率都相当高。

考虑到预后并不明确,对于小于24周德早产胎膜早破,另一种处理方案已形成。即:在首次住院72小时后,患者在家中观察,限制其活动,测量体温,每周报告产前评估及微生物/血液学检测结果。这种处理有待随机试验评估,但考虑到经济及心理因素,这种处理很显然是合适的。

4.发生在24~31孕周的胎膜早破 在这个孕周,胎儿最大的风险仍是不成熟,这种风险比隐性宫内感染患者分娩产生的好处还重要。因此,期待处理是这个孕周最好的建议。

在这个孕周,特别对于胎肺不可能成熟的患者,使用羊膜腔穿刺检查诊断是否存在隐性羊膜腔感染存在争议。在某些情况下,特别是存在绒毛膜羊膜炎隐性体征,如低热、白细胞计数升高和C反应蛋白增加等,可以考虑羊膜腔穿刺。

一项评估26~31周PPROM患者72小时后在家中及医院治疗的对比随机研究指出,在家中处理是一项可采纳的安全方法,考虑到新生儿及母亲的结局,这种处理明显减少母亲住院费用。Hoffmann等指出,这种形式更适合一周内无临床感染迹象、B超提示有足量羊水的患者。我们期待类似的大样本随机研究结果,决定这个孕周PPROM的合适处理。

在24~31周PPROM的产前处理中,应与父母探讨如果保守处理不合适时可能的分娩方式。结果发现,正在出现一种值得注意的临床实践趋势。Amon等以围产学会成员的名义发表的一项调查显示,特别是胎儿存活率不高的孕周,在1986~1992年分娩的妇女中,孕24~28周因胎儿指征剖宫产率增加了2倍。然而,Sanchez-Ramos等在1986~1990年研究指出,极低体重婴儿分娩的剖宫产率从55%降低至40%($P<0.05$),新生儿的死亡率并没有改变,低Apgar评分的发生率、脐带血气值、脑室出血的发生率,或新生儿在重症监护室治疗的平均时间也没有改变。Weiner特别研究32周前的臀先露病例,得出结论:剖宫产通过减少脑室出血的发生率而减少围产儿的死亡率。Olofsson等证实了这个观点。

客观地说,低出生体重婴儿经阴道分娩是合理的选择,若存在典型的产科指征,借助剖宫产可能拯救小于32周臀先露的婴儿。

5.发生于31~33孕周的胎膜早破 该孕周分娩的新生儿存活率超过95%。因此,不成熟的风险和新生儿败血症的风险一样。尽管这个时期用羊膜腔穿刺检查似乎比较合理,但对其价值仍未充分评估。在PPROM妇女中行羊膜腔穿刺获取羊水的成功率介于45%~97%,即使成功获取羊水,但由于诊断隐性宫内感染缺乏金标准,使我们难于解释革兰染色、羊水微生物培养、白细胞酯酶测定及气相色谱分析的结果。Fish对6个关于应用培养或革兰染色涂片诊断羊水感染研究的综述指出,这些检查诊断宫内感染的敏感率为55%~100%,特异性为76%~100%。羊水感染的定义在评价诊断实验对亚临床宫内感染诊断的敏感性及特异性时特别重要,例如,如果微生物存在即诊断宫内感染,羊水革兰染色及培养诊断的敏感性为100%;如果将新生儿因败血症死亡作终点,诊断宫内感染的敏感性将明显减低,这将漏诊很多重要疾病。Fish用绒毛膜炎组织病理学证据定义感染,但Ohlsson及Wang怀疑这一点,他们接受临床绒毛膜羊膜炎及它的缺点;Dudley等用新生儿败血症(怀疑或证实)定义感染;而Vintzileos等联合临床绒毛膜羊膜炎及新生儿败血症(怀疑或证实)定义感染。

Dudley等指出,在这个孕周羊膜腔穿刺所获得的标本中,58%的病例胎肺不成熟。这一结果和显示胎肺成熟率为 50%～60% 的其他研究相一致。考虑到早产胎膜早破新生儿呼吸窘迫问题，胎肺成熟测试（US 值）阳性预测值为 68%，阴性预测值为 79%。对特殊情况如隐性感染但胎肺未成熟及胎肺已成熟但羊水无感染状况缺乏足够评估，因而无法决定正确的处理选择。

如果无法成功获取足够多羊水，处理必须依据有固有缺陷的临床指标结果，并联合精确性差的 C 反应蛋白及血常规等血液参数评估感染是否存在。虽然 Yeast 等发现没有证据显示羊膜腔穿刺引起临产，但这种操作并不是完全无并发症的，在回答患者及家人咨询时，这种情况必须说明。特别是在这个孕周，羊膜腔穿刺在患者处理中的作用有待评估。在将列为常规处理选择前，最好先进行大样本前瞻性随机试验。

6.发生在 34～36 周的胎膜早破　虽然在这个孕周仍普遍采用期待疗法，但正如 Olofsson 等关于瑞典对 PPROM 的产科实践的综述中提出的，很多人更愿意引产。这个孕周引产失败的可能性比足月者大，但至今对其尚未做充分评估。

应该清楚明确，宫内感染、胎盘早剥或胎儿窘迫都是积极处理的指征。

【预防】

1.妊娠期尽早治疗下生殖道感染　及时治疗滴虫阴道炎、淋病奈氏菌感染、宫颈沙眼衣原体感染、细菌性阴道病等。

2.注意营养平衡　适量补充铜元素或维生素 C。

3.避免腹压突然增加　特别对先露部高浮、子宫膨胀过度者，应予以足够休息，避免腹压突然增加。

4.治疗宫颈内口松弛　可于妊娠 14～16 周行宫颈环扎术。

【临床特殊情况的思考和建议】

胎膜早破应用抗生素的价值及选择：胎膜早破患者中应用抗生素可以提高新生儿的预后，同时还可以减少母亲感染、推迟分娩、减少新生儿感染和新生儿在出生 28 天内需要肺表面活性物质及氧气的数量。选用何种抗生素也非常重要，现在认为大环内酯类抗生素能够消除细菌治病因子产物，发挥抗蛋白酶活性，稳定活化的炎性细胞。β-内酰胺类抗生素仅削弱细菌细胞壁合成，减少内毒素的释放，但增加炎症细胞因子的释放，对新生儿有潜在的副作用。所以目前有观点认为在胎膜早破患者中应用红霉素治疗可以更加好的改善新生儿的预后和减少儿童缺陷。

二、绒毛膜羊膜炎

胎膜的炎症是一种宫内感染的表现，常伴有胎膜早破和分娩延长。当显微镜下发现单核细胞及多核细胞浸润绒毛时称为绒毛膜羊膜炎。如果单核细胞及多核细胞在羊水中发现时即为羊膜炎。脐带的炎症称为脐带炎，胎盘感染称为胎盘绒毛炎。绒毛膜羊膜炎是宫内感染的主要表现，是导致胎膜早破和(或)早产的主要原因，同时与胎儿的和新生儿的损伤和死亡密切有关。

【病因】

研究证实阴道和(或)宫颈部位的细菌通过完整或破裂的胎膜上行性感染羊膜腔是导致绒毛膜羊膜炎的主要原因。20 多年前已经发现阴道直肠的 B 族链球菌与宫内感染密切相关。妊娠期直肠和肛门菌群异常可以导致阴道和宫颈部位菌群异常。妊娠期尿路感染可以引起异常的阴道病原体从而引起宫内感染，这种现象在未治疗的与 B 族链球菌相关无症状性菌尿病患者中得到证实。细菌性阴道病被认为与早产、胎膜早破、绒毛膜羊膜炎，以及长期的胎膜破裂、胎膜牙周炎、A 型或 O 型血、酗酒、贫血、肥胖等有关。

宫颈功能不全导致宿主的防御功能下降，从而为上行性感染创造条件。

【对母儿的影响】

1.对孕妇的影响　20 世纪 70 年代宫内感染是产妇死亡的主要原因。到 90 年代由于感染的严重并发症十分罕见,由宫内感染导致的孕产妇死亡率明显下降。但由宫内感染导致的并发症仍较普遍,因为宫内感染可以导致晚期流产和胎儿宫内死亡。胎膜早破与宫内感染密切相关。目前宫内感染已公认是早产的主要原因。宫内感染还可导致难产并导致产褥感染。

2.对胎儿、婴儿的影响　宫内感染对胎儿和新生儿的影响远较对孕产妇的影响大。胎儿感染是宫内感染的最后阶段。胎儿炎症反应综合征(FIRS)是胎儿微生物入侵或其他损伤导致一系列炎症反应,继而发展为多器官衰竭、中毒性休克和死亡。另外胎儿感染或炎症的远期影响还包括脑瘫,肺支气管发育不良,围产儿死亡的并发症明显增加。

【临床表现】

绒毛膜羊膜炎的临床症状和体征主要包括:①产时母亲发热,体温>37.8℃;②母亲明显的心跳过速(>120次/分);③胎心过速(>160bpm);④羊水或阴道分泌物有脓性或有恶臭味;⑤宫体触痛;⑥母亲白细胞增多(全血白细胞计数>$15\times10^9\sim18\times10^9$/L)。

在以上标准中,产时母亲发热是最常见和最重要的指标,但是必须排除其他原因,包括脱水、或同时有尿路和其他器官系统的感染。白细胞升高非常重要,但是作为单独指标诊断意义不大。

体检非常重要,可以发现未表现出症状和体征的绒毛膜羊膜炎孕妇,可能发现的体征包括:①发热;②心动过速(>120bpm);③低血压;④出冷汗;⑤皮肤湿冷;⑥宫体触痛;⑦阴道分泌物异常或恶臭。

另外还有胎心过速(>160~180bpm),应用超声检查生物物理评分低于正常。超声检查羊水的透声异常可能也有一定的诊断价值。

【诊断】

根据临床症状及体征诊断并不困难。但常需采用下列辅助检查,估计羊水量及羊水过多的原因。在产时,绒毛膜羊膜炎的诊断通常以临床标准作为依据,尤其是足月妊娠时。

1.羊水或生殖泌尿系统液体的细菌培养　对寻找病原体可能是有诊断价值的方法。有学者提出获取宫颈液培养时可能会增加早期羊水感染的危险性,无论此时胎膜有否破裂。隐性绒毛膜羊膜炎被认为是早产的重要诱因。

2.羊水、母血、母尿或综合多项实验检查　无症状的早产或胎膜早破的产妇需要进行一些检查来排除有否隐性绒毛膜羊膜炎。临床医生往往进行一些实验室检查包括羊水、母血、母尿或综合多项实验检查来诊断是否有隐性或显性的羊膜炎或绒毛膜羊膜炎的存在。

3.羊水或生殖泌尿系统液体的实验室检查　包括以下几项:

(1)通过羊膜穿刺获得的羊水,可进行白细胞计数、革兰氏染色、PH值测定、葡萄糖定量,以及内毒素、乳铁蛋白、细胞因子(如白细胞介素6)等的测定。

(2)羊水或血液中的细胞因子定量测定通常包括IL-6、肿瘤坏死因子α、IL-1以及IL-8。尽管在文献中IL-6是最常被提及的,但目前尚无一致的意见能表明哪种细胞因子具有最高的敏感性或特异性,以及阳性或阴性的预测性。脐带血或羊水中IL-6水平的升高与婴儿有长期的神经系统损伤有关。这些都不是常规的实验室检查,在社区医院中也没有这些辅助检查。

(3)PCR作为一种辅助检查得到了迅速发展。它被用来检测羊水中或其他体液中的微生物如HIV病毒、巨细胞病毒、单纯疱疹病毒、细小病毒、弓形体病毒以及细菌DNA。PCR检测法被用来诊断由细菌体病原体引起的羊水感染,但只有大学或学院机构才能提供此类检测方法。

(4)羊膜穿刺术可引起胎膜早破。正因为如此,有人提出检测宫颈阴道分泌物来诊断绒毛膜羊膜炎。可能提示有宫颈或绒毛膜感染存在的宫颈阴道分泌物含有胎儿纤连蛋白、胰岛素样生长因子粘连蛋白Ⅰ以及唾液酶。羊膜炎与IL-6水平、胎儿纤连蛋白有密切关系。然而,孕中期胎儿纤连蛋白的测定与分娩时的急性胎盘炎无关。羊水的蛋白组织学检测能诊断宫内炎症和或宫内感染,并预测继发的新生儿败血症。但读者谨记这些检测并不是大多数医院能做的。

(5)产前过筛检查表明:B族链球菌增殖可增加发生绒毛膜羊膜炎的风险,而产时抗生素的应用能减少新生儿B族链球菌感染的发生率。在产时应用快速B族链球菌检测能较其他试验发现更多处于高危状态的新生儿。快速B族链球菌检测法的应用使一些采用化学药物预防产时感染的母亲同时也能节约花费于新生儿感染的费用大约差不多12000美元。近年来更多来自欧洲的报道也提到了B族链球菌检测和产时化学药物预防疗法的效果,但同时也提出PCR检测如何能更好改进B族链球菌检测的建议。

4.母血检测

(1)当产妇有发热时,白细胞计数或母血中C反应蛋白的水平用来预测绒毛膜羊膜炎的发生。但不同的报道支持或反对以C反应蛋白水平来诊断绒毛膜羊膜炎。但C反应蛋白水平较外周血白细胞计数能更好地预测绒毛膜羊膜炎,尤其是如果产妇应用了皮质醇激素类药物,她们外周血中的白细胞可能会增高。

(2)另一些学者提示母血中的α_1水解蛋白酶抑制复合物能较C反应蛋白或白细胞计数更好的预测羊水感染羊水中的粒细胞计数看来较C反应蛋白或白细胞计数能更好预测羊水感染。事实上,羊水中白细胞增多和较低的葡萄糖定量就高度提示绒毛膜羊膜炎的发生,在这种情况下也是最有价值的信息。分析母体血清中的IL-6或铁蛋白水平也是有助于诊断的,因为这些因子水平的增高也和母体或新生儿感染有关。在母体血清中的IL-6水平较C反应蛋白可能更有预测价值。母血中的α_1水解蛋白酶抑制复合物、细胞因子以及铁蛋白没有作为广泛应用的急性绒毛膜羊膜炎标记物。

【治疗】

包括两部分的内容,第一部分是对于怀疑绒毛膜羊膜炎孕妇的干预和防止胎儿的感染;第二部分是包括对绒毛膜羊膜炎的病因、诊断方法,以及可疑孕妇分娩的胎儿及时和适合的治疗。

1.孕妇治疗　一旦绒毛膜羊膜炎诊断明确应该即刻终止妊娠。一旦出现胎儿窘迫应紧急终止妊娠。目前建议在没有获得病原体培养结果前可以给予广谱抗生素或依据经验给予抗生治疗,可以明显降低孕产妇和新生儿的病死率。

早产和胎膜早破的处理:早产或胎膜早破的孕妇即使没有绒毛膜羊膜炎的症状和体征,建议给予预防性应用抗生素治疗,对于小于36周早产或胎膜早破的孕妇,明确应预防性应用抗生素。足月分娩的孕妇有GBS感染风险的应预防性应用抗生素。一些产科医生发现在32周后应用糖皮质激素在促胎儿肺成熟的作用有限。而应用糖皮质激素是否会增加胎儿感染的风险性现在还没有明确的依据,应用不增加风险。

2.新生儿的治疗　儿科医生与产科医生之间信息的交流对于及时发现新生的感染非常有意义。及时和早期发现母亲的绒毛膜羊膜炎可有效降低新生儿的患病率和死亡率。

【临床特殊情况的思考和建议】

在早产胎膜早破患者中经常要应用到免疫调节剂(地塞米松和吲哚美辛),由于担心会增加绒毛膜羊膜炎的发生、导致炎症的扩散,许多临床医生犹豫不决。研究表明胎儿的损伤与炎症反应过程中产生的大量细胞因子有密切关系,降低炎症反应的药物在预防早产、新生儿损伤和远期围产儿发病中可能起到一定的作用。所以,对于存在绒毛膜羊膜炎的孕妇在应用足够的抗生素的前提下应用地塞米松等免疫调节剂是安全的,而且对于改善围产儿的结局有益。

(周丽霞)

第四节 脐带异常

脐带是胎儿与母体进行物质和气体交换的唯一通道。若脐带发生异常（包括脐带过短、缠绕、打结、扭转及脱垂等），可使胎儿血供受限或受阻，导致胎儿窘迫，甚至胎儿死亡。

【脐带长度异常】

脐带的长度个体间略有变化，足月时平均长度为55~60cm，特殊的脐带长度异常病例，长度最小几乎为无脐带，最长为300cm。正常长度为30~100cm。脐带过长经常会出现脐带血管栓塞及脐带真结，同时脐带过长也容易出现脐带脱垂。短于30cm为脐带过短。妊娠期间脐带过短并无临床征象。进入产程后，由于胎先露部下降，脐带被拉紧使胎儿血循环受阻出现胎儿窘迫或造成胎盘早剥和子宫内翻，也可引起产程延长。若临产后疑有脐带过短，应抬高床脚改变体位并吸氧，胎心无改善应尽快行剖宫产术。

通过动物实验以及人类自然分娩的研究，似乎支持这样一个论点：脐带的长度及羊水的量和胎儿的运动呈正相关，并受其影响。Miller等证实：当羊水过少造成胎儿活动受限或因胎儿肢体功能障碍导致活动减少时会使得脐带的长度略微缩短。脐带过长似乎是胎儿运动时牵拉脐带以及脐带缠绕的结果。Soemes和Bakke报道臀位先露者脐带长度较头位者短大约5cm。

【脐带缠绕】

脐带围绕胎儿颈部、四肢或躯干者称为脐带缠绕。约90%为脐带绕颈，Kan及Eastman等研究发现脐带绕颈一周者居多，占分娩总数的21%，而脐带绕颈三周发生率为0.2%。其发生原因和脐带过长、胎儿过小、羊水过多及胎动过频等有关。脐带绕颈一周需脐带20cm左右。对胎儿的影响与脐带缠绕松紧、缠绕周数及脐带长短有关。脐带缠绕可出现以下临床特点：①胎先露部下降受阻：由于脐带缠绕使脐带相对变短，影响胎先露部入盆，或可使产程延长或停滞；②胎儿宫内窘迫：当缠绕周数过多、过紧或宫缩时，脐带受到牵拉，可使胎儿血循环受阻，导致胎儿宫内窘迫；③胎心监护：胎心监护出现频繁的变异减速；④彩色超声多普勒检查：可在胎儿颈部找到脐带血流信号；⑤B型超声检查：脐带缠绕处的皮肤有明显的压迹，脐带缠绕1周者为U形压迫，内含一小圆形衰减包块，并可见其中小短光条；脐带缠绕2周者，皮肤压迹为W形，其上含一带壳花生样衰减包块，内见小光条；脐带缠绕3周或3周以上，皮肤压迹为锯齿状，其上为一条衰减带状回声。当产程中出现上述情况，应高度警惕脐带缠绕，尤其当胎心监护出现异常，经吸氧、改变体位不能缓解时，应及时终止妊娠。临产前B型超声诊断脐带缠绕，应在分娩过程中加强监护，一旦出现胎儿宫内窘迫，及时处理。值得庆幸的是，脐带绕颈不是胎儿死亡的主要原因。Hankins等研究发现脐带绕颈的胎儿与对照胎儿对比出现更多的轻度或严重的胎心变异减速，他们的脐带血PH值也偏低，但是并没有发现新生儿病理性酸中毒。

【脐带打结】

脐带打结分为假结和真结两种。脐带假结是指脐静脉较脐动脉长，形成迂曲似结或由于脐血管较脐带长，血管卷曲似结。假结一般不影响胎儿血液循环，对胎儿危害不大。脐带真结是由于脐带缠绕胎体，随后胎儿又穿过脐带套环而成真结，Spellacy等研究发现，真结的发生率为1.1%。真结在单羊膜囊双胎中发生率更高。真结一旦影响胎儿血液循环，在妊娠过程中出现胎儿宫内生长受限，真结过紧可造成胎儿血循环受阻，严重者导致胎死宫内，多数在分娩后确诊。围产期伴发脐带真结的产妇其胎儿死亡率为6%。

【脐带扭转】

胎儿活动可使脐带顺其纵轴扭转呈螺旋状，生理性扭转可达6~11周。若脐带过度扭转呈绳索样，使胎儿血循环缓慢,导致胎儿宫内缺氧,严重者可致胎儿血循环中断造成胎死宫内。已有研究发现脐带高度螺旋化与早产发生率的增加有关。妇女滥用可卡因与脐带高度螺旋化有关。

【脐带附着异常】

脐带通常附着于胎盘胎儿面的中心或其邻近部位。脐带附着在胎盘边缘者,称为球拍状胎盘,发现存在于7%的足月胎盘中。胎盘分娩过程中牵拉可能断裂,其临床意义不大。

脐带附着在胎膜上,脐带血管如船帆的缆绳通过羊膜及绒毛膜之间进入胎盘者,称为脐带帆状附着。因为脐带血管在距离胎盘边缘一定距离的胎膜上分离,它们与胎盘接触部位仅靠羊膜的折叠包裹,如胎膜上的血管经宫颈内口位于胎先露前方时,称为前置血管。在分娩过程中,脐带边缘附着一般不影响母体和胎儿生命,多在产后胎盘检查时始被发现。前置血管对于胎儿存在明显的潜在危险性,若前置血管发生破裂,胎儿血液外流,出血量达200～300ml,即可导致胎儿死亡。阴道检查可触及有搏动的血管。产前或产时任何阶段的出血都可能存在前置血管及胎儿血管破裂。若怀疑前置血管破裂,一个快速、敏感的方法是取流出的血液做涂片,找到有核红细胞或幼红细胞并有胎儿血红蛋白,即可确诊。因此,产前做B型超声检查时,应注意脐带和胎盘附着的关系。

【脐带先露和脐带脱垂】

胎膜未破时脐带位于胎先露部前方或一侧称为脐带先露,也称隐性脐带脱垂。胎膜破裂后,脐带脱出于宫颈口外,降至阴道甚至外阴,称为脐带脱垂。脐带脱垂是一种严重威胁胎儿生命的并发症,须积极预防。

【单脐动脉】

正常脐带有两条脐动脉,一条脐静脉。如只有一条脐动脉,称为单脐动脉。Bryan和Kohler通过对20000个病例研究发现,143例婴儿为单脐动脉,发生率为0.72%,单脐动脉婴儿重要器官畸形率为18%,生长受限发生率为34%,早产儿发生率为17%。他们随后又发现在90例单脐动脉婴儿中先前未认识的畸形有10例。Leung和Robson发现在合并糖尿病、癫痫、子痫前期、产前出血、羊水过少、羊水过多的孕妇其新生儿中单脐动脉发生率相对较高。在自发性流产胎儿中更易发现单脐动脉。Pavlopoulos等发现在这些胎儿中,肾发育不全、肢体短小畸形、空腔脏器闭锁畸形发生率增高,提示有血管因素参与其中。

临床特殊情况的思考和建议:脐动脉多普勒记录的意义和应用:通过多普勒超声监测胎儿脐动脉血流波形是目前唯一的通过随机研究评估的样本合理的试验。这些研究的结论均支持对高危妊娠应用多普勒超声监测胎儿脐动脉血流波形以降低围产儿发病率(定义为需要住院和引产)和死亡率。然而,对低危妊娠进行研究发现,多普勒监测组有更多的围产儿死亡。这可能是临床医师不能分辨同样的数据在低危妊娠中的预测价值可能较低,这导致过早的干预分娩。所以多普勒不能被推荐用做低危人群的常规筛查方法。

(成立红)

第十四章 难产

第一节 产力异常

【概述】

分娩指妊娠满28周(196日)及以上,胎儿及其附属物从临产开始到全部从母体娩出的过程。影响分娩的主要因素为产力、产道、胎儿及精神心理因素,这些因素在分娩过程中相互影响。任何一个或一个以上的因素发生异常以及四个因素间相互不能适应,而使分娩进展受到阻碍,称为异常分娩,又称难产。产妇的精神心理因素能够影响机体内部的平衡、适应力和健康,使产力、产道和胎儿三方面发生异常而导致难产的发生,所以在传统的意义上还是将难产分为:产力异常引起的难产、产道异常引起的难产、胎位异常引起的难产和胎儿发育异常引起的难产。产力是指将胎儿及其附属物从子宫腔内排出体外的力量。产力包括子宫收缩力、腹压和提肛肌的收缩。其中子宫收缩力贯穿分娩全过程,在分娩过程中,子宫收缩的节律性、对称性及极性不正常或强度、频率有改变,称为子宫收缩力异常,简称产力异常。子宫收缩力异常临床上分为子宫收缩乏力(简称宫缩乏力)和子宫收缩过强(简称宫缩过强)两类,每类又分为协调性子宫收缩和不协调性子宫收缩。

【流行病学】

难产是比较常见的产科病理,其发生率在世界各地很多地方都呈逐年上升的趋势,其中产力异常性难产,使用催产素加速产程尤为常见。1980年国内35个医院报道在57002例初产妇、单胎中有10448例(18.33%)被诊断为难产,12.56%是头位(头位难产)。美国的初产剖宫产率在1998年为14.9%,50%初产妇剖宫产的指征是难产。而到了2005年,剖宫产率超过30%(逐年上升创历史最高,Martin等2007年报道)。美国妇产科学会2003年的报道,有60%的剖宫产的诊断为难产。其中根据美国国立死亡统计中心的资料所述,1995年分娩人数为39000000,其中34%的孕妇涉及引产和加速产程的情况(Venture等,1997),而此数字亦从1989年的20%增加到2002年的38%(Martin等,2003)。在Parkland医院约有35%的产程是由缩宫素引产和加速产程的。在Alabama大学的Birmingham医院,从1996年到1997年有17000名孕妇分娩,其中35%的妇女予缩宫素加速产程。

【病因】

产力是一种肌肉活动,其中最重要的是子宫肌活动,现代妇产科分娩动因方面研究显示子宫肌活动的调节包括:神经调节、激素及受体的调节、旁分泌与自身分泌因子的调节、机械性调节、代谢性调节和子宫平滑肌细胞膜离子通道对子宫收缩的调节。因此,产力异常的原因归纳为以下三方面:

1.子宫肌源性

(1)子宫肌壁过度膨胀,使子宫肌纤维过度伸长而收缩能力减弱,如多胎妊娠、羊水过多、巨大儿等。

(2)子宫结构异常,如子宫畸形(双子宫、单角子宫等)造成宫缩不协调;子宫发育不良、幼稚性子宫则因肌纤维、神经分布异常,肌肉数目少、弹性差,容易引起子宫收缩乏力;而子宫肌瘤因肌核的存在,可直接影响子宫的收缩力量及阻断子宫收缩波的扩展。

(3)多产妇曾患过子宫感染,使子宫肌壁发生纤维变性,因而不能推动正常收缩功能,致使产力异常。

(4)绒毛膜羊膜炎,感染本身在异常子宫活动的产生中扮演重要角色。Satin(1992)在266例妊娠妇女研究中显示约40%需要缩宫素刺激宫缩的妇女发生绒毛膜羊膜炎。

2.神经源性 子宫受交感神经和副交感神经的支配。交感神经使子宫肌兴奋,促进子宫肌和子宫血管收缩;副交感神经则抑制,并使子宫血管扩张。

(1)精神因素:宫缩乏力多发生于初产妇,尤其高龄初产,对正常分娩活动缺乏理解,思想有顾虑或恐惧,临产后精神过度紧张,致使大脑皮层抑制,从而影响子宫正常收缩。此外,对疼痛耐受力差、睡眠减少等,同样可导致宫缩乏力。

(2)头盆不称和胎儿位置异常:先露部不能紧贴子宫下段和宫颈,不能刺激子宫阴道神经丛而引起有力的反射性子宫收缩,导致继发性宫缩乏力。一般多见于头盆不称、先露部浮动、臀先露、横位、前置胎盘等(膀胱长时间胀满也可致宫缩乏力)。

(3)药物影响:临产后使用大剂量镇静剂、镇痛剂及麻醉药,如吗啡、氯丙嗪、硫酸镁、苯巴比妥钠等,可以使宫缩受到抑制。Shama和Leveno(2000)的研究发现硬膜外麻醉可能会延长产程,但不增加剖宫产率的发生。

3.激素及电解质 影响子宫收缩和舒张功能的激素很多,大致可分三类:①兴奋性激素、抑制性激素和具双重作用的激素。其中兴奋性的激素有:前列腺素、缩宫素和内皮素等;②抑制性激素有:黄体酮、松弛素、β-内啡肽和甲状旁腺相关蛋白等;③双重作用的激素有:雌激素、胎盘促肾上腺皮质激素释放激素等。钙离子通道的激活是子宫收缩的必要条件,很多调节子宫收缩或舒张的物质就是通过这条途径对子宫活动进行调节的。

(1)体质与内分泌失调:产妇合并有急慢性疾病,体弱,身体过于肥胖或瘦小,妊娠晚期产妇体内雌激素、缩宫素、前列腺素、乙酰胆碱不足或孕激素水平下降缓慢,以及子宫对乙酰胆碱敏感性减低等,均可影响子宫肌兴奋域而影响子宫收缩。

(2)电解质及代谢紊乱:电解质浓度如钾、钠、钙、镁等异常,可影响子宫肌肉的兴奋域,而影响收缩功能。滞产后引起的电解质、蛋白质及酶类的新陈代谢障碍可加重子宫收缩乏力。

【临床表现及诊断】

1.产程异常 产程是一动态过程。其特征是宫缩频率和强度逐渐增加,持续时间逐渐延长,使得宫颈逐渐展平,宫口进行性扩张,胎头沿产道不断下降。Friedman在其有关分娩的论文中指出:除宫颈扩张和胎头下降,似乎没有哪种临产特征对监测产程有用。因此正常分娩产程的划分最常引用的定义来自其研究资料,使用检查宫颈扩张和先露下降的方法估计产程进展。可见,产程异常既是难产的临床表现也是难产的结果,更是难产重要的诊断依据。

(1)临产的诊断:临产开始的标志为规律且逐渐增强的子宫收缩,持续30秒或30秒以上,间歇5~6分钟(每10分钟1~2次),并伴随进行性宫颈管消失、宫口扩张和胎先露部下降。临产的诊断非常关键,错误的诊断可导致无根据的、危险的干预。

(2)宫缩乏力导致的产程异常

1)潜伏期延长:从临产规律宫缩开始至宫口扩张3cm称为潜伏期。初产妇潜伏期正常约需8小时,最大时限16小时,超过16小时(经产妇14小时)称为潜伏期延长。

2)活跃期延长:从宫口扩张 3cm 开始至宫口开全为活跃期。初产妇活跃期正常约需 4 小时,最大时限 8 小时,若超过 8 小时,而宫口扩张速度初产妇<1.2cm/h,经产妇<1.5cm/h,称为活跃期延长。

3)活跃期停滞:进入活跃期后,宫口不再扩张 2 小时以上,称为活跃期停滞。

世界卫生组织为发展中国家设计的产程图标准为潜伏期不超过 8 小时,活跃期宫颈扩张速度不低于 1cm/h,并建议设立警戒线和处理线。

4)第二产程延长:第二产程初产妇超过 2 小时、经产妇超过 1 小时尚未分娩,称为第二产程延长。硬膜外麻醉,使得大多数孕妇第二产程延长,这一数据表明当局部麻醉时,第二产程允许多加 1 小时,这一报道也影响了 1995 年美国妇产科学会(1995)修改先前有关第二产程持续时间的规定,在硬膜外麻醉时其上限均可额外增加 1 小时。最近研究表明第二产程超出这些时间限制时并不对新生儿的预后产生不利影响,但是经阴道分娩的可能性却降低。

5)第二产程停滞:第二产程达 1 小时胎头下降无进展,称为第二产程停滞。

6)胎头下降延缓:活跃期晚期及第二产程,胎头下降速度初产妇<1.0cm/h,经产妇<2.0cm/h,称为胎头下降延缓。

7)胎头下降停滞:活跃期晚期胎头停留在原处不下降达 1 小时以上,称为胎头下降停滞。

8)滞产:总产程超过 24 小时。

(3)宫缩过强导致的产程异常:急产:宫口扩张速度>5cm/h(初产妇)或 10cm/h(经产妇)。总产程<3h 结束分娩。

2.宫缩异常　产力异常性难产除了表现出难产的特点外最重要的表现是出现异常的产力,产力包括宫缩力及腹压(包括肛提肌的收缩)两部分,宫缩力主要促进子宫颈口开大及胎头下降,其作用贯穿分娩全过程。而腹压和肛提肌的收缩则主要帮助胎儿娩出,所以又称辅力。因此,宫缩异常是产力异常性难产诊断的重要依据。

(1)监测宫缩的方法

1)宫缩疼痛感觉:正常临产时子宫收缩疼痛是因为子宫收缩牵伸子宫颈和产道的关系。每次子宫收缩的疼痛感觉比临床上所触知的子宫收缩时间要短,实际上,每次子宫收缩患者疼痛只有 30 秒,而临床上触摸子宫收缩约为 70 秒。

2)触摸宫缩:子宫收缩开始的 0~2.67kPa(0~20mmHg)是不痛的,也不能在腹部摸到,所触摸到子宫收缩仅 70 秒,短于真正的 200 秒(测量羊水压力所记录的子宫收缩是 200 秒),而感觉痛时羊水压力在 2.67~6.67kPa(20~50mmHg)时只有 30 秒。当子宫收缩的强度未达 5.33kPa(40mmHg),宫壁很容易被手指压下去,如超过 5.33kPa(40mmHg)时,宫壁变得很硬,手指就压不下去了。

3)内测法:常用的是开口导管法,此法有利于科研工作,不便于普及应用,其缺点是应用时需在破膜后,无菌技术要求较高,且在胎先露入盆后导管不便插入,勉强插入会影响效果。导管本身还可被胎脂、血液及黏液等阻塞,需反复用生理盐水冲掉,故使用不便。与导管法相似者有囊球法及压力传感法。这些方法的共同点是操作麻烦,无菌要求高,不便使用。此外还有胎盘早剥、子宫穿孔等风险,国内尚未普及,国外内测法建议用于:子宫收缩触诊困难,如肥胖患者;不能确定是否需要适当增加子宫收缩力(如静脉点滴催产素)来促进产程进展的;分娩数据用于科研。美国妇产科学院(1995)同时建议,应该达到以下的标准,才能在第一产程诊断产程停滞:①潜伏期已经结束,宫颈已经扩张至 4cm 或以上;②10 分钟内宫缩达 200 Montevideo 单位(内测法)或以上,且已经持续 2 小时,但宫颈没有变化。

4)外测法:这是由腹壁外面间接测定宫缩压力的方法,用一特制的压力传感器作为宫缩压力探头,将其缚在产妇腹壁,宫缩时子宫凸起,腹壁随之凸起变硬,对探头产生压力,使探头传感器件发生位移而检出表示压力大小的电信号,通过仪器显示并记录下来,也就是我们平时使用的电子胎心监护仪的宫缩探头。外测法所检出的数值是相对宫缩压,不能得到真实的压力值。但它也能反映出宫缩变化的情况,如宫缩周期,持续时间及压力变化的趋势等。此法因操作简便、无损伤、不需无菌等,故被广泛使用。外监护宫缩曲线没有内监护曲线圆滑,因影响腹壁压力的各因素,如产妇呼吸及胎动等均被记录下来.故使曲线波动较大。

(2)宫缩强弱的诊断标准

1)宫缩乏力:宫缩持续时间短,间歇时间长且不规则,宫缩<2次/10min,子宫收缩力弱,宫腔内压<2kPa,宫缩高峰时宫体隆起不明显,以手指按压宫底部肌壁仍可出现凹陷。

2)宫缩过强:子宫收缩过频(5~6次/10min),收缩力过强(持续时间超过60s)。

3)分娩各期的宫缩强度、宫缩周期及持续时间诊断标准:由于国内对宫缩强度、宫缩持续时间的各种宫缩监护方法缺乏明确的诊断标准。

(3)外测法宫缩异常的类型特点:由于宫缩疼痛和触摸宫缩的不准确性以及内测法使用尚未普及,现重点介绍外测法宫缩异常的特点。

异常宫缩波形:原发性宫缩乏力宫缩曲线可表现为振幅小而不规则,或宫缩周期延长,多见于宫颈管未成熟、胎头高浮、双胎及羊水过多等,在应用药物引产时也可见此类图形。

继发性宫缩乏力产程开始宫缩良好,经过数小时,宫口开大3~4cm后,宫缩逐渐变弱,直至消失,大多是由于胎头高浮、头盆不称、骨盆狭窄及胎头旋转异常所致。

宫缩过强表现宫缩压力大,且时有双峰出现,产程较短或发生急产,多由产道异常或胎儿因素所致。

强直性宫缩是指一次宫缩持续时间超过2分钟,多数发生于药物引产或乳房按摩的初期,在产程进展中,如胎先露阻力大,也可以发生这种宫缩。

高张性子宫收缩监护图表现为无明显宫缩峰,宫缩曲线也不能完全降为零点,是由于精神紧张或产道异常引起,应注意与胎盘早剥或先兆子宫破裂鉴别。

3.各类型宫缩异常的其他临床表现　产力异常性难产除以上产程异常和宫缩异常外还伴有以下临床表现,其诊断思路如下:

(1)病史要点

1)宫缩乏力常见原因:存在头盆不称或胎位异常;子宫壁过度膨胀、子宫发育不良、子宫畸形等子宫因素;精神因素;内分泌失调因素;镇静剂等药物影响。

2)协调性宫缩乏力属继发性,临产早期正常,在第一产程活跃期后期或第二产程时宫缩减弱,对胎儿影响不大。

3)不协调性宫缩乏力多属原发性,为无效宫缩。产妇的自觉症状和主诉明显,如下腹部持续疼痛、拒按、烦躁不安、尿潴留等,可导致胎儿宫内窘迫。

4)协调性宫缩过强多见于经产妇。如产道无阻力,常表现为急产。

5)强直性子宫收缩必有外在因素。产妇因持续性腹痛表现为痛苦、烦躁不安。

6)子宫痉挛性狭窄环也多有外在因素。产妇出现持续性腹痛,烦躁不安;产程表现常有产力好、产道无狭窄、头盆相称,却产程进展缓慢现象;第三产程常出现胎盘嵌顿。

(2)查体要点

1)协调性宫缩乏力在宫缩高峰时,宫体隆起不明显,用手指压宫底下肌壁仍可出现凹陷。

2)不协调性宫缩乏力在部分表现为宫底部不强,而是子宫下段强,于间歇期子宫壁不完全放松,下部有压痛,胎心率不规则,宫口不能如期扩张,先露下降受阻。

3)协调性宫缩过强的产妇宫口扩张迅速,若存在产道梗阻或瘢痕子宫,可发生病理性缩复环或子宫破裂,腹部触诊,宫体呈痉挛状态,子宫下段有明显压痛,在下腹耻骨联合上10cm至脐部之间可触及此环,呈一环形凹陷,并逐渐上移,腹壁薄者可以看得到。

4)强直性子宫收缩的宫缩间歇短或无间歇,常不易查清胎位,胎心常听不清。若合并产道梗阻,可出现病理性缩复环、血尿等先兆子宫破裂征象。

5)子宫痉挛性狭窄环:此狭窄环不随宫缩上升,腹部检查很难发现此环,手取胎盘时卡在宫颈内口触及此环。

【治疗】

出现产程异常或者产力异常,不论是原发性还是继发性,首先应寻找原因,检查有无头盆不称与胎位异常,阴道检查了解宫颈扩张和胎先露部下降情况。不管何种产力异常,若发现有头盆不称,为梗阻性原因,估计不能阴道分娩者,应及时行剖宫产术。若判断无头盆不称和胎位异常,估计能经阴道分娩者,则应按照以上的临床表现和诊断要点针对产力异常不同的分类采取相应的措施。原则上,协调性宫缩乏力以加强宫缩为主;不协调性宫缩乏力首先应该阻断不协调宫缩;协调性宫缩过强要提前做好接产准备,保护软产道及新生儿,预防产后出血;不协调性宫缩过强要注意抑制宫缩。

1.一般治疗及心理指导治疗 对于精神过度紧张者,心理辅导,消除产妇对分娩的顾虑和恐惧,产时施行Doula陪伴分娩、水针减痛、分娩球的利用、专医专护一对一的产时全程陪产等服务。第一产程,消除产妇精神紧张,可以活动者适当活动,鼓励多进食,注意营养与水分的补充。自然排尿困难者,先行诱导法,无效时及时导尿,便秘者适当使用缓泻剂排空直肠大便。

2.药物治疗

(1)营养及水、电解质、酸碱平衡药物

1)不能进食者静脉补充营养,静脉滴注10%葡萄糖注射液500~1000ml内加维生素C 2g。

2)伴有酸中毒时应补充5%碳酸氢钠100~200ml。

3)低钾血症时应给予氯化钾缓慢静脉滴注。

4)已破膜达12小时者应给予抗生素预防感染。

(2)镇静、镇痛药物

1)产妇过度疲劳或出现不协调性宫缩乏力、子宫痉挛性狭窄环时,可缓慢静脉注射地西泮10mg或哌替啶100mg肌内注射,以镇静放松,有利于恢复体力,不协调性宫缩能得到纠正,若不协调性宫缩已被控制,但宫缩仍弱,可予宫缩素加强宫缩。

2)地西泮能使宫颈平滑肌松弛,软化宫颈,促进宫口扩张,尤其适用于宫口扩张缓慢及宫颈水肿时,间隔4~6h可重复应用,与缩宫素联合应用效果更佳。但在分娩前15h内应用地西泮30mg以上,尤其是肌内或静脉注射,可使新生儿窒息、肌张力减退、低温、厌食、对冷刺激反应微弱并抑制代谢,因此,注意使用量不宜过大。

3)宫缩抑制剂的使用:对于不协调性宫缩过强可给予宫缩抑制剂,如25%硫酸镁20ml加入5%葡萄糖20ml内缓慢静脉注射(不少于5分钟),或用羟苄羟麻黄碱(盐酸利托君)100mg加入5%葡萄糖液500ml静脉滴注,目的是减缓子宫收缩,放松子宫张力。

(3)缩宫(催产)素

1)指征:破膜6小时未临产或经阴检证实无头盆不称,不存在不能经阴道产的异常先露,疑有协调性宫缩乏力引起的潜伏期或活跃期获第二产程延长、胎头下降缓慢、活跃期或第二产程停滞和胎头下降停滞者均可用之催产。

2)禁忌证:骨盆狭窄或头盆不称;需选择性剖宫产分娩的异常胎位(如臀位及横位等);子宫过度膨胀(如多胎妊娠、巨大胎儿,或羊水过多)而行子宫容积减少之前;妊娠合并严重心血管异常、心肺功能不良、血液病(如高血压、心脏病、严重的血小板减少性紫癜等);胎盘早剥或胎盘边缘超过子宫内口;畸形子宫或瘢痕子宫妊娠(如双角子宫妊娠、子宫肌瘤剔除术或剖宫产术后妊娠);高位广泛的严重阴道狭窄;广泛的大面积阴道尖锐湿疣;宫颈癌;影响胎先露入盆的子宫下段及宫颈的较大肌瘤和活动期的生殖器疱疹;严重的宫内感染或妊娠高血压疾病病情尚未稳定;严重胎盘功能减退或胎儿窘迫;子宫不协调收缩所致产程延长;对缩宫素过敏者;多次分娩史(6次以上)的产妇也应尽量避免使用缩宫素,否则易导致子宫破裂。

3)使用常规及注意事项:静脉滴注5%葡萄糖液500ml调节至8滴/min,然后加入催产素(2.5U)摇匀,排出滴管中首部分的15ml液体后滴入催产素。由专人直接监护其胎心率、宫缩及宫口开大情况下,间歇15～30min增加催产素4滴/min(刚开始使用催产素须行OCT试验者按照OCT试验操作常规调速)。宫缩调节[宫缩持续时间(秒)/宫缩间期(分)]:潜伏期(宫口开大<3cm)25～35/5～6;活跃期早期(宫口开大<5cm)36～46/3～4;活跃期晚期(宫口开大5～10cm)46～60/1～2。初次用催产素必须十分小心并严密监测,特别在开始的40min,一旦发生过度反应(10min内有5次以上的宫缩或15分钟内有超过7次;或宫缩持续时间达60～90s),必须立即中止滴入催产素,除个别出现过敏反应者须同时进行抗过敏处理外,停药后期血浆浓度将会迅速下降(催产素半衰期一般为1～6min)。如人工破膜后加滴催产素应在破膜后2～6h未临产才用该药。对于怀疑为假临产或不协调性宫缩乏力均不应使用催产素,可在使用镇静剂(如地西泮或哌替啶)抑制假临产或恢复协调的子宫收缩后再考虑使用催产素。对于羊水过少、胎儿生长受限或怀疑胎盘功能减退的情况使用催产素行OCT试验须慎重,向家属交代清楚使用风险(特别是强调胎儿窘迫可能),如足月宜尽快行人工破膜观察羊水情况,结果一切正常后严密监护下使用。遇有子宫收缩乏力,注药时间不宜超过6～8h。

3.手术治疗

(1)人工破膜:破膜后胎头将直接紧贴子宫下段及宫内口,引起反射性子宫收缩,加速产程进展。Gamt等(1993)发现在产程早期行选择性人工破膜可减少催产素用量,而且更为重要的是对胎儿、新生儿均无不良影响。但同时他的研究中也发现选择性人工破膜可导致轻中度脐带受压而致胎心率的变化。尽管如此,却未见因明显的减速而致胎儿窘迫行剖宫产几率增加。

1)适应证:潜伏期或活跃期延长或进展缓慢,正常产程进入活跃期,宫口开大3～5cm,胎膜未破且张力大者;疑有胎儿宫内窘迫或相对头盆不称或决定分娩方式之前需要了解羊水性状者。国外主张如有胎儿情况危险,需要内置监护仪行宫内情况评估者也是人工破膜的适应证。

2)禁忌证:头盆不称、产道梗阻、胎位不正、脐带先露。

3)操作方法及注意事项:破膜最好用鼠齿钳或一次性破膜器,要在严格消毒下进行,破膜前要先听胎心,检查有无头盆不称,排除脐带先露,如有宫缩,应在宫缩间歇期进行人工破膜。破膜后术者手应停留在阴道内,经过1～2次宫缩待胎头入盆后,术者再将手取出。破膜后要注意检查有无脐带脱垂,要注意听胎心。羊水过多者破膜前可先经腹壁羊膜腔穿刺放液,或用长针头做高位破膜,使羊水缓慢流出,防止脐带脱垂或胎盘早剥。如胎膜破口较大,羊水流出过快,可用拳头置于阴道或堵塞阴道口,尽量减慢羊水流速。国外主张破膜时助手轻按宫底,并于耻骨联合上方按压体部可减少脐带脱垂的危险。

(2)阴道助产:进入第二产程,如胎头双顶径已通过坐骨棘平面,可等待自然分娩;若出现第二产程延长,则可行阴道助产。包括胎头负压吸引术和产钳术。

1)适应证:第二产程延长,初产妇宫口开全已达2小时,经产妇宫口开全已达1小时,无明显头盆不称,胎头已较低者；胎头位置不正；母亲有内科疾病需缩短产程者；剖宫产史或子宫有瘢痕者；胎儿窘迫。

2)禁忌证：胎膜未破，宫口未开全；胎头未衔接，明显的头盆不称。胎头双顶径未达坐骨棘水平，胎先露在+2以上；严重的胎儿畸形；死胎；异常胎位。

胎头负压吸引术不适用于臀位、颜面位、额位等其他异常胎位，早产儿不宜行胎头负压吸引术（通常孕周<34周，脑室内出血的危险性大）。

不适用产钳的胎位有颏先露、额先露、高直位以及明显的不均倾位。

(3)剖宫产术：若胎头未衔接、头盆不称或伴有胎儿窘迫征象，应行剖宫产。当对产程进展不良的干预无效时，亦应考虑行剖宫产术。如宫白开全时间大于2小时且胎头颅骨最低点未达S=0者应行剖宫产。宫口开全，胎心率正常，出现宫缩乏力者，经催产素催产半小时后胎先露骨质部分<+3cm或胎头位置异常难于转到助产手术所需位置者也应剖宫产，尽量避免第二产程延长，不要发生滞产。

（王 伟）

第二节 骨产道异常

骨产道即骨盆。畸形骨盆经线较正常短，称狭窄骨盆。

【诊断标准】

1.病史 曾患影响骨骼、脊柱或髋关节的疾病，如脊柱后突或侧突、佝偻病、结核病、脊髓灰质炎等；曾有下肢外伤而致跛足等。既往异常分娩史，如产程延长、分娩困难及新生儿产伤等。

2.检查

(1)全身检查：注意孕妇身材、体型及步态，有无悬垂腹、驼背，米氏菱形窝是否对称等。

(2)腹部检查：注意有无胎先露及胎位异常。初产近预产期、经产妇临产后胎头仍未入盆，检查胎头是否有无跨耻征阳性。

(3)骨盆测量

1)外测量：可间接判断骨盆大小及形态。①髂前上棘间径：正常值23～26cm，临界值为22cm；②髂嵴间径：正常值25～28cm，临界值为24cm；③骶耻外径：正常值18～20cm；④骨盆出口横径，正常值8～9cm，加测出口后矢状径<8cm，两径之和应>15cm。

2)内测量：骨盆外测量疑有狭窄，应补充内测量，以明确狭窄程度。①骨盆入口平面前后径，以骶耻外径表示，此径短则测骶耻内径。耻骨联合下缘至骶岬上缘中点的距离，即对角径，如<11.5cm为狭窄，减去1.5～2cm相当于骨盆入口前后径的长度。②中骨盆横径即坐骨棘间径，正常值10cm即容6指松；坐骨切迹底部宽度，可容3指正常值4.5cm。坐骨棘间径不能精确测得，从坐骨棘突出程度及坐骨切迹宽窄，约略估计。

3.狭窄骨盆类型

(1)均小骨盆：骨盆形态属女性型，骨盆各平面径线皆较正常低值小2cm或更多。

(2)扁平骨盆：入口呈横扁圆形，骶耻外径<18cm，骶耻内径<11.5cm。

(3)男性型骨盆：入口平面各径线尚正常，但骨盆两侧壁自上向下逐渐向内倾斜呈漏斗状，故又称漏斗型骨盆。坐骨棘间径<10cm；坐骨结节间径<8cm，坐骨结节间径与后矢状之和<15cm；耻骨弓角<90°。

(4)横径狭窄骨盆：曾称类猿型骨盆，入口、中骨盆和出口的横径均短而前后径稍长，坐骨切迹增宽。

此外,尚有因骨科疾患致骨盆外形失去正常形态及对称性的畸形骨盆。

【治疗原则】

1.骨盆入口平面狭窄

(1)骶耻外径≤16cm(入口前后径小于等于8.5cm),正常大小的足月活胎常不能入盆,以剖宫产为宜。

(2)骶耻外径17～18cm(入口前后径8.5～9.5cm),足月活胎,胎儿中等大小不宜试产,若胎儿偏小可以试产。进入产程后观察胎头下降。若发生胎膜早破或胎头始终不见下降,或产程无明显进展,或胎儿窘迫,均应考虑行剖宫产术。

(3)骨盆临界性狭窄,初产臀位,不宜试产,应行剖宫产术。

2.中骨盆狭窄

(1)如宫口已开全,胎头双顶径已降至坐骨棘水平以下,可经阴道行产钳或负压吸引器助产。

(2)如胎头双顶径停留在坐骨棘水平之上,或出现胎儿窘迫,应行剖宫产术。

3.骨盆出口狭窄

(1)出口横径显著狭窄,或出口横径与出口后矢状径之和<15cm,足月胎儿(3000g左右)应行剖宫产术。

(2)出口横径与出口后矢状径之和>15cm,可经阴道分娩,应做较大的会阴侧切以防发生严重会阴裂伤。

4.畸形骨盆 凡畸形严重,头盆明显不称者,均应行剖宫产。

(赵素娥)

第三节 软产道异常

【子宫宫颈异常】

1.双子宫 双宫颈:一侧子宫妊娠而另侧子宫可稍增长,如胎位正常并已入盆,则根据骨盆大小有自然分娩可能。若另侧子宫阻塞产道则需剖宫产,产后未孕侧子宫可排出大块蜕膜组织。

2.双角子宫 子宫形态呈元宝状鞍形子宫,有时宫底部凹陷较深,易致胎位异常。

3.子宫下段或宫颈部肿瘤 经B超确定部位,凡影响儿头入盆者均需行剖宫产术。

4.宫颈坚韧 高年初产、既往有慢性宫颈炎,既往宫颈手术史(锥切、电烙、激光、冷冻等)产程中宫缩强、先露下降但宫颈组织缺乏弹性扩张延缓或宫颈扩张停滞,经处理后不改善,为宫颈难产宜行剖宫产术。

【外阴阴道异常】

1.阴道纵隔 组织薄或不全纵隔可阴道分娩,产时切断并缝合止血。如坚韧则以剖宫产为宜。

2.阴道横隔 位置低、薄、可在产程中行"X"切开,产后缝扎。位置高、厚、坚韧,应计划性行剖宫产术。

3.外阴白色病变 严重者弹性消失,组织萎缩,宜行剖宫产术。

4.其他 陈旧性会阴Ⅲ度修补术后、生殖性瘘修补术后,应行剖宫产。

(肖美玲)

第四节 胎头位置异常性难产

胎位异常临床上主要分为三大类：①胎头位置异常（头位难产），如持续性枕横位、枕后位、胎头高直位、前不均倾位、面位、额位；②臀位；③横位。

胎位异常是造成难产的常见因素之一。分娩时枕前位约占90%，而胎位异常约占10%，其中胎头位置异常居多，占6%~7%。胎产式异常的臀先露占3%~4%，肩先露已极少见。此外还有复合先露。

胎头位置异常（头位难产）多在分娩过程中发现，是急诊剖宫产的主要指征。头位难产由凌萝达教授首先提出，约占总难产发生率的65%。对母体可引起产程延长，继发性宫缩乏力，增加产后出血与感染几率；对胎儿产程延长可增加手术助产和剖宫产率风险，出现胎儿宫内窘迫、新生儿窒息，增加围产儿死亡率。诊断头位难产的诊断标准为：胎先露为头、骨盆测量正常，胎儿大小估计能阴道分娩，阴道检查胎头位置异常，继发宫缩乏力。临床表现主要有：①胎膜早破，常为难产的早期信号；②产程延长，包括潜伏期延长、活跃期延长和第二产程延长；③宫颈水肿；④胎头下降延缓或阻滞；⑤宫缩乏力。

一、持续性枕横位、枕后位

正常胎位多为枕先露，占分娩总数的95%以上。在分娩过程中，胎头以枕后位或枕横位衔接。在下降过程中，胎头枕部因强有力宫缩绝大多数能向前转135°或90°，转成枕前位自然分娩。过去概念认为如果产程中活跃晚期（宫口开≥8cm）胎头枕骨仍位于母体骨盆侧方、后方，致使分娩发生困难者，称为持续性枕横位、枕后位。目前概念修改为：凡正式临产后，经过充分试产，积极处理，产程仍无进展，当分娩以任何方式结束时，不论胎头在骨盆的哪一个平面，只要枕骨仍位于母体骨盆后方，即称持续性枕后位，是导致头位难产的重要原因。国内外报道其发生率均为5%。

【发生原因】

发生与产力、产道及胎儿三者关系密切，常常是多因素共同作用。

1. **骨盆异常** 是发生持续性枕后位、枕横位的重要原因。常发生于男型骨盆或类人猿型骨盆。这两类骨盆的特点是骨盆入口平面前半部较狭窄，不适合胎头枕部衔接，后半部较宽，胎头容易以枕后位或枕横位衔接。这类骨盆常伴有中骨盆平面及骨盆出口平面狭窄，影响胎头在中骨盆平面向前旋转。为适应骨盆形态而成为持续性枕后位或持续性枕横位。由于扁平骨盆前后径短小，较小骨盆各径线均小，而骨盆入口横径最长，胎头常以枕横位入盆，由于骨盆偏小，胎头旋转困难，胎头便持续在枕横位。

2. **胎头俯屈不良** 持续性枕后位、枕横位胎头俯屈不良，以枕额径（11.3cm）通过产道，较枕下前囟径（9.5cm）增加1.8cm，影响胎头在骨盆内旋转。若以枕后位衔接，胎儿脊柱与母体脊柱接近，不利于胎头俯屈，胎头前囟成为胎头下降的最低部位，而最低点又常转向骨盆前方，当前囟转至前方或侧方时，胎头枕部转至后方或侧方，形成持续性枕后位或持续性枕横位。

3. **子宫收缩乏力** 影响胎头下降、俯屈及内旋转，容易造成持续性枕后位或枕横位。

4. **头盆不称** 头盆不称使内旋转受阻，而呈持续性枕后位或枕横位。

5. **其他** 前壁胎盘、膀胱充盈、子宫下段宫颈肌瘤均可影响胎头内旋转，形成持续性枕后位或枕横位。

【诊断】

1. **临床表现** 临产后胎头衔接较晚及俯屈不良，由于枕后位的胎先露部不易紧贴子宫下段及宫颈内口,常导致协调性宫缩乏力及宫口扩张缓慢。若枕后位,因枕骨持续位于骨盆后方压迫直肠,产妇自觉肛门坠胀及排便感,致使宫口尚未开全时过早使用腹压,容易导致宫颈前唇水肿和产妇疲劳,影响产程进展。持续性枕后位,枕横位常致产程图曲线异常,宫颈扩张曲线常停滞于6～8cm,长时间无进展,或进入活跃期宫颈扩张缓慢,<1cm/h,胎头下降缓慢,以及第二产程延长。若在阴道口虽已见到胎发,历经多次宫缩时屏气却不见胎头继续顺利下降时,应想到可能是持续性枕后位。

2.腹部检查　在宫底部触及胎臀,胎背偏向母体后方或侧方,在对侧明显触及胎儿肢体,枕横位、枕后位,母体腹部2/3和1/2被胎儿肢体占据。若胎头已衔接,有时可在胎儿肢体侧耻骨联合上方扪到胎儿颏部。胎心在脐下一侧偏外方听得最响亮,枕后位时因胎背伸直,前胸贴近母体腹壁,胎心在胎儿肢体侧的胎胸部位也能听到。

3.肛门检查或阴道检查　当肛查宫口部分扩张或开全时,若为枕后位,感到盆腔后部空虚,查明胎头矢状缝位于骨盆斜径上。前囟在骨盆右前方,后囟(枕部)在骨盆左后方则为枕左后位,反之为枕右后位。查明胎头矢状缝位于骨盆横径上。后囟在骨盆左侧方。则为枕左横位,反之为枕右横位。当出现胎头水肿、颅骨重叠、囟门触不清时,需行阴道检查借助胎儿耳廓及耳屏位置、方向判定胎位。阴道检查是确诊枕后位的必要手段,准确率可达80%～90%。若耳廓朝向骨盆后方,诊断为枕后位;若耳廓朝向骨盆侧方,诊断为枕横位。

4.B型超声检查　根据胎头颜面及枕部位置,能准确探清胎头位置以明确诊断。

【分娩机制】

胎头多以枕横位或枕后位衔接,在分娩过程中,若不能转成枕前位时,其分娩机制有:

1.枕左(右)后位胎头枕部到达中骨盆向后行45°内旋转,使矢状缝与骨盆前后径一致。胎儿枕部朝向骶骨呈正枕后位。其分娩方式有:

(1)胎头俯屈较好:胎头继续下降,前囟先露抵达耻骨联合下时,以前囟为支点,胎头继续俯屈使顶部及枕部自会阴前缘娩出。继之胎头仰伸,相继由耻骨联合下娩出额、鼻、口、颏。此种分娩方式为枕后位经阴道助娩最常见的方式。

(2)胎头俯屈不良:当鼻根出现在耻骨联合下缘时,以鼻根为支点,胎头先俯屈,从会阴前缘娩出前囟、顶部及枕部,然后胎头仰伸,使鼻、口、颏部相继由耻骨联合下娩出。因胎头以较大的枕额周径旋转,胎儿娩出更加困难,多需手术助产。

2.枕横位:部分枕横位于下降过程中无内旋转动作,或枕后位的胎头枕部仅向前旋转45°成为持续性枕横位。持续性枕横位虽能经阴道分娩,但多数需用手或行胎头吸引术将胎头转成枕前位娩出。

【对母儿的影响】

1.对产妇的影响　胎位异常导致继发性宫缩乏力,使产程延长,常需手术助产,容易发生软产道损伤,增加产后出血及感染机会。若胎头长时间压迫软产道,可发生缺血坏死脱落,形成生殖道瘘。

2.对胎儿的影响　第二产程延长和手术助产机会增多,常出现胎儿窘迫和新生儿窒息,使围生儿死亡率增高。

【处理】

对于持续性枕后位、枕横位性难产,要达到早诊断、早处理,以免造成产妇衰竭、胎儿宫内窘迫、新生儿死亡、围产儿病率及围产儿死亡率增加的不良结局,最好的办法依然是最常用和最传统的办法,密切观察产程进展,勤听胎心音,绘制产程图,可以及早发现胎头旋转异常,及时处理。以枕横位、枕后位入盆者,除外头盆不称者,均应试产。始终保持良好的产力可推动胎头旋转和下降。处理持续性枕后位、枕横位的分娩方式关键是要正确判断持续性枕后位、枕横位的原因,如骨盆狭窄、头盆不称,则应及早采用剖宫产术结束分娩,以确保母儿平安。

1. 第一产程

(1) 潜伏期:需保证产妇充分营养与休息。若有情绪紧张,睡眠不好可给予哌替啶或地西泮,让产妇朝向胎背的同(对)侧方向侧卧,以利胎头枕部转向前方。若宫缩欠佳,应尽早静脉滴注缩宫素。

(2) 活跃期:宫口开大 3～4cm 产程停滞除外头盆不称可行人工破膜。若产力欠佳,静脉滴注缩宫素。若宫口开大＞1cm/h,伴胎先露部下降,多能经阴道分娩。在试产过程中,出现胎儿窘迫征象,应行剖宫产术结束分娩。若经过上述处理效果不佳,每小时宫口开大＜1cm 或无进展时,则应剖宫产结束分娩。宫口开全之前,嘱产妇不要过早屏气用力,以免引起宫颈前唇水肿,影响产程进展。如宫口开大≥8cm,胎头位于 S+2,可试行徒手矫正为枕前位,等待自然分娩。

2. 第二产程 若第二产程进展缓慢,初产妇已超 1 小时,经产妇已超半小时,应行阴道检查。当胎头双顶径已达坐骨棘平面或更低时,可先行徒手将胎头枕部转向前方,使矢状缝与骨盆出口前后径一致,或自然分娩,或阴道助产(低位产钳术或胎头吸引术)。若转成枕前位有困难时,也可向后转成正枕后位,再以产钳助产。若以枕后位娩出时,需做较大的会阴后一侧切开,以免造成会阴裂伤。若胎头位置较高,疑有头盆不称,需行剖宫产术。

3. 第三产程 因产程延长,容易发生产后宫缩乏力,胎盘娩出后应立即静注或肌注子宫收缩剂,以防发生产后出血。有软产道裂伤者,应及时修补。新生儿应重点监护。凡行手术助产及有软产道裂伤者,产后应给予抗生素预防感染。

二、胎头高直位

胎头呈不屈不仰姿势,以枕额径衔接于骨盆入口,其矢状缝与骨盆入口前后径相一致,左右偏差小于 15° 称为胎头高直位。发病率国内文献报道为 1.08%,国外资料报道为 0.06%～1.6%。胎头枕骨向前靠近耻骨联合者称胎头高直前位,又称枕耻位;胎头枕骨向后靠近骶岬者称胎头高直后位,又称枕骶位。胎头高直位对母儿危害较大,应妥善处理。

【病因】

与下述因素可能有关:

1. 头盆不称 是胎头高直位发生最常见的原因。常见于骨盆入口平面狭窄、扁平骨盆、均小骨盆及横径狭小骨盆,特别是当胎头过大、过小及长圆形胎头时易发生胎头高直位。

2. 腹壁松弛及腹直肌分离 胎背易朝向母体前方,胎头高浮,当宫缩时易形成胎头高直位。

3. 胎膜早破 胎膜突然破裂,羊水迅速流出,宫缩时胎头矢状缝易被固定在骨盆入口前后径上,形成胎头高直位。

【诊断】

1. 临床表现 由于临产后胎头不俯屈,进入骨盆入口的胎头径线增大,胎头迟迟不衔接,使胎头不下降或下降缓慢,宫口扩张也缓慢,致使产程延长,常感耻骨联合部位疼痛。当高直前位时,胎头入盆困难,活跃期早期宫口扩张缓慢或阻滞;一旦胎头入盆后,产程进展顺利;若胎头不能衔接,表现活跃期阻滞。即使宫口能开全,由于胎头高浮也易发生滞产、先兆子宫破裂或子宫破裂。

2. 腹部检查 胎头高直前位时,胎背靠近腹前壁,不易触及胎儿肢体。胎心位置稍高在近腹中线听得最清楚。胎头高直后位时,胎儿肢体靠近腹前壁。有时在耻骨联合上方可清楚触及胎儿下颏。

3. 阴道检查 因胎头位置高,肛查不易查清,此时应做阴道检查。发现胎头矢状缝与骨盆入口前后径一致,后囟在耻骨联合后,前囟在骶骨前,为胎头高直前位,反之为胎头高直后位。

4.B型超声检查　可探清胎头双顶径与骨盆入口横径一致,胎头矢状缝与骨盆入口前后径一致。

【分娩机制】

胎头高直前位胎头枕骨向前靠近耻骨联合,临产后胎头极度俯屈,以胎头枕骨在耻骨联合后方为支点,使胎头顶部、额部及颏部沿骶岬下滑入盆衔接、下降,双顶径达坐骨棘平面以下时,以枕前位经阴道分娩。若胎头高直前位胎头无法入盆,需行剖宫产术结束分娩。高直后位胎头枕骨向后靠近骶岬,临产后,胎背与母体腰骶部贴近,妨碍胎头俯屈及下降,使胎头处于高浮状态迟迟不能入盆,即使入盆下降至盆底也难以向前旋转180°,故以枕前位娩出的可能性极小。

【处理】

胎头高直前位时,若骨盆正常、胎儿不大、产力强,应给予充分试产机会,加强宫缩促使胎头俯屈,胎头转为枕前位可经阴道分娩或阴道助产。若试产失败再行剖宫产术结束分娩。胎头高直后位因很难经阴道分娩,一经确诊应行剖宫产术。

三、前不均倾位

枕横位的胎头(胎头矢状缝与骨盆入口横径一致)胎头侧屈,以前顶骨先入盆称前不均倾位,其发病率约为0.68%。在头位难产中居第4位。主要原因是头盆不称、骨盆倾斜度过大、入口狭窄等。

【诊断】

1.临床表现　前不均倾位是一种胎头位置异常,因此具有头位难产的共性。在试产过程中可出现多种产时并发症,产程时间延长,产程图亦有异常。产程中常发生胎膜早破,胎头迟迟不衔接,由于后顶骨被阻于骶岬之上,难以顺利下降致产程延长或停滞,多在宫口扩张3~5cm时即停滞不前。当顶骨紧嵌于耻骨联合后方时,压迫尿道及宫颈前唇,导致尿潴留、血尿、宫颈前唇水肿及胎膜早破。胎头受压过久,可出现胎头水肿及胎儿窘迫。由于胎头下降受阻,常导致继发性宫缩乏力,有时可发生先兆子宫破裂。

2.腹部检查　由于胎头以前顶骨先入盆,因而胎头不易正常入盆。在临产早期,于耻骨联合上方可扪及胎头前顶部。随着宫缩加强,胎头继续侧屈,使胎头与胎肩折于骨盆入口处。因胎头折叠于胎肩之后使胎肩高高耸起,于耻骨联合上方只能触到一侧胎肩而触不到胎头,易误认为胎头已入盆。

3.阴道检查　由于临床表现缺乏特异性,诊断主要依靠阴道检查,当发现胎头矢状缝位于骨盆入口横径上且向后移向骶岬时要考虑前不均倾位。随着产程进展矢状缝不断后移,向后移靠近骶岬,同时前后囟一起后移。前顶骨内嵌于耻骨联合后方,产瘤大部分位于前顶骨,因后顶骨的大部分尚在骶岬之上,致使盆腔后半部空虚,此时即可诊断为前不均倾位,但往往太迟。

4.产后诊断　判断产瘤位置与矢状缝的关系非常重要。一般枕横位时,胎头产瘤多在矢状缝上,往往摸不清矢状缝,而前不均倾位时,矢状缝后移,产瘤位于前顶骨上。剖宫产后检查儿头产瘤位置,若左枕横位时,产瘤在右顶骨上;右枕横位时,产瘤在左顶骨上,即可最后确诊前不均倾位。

【对母婴的影响】

这种异常胎位是枕横位时胎头侧屈、以前顶骨入盆而形成的,一旦发生难产,产程时间延长导致多种产时并发症发生,胎头侧屈加重使剖宫产手术取头位非常困难。一方面造成子宫撕裂,致晚期产后出血和产褥感染增加,另一方面新生儿窒息的发生率明显增高。因此需要提高对这种严重异常胎位的认识。

【处理】

目前前不均倾位大多数是在充分试产过程中产程进展停滞时或剖宫产术中诊断。前不均倾位自然分娩极少,究其原因,由于前顶骨先入盆、耻骨联合后平直无凹陷,前顶骨紧嵌于耻骨联合后方,致使后顶骨无法越过骶岬入盆,故需行剖宫产术。一旦确诊为前不均倾位,除极个别胎儿前不均倾位小、宫缩强、骨盆宽大可给予短时间试产外,均应尽快以剖宫产结束分娩。

预防方法:凡会引起前不均倾位的因素在临产前或临产早期尽量予以去除。腹壁松弛或悬垂腹者,可加用腹带纠正胎儿的倾斜姿势,避免前顶骨先入盆。产程早期应纠正骨盆倾斜度,如在第一产程取坐位或半坐卧位等方法。

四、面先露

面先露多于临产后发现,系因胎头极度仰伸,使胎儿枕部与胎背接触。面先露以颏骨为指示点,有颏左前、颏左横、颏左后、颏右前、颏右横、颏右后 6 种胎位,以颏左前及颏右后位较多见。经产妇多于初产妇。

【病因】

1. 骨盆狭窄　有可能阻碍胎头俯屈的因素均可能导致面先露。胎头衔接受阻,阻碍胎头俯屈,导致胎头极度仰伸。

2. 头盆不称　临产后胎头衔接受阻,造成胎头极度仰伸。

3. 腹壁松弛　经产妇悬垂腹时胎背向前反屈,胎儿颈椎及胸椎仰伸形成面先露。

4. 脐带过短或脐带绕颈　使胎头俯屈困难。

5. 胎儿畸形　无脑儿因无顶骨,可自然形成面先露。先天性甲状腺肿,胎头俯屈困难,也可导致面先露。

【诊断】

1. 临床表现　潜伏期延长、活跃期延长或阻滞,胎头迟迟不能入盆。

2. 腹部检查　因胎头极度仰伸入盆受阻,胎体伸直,宫底位置较高。颏前位时,在孕妇腹前壁容易扪及胎儿肢体,胎心由胸部传出,故在胎儿肢体侧的下腹部听得清楚。颏后位时,于耻骨联合上方可触及胎儿枕骨隆突与胎背之间有明显凹沟,胎心较遥远而弱。

3. 肛门检查及阴道检查　可触到高低不平、软硬不均的颜面部,若宫口开大时可触及胎儿口、鼻、颧骨及眼眶,并依据颏部所在位置确定其胎位。

4. B 型超声检查　可以明确面先露并能探清胎位。

【分娩机制】

面先露分娩机制包括:仰伸、下降、内旋转及外旋转。

颏前位时,胎头以仰伸姿势衔接、下降,胎儿面部达骨盆底时,胎头极度仰伸,颏部为最低点,故转向前方,胎头继续下降并极度仰伸,颏部因位置最低而转向前方,当颏部自耻骨弓下娩出后,极度仰伸的胎颈前面处于产道小弯(耻骨联合),胎头俯屈时,胎头后部能够适应产道大弯(骶骨凹),使口、鼻、眼、额、前囟及枕部自会阴前缘相继娩出,但产程明显延长。

颏后位时,胎儿面部达骨盆底后,多数能经内旋转 135°,后以颏前位娩出。少数因内旋转受阻,成为持续性颏后位,胎颈已极度伸展,不能适应产道大弯,故足月活胎不能经阴道自然娩出。

【对母儿的影响】

1. 对产妇的影响　颏前位时,因胎儿颜面部不能紧贴子宫下段及宫颈内口,常引起宫缩乏力,致使产程延长;颜面部骨质不能变形,容易发生会阴裂伤。颏后位时,导致梗阻性难产,若不及时处理,造成子宫破裂,危及产妇生命。

2.对胎儿及新生儿的影响　胎儿面部受压变形,颜面皮肤青紫、肿胀,尤以口唇为著,影响吸吮,严重时可发生会厌水肿影响吞咽。新生儿于生后保持仰伸姿势达数日之久。生后需加强护理。

【处理】

颏前位时,若无头盆不称,产力良好,有可能自然分娩。若出现继发性宫缩乏力,第二产程延长,可用产钳助娩,但会阴后斜切开要足够大。若有头盆不称或出现胎儿窘迫征象,应行剖宫产术。持续性颏后位时,难以经阴道分娩,应行剖宫产术结束分娩。若胎儿畸形,无论颏前位或颏后位,均应在宫口开全后行穿颅术结束分娩。产时如何正确处理胎头位置异常:

1.剖宫产术　头位分娩有以下情况需要考虑剖宫产:

(1)重度头盆不称:头盆评分≤5分者。

(2)骨盆明显畸形者:左斜径与右斜径相差2cm以上。

(3)胎儿畸形:无法阴道娩出者。

(4)胎头位置异常:如胎头高直后位、前不均倾位、额位、颏后位经阴道检查确定者。

2.试产

(1)潜伏期延长的处理:潜伏期超过9小时可注射哌替啶给予休息,宫缩无明显改善者应用催产素以产生规则宫缩,或做人工破膜以加强宫缩。

(2)活跃期宫颈扩张延缓或阻滞:宫颈开3cm后扩张速度<1cm/h,应做阴道检查,了解骨盆及胎头情况。如为严重胎头位置异常及头盆不称应及时剖宫产结束分娩,若无头盆不称及不可从阴道分娩的头位异常,可使用催产素,若2~4h无进展,亦考虑剖宫产结束分娩。

3.产程停滞于第二产程　宫口开全后胎头下降情况分五类:①宫口开全后胎头下降迅速,可自然分娩;②开全后边宫缩边下降;③开全后1~2小时内下降;④开全后1~2小时仍不下降;⑤开全后>2小时仍不下降。第④⑤点属于第二产程停滞,要根据情况及时处理。

主要是肯定先露是否真正入盆,以BDP与坐骨棘关系为指导,可腹部诊与阴道检查相结合,如胎头BDP未过中骨盆,强行阴式牵引可造成母儿严重损伤。双顶径在坐骨棘以上应考虑剖宫产。难以从阴道分娩的明显头盆不称,严重胎头位置异常:如胎头高直后位、前不均倾位、面先露的颏后位等应行剖宫产术。

（孟庆堂）

第五节　臀先露

臀先露是最常见的异常胎位,占妊娠足月分娩总数的3%~4%。围生儿死亡率增高,是枕先露的3~8倍。臀先露以骶骨为指示点,有骶左(右)前、骶左(右)横、骶左(右)后6种胎位。

【原因】

妊娠30周以前,臀先露较多见,妊娠30周以后多能自然转成头先露。临产后持续为臀先露的原因尚不十分明确,可能的因素有以下几种。

1.胎儿在宫内活动范围过大　羊水过多、经产妇腹壁松弛以及早产儿羊水相对偏多,胎儿易在宫腔内自由活动形成臀先露。

2.胎儿在宫腔内活动范围受限　子宫畸形(如单角子宫、双角子宫等)、胎儿畸形(如无脑儿、脑积水等)、双胎妊娠及羊水过少等,容易发生臀先露。胎盘附着在宫底及宫角,臀先露的发生率为73%,而头先露为5%。

3.胎头衔接受阻　狭窄骨盆、前置胎盘、肿瘤阻塞骨盆腔及巨大胎儿等,也易发生臀先露。

【分类】

根据胎儿两下肢所取的姿势分类。

1.单臀先露或腿直臀先露　胎儿双髋关节屈曲,双膝关节直伸,以臀先露为先露。此类最多见。

2.完全臀先露或混合臀先露　胎儿双髋关节及双膝关节均屈曲,有如盘膝坐,以臀部和双足为先露。此类较多见。

3.不完全臀先露　以一足或双足、一膝或双膝、一足一膝为先露。膝先露是暂时的,产程开始后转为足先露。此类较少见。

【诊断】

1.临床表现　孕妇常感肋下有圆而硬的胎头。先露部胎臀不能紧贴子宫下段及宫颈内口,常导致宫缩乏力,宫口扩张缓慢,致使产程延长。

2.腹部检查　子宫呈纵椭圆形,在宫底部触到圆而硬、按压时有浮球感的胎头;若未衔接,在耻骨联合上方触到不规则、软而宽的胎臀,胎心在脐左(或右)上方听得最清楚。衔接后,胎臀位于耻骨联合之下,胎心听诊以脐下最明显。

3.阴道检查　触及软而不规则的胎臀或触到胎足、胎膝。同时了解宫旁扩张程度及有无脐带脱垂。若胎膜已破能直接触到胎臀、外生殖器及肛门,此时应注意与颜面相鉴别。若为胎臀,可触及肛门与两坐骨结节连在一条直线上,手指放入肛门内有环状括约肌收缩感,取出手指可见胎粪。若为颜面,口与两颧骨突出点呈三角形,手指放入口内可触及齿龈和弓状的下颌骨。若触及胎足时,应与胎手相鉴别,胎足趾短而平齐,且有足跟,胎手指长,指端不平齐。

4.超声检查　能准确探清臀先露类型以及胎儿大小、胎头姿势、胎儿畸形等。

【分娩机制】

以骶右前为例加以阐述。

1.胎臀娩出　临产后,胎臀以粗隆间径衔接于骨盆入口右斜径,骶骨位于右前方。胎臀逐渐下降,前髋下降稍快故位置较低,抵达骨盆底遇到阻力后,前髋向母体右前方行45°内旋转,使前髋位于耻骨联合后方,此时粗隆间径与母体骨盆出口前后径一致。胎臀继续下降,胎体稍侧屈以适应产道弯曲,后髋先从会阴前缘娩出,随即胎体稍伸直,使前髋从耻骨弓下娩出。继之双腿、双足娩出。当胎臀及两下肢娩出后,胎体行外旋转,使胎背转向前方或右前方。

2.胎肩娩出　当胎体行外旋转的同时,胎儿双肩径衔接于骨盆入口右斜径或横径,并沿此径线逐渐下降,当双肩达骨盆底时,前肩向右旋转45°转至耻骨弓下,使双肩径与骨盆出口前后径一致,同时胎体侧屈使后肩及后上肢从会阴前缘娩出,继之前肩及前上肢从耻骨弓下娩出。

3.胎头娩出　当胎肩通过会阴时,胎头矢状缝衔接于骨盆入口左斜径或横径,并沿此径线逐渐下降,同时胎头俯屈。当枕骨达骨盆底时,胎头向母体左前方旋转45°,使枕骨朝向耻骨联合。胎头继续下降,当枕骨下凹到达耻骨弓下时,以此处为支点,胎头继续俯屈,使颏、面及额部相继自会阴前缘娩出,随后枕部自耻骨弓下娩出。

【对母儿影响】

1.对产妇的影响　胎臀形状不规则,不能紧贴子宫下段及宫颈内口,容易发生胎膜早破、继发性宫缩乏力及产程延长,使产后出血与产褥感染的机会增多,产伤和手术产率升高,若宫口未开全强行牵拉,容易造成宫颈撕裂甚至延及子宫下段。

2.对胎儿及新生儿的影响 胎臀高低不平,对前羊膜囊压力不均匀,常致胎膜早破,发生脐带脱垂是头先露的10倍,脐带受压可致胎儿窘迫甚至死亡;胎膜早破,使早产儿及低体重儿增多。后出胎头牵出困难,常发生脊柱损伤、脑幕撕裂、新生儿窒息、臂丛神经损伤、胸锁乳突肌损伤导致斜颈及颅内出血,颅内出血的发病率是头先露的10倍,臀先露导致围生儿的发病率与死亡率均增高。

【处理】

1.妊娠期与妊娠30周前,臀先露多能自行转为头先露。若妊娠30周后仍为臀先露应予矫正。常用的矫正方法有以下几种。

(1)胸膝卧位:让孕妇排空膀胱,松解裤带,呈胸膝卧位姿势每次15min,2/d,连做1周后复查。这种姿势可使胎臀退出盆腔,借助胎儿重心改变,使胎头与胎背所形成的弧形顺着宫底弧面滑动完成。

(2)激光照射或艾灸至阴穴:近年多用激光照射两侧至阴穴(足小趾外侧,距趾甲角1分),也可用艾灸条,每次15~20min,1/d,5次为1个疗程。

(3)外转胎位术:应用上述矫正方法无效者,于妊娠32~34周时,可行外转胎位术,因有发生胎盘早剥、脐带缠绕等严重并发症的可能,应用时要慎重,术前30min口服沙丁胺醇4.8mg。

行外转胎位术时,做好在B超及胎儿电子监测下进行。孕妇平卧,两下肢屈曲稍外展,露出腹壁。查清胎位,听胎心率。操作步骤包括:松动胎先露部(两手插入胎先露下方向上提拉,使之松动)、转胎(两手把握胎儿两端,一手将胎头沿胎儿腹侧,保持胎头俯屈,轻轻向骨盆入口推移,另手将胎臀上推,与推胎头动作配合,直至转为头先露)。动作应轻柔,间断进行。若术中或术后发现胎动频繁而剧烈或胎心率异常,应停止转动并退回原始位观察半小时。

2.分娩期 应根据产妇年龄、胎产次、骨盆类型、胎儿大小、胎儿是否存活、臀先露类型以及有无并发症,于临产初期作出正确判断,决定分娩方式。

(1)择期剖宫产的指征:狭窄骨盆、软产道异常、胎儿体重>3500g、胎儿窘迫、妊娠并发症、高龄初产、有难产史、不完全臀先露等,均应行剖宫产术结束分娩。

(2)决定阴道分娩的处理

1)第一产程:产妇应侧卧,不宜站立走动。少做肛检,不灌肠,尽量避免胎膜破裂。一旦破膜,应立即听胎心。若胎心变慢或变快,应行阴道检查,了解有无脐带脱垂。若有脐带脱垂,胎心尚好,宫口未开全,为抢救胎儿,需立即行剖宫产术。若无脐带脱垂,可严密观察胎心及产程进展。当宫口开大4~5cm时,胎足即可经宫口脱出至阴道。为了使宫颈和阴道充分扩张,消毒外阴之后,使用"堵"外阴方法。当宫缩时用无菌巾以手掌堵住阴道口,让胎臀下降,避免胎足先下降,待宫口及阴道充分扩张后才让胎臀娩出。此法有利于后出胎头的顺利娩出。在"堵"的过程中每隔10~15min听胎心1次,并注意宫口是否开全。宫口已开全在堵易引起胎儿窘迫或子宫破裂。宫口近开全时,要做好接产及抢救新生儿窒息的准备。

2)第二产程:接产前,应导尿排空膀胱。初产妇应做后一侧切开术。有3种分娩方式。

自然分娩:胎儿自然娩出,不做任何牵拉。极少见,仅见于经产妇、胎儿小、宫缩强、骨盆腔宽大者。

臀位助产:当胎臀自然娩出至脐部后,胎肩及后出胎头由接产者协助娩出。脐部娩出后,一般应在2~3min娩出胎头,最长不能超过8min。后出胎头娩出有主张用单叶产钳,效果佳。

臀牵引术:胎儿全部由接产者牵拉娩出,此种手术对胎儿损伤大,一般情况下应禁止使用。

3)第三产程:产程延长易并发子宫收缩乏力性出血。胎盘娩出后,应肌内注射缩宫素或麦角新碱,防止产后出血。行手术操作及有软产道损伤者,应及时检查并缝合,给予抗生素预防感染。

(3)后出头困难的处理:主要掌握3个环节。①阴道检查,查明胎头形态高低、方位和骨盆情况,排除脑积水;②条件具备者尽早上产钳;③胎头娩出前尽量清除胎儿口鼻黏液,置气导管或牵开阴道壁,注入氧气以减轻窒息。

(4)胎头异常的处理:枕颏径嵌于骨盆入口前后径上,胎头呈仰伸状态时,伸手将胎头转成"枕横位",用手指压上颚或勾住嘴,助手在耻骨上压儿头使之俯屈,牵引入盆后再转成"枕前位",随即牵引娩出。

以"枕横位"嵌于骨盆腔内者,用手转成"枕前"位娩出。

胎背向前,枕骨向后,儿颈扭转180°时,伸手将胎头转至与胎背一致后娩出。

头位正,产道较紧,牵引困难时,立即上产钳。

脑积水者,立即穿颅,或穿刺抽水缩小儿头后娩出。

以上操作失败,可放开肢体,让其自然下垂于阴道口,或可有助于胎头俯屈娩出,但胎儿存活机会甚少。

(5)产道异常的处理:宫口未开全或开全后回缩,而大部分胎儿躯体已暴露于阴道口外,可见于早产或牵引过早、过快者。应一方面加深麻醉,或静推安定注射液10mg,同时将宫颈牵出,暴露周边组织,于宫口2点、6点、10点处剪小口后送回,然后缓慢牵引娩出胎头,产后缝合修补切口。

后出头困难时臀位意料中的并发症,故无论臀位助产或牵引,都必须由有经验者指导或亲自操作。接产者必须心中有数,动作迅速而有效。且不可娩头困难时心慌意乱,手足无措,重复无效操作,延误时机。同时做好新生儿抢救准备。

(孙晓清)

第六节 肩先露

胎体纵轴与母体纵轴相垂直为横产式。胎体横卧于骨盆入口之上,先露为肩,称为肩先露。占妊娠足月分娩总数的0.25%。以肩胛骨为指示点。是对母儿最不利的胎位。除死胎及早产儿胎体可折叠娩出外,足月活胎不可能经阴道娩出。若不及时处理,容易造成子宫破裂,威胁母儿生命。

【病因】

肩先露的常见原因:多产所致子宫松弛、早产、羊水过多、前置胎盘、双胎、胎儿过小、子宫畸形、悬垂腹及骨盆入口狭窄皆为横位的高危因素。

【诊断】

1.临床表现 肩先露不能紧贴子宫下段及宫颈内口,缺乏直接刺激,容易发生宫缩乏力;胎肩对宫颈压力不均,容易发生胎膜早破。破膜后羊水迅速外流,胎儿上肢或脐带容易脱出,导致胎儿窘迫甚至死亡。随着宫缩不断加强,胎肩及胸廓一部分被挤入盆腔内,胎体折叠弯曲,胎颈被拉长。上肢脱出于阴道口外,胎头和胎臀仍被阻于骨盆入口上方,形成忽略性(嵌顿性)肩先露。子宫收缩继续增强,子宫上段越来越厚,子宫下段被动扩张越来越薄,由于子宫上下段肌壁厚薄相差悬殊,形成环状凹陷,并随宫缩逐渐升高,甚至可以高达脐上,形成病理缩复环,是子宫破裂的先兆,若不及时处理,将发生子宫破裂。

2.腹部检查 子宫呈横椭圆形,子宫底高度低于妊娠周数,子宫横径宽。宫底部及耻骨联合上方较空虚,在母体腹部一侧触到胎头,另侧触到胎臀。肩前位时,胎背朝向母体腹壁,触之宽大平坦;肩后位时,胎儿肢体朝向母体腹壁,触之不规则的小肢体。胎心在脐周两侧最清楚。根据腹部检查多能确定胎位。

3.肛门检查或阴道检查 胎膜未破者,因胎先露部浮动于骨盆入口上方,肛查不易触及胎儿先露部。若胎膜已破,宫口已扩张者,阴道检查可触到肩胛骨或肩峰、锁骨、肋骨及腋窝。腋窝尖端指向胎儿肩部及头端位置,据此可决定胎头在母体左或右侧。肩胛骨朝向母体前或后方,可决定肩前位或肩后位。例如胎头在母体右侧,肩胛骨朝向后方,则为肩右后位。胎手若已脱出于阴道口外,可用握手法鉴别是胎儿左手或右手,因检查者只能与胎儿同侧的手相握。例如肩右前位时左手脱出,检查者用左手与胎儿左手相握,余类推。

【处理】

1. 妊娠期 妊娠后期发现肩先露应及时矫正。可采用胸膝卧位、激光照射(或艾灸)至阴穴。上述矫正方法无效,应试行外转胎位术转成头先露,并包扎腹部以固定胎头。若行外转胎位术失败,应提前住院决定分娩方式。

2. 分娩期 根据胎产式、胎儿大小、胎儿是否存活、宫旁扩张程度、胎膜是否破裂、有无并发症等,决定分娩方式。

(1)足月活胎,伴有产科指征(如狭窄骨盆、前置胎盘、有难产史等),应于临产前行择期剖宫产术结束分娩。

(2)初产妇、足月活胎、临产后立即行剖宫产术。

(3)经产妇、足月活胎,首选剖宫产术。若宫口开全或近全,破膜不久,羊水未流尽,宫腔不紧缩,胎儿体重<3500g,无骨盆狭窄,可在乙醚深麻醉下行内转胎位术,转成臀先露娩出。

(4)双胎妊娠足月活胎,第二胎儿为肩先露,可行内转胎位术。

(5)出现先兆子宫破裂或子宫破裂征象,无论胎儿死活,均应立即行剖宫产术。术中发现宫腔感染严重,应将子宫一并切除。

(6)胎儿已死,无先兆子宫破裂征象,若宫口近开全,在全麻下行断头术或碎胎术。术后应常规检查子宫下段、宫颈及阴道有无裂伤。若有裂伤及时缝合。注意产后出血,给予抗生素预防感染。

(孙晓清)

第七节 复合先露

胎儿先露部(胎头或胎臀)伴有肢体(上肢或下肢)同时进入骨盆入口,称为复合先露。临床以一手或一前臂沿胎头脱出最常见,多发生于早产者,发病率为0.8‰~1.66‰。

【病因】

胎先露部不能完全充填骨盆入口,或在胎先露部周围有空隙均可发生。以经产妇腹壁松弛者、临产后胎头高浮、骨盆狭窄、胎膜早破、早产、双胎妊娠及羊水过多等为常见原因。

【临床经过及对母儿的影响】

仅胎手露于胎头旁,或胎足露于胎臀旁者,多能顺利经阴道分娩。只有在破膜后,上臂完全脱出则能阻碍分娩。下肢和胎头同时入盆,直伸的下肢也能阻碍胎头下降,若不及时处理可致梗阻性难产,威胁母儿生命。胎儿可因脐带脱垂死亡,也可因产程延长、缺氧造成胎儿窘迫,甚至死亡等。

【诊断】

当产程进展缓慢时,行阴道检查发现胎先露部旁有肢体而明确诊断。常见胎头与手同时入盆。诊断时应注意和臀先露及肩先露相鉴别。

【处理】

确定复合先露的诊断后,应根据先露及脱垂肢体的部位、宫口大小、先露高低、肢体脱出的程度、有无头盆不称,胎膜、脐带及胎心情况,有无子宫破裂先兆等决定处理及分娩方式。

产程早期,胎膜未破,胎头尚未入盆或部分入盆,仅胎儿手指或手掌脱出于胎头双顶径水平,则可令产妇向脱出肢体的对侧侧卧,随产程进展,肢体常可自然回缩。

若胎膜已破,手及部分前臂脱出于儿头顶以下,无脐带脱垂,胎心好,可消毒后经阴道顺胎儿前臂推肘窝经脸面退回胸前,并等待宫缩时压宫底使胎头下降入盆。若上推困难、伴脐带脱垂或出现子宫破裂先兆时即行剖宫产。若整个前臂已脱出于儿头顶以下,并受压水肿,则已不可能退回宫内,即使经阴道娩出,该肢体亦很可能缺血坏死,应即行剖宫产术。头足复合先露时,若儿头尚高,产道不紧,亦可试行推送儿足复位。否则,仍以剖宫产为首选。但若缺乏剖宫产条件,又来不及上送,为避免严重嵌顿引起母子伤亡,应争取条件在全麻下行内倒转术。

臀手复合先露少见。胎手脱出于胎儿外阴前方者,产程中可能自然回缩。胎手脱出于胎儿肛门后方时,胎儿呈仰伸状态,不利于臀位阴道分娩,一旦发现,应立即行剖宫产术。缺少剖宫产条件,胎儿不大时,亦可试行推送肢体复位。

总之,无论哪种形式的复合先露,只要已形成严重梗死,或出现子宫先兆破裂、脐带脱垂、胎儿窘迫等并发症,都应立即以剖宫产结束分娩。

(赵素娥)

第十五章 产科休克

第一节 失血性休克

世界范围内，每年大约有500000孕产妇死亡，在发展中国家，产科出血所致死亡占孕产妇死亡的30%～50%。失血性休克是妊娠相关的导致孕产妇死亡的首要原因。该原因导致的死亡都是由低血容量性休克所介导，并与多种脏器功能衰竭相关，如急性肾衰竭、急性呼吸窘迫综合征、垂体坏死等。

妊娠期母体发生生理变化以备产时失血。妊娠中期末，母体血容量增加1000～2000ml，外周血管阻力降低使得心排出量增加40%～45%，大约20%～25%的心输出量分流到胎盘形成约500ml/min的血流。因此，妊娠母体在怀孕期间已经做好了能够丢失1000ml血液的准备。当失血量小于1000ml时，产妇的生命征象可能并不能反映其真正的失血量。

【原因】

孕产期间任何破坏母体血管系统完整性的因素都有引发严重产科出血的潜力。孕产期失血性休克的原因有两大类，一为发生与妊娠相关的各妊娠并发症如异位妊娠、前置胎盘、胎盘早剥、宫缩乏力及产道损伤或胎盘滞留等原因所致产后出血等，二为合并存在与妊娠无密切相关的全身性疾病如血液系统凝血功能障碍性疾病、肝脏疾病、免疫系统疾病等。

文献综述指出，异位妊娠是妊娠前半期引起致死性产科出血的首要原因。妊娠晚期的产前出血多为胎盘附着部位破裂（包括胎盘早剥及前置胎盘）或者子宫破裂（自发性或者创伤性）的结果。妊娠相关的失血原因不同，其孕产妇妊娠结局也不同。

值得重视的是子痫前期患者，血压的波动等因素可导致胎盘早剥，而分娩期间子痫前期患者也更容易发生低血容量性休克，因为此时患者血管内容量降低，即使正常分娩时的出血也有可能会导致生命体征的不稳定。另一个与子痫前期有关的病理生理变化是血小板减少，病情严重时将导致产后出血。另外，低蛋白血症所致全身水肿（包括子宫肌层水肿）以及预防子痫硫酸镁的使用都有可能影响子宫收缩而导致产后出血。

绝大多数产科出血发生于产后。最常见的原因是胎盘娩出后子宫收缩乏力。正常情况下，不断缩短的子宫肌纤维是胎盘部位动脉血管床的生理性止血带。因此，子宫收缩乏力时子宫肌纤维收缩障碍导致动脉失血。引起子宫收缩乏力的因素包括急产或者滞产、缩宫素使用过量、硫酸镁的应用、绒毛膜羊膜炎、由于宫腔内容量增大而导致的子宫增大以及手术分娩。产科创伤是另一个常见的产后出血的原因，如中骨盆平面的阴道手术助产常导致的宫颈和阴道损伤及剖宫产子宫切口延裂，其他还包括子宫内翻、分娩时损伤或者会阴侧切术后导致的会阴血肿或盆底腹膜后血肿等。另外，病理性胎盘植入或粘连、羊水栓塞以及任何导致凝血功能障碍的因素都可导致产后出血。

【机体对失血的反应】

低血容量性休克涉及一系列机体应对急性低血容量的病理生理阶段。休克通常由低血压、少尿、酸中毒以及后期的毛细血管塌陷来诊断，然而这种理论知识使用起来并不是非常便捷。在大出血的早期，平均动脉压、心输出量、中心静脉压、肺小动脉楔压、每搏输出量、混合静脉血氧饱和度及氧消耗都降低。而收缩期血管阻力及动静脉氧饱和度的差异增加。当血流降低后这些改变能改善组织氧供。儿茶酚胺释放调节小静脉，使血液从容量储备池输出，伴随这些变化的还有心率、全身小血管阻力、肺部血管阻力及心肌收缩力等的增加。失血性休克后幸存的患者在复苏的最初24小时内其平均动脉压、心输出量、氧输送及氧消耗的降低都不会太大，而复苏后这些指标的恢复却都更接近于正常值。

此外，中枢神经系统通过选择性收缩小动脉从而对心输出量及血容量进行重新调配。这些改变使得肾脏、小肠、皮肤及子宫的血供减少而维持心脏、大脑及肾上腺血供的相对稳定。在产前出血的患者这种改变甚至在母体低血压出现之前就导致胎儿致死性的低氧和窘迫。这时妊娠期子宫相对于那些维持生命的器官来讲显得次要。无论母体血压如何，严重的休克都会伴有胎儿窘迫。

胎盘血流与子宫动脉灌注压成正比，从而与收缩压成正比。任何导致母体心输出量降低的事件都会导致胎盘血供成比例的下降。子宫血管对外源性血管活性物质非常敏感，然而，子宫动脉对妊娠相关性肾素血管紧张素刺激及血管压力效应的反应似乎比较迟钝，其机制尚不清楚。

产前出血患者胎儿血氧饱和度随母体心输出量减少而成比例降低，应引起产科医师关注。母体肾上腺髓质分泌的肾上腺素可增加胎盘部位螺旋动脉的阻力，进一步引起胎儿血氧饱和度的降低。此时即使母体的代偿机制尚可以维持母体生命体征稳定，而其胎儿却非常危险。因此，为了胎儿的安全，即使没有明显的低血压表现，也应该迅速增加产前出血患者的血容量。

尽管所有重要脏器的血流量在妊娠期间都会增加，但三个器官（腺垂体、肾脏及肺）在失血性休克发生时容易受损。妊娠期间腺垂体增大，血流量增加。但当发生休克时，血流由腺垂体分流至其他器官，因而导致缺血性坏死。Sheehan和Murdoch首先报道了继发于产后失血性低血压的低垂体功能综合征。这种情况在现代的产科已经非常罕见了。其临床表现多种多样，但是继发于垂体性腺激素的降低而导致的闭经却很常见。严重情况下，甲状腺及垂体促肾上腺激素的分泌也减少。也有学者报道部分性或者非典型性腺垂体或神经垂体综合征。任何原因引起的低血容量都会降低肾脏血流，从而导致急性肾小管坏死。大约75%产科肾衰竭的患者的诱因是失血和低血容量。及时进行补血补液治疗对避免这种结局至关重要。心输出量急剧减少使得氧摄取功能受损，而氧运输的变化与ARDS的发病机制相关。

当失血达到血容量的25%时，代偿机制将不足以维持心输出量及动脉血压。从这一点来讲，即使发生少许再次失血，都将导致临床症状的迅速恶化，导致大量细胞坏死及血管收缩、器官缺氧、细胞膜稳定性破坏以及细胞内液流失到细胞外的空间。低血容量性休克时血小板聚集性也增加，聚集的血小板释放血管活性物质，这些物质促使微小血栓形成、不可逆的微血管低灌注及凝血功能障碍等。

由于孕期特有的生理变化，产科出血有着不同于正常人群的特点：孕期血容量增多，一旦出血往往来势迅猛，不易准确估计出血量；孕产妇多较年轻、身体基础好，对出血有一定的耐受性，因此，当出现明显临床症状时，往往已达中重度休克标准，贻误了抢救时机。特别是不少患者的产后出血发生于家庭分娩或基层医院，由于上述因素及医疗条件的限制常导致产后出血呈非控制性状态，不能被及时发现和处理。这些是导致产科休克患者不良结局的原因。

【产科低血容量休克的临床救治】

产科出血大多数往往来势凶猛。短时间内大量失血而导致失血性休克。抢救失血性休克关键就是止血、恢复血容量以及快速去除病因。

1.产科失血性休克患者的监护　对休克患者的监测十分重要。从休克的诊断治疗开始,直至治愈,必须始终观察并掌握病情变化,以免出现治疗不足或治疗过度的错误而影响急救效果。

(1)基本生命体征监测:休克是一种以组织灌注不足为特征的临床状态。虽然低血压常常合并休克发生,但是血压正常并不能排除休克的发生。应结合患者的神志、四肢末梢的温度及尿量等情况了解组织灌注情况。休克早期可通过对患者的神志、体温、血压、脉搏、呼吸及尿量等基本生命体征进行监护,可以评估出血量、出血速度及制订治疗方案,一般监测间隔可为半小时至一小时。

(2)产科失血性休克患者血流动力学的监测:血流动力学的监测能进一步评估心室充盈压、心输出量及血管内血容量,并指导输液治疗。临床上常用以下监测指标:心输出量监测(CO)、中心静脉压(CVP)、氧饱和度监测、肺毛细血管楔压(PAWP)、肺动脉压(PAP)、经食管超声心动图(TEE)、pH 及 PCO_2、PO_2 监测、血乳酸水平、血碳酸氢盐水平、凝血功能、电解质等。必须强调动态监测,了解病情变化,并及时纠正治疗措施。

2.保持有效呼吸通气是抢救休克的首要原则　休克时肺循环处于低灌注,氧和二氧化碳弥散都受到影响,严重缺氧时引起低氧血症,低氧血症又能加重休克,导致恶性循环。休克患者最常见的死因是呼吸系统氧交换不全而导致的多器官功能衰竭。对危重症患者的研究发现因组织灌注减少而产生的组织氧债是导致继发性器官功能障碍及衰竭的最主要的潜在生理机制。通过面罩以每分钟 8~10L 的速度给氧以增加肺毛细血管膜的局部氧分压可能可以阻断组织缺氧的发生。而且对于产前出血患者提高母血中局部氧分压也能够增加胎儿组织氧供。两项前瞻性随机对照试验研究发现,恢复混合静脉血氧饱和度(SvO_2)至正常水平或者将血流动力学维持在高于生理状态的水平并无益处。而另外 7 项随机试验却发现当早期或者预防性地给予这种积极治疗方法时可以获得明显的临床改善。因此,必须保证充足供氧,鼻导管插入深度应适中,通常取鼻翼至耳垂间的长度,必要时采用人工通气以保证有效通气。如果患者气道不通或者潮气量不足,临床工作者应该果断的行气管插管及正压通气给氧以促进足够的氧合作用。对于经简单复苏后没有迅速好转的患者采用侵入性方法(气管插管)恢复氧输送及氧容量至正常甚至超常水平是十分必要的。

3.积极正确的容量复苏是产科失血性休克救治成功的关键　休克均伴绝对或相对血容量不足,扩充血容量是维持正常血流动力、保证微循环灌注和组织灌注的物质基础,是抗休克的基本措施。而输液通道至关重要。急性大出血休克时,末梢血管处于痉挛状态,依靠静脉穿刺输液常遇到困难,以往常采用内踝静脉切开,其输液滴速也常不理想。近年来,多采用套管针,选颈内静脉穿刺,成功后保留硅胶管针套,衔接好输液管进行输液,可直接经上腔静脉入心脏,保证液体迅速灌注,更便于插管测中心静脉压,增加抢救成功率,统计广州市重症孕产妇救治中心近 5 年救治 483 例严重产科出血患者救治情况,有 456 例患者采用颈内静脉穿刺,确保输液通道,救治成功率达 98.5%。

建立通道后尽快和有效恢复血管内容量是治疗失血性休克的重要措施,特别是休克早期。一旦到休克中、晚期,由于机体微循环床开放,尽管输入了大量的液体,但疗效并不理想。因此,合理输液对休克救治的效果至关重要。临床工作中需要把握好以下的关键点:

(1)适宜的补液速度及补液量:一般最初 20min 输注 1000ml,第一小时内应输入 2000ml,以后根据一般状态、血压、心率、实验室检查等综合指标酌情调整。同时应严密观察继续出血量,并尽快配合有效的止血措施。对中、重度休克的输液治疗应用中心静脉压(CVP)配合血压监测予以指导。

(2)选好补液种类:扩容治疗时常用的液体包括晶体液、胶体液、血制品和血液代用品。总的来说,晶体液主要补充细胞外液;胶体液主要补充血管内容量,不同种类胶体溶液其扩容效力和持续时间不同;休克早期,应用晶体液配合血浆代制品;失血量超过 1000ml 时,需补充浓缩红细胞;新鲜冰冻血浆则主要用于纠正凝血因子缺乏。由于血源缺乏和输血可能造成艾滋病、病毒性肝炎等,输血应严格掌握指征。1996年美国麻醉医师协会(ASA)输血指南指出,血红蛋白一般应用<6g/dl 或<10g/dl(伴有心肺疾患)时;新鲜冰冻血浆一般用于 PT/PTT 大于1.5 倍对照值;血小板一般应用血小板数小于 5×10^9/L 等,上述条件对冠心病和肺疾病患者适当放宽条件,另外参考患者血气分析结果、心指数等综合决定,对于非控制性出血输血指征应为血红蛋白<10g/dl,而对于已控制出血者血红蛋白一般应用<6g/dl。

大量血液替代疗法是指在 24 小时内,输入个体的液量至少为其血容量的一倍。美国国立卫生院会议报道,在接受大量血液替代治疗的患者中,血小板减少的患者比凝血因子耗损的患者更容易引起病理性失血。这一发现在一项对 27 例为大量液体替代治疗的患者的前瞻性研究中得到证实,对这些患者输注全血并不能改善其凝血因子 V、Ⅶ、Ⅸ 以及纤维蛋白原的缺乏。一项临床救治研究指出在需要大量补液的患者中,血小板减少是比凝血因子减少更重要的引起大量出血的原因。这项报道中指出,采用 FFP 迅速恢复凝血酶原时间(PT)及部分凝血活酶时间(APTT)至正常水平对改善异常出血效果甚微。没有证据表明"每使用一定数量的 RBC 就常规给予 PPF"的做法能够降低那些正在接受大量液体替代治疗的患者或者既往没有凝血因子缺陷症患者的输注需要。因此,在大量补液治疗的过程中,应重视纠正具体的凝血功能障碍(纤维蛋白原<100mg/dl)以及血小板减少(<30000/ml)会减少更进一步的输注需求。急性失血性休克情况下,侵入性血流动力学监测,通过 CVP 及 PCWP 反映毛细血管内容量状态,可能有利于指导补液治疗。然而,危重症患者 CVP 作为反映血管容量状态的指标可能并不绝对可靠,因为此时还伴有静脉血管壁的改变。幸运的是,产科失血性休克患者通过迅速止血以及充分及时的复苏治疗能够迅速恢复。

近年来出现了关于休克治疗中限制性液体复苏的观点,国内余艳红教授对产科出血限制性输液进行了探索性的基础研究,认为限制性输液有利于减少出血量,保障重要组织器官的灌注,减少休克造成的各器官功能损害,可能有效改善免疫功能等。但目前国内外均未有相关临床资料。

4.止血　迅速止血是治疗产科失血性休克的最根本、最关键措施。应根据不同部位、不同病因的出血采取相应的止血措施控制出血,治疗原发疾病。在积极容量复苏支持下,对于活动性出血而出血部位明确的患者应尽快手术或介入治疗,而对活动性出血但出血部位不确切的患者应迅速通过各种辅助手段如穿刺、超声检查、血管造影等查找定位出血部位以止血。

某些情况下,如子宫破裂或者腹腔内出血,可能在血流动力学稳定之前就需要进行外科手术。子宫收缩乏力引起的产后出血,如果用传统的压迫法或者稀释的缩宫素无效时,应该考虑使用甲基麦角新碱或者 15-甲基-前列腺素 F-2α。后者的推荐使用量为 250μg,如果有需要最大可以使用到 1000μg。少数患者,直肠给予米索前列醇(一种前列腺素 E 的类似物),对治疗子宫收缩乏力是有效的。

持续性阴道流血的患者,一定要仔细检查阴道、宫颈、子宫及宫内妊娠残余物等。如果患者有生育要求且临床表现稳定时,可以考虑子宫动脉结扎或者子宫动脉栓塞。某些情况下,宫底加压缝扎,如 B-Lynch 缝扎能够有效止血。极少数情况下,需要进行髂内动脉结扎方能止血。子宫收缩乏力保守治疗失败、子宫胎盘卒中或者子宫破裂时,单纯的保守缝合术可能无效时要考虑剖腹探查或者子宫切除术。也有学者报道子宫卒中时可以采用球囊压迫或者栓塞髂内动脉的方法。

在子宫切除手术止血治疗中强调评估术后腹腔内出血再次开腹手术的风险。术后腹腔内出血的监测中,留置腹腔引流管的引流量有助于评定,但应结合临床上生命体征的变化、血红蛋白的进行性监测、腹围变化、必要时的 B 超检查等手段。产科休克子宫切除术后因残端出血再次开腹手术与凝血功能障碍未纠正、手术方式欠妥及术者技巧等相关。因此,对于术前、术中已存在凝血功能障碍的患者要在积极纠正凝血功能障碍的基础上进行仔细的残端止血,对于子宫切除的方式应根据病理妊娠的特点及子宫切除的指征慎重考虑,需防止次全切除术后再次开腹行宫颈残端切除,此类手术应由经验丰富的专家完成。

有些本可以通过外科手段避免死亡的产科失血性休克救治失败病例，反映的并非是临床工作者知识体系缺陷或者手术技能低下，而是他们错误的判断延误了剖腹探查或子宫切除的时机。严重产科失血的成功处理需要及时的容量复苏、睿智的用药、果断的手术止血决策等综合应用。

5.血管活性药物的使用　失血性休克在纠正容量之后如血压仍偏低，可以考虑给予适当的血管活性药物。但在产前及分娩期慎用，因血管加压素虽能够暂时缓解母体低血压，然而却是以降低子宫胎盘灌注为代价的。因为子宫螺旋动脉对该类药物十分敏感，不到万不得已的情况下，一般不用血管加压素来治疗产前出血性休克。变性肌力药物如多巴胺可能对急性循环衰竭情况下的血流动力学有积极改善作用。不过，对正常及低血容量的孕羊的研究发现，多巴胺会降低子宫动脉血供。低血容量性休克时，除非毛细血管前负荷（即PCWP）已经得到最佳改善，否则一般不使用血管加压药物或者变性肌力性药物。当给药剂量相同时，血管加压素比多巴酚丁胺升高MAP及PCWP的作用更强。而多巴酚丁胺能够使心脏指数、VO_2及DO_2上升更多。因此，一些危重症专家更推崇多巴酚丁胺。

6.纠正酸中毒　代谢性酸中毒常伴休克而产生。酸中毒能抑制心脏收缩力，降低心排血量，并能诱发DIC。因此，在抗休克同时必须注意纠酸。首次可给碳酸氢钠100～200ml，2～4h后再酌情补充。有条件者可监测酸碱平衡及电解质指标，按失衡情况给药。

7.防治MODS　休克发生后心肌缺氧、能量合成障碍，加上酸中毒的影响，可致心肌收缩无力，心搏量减少，甚至发生心力衰竭，因此治疗过程中应严格监测脉搏及注意两肺底有无湿性啰音。有条件者应做中心静脉压监测。如脉率达140/min以上，或两肺底部发现有湿性啰音，或中心静脉压升高达$12cmH_2O$以上者可给予快速洋地黄制剂，一般常用毛花苷C 0.4mg加入25%葡萄糖液20ml中，缓慢静脉注射4～6h后，尚可酌情再给0.2mg毛花苷C，以防治心力衰竭。血容量补充已足，血压恢复正常，肾脏皮质的血流量已改善，但每小时尿量仍少于17ml时，应适时利尿，预防肾衰竭，并预防感染等。

8.进一步评估　病情的评估应贯穿在产科失血性休克患者的每项处理前后。当患者的氧合状态得到改善、容量复苏完成以及病情趋于稳定时应对患者进行进一步评估，评估治疗效果、评估基础疾病以及评估休克对循环的影响、评估产前出血患者胎儿宫内情况等。系统的评估包括生命体征、尿量、酸代谢情况、血液生化以及凝血功能状态等。某些情况下，可以考虑放置肺动脉漂浮导管从而对心功能及氧输送参数进行综合评估。不过，一般的低血容量性休克都不需要进行侵入性血流动力学的监测。

产前出血患者胎心率评估可以提示母体危重情况下胎儿窘迫情况。然而，大多数情况下，只有待母体情况稳定且持续出现胎儿宫内窘迫的证据时临床工作者才会考虑终止妊娠。应意识到只有当母体的缺氧、酸中毒及子宫胎盘灌注得到改善后，胎儿才有可能转危为安。当母体血流动力学不稳定时，推荐对胎儿进行宫内评估及复苏，而不是紧急地终止妊娠。

【产科失血性休克的预防】

1.产科出血高危因素的评估与干预　产前检查时，产科医师应仔细询问病史及妊娠史，结合辅助检查，及早发现或评估存在的可能引起产科出血的高危因素，重视此次妊娠相关的存在出血风险的妊娠病理或并发症，以及重视合并出血风险的全身性疾病如肝炎、血液系统疾病、免疫系统疾病等与凝血功能异常相关的病症。与患者知情沟通，告知其出血高危状况及风险，并做出预见性诊断、恰当会诊、及时预防性准备及处理，以将失血可能性降低或将失血程度降到最低。

2.围分娩期的评估与干预　恰当的围分娩期的评估与干预可将患者以将失血可能性降低或将失血程度降到最低，减少创伤。

分娩前评估：复习病史及妊娠史、仔细体检、完善辅助检查。根据患者出血的高危因素及目前母胎病情状况评估分娩时机与方式。

分娩前的准备与干预:为分娩中可能发生产科失血性休克的患者进行减少出血量的措施准备(如使用抗凝剂者停用或调整药物;强力宫缩剂的准备如欣母沛、卡贝缩宫素等;ITP患者术前血小板提升;患者凝血功能异常的分娩前纠正等);进行减低失血创伤的准备(如准备充足血源等)。

分娩时的干预:阴道分娩者重视产程管理,缩短产程,第二产程减少产伤发生,积极处理第三产程;剖宫产术分娩者强调麻醉管理,维持血流动力学的稳定,仔细止血与缝合等;认真评估与监测出血量,如创面出血与凝血状况;评估宫缩及加强宫缩,必要时的各种保守缝扎止血措施及恰当评判不得已时果断的子宫切除术等;必要时及时恰当的容量复苏与输血,凝血功能异常的纠正,生命体征及器官氧合的监测与管理,以及必要时及时的生命支持等。

重视心脏病患者产科失血对血流动力学的影响,心脏基础疾病对此的适应性,如艾森曼格综合征患者积极防止产后出血以降低死亡风险;重视肝损害患者分娩时再发生产科出血对疾病的影响,以及副反馈加重产科出血等;重视低体重患者、贫血患者对失血耐受差等。

通过产前、产时的评估与干预能很好地将患者失血可能性降低、将失血程度降到最低、患者相关严重创伤程度降低,并有可能降低相关的孕产妇死亡风险。

(丁玉重)

第二节 感染性休克

感染性休克系指由感染引起的血液灌流呈急性锐减的综合征,又称中毒性休克或内毒素性休克,多由细菌感染引起。败血症指同时伴有低血压(收缩压<90mmHg或较基础值下降≥40mmHg),在扩容的同时(或需要使用升压药)患者依然存在灌注不足,或者存在乳酸堆积、少尿、患者出现急性精神状态改变。败血症、重度败血症及感染性休克是机体对感染产生的一系列连续反应,患者多死于多器官功能障碍综合征(MODS)。在北美,感染性休克是ICU患者死亡的主要原因,10%的感染性休克死亡直接与产科有关。

引起产科感染性休克的最常见原因为肾盂肾炎、绒毛膜羊膜炎、产褥感染、子宫破裂和感染性流产、外伤性感染、坏死性筋膜炎、胆囊炎、胰腺炎等。其常见的致病菌为产生内毒素的革兰阴性杆菌、厌氧链球菌、产生外毒素的溶血性链球菌和金黄色葡萄球菌等,产气荚膜杆菌感染产生外毒素所致休克病情常常险恶,另外病毒及真菌也可引起感染性休克,但在产科领域少见。菌血症到败血症的发展与免疫抑制、药物使用等一些因素相关。革兰阴性杆菌是引起败血症的最常见致病菌。但由革兰阳性杆菌造成的败血症逐渐升高,已接近革兰阴性杆菌所致败血症发生率。感染性休克的发生、发展与预后均与致病菌的毒性和机体的免疫力有关。如果发展为多脏器功能衰竭,其死亡率为40%~70%。

【病理生理】

败血症的心血管系统的临床表现是外周血管紧张度和心功能改变的结果。血管紧张度下降可能由平滑肌细胞松弛剂氧化亚氮的增加引起;微血管的改变,如血管内皮细胞的肿胀,纤维蛋白沉积,血流异常导致循环中细胞的聚集;心输出量依赖于患者血容量的多少。在败血症性休克的早期,心输出量因血容量不足和心脏灌注减少而降低,而在容量替代治疗后患者心输出量有所增加。心肌功能障碍也可以见于多数感染性休克的患者,可以影响左右心室功能。感染性休克可根据其过程分为三期。

1.原发性(可逆性)早期(温暖期) 由于广泛性毛细血管扩张及血管内皮通透性增加,血流动力为高排低阻型(高动力型)。通过代偿性心跳加速使心输出量增加,但同时会发生心脏收缩力减弱和心肌抑制,患者心跳加快,周围血管扩张,皮肤温暖,面色潮红。体温常在38.5~40.5℃,可伴寒战,尿量正常或增加,此期可持续30min至16h。

2.原发性后期(寒冷期)　心肌功能紊乱趋于显著,心输出量下降,外周阻力高,组织出现血流灌注不足。患者血压降低,心跳加速,皮肤苍白,四肢湿冷,反应迟钝,体温可低于正常,尿少。发绀和少尿的发生提示心、肺和肾功能受损。

3.继发性期(不可逆)　此期亦称低动力型。休克未及时得到纠正,导致血管麻痹,心功能障碍,血管内凝血,细胞缺氧,代谢紊乱而产生多器官功能障碍,伴急性呼吸窘迫综合征。患者表现为皮肤发绀、厥冷,无尿,心、肺功能衰竭,昏迷,体温不升,脉细或不能触及,弥散性血管内凝血,低血糖,血压测不到。当伴有急性呼吸窘迫综合征时死亡率可达25%。

【诊断与治疗】

对患者进行评估,寻找感染源时应考虑妊娠和产后妇女常见的感染因素。检查包括:胸部X线照射排除肺炎、盆腹部CT和MRI扫描排除脓肿、子宫肌层的坏死和产后绿脓杆菌性子宫感染、羊膜腔穿刺排除羊膜内感染等。感染的诊断依赖于相关临床表现及明确感染源。在诊断思路的指导下收集影像学证据,并对感染部位取样进行革兰和真菌染色及培养。化脓性伤口、播散性蜂窝组织炎应擦拭伤口后再取样本进行培养。血培养应在发热和寒战出现的开始及时进行。根据国际败血症论坛的建议,血培养应在非感染部位进行静脉抽血,局部皮肤使用70%的异丙基酒精或碘溶液擦拭两遍。每个培养瓶注入10～30ml的血液,如果所取血液有限应优先对血液进行需氧菌的培养。静脉穿刺针在将血液注入培养瓶后应更换。对不同种属的可疑细菌应进行2～3次血培养。对重症患者,感染经常是医源性的,如中心静脉置管(CVC)、停留导尿管或辅助通气。对此应采用特殊技术和方法来获取培养结果并对结果进行分析,包括中心静脉穿刺部位血样的培养、中心静脉置管头端细菌定量分析和中心静脉置管部位的细菌培养。抽取气管内分泌物行革兰菌染色,并进行细菌或真菌培养。胸膜腔积液超过10ml应进行抽吸并进行革兰菌染色及细菌、真菌培养。在怀疑存在通气相关肺炎时,在没有禁忌证的情况下,应进行支气管镜检查。不主张对住院患者常规进行念珠菌筛查。在败血症患者,侵入性真菌感染更易见于细菌培养呈典型克隆性生长的患者。对进行念珠菌血培养的败血症患者需要进行多处取材。

感染性休克的治疗包括,使用广谱抗生素,根据中心静脉压和肺动脉毛细血管楔压进行扩容、输血、应用血管升压药和正性肌力药物、去除感染源、及时通气、支持治疗(预防深静脉血栓形成,营养支持,预防应激性溃疡,血液滤过),免疫治疗,除绒毛膜羊膜炎外终止妊娠为最后措施。

及时使用抗生素可以降低感染性休克患者的患病率和死亡率。开始对患者使用广谱抗生素进行经验性用药。对妊娠相关感染,联合使用青霉素、氨基糖苷类药物及同时使用克林霉素或甲硝唑治疗厌氧菌使抗菌谱更广。也可选择碳(杂)青霉烯、第三、四代头孢菌素针对非中性粒细胞减少的患者。氨曲南(β-内酰胺类)和氟喹诺酮对革兰阴性杆菌没有足够的作用,因此不建议早期经验性用药。万古霉素应用于对甲氧西林耐药的葡萄球菌感染(留置管相关感染或对甲氧西林耐药为主的葡萄球菌感染)。抗真菌药不能作为经验性用药的常规。氟康唑和两性霉素B一样有效,并对非中性粒细胞减少的患者毒性小。但对中性粒细胞减少症的败血症患者明确感染源并确定药敏试验有效后,两性霉素B应作为一线治疗药物。抗生素的选择应考虑患者的过敏史、肝肾功能、细菌培养结果及医院或社区特异性微生物检测,但要注意细菌培养的假阴性或某些微生物未能测到时造成的信息收集不全,尤其是产科易发生混合微生物感染的情况下更易造成这种情况。

血流动力学的支持是治疗感染性休克主要方法之一。治疗的目标是保证患者组织有效灌注和正常细胞代谢。扩容治疗可以有效地纠正低血压和维持患者的血流动力学的稳定性,改善患者血液携氧能力。补液速度根据患者血压(保持收缩压不小于90mmHg或平均动脉压在60～65mmHg),心率和尿量≥0.5ml/(kg·h)。建议在 5～15min 内快速注射 250～1000ml 晶体液。在妊娠期间胶体渗透压下降，营养不良和子痫前期患者下降更加明显。因败血症患者毛细血管通透性增加，和妊娠期胶体渗透压的下降使孕产妇更易发生肺水肿。应注意补液速度及种类。补液速度可以根据患者的中心静脉压（保持 8～12mmHg）或肺动脉毛细血管楔压（保持 12～16mmHg）的监测进行，后者比前者更有参考价值，因中心静脉压并不能反映左室舒张末压（如子痫前期），并易有人为性升高。另外，血液运氧能力取决于心输出量和红细胞携氧能力。心输出量的增加与血容量的扩张成正比，而血红蛋白的增加可以提高红细胞携氧能力。建议感染性休克患者的血红蛋白浓度保持在 9～10g/dl。

在补液和输入红细胞后依然不能保证组织器官有效灌注时需要使用血管加压药。升压药的选择依据该药对心脏和周围血管的作用。多巴胺和肾上腺素比去甲肾上腺素和去氧肾上腺素更易升高心率。多巴胺和去甲肾上腺素可以加快心率并增加心指数。最近的研究表明去甲肾上腺素是最好的升压药，因其较少引起心动过速，并与下丘脑垂体轴没有交叉作用，且相比其他升压药患者生存率高。对感染性休克，与多巴胺相比，去甲肾上腺素可以更有效地升压、增加心输出量、肾脏血流和尿量。尽管感染对心功能有不良影响，但多数患者无论采用去甲肾上腺素治疗与否在补液治疗后其心输出量均可增加。如果心输出量在正常低值或下降，应使用促进心肌收缩药物，首选为多巴酚丁胺[开始剂量 2.5μg(kg·min)，以 2.5μg(kg·min)的剂量每 30min 调整用药浓度，直至心指数升至 3 或者更高]。在低血压患者多巴酚丁胺应与升压药联合应用，首选去甲肾上腺素。如果患者组织灌注依然不足时可以联合使用血管加压素，剂量为 0.01～0.04U/min，避免内脏血管、冠状动脉缺血和心输出量下降。常规使用碳酸氢盐纠正阴离子间歇性酸中毒。

早期识别感染患者的休克表现，抓住对治疗反应良好的最初几小时对患者进行及时有效的心血管治疗是保证患者良好预后的关键。在患者病情允许的情况下及时消灭感染源。对创伤性感染和筋膜炎进行创面清创，并去除坏死组织。子宫超声检查判断宫腔内是否存在组织残留和需要清宫术。对 CT 和 MRI 下诊断明确的盆腹腔脓肿进行经皮穿刺引流，剖腹探查作为在纠正患者病情时的期待疗法或最后治疗措施。在证据不足时不主张进行剖腹探查，而在需要清除坏死组织和引流无效的情况下需使用。对妊娠期败血症患者及尚无分娩先兆的患者采用羊膜腔穿刺，通过羊水革兰染色和葡萄糖检测是否存在羊膜腔内感染以排除绒毛膜羊膜炎等。因妊娠期和产后女性更易发生胆结石，应排除患者发生胆囊炎，必要时进行胆囊切除。因泌尿道梗阻造成的肾盂肾炎除抗感染外，应置入支架进行引流。

根据国际感染性休克论坛的建议，对重度败血症和感染性休克的患者应早期进行气管内插管和辅助机械通气。机械通气的指征包括重度呼吸急促（呼吸频率>40bpm），呼吸肌衰竭（使用辅助呼吸肌呼吸），精神状态的改变，给氧下依然严重低氧血症。

对产科感染性休克患者应有一套相应支持治疗措施。这些治疗包括预防血栓栓塞，营养支持治疗，预防应激性溃疡，对肾功能不全患者进行血液透析。败血症和妊娠是血栓栓塞的高危因素，应重视预防深静脉血栓形成。另外应对患者进行营养支持治疗，肠内营养应为首选，而肠外营养作为替补治疗，将在其他章节对此详细讨论。抗酸治疗，硫糖铝或组胺-2 受体类似物用来预防应激性溃疡出血。

皮质类固醇激素作为难治性感染性休克的治疗手段之一，不主张用于非休克或轻度休克的败血症患者。低剂量（或冲击剂量）氢化可的松是感染性休克治疗的选择之一，但应在最初的几小时内及时使用，不推荐大剂量应用。使用胰岛素维持血糖在 80～100mg/dl 水平，可以降低感染造成的多器官功能衰竭患者的死亡率。使用时应监测患者血糖水平以避免可能的过度治疗造成的低血糖性脑损伤。除此之外，感染性休克患者也可以考虑血液滤过治疗，这也是目前感染性休克治疗的新趋势。

妊娠期感染性休克会增加早产风险和子宫胎盘灌注不足的风险。临床应根据孕周和孕妇情况决定是否持续胎心监护和(或)应用子宫收缩抑制药物。对于胎心基线不稳和子宫频发收缩等可以通过纠正母体低氧血症和酸中毒而改善。但应考虑母体长期缺氧和酸中毒会导致胎儿永久性损伤或引起不可避免的早产。在没有绒毛膜羊膜炎、未临产或无胎儿窘迫状态时,同时考虑孕周和孕妇情况决定是否分娩。如果治疗时患者呼吸和心血管功能持续损伤,对妊娠28周以上的患者可以考虑终止妊娠,以改善母体呼吸循环功能。

(赵素娥)

第三节 过敏性休克

过敏性休克是由特异性过敏源引起的以急性循环衰竭为主的全身性速发性过敏反应,产科过敏性休克最常见的过敏源仍然是药物,其次为不相容的血液制品,另外,目前认为羊水及其成分进入母血引起的类过敏反应是羊水栓塞的主要病理生理变化。引起过敏反应的机制主要为两种,即免疫球蛋白E中介的过敏反应和补体中介的过敏反应。在免疫球蛋白E中介的过敏反应中,常见的过敏原为药物,例如抗生素。当抗原物质进入机体后,引起依附于循环中嗜碱性粒细胞和组织肥大细胞细胞膜上的免疫球蛋白E释放。这些细胞继而释放大量组胺和慢反应物质,引致支气管收缩和毛细血管通透性增加。另外组胺也可引起血管扩张。在短时间内发生一系列强烈的反应,患者出现水肿,喉黏膜水肿,血压降低,心跳加速,呼吸增快和呼吸困难等,也可伴有荨麻疹、鼻尖或眼结膜炎。在补体中介的过敏反应中,常见的过敏原为各种血液制品。补体激活可以产生Ⅱ型过敏反应(例如血液不相容)或Ⅲ型反应。补体的片段包括C3a、C4a、C5a,为强力的过敏性毒素,引起肥大细胞脱颗粒。产生和释放其他一些中介物质,例如细胞激肽,以及凝血系统的活化,结果导致全身性血管扩张,血管通透性增加,支气管痉挛和凝血机制障碍。

羊水栓塞近年认为主要是过敏反应,是指在分娩过程中羊水突然进入母体血循环引起急性肺栓塞、过敏性休克、弥散性血管内凝血(DIC)。过敏性休克导致呼吸循环衰竭,其中心环节是低血压低血氧。羊水进入母血循环后,其有形成分激活体内凝血系统,并导致凝血机制异常,极易发生严重产后出血及失血性休克,并伴发MODS。

处理过敏性产科休克引起的呼吸及循环衰竭,重点强调生命支持纠正低血压、低血氧,以赢得进一步治疗的时间。呼吸支持包括保持呼吸道通畅,面罩给氧,缓解支气管痉挛,必要给予机械通气等。循环支持包括建立有效静脉补液通道,容量复苏,并给予适当的血管活性药物和强心药物,解除肺血管痉挛等。同时积极寻找和去除致敏原,给予糖皮质激素等抗过敏治疗。监测并纠正凝血功能障碍,防治DIC、防治MODS、预防感染。

产前及产时发生的过敏性休克,在积极孕妇生命支持的同时,重视胎儿宫内安危评估、分娩时机与分娩方式的评估及与家人的沟通等。

(赵素娥)

第四节 心源性休克

心源性休克是由于心脏泵衰竭或心功能不足所致,心输出量降低是其基本的病理生理。影响心脏搏出量的主要因素为前负荷、后负荷、心肌收缩力和心率。妊娠合并心脏内源性缺陷,如先天或后天的瓣膜病变、心肌病变、心脏传导系统的病变、肺动脉栓塞及妊娠特有的围产期心肌病等均可引起心输出量下降，导致心源性休克。另外，产科各类休克的严重阶段都最终可导致心输出量降低，而并发心源性休克。

在妊娠合并心脏病的患者中，如左室流出道狭窄型（瓣膜狭窄，如二尖瓣狭窄、主动脉瓣狭窄等），其心输出量固定，当妊娠晚期或围分娩期，发生血流动力学变化（尤其在第二产程或产后出血、硬外麻醉等情况下），心输出量不能与之相适应变化，从而造成心源性休克。因此，需加强此类患者孕前咨询和分娩期的管理，加强麻醉管理及防治产后出血的发生，维持血流动力学稳定。

对于房室传导阻滞患者虽然能耐受非孕期甚至孕期的心脏负荷，但正常分娩中氧耗与输出量需增加一倍以上才能满足孕妇的需要，如此类患者发生心功能不能适应分娩时的血流动力学变化，容易引起心源性休克，必要时应予体外临时起搏器以保证一定的心率以提供足够的心输出量。

妊娠合并心肌梗死或者扩张型心肌病、病毒性心肌炎、围产期心肌病等均可影响心肌的收缩功能，心脏泵血功能衰竭，不能供给全身各脏器足够的血氧，造成心源性休克。

其他各种休克造成容量减少，前负荷不足，影响心功能，另外由于各种休克引起冠脉血供不足，造成心肌受损等均可引起心源性休克的发生。

心源性休克处理重要的是维持心输出量，通过容量复苏保持一定的前负荷，通过血管活性药物维持血压（可应用多巴胺、间羟胺与多巴酚丁胺等）、防治心律失常，必要时应用合适的正性肌力药物，如强心苷等。强调不同类型妊娠合并心脏病患者围分娩期及麻醉的特殊管理，防治心源性休克的发生。

（赵素娥）

第十六章 弥漫性血管内凝血

一、产科 DIC 的病因与发病机制

【概述】

播散性血管内凝血或弥散性血管内凝血(DIC)不是一种独立的疾病,而是临床已明确诊断的疾病伴有的、以广泛血管内凝血和出血倾向为特征的中间发病环节或并发症。其基本病理是指在某些致病因子作用下凝血因子和血小板被激活,大量凝血物质进入血液循环,引起血管内微血栓形成,同时或继发纤溶亢进出现器官功能障碍、出血、贫血甚至休克的病理过程。病理产科易并发 DIC,是导致产妇死亡的主要原因之一。产科 DIC 可发生于正常或异常的妊娠后期、分娩期或产后某一短暂的时期,主要诱发原因是胎盘早剥、死胎稽留、感染性流产、过期流产、子痫前期和子痫及羊水栓塞等并发症,死亡率较高,为产科危急症。日本产科 DIC 的发生率为 0.92%,病死亡率为 38.9%;国内产科 DIC 的发生率为 0.1%,占总 DIC 病例中 20%,病理产科占 24.81%左右。感染性疾病是 DIC 最主要最常见的病因,占 DIC 发病数 30%;其次是恶性肿瘤,占 DIC 患者的 24%~34%;手术和外伤占 DIC 的 1%~5%。

【病因】

妊娠期的妇女体内多种凝血因子含量及活性增加,抗凝物质减少,纤溶活性降低,表现为高凝状态;随着孕期的延长,其程度逐渐增强,至产后才恢复正常。妊娠期纤维蛋白原、因子Ⅶ、因子Ⅷ、因子Ⅸ、因子Ⅹ等的增加较为明显。纤维蛋白原含量可达到 4~8g/L,为正常非妊娠者的 2~3 倍。因子Ⅷ的增加也较明显,可增至正常人的 120%~180%。凝血因子的升高有利于正常生产后的及时止血,但也成为妊娠期 DIC 多发的基础条件。此外,妊娠妇女的动、静脉与胎盘附着处相互沟通,并在子宫壁与胎盘之间形成绒毛间隙,分娩时胎盘绒毛、子宫蜕膜组织中所含的凝血活酶,易于从胎盘经子宫进入母体血循环,从而促进 DIC 的发生。常见病因如下:

1.围生期严重感染 产科重症感染多见于感染性流产、分娩期及产后感染等。重症感染时对凝血系统的影响因素有:①细菌产生的毒素和具有促凝活性酶类物质增加;②细菌及细菌形成的抗原抗体复合物增加;③感染引起的中毒、休克等病理改变。细菌内毒素可直接激活Ⅸ因子启动内凝血系统,也可以作用于血小板促进其聚集,进而损伤血管内皮,致使血管胶原暴露,引起因子Ⅻ被激活;同时抑制巨噬细胞功能,使巨噬细胞不能及时有效地去除循环中被激活的凝血因子及促凝物质。妊娠期及分娩期体内表现出的高凝状态,加上上述诱因的作用,使感染时极易发生 DIC。流产可分自然流产和人工流产,两者均有并发 DIC 的可能性,尤其是感染性流产易诱发 DIC。感染性流产使细菌内毒素直接激活 FⅨ和血小板,损伤血管内皮细胞,抑制单核吞噬细胞系引起休克或酸中毒等导致溶血,使血液中含有磷脂的红细胞素增加,此时胎盘迅速广泛地发生严重变性、坏死,妊娠胎盘、蜕膜和子宫肌层分泌的组织因子(TF)进入母血循环诱发 DIC,尤其是大月份的人工流产更易并发 DIC。刮宫时所致的组织凝血活酶,通过创面进入母体血循环,其

他各种方法的大月份人工流产如高渗盐水引产、高渗尿素液引产,均有可能发生亚急性DIC。以天花粉进行中期妊娠引产,由于天花粉可致胎盘迅速广泛地发生严重的变性坏死,胎盘及子宫蜕膜含有凝血活酶活性物质,进入母体血循环可激活凝血因子,以致母体血小板数与纤维蛋白原含量减少,部分患者可发生DIC。

2.稽留流产或胎死宫内　胚胎及胎儿死亡后如不能自然排出则为死胎滞留。死胎滞留宫内可出现纤维蛋白原减少性凝血功能改变与DIC。死胎滞留并发DIC的原因主要是:①妊娠后体内处于高凝状态;②变性或坏死的胎盘发生自溶,与羊水一道释放大量的组织因子(TF)或TF样物质,进入母体血循环,通过外源性凝血系统激活凝血过程,发生血管内溶血;③死胎组织坏死、自溶,释放一些蛋白分解酶进入母体血液,激活体内凝血系统。死胎引起凝血功能障碍的发生过程大多较为缓慢,一般在胎儿死亡后2～3周即可出现纤维蛋白原的减少,随着滞留时间的延长,纤维蛋白原的消耗程度逐渐加重,因子Ⅴ、Ⅶ含量下降,血小板数减少,纤维蛋白降解产物(FDP)增加,同时,继发性纤溶加重体内凝血因子的消耗。死胎滞留并发DIC的发生率为1%～2%。如滞留时间超过4周,发病率明显增加,胎死宫内4周以上者,约有25%孕妇发生低纤维蛋白原血症,至第5周时可达50%,因为死胎宫内存留可释放组织凝血酶引发DIC。DIC的发病较为缓慢,开始多为代偿性,后为慢性或亚急性DIC,暴发型较为少见。

3.胎盘早期剥离　妊娠20周以后,正常位置的胎盘在胎儿娩出前从子宫壁剥离则称为胎盘早剥。胎盘早期剥离是危及母儿生命的产科急症,我国发生率约0.46%～2.1%,美国南部发生率约0.46%～1.3%,因诊断标准不同而有差异。胎盘早剥的原因不明,多发生于高血压患者,因螺旋小动脉痉挛性收缩、蜕膜缺血缺氧损伤坏死,释放凝血活酶;胎盘后血肿消耗纤维蛋白原,纤维蛋白原<1～1.5g/L即有出血倾向,导致脏器栓塞引发DIC。胎盘早剥可引起出血,分为显性出血和隐性出血。隐性出血可导致子宫腔内压力增高,血液易渗入子宫肌层,引起肌纤维分离、断裂或变性,影响凝血功能。胎盘早剥时对母体凝血系统的影响有两方面:①胎盘剥离处滋养叶细胞和损伤的蜕膜含有丰富的TF凝血活酶,释放后进入母体血循环,激活外源性凝血系统,促使凝血酶原激活,纤溶蛋白原转变成纤维蛋白,导致DIC发生。这一过程中凝血因子大量被消耗,血小板及纤溶蛋白原消耗为主,导致出血不止;②纤维蛋白沉积,激活纤溶系统导致继发性纤溶亢进,一方面致使机体产生大量FDP,另一方面继续消耗大量的凝血因子。FDP具有抑制纤维蛋白聚合和血小板功能的作用。因此,纤溶亢进加重了凝血障碍导致的出血。应注意临床出血程度与体内凝血功能障碍程度可能不相平行,因为胎盘早剥的部位及程度不同临床表现不同,注意实时监测凝血功能以了解体内凝血功能障碍的程度。如血小板及纤维蛋白原大量被消耗,血液FDP可大量增加,提示体内凝血功能严重障碍。

4.羊水栓塞　羊水栓塞是产科的一种严重并发症,每8000～30000次分娩过程中发生1例,死亡率高达60%～80%,是产科死亡的主要原因之一。瑞典统计资料显示占产妇死亡的22%,如患者能侥幸存活,约一半的人有神经损伤后遗症。正常孕期几乎无羊水进入母体循环,羊水进入母体的途径尚未确定,主要有两种可能性:一是子宫收缩,子宫腔内压力增高,驱使羊水经子宫颈的小静脉进入母体血流;二是在胎盘早剥、子宫破裂等病理情况下,羊水由开放的子宫血管进入母体血循环。羊水穿刺检查及宫腔注射等临床操作也可引起羊水栓塞甚或发生DIC。羊水内含有上皮细胞、角化物、胎脂、毳毛、胎粪等物质,这些物质与羊水本身均具有促凝作用,羊水内含有因子Ⅷ活性物质、因子Ⅹ激活物质、肺表面活性物质及胰蛋白酶样作用物质等。羊水进入母体循环后对母体凝血系统的影响有:①启动凝血过程。羊水及羊水内所含物质如白三烯,直接促进凝血酶原转变成凝血酶,凝血酶大量生成后,导致机体广泛微小血栓形成,加上因子Ⅷ活性物质诱发DIC;②促进血小板聚集及活化。羊水内颗粒状物质具有促进血小板聚集和血小板破坏的作用,血小板聚集增加促进微血栓形成。广泛的微血栓形成导致血小板大量消耗,诱发DIC;③激活纤溶系统。羊水还具有较强的纤维蛋白溶解活性,促进广泛微血栓形成,引起继发性纤溶亢进,使羊水栓塞的早期产生大量FDP,FDP大量产生加重纤溶过程,导致机体很快出现凝血功能障碍,血液从高凝状态急转为低凝高溶、不凝状态,导致DIC发生,病情凶险,发展迅速,甚至数分钟内死亡;④羊水的机械性栓塞作用。羊水微粒物质造成微小血管内机械性栓塞与反射性收缩血管,同时刺激机体产生PGF_2、5-羟色胺等血管活性物质,使小血管发生痉挛,致使肺血管高压,右心排血受阻,导致循环呼吸的衰竭,出现急性右心衰竭和急性呼吸衰竭,严重时可多系统器官衰竭,这些病理改变诱发或加重DIC的发生;⑤过敏反应。母体对羊水内的抗原性物质发生过敏反应,引起过敏性休克导致DIC发生。绝大多数羊水栓塞DIC发生在分娩期间或分娩瞬间,仅20%出现在分娩过程前或破膜前,部分患者在发病前可能无任何先兆,羊水栓塞发展极为迅速,突然发生呛咳、呼吸急促与循环衰竭,并很快发生大量阴道出血与全身性出血。25%患者在发病1h内不治身亡。

5.休克　休克晚期微循环淤血,血流缓慢,血液浓缩黏滞性增高,红细胞易于聚集,严重缺血导致大量酸性代谢产物的聚积,使血管内皮细胞受损激活内源性凝血,同时组织损伤激活外源性凝血系统导致DIC,如产科大出血导致的失血性休克。

6.妊娠期高血压疾病　妊娠期高血压疾病多发生于妊娠晚期,我国发病率约为5%～8%,常并发DIC。妊娠高血压疾病循环血流量改变,血管痉挛,血液黏稠增加等导致全身组织器官发生缺氧,凝血因子明显改变,主要是凝血酶及抗凝血酶复合物(TAT)增高、血小板、纤维蛋白原减少及抗凝血酶Ⅲ减少。上述因素导致妊娠高血压疾病常有慢性DIC发生;妊娠高血压疾病造成胎盘血供不足,胎盘发生缺氧及胎盘滋养叶细胞被破坏,影响凝血功能。近年研究表明,大量滋养叶碎片进入妊娠高血压疾病患者体内,滋养叶内含有较多组织凝血活酶,极易激活外源性凝血系统,诱发DIC;同时,胎盘滋养叶异种抗原进入母体后,发生抗原抗体反应,激活凝血系统诱发DIC。妊娠高血压疾病患者体内可溶纤维蛋白单体、D-二聚体、FDP及纤维蛋白肽A(FPA)增高,且其增高程度与妊娠高血压疾病病情呈正相关,提示妊娠高血压疾病患者体内存在凝血过程的激活及纤维蛋白的溶解。子痫患者也常并发DIC,以慢性DIC为主,因为子痫患者胎盘血管及肾小球中有纤维蛋白沉积,胎盘血液供应受到影响,导致胎盘受损,损伤的胎盘可释放大量组织凝血活酶物质进入母体血循环,诱发程度不等的血管内凝血过程,诱发伴有严重临床出血的DIC。约10%的严重妊娠高血压疾病患者并发溶血、肝酶升高、血小板减少综合征(HELLP),病死率高达28.6%。其发病原因可能与胎盘血管减少,供血不足有关,导致大量血栓、内皮素、血管紧张素与TNFα释放至母体血循环。另外重度妊娠期高血压疾病导致血管内皮细胞损伤,引起依前列醇(前列环素)合成酶减少,血栓素(TXA_2)合成酶相对增加,PGI_2/TXA_2比例下降,胶原增多,引发血小板黏附和聚集,释放二磷腺苷(ADP)、5-羟色胺(5-HT)、儿茶酚胺使血小板进一步聚集,血小板减少,激活内源性凝血系统,诱发DIC。

7.妊娠滋养细胞疾病　滋养细胞肿瘤可分为良性葡萄胎、恶性葡萄胎和绒毛膜癌。恶性葡萄胎则可侵入子宫肌层或转移至其他器官,绒毛膜癌是发生恶变的滋养细胞。发生变性的绒毛易于坏死、脱落,产生大量TF进入母血,是诱发DIC的直接因素;肿瘤细胞侵犯子宫肌层及血管,破坏血管壁的完整性,使血管内胶原纤维暴露,激活血中凝血因子,是诱发DIC的另一因素。

8.手术创伤　妊娠期妇女呈高凝血状态,具有发生DIC的基础,手术则是一种诱因。手术造成创面组织损伤,血管破坏及出血,组织凝血活酶及TF释放增多,激活凝血系统,加重各种病理产科诱发DIC的危险。

9.产科大出血　产科大出血的关键时刻是分娩期,也是诱发DIC的重要环节。首先,分娩时凝血机制变化,胎盘剥离导致大量组织凝血活酶释放,局部形成短暂性血管内凝血,有利于胎盘剥离面的止血;分娩时胎盘绒毛、子宫蜕膜中的组织因子(TF)从胎盘经子宫进入母体血液；分娩时子宫收缩使子宫下段和宫颈被动扩张，小血管破裂及负压形成，导致绒毛、羊水和蜕膜等进入母体循环。其次，分娩时纤溶系统的变化，分娩引起纤溶功能亢进，正常分娩时有短暂的纤溶亢进；子宫、胎盘、绒毛、羊水、胎粪等都含有大量的纤溶酶原激活物(PA)，当PA进入体循环血液时，激活纤溶酶原诱发纤溶；纤溶蛋白沉积于血管壁诱发PA的激活形成纤溶酶；缺氧激活纤溶系统，上述因素是引起分娩大出血的病理基础，也是导致产时DIC的关键因素。正常分娩时母体肝脏和单核吞噬细胞系统能够吞噬颗粒状物质，清除循环中的纤维蛋白，清除被激活的凝血因子及其他促凝物质，因此，较少发生DIC。异常分娩时激活大量促凝物质，单核吞噬细胞系统的功能受抑制，易发生急性DIC。

【发病机制】

近年研究证明，组织因子是凝血系统激活最重要的生理性启动因子，单核细胞或巨噬细胞和内皮细胞一样，当受到致病因子或介质刺激后，组织因子在细胞表面表达，它对凝血过程的启动具有重要作用。

1. 组织损伤 组织因子(TF)又称凝血因子Ⅲ或组织凝血活酶(TTP)由263个氨基酸残基构成的跨膜糖蛋白，广泛分布于各部位组织细胞，以脑、肺、胎盘等组织含量最丰富。当严重创伤、大面积烧伤、外科手术、产科意外、癌组织坏死、白血病放疗或病变器官组织大量坏死时，均使TF大量释放入血。同时，在各种感染或炎症介质的作用下，一些与血液接触且通常不表达TF的内皮细胞、单核细胞、中性粒细胞及巨噬细胞也可迅速诱导出TF，参与凝血反应。凝血因子Ⅶ在血液中以蛋白酶原形式存在，其分子中所含的γ-羧基谷氨酸带有负电荷，可结合数个Ca^{2+}，FⅦ通过Ca^{2+}与TF形成复合物，自身激活为Ⅶa。Ⅻa、Xa凝血酶使Ⅶ激活为Ⅶa，启动外源性凝血系统。Ⅶa-TF复合物既可按传统通路激活因子X，也可按选择通路激活因子Ⅸ，使凝血酶原激活为凝血酶，通过一系列顺序性连锁反应，最终使微循环内大量微血栓形成和DIC发生。

2. 血管内皮损伤 当相关致病因子(细菌、病毒、缺氧、酸中毒、抗原-抗体复合物等)损伤血管内皮细胞(VEC)，尤其是微血管VEC时，一方面带负电荷的胶原暴露，引起血小板黏附、聚集和释放，加剧凝血反应；激活单核吞噬细胞和T淋巴细胞，释放TNF、IL-1、IFN、补体成分C3a、C5a及O_2^-等，加重VEC损伤和促使TF释放。另一方面VEC损伤，暴露和表达TF，直接发挥激活凝血系统作用。VEC损伤和凝血系统激活是VEC和多种血细胞共同作用的结果。病理情况下，VEC损伤，内膜下胶原暴露，凝血因子Ⅻ与胶原或与内毒素接触，其精氨酸上的胍基构型发生改变，活性部位丝氨酸残基暴露而被激活。同时，因子Ⅻ和活化因子Ⅻa在激肽释放酶、纤溶酶或胰蛋白酶等可溶性蚓激酶(蛋白水解酶)的作用下生成碎片Ⅻf，这一过程称酶性激活。进而启动内源性凝血系统，促进凝血反应。如一些恶性肿瘤并发DIC的患者，其Ⅻa、KK(激肽释放酶)较无DIC并发症者明显降低。

3. 血小板激活 近期研究表明，在促发DIC的过程中，血小板的作用甚为重要。当致病因素(如外伤、缺氧、酸中毒、细菌等)损伤VEC并暴露胶原后，血小板膜糖蛋白Ⅱb~Ⅲa复合物作为纤维蛋白原受体功能表达，与纤维蛋白原结合，促使血小板聚集，另外血小板膜糖蛋白借助血管性假血友病因子(vWF)或直接与血小板膜糖蛋白Ⅰb结合，产生血小板黏附。同时，胶原可作为激活剂，在G蛋白介导作用下，结合血小板膜相应受体，纤维蛋白原受体活化，激活的血小板释放二磷腺苷(ADP)、5-羟色胺(5-HT)、血栓素A_2(TXA_2)进一步激活血小板，形成微聚体。纤维蛋白原是二聚体，可同时结合两个相邻的血小板膜上的受体，以"搭桥方式"促使血小板聚集，进一步造成血小板骨架蛋白再构筑，以致血小板扁平、伸展或聚集，表面表达带负电荷的磷脂，结果使与之结合的多种凝血因子(Ⅵ、Ⅸ、X、凝血酶原等)在磷脂表面被局限和浓缩，产生大量凝血酶，促进纤维蛋白网形成，血小板进一步激活聚集，使膜磷脂发生改变，带负电荷的磷脂从膜内层转到外层，通过Ca^{2+}与因子Ⅺ、Xa、Ⅻ相互作用，在辅助因子Ⅴ和Ⅷ的参与下促使凝血酶形成和

VEC表达TF,直至发生DIC。

4.红细胞破坏　如急性溶血时,血液中红细胞大量破坏,释放大量对血小板具有较强激活作用的ADP,促使血小板黏附、聚集。同时,红细胞膜磷脂可浓缩局限多种凝血因子(Ⅶ、Ⅸ、Ⅹ及凝血酶原),导致凝血酶大量生成,从不同侧面促发DIC产生。

5.白细胞损伤　急性早幼粒细胞性白血病时,患者在化疗、放疗的作用下,可使大量白细胞破坏并释放TF样物质入血,有利于DIC的形成。另外,机体在内毒素、IL-1、TNFα等刺激下,血液中的单核细胞及中性粒细胞均可诱导表达TF,参与启动凝血反应,诱发DIC。

6.双向作用　生理情况下,血管内皮细胞(VEC)与血管张力、凝血和纤溶三方面皆有双向相互作用;致病因素(细菌、病毒、真菌、原虫、螺旋体或立克次体)作用下,如严重感染性流产时,血管内皮细胞受损,其生理平衡失调,内毒素可直接作用VEC,或通过单核巨噬细胞和中性粒细胞释放肿瘤坏死因子(TNF)作用于VEC。内毒素通过白细胞介素1(IL-1)、血小板活化因子(PAF)和补体(C5a)为介导损害VEC。TNF和IL-1改变VEC表面特性,促使中性粒细胞、单核细胞和T细胞在表面黏附。PAF引起血小板聚集、释放;促使中性粒细胞和单核细胞趋化、颗粒分泌,导致内皮细胞与中性粒细胞相互反应。C3a和C5a促使单核细胞释放IL-1,同时,C5a增强活化的中性粒细胞产生氧自由基,损伤内皮细胞,促使DIC发生。

7.其他促凝物质入血　病理情况下,可通过其他凝血系统激活途径促发DIC。如:①被激活的单核-吞噬细胞和白细胞可表达TF,破裂时释放溶酶体酶溶解多种凝血因子(如Ⅴ、Ⅷ、Ⅺ等)促发DIC;②急性坏死性胰腺炎时,释放大量胰蛋白酶入血,直接激活凝血酶原,生成大量凝血酶;③一些外源性毒素(如某些蜂毒和蛇毒)可直接激活因子Ⅹ、凝血酶原或促使纤维蛋白溶解,有利于DIC形成。总之,DIC的发生发展是不同病因通过多种机制综合作用的结果。

二、DIC病理生理

【病理生理】

1.单核吞噬细胞系统功能损害　正常状态下,单核吞噬细胞系统以其分布广、吞噬功能强为特点,可吞噬清除血液中凝血酶、纤维蛋白原、纤溶酶、FDP、激活的凝血因子及内毒素等。当一些致病因素(如细菌、坏死组织等)使该系统功能受到抑制或损害时,破坏了正常凝血、抗凝、纤溶系统的平衡,体内出现止血、凝血和纤溶的异常,病理性凝血酶及纤溶酶过度生成导致DIC。90% DIC尸解病例中,均发现微血管内有微血栓形成及纤维蛋白沉着,微血栓形成是DIC的基本和特异性病理变化,以肺、肾、胃肠道、肾上腺等器官较多见,主要为纤维蛋白血栓及纤维蛋白-血小板血栓。

2.肝功能严重障碍导致肝脏病变的一些病因(如肝炎病毒,抗原-抗体复合物等)可激活凝血系统。急性肝坏死时,肝细胞弥漫性破坏,可释放大量TF入血。晚期肝硬化时因肝内组织结构破坏,肝血流障碍及侧支循环开放,部分肠源性毒性物质(含内毒素)绕过肝脏直接进入体循环促进凝血反应。除此之外,肝脏是大多数凝血物质生成和灭活的主要器官,当肝功能严重障碍时,肝细胞生成凝血因子(如Ⅴ、Ⅶ、Ⅸ、Ⅹ及凝血酶原)和抗凝因子(如ATⅢ、PC)的能力降低,灭活活化型凝血因子(如Ⅸa、Ⅹa、Ⅺa)的功能减弱,促凝物质进入体内,极易造成血栓形成或出血倾向,促进DIC的发生与发展。

3.微循环障碍　休克时血管紧张性改变可导致微循环障碍,表现为微循环血流缓慢、血液黏度增高、血流淤滞,甚至呈"泥化"状态。严重缺氧酸中毒和白细胞介质作用使VEC损伤,激活凝血系统。活化型凝血因子和纤溶产物清除不足,血管舒缩反应障碍加速Fbn沉着和微血栓形成,有利于DIC发生。

4.血液高凝状态 血液高凝状态是指在一些生理或病理条件下,所形成的一种血液凝固性增高,有利于血栓形成的状态。妊娠末期妇女因胎盘产生的纤溶酶原激活物抑制物(PAI)活性增高,血小板、凝血因子(如Ⅴ、Ⅶ、Ⅸ、Ⅹ、凝血酶原)及血浆Fbg增多,AT-Ⅲ及纤溶酶原(PLg)降低而呈生理性高凝状态,故一旦发生产科意外(如宫内死胎、胎盘早剥和羊水栓塞等)易导致DIC。遗传性AT-Ⅲ及蛋白C缺乏症所致的原发性高凝状态,以及因肾病综合征、白血病、转移的恶性肿瘤和妊娠高血压疾病引起的继发性高凝状态,均可造成血液凝固性增高促发DIC。

5.机体纤溶系统功能降低 研究表明,DIC的发生发展与纤溶系统功能降低有关。将凝血酶和6-氨基己酸(EACA,一种纤溶抑制剂)同时应用于实验动物,可使其体内的微血栓长期存在,容易造成DIC。

三、产科 DIC 的分期与分型

【DIC 分期】

根据DIC的发生发展过程和病理生理特点,一般可分为以下三期:

1.高凝期 主要表现为血液呈高凝状态,在各种病因作用下,机体凝血系统被激活,促使凝血酶生成明显增多,各脏器微循环内微血栓大量形成。急性DIC者临床症状不明显,实验室检查发现凝血时间缩短,血小板黏附性增高等。

2.消耗性低凝期 以血液继发性转为低凝状态为主要表现。大量凝血酶产生和微循环内广泛微血栓形成,凝血因子大量消耗,血小板明显减少。加上继发性纤溶系统激活,血液处于低凝状态易发生不同程度的出血。实验室检查血小板和血浆Fbg含量明显减少,凝血时间显著延长。

3.继发性纤溶功能亢进期 此阶段凝血酶及活化的凝血因子Ⅻa、Ⅺa等激活纤溶系统,造成大量纤溶酶产生,纤维蛋白降解,FDP大量生成,患者大多表现为严重出血。实验室检查除原有的异常外,还可见反映继发性纤溶功能亢进的指标异常变化,如凝血酶时间延长,凝血块或优球蛋白溶解时间缩短及血浆鱼精蛋白副凝固试验(3P试验)阳性等。

【DIC 分型】

依照DIC的原因、发生速度及表现形式,可分为以下几种类型:

1.急性DIC 以严重感染,休克,羊水栓塞,异型输血,急性移植物反应等为常见,可在数小时或1～2d发生,主要临床表现是出血和休克,但分期不明显,病情恶化快。

2.亚急性DIC 可在数天内逐渐发生,临床表现介于急性和慢性DIC之间,常见于恶性肿瘤转移、宫内死胎等。

3.慢性DIC 发病缓慢,病程较长,临床表现不明显,常以某些实验室检查异常或某脏器功能不全为主要表现,有的病例甚至只在尸检中才被发现有慢性DIC。

按照发生DIC时机体的代偿情况,DIC可分为如下类型:

1.失代偿型 急性DIC常见,凝血因子和血小板过度消耗,机体难以充分代偿,表现为明显的出血和休克症状,实验室检查血小板、纤维蛋白原减少。

2.代偿型 轻症DIC多见,此时凝血因子和血小板消耗与代偿处于动态平衡状态,临床表现不明显或仅有轻度出血,实验室检查常无明显异常,临床诊断较困难,可向失代偿型DIC转变。

3.过度代偿型 多见慢性DIC或DIC恢复期,患者过度代偿,凝血因子和血小板生成超过消耗,临床表现不明显,实验室检查纤维蛋白原短暂性升高。

四、产科 DIC 的临床表现

【临床表现】

DIC 的临床表现相当复杂,多样,但主要的表现有以下四种:

1.出血 出血是大多数 DIC 患者(70%~80%)的初发症状,形式多样,涉及广泛。如皮肤瘀点瘀斑、紫癜、呕血、黑便、咯血、血尿、牙龈出血、鼻出血等。轻者创口(手术创面或采血部位)渗血不止;重者多部位大量出血。目前认为出血机制如下:

(1)凝血物质大量消耗:DIC 发生发展过程中,微循环内微血栓广泛形成,大量消耗凝血因子(Fbg、V、Ⅷ、Ⅸ、Ⅹ)和血小板,当机体代偿不足时,血液因凝血物质的锐减而呈低凝状态,导致凝血功能障碍及出血现象。

(2)继发性纤溶亢进:DIC 促进激肽释放酶生成增多,导致受损组织纤溶酶原激活物大量释放,激活纤溶系统,纤溶酶生成剧增且活性增强,迅速降解纤维蛋白并产生大量 FDP。同时,各种凝血因子(V、Ⅷ、Ⅻa、凝血酶等)被水解,凝血因子减少,加剧凝血功能障碍致出血。

(3)纤维蛋白(原)降解产物的形成:纤溶酶水解纤维蛋白原(Fbg)和纤维蛋白(Fbn)生成各种片段(X、Y、D、E 等)称为纤维蛋白(原)降解产物(FDP/FgDP)。其中 Y、E 片段具有抗凝血酶作用;X、Y 片段可使纤维蛋白单体(FM)形成可溶性 FM 复合物,抑制其交连聚合成大分子纤维蛋白;大部分碎片能抑制血小板黏附和聚集。所以,通过上述 FDP/FgDP 各种成分所产生的强大抗凝和抗血小板聚集作用,造成凝血功能明显降低,病理性抗凝作用显著增强,是 DIC 出血至关重要的机制。

(4)血管损伤:血管损伤是 DIC 发生出血的机制之一,往往为 DIC 的各种原始病因所致的缺氧、酸中毒、细胞因子和自由基等对微小血管管壁损害性作用的结果。

2.休克 急性 DIC 常伴发休克,其发生机制为:①广泛微血栓形成和多部位出血,导致回心血量急剧减少;②肾上腺素能神经兴奋,激活激肽及补体系统生成血管活性介质(如激肽、组胺等),一方面扩张血管,降低外周阻力,导致血压降低;另一方面与 FDP 小片段成分(A、B、C)协同作用,促使微血管壁通透性升高,血浆大量外渗;③DIC 时组织酸中毒直接抑制心肌舒缩功能、肺内微血栓形成导致肺动脉高压,加大右心后负荷;心内微血栓形成使心肌缺血,减弱心泵功能导致心功能障碍;④血液浓缩,血浆黏稠度增加;低凝状态引起出血,血容量进一步减少发生休克。

3.多系统器官功能障碍 多系统器官功能障碍与 DIC 发生的范围、病程及严重程度密切相关。轻症者造成个别器官部分功能障碍,重症者则可引起多系统器官功能衰竭,甚至死亡。其原因主要是微血管中微血栓形成,阻塞受累器官的微循环,致组织缺氧,局灶性变性坏死,逐步导致功能障碍,临床表现依受累器官不同而不同。肺受损可损害呼吸膜,引发呼吸困难、肺出血、甚至呼吸衰竭。若在肾脏可导致双侧肾皮质出血性坏死和急性肾衰竭,引起少尿、蛋白尿、血尿等。若在肝致肝功能衰竭,若累及中枢神经系统出现神志模糊、嗜睡、昏迷、惊厥等症状。上述脏器功能衰竭的临床表现,常以综合表现的形式存在。

4.贫血 是 DIC 患者通常伴有的一种特殊类型的贫血,称微血管病性溶血性贫血,其特征在于外周血涂片中可见裂体细胞(即为一些形态各异的红细胞碎片),外形呈盔形、星形、新月形等。由于表面张力改变,碎片容易发生溶血。目前认为红细胞碎片生成是因为微血管内广泛微血栓形成,红细胞随血流流经纤维蛋白网孔或 VEC 裂隙时,受到血流冲击、挤压和扭曲作用,发生机械性损伤变形所致。

5.DIC 特殊体征 DIC 特殊体征包括皮肤出血点;外伤伤口出血;血疱;周围性紫癜;静脉穿刺部位出血;暴发性坏疽;皮下血肿;动脉层渗血等。DIC 微血栓终末器官功能紊乱可见于皮肤(瘀斑)、肺、肾、肝脏、垂体后叶、肾上腺及心脏可见由于微血栓栓塞所致的功能紊乱。作者曾治疗一例由于羊水栓塞DIC所致上肢暴发性坏疽,经溶栓、抗感染、外科清创治疗无效,最后截肢才得以挽救生命。

五、DIC 辅助检查

【辅助检查】

DIC 的常规检查包括六项:血小板计数、纤维蛋白原含量、PT、aPTT、FDP、D-二聚体。血小板和纤维蛋白原同时减少,说明发生 DIC 时消耗过度,仅血小板减少是血液稀释的结果,PT、APTT 延长说明凝血因子缺乏,FDP 增加说明凝血同时具有纤溶,D-二聚体出现是纤溶的依据,TEG(血栓弹力图)说明整个凝血过程,包括凝血启动、高凝状态、血小板功能以及纤溶功能等。

1. 血小板计数　血小板计数 $<100 \times 10^9/L$ 有诊断价值,如进行性降低且病情加重,下降达 $50 \times 10^9/L$,提示血凝因子过度消耗。临床上以血小板计数 $<150 \times 10^9/L$ 为血小板计数少,有发生 DIC 可能。

2. 血纤维蛋白原测定　DIC 的发展是血浆纤维蛋白原经内外促凝物质作用转变为纤维蛋白的过程,血液不断发生凝固。DIC 时血纤维蛋白原 $<1.6g/L$,重症 $<1g/L$。

3. 凝血酶原时间测定　为外源性凝血系统初筛试验,由于Ⅰ、Ⅱ、Ⅴ、Ⅶ、Ⅹ因子消耗,纤维蛋白溶酶活性增强,FDP 增多。正常为 13s,如延长 3s 以上有意义。

4. 部分凝血活酶时间测定(APTT)　APTT 是内源性凝血途径过筛试验。除因子Ⅷ和Ⅻ外,任何一个凝血因子缺乏均可使 APTT 延长。正常 35~45s,超过正常对照 10s 以上有意义。DIC 高凝期 KPTT 缩短,消耗性低凝血期 APTT 延长。

5. 凝血酶时间(TT)　是凝血第三阶段试验,正常 16~18s,比正常对照延长 3s 以上有诊断价值。DIC 时纤维蛋白原减少及 FDP 增加,所以 TT 延长。

6. 优球蛋白溶解时间(ELT)　血凝块溶解速度可反映纤溶酶活力(优球蛋白凝块中含有纤溶酶原及纤溶酶活化素),正常为 60~120min,$<70min$,提示纤溶亢进。

7. 血浆鱼精蛋白副凝固试验(3P 试验)　正常时血浆内可溶性纤维蛋白单体复合物含量极少,3P 试验阴性。DIC 时可溶性纤维蛋白单体增多,硫酸鱼精蛋白(鱼精蛋白)使之分解,单体复合物自行聚合成不溶性的纤维蛋白凝块成胶冻状,此过程称之为副凝固现象,即 3P 试验阳性。纤溶亢进时纤溶酶作用增强,纤维蛋白被降解为 D、E 碎片,3P 试验为阴性,故 3P 试验可预测 DIC 不同阶段。

8. 纤维蛋白降解产物(FDP)　测定在消耗性低凝血期和继发纤溶期,因血小板、凝血因子消耗、纤维蛋白降解产物过多。正常 $40\sim80\mu g/ml$,DIC $>40\sim80\mu g/ml$。

9. 全血凝块试验　若无纤维蛋白原检查条件,可参照全血凝块试管法:取患者血 2~5ml 放于小试管中,将其置于倾斜位,观察血凝固的时间。血凝固标准是血凝块经摇动不松散,可推测血纤维蛋白原含量。

10. 血液凝固时间　采集不抗凝全血放入玻管中,每 30s 倾斜一次,至 15min 观察有无凝块形成和有无溶解现象。$>15min$ 为血液凝固时间延长,有发生 DIC 可能。

11. 纤维蛋白溶解试验　将正常人已凝固的血 2ml 加入患者 2ml 血中,30~40min,血凝块破碎表示纤溶活性亢进,常用方法如下。

(1) 放免法测定:纤维蛋白肽(FP)A/B 在凝血酶作用下最早从纤维蛋白原释放出来,作为凝血亢进的早期指标。正常人 FPA 含量 $<9g/L$,DIC 早期升高达 10~100 倍;正常人 FPB 含量 <2,DIC 时增高,FPB-β15~42,41~42 肽段是纤溶亢进灵敏指标。

(2) D-二聚体测定:D-二聚体是交联蛋白在纤溶酶作用下,产生的特异性纤维蛋白降解物,既可反映凝血酶生成,又可表示纤溶酶活化,是高凝状态和纤溶亢进的分子指标之一。研究显示 D-二聚体试验敏感性 94%,特异性 80%,在诊断预测 DIC 时阳性预测值 100%。

(3)AT-Ⅲ测定:抗凝血酶-Ⅲ(AT-Ⅲ)是机体内最重要的凝血酶抑制剂。DIC 时,由于凝血和活化的中性粒细胞所释放弹性蛋白酶降解,同时 AT-Ⅲ 生成减少,因此,AT-Ⅲ 减少可作为抗凝血疗效的指标。

六、产科 DIC 诊断与鉴别诊断

【诊断】

应具有引起 DIC 的基础疾病;符合 DIC 的临床表现,有实验室诊断依据。

1.临床表现

(1)产科 DIC 的临床表现主要有如下特点:①以急性型为多见,发展甚为迅猛,亚急性型及慢性 DIC 病例临床上漏诊较多;②常有阴道倾倒性大出血,亦可见注射部位及手术创口渗血不止,其他部位出血相对少见;③临床发现 DIC 时,其外溢血液多已不易凝固,提示患者已进入消耗性低凝血期;④病因较为明确并易于去除,如病因及时得到处理,DIC 可迅速控制,预后相对较好;⑤羊水栓塞、胎盘早剥并发 DIC 时出血多为子宫大出血;⑥羊水栓塞并发 DIC 时,出血症状尚不明显即有呼吸窘迫、休克发生,成为患者突出的或首发的症状,严重病例因重要脏器功能衰竭而早期死亡,此类患者的临床出血常被掩盖。

(2)产科 DIC 有下列一项以上临床表现:①皮肤、黏膜栓塞、灶性缺血性坏死、脱落及溃疡形成;②原发病不易解释的微循环障碍,如皮肤苍白、湿冷及发绀等;③不明原因的肺、肾、脑等轻度或可逆性脏器功能障碍;④抗凝治疗有效。

2.实验室检测有下列三项以上异常

(1)血小板计数:血小板数低于 $100×10^9/L$ 或呈进行性下降(肝病 DIC 时血小板数低于 $50×10^9/L$)。

(2)纤维蛋白原含量:血浆纤维蛋白原含量<1.5g/L 或呈进行性下降或>4g/L(肝病 DIC 时<1g/L 以下)。

(3)3P 试验:3P 试验阳性或血浆 FDP>20mg/L(肝病 DIC 时超过 60mg/L)。

(4)凝血酶原时间:凝血酶原时间缩短或延长 3s 以上,或呈动态变化;或活化的部分凝血活酶时间(APTT)缩短或延长 10s 以上。

(5)纤溶酶原:优球蛋白溶解时间缩短,或纤溶酶原减低。

3.疑难、特殊病例应有下列实验室检查中的 1 项以上异常:

(1)纤溶酶原:纤溶酶原含量及活性降低。

(2)AT:AT 含量、活性及 vWF 水平降低(不适用于肝病)。

(3)TAT:血浆凝血酶-抗凝血酶复合物(TAT)或凝血酶原碎片 1+2(F1+2)水平升高。

(4)PIC:血浆纤溶酶-纤溶酶抑制物复合物(PIC)浓度升高。

(5)尿化验:血尿,蛋白尿。

4.1995 年中华医学会血液学会对 DIC 的临床表现诊断标准:

(1)存在易引起 DIC 的基础疾病。

(2)有下列两项以上的临床表现:①多发性出血倾向;②不易用原发病解释的微循环衰竭或休克;③多发性微血管栓塞的症状、体征,如皮肤、皮下、黏膜栓塞性坏死及早期出现的肺、肾、脑等脏器功能衰竭;④抗凝治疗有效。

(3)实验检查指标:同时具有下列三项以上异常:①血小板<$100×10^9/L$ 或进行性下降。②纤维蛋白

原<1.5g/L 或进行性下降 3P 试验阳性、血浆 FDP>20mg/L 或 D-二聚体试验阳性。③PT 延长或缩短 3s 以上或呈动态变化 APTT 缩短或延长 10s 以上。④外周血破碎红细胞>10%。⑤AT-Ⅲ测定含量及活性降低。⑥血浆因子 V:C 活性<50%。

根据有导致 DIC 的原发病的存在,有出血症状和多系统脏器功能障碍(MOF),实验室指标有血小板进行性减少、Fbg 减少、PT 延长、D-D 阳性这种典型 DIC 的诊断并不困难,但这时 DIC 已经发展到了中晚期,即血小板、凝血因子消耗期或纤溶亢进阶段,这时往往失去治疗的最佳时机,使治疗变得困难和复杂,治愈率也明显降低。因此,建立前 DIC(Pre-DIC)诊断,在治疗基础疾病、抑制由基础疾病产生的 DIC 诱发物质的同时、早期发现、预防和控制 DIC 向严重阶段进展、对预后直接起着非常重要的作用。

5.前 DIC 诊断标准　1999 年全国第六届血栓与止血会议制订的前 DIC 诊断标准:

(1)存在易致 DIC 的疾病基础。

(2)有下列一项以上的临床表现:①皮肤、黏膜栓塞,灶性缺血性坏死及溃疡形成等;②原发病的微循环障碍,如皮肤苍白、湿冷、发绀等;③不明原因的肺、肾、脑等轻度或可逆性脏器功能障碍;④抗凝治疗有效。

产科 DIC 实验室检查应注意下面几个问题:①对无明显 DIC 表现,但存在发生 DIC 的高危因素如妊娠高血压疾病、死胎滞留等患者体内多种凝血因子水平增高,常会掩盖发生 DIC 后的消耗程度,故前后对照进行动态观察,有利于诊断;②对病情危急又高度怀疑 DIC 的患者,如羊水栓塞等,实验室结果出来前应开始 DIC 治疗;③妇产科 DIC 大多为急性或暴发性,对实验室条件不具备或来不及进行常规 DIC 检查者,应以临床表现为主,结合快速简便的实验室检查进行诊断。如外周血涂片细胞形态学检查,发现破碎红细胞或异型红细胞达到 10% 或以上,血沉与发病前相比变为正常或减慢,即可诊断;④妊娠期虽有凝血功能异常改变,分娩后很快恢复到正常。

【鉴别诊断】

在鉴别诊断中,病理产科的检查、血液沉淀或涂片检查,可找到羊水的有形成分。产科 DIC 往往以产后大出血为突出表现,但非 DIC 性产后大出血更为常见,如产程过长或药物(硫酸镁与阿司匹林)导致的子宫收缩乏力,胎盘潴留,宫颈撕裂,子宫破裂等,这些因素与产科 DIC 的原因可互为因果或相互影响。此外,产妇有各种出血性疾病(血小板减少、血小板无力症、血管性血友病、无纤维蛋白原血症以及其他凝血因子缺乏)时亦可发生产后大出血,应特别引起注意。

七、产科 DIC 的治疗

产科 DIC 往往来势凶险,早期诊断与早期治疗极为重要。妊娠并发 DIC 常有较明确的诱因,及时去除诱因可有效改变 DIC 发展过程。因此,特别强调原发疾病的治疗。机体内环境也是诱发和影响 DIC 的重要因素,应积极加强支持辅助治疗,改善缺氧休克等病理状况。

【积极治疗原发病及时去除诱因】

应综合判断发生 DIC 的可能诱发因素,确定正确的治疗方案,积极去除病因是治疗 DIC 的首要原则。产科 DIC 患者应密切监测凝血功能的变化,根据凝血功能改变,选择合适的产科处理措施及时去除病因。对产前合并 DIC 的患者,病情发展迅速且短期内难以结束分娩者应积极手术终止妊娠;对死胎患者,应尽快采取清宫或引产术排出死胎,死胎排出后,病情即可得到缓解,不必使用抗凝疗法;对胎盘早剥患者,可根据具体情况选择引产或剖宫产术及时终止妊娠。产科 DIC 患者术前应予人工破膜,尽可能使羊水流出以降低子宫容积,减少组织凝血活酶继续进入母体循环,如出血严重,立即子宫切除。羊水栓塞起病急,来势凶猛,除积极进行全身抢救外,应采取果断的产科处理措施,发生于胎儿娩出前者,在改善机体内环境的同时,可行剖宫产术或产钳吸引术迅速结束分娩;发生于术中或术后有严重子宫出血者,应及时考虑做子宫切除术或双侧子宫动脉栓塞术。

【改善微循环(早期)】

DIC 早期处于高凝血状态,应积极改善微循环,解除血管痉挛,可有效早期预防 DIC 的发生。右旋糖酐可降低红细胞和血小板的黏附性,减少血小板聚集,有利于受损内皮的修复,具有抗凝血酶作用。以右旋糖酐 500ml+丹参 20ml 输注,可有效降低血黏度,促进血液循环,改善组织血供。

【抗凝治疗】

急性羊水栓塞时 DIC 发生较急,多在数分钟内出现严重症状,如急性呼吸衰竭、低血压、子宫强烈收缩及昏迷等,应及时给予肝素治疗。低分子质量肝素(LMWH)与普通肝素相比较具有较多优点,近年来已普遍应用于临床,但是否影响胎儿尚待探讨。

(一)肝素

可抑制凝血活酶和凝血酶的形成,是 DIC 时常用的抗凝剂,剂量应个体化。

1.适应证与禁忌证

适应证:①严重出血且 DIC 诱因不能迅速去除者;②DIC 高凝期或不能确定分期者,可先给肝素后用抗纤溶药物及补充凝血因子,或同时应用上述几种制剂;③慢性及亚急性 DIC 者。

禁忌证:①颅内或脊髓内出血;②伴有血管损伤及新鲜创面,如消化性溃疡;③肝病并 DIC;④DIC 后期,以纤溶为主者。

2.肝素用量与用法　用法:首次剂量 1mg/kg 静脉推注,以后 0.5mg/kg,每 6h 静滴 1 次,1h 内滴完,疗程宜短,一般 1~2d。预防 DIC 时剂量宜小,0.25~0.5mg/kg,每 12h 皮下注射一次。治疗期间一般以试管法对凝血时间进行监测,凝血时间以 20min 为宜,如>30min,提示肝素过量,应停用。如出血加重,以鱼精蛋白静注中和肝素,一般按 1:1 用药,每次不超过 50mg。有人不主张使用,有人主张在应用纤溶抑制剂基础上使用。

肝素用量的分级:中山医科大学第一附属医院血液科温春光教授提出应用肝素的分级标准及方法:

微剂量　　10~25mg/d

小剂量　　50~120mg/d

中剂量　　121~300mg/d

大剂量　　>300mg/d

超大剂量　　>500mg/d

(1)间歇滴注法:肝素 0.5~1mg/(kg·次)(1mg=125IU),首次用量为 4000~6000IU(32~50mg),加入 5% 葡萄糖液 250ml,静滴,在 30~60min 内滴完。每 4~6h 静滴一次,用试管法凝血时间来监测肝素用量。紧急时可稀释后静推。

(2)持续滴注法:首剂用肝素 50mg,以后每 24h 用肝素 100~200mg,加入 5% 葡萄糖中持续缓慢滴注,仍用试管法凝血时间来监测肝素用量。

(3)小剂量肝素治疗:目前治疗 DIC 新观点。间歇静脉给药或持续静滴。主张肝素剂量 6000~12000 单位(50~100mg)/d。也有人提出每 2 小时 1 次,每次用 500 单位静脉给药。小剂量肝素治疗的优点多数人认为有以下几点:①可较长时间用药;②可防止输液过多和出血的副作用;③小剂量肝素对内、外科疾病并发的 DIC 有良效。

(4)微量肝素的治疗:近年有人采用每次静脉注射 500IU(250~750IU 即 4~6.25mg),每 6 小时 1 次。

用前测试管法凝血时间,若凝血时间 12～15min,肝素可减至 250IU;若大于 20min,则停止注射 1 次。或皮下小剂量肝素来治疗 DIC,当患者持续出血时给予肝素钙 80IU/kg 体重,每 6 小时 1 次,有时可发现低剂量肝素钙皮下注射在治疗 DIC 表现出的疗效可能好于大剂量肝素静脉注射。小剂量肝素皮下注射优于静脉注射,具有最小的出血性;与大剂量一样有效。

(5)低分子肝素治疗 DIC 作用特点:分子量<10000(平均分子量 4000)具有抗凝作用较弱,而抗栓作用较强的特点。其药理作用特点:①抗因子Ⅹa 活性强;而抗凝血酶活性弱;②有促进纤溶的作用;③增强血管内皮细胞的抗血栓作用。常用剂量为低分子肝素钠(75～150)AXaIU/(kg·d),一次或分两次皮下注射,连用 3～5d。

(6)肝素治疗注意事项

禁忌证:①既往有严重遗传性或获得性出血性疾病如血友病等;②有明显的出血倾向或潜在性出血性疾病;③近期有咯血、呕血、脑出血或可疑脑出血或高血压病等;④手术后短期内或有巨大的出血创面而未完全止血者;⑤严重肝病、多种凝血因子合成障碍者。

注意事项:①肝素监护最常用指标 APTT,正常值为 40+5s。②肝素治疗使其延迟 60%～100%为最佳剂量变。③经常性查血生化,及时纠正酸中毒,必要时补充叶酸及维生素 K。④严密观察肝素出血的副作用,最早出血常为肾脏和消化道出血,剂量应尽可能个体化。

(7)肝素过量的处理:若肝素仅是轻度过度,不一定需要处理,通过加大输注凝血因子或新鲜血的用量和速度,就可以逐步纠正,因为肝素的半衰期较短,仅 9 小时。若是明显的肝素过量所致的出血,则可以用鱼精蛋白中和。剂量:1mg 鱼精蛋白中和 1mg 肝素。必须指出鱼精蛋白是促凝物质,在急性 DIC 时主要用于中和过量的肝素,决不能作为一般的止血药。而使用不当,可导致凝血加重,血栓(包括较大血管)广泛形成,加重 DIC 患者脏器功能障碍而死亡。

3.产科 DIC 肝素剂量及用法 我们归纳广州地区在产科 DIC 治疗中的体会,归纳有以下几点:①活动的 DIC 与不能直接去除原因的 DIC 是使用肝素的适应证,如 DIC 已非活动性、继发性纤溶已成为主要矛盾时,使用肝素要慎重。②产科引起 DIC 的疾病中,病因大都能及时去除,为治疗 DIC 的有利条件。③在 DIC 早期,导致出血原因的主要因素是血小板减少和 FDP 增加,故肝素的应用必须及时,特别是在起病急骤的羊水栓塞患者,及时应用肝素是必要的。

肝素首次剂量一般用 25～50mg,加入葡萄糖液 100～250ml,静脉滴注,30～60min 滴完,总量为 75～100mg。栓塞患者早期用肝素或许能为以后的抢救争得时机和主动。在应用肝素过程中每 2～4h 应测凝血时间(试管法)。凝血时间延长至 15～30min 最为合时,如凝血时间<12min、>30min 则提示肝素用量不足或过量。

胎死宫内,有凝血功能障碍的患者,在采取排空子宫措施之前设法使凝血功能恢复正常,在血管床完整的条件下,DIC 所耗损的凝血因子(特别是纤维蛋白原)有恢复的机会,可给少量的肝素(25mg/d)经 48h 的处理,消耗的凝血因子可恢复至有效的止血水平,应停用肝素开始引产。

理论上胎盘早剥高凝期可应用小剂量肝素,但临床上所见胎盘早剥多以凝血因子消耗特别是纤维蛋白原减少明显,一般不需用肝素而是补充凝血因子,终止妊娠阻断 DIC 多能奏效。且胎盘早剥发生后,即时终止妊娠常可避免、阻断 DIC 的发生。一般认为胎盘早剥发生后 6h 可发生 DIC。

妊娠期高血压疾病、感染性休克、重症肝炎并发 DIC 等非急性 DIC,以积极治疗原发病、输新鲜血、新鲜冰冻血浆、补充凝血因子等措施、去除病因,则可阻断 DIC 发展、发生,常不需使用肝素。

产科 DIC 肝素应用参考意见:

(1)急性 DIC 羊水栓塞,肝素 25～50mg 加入生理盐水 100ml 静脉滴注,以后,根据血凝功能观察再给

15~20mg，每日总量不超过 75mg。

(2)去除病因后 DIC 无发展，肝素应迅速减少或停用严防过度出血。

(3)肝功能障碍肝素不能被灭活、排泄，改用 25mg 肝素加新鲜血 200ml 或新鲜冰冻血浆。

(4)慢性 DIC、预防 DIC 或不肯定 DIC 肝素用 15~20mg/d 或 12.5mg/d，量要少。

(5)酸中毒抑制肝素活性，肝素耐受量增加。

(6)监护肝素指标

1)凝血时间(试管法)25~30min 为适量，<12min 肝素用量不足，>30min 肝素过量，以 20% 鱼精蛋白对抗。

2)PT(凝血酶时间)延长一倍为适量，APTT 延长 60%~100%，CT(凝血时间)不宜超过 30min。

(7)低分子右旋糖酐：低分子右旋糖酐 500~1000ml/d，可解除红细胞和血小板聚集，并可疏通微循环，扩充血容量，用于早期 DIC 及轻症患者。

(8)AT-Ⅲ：可加强肝素的抗凝效果，文献报道可按 AT-Ⅲ 30U/(kg·d)，1~2 次/d 用药，连用 3~5d。日本学者采用静脉输注抗凝血酶治疗急性 DIC 取得了明显效果。

(9)阿司匹林：阿司匹林通常用量是 1.2~1.5g/d。

(10)抗血小板药物：DIC 时均有血小板凝集活化，使用肝素联合抗血小板药有利于阻断 DIC 的进展。常用的药物有噻氯匹定 250mg，2 次/d。双嘧达莫 400~600mg/d 分 4~6 次静脉滴注。

(二)补充凝血因子及血小板

DIC 时大量凝血因子被消耗，造成消耗性出血，及时补充凝血因子是治疗 DIC 的重要措施。经验证明，补充凝血因子不会加重体内凝血过程。多数学者认为在抗凝治疗的基础上给予适当的凝血因子补充较为适宜，目前多用成分输血，凝血因子的补充此项治疗措施几乎所有急性 DIC 患者均需要。

新近的观点认为在活动性未控制的 DIC 患者，输下列成分是安全的：

1.血小板浓缩液(血小板悬液)　血小板计数低于 $(30\sim50)\times10^9/L$ 时补充血小板，24 小时 12U(单采)，使血小板迅速达到安全水平。剂量至少 1IU/10kg 体重。

2.新鲜全血、新鲜血浆或新鲜冷冻血浆　有补充血容量的作用，还可补充被消耗的凝血因子，新鲜的冰冻血浆不但含有纤维蛋白原，更含有所有的凝血因子，天然的抗凝血物质(如蛋白 C 及抗凝血酶)，剂量至少 15ml/kg 体重。最好在有中心静脉压监护下进行补充，以达到有效补给量而又不致发生心肺并发症。

3.纤维蛋白原及冷沉淀物　当纤维蛋白原<1.5g/L，可输注纤维蛋白原或冷沉淀，可在肝素化的前提下使用。纤维蛋白原首次剂量 2.0~4.0g，静脉滴注，24h 内给予 8.0~12.0g，每输入 1g 可使血中纤维蛋白原浓度升高 0.5g/L，纤维蛋白原的半衰期较长，一般每 3d 用药一次；冷沉淀物含有纤维蛋白原和因子Ⅷ，可有效提高血中纤维蛋白原水平，每单位冷沉淀包括 200mg 的纤维蛋白原。若输注新鲜血浆不能维持纤维蛋白原超过 1.5g/L，则应加输冷沉淀。

4.AT-Ⅲ　有学者强调早期补充 AT-Ⅲ 的必要性，特别是在肝素治疗开始时，它既可以提高肝素疗效，又可以恢复正常的凝血与抗凝的平衡。国外有单独 AT-Ⅲ 制剂，国内已有产品，亦可用正常人血浆或全血代替。

补充凝血因子应在成功抗凝治疗及 DIC 过程停止后仍有持续出血(DIC 过程停止的指征是观察 AT-Ⅲ 水平被纠正)，则凝血因子缺乏具有高度可能性，此时补充凝血因子既必要又安全，凝血因子补充的量的指标应视病情而定，一般认为成功抗凝治疗以后，输注血小板及凝血因子剂量，应使血小板计数 $>80\times10^9/L$，凝血酶原时间<20s，纤维蛋白原>1.5g/L。若未达到上述标准，应继续补充凝血因子和输注血小板。

(三)注射维生素 K

注射维生素 K140mg/d,有利于维生素 K 依赖凝血因子合成。如 DIC 病因未去除,可与小量肝素及凝血酶原复合物并用。

(四)纤溶抑制剂

应用于 DIC 晚期,如不能确定血管内凝血过程是否已中止,可同时应用小剂量肝素。抗纤溶疗法不提倡给产科 DIC 患者单独使用抗纤维蛋白溶解药物,除非有客观证据表明体内凝血过程完全停止,同时纤溶仍有亢进。常用纤溶抑制剂有:

1. 6-氨基己酸　首剂 4～6g 溶于 100ml 生理盐水或葡萄糖液中 15～30min 内滴完,以后每小时 1g,可持续 12～24h。口服每次 2g,3～4/d,可连续服用数日。

2. 对羧基苄胺(止血芳酸)　每次 100～200mg,加 5% 葡萄糖或生理盐水,每日最大剂量 600～800mg。口服每次 250～500mg,一日 2～3 次。每天最大剂量为 2g。

3. 氨甲环酸　静注或静滴,每次 250～500mg,每日 1～2 次,每日总量 1～2g。口服 0.25g,3～4/d。

(五)肾上腺皮质激素

DIC 时无常规应用指征,应视原发病情况而定。对各种变态反应性疾病或合并有肾上腺皮质功能不全者可应用。疗效标准:痊愈:①基础疾病及诱因消除或控制;②DIC 的症状与体征消失;③实验室指标恢复正常。好转:上述指标中一项未达标准或两项未能完全达到标准者。无效:上述指标均未能达标或患者因 DIC 死亡。

(周丽霞)

第十七章　围生期肺栓塞和易栓症

第一节　围生期肺栓塞

肺栓塞(PE)是由于肺动脉或其分支被内源性或外源性的栓子堵塞而引起的肺循环障碍,导致相应的临床和病理生理改变的综合征,是产科静脉血栓病的最严重的并发症,易导致猝死。妊娠期 PE 的发生率为 0.01%～0.04%,国外报道 PE 所致的孕产妇死亡占不明原因孕产妇死亡的 50%,未经治疗的 PE 死亡率可高达 12.88%,而经过治疗后患者死亡率降为 0.7%。PE 患者大部分来不及抢救,在 30min 内死亡。所以早期诊断,尽早预防是关键。

【病因及发病机制】

孕产期 PE 的高危因素:①血液高凝状态:妊娠期除Ⅺ和Ⅹ、Ⅻ因子外,其余凝血因子均增加,其中尤以纤维蛋白原为显著,凝血酶原时间及部分凝血活酶时间均缩短,抗凝血酶Ⅲ水平下降,凝血酶生成增加,这一生理改变持续至产后 2 周方恢复正常。同时,优球蛋白溶解时间延长,纤维蛋白溶酶原增加,纤维溶解活性降低,直至产后 3～5d 恢复正常。②血流瘀滞:妊娠期由于增大的子宫压迫髂静脉和下腔静脉,使静脉回流发生障碍,血流瘀积,引起血管内皮细胞受损,血管壁发生改变,易导致血栓形成。③孕酮的作用:孕酮可使静脉平滑肌松弛,血流缓慢,下腔静脉发生淤血,增加了深静脉血栓发生的可能性。④分娩或手术时的局部组织损伤:分娩和剖宫产手术时易使血管内壁受损,导致发生静脉栓塞的机会增多。⑤心脏病:有心脏病的孕妇,尤其在合并心房颤动或心力衰竭时,在妊娠及分娩期当血流动力学急剧变化时,心房的栓子即可脱落导致 PE 的发生。⑥其他因素:术后卧床,制动＞3d,下肢肌肉收缩功能减弱,血流缓慢,以及术后创伤修复、凝血机制过强和抗凝药物的使用,均易促使血栓形成。

PE 引起的病理生理改变主要包括血流动力和呼吸功能两个方面。心肺功能改变的程度决定于肺动脉堵塞的范围、速度、原心肺功能的状态及肺血管内皮的纤溶活性等。轻者可无明显改变,重者可导致低氧血症、低碳酸血症、肺循环阻力增加、肺动脉高压、急性肺功能不全和猝死。①血流动力改变:当血管床有 50% 被堵塞时,可出现肺动脉高压;栓塞前如有严重的心肺疾患,对 PE 的耐受差,肺动脉高压的程度更为严重;神经体液因素除可引起肺动脉收缩外,还可引起冠状动脉及其他动脉血管的收缩,以至呼吸心跳骤停。②呼吸功能的改变:当 PE 发生后,肺泡死腔扩大,被栓塞区域出现通气,灌注失常,无灌注的肺泡不能进行有效的气体交换;栓子释放的 5-羟色胺、组织胺等可引起死腔及支气管痉挛,使气道阻力增加、通气受限,以上各种原因均可导致低氧血症的发生。目前研究表明 PE 与血管内皮功能改变有关。

【临床表现】

PE 是静脉血栓的严重并发症。发病急骤,可于短时间内致命。PE 的栓子 75%～90% 来自下肢静脉。绝大多数没有出现任何 DVT 的临床症状和体征,当出现 DVT 症状和体征时,肺梗死的危险性要低得多。

下肢或盆腔静脉血栓形成的早期,血栓易于脱落栓子脱落后通过静脉循环到达心脏及肺,阻滞于肺血管形成 PE。PE 的临床症状轻重不一,从一过性气短到急性肺源性心脏病,出现突发呼吸困难、发绀、右心衰,甚至猝死。主要取决于肺血管堵塞的多少,发生速度和患者心肺的基础状况。肺血管床堵塞>25%~30%者肺动脉平均压可略有升高;>50%者可出现持续性肺动脉高压;堵塞达 85%者可猝死。较大的 PE 可引起支气管痉挛肺泡表面活性物质减少,肺泡萎陷及肺通气/血流比失衡。患者发生不同程度的低氧血症、低碳酸血症和碱血症。

PE 的症状和体征无特异性,临床表现多种多样,与血栓的大小、形状及堵塞肺血管床的部位与范围有关,主要取决于堵塞肺动脉的大小及肺段的多少。①呼吸困难:占临床症状的 90%左右,多表现为不明原因的突然发作或原有呼吸困难突然加重,其特征是呼吸浅快,尤其是在起床活动、排便后更为明显。②胸痛:见于 70%~88%的病例,以大、中肺动脉段堵塞较为常见,常合并外周血管堵塞。③咯血:见于 30%左右的病例,常已发展至肺梗死。④咳嗽:表现为突发的刺激性咳嗽,见于约 50%的患者。⑤惊恐或濒死感:见于 50%~60%的患者。⑥晕厥:主要见于较大面积的 PE 患者,是由于心排血量锐减,血压急剧下降导致脑缺血所致。⑦其他:胸闷、心悸、气短及头晕亦为常见症状。

主要体征:①呼吸加快:大多数患者有呼吸增快。有学者提出,如呼吸频率<16/min,可以排除 PE。②心率增加:超过半数患者的心率大于 100 次/min。③发绀:约 20%病例伴有发绀,PE 的栓子越大,影响的肺段越多,发绀表现越明显。④周围循环衰竭:血压下降或休克及组织灌注不良所致。⑤急性肺动脉高压和右心功能不全表现:肺动脉瓣听诊区第 2 心音亢进,胸骨左缘第 2 肋间可闻及收缩期喷射性杂音,并可见有明显的收缩期搏动,偶可闻及舒张期杂音,为肺动脉瓣关闭不全所致,部分患者可出现房性奔马律、颈静脉怒张、充盈。⑥肝大、下肢水肿:约 20%患者有这些体征,提示右心衰竭的发生。⑦超过半数的患者患侧肺部可闻及湿啰音,有时还可闻及胸膜摩擦音及心包摩擦音。

【诊断】

根据临床表现、实验室检查及各项辅助检查明确诊断。

1. 临床表现 可能表现为:①突发性呼吸困难(或原有呼吸困难突然加重)、呛咳、咯血、胸痛等。②不明原因的急性右心衰竭及休克。③肺动脉瓣区收缩期杂音,强度较原来加重,肺动脉瓣区第 2 心音亢进。如有周围静脉血栓形成证据,则更支持 PE 的诊断。结合血气分析、心电图、胸部 X 线检查和肺通气灌注扫描等,基本上可做出诊断,必要时行肺动脉造影确诊。

2. 实验室检查

(1) D-二聚体:是纤维蛋白单体经活化因子Ⅷ交联后,再经纤溶酶水解所产生的一种特异性降解产物。D-二聚体主要反映纤维蛋白溶解功能。增高或阳性见于继发性纤维蛋白溶解功能亢进,如高凝状态、弥散性血管内凝血、肾脏疾病、器官移植排斥反应、溶栓治疗等。虽然这项试验敏感性高,但特异性不强,不足以用来确诊。但 D-二聚体异常升高的患者,应特别引起重视,而 D-二聚体<500μg/L,则可基本排除诊断。

(2) 动脉血气分析:患者几乎都有程度不等的低氧血症,动脉血氧分压(PaO_2)<80~85mmHg,平均 62~72mmHg,有人认为 PaO_2>90mmHg 则可排除 PE。二氧化碳分压($PaCO_2$)多明显下降,呈低碳酸血症,提示呼吸性碱中毒,系因过度通气所致。

3. 辅助检查

(1) 肺通气灌注扫描为目前诊断 PE 的首选方法,是一项准确的无创技术,能准确地诊断 PE。以锝(^{99m}Tc)标记的清蛋白微球静脉注射,微球粒子进入肺血管床能准确地描绘出肺血流的分布,同时与肺通气扫描一起进行可增加该项检查的准确性。方法是让患者吸入 ^{133}Xe 放射性气体或 ^{99m}Tc 标记的药物雾化吸入显示通气情况。

(2)肺动脉造影(PA)是诊断 PE 最可靠的方法,可显示直径为 0.5mm 的血管病变及病变的部位、范围、程度和肺功能状况。如果出现肺动脉内充盈缺损,肺动脉分支完全阻断,肺野无血流灌注或肺动脉分支充盈和排空延迟等征象,则可确诊。肺动脉造影有一定的危险性,特别是肺动脉高压的患者,致残率为 1%,死亡率为 0.01%～0.5%,目前仅用于复杂病例的鉴别诊断及获得血流动力学资料。

(3)放射性核素肺通气-灌注扫描现被用为诊断 PE 最常用的检查方法。但临床有部分基础疾病:如慢性阻塞性肺疾病、充血性心力衰竭、支气管扩张、肺炎、间质性肺病以及肺癌等可影响患者的肺通气和血流状况,致使通气-灌注扫描判定甚为复杂,需结合临床进行判定。

(4)螺旋 CT 血管造影可以取代肺通气-灌注扫描作为最初的检查方法。该方法能直接显示栓子,准确性高。

(5)MRI 的优点在于能在冠状面和矢状面成像。普通 MRI 仅可以显示较大血管内的栓子,而对周围肺动脉则显影欠佳。

【治疗】

1.一般处理　本病发病急,须做紧急急救处理。

(1)应保持患者绝对卧床休息,高浓度吸氧。放置中心静脉压导管,测量中心静脉压,控制输液入量及速度,并可通过此途径给药。镇痛:有严重胸痛时可用吗啡 5～10mg,皮下注射,休克者避免使用。

(2)抗休克:为减低迷走神经兴奋性,防止肺血管和冠状动脉反射性痉挛,可静脉内注射阿托品 0.5～1mg,也可用异丙基肾上腺素、酚妥拉明(苄胺唑啉)。抗休克常用多巴胺 200mg 加入 500ml 葡萄糖液内静滴,开始速率为 2.5μg/(kg·min),以后调节滴速使收缩压维持在 12.0kPa(90mmHg)[10～25μg/(kg·min)]。

(3)治疗心力衰竭:毒毛旋花子苷 K 0.25mg 或毛花苷丙(毛花苷 C)0.2～0.4mg 加入 50% 葡萄糖溶液 40ml 内静脉注射,必要时于 4～6h 重复用药。

(4)治疗支气管痉挛:给予氨茶碱 0.25g 加入 50% 葡萄糖液 40ml 内静脉注射,必要时可用地塞米松 10mg 静脉注射。

(5)控制心律失常:快速室性心律失常,可用利多卡因 50～100mg 静脉注射,继以 1～2mg/min 静脉滴注。快速房性心律失常,首选毛花苷丙 0.2～0.4mg 加入 50% 葡萄糖液 20～40ml 静脉注射或维拉帕米 5mg 加入 50% 葡萄糖液 20～40ml 静脉注射。

2.抗凝疗法　一旦明确诊断或高度怀疑 PE 者,应立即开始抗凝治疗,可防止栓塞的继续发展和再发。

(1)目前常用的有普通肝素(UFH)、低分子肝素(LWMH)和华法林。肝素是一种带负电荷的蛋白,不通过胎盘。常用持续静脉滴注法,负荷剂量为 2000～3000U/h,继之 750～1000U/h 或 15～20U/(kg·h)维持,根据活化部分凝血活酶时间调整剂量,维持 APTT 为正常值的 1.5～2 倍。高度怀疑者可先用首剂。低分子肝素(LMWH)因其半衰期长,可皮下注射,无须实验室监测,应用方便,不通过胎盘,不进入乳汁,对胎儿及哺母乳的新生儿安全,不增加流产、早产及围生儿的死亡率,使院外应用成为可能。低分子肝素(5000U,Qd),或速碧林 0.2～0.4ml,Qd 或 Bid。

(2)维生素 K 拮抗剂:为常用的口服抗凝剂,可抑制依赖于维生素 K 的凝血因子。目前国内最常用的是醋硝香豆素(新抗凝)片,起作用快,口服后 36～48h 即达高峰,首次量为 2～4mg,维持量为 1～2mg/d。也可用双香豆素或双香豆乙酯(新双香豆素),首剂均 200mg,次日 100mg 口服,以后每天 25～75mg 维持。华法林首剂 15～20mg,次日 5～10mg,维持量为每天 2.5～5mg。维持 INR 为 1.8～2.5。因需数天发挥作用,需与肝素/低分子肝素至少重叠应用 4～5d,直到口服抗凝剂起作用,才停用肝素。一般口服抗凝剂需持续 3～6 个月。

华法林在妊娠6～11周应用可引起"特发性胚胎病变",包括有:鼻骨发育不良、骨骺发育不良、中枢神经系统异常、胎儿及新生儿出血及畸形。孕期任何时间用药均可引起新生儿出血,此药仅在产后给予。风心换瓣术后患者为权衡母胎利弊,建议整个孕期继续使用。

3. 纤维蛋白溶解剂,即溶栓治疗 溶栓治疗PE是近年来的主要进展,它可使肺动脉内血栓溶解,改善肺组织血流灌注,降低肺循环阻力和肺动脉压力,改善右心功能;溶解深静脉系统的血栓,还可减少栓子来源,减少PE复发,改善生活质量和远期预后。一般在栓塞后5d内用纤维蛋白溶解剂治疗,效果较好,更适用于急性巨大肺栓塞,此时可与肝素同用,亦可待其疗程结束后再用肝素。常用药物有链激酶(SK)、尿激酶(UK)和组织型阿替普酶(纤溶酶原激活剂)等。

(1) 尿激酶负荷量4400U/kg,静注10min,随后以2200U/(kg·h)持续静滴12h;另可考虑2h溶栓方案:2万U/kg持续静滴2h。

(2) 链激酶负荷量25万U,静注30min,随后以10万U/h持续静滴24h。链激酶具有抗原性,故用药前需肌注苯海拉明或地塞米松,以防止过敏反应。

(3) 阿替普酶(rt-PA):50～100mg持续静滴2h。使用尿激酶、链激酶溶栓期间勿同用肝素。对以阿替普酶(rt-PA)溶栓时是否需停用肝素无特殊要求。其缺点是价格昂贵,目前难以普遍应用。

溶栓治疗结束后,应每24h测定1次凝血酶原时间(PT)或活化部分凝血激酶时间(APTT),当其水平低于正常值的2倍时,即应重新开始规范的肝素治疗。溶栓后应注意对临床及相关辅助检查情况进行动态观察,评估溶栓疗效。

溶栓治疗的绝对禁忌证有活动性胃肠道出血,2个月内的颅内出血,颅、脊柱术后等。相对禁忌证有10天内的外科大手术、分娩,近期严重胃肠道出血,肝、肾衰竭,严重创伤,高血压Ⅲ级及出血性疾病等。

4. 外科治疗

(1) 肺栓子切除术:据报道死亡率高达65%～70%。但本手术仍可挽救部分患者的生命,必须严格掌握手术指征:①肺动脉造影证明肺血管有50%或以上被阻塞,栓子位于主肺动脉或左、右肺动脉处;②抗凝和(或)溶栓治疗失败或有禁忌证;③经治疗后患者仍处于严重低氧血症、休克、肾、脑损伤。

(2) 腔静脉阻断术:主要预防栓塞的复发,以至危及肺血管床。方法有手术夹、伞状装置、网筛法、折叠术等。腔静脉阻断术后,侧支循环血管管径可能增大,栓子可通过侧支循环进入肺动脉,阻断器材局部也可有血栓形成,因此术后须继续抗凝治疗。

(3) 放置下腔静脉滤器:适用于反复PE与下肢DVT有密切联系并有抗凝禁忌者。

总之对围术期出现"不明原因的呼吸困难或同时伴有低血压休克患者"应高度怀疑PE,及时应用血管活性药物肾上腺素、多巴胺、多巴酚丁胺或联合应用气管内插管、防止猝死,如无禁忌证应积极溶栓或抗凝治疗。未经治疗者病死率高达25%～30%,合理治疗能使病死率降至2%～8%。因此,PE防治形势十分严峻,加强PE预防意识,提高PE的诊断水平是降低病死率、改善预后的关键。

【预防】

1. 一般通过临床细致检查,早期发现下肢深层静脉血栓形成,80%患者可以防止PE的发生。为防止静脉血栓形成可采取以下措施:

(1) 剖宫产或难产手术应做到操作轻柔细致,减少组织损伤,尤其要注意避免损伤血管而诱发血栓形成。在分娩过程中应及时纠正脱水,保持水、电解质平衡,防止血液凝固性增加。

(2) 产后、手术后鼓励病人尽可能多翻身及屈伸下肢,指导患者早期下床活动减少制动,促进血液回流,增强血液循环。

(3) 高危患者需辅助机械预防,措施如:弹力袜、梯度压力泵等,必要时应用预防性抗凝血疗法。

2.药物抗凝预防血栓形成

(1)小剂量肝素预防术后DVT、PE的发生有肯定效果,尤其是年龄40岁以上,肥胖、恶性肿瘤及静脉曲张者,行盆腔、髋部等手术前,测定部分凝血活酶时间(APTT)及血小板、D-D,若正常,于术前2h皮下注射肝素5000U,术后12h再次用药,至患者能起床活动,一般5~7d。因肝素剂量低,不易并发肝素诱导的血小板减少症等并发症,不需特别行凝血机制的监测。

(2)口服抗凝剂:如醋硝香豆素(新抗凝片)、华法林(苄丙酮香豆素)常用于有DVT史、严重静脉曲张者,作预防性抗凝治疗。

(3)抗血小板制剂:双嘧达莫片,每天100mg口服,小剂量阿司匹林(每天口服0.3~1.0g),可抑制血小板集聚及粘连。非甾体类抗炎剂,如吲哚美辛即可抑制凝血酶A_2,减少静脉血栓形成。

(张丽娜)

第二节 易栓症

易栓症不是单一疾病,而是指由于抗凝蛋白、凝血因子、纤溶蛋白等的遗传或获得性缺陷或存在获得性危险因素而容易发生血栓栓塞的疾病或状态。1865年法国Armand Trousseau教授首次报道静脉血栓与肿瘤之间存在关系,这可能是人们对易栓症的最早认识。易栓症的血栓栓塞类型主要为静脉血栓栓塞。

【病因】

其病因分为遗传性和获得性两类。

1.遗传性因素 遗传性易栓症是常染色体显性遗传病,是因遗传性抗凝血因子或纤溶活性缺陷而易发生血栓的一类疾病。

(1)因子Ⅴ:Leiden(FVL)突变:FVL突变是遗传性易栓症中最常见的类型。因子Ⅴ基因中第506位的精氨酸(Arg)被谷氨酰胺(Gln)取代,导致FVa不易被裂解失活。突变后的FVa一方面能继续表达促凝活性,另一方面却对活化蛋白C(APC)的裂解作用大大降低,从而产生活化蛋白C抵抗(APCR)。APCR是由于APC不能有效水解和灭活FVa和FⅧa,使得凝血酶生成过多,导致体内高凝状态,胎盘微血栓形成,胎盘梗死等等,最终增加胎儿生长受限、胎死宫内、妊娠期高血压疾病、胎盘早剥等的危险性。

(2)凝血酶原G20210A突变:凝血酶原(Pr)G20210A突变发生率仅次于FVL突变。PT是肝脏合成的维生素K依赖性凝血因子。PT基因3'末端非翻译区20210位点核苷酸发生G-A突变,此区可能在基因表达中起调控作用,它可能增强了PT基因的转录或翻译效率,或是使转录的mRNA稳定性增强,导致PT浓度与活性增高。PT在促凝血酶复合物的催化下变为具有活性的凝血酶,后者是凝血过程中的促凝、抗凝及纤溶系统平衡的关键角色,它将纤维蛋白原变成纤维蛋白单体,交联成网,形成血栓。又可与血管内皮细胞的血栓调节蛋白(TM)结合,激活蛋白质C抗凝系统。该突变的发生率在不良妊娠结局的妇女中为10%左右,与原因不明复发性流产、妊娠期高血压疾病、胎盘早剥和胎儿生长受限的发生密切相关。

(3)遗传性抗凝血酶缺乏症:抗凝血酶(AT)是肝脏、血管内皮细胞和巨核细胞产生的。AT是凝血酶的主要抑制物,它与肝素结合后引起构型改变,以其暴露的精氨酸与因子Ⅻa、Ⅺa、Xa、Ⅸa、Ⅶa、Ⅱa的丝氨酸残基结合使之失活。导致AT缺乏的基因突变超过去的180余种。AT缺乏分两型:Ⅰ型为AT含量及活性降低;Ⅱ型为AT含量正常单功能降低。两种类型都导致抗凝血酶活性不同程度的降低。AT缺乏的妇女中高达70%,在此期间有血栓形成,且流产及死胎的风险均明显增高。

(4)遗传性蛋白C(PC)、蛋白S(PS)缺乏症:PC和PS均是由肝脏合成的维生素K依赖性糖蛋白。PC是无活性的酶原,当被内皮细胞表面的凝血酶和血栓调节蛋白复合体激活后成为活化蛋白C(APC),使PC的活化增加2万倍。PS是APC发挥抗凝作用的重要辅助因子,在协同因子PS存在时,APC通过选择性地降解Ⅴa和Ⅷa,使二者失活,发挥抗凝作用。PS或PC缺乏者在妊娠期及产褥期血栓的发生率是10%~19%,在正常妊娠和妊娠并发症中PC或PS缺乏的发生率分别为1%和7%,可导致反复自然流产。

(5)异常纤维蛋白原血症:纤维蛋白原(Fg)是一种糖基化蛋白,其B链基因有多个突变位点。许多学者认为,纤维蛋白原基因多态性可引起血浆纤维蛋白原水平增高,是易栓性疾病的独立危险因素。其病理机制可能为:①Fg通过转变为纤维蛋白,结合低密度脂蛋白,刺激血管平滑肌细胞增生,直接促进动脉粥样硬化的形成;血浆Fg浓度升高可增强血小板的黏附和聚集,导致血栓形成。②Fg的异常分布:由于胎盘绒毛间隙纤维蛋白的沉积,蜕膜血管纤维素样坏死,使胎盘灌注量下降。③高浓度Fg在短时间内可以刺激内皮细胞和(或)血管壁其他细胞大量合成、分泌PAl-1,导致纤溶活性下降,血栓形成,管腔闭塞。

(6)纤溶酶原活化抑制物-1(PAl-1)增多:PAl-1是tPA的抑制物,主要血管内皮细胞合成,存在于血浆中和血小板上,是血液循环中抑制纤溶活性的主要物质,属于丝氨酸蛋白酶抑制剂超家族,其水平升高导致纤溶活性降低,凝血过程增强。PAl-1基因突变与多种血栓栓塞性疾病的发生密切相关,在妊娠早中期合体滋养细胞侵入子宫螺旋动脉,重塑血管,大量的纤维蛋白或类纤维蛋白沉积于小动脉壁内,而滋养细胞溶解纤维蛋白的能力降低,可引起胎盘微血栓形成、胎盘功能不良,导致妊娠期高血压疾病、FGR等病理妊娠。

(7)亚甲基四氢叶酸还原酶(MTHFR)C677T突变和高同型半胱氨酸血症:高同型半胱氨酸是由同型半胱氨酸(Hcy)代谢所需酶基因变异C677T突变或营养不良导致的代谢所需维生素辅助因子B_6、B_{12}、叶酸缺乏所致。高同型半胱氨酸血症在孕早期对绒毛血管的形成有明显的抑制作用,绒毛血管数目明显减少,从而减少胚胎供血量,最终导致胚胎死亡或神经管缺陷的发生。其机制可能因DNA和蛋白质甲基化异常、胎盘梗死和对早期胚胎神经系统的毒性作用。此外,尚可通过刺激氧自由基的产生和释放,造成血管内皮损伤和功能异常、刺激血管平滑肌细胞增生、破坏机体凝血和纤溶系统,影响脂质代谢,使机体处于高凝状态,从而与胎盘早剥、FGR和子痫前期重度等病理妊娠有关。

2.获得性因素　获得性因素往往是具有遗传性因素患者血栓事件的诱发因素,几种获得性因素并存时更易发生血栓,以静脉血栓形成为主。

(1)生理性高危因素:高龄(年龄≥35岁)、吸烟、肥胖(BMI≥$27.0kg/m^2$),孕期体重增长超过15kg,妊娠期获得性高凝血因子水平等等。

(2)病理性高危因素:糖尿病,肝肾疾病,慢性消耗性疾病,脂质代谢异常,急性脊髓损伤或下肢瘫痪;异常病史及家族史:高血压、糖尿病史或其家族史,静脉血栓史或其家族史。

(3)产科高危因素:子痫前期(重度)及子痫、HELIP综合征、胎盘早剥、胎儿生长受限(FGR)、羊水过少;妊娠剧吐、多胎妊娠、死胎及死产史、复发性流产等不良孕产史;产褥感染、产后出血等。

(4)免疫性高危因素:系统性红斑狼疮(SLE)、抗磷脂抗体(包括抗心磷脂抗体或抗狼疮抗体)阳性、特发性血小板减少症、免疫性肾病等。

(5)医源性高危因素:体外受精-胚胎移植(IVF-ET)术后,卵巢过度刺激综合征(OHSS),产后出血输血,剖宫产或阴道手术助产,子宫破裂,术后应用止血药,口服避孕药等等。其他如制动超过3天,长途跋涉或经济舱综合征等。

【病理发病机制】

易栓症不一定发生血栓性疾病，但可能因凝血-抗凝机制或纤溶活性失衡，子宫螺旋动脉或绒毛血管微血栓形成，导致胎盘灌注不良，甚至梗死，从而发生多种妊娠不良结局：复发性流产、严重的早发性子痫前期重度、新生儿凝血功能异常、死胎死产等，胎盘病理中应考虑有易栓症的存在。

1.妊娠期易栓症胎盘病变与母体循环　妊娠期易栓症的胎盘病变主要是由于母体的血流灌注不足所致，也可能是妊娠使得早已存在的情况促血栓形成倾向加速。如：绒毛周围大量纤维蛋白沉积，绒毛下血栓形成，底蜕膜血肿（亦称胎盘后血肿），螺旋动脉急性粥样硬化，胎盘梗死，胎盘早剥，脐带过细或胎盘重量减少。

2.妊娠期易栓症胎盘病变与胎儿循环　完全发育的胎盘及其胎儿循环经脐带与胎儿相通，脐带内两根动脉在胎盘的附着部附近吻合（Hyrtl吻合），这种生理性的吻合可确保当一根动脉闭塞时，仍能维持整个胎盘的胎儿灌注。妊娠期易栓症的胎儿循环分为胎儿的循环障碍和胎儿血管血栓。

胎儿的循环障碍主要有绒毛膜的血管间缺乏吻合，水平方向与垂直方向的血管形成锐角，绒毛血管壁暴露于毒性物质中（如胎粪中的胆汁酸和细胞因子等），影响脐血流的脐带因素（如脐带扭转、边缘性、膜状或分叉附着等）。

胎儿血管的血栓，分为闭塞性和非闭塞性血栓，闭塞性血栓对胎儿的危害更严重。胎儿血管血栓多发生于胎盘浅表的血管及绒毛膜干的血管中，更常见于胎盘胎儿面的静脉和胎盘内的静脉中，偶与脐带血栓伴发。闭塞性血栓可见血管扩大、膨胀而坚硬，非闭塞性血栓为附壁血栓、内膜垫。其他如出血性血管内膜炎，绒毛膜血管病及绒毛膜血管瘤病，慢性血管周炎及末端绒毛发育不全等。

【临床表现】

无论是遗传性易栓症还是获得性高凝状态均缺乏典型的临床特征，最主要的临床特点是血栓易发倾向，最终以深静脉血栓栓塞性疾病（DVT）和肺栓塞（PE）形式出现，有些疾病动脉血栓的发生率也有升高。故临床应警惕易栓症的各种高危因素及对母儿的影响：如子痫前期重度、胎盘早剥、FGR、羊水过少及复发性流产等。

DVT最常发生于下肢，尤以腓静脉多见。下肢不对称肿胀（同一部位周径之差＞1cm）、疼痛（Htoman征阳性）和浅静脉曲张是下肢DVT的三大症状。根据下肢肿胀的平面可初步估计静脉血栓形成的部位。双下肢水肿则提示下腔静脉血栓。疼痛性质呈坠痛或钝痛。浅静脉曲张为静脉压升高和侧支循环建立的表现。相当部分DVT无明显临床表现，称为"寂静型"DVT。肠系膜静脉血栓可呈类似急腹症的临床表现。

DVT常因栓子脱落栓塞于各级肺静脉可发生PE，其来势凶险，易致猝死。PE的主要临床表现为咯血、胸痛和呼吸困难三联征，多数情况下缺乏典型临床表现。如下肢DVT患者出现胸闷、气促、咯血，或突发晕厥，吸氧状态下血氧饱和度仍低，应高度怀疑肺栓塞，尤其"寂静型"DVT患者。PE还可出现肺炎和胸腔积液，及酷似心绞痛甚至心肌梗死的表现。

【筛查】

易栓症孕妇大多数存在容易发生易栓症的缺陷，如遗传性易栓症，或继发于某种疾病或因素（获得性易栓症）。所以筛查时需仔细询问病史及家族史，有无易栓症高危因素（上述各种病因）。每一次筛查均应建立在权衡易栓症患病风险的基础上。

易栓症的诊断一般可分为筛查实验及确证实验。但是由于确证实验一般用DNA分析法，基因检测结果虽然明确，但是存在实验室之间的差异而且有些遗传性易栓症的基因突变种类繁多，临床很难常规进行全面的基因分析。多数情况下，引起血栓形成的主要原因是多种机制交互重叠的结果。因此，有些筛查实验就是使用的确证实验。2006年美国病理家学会对易栓症的诊断问题提出了循证思维的共识性建议。

初筛试验为凝血四项,包括凝血酶时间(TT),凝血酶原时间(PT)和活化部分凝血活酶时间(APTT)。对于妊娠中晚期胎儿死亡的孕妇进行易栓症筛查,不良孕产史:如死胎、复发性流产孕妇做抗心磷脂抗体滴度检测。对于任何年龄复发或早发无法解释的静脉血栓栓塞患者均应进行筛查,做 AT、PC、PS 缺陷症和 FVL 检测以及凝血酶 G20210A 等基因分析。

【治疗】

1.治疗指征　妊娠期妇女有明确遗传性易栓症病史;伴有静脉血栓、肺栓塞等家族史或过去史;有无不良妊娠史如:3 次及以上流产史、死胎史、死产史、凝血检查异常者;合并系统性红斑狼疮(SLE)、抗磷脂综合征(APS);本次妊娠有产科并发症如:妊娠期糖尿病、子痫前期、FGR 等;部分妊娠合并心脏病患者,如心脏换瓣术、风心二尖瓣病变伴心房纤颤者。

2.治疗措施　产科抗凝治疗研究开展较晚,国内外多数报道仍缺乏大样本的临床试验和对照研究。对抗凝剂的选择、使用对象、应用剂量、疗效观察尚无统一定论;目前多数认同的方案以 LMWH 为主,并可根据孕妇自身病情辅助以其他抗凝药物,国外常用阿司匹林,国内丹参注射液应用也较广泛。

国外易栓症的研究意见为:对需长期抗凝治疗(如人工瓣膜置换术后)、抗心磷脂综合征患者及有过血栓史的孕妇,可全程使用大剂量抗凝剂;对存在易栓症可能的孕妇可予中等剂量抗凝治疗,但如果易栓症患者出现血栓形成倾向,如受伤或长期卧床时,其风险增加,应该用大剂量抗凝治疗;对于不明原因血栓史的孕妇给予小剂量抗凝治疗。对于和高凝疾病有关的妊娠并发症应用低剂量或中等剂量治疗。治疗剂量参考 LMHW 5000U 每 12h 皮下注射 1 次或依诺肝素每天 80mg 为大剂量,LMWH 5000U 每天皮下注射 1 次或依诺肝素每天 40mg 为小剂量。国外有报道 LMWH 联合小剂量阿司匹林是防止易栓症孕妇发生流产的最佳治疗方案,但同样缺乏大规模的随机对照试验。

抗凝治疗过程中应注意监测出、凝血指标,用 LMWH 应使 D-二聚体水平维持于 0.3～0.5mg/L,当 D-二聚体低于 0.3mg/L 即停药。需长期应用华法林者,控制国际标准化比率(INR)在 1.5～2.0,鉴于母婴利弊风险不建议妊娠最初 3 个月以及分娩前后再改用 LMWH。

3.溶栓治疗　治疗目的是溶解血栓,快速恢复梗死区微循环,获得血流的早期灌注减少细胞结构及功能的损害。因为溶栓治疗风险大,应用时应极慎重,需要严格掌握适应证和用药时间,最好在发病 3 小时内进行溶栓治疗,在抗凝基础上溶栓。常用尿激酶,6 万～10 万 U/d,分 2～3 次静滴,维持 1～2h,持续 7～10d。亦可动脉导管直接注药溶栓,剂量可偏大达 120 万 U,维持 3～5d。

【预防】

1.提高预防意识　1995～2008 年,美国胸科医师协会(ACCP)三次对妊娠期静脉血栓的治疗指南进行修正;对于妊娠期易栓症的相关筛查及药物的预防和治疗不断进行完善和修正。迄今为止,易栓症以及其妊娠并发症受到多学科重视,相关研究也在逐步深入。提高易栓症预防意识及处理水平可改善与之相关的妊娠不良结局。

2.易栓症并发症的预防　妊娠期易栓症并发症包括由于严重胎盘功能不良相关的子痫前期或(和)子痫、FGR、羊水过少、胎盘早剥或形态学正常的早产和无法解释的重复流产等,虽在临床上可能没有血栓形成的表现,但是再次妊娠仍有不良结局风险。其预防应当包括危险因素识别、相应指标筛查和检测及药物预防干预 3 个方面。

高危因素除了上述妊娠易栓症并发症,对于没有不良妊娠史者,若孕期发现诸如凝血异常、血脂异常、严重血液高凝,以及临床异常表现:妊娠中晚期单纯性羊水过少、超声提示胎盘回声异常或进行性增厚、脐血流异常或 FGR 等,尤其对于早发型子痫前期,应进行相应易栓症实验指标筛查:凝血-纤溶系统检测、自身抗体指标、胎盘.胎儿监测、羊水监测和动态观察。

预防性抗凝药物的使用,包括普通肝素(UFH)和低分子肝素(LMWH)、小剂量阿司匹林以及维生素拮抗剂(华法林)等。ACCP 推荐的预防性 UFH 为 5000U 皮下注射,每 12 小时 1 次;中等剂量的 UFH 为抗-Ⅹa $0.1\sim0.3$U/ml 的 UFH 剂量,每 12 小时 1 次;FUH 的调整剂量为 APTT 治疗范围的 UFH 剂量,皮下注射每 12 小时 1 次。预防性 LMWH 用量:达肝素 5000U 皮下注射,每日一次。亭扎肝素 4500U 皮下注射,每日一次;或者依诺肝素 40mg 皮下注射,每日一次。中等剂量 LMWH 用量:达肝素 5000U 皮下注射,每 12 小时一次。亭扎肝素 4500U 皮下注射,每日一次;或者依诺肝素 40mg 皮下注射,每 12 小时一次。多数研究认为,早孕期应用小剂量阿司匹林不增加先天畸形风险,在孕中晚期应用小剂量阿司匹林(<150mg/d)对胎儿安全。如果指征明确,应早期应用。其他抗凝药物,如维生素 K 拮抗剂:华法林可通过胎盘,早孕期避免使用,但可用于产后抗凝治疗。但对于换瓣术后的孕妇,权衡利弊应继续使用华法林。其他如维生素 C 及维生素 E 等抗氧化剂是否可以预防易栓症患者妊娠并发症还有赖于更多的研究。

(张丽娜)

第十八章 高危妊娠

一、高危妊娠概述

(一)定义

本次妊娠对孕产妇及胎婴儿有较高危险性,可能导致难产及(或)危及母婴者,称高危妊娠。具有高危妊娠因素的孕妇,称为高危孕妇。

具有下列情况之一的围生儿,定为高危儿:①胎龄不足 37 周或超过 42 周;②出生体重在 2500g 以下;③小于胎龄儿或大于胎龄儿;④胎儿的兄弟姊妹有严重新生儿病史,或新生儿期死亡者,或有两个以上胎儿死亡史者;⑤出生过程中或出生后情况不良,Apgar 评分 0~4;⑥产时感染;⑦高危产妇所生的新生儿;⑧手术产儿。

(二)高危妊娠的范畴

具有下列情况之一者属高危妊娠:

1. 年龄<18 岁或>35 岁。
2. 有异常孕产史者,如流产、早产、死胎、死产、各种难产及手术产、新生儿死亡、新生儿溶血性黄疸、先天缺陷或遗传性疾病。
3. 孕期出血,如前置胎盘、胎盘早剥。
4. 妊娠高血压综合征。
5. 妊娠合并内科疾病,如心脏病、肾炎、病毒性肝炎、重度贫血、病毒感染(巨细胞病毒、疱疹病毒、风疹病毒)等。
6. 妊娠期接触有害物质,如放射线、放射性核素、农药、化学毒物、CO 中毒及服用对胎儿有害药物。
7. 母儿血型不合。
8. 早产或过期妊娠。
9. 胎盘及脐带异常。
10. 胎位异常。
11. 产道异常(包括骨产道及软产道)。
12. 多胎妊娠。
13. 羊水过多、过少。
14. 多年不育经治疗受孕者。
15. 曾患或现有生殖器官肿瘤者等。

(三)高危妊娠的诊断

凡符合高危妊娠范畴的都可以诊断为高危妊娠。通常可从孕妇的病史、临床检查、特殊检查获得所需要的诊断依据。

1.病史

(1)年龄<16岁及>35岁者。

(2)生育史有下列情况者。

1)两次或两次以上流产者。

2)过去有死产或新生儿死亡者。

3)前次分娩为早产或低体重儿。

4)前次为过大胎儿。

5)有子痫病史者。

6)有家族性疾病或畸形。

7)有手术产史(产钳、剖宫产)。

8)有产伤史。

9)多年的不孕史经治疗后妊娠者。

10)有子宫肌瘤或卵巢囊肿者。

(3)有下列疾病应详细询问有关病史

1)原发性高血压或慢性高血压。

2)心脏病,特别是有心衰史或发绀型心脏病。

3)慢性肾炎。

4)糖尿病。

5)甲状腺疾病。

6)肝炎。

7)贫血。

8)其他内分泌疾病。

(4)早期妊娠时用过药物或接受过放射检查。

(5)幼年患影响骨骼发育的疾病,如结核病、佝偻病。

2.临床检查

(1)身高<140cm,头盆不称。

(2)<40kg或>85kg。

(3)骨盆大小,髂前上棘<22cm、髂嵴<25cm、骶耻外径<18cm、坐骨结节间径<7.5cm。

(4)子宫大小是否与停经月份相符,羊水过多或双胎、IUGR。

(5)足月妊娠胎儿G≥4000g,或<2500g。

(6)胎位异常。

(7)血压>130/90mmHg,收缩压增加30mmHg、舒张压增加15mmHg。

(8)心脏异常。

(9)阴道出口是否过小,外阴静脉曲张。

(10)妊娠期胎动的变化。

(11)常规的化验检查,血尿常规、肝功等。

3.特殊检查

(1)孕龄及胎儿发育情况的估计。

(2)胎盘功能的检查。
(3)胎儿成熟度。
(4)胎儿监测。

二、高危妊娠的重点监护

早期筛选高危孕妇,重点管理监护,及时正确处理,是减少孕产妇及围生儿死亡的重要措施。对优生优育亦具有重要意义。高危妊娠的重点监护包括孕妇和胎儿两个方面,对孕妇的监护已在病理产科中论述,本节主要阐述对胎儿的重要监护问题。

(一)了解胎儿生长发育情况

1. 妊娠图 将孕妇体重、血压、腹围、宫底高度、胎位、胎心、水肿、蛋白尿、超声检查的双顶径等,制成一定的标准曲线,于每次产前检查,将检查所见及检查结果随时记录于曲线图上,连续观察对比,可以了解胎儿的生长发育情况。

2. 子宫底高度测量 测量子宫底高度所得数据与胎儿出生体重相关。所以测量子宫底高度可以预测胎儿生长发育。

从孕 20～34 周,宫底高度平均每周增加约 1cm,34 周后宫底增加速度变慢,子宫底高度在 30cm 以上表示胎儿已成熟。日本学者五十岚等提出计算胎儿发育指数的公式:

胎儿发育指数=宫底高度(cm)−(月份+1)×3

计算结果<−3,表示胎儿发育不良;−3～3,表示胎儿发育正常;>5 可能为双胎、羊水过多或巨大儿。

3. B 超检查 测量胎儿某一标志部分,如胎头双顶间径(BPD)、股骨长度(FL)、腹围(AC)等来判断胎儿生长发育情况,其中 BPD 最常用。超声检查 BPD>8.5cm 者,表示胎儿体重>2500g,胎儿已成熟,>10cm,可能为巨大胎儿。

(二)胎儿成熟度测定

1. 以胎龄及胎儿大小估计胎儿是否成熟 胎龄<37 周为早产儿;37～42 周为足月儿,>42 周为过期儿。<2500g 为早产儿或足月小样儿,>4000g 为巨大儿。

2. 羊水分析 卵磷脂/鞘磷脂比值(L/S)表示肺成熟度,如比值≥2,表示胎儿肺成熟;<1.5 则表示胎儿肺尚未成熟,出生后可能发生新生儿呼吸窘迫综合征(RDS),临床上可用泡沫试验代替,如两管液柱上均有完整泡沫环为阴性,表示 L/S≥2,胎儿肺成熟;如两管未见泡沫为阳性,表示胎儿肺未成熟;一管有泡沫环另一管无,为临界值,L/S 可能<2。

肌酐表示肾成熟度,>2mg/dl 表明肾成熟,<1.5mg/dl 表明肾未成熟。

胆红素测定表示胎儿肝脏成熟度。胆红素值随孕期延长而减少。如用分光光度比色仪 450nm 的光密度差在 0.04 以上,表示胎儿肝脏未成熟。临界值为 0.02～0.04,0.02 以下表示胎儿肝脏成熟。

雌三醇羊水中含量与出生体重相关。体重<2500g 时,含量低于 0.6mg/L;孕 37 周后,胎儿体重>2500g,E_3>1mg/L;如体重>3000g,含量多在 2mg/L 以上。

胎儿脂肪细胞计数表示皮肤成熟度,以 0.1% 硫酸尼罗兰染色后,胎儿脂肪细胞呈橘黄色,不含脂肪颗粒的细胞染为蓝色。橘黄色细胞>20% 为成熟,<10% 为未成熟,>50% 为过期妊娠。

(三)胎盘功能测定

1. 血和尿中 HCG 测定 在孕卵着床后 7d 左右,即可在血和尿中测到 HCG,随孕卵发育逐渐上升,至 80d 左右达高峰,此后逐渐下降,维持一定水平到产后逐渐消失。孕早期 HCG 测定反映胎盘绒毛功能状况,对先兆流产、葡萄胎监护具有意义。对晚孕价值不大。

2.血 hPL 测定　胎盘泌乳素(hPL)是胎盘滋养细胞分泌的一种蛋白激素,随妊娠而逐渐增高,34~36周达峰值,以后稍平坦,产后逐渐消失。hPL 只能在孕妇血中测定。晚期正常妊娠的临界值为 $4\mu g/ml$,低于此值为胎盘功能不良,胎儿危急。hPL 水平能较好地反映胎盘的分泌功能,是目前国际上公认的测定胎盘功能方法。连续动态监测更有意义。E_3、B 超胎盘功能分级结合进行,准确性更高。

3.尿中雌三醇(E_3)测定　收集孕妇 24h 尿用 RIA 法测定观察 E_3,是了解胎盘功能状况的常用方法。妊娠晚期 24h 尿 $E_3<10mg$,或前次测定值在正常范围,此次测定值突然减少达 50% 以上,均提示胎盘功能减退。

4.B 超胎盘功能分级　从声像图反映胎盘的形象结构。根据①绒毛膜板是否光滑;②胎盘实质光点;③基底板改变等特征,将胎盘分为 0~Ⅲ级。

(四)胎儿宫内情况的监护

1.胎动计数　胎动为胎儿在宫内健康状况的一种标志。不同孕周胎动数值不一。足月时,12h 胎动次数>100 次。晚间胎动多于白天。胎动减少可能示胎儿宫内缺氧。对高危妊娠孕妇应作胎动计数,每天早、中、晚计数 3 次,每次 1h,3 次之和×4,即为 12h 胎动次数。>30 次/12 小时表示正常,<20 次/12 小时表示胎儿宫内缺氧。如胎动逐渐减少,表示缺氧在加重。12h 内无胎动,即使胎心仍可听到,也应引起高度警惕。

2.胎儿监护

(1)胎儿电子监测:根据超声多普勒原理及胎儿心动电流变化制成的各种胎心活动测定仪已在临床上广泛应用。其特点是可以连续观察并记下胎心率的动态变化而不受宫缩影响。再配以子宫收缩仪、胎动记录仪便可反映三者间的关系。

1)胎心率监测方法:有宫内监测及腹壁监测两种。前者须将测量导管或电极板经宫颈管置入宫腔内,故必须在宫颈口已开,并已破膜的情况下进行,且有引起感染的可能。故现多用后者。

由胎儿电子监测仪记录下的胎心率(FHR)可以有两种基本变化,即基线 FHR(BF-HR)及周期性 FHR(PFHR)。BFHR 即在无宫缩或宫缩之间记录下的 FHR。可从每分钟心搏的次数(bpm)及 FHR 变异两方面对 BFHR 加以估计。FHR 的 bpm 如持续在 160 次以上或 120 次以下历时 10min 称为心动过速或心动过缓。FHR 变异是指 FHR 有小的周期性波动。BFHR 有变异即所谓基线摆动,表示胎儿有一定的储备能力,是胎儿健康的表现。FHR 基线变平即变异消失或静止型,提示胎儿储备能力的丧失。PFHR 即与子宫收缩有关的 FHR 变化。

加速子宫收缩后 FHR 增加,增加范围为 15~20bpm,加速的原因可能是胎儿躯干局部或脐静脉暂时受压。散发的、短暂的胎心率加速是无害的。但如脐静脉持续受压,则进一步发展为减速。

减速可分为三种。早期减速:它的发生与子宫收缩几乎同时开始,子宫收缩后即恢复正常,幅度不超过 40bpm。早期减速一般认为是胎头受压,脑血流量一时性减少(一般无伤害性)的表现。宫缩开始后胎心率不一定减慢。减速与宫缩的关系并不是恒定的。但在出现后,下降迅速,幅度大(60~80bpm),持续时间长,而恢复也迅速。一般认为变异减速系因子宫收缩时脐带受压兴奋迷走神经所致。晚期减速:子宫收缩开始后一段时间(多在高峰后)出现胎心音减慢,但下降缓慢,持续时间长,恢复亦缓慢,晚期减速是胎儿缺氧的表现,它的出现应对胎儿的安危予以高度注意。

2)胎儿电子监测仪在预测胎儿宫内储备能力方面的应用。

无激惹试验(NST):本试验是以胎动时伴有一时性胎心率加快现象为基础,故又称胎心率加速试验(FHT)。通过本试验观察胎动时 FHR 的变化,以了解胎儿的储备功能。试验时,孕妇取半卧位,腹部(胎心音区)放置电子监测器探头,在描记胎心率的同时,孕妇凭自觉在感有胎动时,即报告或手按机钮在描记胎心率的纸上作出记号,至少连续记录20min。一般认为正常至少3次以上胎动伴有胎心率加速超过10bpm;异常是胎动数与胎心率加速数少于前述情况甚或胎动时无胎心率加速,应寻找原因。此项试验方法简单、安全,可在门诊进行(如无电子监测亦可用胎心音聆诊法与胎动扪数同时进行记录分析),并可作为缩宫素激惹试验前的筛选试验。

缩宫素激惹试验(OCT):又称收缩激惹试验(CST),其原理为用缩宫素诱导宫缩并用胎心监护仪记录胎儿心率的变化。若多次宫缩后重复出现晚期减速,BFHR变异减少,胎动后无FHR增快,为阳性。若BFHR有变异或胎动增加后,FHR加快,但FHR无晚期减速,则为阴性。

本试验一般在妊娠28～30周后即可进行。如为阴性,提示胎盘功能尚佳,1周内无胎儿死亡之虞,可在1周后重复本试验,阳性则提示胎盘功能减退,但因假阳性多,意义不如阴性大,可加测尿E_3或其他检查以进一步了解胎盘功能情况。

(2)胎儿心电图:胎心的活动情况是胎儿在子宫内情况的反映,因此胎儿心电图检查是较好的胎儿监护之一,测定胎儿心电图有宫内探测及腹壁探测两种,前者必须将探查电极经阴道置入宫腔,直接接触胎头或胎臀,虽所得图形清晰,但须在宫口已扩张,胎膜已破的情况下进行,有引起感染的危险,亦不能在孕期多次测定,故不宜作为孕期监护。腹壁探测将探查电极置于孕妇的腹部,胎儿的心电流通过羊膜腔传至孕妇腹壁。根据R波多次测定可推测胎儿宫内发育情况、胎儿存活情况、胎位、多胎、胎龄、胎盘功能和高危儿,PQRST变化也反映高危儿。胎凡心电图虽有一定诊断价值,但仅是很多监护方法的一种。

3.羊膜镜检查 Sahling(1962)首先使用,现已成为围生医学中的一种检查方法。在消毒条件下,通过羊膜镜直接窥视羊膜腔内羊水性状,用以判断胎儿宫内情况有一定参考价值。禁忌证为:产前出血、阴道、宫颈、宫腔感染、先兆早产、羊水过多等。

判断标准:正常羊水见透明淡青色或乳白色,透过胎膜可见胎发及飘动的胎脂碎片;胎粪污染时,羊水呈黄色、黄绿色,甚至草绿色;Rh或ABO血型不合患者,羊水呈黄绿色或金黄色;胎盘早剥患者羊水可呈血色。

4.胎儿头皮末梢血pH测定 分娩期采用的胎儿监护方法尚不能完全反映胎儿在宫内的真实情况。采取胎儿头皮末梢血测定pH值,以了解胎儿在宫腔内是否有缺氧和酸中毒。pH 7.25～7.35为正常,pH<7.20提示胎儿有严重缺氧并引起的酸中毒。

5.产妇及新生儿监护 产褥期高危产妇继续在高危病房治疗观察,高危儿在高危新生儿监护病房(NICU)由儿科医师进行重点治疗。

三、高危妊娠的处理

属于高危妊娠的孕妇不必紧张,只要在怀孕期按期做好产前检查,在医师严密观察和治疗下,与医护人员密切配合,一般会安全度过孕期,平安地娩出胎儿。

高危妊娠应针对不同的病因进行不同的治疗。如孕妇年龄在37～40岁;曾分娩先天愚型儿或有家族史者;孕妇有先天代谢障碍(酶系统缺陷)或染色体异常的家族史者;孕妇曾分娩出神经管开放性畸形儿者,均应转遗传咨询门诊作有关检查。目前对遗传性疾病及畸形以预防为主,早期诊断,妥善处理。对妊娠并发症(如妊高征等)、妊娠合并症(如心脏病、肾脏病等)及其他高危妊娠病因,除针对各自特点进行特殊处理外,在产科方面应注意以下几个方面:

1.加强营养 孕妇的健康及营养状态对胎儿的生长发育极重要。凡营养不良或显著贫血的孕妇,所分娩的新生儿出生体重均较正常者轻。故应给予孕妇足够的营养,积极纠正贫血。对伴有胎盘功能减退、胎儿宫内发育迟缓的孕妇应给予高蛋白、高能量饮食,并补充足够维生素和铁、钙,静脉滴注葡萄糖及多种氨基酸。

2.卧床休息　卧床休息可改善子宫胎盘血循环,增加雌三醇(E_3)的合成和排除量。取左侧卧位较好,因可避免增大的子宫对腹部椎前大血管的压迫,改善肾循环及子宫胎盘的供血。有时改变体位还能减少脐带受压。

3.提高胎儿对缺氧的耐受力　10%葡萄糖液500ml中加入维生素C 2g,静脉缓慢滴注,每日1次,5～7d为一疗程,停药3d后可再重复,可能有助于增加胎儿肝糖原储备或补偿其消耗,增强对缺氧的代偿能力。

4.间歇吸氧　给胎盘功能减退的孕妇定时吸氧亦为重要措施之一,每日3次,每次30min。

5.预防早产。

6.终止妊娠问题　若继续妊娠将严重威胁母体健康或影响胎儿生存时,应考虑适时终止妊娠。终止妊娠时间的选择取决于对疾病威胁母体的严重程度、胎盘功能和胎儿成熟度的了解,主要根据病情、孕龄、尺测耻骨上子宫长度、胎动及胎心率的变化做出决定。若条件许可,还可作尿E_3或E/C比值测定和羊水L/S比值、肌酐测定以及NST、OCT、羊水细胞学检查、B型超声测双顶径值等,从而了解胎盘功能和胎儿成熟度,以便决定是否终止妊娠。但应多次重复上述测定进行动态观察,并最好同时作数项测定相互对照,以免单项测定导致假阳性或假阴性结果。

终止妊娠的方法有引产和剖宫产两种,需根据孕妇的产科情况,宫颈成熟度,特别是胎盘功能状态即胎儿在宫内窘迫的程度作出选择。引产后若产程进展缓慢,应及时改用剖宫终止妊娠。对需终止妊娠而胎儿成熟度较差者,可于终止妊娠前用肾上腺皮质激素加速胎儿肺成熟,促进表面活性物质的形成和释放,预防发生新生儿呼吸窘迫综合征。方法是:地塞米松5mg肌注,每日3次,连续2d;或氢化可的松500mg静脉滴注,每日2次,连续2d。

7.产时处理　产程开始后应严密观察胎心率变化,可应用胎儿监护仪,以使及早发现异常。胎膜已破而宫颈开大1.5cm以上者,必要时作胎儿头皮血pH值测定。

产程中注意及时吸氧,必要时可行人工破膜,经常观察羊水量及其性状。若原来羊水清亮而在产程中发现混有胎粪,即应注意胎儿宫内窘迫。若有明显的胎儿窘迫征象而产程又不能在短期内结束者,可考虑剖宫产。一经决定,应立即施行,尽可能缩短决定手术至取出胎儿的时间,以免加重胎儿窘迫程度。

胎儿窘迫者,无论经阴道娩出或剖宫产,均应作好新生儿抢救准备,最好有儿科医师协助处理。新生儿娩出后,首先清除呼吸道的羊水和胎粪,必要时作气管插管加压给氧。无此设备时,可作对口呼吸或用其他人工呼吸法。窒息较久者,可从脐静脉给予5%碳酸氢钠,剂量为3～5ml/kg。若窒息严重,经上述方法处理无效时,可向心内注射尼可刹米或肾上腺素0.2～0.5ml,同时作心外按摩。对早产儿、宫内发育迟缓的新生儿有感染可能或曾进行抢救的新生儿,均应列为重点护理对象。

(丁玉重)

第十九章 产科手术

第一节 臀位阴道分娩

与臀位相关的产科因素包括孕周、多产、多胎、羊水量异常、子宫畸形、盆腔肿瘤、胎儿畸形和既往臀位妊娠史等,其中孕周是最重要的因素。在单胎妊娠中,近三分之一的胎儿在21~24周是臀位,29~32周下降至14%,到足月妊娠仅有3%~4%是臀位。臀先露基本上分三种:单臀、混合臀与足先露。臀位阴道分娩与头位分娩有许多不同的情况,母儿产时并发症均高,臀位围产儿死亡率较头位高5.5倍,产时和产后并发症较头位高4~20倍。产道损伤及手术产施行率亦较高,目前国内外意见是基本统一的:足月臀位是剖宫产的指征。但臀位阴道助产术是每个产科医生都应当掌握的技术,因为在临床上肯定会有臀先露,自然临产且进展快,来不及剖宫产的情况会出现。

【适应证】

以下情况可考虑臀位阴道分娩:

1. 单胎、单臀或全臀。
2. 孕龄≥36周。
3. 胎儿体重2500~3500g。
4. 无胎头仰伸。
5. 母体骨盆,特别内骨盆无异常、估计胎儿能顺利通过。
6. 无其他剖宫产指征,如母体并发症及合并症。
7. 产力良好,无胎儿窘迫。
8. 宫口完全或近完全开全。
9. 横位内倒转后顺势行臀位牵引;双胎的第二胎为臀位。

【禁忌证】

当臀先露有以下情况时,建议行剖宫产结束分娩。

1. 已知或怀疑胎儿过大(>4000g)。
2. 骨盆狭窄。
3. 胎头仰伸或固定(如胎儿颈部有肿物)。
4. 孕24~30周或胎儿体重500~1500g,胎儿存活。
5. 手术者不具有臀位阴道产的培训与经验。
6. 无相关科室支援与设备,如麻醉科、儿科与手术室。
7. 合并IUGR或胎盘功能降低。

8.足先露。

9.产程进展慢或无进展。

10.过去有围产儿产伤或死亡史。

11.要求绝育者。

【术前准备】

1.评估孕周。

2.了解臀先露的类型与胎头位置。

3.评估骨盆与胎儿大小。

4.实施胎心电子监护。

5.评估阴道分娩的可行性与风险。

6.向产妇说明臀位阴道分娩的目的和过程,以取得产妇的合作,签署手术同意书。

7.建立静脉输液通道,完善紧急剖宫产的术前准备。

8.产妇取膀胱截石位,消毒外阴。

9.导尿,排空膀胱。

10.准备好后出头产钳,做好新生儿复苏的准备,通知儿科医生到场协助抢救新生儿。

11.启动麻醉科与手术室后备支援。

【手术步骤】

1.臀助产术

(1)双侧阴部神经阻滞麻醉。

(2)初产臀位或会阴较紧的经产妇,须做较大的会阴切开。

(3)完全或不完全臀先露,胎儿娩出臀部时,术者可适度用力阻止胎足娩出阴道,使宫缩反射性增强,迫使胎臀下降,待宫口开全,会阴膨起,胎儿粗隆间径已达坐骨棘以下,宫缩时逼近会阴时,做会阴切开。然后趁一次强宫缩时嘱产妇尽量用力,术者放开手,胎臀及下肢即可顺利娩出。

(4)娩出肩部:术者用治疗巾包住胎臀,双手拇指放在骶部,其余各指握持胎髋部,随着宫缩轻轻牵引并旋转,使骶部边下降边转至正前方,以利双肩进入骨盆入口。此时术者应注意双手勿握胎儿胸腹部,以免损伤内脏。并当脐部娩出时,继续向外、向下牵引胎儿躯干的同时,将胎背转回原侧位,以使双顶径与骨盆出口前后径一致。当耻骨联合下见胎儿腋窝时即可用下述方法之一娩出胎肩。①先娩前肩,术者将胎臀向下牵引,前肩及上肢多可自然娩出,然后举胎体向上,后肩及上肢即可滑出阴道。亦可先娩后肩再娩前肩。如上肢不能自然娩出,术者可以二指进入产道,压迫儿肘部使其弯曲,胎手即可自然娩出。②见到胎儿腋部,将胎儿肩胛外侧缘向胎儿脊柱方向推,胎儿一侧上肢经过胎儿前胸自然滑出。③按上述任一方法娩出一侧胎肩及上肢后,将胎体旋转180°,在旋转过程中另一肩及上肢即可自然娩出。

(5)娩出胎头:将胎背转至前方,使胎头矢状缝与骨盆出口前后径一致,用下述方法娩出胎头。①胎头枕骨达耻骨联合下时,将胎体向母亲腹部方向上举,胎头即可娩出。②Mauriceau Smellie Viet(MSV)手法,此法国内亦称为骑马式:将胎体骑跨在术者左前臂上,左手中指伸入胎儿口中,上顶上腭,示指及无名指附于两侧上颌骨;右手中指压低胎头枕部使其俯屈,示指及无名指置于胎儿颈部两侧,先向下牵拉,助手在产妇下腹正中向下施以适当压力,使胎儿保持俯屈。当胎儿枕部低于耻骨弓下时,将胎体上举,以枕部为支点,使胎儿下颌、口、鼻、眼、额相继娩出。

(6)Bracht法:主要用于单臀先露,即腿直臀位。由于胎儿伸直的下肢与躯干能较好地扩张宫颈及阴道,单臀先露在胎心良好时,勿过早干预,尽量任胎臀自然娩出,至娩出达脐部时使胎背向上,术者两拇指放于胎儿大腿后面,其余四指放于骶部握住胎臀,将胎体上举并轻轻牵引,至双足脱出阴道后,即可按堵臀法娩出胎儿其余部分。

2.臀位牵引术　臀位牵引术是指胎儿的全部分娩均由术者牵引完成。本手术常在紧急情况下施行,产道多未充分扩张,对母子有较大的危险,因此指征明确方可施术。手术指征如下:

(1)胎儿窘迫或脐带脱垂。

(2)产妇有严重合并症如心力衰竭,须立即结束分娩又无紧急剖宫产条件。

(3)第二产程超过两小时而无进展。

(4)无头盆不称。

(5)宫口开全。

(6)术者具有臀位牵引术的经验。

【助产方法】

1.胎儿单足或双足已脱露于外阴或阴道内,术者即以手握持牵引。如胎儿双足仍滞留于宫腔内,应伸手入宫腔,握持单足或双足牵出。

2.胎儿为单臀先露,术者用双手勾住胎儿腹股沟,边旋转边用力向下牵引娩出胎儿臀部,继而娩出胎足及躯干,胎肩和胎头。如勾臀失败,可采用 Pinard 手法牵引胎足。即术者一手伸入宫腔,沿一侧股部达腘窝,用手按压腘窝使下肢屈曲,握住胎足向下牵引,胎儿臀部及另一下肢便随之被牵出。注意开始应牵引位于前方的胎足,以保持胎位呈骶前位。如果位于前方的下肢屈曲困难,亦可先牵引后方的胎足,但随之即取另一足,然后牵双足向下,并在牵引过程中旋转成骶前位。

3.手术技巧

(1)严格掌握手术指征,特别对于足月臀位临产者,要有充分的评估,有时间有条件者尽量行剖宫产。

(2)迫不得已或产妇坚决要求行臀位分娩者,要与产妇和家人充分沟通,说明其风险,取得共识。

(3)严密遵循手术程序,忙而不乱,臀先露助产切忌紧张、忙乱,更不可不分胎儿手足盲目牵拉,影响正常机转,否则将造成严重后果。

(4)臀位阴道接生时,最好有超声波辅助检查胎儿位置。

(5)助产者应顺其机转,助产者常常是一见胎臀便急于娩出,处于紧张、忙乱,急于牵引而造成胎头枕直位嵌顿于骨盆上口,或胎头仰伸枕额径入盆,或胎臂上举环抱胎头不能入盆,或牵成枕后位而致后出胎头困难。在此种情况下胎头娩出将非常困难。以往强调注意胎臀娩出至胎头娩出时间,应掌握在 2~3 分钟,不能超过 8 分钟。现在,正式临产后均普遍对胎心进行持续电子监护,多数外国产科专家认为,当胎儿心跳正常时,即使胎儿足部或部分躯干通过未完全开全的宫口脱出外阴,也不应过早进行牵拉。除非胎心异常,可等待至胎儿自行娩出至脐部才开始阴道助产,此举可降低对胎儿的损伤。

(6)助产过程尽量保证胎背向上,以保证胎头为枕前位。

(7)胎儿上肢上举时用 Lovsett 手法娩出胎手:尽量侧屈胎儿躯干,使胎儿后肩降至骶岬平面以下旋转胎背 180 度,使后肩转成为前肩,并且位于耻骨联合后方,术者用手勾出,再以同法将胎背复位 180 度,娩出胎儿的另一上肢。

(8)熟练掌握用 Mauriceau Smellie Viet(MSV)手法娩出胎头。

(9)后出儿头产钳的应用早在 1929 年 Piper 提出其设计的后出儿头产钳(后人称 piper 钳)时,认为单纯臀位产的新生儿,死亡主要原因有三:①脐带受压;②上肢背举;③后出儿头的延迟娩出使用其设计的产钳后改善了新生儿的预后。在 1964 年还只有 1/3 臀位产使用 piper 产钳,到 1973 年则有近 2/3 使用该产钳,在胎儿体重 1000~3000g 者。使用产钳后新生儿死亡率明显降低。后出头产钳可使牵拉的力量主要在胎头而非脆弱的胎颈部分。在麻醉充分时,胎头进入骨产道后,可先置入左叶,再放右叶,向外向上牵拉,娩出胎头。

(10)虽然连续硬膜外麻醉常用于分娩镇痛,但常导致第二产程延长或增加产时加用催产素的可能,不主张用于臀位阴道分娩,必要时可用吸入性麻醉剂或全身麻醉。

(11)产后必须对母儿进行仔细的检查,以排除并发症。

4.医疗风险

(1)臀位分娩的围产儿死亡率比头位单胎分娩者高3~10倍。造成臀位产儿死亡的两个主要原因是:颅内损伤及肺的并发症,而分娩方式对此有重要影响;自然分娩及臀位助产的胎婴儿预后比臀牵引者好。随着剖宫产术指征的放宽,围生期死亡率明显降低。新生儿体重与阴道分娩的关系亦较大,新生儿体重在2500~3999g者,其围生期死亡率比小于2500g或大于4000g者均低。

(2)牵拉时间掌握不当,过早牵拉,可使宫颈阴道扩张不充分,臀部未降至盆底,此时进行臀位阴道助产,可造成胎儿损伤及胎体胎头娩出困难。

(3)牵拉方向与力度掌握不当,未循骨产道的轴向操作,不向上翘起胎儿,或翘得不够高,往往会阻碍胎儿顺利娩出。胎臀及胎体余部娩出之前,切忌先取出下肢的不当操作,以免造成宫颈阴道扩张不全或脐带受压。

(4)后出头困难,后出胎头娩出顺利与否是臀位阴道分娩成功的关键。后出头困难可由多种原因造成。①宫颈口未开全,过早干预胎头仰伸;②在胎臀娩出后,胎体和胎肩应随宫缩逐渐娩出,若牵拉过急,会使牵拉着力于胎颈部而造成胎头仰伸;或娩胎头时未等胎头枕骨达耻骨联合下方,就过早将胎体上翻造成胎头过度仰伸。仰伸的胎头将以枕颏径入盆,内旋转困难,难于娩出。术者可用Mauriceau Smellie Viet (MSV)手法娩出胎头;③胎头高直位:胎肩内旋转尚未完成时术者就急于向外下牵引,可使胎头难度嵌顿于入口前后径上而不能入盆。这时应在宫缩间歇期将胎背再回复到侧方,使双肩位于骨盆入口前后径上,术者以一手在阴道内协助胎头额部与胎肩同时配合转动,从而保证胎头的双顶径衔接于骨盆入口的前后径上,使胎头入盆。

胎头成枕后位:未按分娩机制进行,误将胎儿牵成枕后位。若胎头俯屈良好,可按Prague手法助娩,即牵引胎体至鼻根抵达耻骨联合下,再将胎体举过耻骨联合上方,使胎头按枕、顶、额的次序娩出。若胎头俯屈不良,胎儿下颏卡于耻骨联合上,先上提胎体,以保持胎体前屈。术者将手伸入阴道,上推胎枕部使胎头俯屈,再向下牵引,让胎儿颏部移向耻骨联合下,继续向下牵引胎体,同时自阴道按压胎儿颏部、上颌,胎儿口鼻即可自阴道娩出,至鼻根抵达耻骨联合下娩出。胎肢上举:与牵引胎体过急有关。胎儿上肢与头被阻于骨盆入口以上不能下降,牵拉胎体感到阻力大,难以暴露肩胛下缘,如强行牵拉,势必损伤胎儿。解脱受阻上举上肢的方法有二:①Lovsett手法;②洗脸式牵拉上肢法:如右骶前位右臂上举,术者以右手经胎儿前肩背侧伸入阴道内,沿肱骨压上臂,使之自胎儿面部及胸前滑向阴道内,同法滑动胎儿的左上臂,两肩及两上肢就可娩出。旋转胎体法较易掌握,也不会发生上肢骨折,牵拉上肢法较为困难,有时需在全麻下操作。如遇两臂环抱于颈后,可将两法结合使用,即先将胎体向一侧旋转180°使一臂脱离枕部,术者伸手帮助娩出后再反向转180°以解脱另一胎肢。

5.母体并发症

(1)产道损伤多与以下因素有关:①子宫口未开全行阴道助产、牵引或后出头产钳术。②手法粗暴。③操作不规范。胎儿胎盘娩出后,常规检查宫颈,疑有子宫破裂应行宫腔探查。有先兆或完全破裂者,应立即剖腹探查,按破裂程度与部位决定手术方式。

(2)产后出血与异常先露不能均匀压迫子宫下段,诱发良好的子宫收缩有关。加之手术操作机会多,产后子宫收缩无力及软产道损伤性出血的机会也增加。及时发现并积极处理难产,杜绝滞产,产后常规使用催产素加强子宫收缩,可有效预防产后出血。

(3)产褥感染:产后给予抗生素预防感染。

6.胎儿并发症:严格掌握臀位阴道分娩的适应证,加强手术操作能力的培训,可降低其发生率,但臀位胎儿出现并发症的几率仍较头位高。

产伤发生率为0.96%～10%,与分娩方式选择是否适当及手术者经验多少有关。①颅内出血:多为机械性损伤和窒息所致。后出头时胎头无法发生变形以适应产道,牵引胎头时可发生机械性损伤,尤其胎头仰伸者更易受损伤。②脊柱损伤:臀牵引时易发生,损伤多发生在第七颈椎和第二胸椎之间,如伴脊髓损伤,可造成新生儿死亡,幸存者也会遗留永久损害。③臂丛神经损伤:发生率是头位分娩的17倍,与娩出胎头时过度侧牵有关。严重者可造成前臂瘫痪。④膈神经损伤:与过度牵引颈部有关。表现为呼吸困难,透视可见膈肌升高,膈肌随吸气呈反向运动。⑤骨折:是最常见的并发症。胎臂上举最易造成锁骨或肱骨骨折,违反分娩机制的助娩可导致下肢骨折。⑥挤压综合征:Ralis检查臀位产死亡的胎婴儿尸体,发现皮肤肌肉的损伤严重,其肌肉中的出血量约为婴儿全身血量的1/5到1/4,此出血量对早产儿的预后影响尤为严重。有6例新生儿死亡,发现其肾脏有挤压综合征样的表现,说明先露部受挤压,淤血致新生儿死亡。

臀先露分娩的特点是胎儿臀部、肩部、头部各径线由小到大,顺序娩出,极易导致分娩困难而致胎儿创伤、窘迫,甚至死亡。臀先露阴道分娩近20～30年来围产儿病率及死亡率都很高,随着剖宫产的增多,围产儿病率及死亡率有所下降。

(孟庆堂)

第二节 胎头吸引术

胎头吸引术是利用胎头吸引器置于胎头,形成负压吸住胎头。通过正常牵引协助胎头娩出的手术。理论上具有比产钳术简便易学的优点,旋转胎头时不损伤孕妇软组织,牵引时对胎儿颅内压影响小。但在有效和快速上不如产钳术,近来被产钳术所取代。

【手术指征】

1.宫缩乏力致第二产程延长者。

2.缩短第二产程孕妇全身情况不宜于娩出时摒气用力者,如孕妇合并心脏病、妊娠期高血压疾病、严重贫血或哮喘等并发症。

3.持续性枕后位、枕横位:胎头内旋转受阻,徒手旋转不成功而头盆基本相称时,需要旋转牵出胎头者。

4.胎儿窘迫尽快终止分娩者。

【禁忌证】

1.骨盆狭窄或头盆不称。

2.颜面位、额位、高直位或其他异常胎位。

3.严重胎儿窘迫。

【胎头吸引术的必备条件】

1.胎儿存活。

2.无明显头盆不称,胎头已入盆。

3.宫旁开全。

4.胎头双顶径已达坐骨棘平面，先露骨质已达到坐骨棘下 3cm 或以下。

5.胎膜已破。

【手术步骤】

1.膀胱截石位、消毒、铺巾。

2.麻醉　会阴切开的患者行神经阻滞麻醉。

3.导尿排空膀胱。

4.阴道检查　了解宫口开张，胎头高低，胎方位，骨盆情况，排除禁忌证。

5.左侧会阴切开。

6.放置吸头器，检查吸头器有否损坏、漏气

(1)将吸头器大端外面涂以润滑油，左手掌侧向下，以示、中二指压迫阴道后壁，右手持吸头器，边下压边伸入阴道后壁(图 19-1)。

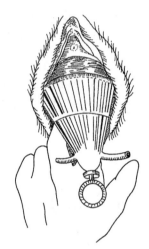

图 19-1　吸头器的放置。左手掌侧向下，以示中二指压迫阴道后壁，右手持吸头器，边下压边伸入阴道后壁

然后二指掌向上挑开阴道右侧壁，使吸头器右侧缘滑入阴道内(图 19-2)，继而左手指转向上提拉阴道前壁，使吸引器上缘滑入阴道内，最后拉开阴道左侧壁，使吸头器胎头端完全滑入阴道内并与胎头顶端紧贴(图 19-3)。

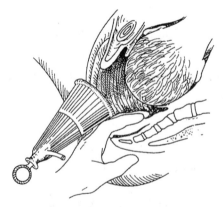

图 19-2　二指掌向上挑开阴道右侧壁，使吸头器右侧缘滑入阴道内

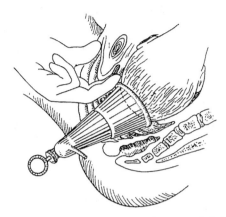

图 19-3　拉开阴道左侧壁,使吸头器胎头端完全滑入阴道内并与胎头顶端紧贴

再一手扶持吸头器并稍向内推顶,使吸头器始终与胎头紧贴,另一手的示、中二指伸入阴道内沿吸头器胎头端与胎头衔接处摸一周,检查二者是否紧密连接,有无软组织受压。并将胎头吸引器牵引柄与胎头矢状缝一致,作为旋转标志(图 19-4)。

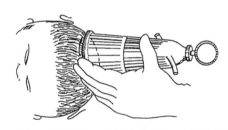

图 19-4　胎头吸引器牵引柄与胎头矢状缝一致,作为旋转标志

(2)形成吸头器内负压,术者左手扶持吸头器,助手用 50ml 空针接吸头器之橡皮管,逐渐缓慢抽出空气 150～200ml,形成负压。术者右手用血管钳夹紧橡皮接管,取下空针管。

(3)牵引与旋转吸头器:牵引前需轻轻缓慢适当用力试牵,了解吸头器与胎头是否衔接或漏气,避免正式牵引时滑脱或造成胎儿损伤。牵引方向循产道轴方向,在宫缩时进行,宫缩间歇停止牵引,并根据胎方位边牵引边旋转,使矢状缝在出口平面保持在前后径方向。

(4)取下吸头器:胎头娩出后放开夹橡皮管的血管钳,吸头器内恢复正压,取下吸头器,胎儿按正常分娩原理分娩。

(5)检查新生儿情况:头部产瘤大小、损伤、血肿、产道、宫颈撕裂情况及时修补。胎儿娩出后常规肌内注射维生素 K_1,预防颅内出血。

【注意事项】

1.吸头器杯口必须放置合适位置,杯子中心应跨越矢状缝及距后囟 3cm 处避免损伤胎儿颅脑。

2.抽吸时压力不能太高,负压要求在 37～47kPa(280～350mmHg)。

3.试牵时无下降趋势应改变其他分娩方式。

4.牵引时间:一般主张 10～15 分钟,宫缩次数在 5 次以内,牵引时间过长,并发症发生率高。

5.如牵引过程吸头器脱落,需检查失败原因,是否负压不足,牵引方向不正确,胎位未纠正等。如果无阴道分娩的禁忌证,可第二次放置,但是最多不超过 3 次。

【并发症及其处理】

1.宫颈裂伤　多因宫旁未开全造成,阴道检查时要确定宫口开大情况。

2.外阴阴道裂伤　多因会阴切口过小或阴道壁组织弹性差所致,必要时应行充分的会阴侧切。

3.阴道血肿　大多是阴道壁被吸入吸引器所致,分娩结束后必须仔细检查,血肿不大时不必处理。

4.头皮血肿　由负压过大或牵引力多大、牵引时间过长所致,多于一个月内自然吸收,无需特殊处理,避免穿刺或揉血肿,防止皮肤破损感染。

5.颅内出血　牵引时注意负压和力度。

6.颅骨损伤　和吸引负压过大或牵引力过猛有关,多为颅骨线性骨折,可自愈。

(王克珍)

第三节　产钳助产术

产钳助产术是使用特制的产钳作用产生牵引力或旋转力,以纠正胎头方位、协助胎头下降及胎儿娩出的产科手术。现代产钳由英国产科医生张伯伦于十七世纪初发明。在最初的一百多年,一直为张伯伦家族的家传秘密。十八世纪中叶此项秘密被公开,在之后二百年,成为产科不可或缺的工具。1747年,Levret阐述了骨盆内的曲线;1751年,Smellie再次强调骨盆曲线、在产钳中引入了英国式扣锁并将产钳运用在臀位后出头;1877年Tarnier介绍了沿骨盆的轴向牵拉产钳。此后,产钳术成为产科不可或缺的工具。近代产科学上,由于真空吸引的发明与剖宫产的盛行,产钳的使用正快速下降。

大部分产钳是由左右基本对称(不是完全相同)的两个产叶组成,称为左叶与右叶。每一叶产钳的基本结构包括钳叶、钳胫/钳柄、扣锁、钳肩与把手。各种不同的产钳在各个部位的设计上有所不同。虽然,基本形式相同,但根据不同设计者与使用目的不同,产钳的种类多样。

剖宫产用双叶或单叶产钳,钳胫短,无骨盆弯。

Simpson产钳:具有骨盆弯曲、胎头弯曲与英式扣锁。

Kielland产钳:产钳有胎头弯,几乎没有骨盆弯,钳扣可滑动,胎头弯曲较浅,钳匙长,适用于旋转胎头。Kielland产钳瘦长,对产道及胎儿损伤较小,放置骨盆任何径线都可以旋转,不易损伤产道组织。左叶的扣锁可以与右叶钳胫的任何一点扣合,放置呈不均倾时,仍能扣合挟持胎头。故对胎头位置较高或倾势不均时具有特殊作用。

Piper产钳:用于臀位后出头钳产。

根据施行产钳术时胎头双顶径及胎先露的位置又分为三种手术:根据2000年美国妇产科协会(ACOG)对产钳分类的重新修订:①出口产钳:无需分开阴唇即可见到胎头,头颅已达盆底,矢状缝为前后径或枕前(后)径,旋转<45°。②低位产钳:胎头先露已达>S+2或以下。③中位产钳:胎头腹部可摸1/5,先露部位于坐骨棘水平以下但高于S+2平面。由于麻醉与剖宫产手术的改良与进步,而且母儿并发症较多,中位以上的产钳术多数已由剖宫产术所替代。

【产钳助产的适应证】

产钳助产不当会导致母儿严重创伤。因此决定施行产钳术时,应具备下列条件:无明显头盆不称,胎头已降入骨盆腔达到盆底,在耻骨联合上方摸不到胎头,胎头无明显变形,胎先露部应是枕先露。具体的适应证为:

1.第二产程延长。

2.母体并发症(心血管疾病、妊娠期高血压疾病、衰竭等),或需要缩短第二产程者。

3.胎儿窘迫,但胎儿可耐受阴道分娩者。

4.臀位阴道分娩,后出头困难,胎儿存活。

5.吸引产滑脱二次,胎儿存活,估计可从阴道分娩者(估计行紧急剖宫产对母儿损伤更大者)。

产钳术的前提条件可总结为 FORCEPS 几点:

F——子宫口开全

O——当无产瘤或颅骨重叠时,胎头最低点未达到坐骨棘平面以下时,任何阴道助产均为禁忌。

R——胎膜已破

C——与子宫收缩配合

E——排空膀胱

P——胎儿先露与胎方位确定

S——有效的麻醉,包括会阴局部浸润麻醉、会阴神经阻滞麻醉、硬膜外麻醉或腰麻

【禁忌证】

产钳术禁忌证常见有:

1.任何不能从阴道分娩的病例:明显头盆不称(CPD)或产道阻塞、臀位或横位、面先露等异常胎方位。

2.产妇不同意行产钳术或拒绝签署手术同意书。

3.宫口未开全。

4.不能明确胎先露或胎方位。

5.手术者不具有阴道助术的培训与经验。

6.死胎。

【术前准备】

1.产妇取膀胱截石位,消毒外阴。

2.排空膀胱,必要时导尿。

3.阴道检查。排除禁忌证;宫口必须已开全;双顶径已达坐骨棘平面以下,先露部已达盆底;胎膜必须已破,如未破,行人工破膜,仔细明确胎方位,评估产钳术的可行性与风险。

4.向产妇说明产钳术的目的和过程,以取得产妇的合作,签署手术同意书。

5.如有胎儿窘迫或估计为困难的产钳术,做好新生儿复苏的准备,通知儿科医生到场协助挽救新生儿。如为困难钳产,可将产妇转至手术室,以便一旦阴道助产失败,可迅速行剖宫产结束分娩。

6.了解子宫收缩的强度与频率,教导产妇配合子宫收缩屏气用力,子宫收缩乏力者可据具体情况,酌情使用催产素。

【手术步骤】

Simpson 产钳,胎儿为枕前位者:

1.无使用区域麻醉分娩镇痛者,可行会阴阻滞或局部浸润麻醉。

2.根据会阴条件决定是否行会阴切开。

3.置入左叶产钳:术者右手掌面贴胎头,伸入阴道,左手以执笔式持左叶产钳把手,钳叶向下,沿右手掌面插入阴道,右手手指引导钳叶向胎头左方和骨盆内滑行,左手将把手向下和左臀旋转,至左钳叶置于胎儿左颞部,钳叶与把手呈水平位。

4.置入右叶产钳:与上一步骤相同,左手伸入阴道作引导,右手持产钳置入胎头右侧。

5.扣合产钳:如两叶产钳放置正确,左右两叶产钳锁扣吻合,钳柄贴合平行。

6.再次阴道检查复查胎方位,钳叶与胎头间有无夹住软产道组织。

7.牵拉:在宫缩时开始牵引,沿骨盆轴方向进行牵拉,开始时方向先向下,然后水平位牵引。胎儿先露

部到达阴道口时,帮助胎头仰伸,牵引方向应当向后上方。

8.取钳:先取右叶产钳,再取左叶产钳。

9.胎头娩出后,胎儿以正常分娩机转娩出。

Kielland 产钳操作方法:五个步骤:上钳、合锁、旋转、牵引、下钳。

1.上前叶　产钳擎在外阴前面,模仿放在盆内胎头上的位置,遵照"锁对枕骨先上前叶"原则,于胎儿颜面侧伸手入胎头与阴道之间,指尖达宫口。另一手握剑式擎前叶,钳柄向上,使钳尖靠在阴道内手掌面上,拇指推前匙进入阴道,至钳叶全部消失时,内手退出,示指移至钳匙的下缘,指导其向前推。外手持钳柄,稍侧向前方,使前叶锁匙前缘紧靠胎头向前移行,达到胎儿前顶,耻骨弓的下方。

2.上后叶　一手以执笔式持后叶于外阴与水平线垂直或成70°,另一手插入阴道,手掌向胎头的后顶骨,手背紧贴阴道后壁,将钳匙沿手掌滑入,钳匙滑向后顶骨至骶髂关节前方。钳匙已达骨盆入口以上,两叶能合锁即可。此时,后叶即处于骨盆中线处。

3.合锁　由于 Kielland 钳锁的特殊,只要两叶均位于骨盆中线,钳肩即使不在同一高度,两叶也很容易合拢。锁合拢后,钳锁一般均指向下方,与水平线成60°。如果产钳两肩不在同一高度,提示胎头不均倾,应给予纠正。

4.旋转　胎头降至骨盆最宽平面时,是旋转胎头的最好条件。核对一下产钳是否上准,如不正确,应予调整或重新置钳。拇指推产钳前肩,示、中指勾后肩。使胎头向着所需方向旋转,旋转时动作要轻柔,使阴道壁在产钳和儿头的表面滑移,否则容易造成阴道壁撕裂。

5.牵引　牵引前,再做一次检查,查明胎头是否转正。如果都正确即可做试牵。证实产钳与儿头不会滑脱即可。术者取坐位,用一只手的食指和中指分别放在产钳的两肩上施力。牵引按产轴方向进行是先牵引后旋转还是先旋转后牵引,应根据每例具体情况而定。

6.下钳　下钳顺序是先下产妇和胎儿右侧的钳叶。待胎头右顶骨外露后,钳柄向他侧倾斜有助于该叶取下。然后,以同样方法取出另叶,产钳取出后。分娩即按正常方法完成。

Kielland 产钳的优点:既有旋转胎头又有牵引胎头的双重功能。适用于持续性枕后位及持续性枕横位时旋转胎头,胎头位置较高或者是倾势不均位时。Kielland 产钳较普通产钳(Simpson 产钳)的优势是:不需用手转胎头,不易头位脐带脱垂。

【手术技巧】

1.严格掌握手术指征,操作者应有足够的培训。

2.严密遵循手术程序,忙而不乱,每一步骤的遗漏或错乱都可导致不可挽回的错误。

3.熟练操作方法,这有赖于严格的医师培训制度。在术前未能对病例能否成功行产钳术进行正确的评估,往往给母儿带来灾难性的损害,所有阴道助产术应在有行紧急剖宫产术与新生儿抢救条件的医疗单位执行。

4.术前要安抚产妇,向家属适当交代医疗抉择与后果,不卸责于家属。适当用药加强母、胎承受能力。

5.产钳术多用于第二产程异常的病例,此时胎头常有产瘤形成、胎头变形或颅骨重叠;产妇由于疼痛、精力耗竭与对阴道分娩失去信心而对阴道检查拒绝或不合作,增加了阴道检查的难度,降低了其准确性。越是如此,手术者越要冷静,用简洁、清晰和肯定的语句向产妇解释阴道检查的必要性,在宫缩间歇期进行检查,一边检查一边和产妇说明,以分散产妇注意力,并且让产妇知道检查的步骤,才能取得产妇的合作与理解。

6.由于胎头的压迫,导尿管常不能顺利置入,可在阴道前壁,胎头与耻骨联合间放入二指引导,以彻底排空膀胱。

7.产瘤形成、胎头变形或颅骨重叠使通过触摸胎儿颅缝和囟门确定胎方位比较困难,术者可检查胎儿耳廓,根据胎儿耳廓的位置正确了解胎头的位置。在未行会阴切开术前,扪及胎儿耳廓,此时胎儿先露可达坐骨棘平面以下 2～3cm,此时行产钳术成功的把握高,对胎儿的损伤小,如此时未能扪及胎儿耳廓,胎儿位置则较高,或者胎儿胎方位明显异常,此时行产钳术,难度大,对母儿损伤大,要慎重。

8.产钳术应做满意的阴部神经阻滞麻醉,可于术前行双侧会阴阻滞麻醉或持续性硬膜外麻醉,使阴道及会阴松弛,以减少创伤。

9.做足够大的会阴侧切既利于产钳操作,又利于保护会阴与阴道,免于软组织撕伤。

10.置入产钳前,常规检查两叶产钳是否是一对,扣合是否良好。

11.置入产钳后,必须再次检查产钳的位置,如位置放得正确,可查得:①整条矢状缝均垂直于钳柄平面;②后囟与钳柄平面相距一横指,并且与双侧钳叶等距。

12.产钳必须准确置于胎头两侧,扣合良好。若扣合不好或牵拉时钳叶滑脱,反复两次不成功,胎心良好应考虑行紧急剖宫产术。

13.胎心良好情况下,牵引可以在有宫缩产妇屏气时进行,宫缩间歇时稍松开钳扣,减少胎头受压。

14.牵引时应持续轻柔用力,不要试图利用 Simpson 产钳转动胎头,此举只会导致胎头损伤或钳产失败。

15.胎头最大径线近娩出时,移去产钳,并就势带出胎头。

16.及时保护会阴,估计胎儿较大者,要注意有肩难产的可能。

17.胎儿娩出后,如有钳痕或损伤,应及时向产妇说明情况及其预后。

18.仔细检查伤口,缝合切口,注意观察产妇产后生命体征。

19.新生儿交儿科医生行体格检查,可注射维生素 K_1,预防出血。

A——(要求帮助,告知病情,选择麻醉)

B——(排空膀胱)

C——(宫颈开全)

D——(确定胎头位置)

E——(准备好设备)

F——(准备好产钳)

G——(在准确位置轻牵引)

H——(停止牵引)

以上为钳产助产成功的关键的 ABCDEFGH。

【优点】

实际上,不能用优点或缺点来评定任一种阴道助产方式。在没有指征下,是不应该、也没有产科医生愿意使用阴道助产的。钳产术只是一种方式,是在自然分娩不可能或自然分娩或者紧急剖宫产对母儿有较大风险和损伤时的一种选择。国外多个研究表明,总体来说,与吸引产相比,产钳术对胎儿损伤少,对母体损伤则较吸引产大;产钳术的阴道分娩成功率较吸引术高(因为部分吸引术失败后可改行产钳术)。产钳术不需要配置特殊的仪器,如使用得当,指征严谨可使胎儿在短时间内阴道分娩,降低剖宫产率,减少母体损伤,又可保证胎儿安全。

【医疗风险】

没有一种分娩辅助技术对母儿是完全无创的。产钳助产术如施行得当对母儿有益;若适应证掌握不好,检测判断失误,可导致母儿严重的损伤。

1.产妇方面主要是软产道的撕裂伤,如会阴裂伤、阴道壁的裂伤、宫颈的裂伤。阴道壁血肿,由于裂伤出血所致,向上可达阔韧带及腹膜后,向下可达会阴深部。感染由于阴道检查、会阴切开、产钳放置、牵引时损伤产道等均增加感染机会。远期后遗症:术后盆底松弛、生殖道瘘及骨产道的损伤。但现在已废弃高中位产钳,这种损伤已少见。

对策:①严格掌握吸引产的指征,尽量避免行困难产钳助产;②加强临床培训,提高手术操作水平,遵循操作程序;③对产妇进行产前宣传教育,以增加产妇在产时的配合程度;④放置产钳前行有效的麻醉及会阴切开术;⑤开始牵拉前,检查产钳与胎头处一周,了解有无阴道或宫颈组织;⑥产后仔细检查产道,注意观察产妇生命体征及有无尿潴留,特别是在产后2小时内;⑦术前反复阴道检查、会阴裂伤严重或产后出血较多者,预防性使用抗生素;⑧对于有难产史或阴道助产的产妇建立产后复查评估制度,对有盆底功能障碍者及时进行康复治疗。

2.胎儿方面主要是头皮及面部的损伤、面瘫、臂丛神经麻痹、头皮血肿、颅骨骨折、颅内出血等。

胎儿头皮及面部的损伤约占钳产分娩的17%,由于产钳的压迫,有2.9‰~5‰的产钳分娩新生儿出现面部神经损伤,但多数愈后良好,在产后2周内恢复。

多个研究发现,所有阴道助产均与臂丛神经麻痹相关,但此类病例均有阴道难产因素存在,包括肩膀难产,胎儿过大,在产妇宫底加压等。多数学者认为产程过长,胎儿过大均可导致新生儿臂丛神经麻痹,而非阴道助产直接相关。

4%产钳分娩的新生儿出现头皮血肿;约5%的新生儿有颅骨骨折。

器械分娩时胎脑受压的研究相当少,1962年Mishell等曾讨论阴道助产对胎儿颅内压的影响问题,使用Simpson产钳平均需67.5磅的拉力,而用蕈形吸引器助产则仅需平均38磅的拉力(约为钳产的40%)。用新生死婴直接测定颅内压,使用负压吸引时,颅内压仅增加1~2mmHg,用产钳时,颅内压明显增加达18~25mmHg,偶可增加到35mmHg。根据计算认为,使用产钳时颅压增加比吸引产高15~20倍。而多数回顾性研究也发现产钳分娩的新生儿颅骨骨折、颅内出血的发生率较吸引产稍高。

目前,阴道助产日渐减少,主要是产科医生顾虑到对胎儿的损伤及由此而引起的社会纠纷与负担。一方面,国内的产钳分娩在各种分娩方式中的比重渐渐下降,无足够大的样本,另一方面,产钳分娩有近一半是应用于第二产程胎儿存在窘迫时,未能将此影响因素排除,因此,国内无关于产钳分娩本身对新生儿长远智力影响的有力研究。参考国外资料,有多份研究显示,排除了产时胎儿窘迫,比较不同分娩方式,包括自然产、钳产与剖宫产后5年、10年以至17年后儿童的IQ评分,各组均无差异。

对策:①要掌握产钳术应具备的条件,尽量减少中位钳产术,不行高位钳产术;②产钳要放置位置正确,以减少对胎儿颅内的创伤;③正确沿产轴方向牵引,不可左右摇摆晃动;④在宫缩时沿产轴方向缓慢持续用力牵引。

3.产钳放置困难或产钳扣锁不能扣合多为阴道检查不正确,胎头位置不正或产钳与胎头间嵌入软产道组织。

对策:认真行阴道检查,评估能否顺利行产钳术,如可行产钳术,推开软产道组织或转正胎头位置后重上产钳;如无条件行产钳术,应果断改行剖宫产。

4.产钳牵引困难或滑脱,可能存在明显头盆不称,牵引方向不正确,如产钳放置过浅也可致产钳在牵拉时滑脱。

对策:重新阴道检查,排除头盆不称,如有明显头盆不称,需改行剖宫产。如无头盆不称,正确置入产钳,按产轴方向牵拉产钳,适当加强子宫收缩或指导产妇配合牵拉屏气用腹压。

(王 伟)

第四节 手转胎头术

手转胎头术是徒手纠正胎方位,是处理头位难产的重要操作,常常与头吸或产钳合并应用。

【适应证】

1.因持续性枕横位或枕后位,使产程停滞2小时以上,阴道检查无明显头盆不称,宫旁开大6～9cm,或第二产程停滞。

2.需行产钳助娩或胎头吸引以缩短第二产程,而胎方位为枕横位或枕后位。

【禁忌证】

1.骨盆狭窄或头盆不称。

2.前置胎盘,胎盘早剥。

3.子宫先兆破裂。

4.重度胎儿窘迫。

【麻醉与体位】

一般不需麻醉,患者取膀胱截石位。

【手术操作】

1.消毒外阴,导尿。

2.阴道检查了解骨盆径线,明确宫口扩张情况,先露高低及胎方位。判断胎方位的方法有2种:

(1)触摸胎头颅缝法:术者将示指及中指伸入阴道触摸胎头颅缝,如颅缝呈"十"字形,则为大囟门,小囟门为"人"字形。但产程较长时,胎头水肿,颅骨重叠变形,颅缝不易查清。

(2)触摸胎耳法:术者以示指及中指伸入阴道较高位,触摸及拨动胎儿耳廓,耳廓边缘所在方向为枕骨的方向。

3.旋转胎头:以枕左后位为例,术者右手手心朝上,四指放在胎头的后侧面,拇指放在胎头的前侧面,握住胎头轻轻上推,在胎头松动的同时,缓缓向逆时针方向旋转180°。使胎头前额超过孕妇骶骨岬,呈右枕前位即停止旋转,并继续轻握胎头,待有宫缩时引导胎头下降、入盆,然后取出右手等待自然分娩。若需产钳助娩者,徒手旋转胎头至枕前位继以产钳固定,并行产钳助娩术。如为右枕后位时,术者右手掌心朝下,四指放在胎头的前侧面,将胎头向顺时针方向旋转180°,使胎头额骨超过孕妇骶骨岬,呈枕左前位即可。术者一手在阴道内旋转胎头时,另一手可在腹壁外、耻骨联合上方帮助胎头旋转;或由助手在孕妇侧方,双手放在孕妇腹壁上,帮助胎肩及胎背向前旋转。

(赵素娥)

第五节 会阴、阴道裂伤修补术

会阴、阴道裂伤按裂伤程度的轻重分为发下几度:

1.Ⅰ度 会阴部皮肤及黏膜、阴唇系带、前庭黏膜、阴道黏膜等处有撕裂但未累及肌层者。

2.Ⅱ度 除上述组织的撕裂外,还累及骨盆底的肌肉和筋膜,如球海绵体肌,会阴深、浅横肌以及肛提肌等,如累及阴道后壁黏膜,可致后壁两侧沟向上撕裂,出血较多,缝合困难。但肛门括约肌是完整的。

3. Ⅲ度 指肛门括约肌全部或部分撕裂。

4. Ⅳ度 裂伤累及直肠阴道隔、直肠壁及黏膜。

【手术注意事项】

1. 分娩后阴道壁松弛,术时应仔细检查,认清解剖关系,按撕裂的大小与深浅,将组织对合整齐,分层缝合。如阴道壁裂伤较高,无法暴露,可于顶端下方用可吸收肠线先缝合一针作牵引,然后于顶端上方 0.5~1cm 处缝合,以防撕裂的血管回缩出血形成血肿。

2. 在保证有效止血的前提下,缝线不宜过紧、过密,组织间不留间隙。

3. 修补完毕应常规做肛查,如发现有肠线误缝入直肠腔内时,立即拆除重缝,以防发生感染和引起肠瘘并发症。

4. 会阴Ⅳ度裂伤者,缝合前用消毒液冲洗伤口,用 2-0 号可吸收线或一号丝线间断缝合直肠前壁肌层,注意勿缝穿直肠黏膜,必要时可间断缝合加强。用鼠齿钳寻找、钳夹与拉拢肛门括约肌的两端,以 1 号可吸收肠线或粗丝线间断缝合 2 针,这是Ⅳ度裂伤缝合的关键。然后缝合肛提肌,会阴深、浅横肌及球海绵体肌等组织。

【术后注意事项】

Ⅳ度裂伤修补术后注意以下各点。

1. 术后进少渣饮食。

2. 口服抗生素,控制肠道细菌感染。

3. 缝合后住院期间每日予外阴护理 2 次;每次大、小便后清洁会阴。

4. 第 4 天改普食,当日晚服缓泻剂。

5. 术后禁止灌肠或放置肛管。

(肖美玲)

第六节 会阴切开缝合术

会阴切开缝合术是切开会阴组织以扩大外阴口的手术,为产科常用手术之一。主要目的在于防止会阴造成的分娩阻滞,以及自然分娩或手术产所引起的严重会阴损伤。方法有侧斜切开及正中切开两种,手术助产则一般多采用左侧斜切开。

【适应证】

1. 初产妇阴道手术助产。

2. 初产妇臀位。

3. 会阴体过长、过短及伸展不良或胎儿较大。

4. 早产时预防胎儿颅内出血。

5. 需缩短第二产程如胎心监护异常、妊娠合并心脏病、高血压等。

6. 困难的阴道瘘修补术。

【手术注意事项】

1. 会阴正中切口一般不宜用于产钳术或臀牵引术,以及会阴体过短或胎儿过大者。

2. 左侧斜切开术自会阴后联合中线向左侧 45°方向剪开会阴,但如会阴高度膨隆时,剪开角度应为 60°~70°,长约 4~5cm,并切开部分肛提肌。正中切开则沿会阴后联合中间垂直切开,长约 2.5~3cm,注意不要损伤肛门括约肌。

3.行产钳术时如胎儿过大,枕后位时,切口可适当增大。

4.剪刀刀面需与皮肤垂直,皮肤与阴道黏膜切口宜大小相仿。

5.较大的会阴侧斜切口时,球海绵体肌、会阴深横肌、会阴浅横肌及肛提肌一部分将被切断,因此会阴切开后出血较多,应立即采用纱布压迫止血,必要时将活跃出血点钳夹结扎止血。

6.缝合阴道黏膜应从切口顶端上方 0.5~1cm 处开始,以免切开处的血管回缩未能缝合引起出血。缝合肌层必须两侧对齐,关闭死腔,缝针也不可太深,防止穿透直肠壁。缝合皮肤的丝线只求对合即可,不可扎得过紧,以免水肿疼痛。

7.缝合结束后,必须检查阴道内有无纱布遗留,做肛门直肠检查有无肠线穿透直肠壁,如有则拆除重建。

【术后注意事项】

1.保持会阴清洁。

2.常向健侧卧,以免恶露浸泡伤口。

3.术后 3~5 日拆线,外阴伤口肿胀疼痛者,可用 95％乙醇湿敷或 50％硫酸镁热敷。

（成立红）

第七节　人工破膜术

人工破膜常用于引产、催产,了解羊水性状,有助于鉴别胎儿是否缺氧。

【适应证】

1.羊水过多者。

2.胎盘早剥或低置胎盘者。

3.因各种原因需终止妊娠,且宫颈已成熟者。

4.临产后宫旁扩张 3cm 以上,产程进展缓慢者,头盆相称或胎位无异常者,可施行人工破膜,以加速产程。

5.决定分娩方式之前,按所流出的羊水性状,了解胎儿是否缺氧。

【禁忌证】

1.胎位异常臀位、横位等。

2.高度可疑脐带隐形脱垂或脐带先露者。

3.头盆不称、产道梗阻、宫颈不成熟者。

【手术注意事项】

1.宫颈未成熟者则引产的成功率低,先促宫颈成熟后,再决定是否破膜。

2.羊水过多者,可在破膜前先做经腹壁羊膜腔穿刺放液,或用长针头做高位破膜,使羊水沿针头缓慢流出,以防引起脐带脱垂或胎盘早剥;如羊膜腔内压力很大,胎膜很快破裂,羊水大量涌出时,可握拳置入阴道或堵塞阴道口,尽力使羊水勿流出过急。

3.钳破胎膜,观察羊水量及性状,如量不多可稍上推胎头或用手指扩张破口,以利羊水流出。羊水过少者应予重视,如羊水呈黄色或黄绿色或呈稠厚糊状深绿色均提示有胎粪污染,可能为胎儿宫内窘迫的表现,应予重视。

4.破膜后手指在阴道内检查有无脐带脱垂,同时听胎心有无变化。

【术后注意事项】

1.胎头未入盆者,应卧床休息以防脐带脱垂。

2. 保存外阴清洁,臀下置无菌会阴垫。
3. 如破膜 12 小时后仍未分娩者,应给予抗生素预防感染。
4. 常听胎心,注意胎心音变化。
5. 破膜 0.50 小时无规律宫缩,给予催产素点滴引产。

【并发症及处理】

如胎头先露不能与骨盆入口相衔接,在羊水涌出时,可发生脐带脱垂。一旦发生脐带脱垂,应将孕妇臀部垫高,以减轻胎先露对脐带的压迫,同时给予吸氧,胎心率正常而胎儿不能于短期内分娩者,应迅速就地进行剖宫产术。同时必须有人在阴道内将先露部持续上推,并手托脐带勿受压直至胎儿娩出,并应做好抢救新生儿的准备。

(成立红)

第八节 人工剥离胎盘术

人工剥离胎盘术是用手伸入宫腔内将胎盘剥离的手术。

【适应证】

1. 第三产程已达 30 分钟,或虽未到半小时而出血已超过 200ml 以上,或有产后出血高危因素。
2. 某些阴道手术产后需及早排出胎盘者。

【手术注意事项】

1. 外阴必须重新消毒。术者更换手术衣及手套。
2. 保持静脉通道通畅,注意产妇一般情况和血压,必要时可给予镇痛剂。
3. 若胎盘与子宫壁紧密相连不能分离,可在 B 超引导下进行剥离,如考虑植入性胎盘,不应强行撕拉胎盘,以免损伤宫壁或造成不能控制的产后出血。
4. 取出的胎盘必须立即检查是否完整,如有缺损应再次以手伸入宫腔清除残留的胎盘及胎膜,但尽量减少宫腔内操作次数。
5. 操作必须轻柔,勿损伤子宫。
6. 术时应用宫缩剂。

【术后注意事项】

1. 注意宫缩及阴道出血情况,如宫缩不佳,阴道出血多需用缩宫剂。
2. 应用抗生素预防感染。

(王克珍)

第九节 宫腔填塞术

一、宫腔纱布填塞术

【适应证】

子宫收缩乏力致产后出血,用宫缩剂及其他治疗方法无效者。另因前置胎盘行剖宫产术时,子宫下段收缩不佳大量出血时,应用此术或可免除子宫切除。

【手术注意事项】

1.纱布宽 4～6cm,厚四层,长 5～10m,将纱条毛边叠在里面或经缝制后边缘光整。

2.用碘伏或灭滴灵浸透并拧干。

3.从左至右有序填塞,并压紧不留空隙。

4.前置胎盘出血时先自宫颈往上填,其他情况先自宫底往下填,填至切口位置打结或缝合。

5.小心缝合子宫切口,建议采用切口两端连续缝合,中间 3 针间断 8 字缝合,避免缝到纱条致取出困难。

【术后注意事项】

1.加强宫缩并密切注意子宫底高度及阴道出血情况。

2.24 小时应取出填塞的纱布条,取出前需静脉滴注缩宫剂,然后缓慢取出纱布条。

3.如疑有感染,取出末端的纱布条时取样,做细菌培养和药敏试验。

4.术后用广谱抗生素预防感染。

二、宫腔水囊填塞术

【适应证】

1.阴道分娩后宫缩乏力致产后出血应用宫缩剂无效。

2.在放射介入或者手术干预之前。

3.剖宫产术中、术后或者既往有剖宫产者阴道分娩中出现产后出血也适用。

【手术注意事项】

1.根据子宫腔大小注入生理盐水 500～1000ml(37℃)膨胀宫腔。

2.为防止球囊脱出,阴道内填塞无菌纱布。

3.适当将臀部抬高。

【术后注意事项】

1.加强宫缩,注意宫底高度及阴道出血情况。

2.保持适当臀高位。

3.放置 24～48 小时后取出。

4.在球囊填充期间预防性使用抗生素。

(王克珍)

第二十章 妊娠合并内科疾病

第一节 妊娠合并先天性疾病

先天性心脏病(CHD)是由于心脏、血管在胚胎发育过程中的障碍所致的心血管先天性畸形。先天性心脏病在新生儿中的发病率为0.7%~0.8%。资料报道,出生时患有先天性心脏病的女婴中,大约90%可以存活至成年,目前超过50%的妊娠期心脏病为先天性心脏病,而且还将不断增加,随着心脏外科的迅速发展,先天性心脏病手术后合并妊娠的孕妇明显增多,妊娠合并先天性心脏病已跃居妊娠合并心脏病的首位。因此,对妊娠合并先天性心脏病孕妇的合理处理,从而降低孕产妇死亡率和围生儿死亡率,保护母婴健康,是目前产科医生面临的重要问题。

一、病因

引起胎儿心脏发育畸形的原因,目前认为可能是多方面的,近年的研究提示胎儿周围环境、母体情况与遗传基因等的变化是主要的因素。

1.胎儿周围环境及母体的因素　以子宫内病毒感染最为重要,母亲在妊娠初3个月内患风疹其所生婴儿先天性心脏血管病的患病率较高,这是由于胎儿心脏大血管发育在妊娠第2、3个月中形成,此时子宫内的病毒感染足以影响到胎儿心脏发育,发生的畸形以动脉导管未闭与肺动脉瓣或肺动脉狭窄多见。子宫内柯萨奇病毒感染亦可引起先天性心脏血管畸形,其他如羊膜的病变、胎儿受压、妊娠早期先兆流产、母体营养不良、糖尿病、苯酮尿、高血钙、放射线和细胞毒药物在妊娠早期的应用等,都有使胎儿发生先天性心脏血管病的可能。

2.早产　早产儿患室间隔缺损和动脉导管未闭者较多,前者与室间隔在出生前无足够时间完成发育有关,后者与早产儿的血管收缩反应在出生后还不够强而动脉导管未能收缩闭合有关。

3.高原环境　高原地区动脉导管未闭和房间隔缺损较多。我国青海高原地区儿童患先天性心血管病者达8.8‰~13.7‰,远较平原地区高,高原氧分压低是主要因素。

4.遗传因素　在一个家庭中,有兄弟姐妹同时患先天性心脏血管病和父母与子女同时患先天性心脏血管病的事例,前者在先天性心脏血管病患者中占1.7‰~3.4‰,后者占0~0.35‰,而且有时所患先天性心脏血管病的类别可以相同:单基因遗传病、多基因遗传病和染色体异常的遗传性疾病,常同时有心脏血管畸形,这说明先天性心脏血管病有遗传因素的存在。遗传学研究显示约6%的先天性心脏血管病患者有染色体的畸形和单个基因的突变,并认为多数先天性心脏血管病是上述基因和染色体的变化与环境因素相互作用所形成。

5. 其他因素　高龄的母亲生出患法洛四联症婴儿的几率较大。有些先天性心脏血管病有显著的男女性别间发病差别。

二、常见的先天性心脏病

(一)房间隔缺损

房间隔缺损为最常见的成人先天性心血管病。女性多于男性,男女之比为1:2,且有家族遗传倾向。

1. 病理生理　由于左心房压力通常高于右心房,因此房间隔缺损的分流一般系由左至右,分流量的大小随缺损的大小及两侧心房压力差而不同。如缺损极大且两侧心房的压力相等,此时分流的方向将取决于两侧心室的阻力,亦即取决于肺循环与周围循环的阻力,由于右心室的阻力通常较低,因此分流仍是由左至右。因右心室除接受上、下腔静脉流入右心房的血液外,还接受由左心房流入右心房的血液,故肺循环血流量增加,严重可达体循环血量的4倍。由于肺循环血流量增加,故可引起右心室及肺动脉压升高,甚至可出现相对性的肺动脉瓣狭窄,造成肺动脉和右心室之间存在压力差。在晚期病例肺动脉压显著升高、肺动脉口显著狭窄或右心衰竭使右心压力高于左心时,可出现右至左的分流而引起发绀。

妊娠分娩后由于肺血管阻力升高,可发生逆向分流,在极少数产妇,由于产后失血过多,全身静脉血回流不足而发生血管收缩,使大部分肺静脉血经过房间隔缺损处进入右心房,未进入左心室,导致排血量不足,甚至可发生心脏骤停。故育龄妇女的房间隔缺损应于妊娠前修补,以防加重病情。

2. 临床表现

(1)症状:本病症状随缺损的大小而轻重不一,轻者可完全无症状,仅在体格检查时发现本病。重者劳累后出现心悸、气喘、乏力、咳嗽与咯血。

本病后期可出现右心衰竭,有静脉充盈、肝大、水肿、发绀等表现。本病可有阵发性心动过速、心房颤动等心律失常,偶有由于扩大的肺动脉压迫喉返神经而引起声音嘶哑,但并发感染性心内膜炎者少见。

(2)体征:缺损较大者发育较差,皮肤苍白,体格瘦小,而左侧前胸由于长期受增大的右心室向前推压而隆起,有些患者甚至有胸椎后凸或侧弯。望诊与触诊时,可发现心前区有抬举性而弥散的心尖搏动。叩诊时心浊音界扩大。听诊时在胸骨左缘第二肋间可听到Ⅱ~Ⅲ级的收缩期吹风样喷射性杂音,此杂音大都不伴有震颤,但在第一及第三肋间胸骨左缘往往亦有同样响度的杂音,此杂音系由于循环血流量的增多和相对性肺动脉瓣狭窄所致。肺动脉瓣区第二心音多数增强,并有明显分裂。

并发显著肺动脉高压时,左至右分流量减少以致消失,并可出现右至左分流,患者有发绀。肺动脉瓣区第二心音分裂此时可不显著。当肺动脉高压引起肺动脉瓣关闭不全时,胸骨左缘可有高调的吹风样递减型舒张期杂音。

晚期患者可发生心力衰竭,肺部出现啰音,颈静脉怒张,肝大,双下肢及腹部皮肤压陷性水肿,三尖瓣区可出现吹风样收缩期杂音,为相对性三尖瓣关闭不全所致。

3. 辅助检查

(1)X线检查:肺充血,肺动脉段明显凸出,肺门血管影粗而搏动强烈,形成所谓肺门舞蹈。心影增大,以右心室及右心房扩大为主,因而心脏向左转移,心影大部分在左侧胸腔内,主动脉影则缩小。

(2)心电图:典型病例所见为右心前导联QRS波呈rSr′或rSR′或R波伴T波倒置,电轴右偏,有时可有P-R间期延长。

(3)超声心动图:除可见肺动脉增宽,右心房、右心室增大外,剑突下心脏四腔图可显示房间隔缺损的部位及大小。彩色多普勒可显示分流方向,并可测定左、右心室排血量,从而计算出肺循环血流量/体循环血流量比值（Qp/Qs）。

（4）心导管检查：典型病例不需要进行心导管检查。当疑有其他合并畸形，或需测定肺血管阻力以判断手术治疗预后时，应进行右心导管检查。根据房、室水平压力及血氧含量的测定并计算分流量以判断病情。

4.诊断和鉴别诊断　根据典型的心脏听诊、体征、X线、心电图、超声心动图所见，配合心导管检查的结果，诊断本病不太困难。本病需与瓣膜型单纯肺动脉口狭窄、室间隔缺损、原发性肺动脉高压等相鉴别。

（1）瓣膜型单纯肺动脉口狭窄：可在胸骨左缘第二肋间听到响亮的收缩期杂音，X线片上可见右心室肥大，肺总动脉凸出，心电图有右心室肥大及不全性右束支传导阻滞等变化，因此和房间隔缺损有相类似之处。但肺动脉口狭窄的杂音响，传导较广，常伴有震颤，而肺动脉瓣第二心音则减轻或听不见。X线片上可见肺纹稀少，肺野清晰，超声心动图可见肺动脉瓣病变。右心房导管检查发现右心室与肺动脉间有较显著的收缩期压力差而无分流，则对诊断肺动脉口狭窄更为有利。

（2）较大的室间隔缺损：因左至右的分流量较大，其X线与心电图表现可与房间隔缺损相似，肺动脉瓣区第二心音可亢进或分裂，因此与房间隔缺损的鉴别比较困难。但本病杂音为全收缩期反流型，最响处的位置较低，常在第三、四肋间，多伴有震颤，除右心室增大外，左心室亦常有增大等可资鉴别。超声心动图显示室间隔有回声的失落，右心导管检查发现分流部位在心室，则对诊断本病更为有利。

（3）原发性肺动脉高压：原发性肺动脉高压的体征和心电图表现与房间隔缺损颇相似。X线检查肺总动脉凸出，肺门血管影增粗，右心室和右心房增大，但肺野不充血或反而清晰。右心导管检查发现肺动脉压明显增高而左至右分流的证据可资鉴别。

5.处理

（1）经导管介入房间隔缺损封闭术。

（2）手术治疗。

6.预后　一般随年龄增长而病情逐渐恶化，死亡原因常为心力衰竭，其次为肺部感染、肺动脉血栓形成或栓塞。合并房间隔缺损如无并发症，孕妇死亡率极低，胎儿死亡率约15%。如并发肺动脉高压，发生右向左分流，则需终止妊娠。

（二）室间隔缺损

按国内统计，在成人先天性心脏病中，本病仅次于房间隔缺损占第二位，近年来国内儿科先天性心脏病手术治疗开展较普遍，成人室间隔缺损患者相应减少。室间隔缺损可作为单独畸形，亦可作为法洛四联症或艾森门格综合征的一部分存在，也常见于主动脉干永存、大血管错位、肺动脉闭锁等中。一般所称室间隔缺损是指单纯的室间隔缺损。

1.病理生理　室间隔缺损必然导致心室水平的左向右分流，其血流动力学效应为：①肺循环血量增多；②左心室容量负荷增大；③体循环血量下降。由于肺循环血量增加，肺动脉压力增高早期肺血管阻力呈功能性增高，随着时间推移，肺血管发生组织学改变，形成肺血管梗阻性病变，可使右心压力逐步升高超过左心压力，而转变为右向左分流，形成艾森门格综合征。

2.临床表现　一般根据血流动力学受影响的程度，症状轻重等，临床上分为大、中、小型室间隔缺损。

（1）小型室间隔缺损：在收缩期左右心室之间存在明显压力阶差，但左向右分流量不大，$Qp/Qs<1.5$，右心室压及肺动脉压力正常。缺损面积一般$<0.5cm^2/m^2$（体表面积），有称之为Roger病。此类患者通常无症状，沿胸骨左缘第三、第四肋间可闻及Ⅳ～Ⅵ级全收缩期杂音伴震颤，肺动脉瓣区第二心音可有轻度分裂，无明显亢进。

（2）中型室间隔缺损：左、右心室之间分流量较大，Qp/Qs为$1.5\sim2.0$，但右心室收缩期压力仍低于左心室,缺损面积一般为 $0.5\sim1.0cm^2/m^2$(体表面积)。听诊除在胸骨左缘可闻及全收缩期杂音伴震颤外,并可在心尖区闻及舒张中期反流性杂音,肺动脉瓣区第二心音可轻度亢进。部分患者有劳力性呼吸困难。

(3)大型室间隔缺损:左、右心室之间收缩期已不存在压力差,左向右分流量大,Qp/Qs>2.0。因血流动力学影响严重,存活至成人期者较少见,且常已有继发性肺血管阻塞性病变,导致右向左分流而呈现青紫;并有呼吸困难及负荷能力下降;胸骨左缘收缩期杂音常减弱至Ⅲ级左右,肺动脉瓣区第二心音亢进;有时可闻及因继发性肺动脉瓣关闭不全而致的舒张期杂音。

3.辅助检查

(1)X线检查:成人小室间隔缺损 X 线片上可无异常征象;中等大室间隔缺损可见肺血增加,心影略向左增大;大室间隔缺损主要表现为肺动脉及其主要分支明显扩张,但在肺野外 1/3 血管影突然减少,心影大小不一,表现为左心房、左心室大,或左心房、左心室、右心室增大或以右心室增大为主,心尖向上抬举提示右心室肥厚。

(2)心电图:成人小室间隔缺损心电图可以正常或在 V_1 导联出现 rSr 图形;中等大室间隔缺损可有左心室肥厚,V_5 导联 R 波增高、q 波深而窄、T 波高尖等左心室容量负荷过重的表现,也可同时在 V_1 导联呈现右心室肥厚图形;大室间隔缺损时常以右心室肥厚图形为主。

(3)超声心动图:用以确定诊断同时可以测定缺损大小及部位,判断心室肥厚及心腔大小。运用 Doppler 技术还可测算跨隔及跨(肺动脉)瓣压差,并可推算 Qp/Qs 值,是本病最重要的检查手段。

(4)心导管检查:典型的室间隔缺损一般不需要进行心导管检查及心血管造影。如疑有多孔缺损(室间隔上不止一个缺损口)或合并有其他先天畸形时应进行导管介入检查,对大的缺损已有继发性肺动脉病变,决定是否可行手术治疗时应行心导管检查,并进行肺动脉扩张的药物试验。

4.诊断和鉴别诊断　根据临床表现,X 线、心电图、超声心动图检查,诊断本病不太困难,结合心导管检查在大多数情况下可确诊本病。

本病需与下列疾病相鉴别:

(1)房间隔缺损:本病症状同室间隔缺损无明显区别,但心脏杂音部位较室间隔缺损要高,以胸骨左缘第二肋间为主,第二心音亢进并有固定性分裂。三尖瓣区可有舒张期隆隆样杂音。X 线表现主要是肺充血的表现,常见到肺血流增多,肺门血管影粗大而搏动强烈,肺动脉段明显凸出,主动脉影缩小,右心房、右心室增大。超声心动图示,右心室内径增大,室间隔的活动从属于右心室的收缩,即心室喷血期中,室间隔呈现向前的活动。心导管检查和选择性指示剂稀释曲线测定均可显示在心房水平有左至右分流,心导管可从右心房进入左心房,依据这些特点可将本病确诊。

(2)肺动脉口狭窄:轻者长时间无症状,重者常见症状为心悸、气喘、咳嗽、乏力、胸闷,可发生右心衰竭。胸骨左缘第二肋间有响亮的粗糙喷射性收缩期杂音,多伴有震颤,第二心音分裂并减轻,可有肺动脉收缩期喷射音。X 线表现右心室增大,但肺血流少,外野最明显。心导管检查右心室压力增高,但肺动脉压力减低,右心室收缩压与肺动脉收缩压间压力阶差超过 $10\sim15mmHg$ 以上,选择性心血管造影可清楚地显示右心室及肺动脉中的形态,这与室间隔缺损时的左右心室同时显影不同。

(3)梗阻型心肌病:梗阻型心肌病有左心室流出道梗阻者,可在胸骨左下缘听到收缩期的杂音,其位置和性质与室间隔缺损的杂音类似。但此病半数在心尖部有反流性收缩期杂音,X 线片示肺无主动性充血,心电图左心室肥大和劳损的同时有异常深的 Q 波,超声心动图见室间隔明显增厚、二尖瓣前瓣叶收缩期前移,右心导管检查和指示剂稀释曲线测定未能发现在心室水平的左至右分流,左心导管检查和选择性左心室造影显示左心室与流出道间有收缩期压力阶差、心室腔小、肥厚的室间隔阴影凸入心腔等,都与室间隔缺损不同。

5.处理

(1)非手术介入治疗。

(2)手术治疗:在开展非手术介入治疗以前,成人小室间隔缺损 Qp/Qs<1.3 者一般不考虑手术,但应随访观察;中度室间隔缺损 Qp/Qs 为 1.5～2.0 者应考虑手术,此类患者在成人中少见;介于以上两者之间 Qp/Qs 为 1.3～1.5 者可根据患者总体情况决定是否手术,除非年龄过大有其他疾患不能耐受手术者仍应考虑手术治疗;大室间隔缺损伴明显肺动脉压增高者不宜手术。

缺损口径小的孕产妇只要不发生右向左分流,一般发生心力衰竭的少,能顺利度过妊娠与分娩。缺损较大者常会有肺动脉高压症状,并可出现右向左分流和心力衰竭。高位缺损常合并其他心血管异常,如妊娠前未经修补手术,妊娠后可使心力衰竭、心律失常及感染性心内膜炎的发生率明显增加。临产后可使肺动脉高压加重,导致血液右向左分流及发绀。

(三)动脉导管未闭

动脉导管未闭为常见的先天性心脏病之一,每出生 1500～5000 婴儿中约有 1 例,在医学史上是第一种可用外科手术完全治愈的先天性心脏血管病。在上海中山医院统计的 1085 例先天性心脏血管病中动脉导管未闭占 21.2%。男女患病有别,男:女为 1:3。

1.病理生理　由于在整个心动周期主动脉压总是明显高于肺动脉压,所以通过未闭动脉导管持续有血流从主动脉进入肺动脉,即左向右分流,使肺循环血流量增多,肺动脉及其分支扩张,回流至左心系统的血流量也相应增加,致使左心负荷加重,左心随之增大。由于舒张期主动脉血分流至肺动脉故使周围动脉舒张压下降、脉压增大。

2.临床表现　成人动脉导管未闭者可因分流量大小,有以下几种临床表现形式:

(1)分流量甚小,即未闭动脉导管内径较小,临床上可无主观症状,突出的体征为胸骨左缘第二肋间及左锁骨下方可闻及连续性机器样杂音,可伴有震颤,脉压可轻度增大。

(2)中等分流量者患者常有乏力、劳累后心悸、气喘胸闷等症状,心脏听诊杂音性质同上,更为响亮伴有震颤,传导范围广泛;有时可在心尖部闻及由于左心室扩大二尖瓣相对关闭不全及(或)狭窄所致的轻度收缩期及(或)舒张期杂音,周围血管征阳性。

(3)分流量大的未闭动脉导管,常伴有继发性严重肺动脉高压,可导致右向左分流。上述典型杂音的舒张期成分减轻或消失,继之收缩期杂音亦可消失而仅可闻及因肺动脉瓣关闭不全的舒张期杂音,此时患者多有青紫,且临床症状严重。

3.辅助检查

(1)X 线检查:透视下所见肺门舞蹈征是本病的特征性变化。胸片上可见肺动脉凸出;肺血增多,左心房及左心室增大。严重病例晚期出现右向左分流时,心影反可较前减小,并出现右心室增大的表现,肺野外带肺血减少。

(2)心电图:常见的有左心室大、左心房大的改变,有肺动脉高压时,可出现右心房肥大,右心室肥大。

(3)超声心动图检查:二维超声心动图可显示未闭动脉导管,并可见左心室内径增大。彩色多普勒可测得存在于主动脉与肺动脉之间的收缩期与舒张期左向右分流。

(4)心导管检查:为了了解肺血管阻力、分流情况及除外其他复杂畸形,有时需要作右心导管检查及逆行升主动脉造影。

4.诊断和鉴别诊断　根据典型的杂音、X 线和超声心动图改变,结合心导管检查,可以相当准确地诊断本病。

本病的鉴别诊断,主要是与其他足以引起连续杂音的疾病加以鉴别。

(1)先天性主动脉肺动脉间隔缺损：此病与较大的动脉导管未闭极为相似，不同点在于此病的分流部位较低，因而在临床上杂音最响的部位较动脉导管未闭的患者低一个肋间且较向右，可作为鉴别诊断的参考，但此点并非绝对可靠，比较可靠的鉴别诊断方法为超声心动图见肺总动脉和主动脉均增宽，其间有缺损沟通；心导管检查时如进入主动脉则是到升主动脉而非到降主动脉，逆行性主动脉造影时心导管顶端送到主动脉根部注射造影剂可见主动脉与肺动脉同时显影。

(2)主动脉窦部动脉瘤穿破入右心：由于先天性梅毒或感染性心内膜炎的原因，产生主动脉窦部动脉瘤侵蚀穿破至肺动脉、右心房或右心室，从而引起左至右分流。其临床表现酷似动脉导管未闭，同样有连续性机器样杂音。但此病有突发病的病史，例如突然心悸、胸闷不适，并感左胸有响音等，随后发生心力衰竭。此病杂音较动脉导管未闭者为低，其舒张期的部分较响，这一切均是鉴别的依据。

此外，本病在婴儿、幼儿期或肺动脉压显著增高时，可能只有收缩期杂音，要注意和室间隔缺损、房间隔缺损、肺动脉瓣狭窄等相鉴别，依据超声心动图及心导管易鉴别之。

5. 处理　因本病易并发感染性心内膜炎，故即使分流量不大亦应及早争取手术或介入治疗。手术安全成功率高，任何年龄均可进行手术治疗，但对已有明显继发性肺动脉梗阻病变，出现右向左分流者则禁忌手术。

合并妊娠患者导管细而分流少且肺动脉压正常者，除在分娩期易发生感染性心内膜炎外，孕产期多经过顺利；如存在大的动脉导管未闭，大量的主动脉血向肺动脉分流，如伴有肺血管阻力增加，可引起显著肺动脉高压，使血液分流逆转，发生发绀，进一步使子宫动脉氧饱和度下降，可危及胎儿。孕妇先是左心衰竭，继而右心衰竭。心力衰竭是此类孕产妇死亡的主要原因。

(四)先天性原发性肺动脉高压

原发性肺动脉高压(先天性肺小动脉病变所致)是指肺小动脉原发的增生性病变所致的闭塞性肺小动脉高压，病因是多方面的，先天性肺小动脉病变是其中之一。

1. 发病机制　导致原发性肺动脉高压的先天因素认为是肺小动脉中层有先天性缺陷退化或萎缩，因而导致一系列病变，主要是肌型肺小动脉内膜增厚，有的形成垫状或瓣状向腔内凸出，有的形成血管球样结构，内弹力膜断裂或缺如，肌层变薄或缺如。弹力型动脉有内膜增厚及粥样硬化，内弹力膜断裂等。

上述的病变可造成肺动脉狭窄，因而出现血流动力学改变，当肺动脉压力明显增高时，右心室排血受阻因而右心室压力增高，长时间的右心室收缩负荷增加引起右心室的肥厚，最后发生右心衰竭，心脏排血量降低，右心室将扩大，右心房与周围静脉血压会升高。

2. 临床表现

(1)症状：患者可有气急、胸痛、咯血、晕厥等症状，严重时有发绀，因肺动脉压力显著增高使右心室、右心房压力亦增高，从而可能使卵圆孔重新开放，出现右至左分流。晚期出现右心衰竭表现。

(2)体征：心脏浊音界增大，肺动脉瓣区有收缩期喷射音和第二心音亢进或兼有分裂，部分患者在三尖瓣区有吹风样收缩期杂音(由相对性三尖瓣关闭不全所致)，在肺动脉瓣区有吹风样舒张期杂音(由相对性肺动脉瓣关闭不全所致)。

3. 辅助检查

(1)X线检查：X线示右心室明显增大，右心房可增大，肺动脉段明显凸出，肺动脉主要分支扩张，而周围肺野纹理细小、稀疏。

(2)心电图与心向量图电轴右偏，有显著右心室肥大伴劳损，并可有右心房肥大的变化。

(3)超声心动图：M型超声心动图示肺动脉瓣曲线波低平，收缩中期关闭。切面超声心动图示肺动脉增宽，搏动强，右心室前壁和室间隔增厚。

(4)心导管检查:肺动脉压显著增高,右心室收缩压增高,肺总阻力增高而肺毛细血管压正常,亦无左、右心室之间血液分流的证据。

(5)心血管造影示右心室及肺动脉排空延迟,末梢肺动脉细小。

4.诊断及鉴别诊断　本病诊断主要在于排除继发性肺动脉高压。常见的继发性肺动脉高压主要由动脉导管未闭、房间隔缺损、室间隔缺损造成,故应与之鉴别。

5.处理　本病预后差,目前缺乏有效的治疗办法,多种扩张血管药物可以试用,但其疗效并不肯定。

(五)法洛四联症

法洛四联症是指室间隔缺损、肺动脉口狭窄、主动脉右位(骑跨)与右心室肥大四种情况合并存在的先天性心脏血管畸形,其中以室间隔缺损与肺动脉口狭窄两者为主。本病为临床上最常见的发绀型先天性心脏血管病,在成人先天性心脏病中所占比例接近10%。

1.发病机制　由于肺动脉口存在狭窄,右心室压力增高,工作加重,遂致肥厚。室间隔缺损大,使两侧心室压力相等。右心室的静脉血即被送过室间隔缺损而进入骑跨的主动脉。主动脉同时接受左心室的血液与部分右心室的血液,因而动、静脉血流在主动脉处混合被送达身体各部,造成动脉血氧含量降低,临床上出现发绀与红细胞增多症。肺动脉口狭窄愈重,室间隔缺损愈大,则右至左分流愈多,发绀愈严重。肺动脉口愈狭窄,进入肺循环血流愈少,在肺部氧合的血量也愈少,因而整个循环的氧合血液减少,遂又使发绀更为显著。由于右心室压力增高,体循环血流量增大,静脉回流也增多,右心房负担加重,因而亦增大。肺动脉口狭窄轻,室间隔缺损小的患者,右心室压力不太高,可无右至左分流,因而无发绀,称为非发绀型法洛四联症。

2.临床表现

(1)症状:本病的突出症状是发绀。发绀在婴儿期即出现,但在出生后的数月中可由于动脉导管未闭而不出现发绀,或仅在哭闹、吸吮时才出现发绀,婴儿喂奶困难,体重不增。发绀产生后数月至数年可出现杵状指。气喘亦为本病的常见症状,多在劳累后出现,可能是阵发性,这在2个月～2岁间较常见,患者易感乏力,劳累后有气喘与乏力常使患者采取下蹲的姿势,这在2～10岁期间颇为常见。部分患者有头晕、阵发性昏厥,甚至癫痫样抽搐。脑血管意外(如脑梗死)、感染性心内膜炎、肺部感染为本病常见并发症。

(2)体征:发绀与杵状指(趾)为常见的体征,患者一般发育较差,智力正常,亦偶有智力迟钝者,左胸或前胸部可能隆起。

心脏听诊肺动脉瓣第二心音减弱以至消失,胸骨左缘常可闻及收缩期喷射性杂音。杂音的响度与肺动脉狭窄的程度成反比例,因狭窄越重,则右心室的血液进入骑跨的主动脉越多,而进入肺动脉的越少。心脏浊音区可扩大,心前区与中上腹可有抬举性搏动。

3.辅助检查

(1)血液常规检查:可见红细胞计数及血红蛋白含量和血细胞比容均显著增高。

(2)X线检查:主要为右心室肥厚表现,肺动脉段凹陷,形成木靴状外形,肺血管纹理减少。

(3)心电图:心电图的主要改变为右心室的肥大与劳损,右侧心前区各导联的R波明显增高,伴有ST段压低与T波倒置,部分患者有右心房肥大的表现,即P波高尖。心电轴常右偏+90°～+210°之间。

(4)超声心动图检查:可显示右心室肥厚、室间隔缺损及主动脉骑跨。右心室流出道狭窄及肺动脉瓣的情况也可以显示。

(5)磁共振计算机断层显像:显示扩大的升主动脉骑跨于室间隔之上,而室间隔有缺损,肺动脉总干则甚小。右心室漏斗部狭窄,肺动脉瓣瓣环亦可见狭窄。

(6)心导管检查:右心导管检查在本病可有下列发现:①肺动脉狭窄引起的右心室与肺动脉间的压力

阶差改变。分析压力曲线的形态,可帮助判断狭窄的类型;②心导管可能由右心室直接进入主动脉,或由右心室通过室间隔缺损进入主动脉,从而证实跨位的主动脉和室间隔缺损的存在;③右心室血氧含量高于右心房,证实有通过室间隔缺损的左至右分流的存在;④在室间隔缺损较大而主动脉跨位较明显的患者,主动脉、左心室与右心室的收缩压几乎相等。

(7)选择性心血管造影:选择性右心室造影时,可见肺动脉与主动脉同时显影,说明有主动脉骑跨的存在。此外又可显示室间隔缺损的部位与大小、肺动脉口狭窄的情况等。

4.诊断和鉴别诊断　本病的诊断结合症状、体征主要依靠正确的辅助检查来确诊。本病预后较差,多数患者在20岁以前死亡,存活至成年有发绀型先天性心脏血管病者以本病为最常见,但需与下列情况相鉴别:

(1)肺动脉口狭窄伴有房间隔缺损由右至左分流(法洛三联症):此病发绀出现较晚,胸骨左缘第二肋间的收缩期杂音较响,所占时间较长,肺动脉瓣区第二心音减轻、分裂。X线片上见心脏阴影增大较显著,肺动脉总干明显凸出。心电图中右心室劳损的表现较明显,右心导管检查、选择性心血管造影,发现肺动脉口狭窄属瓣膜型,右至左分流水平在心房部位,可以确立诊断。

(2)艾森门格综合征:室间隔缺损和动脉导管未闭的患者发生严重肺动脉高压时,使左至右分流转变为右至左分流,形成艾森门格综合征。此综合征发绀出现晚,肺动脉瓣区有收缩期喷射音和收缩期吹风样杂音,第二心音亢进并可分裂,可有吹风样舒张期杂音。X线检查可见肺动脉干明显凸出,肺门血管影粗大而肺野血管影细小,右心导管检查发现肺动脉显著高压等,可资鉴别。

(3)三尖瓣下移畸形和三尖瓣闭锁:三尖瓣下移畸形时,右心房增大,右心室相对较小,常伴有房间隔缺损而造成右到左分流。心前区可听到四个心音,X线示心影增大,常呈球形,右心房甚大。心电图示右心房肥大和右束支传导阻滞,选择性心心房造影显示增大的右心房和畸形的三尖瓣,可以确立诊断。

(4)完全性大血管错位:肺动脉源出自左心室,而主动脉源出自右心室,常有心房或室间隔缺损或动脉导管未闭,心脏显著增大,X线示肺部充血。选择性右心室造影可以确立诊断。

5.处理　本病治疗主要是手术。手术时间以3岁以下为宜,手术方法有三类。①在体循环与肺循环之间造成分流,以增加肺循环的血流量,使氧合血液得以增加;②施行肺动脉瓣狭窄切开或漏斗部狭窄的切除,以增加肺循环的血流;③直视下根治手术,在体外循环的条件下,切开心脏修补室间隔缺损,切开狭窄的肺动脉瓣或切除漏斗部的狭窄或切开瓣环或狭窄的肺动脉段补以心包或涤纶人造组织片,如有房间隔缺损亦同时予以修补。这是彻底纠正本病畸形的治疗方法。但手术死亡率较高。

未经手术矫治合并妊娠者,妊娠期外周阻力下降和静脉回流增加作用在阻塞的右心室流出道,导致右向左分流增加,妊娠期可能发生严重心力衰竭。另外体循环动脉氧饱和度降低对胎儿危害很大,可发生流产及早产。分娩时体循环阻力突然下降可诱发严重发绀、晕厥和死亡。由于孕产妇及胎儿的死亡率较高,一般不宜妊娠。据报道其出生婴儿心脏缺陷的患病率为3%~17%。

(六)主动脉缩窄

本病为较常见的先天性动脉血管畸形,临床上易被忽略,在先天性心脏血管病中约占2.2%,小儿尸检病例中所占的比率更高。本病多见于男性,男女比例为4~5:1。

1.病理生理　本病肺循环的血流情况正常。左心血液排入升主动脉及主动脉弓亦顺利。由于缩窄段的存在,使血流不畅,于是缩窄段以上血压升高,头部或上肢的血液供应正常或增加。缩窄段以下血压降低,下半身血液供应减少。成人型的病例,在缩窄段的周围即出现侧支循环,锁骨下动脉与降主动脉的分支之间产生吻合,借以维持身体下半部的血液供应。吻合途径主要为:①锁骨下动脉的上肋间分支与主动脉的第一肋间分支在胸部吻合;②锁骨下动脉的肩胛部分支与主动脉的肋间分支在胸壁吻合;③锁骨下动脉的内乳动脉分支与髂外动脉的腹壁动脉分支在腹部吻合。上述的吻合支显著增粗、扭曲，主动脉的肋间动脉分支常侵蚀肋骨后段的下缘。锁骨下动脉亦增粗。侧支循环的分布可能限于胸壁的里面，因而临床上通过胸壁表层未必能触及或看见。此外，轻型的主动脉缩窄则侧支循环不多或不明显。缩窄段以上血压长期升高使左心室负担增高而逐渐肥大。

2.临床表现

(1)症状：在15岁之前往往无明显的自觉症状，30岁以后症状渐趋明显。表现在三个方面：①由于头部及上肢血压升高所产生的症状，包括头痛、头晕、耳鸣和鼻出血等，严重的可产生脑血管意外，以及心力衰竭，后两者在40岁以后尤易发生；②由于下肢血液供应不足而产生的症状，包括下肢无力、冷感、酸痛、麻木甚至间歇性跛行；③由于侧支循环而增粗的动脉压迫附近器官而产生的症状，如压迫脊髓而引起的下肢瘫痪，压迫臂神经丛引起上肢的麻木与瘫痪等。此外，患者还可能发生感染性动脉内膜炎。

(2)体征：成年患者体格多较魁梧，主要体征：①上肢血压高而下肢血压显著低于上肢(正常人用常规血压计测量时股动脉收缩压较肱动脉收缩压读数高 2.26～5.32kPa)。胸骨上窝和锁骨上窝常有显著搏动（由锁骨下动脉增粗引起）。腹主动脉、股动脉、腘动脉和足背动脉脉搏微弱或不能触及。上肢血压增高常常在10岁以后才明显。缩窄部位在左锁骨下动脉开口的近端，患者左上肢血压可低于右上肢；②侧支循环动脉扭曲、显著搏动并有震颤，较常见于肩胛间区、腋部、胸骨旁和中上腹部等处；③心脏体征示心脏浊音向左、向下扩大。沿胸骨左缘、中上腹、左侧背部有收缩中后期Ⅱ～Ⅵ级吹风样杂音，肩胛骨附近、腋部、胸骨旁可听到侧支循环的收缩期或连续性血管杂音。心尖区可有主动脉收缩期喷射音。

3.辅助检查

(1)X线检查：X线检查示左心室增大。正位片见升主动脉扩大并略向右凸出且搏动明显，缩窄后主动脉段也扩大，形成向左凸出的阴影，如同时有左锁骨下动脉扩张则形成"丁"字形向左凸出的阴影。左前斜位片中有时可见缩窄的主动脉影和缩窄后主动脉段的扩大，矢面断层摄片中可以更清楚地看到。

肋骨后段的下缘被侵蚀为本病的特征之一。被侵蚀的肋骨为第三至第十肋，可能为单根或多根受累，呈单侧或双侧性。明显的肋骨侵蚀多在12岁以后出现。缩窄不严重或缩窄段在胸主动脉的下部者，则肋骨侵蚀现象不明显。

食管吞钡检查时，可见食管向前及向左移位。

(2)心电图检查：以左心室肥大或兼有心肌劳损为最多见，亦可有正常范围的心电图。儿童患者常为正常。

(3)超声心动图：M型超声心动图不易探测本病病变。切面超声心动图可见左心室后壁和室间隔增厚、主动脉增宽、搏动增强。在胸骨上窝取主动脉长轴切面观察可见主动脉和主动脉弓增宽，搏动明显增强，如降主动脉缩窄则降主动脉变小。

(4)磁共振成像和X线计算机断层显像：矢面和左前斜位断层显像可见主动脉缩窄的部位和形态，有时还可见到扩张的侧支循环血管。

(5)心导管检查：逆行性主动脉心导管检查，可将心导管送达缩窄的主动脉段上、下方，记录到该处的压力并描记其压力曲线，在缩窄段的上方主动脉腔内压力增高，压力曲线显示收缩压的升高较舒张压的升高显著，故脉压增大。缩窄段内或缩窄段下方的压力降低，压力曲线显示收缩压的降低较舒张压的降低显著，故脉压减低，压力曲线波动较小而圆钝，连续测压记录中可看到此两处不同压力曲线的差别。

(6)选择性心血管造影：采用心血管造影术尤其是逆行性胸主动脉选择性造影，可以使缩窄段的动脉显影，从而了解缩窄段的位置、长短和程度，该段近端和远端的主动脉扩张以及侧支循环血管情况，作为手术治疗的参考。

4.诊断和鉴别诊断 本病的临床表现以及各项检查有一定特性,故如对本病的警惕性提高,诊断并无困难。

本病需与下列疾病相鉴别:

(1)多发性大动脉炎:本病多发生于年轻女性,常有单侧或双侧肢体出现缺血症状,如肢体无力、发凉、酸痛、麻木甚至肌肉萎缩,伴有动脉搏动减弱或消失,血压降低或测不出,颈动脉和椎动脉狭窄和闭塞者,可出现脑动脉缺血症状,如头昏、眩晕、头痛、记忆减退,单侧或双侧视物有黑点,视力减退,视野缩小甚至失明,嚼肌无力和咀嚼时腭部肌肉疼痛。查体双侧颈动脉搏动减弱或消失,并有颈部血管杂音。血清抗主动脉抗体测定、数字减影血管造影(DSA)及主动脉造影可进一步明确诊断。

(2)血栓闭塞性脉管炎(Buerger病):血栓闭塞性脉管炎为周围血管慢性闭塞性炎症,主要累及四肢中、小动脉和静脉,好发于青年男性,多有吸烟史,表现为肢体缺血、剧痛、间歇性跛行、足背动脉搏动减弱或消失,游走性浅表静脉炎,重者可有肢体溃疡或坏死等,必要时行主动脉造影可协助诊断。

5.处理 本病治疗方法是实施缩窄段的手术切除。手术以在青春期施行较好,最适合的年龄在10~20岁之间。30岁以上因主动脉的弹性减弱,可能影响对端的吻合,10岁以下主动脉尚在发育中,吻合中或植入的血管可能以后因主动脉逐渐长大而显得狭窄,可能影响到手术的长期效果。由于本病为进行性的和较严重的先天性心脏血管病,目前手术的死亡率不高而疗效满意,因此凡上肢血压有明显增高、心脏增大的患者,均应施行手术治疗。不能手术治疗的患者,内科治疗主要针对高血压和心力衰竭,经皮穿刺置入带球囊心导管的扩张术则疗效未肯定。预防感染性动脉内膜炎、心力衰竭和脑血管并发症,对未手术治疗的患者甚为重要。

(七)单纯型肺动脉口狭窄

单纯的肺动脉口狭窄以往在国内外均被认为是少见的先天性心脏血管畸形。自右心导管检查术被广泛应用后,证明本病较常见(占13.4%),本病的男女性别比例无显著的差异。

单纯肺动脉口狭窄是与法洛四联症相对而言。法洛四联症为常见的先天性心脏血管病之一,肺动脉口狭窄是其主要构成部分,同时有室间隔缺损、主动脉骑跨与右心室肥大。单纯肺动脉口狭窄则是针对室间隔无缺损的患者而言,包括以肺动脉口狭窄为唯一畸形的先天性心脏血管病以及有房间隔缺损或卵圆孔未闭的肺动脉口狭窄患者,后两者如肺动脉口狭窄严重,可使右心房压力增高,引起右至左分流而出现发绀,则被称为法洛三联症。

1.病理生理 正常肺动脉口面积为 $2cm^2/m^2$(体表面积),新生儿则约为 $0.5cm^2/m^2$(体表面积),肺动脉口狭窄时,一般要瓣口面积减少60%才出现血流动力学改变。这时右心室排血受阻,因而右心室的压力增高而肺动脉的压力则减低或尚正常。两者的收缩压差达1.33kPa以上,可能达到19.95~31.92kPa。长时间的右心室收缩负荷增加引起右心室的肥厚,但心脏的排血量尚能维持,最后右心室发生衰竭,心脏排血量将降低,右心室将扩大,右心房与周围静脉血压将升高。肺总动脉及其分支狭窄时狭窄远端的肺动脉压力降低而近端的肺动脉压力则升高。肺动脉口高度狭窄、右心室压力显著增高的患者,右心房压亦相应地增高并可超过左心房压力,如患者同时有房间隔缺损或卵圆孔未闭,即可出现右至左分流而引起发绀。

肺动脉口高度狭窄、右心室压力显著增高的患者,右心房压亦相应地增高并可超过左心房压力,如患者同时有房间隔缺损或卵圆孔未闭,即可出现右至左分流而引起发绀。

2.临床表现

(1)症状:轻度狭窄可无症状,重度狭窄在劳累后可出现呼吸困难、心悸、气喘、咳嗽、乏力以及胸闷,偶有胸痛或晕厥。伴有房间隔缺损的患者,可能出现发绀与杵状指(趾)等,但多在婴幼儿期以后才出现。患者较易有肺部感染,患肺结核的颇不少见。后期可有右心衰竭的症状。偶可并发感染性心内膜炎。

(2)体征:狭窄程度轻者对生长、发育无影响,严重者发育较差,体格瘦小。心脏浊音区的扩大多不显著。瓣膜狭窄者听诊在胸骨左缘第二肋间有响亮而粗糙的吹风样喷射型收缩期杂音,其响度在Ⅱ～Ⅴ级之间,有时在第一与第三肋间亦有同样响度,多数伴有震颤,杂音常向左锁骨下区、左颈根部及背部传导。漏斗部狭窄者,杂音的最响处多在第三、四甚至第五肋间。肺总动脉及其分支狭窄患者杂音可在肺动脉瓣区或向两侧腋部与背部传导,出现较晚,因而将第二心音淹没,有时杂音呈连续性。吸入亚硝酸异戊酯或下蹲后杂音均可增强,肺动脉瓣区第二心音分裂,肺动脉瓣成分多减轻甚至听不到。

严重狭窄者可有右心室增大的体征,心前区可有抬举性搏动。伴有房间隔缺损而有右至左分流的患者,可有发绀和杵状指(趾)的体征。

3.辅助检查

(1)X检查:狭窄程度轻者,X线可能正常。中、重型患者X线改变有肺血管影细小以致肺野异常清晰,肺总动脉段明显凸出程度与肺动脉狭窄程度成正比,有时甚至如瘤状,搏动明显,但肺门血管搏动减弱,半数患者则有左肺门血管影增大,右心室增大,心影呈葫芦形。伴有房间隔缺损或右心室压力显著增高的患者,右心房可有增大。漏斗部和肺总动脉及其分支狭窄的患者,则肺总动脉多不扩大,且偶有凹下者。

(2)心电图:心电图变化与病变程度、病程长短以及右心室内压力的变化有关,随右心室内压力的高低而显示轻重不一的表现,即正常心电图、不完全性右束支传导阻滞、右心室肥大、右心室肥大伴有心前区广泛性T波倒置。部分患者有P波增高,显示右心房增大,心电轴有不同程度的右偏。

(3)超声心动图:超声心动图示右心室增大,前壁增厚,室间隔增厚并常与左心室后壁呈同向运动,右心房可增大。切面超声心动图示瓣膜增厚向肺动脉方面呈圆顶状凸出,肺动脉总干扩张,右心室流出道增宽。近年来用连续波多普勒超声心动图可颇为准确地探测出右心室与肺动脉间的压力阶差而彩色多普勒血流显像探测到肺动脉内高速湍流所呈现的多色镶嵌,有助于选择狭窄射流的方位来进行连续波多普勒定向探测上述压力阶差。

(4)磁共振成像和X线计算机断层显像:矢面断层显像可显示肺动脉瓣环和右心室漏斗部不同水平的狭窄情况,较横面断层显像好。对肺动脉瓣瓣膜的显像更难以观察其活动情况。

(5)心导管检查:右心导管检查中,主要有重大诊断价值的发现为:右心室压力增高,肺动脉压力正常或有降低。右心室与肺动脉之间有明显的压力差。正常右心室与肺动脉的收缩压差不超过1.33kPa,如差异超过该范围,则可认为有肺动脉口狭窄。依据这一压力阶差,可以估计肺动脉口狭窄的程度,一般认为阶差在5.32kPa以下为轻度狭窄,5.32～13.30kPa之间为中度狭窄,而13.30kPa以上为重度狭窄。无房间隔缺损的患者,血氧含量无异常改变,有房间隔缺损时,右心房血氧含量增高,但当右心房压力增高而出现右至左分流时,则动脉血氧降低。

(6)选择性心血管造影:通过右心导管进行选择性右心室造影显示瓣膜狭窄者,造影剂受阻于肺动脉瓣处,在心室收缩期瓣融合如天幕状,凸出于肺动脉内,瓣孔如鱼口状,造影剂由此孔喷出如狭条状然后呈扇状分开。漏斗部狭窄者则见右心室流出道狭窄如管道或有局限性肥厚与瓣膜间形成第三心室。肺总动脉及其分支狭窄者可见到肺总动脉或其分支的局部狭窄。

4.诊断和鉴别诊断 依据体征、X线、心电图、超声心动图变化和磁共振成像本病诊断基本不难。右心导管检查可以确诊并有助于判定狭窄的类型和程度。选择性心血管造影有利于了解肺动脉、肺动脉瓣和右心室漏斗部的解剖情况。

本病应与下列疾病相鉴别:

(1)房间隔缺损:房间隔缺损的患者在胸骨左缘第二肋间可听到收缩期杂音伴有收缩期喷射音。X线示肺动脉总干凸出、右心室增大。心电图示不完全性右束支传导阻滞或右心室肥大。与轻、中度肺动脉瓣膜狭窄颇有相似之处，临床常易混淆。但房间隔缺损的患者肺动脉区第二心音亢进并呈固定分裂，X 线示肺野充血与肺动脉口狭窄的患者表现不同。超声心动图显示房间隔的回声缺失，而肺动脉瓣无明显病变。右心导管检查显示在心房水平有左至右分流，选择性心血管造影无肺动脉瓣病变等可资鉴别。但也要注意：房间隔缺损可和肺动脉口狭窄合并存在。

(2) 室间隔缺损：室间隔缺损与肺动脉口狭窄患者均可在胸骨左缘听到响亮的收缩期杂音，但其最响处的位置前者在第四肋间且为反流性全收缩期型，可与肺动脉狭窄相鉴别。但漏斗部狭窄患者的杂音位置亦较低，鉴别仍有困难。室间隔缺损多有左心室的增大，如其左至右的分流量大，则肺动脉总干亦凸出，但此时肺血管将变粗，与肺动脉口狭窄有所不同。右心导管检查发现心室部左至右有分流，可以明确诊断。但也要注意室间隔缺损可和肺动脉口狭窄尤其是漏斗部狭窄合并存在。

(3) 先天性原发性肺动脉扩张：本病的临床表现与心电图变化和轻型的肺动脉瓣膜狭窄很相类似，因此鉴别诊断较困难。右心导管检查未能发现右心室与肺动脉间收缩期压力阶差或其他压力异常，同时又无分流的存在，而 X 线示肺动脉总干凸出，则对诊断本病有利。

(4) 法洛四联症：重度肺动脉狭窄伴有房间隔缺损，而有右至左分流的患者(即法洛三联症)，需与法洛四联症相鉴别。法洛四联症的患者出生时即有发绀而三联症则在收缩期杂音多甚响，四联症患者 X 线示肺动脉总干不凸出等有助于鉴别。右心导管检查和选择性右心造影可以明确诊断。

5. 处理 本病的主要治疗方法是施行手术切开狭窄的瓣膜，切除漏斗的肥厚部分，切开瓣环或狭窄段补以心包或涤纶片。手术年龄以在儿童期施行为佳，症状显著，发生右心衰竭者，则在婴儿期即应施行手术。手术的指征为：①患者有明显症状；②心电图或 X 线显示右心室肥大；③静息时右心室与肺动脉间的收缩压差在 5.33kPa 以上。手术的方法有两大类，一类是经右心室用器械进行盲目切开或切除的方法，另一类是在低温麻醉或体外循环的条件下直视切开或切除的方法。盲目手术的疗效较难保证，直视手术疗效较好。

近年来有采用带球囊心导管扩张肺动脉瓣膜狭窄的方法。本法可免除开胸手术，虽然长期疗效尚待确定，近期效果显示是很有前途的方法。

对于不施行手术治疗的患者，应密切注意预防发生感染性心内膜炎和心力衰竭的发生。

三、先天性心脏病对孕妇及胎儿的影响

妊娠合并心脏病是孕产妇死亡的最重要原因，因妊娠期、临产后及分娩时心脏的负担加重，妊娠时由于胎儿的发育，子宫、胎盘逐渐长大，母体对氧的需求和血液供应量也大大增加，因而血浆容量增加可达 40%~50%，红细胞增加为 15%~20%，相比之下，红细胞计数、血细胞比容及血红蛋白含量均有下降，形成稀释性贫血。其中由于孕激素、肾素、醛固酮、催乳素的作用，使液体量增加 6~8.5L，钠增加约 500~900mmol。妊娠晚期及分娩时，由于增大的子宫压迫下腔静脉，使静脉回心血量减少，可发生头昏、晕厥、称之为仰卧位低血压综合征。分娩时，每一次宫缩可增加心排血量约 20%(200~500ml 自子宫排出)，收缩压升高，左心室负荷增加 10%。分娩方式的不同，失血量亦各异，剖宫产或其他方式的手术产，失血量往往超过阴道自然分娩。产后子宫收缩，胎盘排出，原循环在这些组织中的血液进入体循环中，使血浆容量及心排血量增加 20%~30%。妊娠期所出现的这些变化，均可加重心脏负担，使心脏病情恶化。

妊娠期这个较长的过程(40 周)对正常妇女已是一个较重的负担，对于患有先天性心脏病的妇女则负担更重，危险更大。先天性心脏病患者多数在儿童期被发现并经过治疗。无青紫的先天性心脏病，无论是

否进行手术治疗,均可较好地承受妊娠,有青紫的先天性心脏病合并妊娠时,母儿均极危险,死亡率较高。很多先天性心脏病患者,平时健康状况很好,没有症状,妊娠时由于心脏负担加重,给孕妇带来一定的危险。妊娠合并先天性心脏血管病,是产科一个重要的合并症,孕产妇的死亡率可高达1%～4%,胎儿的死亡率更高。

孕妇能否妊娠直达足月,受着多种因素的影响:①心脏代偿功能:心脏代偿功能Ⅰ～Ⅱ级者,在妊娠、分娩及产褥期发生心力衰竭者很少。心脏代偿功能Ⅲ级者其心力衰竭率就有显著提高,可达47%,而Ⅰ级者发生率为7%,Ⅱ级者发生率为17%;②孕妇年龄:一般先天性心脏病的病变是进行性的,其代偿功能则随年龄的增长而逐渐减退,年龄超过35岁者,对妊娠期变化耐受性降低,预后较差;③过去曾有过心力衰竭史者,妊娠期再次发生心力衰竭的可能性增加;④妊娠后孕妇的生活环境与休养条件、社会因素与家庭因素对孕妇影响很大,对有先天性心脏血管病的孕妇则更为重要。任何一个因素处理不当,都会使孕妇的心功能负担加重而危及孕妇及胎儿的健康。

先天性心脏病孕妇的胎儿较正常孕妇的胎儿发育差。妊娠会加重孕妇的心脏功能负担,从而导致心力衰竭的发生,孕妇发生心力衰竭可使胎儿宫内缺氧或胎盘供血不足,而引起流产、早产或胎儿宫内死亡等,若勉强继续妊娠,则胎儿发育不良,往往是低智能儿,甚至是畸形。

四、妊娠并先天性心脏病的处理

对患有先天性心脏病的生育年龄的妇女,最好在未妊娠时先明确其心脏病的病因、病理改变以及心脏代偿功能的分级。如房间隔缺损小于$1cm^2$,室间隔缺损面积小于$1cm^2$,动脉导管未闭者口径小、肺动脉压正常,肺动脉口狭窄属于轻度,可以耐受妊娠与分娩;而房间隔缺损大于$2cm^2$者,需经手术矫治后方可妊娠。Ⅰ级、Ⅱ级心功能及无并发症的一般可以妊娠。对心脏功能Ⅲ～Ⅳ级的伴有发绀的先天性心脏病患者,不宜妊娠。先天性心脏病伴有心房颤动,或过去妊娠时有心力衰竭史,或合并有较严重的内科疾病,如肾炎、肺功能不全等,均不宜妊娠。凡是有不宜妊娠因素者,均应动员其做人工流产。如已有心力衰竭者,则必须于心力衰竭控制后再做人工流产。

先天性心脏病患者,如已妊娠,则应及时请心脏科医生会诊,如果决定可以妊娠,其处理原则主要是在各期中预防和治疗心力衰竭。

(一)妊娠期的处理

1.确定心脏病的诊断,评估其功能状态。

2.建立定期检查与随诊制度,与心脏科医生和护理或照顾患者的人员密切联系,以便能较好地对孕妇进行监护。

3.保证有规律、恰当的休息,避免过度用力和情绪波动。

4.合理膳食,有足够的营养又不能使患者的体重增加过多,适当限制钠盐的摄入,给予足够的铁剂。

5.及时治疗妊娠期间发生的感染、贫血、发热等疾病。

6.治疗阵发性心律失常,防止其再发生。

7.选用洋地黄、利尿剂及卧床休息,积极治疗心力衰竭,注意心血管药物对胎儿的影响:①洋地黄用于心力衰竭、心房颤动、心房扑动、阵发性室上性心动过速,对胎儿无害;②奎尼丁用于室上性及室性心律失常,对胎儿无害,但可能发生早产;③利尿剂在妊娠20周以后不能长期应用,因为可导致高血钙、血尿酸过多、高血糖、低血钾、低血钠、低血压及碱中毒等,对胎儿影响较少,偶尔可因血压降低而致胎儿窘迫。新生儿可发生低血糖及高铁胆红素性黄疸;④肾上腺素受体拮抗药,妊娠期如有指征可以使用,但可能导致胎儿宫内发育迟缓(IUGR)、心动过缓;⑤香豆素衍生物,妊娠期禁用,可导致胎儿畸形;⑥肝素对母亲可引起出血,因不通过胎盘,故对胎儿无致畸作用;⑦普鲁卡因胺,可用于室性心律失常,对胎儿无影响;⑧提早两周住院,做好分娩前的准备。

(二)分娩期的处理

1.根据患者功能状态,必要时在临产及分娩过程中进行心脏监护,监护母亲和胎儿的情况,胎儿出生后仍须继续监护。

2.产程开始时,应及时给予氧气吸入,同时给予抗生素预防感染,如无产褥感染,产后一周停药。

3.产程中适当使用异丙嗪、哌替啶等镇静剂,使产妇保持安静。

4.产程出现心力衰竭症状时,立即静脉注射毛花苷C或毒毛旋花子苷K。

5.宫颈口开全后,防止产妇用力屏气,应施行会阴侧切,必要时行胎头吸引术、产钳术、臀牵引术等助产,及早结束分娩。死胎可用穿颅术。

6.胎儿娩出后,产妇腹部放置砂袋加压,以防止腹压突然降低而发生心力衰竭。

7.如产程进展较慢,产妇过度劳累,应在心功能未恶化前,以剖宫产结束分娩。在急性心力衰竭时,首先应控制心衰,再行手术。手术过程中应加强监护。

(三)产后及产褥期处理

1.密切观察体温、心率、呼吸、血压等变化,因在产后一周内,尤其24小时内,由于回心血量骤然增加,往往容易发生心力衰竭,因此对患有心脏病的产妇延长产后监护是很必要的。

2.产后如子宫收缩无力,应按摩子宫底刺激子宫收缩,必要时注射对心脏病无害的子宫收缩剂如缩宫素,但禁用麦角类药物。如产后出血超过300ml,可以输血,但需注意输血速度。

3.产后积极预防产褥感染及尿路感染,因产后子宫内胎盘剥离后的巨大创面或产道的创伤,常为亚急性感染性心内膜炎的感染源。

4.产前、产时曾有过心力衰竭的产妇,产后仍继续用强心药。

5.心功能Ⅲ级以上者,不宜哺育婴儿。

(四)妊娠合并心脏手术问题

原则上心脏手术应在非妊娠时实施。在孕期中估计能度过妊娠与分娩者,尽量不作心脏手术。但若心功能Ⅲ~Ⅳ级在妊娠早期已发生肺水肿,孕妇又不愿做人工流产,而手术操作不复杂、麻醉要求不高者,则可考虑手术,手术宜在妊娠12周以前进行。但对手术比较复杂、需低温麻醉或体外循环条件下进行的心脏直视手术,不宜在妊娠期进行。

(王克珍)

第二节 妊娠合并风湿性心脏病

妊娠合并风湿性心脏病是指孕妇怀孕前经风湿热感染后在心脏瓣膜(包括瓣环及瓣下结构)所遗留的病变,以至心脏正常功能受到损害的疾病。据上海市妊娠合并心脏病研究合作组报道,妊娠合并心脏病是产妇死亡的第2、3位原因,占非直接产科死因中的第1位。1975~1984年上海12所医院的资料,妊娠合并心脏病孕妇有3421例,占同期分娩总数的0.92%。在前5年风心病的发生率占第一位(49.33%),后5年,风湿性心脏病虽已退居第2位,但发病率仍为29.58%,因此风湿性心脏病仍威胁着育龄妇女的妊娠、分娩的安全与围生儿的生存。

【疾病与妊娠的相互作用】

1.妊娠期血容量增加,高峰时平均增加35%;分娩期子宫收缩、心排血量增加20%;第二产程腹肌、骨骼肌收缩、孕妇屏气,使周围血管阻力更为增加、内脏血液涌向心脏,均可诱发或加重合并风湿性心脏病孕妇心力衰竭。

2.风湿性心脏病导致的心力衰竭、肺淤血,可使胎儿缺氧,营养缺乏,发育不良,早产,威胁围生儿的生存。

3.风湿性心脏病易使孕妇发生感染性心内膜炎、肺部感染、心房纤颤,增加了妊娠及分娩的风险。

4.风湿性心脏病合并房颤或换瓣手术后在妊娠期的栓塞风险加大,而抗凝治疗,无疑增加了妊娠的复杂性及分娩的风险,使患者经济负担加重。

【疾病特点】

1.诊断要点　根据典型的心脏杂音、X线检查、心电图、超声心动图可明确诊断。当孕妇出现以下表现时应注意考虑风湿性心脏病的可能:①活动时出现胸闷,进行性加重,夜间憋醒,不能平卧;②出现二尖瓣面容;③咯血;④心脏瓣膜区出现病理性杂音,特别是心尖区出现舒张期杂音;⑤出现房颤等心律失常。

(1)症状:①疲劳乏力;②呼吸困难;③心悸;④咳嗽、咯血;⑤发绀,"二尖瓣面容";⑥胸痛;⑦血栓栓塞;⑧劳力性晕厥;⑨胃肠出血;⑩心绞痛。

(2)体征:①二尖瓣狭窄。心尖区舒张中晚期低调的隆隆样杂音,呈递增型,可伴有舒张期震颤。心尖区第一心音亢进;可闻及二尖瓣开瓣音;肺动脉瓣第二心音亢进和分裂;Graham-Steel 杂音;二尖瓣面容;肺动脉高压和右心衰竭时,可有颈静脉怒张,肝大,下肢水肿。②二尖瓣关闭不全。心尖区闻及全收缩期吹风样杂音,响度在3/6级以上,向左腋下及心底部传导。可伴有收缩期震颤。心尖区第一心音减弱,或被杂音掩盖。肺动脉高压时,肺动脉瓣区第二心音亢进。如关闭不全合并狭窄,除了收缩期杂音外,还有狭窄的舒张期杂音。心界向左下扩大,心尖区可触及局限性收缩期抬举样冲动,肺动脉高压和右心衰竭时,可有颈静脉怒张,肝大,下肢水肿。③主动脉狭窄。胸骨右缘第2肋间可听到低调、粗糙、响亮的喷射性收缩期杂音,呈递增递减型,第一心音后出现,收缩中期达到最响,以后渐减弱,第二心音前终止;常伴有收缩期震颤。杂音向颈动脉及锁骨下动脉传导,有时向胸骨下端或心尖区传导。左心室扩大和衰竭时可及第三心音(舒张期奔马律)。严重狭窄时脉压减小,心脏浊音界心力衰竭时向左扩大。心尖区可触及收缩期抬举样冲动。④主动脉关闭不全。主动脉瓣区舒张期杂音,为一高调递减型哈气样杂音,坐位前倾呼气末时明显。心尖区常可闻及一柔和、低调的隆隆样舒张中期或收缩前期杂音,即 Austin-Flint 杂音,当左心室明显扩大时,由于乳头肌外移引起功能性二尖瓣反流,可在心尖区闻及全收缩期吹风样杂音,向左腋下传导。可出现水冲脉、毛细血管搏动征、股动脉枪击音、股动脉收缩期和舒张期双重杂音,以及头部随心搏频率的上下摆动。肺动脉高压和右心衰竭时,可有颈静脉怒张、肝大、下肢水肿。⑤三尖瓣狭窄。胸骨左下缘低调隆隆样舒张中晚期杂音,收缩期前增强。可伴舒张期震颤,可有开放拍击音。肺动脉瓣第二心音正常或减弱,风湿性者常伴二尖瓣狭窄,后者常掩盖本病体征。常有明显右心淤血体征,如颈静脉充盈、肝大、脾大、黄疸、严重营养不良、全身水肿和腹水。⑥三尖瓣关闭不全。胸骨左下缘全收缩期杂音,吸气及压迫肝脏后杂音可增强。颈静脉脉波图 v 波增大;可扪及肝脏搏动。瓣膜脱垂时,在三尖瓣区可闻及非喷射性喀喇音。其淤血体征与右心衰竭相同。

(3)特殊检查

1)心电图。二尖瓣狭窄:心电图改变为"二尖瓣狭窄型P波",合并肺动脉高压时,显示右心室增大,电轴右偏。可合并心房颤动。二尖瓣关闭不全:严重者可有左心室肥大和劳损,可出现左、右心室肥大的表现。左心房增大者多有心房颤动,P波增宽且呈双峰形,提示左心房增大。主动脉瓣狭窄:严重主动脉瓣狭窄患者心电图可有电轴左偏,不同程度的左心室肥厚和劳损的表现,房室结可引起不同程度的传导阻滞。心肌缺血时可出现各种室性心律失常。主动脉瓣关闭不全:慢性、重度主动脉瓣关闭不全可出现电轴左偏,左心室肥厚伴 ST-T 改变。晚期可有束支传导阻滞和胸前导联 QS 波及 P-R 间期延长。可见复杂性室性心律失常。三尖瓣狭窄:患者心电图出现Ⅱ、Ⅲ、aVFP 波异常增宽,常见明显的双相波。V_1 导联的 QRS 波群振幅降低(常含有 Q 波),而 V_2 导联的 QRS 波群则变得更高。三尖瓣关闭不全:心电图常见有不完全性右束支阻滞,可见高尖的 P 波,V_1 呈 QR 型,心房颤动和心房扑动常见。

2)X 线检查。二尖瓣狭窄:典型表现为左心房增大。其他表现有右心室大、肺动脉主干突出、肺淤血、间质性肺水肿等。二尖瓣关闭不全:严重者左心房和左心室明显增大,肺动脉高压或右心衰竭时,右心室增大。可见肺静脉充血、肺间质水肿和 KerleyB 线。常有二尖瓣叶和瓣环的钙化。主动脉瓣狭窄:胸片可见心影增大、升主动脉扩张、并可见主动脉瓣有钙化。心力衰竭时左心室明显增大及肺充血征象,伴左心房扩大。少数发生重度肺动脉高压者可见肺动脉主干突出,肺静脉增宽以及肺淤血的征象。主动脉瓣关闭不全:左心室增大,升主动脉和主动脉结增宽,呈主动脉型心脏,后前位心脏相可见心尖向右下移位,左前斜位或侧位示左心室增大向后移位,心影与脊柱重叠。肺动脉高压或右心衰竭时,右心室增大,可见肺静脉淤血,肺间质水肿等,常可见主动脉瓣叶和升主动脉的钙化。三尖瓣狭窄:心脏明显增大,右心房显著增大,无肺动脉扩张。二尖瓣病变的特征性肺血管改变则被掩盖,很少或无间质性水肿和血管再分布,但可见左心房增大。三尖瓣关闭不全:常继发于右心室扩大而表现为明显的心脏增大,右心房突出明显,常见有肺动脉和肺静脉高压的表现。腹腔积液可引起横膈向上移位。

3)超声心动图。二尖瓣狭窄:二尖瓣口狭窄,瓣叶增厚、活动与开放受限及瓣下结构的损害;左心房、右心室内径增大等。二尖瓣关闭不全:可见二尖瓣前后叶反射增强、变厚,瓣口在收缩期关闭对合不佳;左心房扩大,收缩期过度扩张;左心室扩大及室间隔活动过度。主动脉瓣狭窄:可见主动脉瓣收缩期呈向心弯形的运动,主动脉瓣叶和瓣环增厚、钙化,瓣叶粘连融合,活动受限,以及瓣上、瓣下狭窄。主动脉瓣关闭不全:M 型超声心动图示二尖瓣前叶舒张期震颤为主动脉瓣反流的特征性表现。二维超声可见瓣叶增厚、钙化、变形、活动受限,瓣环扩大,钙化以及升主动脉根部病变等。三尖瓣狭窄:二维超声特征性的显示瓣叶尖舒张期的圆顶形,特别是三尖瓣前叶,其他瓣叶增厚和运动受限。三尖瓣口直径减少。三尖瓣关闭不全:如继发于二尖瓣环扩张,超声心动图可显示右心房、右心室及三尖瓣明显扩张。

2.鉴别诊断要点　风湿性心脏病应注意与急性风湿性心脏炎、"功能性"二尖瓣狭窄、三尖瓣狭窄、左心房黏液瘤、原发性肺动脉高压、二尖瓣脱垂、室间隔缺损、梗阻性肥厚型心肌病、主动脉扩张、主动脉窦瘤破裂、缩窄性心包炎等疾病鉴别,一般超声心动图可明确诊断。

【治疗】

1.妊娠、分娩及合并心力衰竭、房颤的处理详见妊娠合并心力衰竭、妊娠合并房颤的处理。

2.病因治疗。严重二尖瓣或联合瓣膜病变合并妊娠风险很大,所以最好在妊娠前手术治疗,手术后还应根据心功能状况来决定是否怀孕。早孕时如出现心功能恶化,应考虑终止妊娠后再行二尖瓣手术。

3.中、晚期妊娠时如出现心力衰竭,急性肺水肿经内科治疗不能奏效时,应及早在气管插管加压给氧下行紧急二尖瓣闭式交界分离术或经皮球囊导管二尖瓣成形术。

4.对二尖瓣病变严重或伴其他瓣膜病变而需瓣膜替换者,由于手术、麻醉均较复杂,对母婴危险很大,故较少开展。

(赵素娥)

第三节 妊娠合并心律失常

妇女怀孕以后,随着胎儿的发育心血管系统可发生相应的变化。在妊娠中晚期心功能不同程度受到影响,如活动后出现心悸、气短、心率增快,容易疲倦甚至发生晕厥等症状。一些妊娠妇女心电图可能出现各种期前收缩、心动过速,严重者或原有心脏病者可出现心房颤动、心房扑动甚至心室颤动等心律失常。

由于绝大多数生育年龄的妇女并不存在心血管系统的疾病,故这些心律失常多数是短暂的变化,且程度较轻,对整个妊娠和分娩过程不构成危害,多不需要特殊治疗。妊娠本身可以诱发并加重心律失常,有较严重的心血管系统疾病的妇女不宜妊娠,所以在临床上真正较严重的心律失常并不多见。

一、房性早搏

【临床表现】

是一种常见现象,可没有不适感觉,部分患者可感到心悸,在疲劳、精神紧张或是在饮酒、吸烟、喝浓茶及咖啡时症状明显。

【治疗】

对于没有症状,没有器质性心脏病的患者,多不需要药物治疗,通过病情解释,消除患者的紧张情绪,保持良好的生活方式,不要饮酒/吸烟,不饮用含有咖啡因的饮料,预防和减少房性期前收缩的发生。有明显症状或是有器质性心脏病的患者需要药物治疗。

【注意事项】

1.在分娩以前要对患者进行详细检查,仔细追问病史,了解患者是否有器质性心脏病。

2.对于无症状,无器质性心脏病的患者,多不需要药物治疗;而有症状,有器质性心脏病的患者,应于分娩前行药物治疗,控制病情。分娩后应注意患者的心率变化,尽量减少可能诱发期前收缩的诱因。

二、阵发性室上性心动过速(PSVT)

简称室上速。

【临床表现】

可表现突然发作的心悸、焦虑、气短、乏力,多在情绪激动、疲劳、剧烈运动时出现,症状严重者可出现明显的心肌缺血症状,如心绞痛、晕厥、气短等症状。

【治疗】

对有些患者来讲,镇静和休息就可以帮助恢复正常节律,但是多数患者需要通过减慢房室传导来达到目的。

1.非药物疗法 通过各种方式刺激兴奋迷走神经,如屏气、压迫眼球、按压颈动脉窦,刺激咽喉部诱发恶心呕吐等方法。通过此类方法可以使75%的阵发性室上性心动过速患者恢复正常心律,或是心室率明显下降。

2.药物疗法

(1)维拉帕米:5~10mg 稀释于 20ml 5%葡萄糖溶液中缓慢静脉注射,在 2~5min 内静脉注射,约

90%的患者可恢复正常心律,之后口服维拉帕米 40~80mg,每日三次维持。

(2)普罗帕酮:70mg,在 5min 静脉注射,如果无效 20min 后可重复使用。一日内应用总量不可超过 350mg。心律恢复正常以后,可口服 100~150mg,每日 3 次维持。

(3)反复发作的患者可应用洋地黄类药物和普萘洛尔,具体用法如下:

1)地高辛:0.5~1.0mg 稀释于 20ml 5%葡萄糖溶液中静脉注射,在 15min 内静脉注射,以后每 2~4h 静脉注射 0.25mg,24h 总量不超过 1.5mg。

2)普萘洛尔:可先试用 0.5mg 静脉注射,然后 1mg/3min 静脉注射,总剂量不超过 3.0mg。

3.直流电复律　在心功能较差、血液动力发生较严重改变时可使用直流电回复心律,10~50J 的能量就可以使心律恢复正常。孕期使用直流电复律是安全的,不对母儿构成威胁。

【注意事项】

在孕期,阵发性室上性心动过速的发生率要高于非孕期,它一般不增加围产儿病率。但是如果患者有器质性心脏病,且心动过速持续时间较长,程度较严重而引起心衰时,就会造成胎儿宫内缺血缺氧。所以在孕期应及时发现并治疗阵发性室上心动过速,对于反复发作,特别是有器质性心脏病的患者,在控制症状以后还应该口服药物,以防止阵发性室上心动过速的再次发生。

三、心房颤动

【临床表现】

心房颤动的主要临床症状是心悸和焦虑。由于心房不能起到有效的收缩作用,使得心室得不到有效的充盈。对于妊娠期妇女来讲,如果不伴有器质性心脏病,发生心房颤动时多数能较好地耐受可能发生的症状。如果伴有器质性心脏病,临床症状就较为严重,心室得不到充盈造成心肌缺血,心输出量减少就会诱发肺水肿、心绞痛、心衰、晕厥。

心房颤动的患者心率一般在 350~600 次/min,心室率快慢不一、在 100~180 次/min。在妊娠期妇女,心房颤动并不多见,主要发生于一些有器质性心脏病的患者。如风湿性心脏病,特别是有二尖瓣病变者,高血压性心脏病,冠心病。在其他一些疾病中心房颤动有时也会发生,如肺栓塞、心肌病、心包炎、先天性心脏病和较严重的甲亢。

【治疗】

心房颤动的治疗目的在于降低心室率和恢复心房的正常收缩功能,对于血流动力学失代偿程度不同的患者,处理方式亦不一样。如果患者心功能很差,应首先考虑使用直流电复律。如果患者的心功能尚可,可使用药物治疗。治疗方案的选择主要取决于患者血流动力学失代偿的程度,心室率和心房颤动的持续时间。

1.急性心房颤动,心功能严重失代偿应首先考虑选用直流电复律,能量为 50~100J,约 91%的患者经治疗后病情好转,恢复正常的窦性心律。如房颤伴有洋地黄中毒,则不宜用电复律,因为容易引起难以恢复的室性心动过速或室颤而导致患者死亡。

2.慢性心房颤动的治疗主要是以控制心室率为主,首选的药物是洋地黄类药物,如地高辛 0.125~0.25mg/d。一般单用洋地黄类药物即可,如果治疗效果不满意,可加用 β-受体阻滞剂(普萘洛尔)或钙通道阻滞剂(维拉帕米),心室率一般控制在休息时为 60~80 次/min,轻度适度运动时不超过 110 次/min 为宜。在治疗慢性房颤时还应注意识别和纠正其他一些影响心室率的病变因素,否则就会容易造成药物中毒或导致错误的治疗。

3.抗凝治疗 由于电复律时和随后的两周有发生血栓的可能性,所以对于一些可能发生血栓的高危患者,如二尖瓣狭窄、肥厚性心肌病、左心房内有明显的血栓附壁、既往有体循环栓塞史、严重心衰以及人工心脏瓣膜置换术后等,应于心脏电复律之前行抗凝治疗。对于妊娠期妇女来讲。最适宜的抗凝剂是肝素,可以静脉滴注或小剂量皮下注射,使凝血酶原时间维持在正常的1~5倍左右。

4.预防复发 心房颤动复律以后维持窦性心律比较困难,只有30%~50%的心房颤动患者在一年以后仍能保持窦性心律。窦性心律的维持与左心房的直径和心房颤动持续时间的长短有关。维持窦律的首选药物为奎尼丁,0.2~0.3g每日4次口服,还可选用普鲁卡因胺或丙吡胺。

【注意事项】

1.积极治疗,恢复窦性心律。

2.除非十分必要,在即将分娩前和分娩后用抗凝治疗。一般在分娩前一天停用肝素,改用作用较温和的阿司匹林。

3.孕期抗凝治疗应首选肝素,因肝素不能通过胎盘,不会对胎儿造成危害。孕期应避免使用双香豆素,因其可以通过胎盘,对胎儿有致畸作用。

4.由于奎尼丁能通过胎盘,长期或大量使用能引起宫缩造成流产或早产,所以孕期使用应较谨慎;

四、心房扑动

【临床表现】

心房扑动的主要表现是心悸和焦虑、气短以及低血压等一系列症状,病情严重时还会出现脑缺血与心肌缺血症状。生育年龄的妇女一般很少发生房扑。

阵发性房扑的患者多数没有器质性心脏病,持续性房扑多发生于器质性心脏病的患者,特别是有左心房或右心房扩大的患者,心包炎、低氧血症、心肌缺血、贫血、肺栓塞、严重的甲亢患者或酗酒者均容易发生房扑。发生房扑时由于心室率较快,使得左心室舒张期快速充盈期缩短,导致心室搏出量减少。心房扑动患者的心房率一般在250~350次/min,通常伴发2:1的房室传导,心室率为心房率的一半,一般为150次/min。

【治疗】

1.房扑的首选治疗方法为直流电复律,一般来讲<50J的能量即可以成功转复心律,心律转为窦性心律或心室率较慢的房扑。如果第一次电击复律不成功或是心律转为房颤,可用较大的能量进行第二次电击复律。

2.在房扑伴极快速的心室率时,应以控制心室率为主要治疗目的,可应用维拉帕米5~10mg稀释于20ml 5%葡萄糖溶液中,在2min内静脉推注,如果无效可以于20min后重复应用一次。用药以后心室率可以明显减慢,有时可以使房扑转为窦性心律。除了维拉帕米,还可以应用洋地黄类药物或普萘洛尔控制心室率。在心室率得到控制以后,可服奎尼丁300mg,每日三次以复转心律,其作用是恢复房室1:1的传导。

预防用药可以使用维拉帕米,洋地黄类药物,普萘洛尔、奎尼丁或普鲁卡因酰胺。

【注意事项】

及时发现并治疗房扑,防止脑缺血及心肌缺血的发生,以避免发生胎儿宫内缺血缺氧。

ESC2004会议关于心房颤动/心房扑动控制节律的建议:

1.年轻患者、体力活动多的患者。

2.患者要求有一个好的生活质量。

3.有症状的 AF 患者,快速 AF 者。

4.无病因可查者(特发性)。

5.复律无栓塞危险者。

6.有栓塞高危因素者(AF 后易发生脑卒中)。

7.能接受抗心律失常药治疗及随访。

8.AF 诱导心肌病者。

9.所有第一次发作 AF 患者,应该给一次复律机会(排除禁忌因素)。

五、室性期前收缩

【临床表现】

室性期前收缩是最常见的心律失常之一,可以发生在完全健康的个体或是有器质性心脏病的患者,在孕期其发生率有所增加。一般根据 Lown 的分级,把频发的、多形的或多源性的、连发的和"R-on-T"的室早称为"复杂性室早"。如果没有器质性心脏病,室性期前收缩本身并没有大的临床意义,但是如果同时存在器质性心脏病,就会有发生室性心动过速、心室颤动和猝死的危险。

发生室性期前收缩时,患者可以没有症状,也可以有心悸的表现。由于室性期前收缩的发生可造成心房血液反流至颈静脉,不规则地产生大炮波。

【治疗】

室性期前收缩可以由吸烟、饮酒、喝咖啡、茶,或是过度劳累、焦虑所引起,在药物治疗以前应首先去除这些影响因素,然后根据患者情况确定是否用药。

治疗的目的是去除复杂性室性期前收缩,防止室性心动过速、心室颤动和猝死的发生。

1.在孕期,无症状、无器质性心脏病的妇女一般不需要药物治疗,消除顾虑以及温和的镇静剂在多数情况下已经足够。

2.如果期前收缩频发,伴有器质性心脏病,应及时进行药物治疗,以免发生更严重的心律失常,造成孕妇死亡。可单用或联合应用奎尼丁、普萘洛尔和普鲁卡因酰胺治疗。

奎尼丁:0.25～0.6g,每日四次口服。

普萘洛尔:30～100mg,每日三次口服。

普鲁卡因酰胺:250～500mg,每日四次口服。

【注意事项】

1.孕期一旦发现室性期前收缩,应明确诊断,了解患者是否有器质性心脏病,做动态心电图,评价患者室性期前收缩的类型和频度,并根据情况予以治疗。

2.如无产科指征,一般可选择阴道分娩,对于复杂性室性期前收缩,除了予以常规药物治疗以外,分娩过程中应予以心电监护,随时了解患者病情的变化、必要时可行剖宫产术。

六、室性心动过速

【临床表现】

发生室性心动过速时,由于心率过快,心室充盈减少,心排出量下降。患者可出现气短,心绞痛、低血压、少尿和晕厥。心脏听诊时出现第一心音和第二心音有宽的分裂,颈静脉有大炮波出现。

室性心动过速是一种严重的心律失常,大多发生在器质性心脏病变时,主要是缺血性心脏病和扩张性心肌病,其次是高血压性心脏病和风湿性心脏病,诱发室性心动过速的主要原因是心肌缺血、心衰、电解质紊乱、洋地黄中毒等。发生室性心动过速以后,如不及时治疗,可发生室颤并导致死亡。

室性心动过速的平均室率为150~200次/min。由于其速率和室上性心动过速相似,故单凭速率难以进行鉴别诊断。由于室性心动过速多发生于有较严重的器质性心脏病的孕妇,故在孕期少见,即使是无器质性心脏病的孕妇,一旦发生室性心动过速,如不能及时治疗也会导致死亡。

【治疗】

1.如病情危急,可先静脉注射利多卡因50~100mg,然后行直流电复律,能量一般为25~50J。多数患者可以恢复窦性心律。

2.如患者一般情况尚可。可用以下药物治疗:

利多卡因:50~100mg静脉注射,起始剂量为1~1.4mg/kg,然后以1~4mg/min持续静脉滴注维持,如不能终止心律失常,可于10min后再给负荷量一半静脉注射。

普鲁卡因酰胺:100mg,每5min肌注一次,直到心律失常控制,或发生了严重不良反应或总量达500mg。

奎尼丁:0.2~0.4g,每日4次口服。

3.预防复发:直流电复律以后应静脉滴注利多卡因1~4mg/min,无效时加用奎尼丁0.2~0.6g每日四次口服,或是普鲁卡因胺250~500mg。每4h口服一次。应注意避免长期应用利多卡因或是奎尼丁,以防止严重副作用的出现。

【注意事项】

1.经治疗以后如果恢复窦性心律,在宫颈条件良好的前提下,可经阴道分娩,分娩过程中应加强心电监护,以防止复发。

2.如心律失常较严重,应首先控制心律失常,然后再考虑分娩方式。经正规治疗以后仍不能完全恢复窦性心律,宫颈条件较差的患者,可在心电监护下行剖宫产结束妊娠,避免阴道分娩时过度劳累而诱发室颤,导致患者死亡。

3.如果心律失常较严重,且有指征需要即刻结束妊娠时,可先静脉注射利多卡因50~100mg。随后以1~2mg/min的速度静脉滴注,待病情稳定以后即刻行剖宫产手术。

七、心室颤动

【临床表现】

心室颤动是最可怕的心律失常,患者出现一系列的急性心脑缺血症状,如3~5min内得不到及时治疗,心脑的灌注基本停顿,就会造成猝死。来自多个折返区的不协调的心室冲动,经过大小、方向各异的途径,经心室迅速传播。其结果是心脏正常的顺序收缩消失,发生心室颤动。由于没有有效的心脏排血,心室内无压力的上升,结果心脏处于与停顿相同的状态,周围组织得不到血液灌注。

【治疗】

1.一旦发生心室颤动,首选电除颤,常用的能量为200~400J。

2.药物可应用利多卡因2mg/kg体重,静脉注射;或是溴苄铵5mg/kg体重,静脉注射。

【注意事项】

由于一旦发生室颤,患者的死亡率很高。即使是抢救成功者,亦常伴有轻度的心力衰竭和肺部并发症,所以患者经治疗以后除了一般情况很好,且宫颈条件好时可以阴道试产以外,多数患者需行剖宫产结束妊娠。心律失常是极危急重症,在诊断治疗方面必须有内科,特别是心血管内科参与,所用抗心律失常药物必须小心谨慎,控制剂量,严密观察,避免副作用产生。

(王 伟)

第四节 妊娠合并肺炎

妊娠期由于胎儿发育生长的需要,孕妇需氧量明显增加,所以孕妇呼吸系统也会发生某些解剖学和生理学的改变。妊娠使机体对肺炎的耐受性差,增加了发生肺炎并发症的危险。

孕期呼吸频率增加不明显,但每分钟通气量和潮气量变化显著,两者总计增加30%~50%。实际上,孕妇呼吸更深,但没有更快。这是由于随孕周增加,胎盘分泌的孕激素增加所致,孕激素可引起过度换气。这些变化在早孕期末已经非常明显,包括动脉氧分压增加(海平面水平由101增加至104mmHg)、动脉二氧化碳分压下降(34至27mmHg)、动脉血pH增加(7.40至7.45),降低的$PaCO_2$导致肾脏排泄碳酸氢盐增强,从而使血清碳酸氢根水平降低(18~21mEq/L)。另外,孕激素常会引起气短,尤其是在妊娠晚期。早孕期末约15%的孕妇出现呼吸困难,而在晚孕期则高达75%。

解剖学改变:受孕期高雌激素水平和血容量增加的影响,孕妇常可发生鼻黏膜水肿和充血。由于子宫逐渐增大,使膈肌上升4cm以上,胸廓上下径线减小,而胸廓横径增加和肋骨下角增宽。

生理学改变:由于孕酮能诱导呼吸中枢对CO_2的敏感性增加,产生过度换气,因此使吸气量增加,功能性残气量减少,耗氧量、每分钟换气量和CO_2量均增加,故可致慢性呼吸性碱中毒。虽然孕妇和胎儿循环的氧分压较低,但胎儿可通过以下几种机制来代偿:①胎儿组织的血流速度较成人高2.5倍;②胎儿血红蛋白与氧的亲和力大于成人血红蛋白;③胎儿的血红蛋白含量较高;④胎儿循环优先供应重要生命器官,如肝、心、脑等。因此,即使胎儿血中的氧分压稍低,胎儿也不会发生缺氧情况。

肺炎是肺实质的炎症,可由多种病原体引起,如细菌、病毒、真菌、寄生虫等,化学物质、放射线和过敏因素等亦可引起肺炎。孕期、非孕期最常见的肺炎是社区获得性肺炎。妊娠合并肺炎是孕妇非产科因素的第二死因,过去的50年中,随着抗生素的应用及监护技术的发展,妊娠合并社区感染性肺炎的死亡率已由20%减少至4%以下。据估计,孕期肺炎发生率与非孕期无明显差异,但由于孕妇呼吸系统和免疫系统的变化,妊娠并发肺炎更容易发生肺部感染并发症,尤其是病毒和真菌感染。

妊娠合并细菌性和病毒性肺炎的发生率分别为0.04%和19%(美国),国内妊娠合并肺炎的发生率为0.01%左右,在抗生素问世之前,肺炎是导致早产的主要原因之一。

目前,妊娠合并肺炎所致的早产率仍达44%。自从应用抗生素以来,孕妇死亡率已由20%降至3%,围生期新生儿死亡率约为4%,在此主要讨论细菌性肺炎、病毒性肺炎、真菌性肺炎和吸入性肺炎。

一、细菌性肺炎

【病因】

体质虚弱、过度疲劳、营养不良、上呼吸道感染是发生肺炎的诱因,妊娠合并细菌性肺炎的最常见的致病菌为肺炎双球菌,为30%~50%;其次为嗜血流感杆菌,约为10%;其他较少见的致病菌有葡萄球菌、克雷伯杆菌、军团菌和因免疫缺陷引起的沙雷菌、假单胞菌等。

【临床表现】

妊娠合并细菌性肺炎的症状与非孕期相同。肺炎球菌引起的肺炎的典型症状是发病急，先寒战，继之高热、头痛、全身不适、呼吸困难、咳嗽、脓痰或痰中带血。偶有恶心、呕吐、腹痛或腹泻，有时误诊为急腹症。

嗜血流感杆菌性肺炎，多有吸烟、免疫功能低下、酗酒等病史，发病较慢。临床表现与肺炎球菌性肺炎相似。葡萄球菌性肺炎，一般有脓痰、胸膜痛、胸片上有空洞，该病还与感染性心内膜炎和长期静脉置管有关。克雷伯杆菌肺炎常见于慢性酗酒者，病变位于肺上叶并伴有脓肿形成。住院患者发生医院感染时，如Cram细菌阴性应考虑到此病。支原体肺炎是较常见而表现又不典型的一种肺炎，一般起病较隐匿，有乏力、低热、干咳、肌痛等，胸片显示有非均匀性等渗出物。

体格检查时典型病例有叩浊、语颤增强和支气管呼吸音消散期可闻及湿啰音。

【辅助检查】

1. 血常规　一般白细胞升高。中性粒细胞分类升高并有明显的核左移。

2. X线检查。

3. 致病菌检查。

【诊断】

一般依据临床表现、胸片、血常规及痰涂片或细菌培养来确定诊断。血清冷凝集试验阳性有助支原体肺炎的诊断。

【治疗】

1. 尽快找出病原菌　发病后应立即作痰和血的细菌培养，加药敏试验，同时作痰涂片行Gram染色，以便尽早作出正确诊断，选择敏感抗生素。但要注意慎用或不用对胎儿有害的抗生素。

2. 抗生素的应用　肺炎球菌、葡萄球菌可选用青霉素G、红霉素类、头孢类。嗜血流感杆菌可选用氨苄西林加红霉素，如有耐药改用三代头孢菌素，如头孢塞肟等，克雷伯杆菌，氨基苷类抗生素为首选，长期使用对胎儿听神经有损伤作用，故应慎用，重症时可用三代头孢菌素，支原体首选红霉素慎用四环素。

3. 对症处理　加强全身支持疗法。咳嗽严重者可给予雾化吸入。适当给予镇咳、祛痰药物，胸痛、烦躁不安者可用镇静剂，有呼吸困难时给予氧气吸入。注意纠正水电解质紊乱和贫血。同时注意有关胎儿缺氧和早产征兆等。

4. 胎儿宫内情况监护　严重的肺部感染可导致孕妇的血氧浓度下降，进一步导致胎儿缺氧。长期的慢性缺氧可导致胎儿发育异常。

5. 临产及分娩期的处理　临产过程中，不宜使用麻醉止痛药。密切观察产程进展，给予持续吸氧，一般以经阴道分娩为宜。为缩短第二产程，可经阴道助产结束分娩，产后仍需继续用抗生素，直至恢复正常。

【肺炎对妊娠的影响】

妊娠合并肺炎对胎儿影响：肺炎对胎儿的影响随疾病严重性、病程及胎龄的不同而不同，一般情况下，妊娠合并肺炎增加早产、低体重儿及新生儿窒息的发病率。

因为细菌性肺炎常有高热咳嗽和呼吸困难，所以易致胎儿缺氧。流产率和早产率升高。Madinge（1989）报道早产率为44%。重度肺炎可致脓胸、气胸或心包填塞，甚至死亡。国内一组大叶肺炎397例临床分析发现，有6例合并妊娠，其中4例发生流产，并均于肺炎第5日分别因产后休克、败血症和产后心力衰竭而死亡。一般认为，母儿的预后与感染的轻重、病程长短、治疗是否及时以及患者的全身状况有密切关系。

二、病毒性肺炎

【病因】

引起病毒性肺炎的主要病毒有流行性感冒病毒和水痘病毒。麻疹、风疹和流行性出血热病毒也可引起肺炎,但较少见。1918年发生于西班牙和1957年发生于亚洲的流感大流行,导致病毒性肺炎发生率明显增加,孕妇合并病毒性肺炎易发生急性呼吸功能衰竭、继发性细菌感染及成人呼吸窘迫综合征,死亡率达50%。目前,病毒性肺炎的发病率已显著下降。

【临床表现】

1. 流行性感冒病毒性肺炎　当流行性感冒康复后,再出现呼吸道症状,如急性胸膜痛、呼吸困难、高热、寒战、咳嗽等应疑及病毒性肺炎。当病毒性肺炎并发细菌感染时,病情迅速恶化,肺炎球菌和葡萄球菌是最常见的致病菌,尽管流感病毒性肺炎发生率较低,但自愈的流感肺炎仍时有发生。

2. 水痘病毒性肺炎　儿童发生者罕见,但成人并不少见。主要临床表现为皮肤水痘发生2~6天后,出现胸膜痛、咳嗽、呼吸困难、咯血等。如果孕妇在分娩前感染水痘,可严重危及胎儿,有些新生儿可发生内脏和神经系统播散性水痘,而危及生命。孕妇在产前4天和产后2天内感染水痘者,新生儿易感染。孕妇早孕时感染水痘,胎儿可发生先天水痘综合征,该综合征包括先天性白内障、小头、小眼、皮肤病变、肢体发育不全等。

胸片表现为间质及肺泡弥漫性病变,有时伴小结节,不同病毒性肺炎的胸片表现基本相同。胸腔积液并不少见。

【诊断】

1. 流行性病毒性肺炎　除病史、临床表现外,血象白细胞不高,肺部可闻及明显的湿啰音,胸片显示双肺下叶有渗出。可做咽部病毒分离、查患者血清抗体和咽拭子培养,以确定流感病毒的感染。

2. 水痘病毒性肺炎　近期有水痘感染,白细胞不高,胸片显示双侧支气管周围有弥漫性绒毛状结节浸润和间质性肺炎。ELISA或荧光抗体检查呈阳性。

【治疗】

1. 流行性感冒病毒性肺炎　口服金刚烷胺有效,一日二次,每次100mg口服,在出现症状的2天内用药,能降热,缩短病程。合并细菌感染,应加用广谱抗生素。金刚烷胺和三唑核苷联用可加强疗效。

2. 水痘病毒性肺炎　可用无环鸟苷治疗,10mg/kg静脉注射,每8小时1次,可降低孕妇死亡率。

【预防】

妊娠合并心脏病、慢性贫血、糖尿病、任何慢性肺病或免疫功能低下者,待妊娠3个月后,给予流感免疫治疗,可减少流感病毒对胎儿的危险性。

孕妇在产前4天或产后2天感染水痘者,应给新生儿注射带状疱疹免疫蛋白,以减少新生儿感染。当孕妇患有活动性的水痘感染时,应尽量推迟分娩。

三、真菌性和寄生虫性肺炎

真菌与细菌不同,真菌为单细胞或多细胞生物,但无叶绿素,借寄生或腐生生存。它有细胞核、核膜和染色体,而细菌只有单个染色体,并无真正的细胞核和核膜。真菌既可有性繁殖,亦可无性繁殖,近年来由于广谱抗生素、细胞毒性药物、激素和免疫抑制剂的广泛应用,肺部真菌感染有增加趋势。

1. **球孢子菌肺炎** 是妊娠期最常见的真菌性肺炎,通过吸入球孢子而发病,该菌在孕期易扩散。一般临床表现为发热、咳嗽、进行性呼吸困难,胎儿发病率达 90%。诊断主要依据痰培养的真菌形态来判定。抗原皮试、血清学检查可供参考,胸片无特征性,有时可表现为部分肺叶实变或弥漫性小结节。治疗可用两性霉素,1mg/kg 每天一次。其副作用较大,主要有药物热、骨髓抑制和肝功受损,但对胎儿的影响还不十分清楚。

2. **肺孢子虫肺炎(PCP)** 常继发于艾滋病(AIDS),原虫寄生在肺泡内,成虫附着于肺泡上皮,当宿主免疫缺陷时,即可引起肺炎。尽管妊娠合并 PCP 者少见,但一旦感染往往是致命的,有时以 PCP 的反复发作为线索而发现 AIDS。

PCP 的死亡率在 25% 以上,其临床表现主要有干咳、发热、厌食和进行性呼吸困难、发绀等,视网膜可有棉絮状斑点,肺底部可闻及干湿啰音。胸片示,双肺间质斑纹增多。诊断可用支气管肺泡灌洗液或经纤支镜活检,找到病原体。阳性率可达 90%。治疗包括支持疗法和药物疗法。常用药物有喷他脒 4mg/kg 肌注或静滴,疗程为 2~3 周。增效磺胺甲噁唑(SMZco)100mg/kg,TMP 20mg/kg 分两次静脉滴注。疗程为 2~3 周,PCP 易复发,为减少复发率,可吸入喷他脒或口服 SMZco。

四、吸入性肺炎

【病因】

孕妇是吸入性肺炎的高危人群,由于孕激素使胃、食道括约肌松弛,使胃排空延迟,胃酸反流,当全身麻醉或患者神志不清时易发生吸入性肺炎。

【临床表现】

临床表现主要与吸入物的量和性质有关,吸入圆体颗粒时可堵塞气管和支气管,导致肺不张;吸入液体性物质可致呼吸困难、发绀、呼气性哮鸣音;继发感染引起的吸入性肺炎可致细菌性肺炎,胸片示肺间质水肿。

【治疗】

迅速清理呼吸道,正压给氧吸入,应用支气管扩张药物等。继发感染引起的吸入性肺炎,要对支气管分泌物做细菌培养加药敏试验,指导应用抗生素。继发性细菌感染一般发生在吸入物 2~3 天后,多数这种患者需插管给氧。

【预防】

任何麻醉均有引起吸入性肺炎的可能,特别是全麻。所以孕妇麻醉一般不主张全麻。麻醉前给予抗酸药物以中和胃酸。气管插管时,应持续保持环状软骨的张力,拔管时应待患者清醒方可拔管。麻醉师应熟练气管插管和肺通气的操作。

(金 玉)

第五节 妊娠期溶血性贫血

溶血性贫血系指红细胞破坏加速,而骨髓造血功能代偿不足时发生的一类贫血。如果骨髓能够增加红细胞生成,足以代偿红细胞的生存期缩短,则不会发生贫血,这种状态称为代偿性溶血性疾病。红细胞自身因素引起的贫血可以遗传,而外部因素引起的贫血为后天获得性的。这种分类也有例外,如葡萄糖-6-

磷酸脱氢酶(G-6-PD)缺乏症是一种先天获得的、存在明显的体外因素的疾病,即应用某些药物和周围环境因素的变化,如烫伤可引发红细胞内在的缺陷。

【临床表现】

溶血性贫血的临床表现主要依照发病的时间、病情的严重程度和母婴对该病的应激反应而不同。遗传性、先天性贫血常有一个慢性过程,而大多数后天获得性溶血发病较急。先天性溶血性贫血的主要临床特点是与溶血有关的黄疸、脾大、胆结石和偶发危象。腿部溃疡和骨异常在慢性贫血很少见。在急性溶血性贫血发作时酷似急性发热疾病,有发热、寒战、头痛、呕吐、背痛及腹痛等症状。

【实验室表现】

实验室检查可帮助诊断妊娠妇女的溶血性贫血,主要依靠发病的基本过程和降低的数据:①与红细胞(RBC)破坏增加有关的因素;②红细胞生成比率增加与代偿机制的关系;③对特异性贫血的特殊检查,患溶血性贫血的病人红细胞寿命降低的最可靠依据是胆红素产生增加,结果加速了亚铁血红素的分解代谢,因为红细胞的破坏与血清非结合胆红素水平增高有关。内源性一氧化碳(CO)产物的增高可精确地计算胆红素分解代谢率,有助于临床诊断。血清乳酸脱氢酶活性,特别是2-乳酸脱氢酶同工酶可用于估计溶血性贫血的程度。触珠蛋白水平在某些贫血中是升高的,而在溶血性贫血则降低或缺少。糖基化血红蛋白降低和血管内溶血均与溶血性贫血有关,如血红蛋白血症、血红蛋白尿、含铁血黄素血症和高铁血红蛋白血症。

实验室检查结果表明,慢性溶血性贫血的病人红细胞生成速度显著,而急性溶血性贫血发作时,红细胞生成速度要推迟5～10天,还伴有网织红细胞增多,大红细胞增多,有核红细胞增多,白细胞增多,血小板(PLT)增多,即骨髓中红细胞系增生;血浆铁转化增加,特别是红细胞酶的活性增强。某些特殊疾病的病理生理学实验检查,如在遗传性球形红细胞增多症中发现红细胞的渗透脆性增加,从而出现了球形红细胞;而免疫性溶血性贫血Coombs试验阳性,可使自身溶血加重。

【体内的溶血性贫血】

1.遗传性球形红细胞增多症　遗传性球形红细胞增多症最早在1971年由Vanlin和Masius报道。本症的临床特点随溶血的程度出现贫血、间歇性黄疸、脾大和胆结石。也可出现罕见的持续性贫血和再生障碍危象。除再生障碍危象外,其他症状很少需要输血。外周血涂片找到球形红细胞可确诊,并证明红细胞渗透脆性增加或自身溶血加重,即在37℃下孵化48小时,测量红细胞的自发溶解情况。

妊娠期遗传性球形红细胞增多症是罕见的。妊娠期其早期流产增多,在妊娠期疾病的首要表现是再生障碍危象或溶血危象。由于妊娠的需要和慢性溶血使叶酸的需要量增加,可能引起巨幼细胞贫血。当胎儿患球形红细胞增多症时,新生儿期黄疸表现较突出,一般需换血治疗。特异性诊断包括,同种免疫或ABO血型的不相容性,母亲患该病时,母亲和胎儿最好的治疗是脾切除。这是一种持久而有效的方法,在20%～30%这类病人中有副脾,术中要一同切除。脾切除的病人应接受多效价的肺炎球菌疫苗。

在晚期妊娠时由于红细胞脆性增加,所以诊断更复杂,正常妊娠妇女中红细胞渗透脆性可以异常。另外,妊娠中自身溶血较非妊娠期增高。末梢血涂片中出现球形红细胞要高度怀疑有遗传性球形红细胞增多症。

从遗传学分析证明,球形红细胞增多症基因位于第8号染色体上,在同胞姐妹中出现散在的遗传性球形红细胞增多症与第8号染色体上的短臂缺失有关。这是由绒毛标本或羊膜腔穿刺术进行产前诊断的。

2.丙酮酸激酶缺乏　丙酮酸激酶缺乏是最常见的由酶缺乏引起的溶血性贫血,包括Embden-Meyerhof的无氧酵解途径。丙酮酸激酶缺乏是常染色体隐性遗传病,磷酸烯醇式丙酮酸经丙酮酸激酶催化成为丙酮酸,并使腺苷二磷酸(ADP)磷酸化成为腺苷三磷酸(ATP);丙酮酸激酶缺乏引起糖酵解受损,并使 ATP 的产生减少,当能量需求超过 ATP 的贮存量时,红细胞变形引起单核吞噬细胞系统早期破坏。

丙酮酸激酶缺乏的临床表现差异很大,严重的新生儿黄疸需要多次换血疗法才能完全代偿溶血过程,贫血通常与脾肿大有关。由于红细胞中 2,3-二磷酸葡萄糖含量增加,使血红蛋白的氧离曲线右移,病人可耐受贫血,大多数患丙酮酸激酶缺乏的人血红蛋白可稳定于 80～120g/L,很少需要输血。丙酮酸激酶缺乏的诊断基础为有红细胞丙酮酸激酶异常或作用减弱的证据。丙酮酸激酶活性与临床的严重程度不成正比。L-型丙酮酸激酶的变化包括遗传基因密码结构的变化。严重的位点变化容易建立诊断方法。

关于妊娠中丙酮酸激酶缺乏的资料报告很少,患本病的妇女妊娠后可有较好的耐受性,某些病例妊娠可激活溶血过程。在胎儿中丙酮酸激酶缺乏可引起非免疫性水肿和新生儿早期死亡。有些病例父母一般为杂合携带者,并有由非免疫水肿引起的反复流产史。从胎儿血可作出诊断,确诊后可考虑做宫内输血。

母亲患这一疾病后,脾切除可改善溶血过程,但不能治愈。脾切除指征为:严重的贫血需反复输血者;有脾切除的家族史;需要做胆囊切除者。输血可作为支持疗法用于贫血危象和血流动力学不稳定的病人。

3.葡萄糖-6-磷酸脱氢酶(G-6-PD)缺乏　　G-6-PD 缺乏使有氧酵解中 NADP(辅酶Ⅱ)还原减少或还原型辅酶Ⅱ(NADPH)减少,还原型谷胱甘肽需 NADPH 来维持,当有氧化药物或化学因子存在时,还原的谷胱甘肽可保护红细胞对抗损害。当遇到刺激因子时,G-6-PD 缺乏使还原的谷胱甘肽产生减少,正铁血红蛋白增加,使细胞内的血红蛋白凝集变性,红细胞膜受损,从而产生血管内溶血。

G-6-PD 缺乏是最常见的红细胞代谢性疾病之一,这种疾病多见于非洲西部、地中海、中东、亚洲东南部。在 cDNA 中的 376 个核苷酸中,A 代替了 G 引起氨基酸的改变,天冬氨酸代替天冬酰胺,结果使常见的 G-6-PD 的主要成分变性缺损。因 G-6-PD 缺乏是性连锁疾病,其发病全部为男性,而杂合的女性中酶的活性可正常、中度减少或按照莱昂化作用(染色体失活)缺少的程度来确定。

G-6-PD 缺乏症的筛选通常是以间接的 NADPH 染色、脱色或正铁血红蛋白的还原为基础,再放于定点中,因有 30%～40% 的红细胞是不正常的,使这些试验呈现阳性,要注意有假阴性的结果。G-6-PD 缺乏的确诊试验有:NADPH 产物的直接分光光度测定法和氰化物抗坏血酸氧化试验,后一试验敏感性增高,对杂合女子的诊断有益。

G-6-PD 与溶血性贫血发作有关。应用氧化剂或食蚕豆后发生急性血管内溶血,严重感染,特别是肺炎也与急性溶血有关。各种溶血的程度从血红蛋白少量降低(30～40g/L)到严重的低血红蛋白血症,血红蛋白尿和黄疸为特征的溶血过程。

患 G-6-PD 缺乏的人应避免一些引起溶血的因素,如处在这些因素中缓慢的溶血也应按急性发作加以处理,严重的溶血急性发作时,需要大量的水合作用和输血,为使肾脏免受损伤,需要保持排出适量的尿液,特别是有血红蛋白尿的病人。

妊娠中 G-6-PD 缺乏与各种影响因素有关。妊娠使症状性细菌尿的发作增加,引起自然流产、死产、低体重儿、新生儿黄疸的发病率增高。母亲摄取一些氧化剂后可通过胎盘使非免疫性水肿的胎儿进一步发展。产前诊断可用胎儿血标本测定红细胞的 G-6-PD 活性或取母亲绒毛直接做 DNA 分析的分子学诊断。

【体外溶血性贫血】

(一)微血管病性溶血性贫血

微血管病性溶血性贫血是以血管内溶血为特征,包括红细胞和血小板破损、小血管内血栓形成;直接

Coombs 试验阴性,血红蛋白血病、血红蛋白尿和珠蛋白的缺少。先兆子痫合并溶血、肝酶升高和血小板降低综合征(HELLP)和溶血性尿毒症综合征是妊娠合并微血管病性溶血性贫血的两种形式。

1. **先兆子痫** 先兆子痫是 HELLP 综合征的统一体。先兆子痫病人 HELLP 综合征的发生率为 4%~14%。血管内溶血的确切机制尚不清。红细胞破碎可能继发于小动脉或全身周围血管痉挛,使微血栓形成。HELLP 综合征处理有争议,一些学者认为,HELLP 的存在提示要立即终止妊娠,而另一些人认为,在胎儿未成熟者应继续维持到近足月。对病情稳定的病人,维持妊娠时要每日对母婴进行监护,分娩时要特别监护。严重的先兆子痫合并或不合并 HELLP 综合征的病人可行血液透析,直到分娩。但它不能改善产前的结果。

2. **溶血性尿毒症综合征** 溶血性尿毒症综合征的基本特征是肾脏微血管病变,包括小动脉和肾小球毛细血管病变,儿童期可有典型的形式,并与以往下列微生物感染有关:细菌性痢疾、链球菌性肺炎和沙门菌伤寒。成年人多散发,并与妊娠或产褥期有关。溶血性尿毒症综合征的典型发病过程是妊娠后几天到 10 周。普遍认为以精神症状为主的病症中,血栓性血小板减少性紫癜与中度肾衰竭表现同一过程。溶血的程度比先兆子痫要严重,乳酸脱氢酶明显升高,转氨酶正常,凝血酶原和部分促凝血酶原激酶时间正常时血小板已明显减少。严重肾衰竭通常需做透析,血浆提取法可以改善预后。

(二)阵发性睡眠性血红蛋白尿

这是一种罕见的获得性溶血性疾病,由红细胞膜结构异常或生物化学缺损引起,是以对补体传递介质的敏感性为特征的血管内溶血。随着贫血和各类血细胞减少的程度不同,急性或慢性血管的溶血的结果不同,阵发性睡眠性血红蛋白尿开始为隐匿性,诊断是以病人的红细胞对补体传递介质性溶血的敏感性为依据,大多数病人在 30~50 岁发病,无性别差异,无家族和种族倾向。在疾病慢性阶段,病人开始有体弱、血红蛋白血症和经常出现血红蛋白尿。急性发作时,症状与其他的急性血管内溶血性疾病相似,出现夜间性血红蛋白尿时可能由于在睡眠时溶血加重的结果。静脉血栓形成,特别是常见肝静脉血栓形成(Budd-Chiari 综合征),有可能导致病人死亡。阵发性睡眠性血红蛋白尿是由于血小板对补体介质破坏的敏感性增高而引起血管内溶血,它的机制尚不明确。

这些病人的生育力很低,妊娠与阵发性睡眠性血红蛋白尿的关系已有 10 例共 15 次妊娠的报道,其中 5 次自然流产,10 次达到胎儿生存,4 例病人并发了严重的产后血栓形成,肝静脉血栓形成是最常见的,1 例母亲死亡。

补充叶酸可以增加红细胞的生成,急性发作时应用皮质激素可使溶血减轻,大部分病人需要输血来抑制溶血过程。在产褥期由于血栓栓塞的发生率增高,产后需应用抗凝治疗。应用肝素需慎重,因肝素可激活补体,有报道肝素可促使溶血发作。香豆素可发挥作用而不影响补体,并可起到预防的作用,但妊娠中不能用,只能在产褥期选用。

(三)自身免疫性溶血性贫血

自身免疫性溶血性贫血是免疫系统产生的抗体(冷或热)引起,Coombs 试验阳性即可诊断,几乎所有的冷凝集素都是 1gM 的介质,它不能通过胎盘影响胎儿。最常见的潜在病因是支原体肺炎引起的感染,相反,热抗体是 IgG 的介质,可通过胎盘影响胎儿。当新生儿存在这种抗体时,发生缓慢溶血。IgG 介导溶血性贫血的潜在病因是自身免疫性疾病,如系统性红斑狼疮、白血病和淋巴瘤均被排除,患热抗体溶血性贫血的病人,开始用糖皮质激素治疗,应用 5~10 天后反应明显,迅速地缓解症状,严重贫血的病人,在激素见效前可输血治疗。

(四)物理因素

在大面积烧伤后有急性血管内贫血,在事件发生后的第 24~48 小时内发生溶血,直接加热影响红细胞而发生急性溶血反应,使细胞的变形性和弹力明显降低,需支持治疗。

【治疗】

1. 去除病因 是最合理的治疗方法。如药物诱发的溶血性贫血,停用药物后溶血很快停止,血红蛋白也迅速恢复正常。

2. 如无法去除病因,则针对发病机制对症治疗

(1) 药物治疗:糖皮质激素及免疫抑制剂可用于自身免疫性溶血性贫血,激素还可用于阵发性睡眠性血红蛋白尿。

(2) 输血:可改善患者的情况,但可能加重自身免疫性溶血性贫血或诱发阵发性睡眠性血红蛋白尿发作。所以输血的指征宜从严掌握。较重的溶血性贫血需要长期依赖输血,应使用去铁胺以减轻身体的铁负荷。

(3) 脾切除术:对于遗传性球形红细胞增多症最有价值,贫血可能永久消失。需较大剂量糖皮质激素维持治疗的自身免疫性溶血性贫血、丙酮酸激酶缺乏所致的贫血,脾切除后红细胞寿命延长,贫血将有所减轻。

(赵素娥)

第六节 妊娠合并糖尿病

妊娠合并糖尿病仍是令人瞩目的公众健康问题。在美国,每年超过20万的孕妇患病。据国家糖尿病统计中心(NDDG)估计,每1000名孕妇中有4~15人在妊娠前患糖尿病,有25~50人并发妊娠期糖尿病(妊娠期首次诊断,分娩后迅速消退)。这使得母亲和胎儿发病率和死亡率大大增加。

在使用胰岛素之前,产妇的死亡率高达27%,死产率30%,自发流产率12%~30%,有20%~40%发生巨大儿和代谢并发症。尽管现在妊娠期糖尿病妇女经充分治疗后,母儿死亡率很低,但对产科医生来说,妊娠合并糖尿病时如何降低母儿发病率仍是巨大挑战。糖尿病在妊娠期的主要急性并发症包括低血糖、酮症酸中毒、先兆子痫-子痫征。慢性并发症包括糖尿病视网膜病变、肾病、冠状动脉疾病、代谢不稳定等,可进一步加剧急性并发症。妊娠合并糖尿病还与巨大儿、新生儿呼吸窘迫综合征、低血糖、低血钙、高胆红素血症、先天畸形、死胎有关。总之,妊娠合并糖尿病所致的胎儿发病率为10%,死亡率为4%。

本章主要讲述SanAntonio的Texas大学健康中心和Bexar社区医院行政区医疗中心(一个区域性的三级保健中心)对妊娠期糖尿病的检查和处理。在Bexar社区医疗中心就诊的主要为接受各种监护的城市妇女,对她们进行监护的目的是提供最先进的糖尿病治疗措施和胎儿监护措施,从而减少妊娠的不良结局。

一、糖尿病的分类

糖尿病的分类见表20-1。主要分两大类:一类是孕前患糖尿病者;另一类是孕期首次发现或发病的糖尿病者(即妊娠期糖尿病)。妊娠期糖尿病(GDM)的定义是妊娠期首次发现糖耐量异常,而分娩后恢复正常。孕前糖尿病(PGDM)的特征是慢性高血糖伴其他糖类和脂肪的代谢障碍。PGDM常伴有微血管病变,特别易累及眼及肾脏,也可能出现大血管病变增加,例如与妊娠无关的外周血管或冠状动脉病变。

表 20-1 糖尿病分类

Ⅰ		胰岛素依赖型——1型
Ⅱ		非胰岛素依赖型——2型
	A.	非肥胖型
	B.	肥胖型
Ⅲ		继发性糖尿病
Ⅳ		糖耐量受损
	A.	非肥胖型
	B.	肥胖型
	C.	继发性
Ⅴ		妊娠期糖尿病
	A.	膳食控制
	B.	需用胰岛素

PGDM 主要分两类:1型和2型。1型糖尿病(过去称为胰岛素依赖型或青少年型糖尿病),以胰岛素分泌不足或缺陷为特征,对外源性胰岛素有依赖性,有酮症倾向,消瘦,发病通常较急,常在30岁以前发病,也可在中年后发病。1型糖尿病可用 White 分类法进一步分类,主要根据病人孕前情况、采取的治疗措施(膳食或胰岛素)、持续时间、血管病变存在情况。这种分类法最早在1949年发布(见表20-2)。在 PGDM 中,D、F、RF 型的胎儿发病率和死亡率较高,而 H 类则易危及孕妇生命。

表 20-2 White 分类法

妊娠期糖尿病:单纯膳食控制(A_1)
　　　　　需用胰岛素(A_2)

孕前糖尿病分类:
A　单用膳食控制即可维持正常血糖,任何年龄发病,无论病程长短
B　20岁或以后发病,病程<10年
C　10~19岁发病,或病程长达10~19年
D　10岁以前发病,病程>20年,有视网膜病变或高血压(非 PIH)
R　增生性视网膜病变或玻璃体出血
F　糖尿病肾病,尿蛋白>500mg/d
RF　符合 R 及 F 的标准
H　临床证实有动脉硬化性心脏病
T　既往有肾移植史

2型糖尿病(过去称非胰岛素依赖型糖尿病或成人型糖尿病)可能不出现典型症状,也可能需要外源性胰岛素,但不易患酮症,通常有糖尿病家族史、肥胖或过去有肥胖史,多在30岁以后发病。

美国国家糖尿病数据组(NDDG)建议2型糖尿病的诊断标准如下:病人必须①有糖尿病症状(多饮、多尿、无法解释的消瘦),随机血糖达到或超过200mg/dl(11.1mmol/L),或空腹血糖(指在至少8小时未摄入含热量食物的情况下)达到或超过126mg/dl(7.0mmol/L),或②非妊娠期口服糖耐量试验(OGTT)2小时血糖达到或超过200mg/dl。OGTT 不作常规临床应用。需要用时,应按 WTO 标准进行,使用75g葡萄糖的水溶液,并应在不同时间重复试验。

若空腹血糖低于111mg/dl及糖负荷后2小时血糖低于141mg/dl,糖尿病数据组列为正常(非糖尿病群体)。糖耐量受损表现为空腹血糖在111~125mg/dl,服糖后2小时血糖在140~200mg/dl。采用这一分类标准,普遍人群中糖尿病发病率将增加1倍。过去诊断为GDM的妇女重新分类后划为2型糖尿病。更有甚者在主题为妊娠期糖尿病的第四次糖尿病大会上,建议降低OGTT的标准,改为空腹血糖95mg/dl,1小时180mg/dl,2小时160mg/dl,3小时140mg/dl,而无论糖负荷量为75g或100g。这种标准的改变可能会使GDM的诊断率加倍,由3%升至6%。

二、妊娠引发的代谢改变和对糖尿病的影响

妊娠期激素水平增高,母体重新调整生理状态,几乎所有内分泌组织和系统都参与调节,维持代谢平衡。胎盘、垂体前叶、肾上腺皮质在妊娠期内分泌调节中起关键作用。当机体不能完全适应妊娠的生理改变时,潜在的病理改变如糖尿病就会表现出来。

正常妊娠时,葡萄糖代谢的特点是空腹血糖降低,餐后血糖增高。这些变化在妊娠10周时即可出现,一直持续到妊娠后期糖类的代谢才趋于稳定。胰岛素升高以适应血糖升高的变化。与非妊娠期相比,妊娠晚期空腹胰岛素显著升高。总体上,摄入糖后血糖的下降速度在妊娠早期开始加快,妊娠晚期时降到正常范围。因此,尚无充足证据表明妊娠早期存在致糖尿病的应激因素或胰岛素拮抗。相反,在妊娠最初20周内,胰岛素对糖类代谢的作用加强。雌激素和孕激素可能对胰腺B细胞有促进作用,可使胰岛素敏感性增强以及释放增加。因此,妊娠最初20周受性激素影响,糖原储存量增加,空腹血糖降低,血糖下降速度加快。这些变化导致肝葡萄糖生成减少,外周葡萄糖利用增多。在妊娠后半期,胰岛素拮抗激素尤其是人胎盘生乳素(HPL)和催乳素,可影响葡萄糖代谢,生长激素和皮质醇对葡萄糖代谢也有影响,但影响较小。这些激素可促进糖原贮存,进食后血浆葡萄糖清除减慢,空腹时糖原动员和糖原生成加强。

妊娠后半期与妊娠有关的代谢发生改变的同时,胎盘合成有代谢活性的类固醇和肽类,使空腹时很快转向脂肪代谢(加速饥饿感)。这种代谢的改变是由于胎儿生长需从母体获取营养所致。因此,空腹时,游离脂肪酸和酮体浓度都比非孕时升高,而血葡萄糖和氨基酸水平很快下降。这种代谢改变因人而异,但轻度节食均会加速饥饿感出现。

餐后代谢也有变化。葡萄糖的摄入可使血糖水平升得更高,持续时间更长,摄入的糖类可引起血液中三酰甘油升高。进混合饮食后,血浆氨基酸水平升高幅度降低,持续时间缩短。进食和空腹时代谢改变的综合结果是使血糖和氨基酸水平总体下降,而三酰甘油和胆固醇持续升高(特别是极低密度脂蛋白),正常妊娠时这些改变是通过循环中胰岛素水平调节的。胰岛素的平均水平比非孕时高,尤其是妊娠晚期,与非妊娠相比,进食后胰岛素释放量高2~3倍。血浆胰岛素水平发生急慢性升高的同时,组织对外周血中胰岛素反应性降低。这种拮抗似乎发生在受体后水平。

如果简单地说这些改变就是妊娠期糖尿病的病因未免太过草率。更合理的观点是碳水化合物代谢的潜在异常被妊娠引发的改变激发出来。事实上,有证据表明,GDM的特点就是胰岛素分泌减少和胰岛素拮抗增强。这部分孕妇不能耐受妊娠所引发的生理性应激反应,因而导致糖耐量异常,出现餐后血糖升高。某些更严重的情况下,空腹血糖也升高。胰岛素分泌异常很常见,但并非只见于空腹血糖升高的孕妇。在糖耐量正常或轻度异常时可能不影响胰岛素分泌(空腹血糖<95mg/dl)。然而临床所见的任何程度的糖耐量异常,均出现肝脏和外周组织中胰岛素拮抗,尤其是骨骼肌。肝脏胰岛素拮抗可导致空腹时葡萄糖生成过多,进食后摄取减少。

外周组织中胰岛素拮抗表现为存在外源或内源性胰岛素时,组织对葡萄糖摄取减少(主要在骨骼肌),

空腹时血糖清除率降低。因此可推测，GDM的发生机制在于胰腺B细胞分泌活动的缺陷及生殖道、肝脏和外周组织中存在胰岛素拮抗。

三、妊娠前糖尿病相关问题

据估计，美国每年有10000～14000个婴儿是由诊断明确的糖尿病孕妇分娩的，这些新生儿发生死亡、早产、先天畸形、巨大儿、新生儿低血糖或大脑损伤、呼吸窘迫综合征、新生儿高胆红素血症的风险显著增加。母亲血糖控制不佳时，这些并发症均很常见，若血糖维持正常，则发生率明显降低。加利福尼亚的疾病控制中心对妊娠前患有糖尿病的妇女进行了研究，据报道先天畸形发生率为8%，呼吸窘迫综合征发生率为7%，死产发生率为2%均明显增高。

目前已知母体血糖增高的程度与胎儿死亡率直接相关。大多数情况下，血糖维持正常的糖尿病孕妇在排除先天畸形所致死亡后，围产儿死亡率与非妊娠人群相同。不过，积极控制血糖达接近正常水平使胎儿死亡率同正常人群，并不是总能达到的。如当母体有明显的血管病变时，上述目标难以实现了。因潜在的血管病变本身就有胎儿死亡危险，这些人特别适合进行胎儿监护。因此，为最大限度地获得良好的妊娠结局，即使血糖正常，这些病人也必须进行严格的检查。

White分类法已经经历了时间的严格考验，能够识别出有血管病变的病人，并对这些病人进行更进一步的监护。尚不清楚的是血糖控制与现代围生期保健相比较哪个对围生期死亡率所起的作用更大。现代保健包括胎儿监护的现代化技术（超声、胎儿生物物理检查），围生期胎肺成熟度的判定，遗传学咨询和检查。能够识别无法生存的先天缺陷胎儿，并且具有对新生儿某些异常进行治疗的能力。现代保健为妊娠合并糖尿病孕妇提供了选择的余地，能够控制妊娠结果和妊娠时限（包括人工诱发流产），通过良好的血糖控制、膳食供给、早期妊娠终止以防止先天畸形的发生，目前在降低糖尿病孕妇围生儿死亡率方面起到了重要作用。

妊娠前糖尿病孕妇面临着重大的健康风险。研究证实，可出现严重的急性和慢性母体并发症。急性母体并发症包括酮症酸中毒、低血糖、高血压并发症、泌尿系感染、毒血症、羊水过多。特别是妊娠期没得到最佳治疗时，能够加速微血管、肾、眼、神经系统并发症的进展。严重的母儿并发症可导致孕期住院时间延长。当代卫生经济学的趋势倾向于把为非住院妇女提供充分治疗作为重点，并认为应作为经济策略实施。

1.先天性畸形

孕前咨询：一级预防

以社区为基础进行预防，对降低糖尿病和妊娠的风险起着重要作用。现已经认识到一级预防在降低母儿发病率和死亡率方面的深远意义。对于孕前糖尿病妇女，通过孕前及整个孕期严格控制饮食进行初步预防，有助于防止胎儿畸形的发生。

先天畸形是造成糖尿病孕妇的胎儿围生期发病率和死亡的主要原因。胎儿最常见的畸形类型（如先天性心脏病、骶尾部退化综合征）常发生于妊娠7周前的胚胎期，提示预防必须在妊娠很早期进行，或最好在孕前进行。

对妊娠期糖尿病的识别和诊断，为医疗干预防止不良后果提供了机会。孕期咨询和对1、2型糖尿病妇女进行严格血糖控制，可有效预防死产、胎儿畸形的发生。

最近几十年，各大围生中心出生缺陷的发生率并未显著下降，这提出了两个关键问题：造成出生缺陷的原因是什么？何时预防能有效地降低胎儿畸形率？大多数先天畸形在妊娠早期即发生，说明孕前咨询和血糖控制的重要性。不幸的是,只有很少一部分PGDM孕妇在孕前参与关怀计划(不到15%),多数在妊娠7周后才参与。这就能解释先天畸形率没有明显下降的原因。因此应以孕前教育和咨询为形式进行初级预防,而不是以后求助于以终止妊娠为形式的二级预防,这是一个重要的公众健康项目。

一般人群中先天畸形发病率为2%~3%,糖尿病人群至少是一般人群的3倍。在解释糖尿病孕妇的婴儿先天畸形发生原因时,最普遍接受的理论是孕前或孕早期高血糖是最重要的致畸因素。多个研究小组注意到曾分娩过先天畸形婴儿的产妇在孕早期3个月内糖化血红蛋白的含量比后代正常的妇女要高。许多动物实验进一步证实了出生缺陷与孕早期高血糖的关系。对动物体内完整胚胎研究发现,糖含量及其他能源物质的含量受到干扰与多种畸形有关。

目前认为葡萄糖、酮体、生长介质抑制因子等与葡萄糖和脂类异常代谢有关的因子含量升高在胎儿畸形中起一定作用。在啮齿目胚胎的培养基中加入这些物质,造成了严重的畸形。除此之外,这些因子之间存在协同作用。例如胚胎培养时联合加入亚致畸量的葡萄糖和酮体可造成轻微的先天畸形。因此,多因素的代谢异常能解释糖尿病胎儿病,除此之外,遗传易感性可能是发生畸形的重要促进因素。

大鼠体内短期的低血糖可在着床后导致胚胎发育障碍,着床后的这一阶段特别需要稳定的葡萄糖水平来维持代谢需要。这一发现为研究者提出了这样一个问题:是否孕前和孕早期间控制血糖可能是有害的?因为严格控制血糖可导致低血糖,应当注意,不恰当的饮食控制也经常导致低血糖发作。因此,血浆葡萄糖含量接近正常(减少低血糖发作)是糖尿病孕妇在孕最初8周内胰岛素治疗的最适目标。

在一项回顾性研究中,Miller等证实孕早期糖化血红蛋白Alc异常增高的糖尿病孕妇中胎儿畸形发生率要高得多。由于生育正常婴儿和异常婴儿母亲的血糖水平有重叠的部分,因此,血糖不是判定胎儿是否发生畸形的唯一因素。在哥本哈根进行的一项涉及204名糖尿病孕妇的研究及英国对糖尿病的调查结果(未发表)显示这样一个观点,即母亲糖尿病越严重,胎儿畸形越严重。在哥本哈根的研究中,单纯饮食控制的1型糖尿病孕妇胎儿畸形发生率为4.1%,而对照组仅为2.6%。

Miodovnik等研究了糖尿病的分型、是否存在血管病变及主要畸形之间的关系,认为与畸形相关因素为孕9周母体有血管病变及HbAlc水平增高,因此得出结论:先天畸形与妊娠早期血糖未控制和White分类中所描述的母体血管病变相关。

妊娠早期糖尿病项目是一项多中心的前瞻性研究,涉及孕前和孕3周内糖尿病和非糖尿病妇女。研究者发现,较早进入这项研究的糖尿病妇女血糖控制水平适中,90%的妇女血糖水平在140~234mg/dl,胎儿畸形率为4.9%,而妊娠3周后参与到研究中的妇女胎儿畸形率为9%,非糖尿病孕妇为2.1%,这项研究表明,孕早期干预能够大大降低先天畸形的发生率。孕早期参与到试验中未进行血糖控制的妇女,胎儿畸形发生率比对照组高2倍。这更加证实了严格控制代谢和孕前干预的重要性。在德国,Fuhrmann等对患者在孕前进行了严格血糖控制,胎儿畸形率仅为0.8%,而孕8周或更晚时间才进行全面治疗的孕妇胎儿畸形率高达7.5%。

已有足够的证据证实,糖尿病孕妇胎儿先天畸形的发生与血糖控制水平密切相关。因此,进行孕前教育和临床治疗能够提高孕妇依从性,有效控制血糖的水平,因而降低胎儿畸形率。

与PGDM相反,尚无充足证据证实妊娠期糖尿病的先天畸形率升高。然而,Freinker所提出的糖尿病诱发代谢性致畸因素的设想显然是很可能的,少数孕期很早检出血糖升高的妇女,期望能将血糖控制在正常水平。

2.糖尿病、酮症酸中毒和低血糖 糖尿病酮症酸中毒(DKA)是一种内科急症,尽管治疗上有了进展,比如小剂量胰岛素治疗和强化的胰岛素治疗,但发病率和死亡率仍较高。当前应用的低剂量胰岛素方法(5~10U/h)能使血浆胰岛素水平维持在较高的生理水平和药理治疗水平范围之内(75~200μU/ml)。

DKA是一种严重的代谢性代偿功能失常,其特征是不能控制的高血糖(通常超过300mg/dl)、代谢性酸中毒(动脉血pH通常低于7.30)、血循环中酮体(β-羟基丁酸和乙酰乙酸)含量增加(超过5mmol/L)。主要的诊断指标是血液中酮体含量升高,表现为阴离子间隙增宽。

根据流行病学观点,1型DM中DKA的年发生率在8%~13%,DM病人的所有住院指征中有2%~8%是DKA。DKA最常见的原因是感染,占所有因DKA住院的30%~40%。胰岛素治疗中断仅占DKA发病的15%~20%,使用糖皮质激素和利尿剂所致者占10%~15%。住院的DKA病人中25%左右没有明确的糖尿病病史,20%~25%既往无DKA病史,大约20%的DKA重复发生,在20岁以下妇女中特别常见。

血糖浓度是机体控制葡萄糖摄入和排出达到平衡的反映。糖来源于食物中糖的吸收和(或)肝葡萄糖生成(HGP);糖的去路是组织代谢和经尿液排出。对未经治疗的DKA病人进行研究发现,肝脏葡萄糖生成增加了150%~200%,糖的代谢下降了20%,这说明,糖的生成是造成高血糖的主要原因。这些病人的血糖水平均低于800mg/dl(一般在500~600mg/dl)。

另一种极端情况则是DKA很严重而血糖仅有轻、中度升高。大约15% DKA的血糖水平低于350mg/dl,被称为血糖正常的DKA。糖尿病孕妇可以出现严重的酮症酸中毒而仅有轻微高血糖,这是由于妊娠期间血容量增多,肾小球滤过增加,或者是由于在胰岛素缺乏情况下,胎盘胎儿单位持续利用葡萄糖所致。这反映了一种非肝脏机制,其特征是血糖水平与重碳酸盐之间缺乏相关性。

纠正体液不足非常重要,可加快葡萄糖由尿中排出,减少胰岛素反调节激素的释放(这些激素可以产生胰岛素抵抗)。因此,对妊娠期糖尿病患者,即使血糖水平接近300~350mg/dl,初始治疗也应给予含糖液体。

DKA的发病机制可能是胰岛素拮抗或胰岛素缺乏。几乎所有的DKA病人都有胰岛素的绝对缺乏或相对缺乏。因此,在所有酮症酸中毒的DM病人中,胰岛素缺乏和拮抗两者共同导致代谢功能失代偿。大多数被诊断为DKA的糖尿病患者继续胰岛素治疗或甚至增加了胰岛素每日的用量,因而循环中胰岛素的含量是增加的。在这些病人中,由于循环中胰岛素反调节激素的增高,胰岛素处于相对不足状态,代谢环境随之改变,表现为游离脂肪酸和氨基酸增加及代谢性酸中毒。肾上腺素和胰高血糖素可以抑制胰岛素介导的葡萄糖在肌肉中的摄取,通过肝糖水解和糖原异生刺激肝脏糖生成(HGP),从而导致胰岛素抵抗。皮质醇和生长激素能够抑制胰岛素在外周组织中的作用。

治疗DKA的方法建立在上述病理生理基础上。所有病人都应给予胰岛素治疗,除此之外,高血糖和体液高渗者应补充水分,酮症酸中毒者应用重碳酸钠盐,液体和电解质丢失者补充氯化钠和氯化钾。

胰岛素治疗以及液体和电解质置换仍是治疗DKA的基础。胰岛素能够纠正高血糖,抑制酮体生成,逆转代谢性酸中毒,除非存在非常严重的胰岛素拮抗,胰岛素定时经静脉输入仍是药物治疗的首选。静脉推注5~10U后,继以5~10U/h通常已足以阻断酮症酸中毒并纠正所有代谢失常。无论用的是小剂量胰岛素治疗还是传统的胰岛素治疗,血糖水平下降的幅度大约为每小时75~100mg/dl。然而,由于胰岛素剂量越大,引起低血钾症状越重,还可引起低碳酸血症,较保守的方法是开始以胰岛素5~10U/h速度推注。10%的DKA病人在胰岛素治疗最初60分钟内,血糖下降未达到预定的程度,应增加胰岛素剂量。应当注意的是,血糖水平可以比酮体下降得快。因此,胰岛素输注应当持续至酮症酸中毒完全控制之后。

代谢性酸中毒的特点是血清中碳酸盐含量下降。有严重低碳酸血症(低于2.5~3mmol/L)以及血pH低于7.15的DKA病人应用碳酸盐治疗效果最好。这些病人很容易发生暴发性酸中毒和心脏功能衰竭。当决定应用碳酸盐治疗时,碱溶液用量很重要,提高血碳酸盐水平至5~6mmol/L即可。

除补充胰岛素外,补充丢失的盐和水分是DKA治疗的另一关键措施。对于大部分DKA病人,胰岛素和氯化钠液体的补充应同时进行。

由于大多数 DKA 病人血浆钠含量正常或升高，严重低钠血症（低于 125～130mmol/L）提示患者存在严重的缺钠，诊断脱水和低钠血症的最好指标是血浆渗透压。

补钾时需要考虑几个因素：如果血钾水平是升高的（超过 5.0mmol/L），最初 1L 盐水中不需额外补钾；如原始血钾水平正常（3.6～4.5mmol/L），应在最初 1L 盐水中加 20～40mmol/L 钾；如果原始血钾非常低（低于 2.5～3.0mmol/L），胰岛素应推迟 30～60 分钟应用，直到静脉补充足够钾，使血钾水平升至正常范围后再给予胰岛素。

3. 低血糖　低血糖可对病人造成严重影响。在出现低血糖征兆前（多汗、震颤等），严重低血糖即可导致大脑受损（昏迷、严重意识障碍、癫痫发作），因此告诉病人有关这方面的知识是很重要的，如出现舌麻刺感、麻木、出汗、不能集中精力等情况需尽快测量血糖并摄入糖类或牛奶。

低血糖分为轻、中、重三度。轻度可自行治疗，由于胎儿对糖的持续摄取，孕妇可出现轻度低血糖。其典型症状是：寒战、精神紧张、多汗、饥饿感。过去血糖控制不佳者血糖突然改善可出现低血糖。尽管血糖水平接近正常，但病人仍诉有此类症状。也可自我治疗低血糖，口服 10～15g 糖类，随之服用蛋白质食物，如一杯牛奶或饼干。

中度低血糖可能需要治疗。症状包括头痛、情绪或行为不稳定、意识障碍以及母体心动过速。治疗包括大剂量的糖类（总量 20～30g），随之给予蛋白质食品如牛奶。

严重低血糖通常需要紧急处理。常见症状有反应慢、意识丧失、惊厥。病人应注射胰高血糖素或静脉给予葡萄糖水溶液。

总之，孕妇比非孕妇更易发生低血糖，且持续时间较长。妊娠期糖尿病孕妇也会发生低血糖（6%～10%），无论其治疗方式如何（饮食或胰岛素），血糖水平可低至 30～50mg/dl。

四、妊娠期糖尿病的相关问题

每 1000 名孕妇中有 25～50 名会并发 GDM（妊娠期间首次诊断，分娩后迅速消退）。据报道，诊断为 GDM 的女性中有 50% 可发展为显性 DM（2 型）。这种发展趋势正是进行糖筛查的重要依据。GDM 的发生率占所有妊娠妇女的 2%～5%，与特定地理位置的人口学特征有关。例如，在孕妇平均年龄为 30 岁及以上的地区或含有大量高危人种的人群中（如圣安东尼奥、得克萨斯的墨西哥籍美洲人发病率较高），或所处人群中有慢性健康问题，如肥胖者较多，GDM 发生率明显增加，可高达 7%～9%。因此，由于地理环境的差异妊娠结果和疾病的分布可有不同。

在美国，每年大约有 10 万～60 万 GDM 孕妇分娩。通常在妊娠中后期发病，这是因为此阶段胰岛素拮抗激素水平高，经常发生胰岛素抵抗。对后代和孕妇的主要影响包括：分娩大体重儿（巨大儿和大于胎龄儿 LGA）；早产儿伴随呼吸窘迫综合征与难产有关的母儿损伤；剖宫产率上升。新生儿代谢性并发症包括低血糖、红细胞增多症、高胆红素血症和低钙血症。除此之外，胎儿和新生儿死亡率增加。就如人们所注意到的，GDM 也与产妇在分娩后 5～10 年发展为显性 2 型 DM 有关。

采取可能的干预措施以降低妊娠期 DM 发病率和死亡率已成为众人皆知的公众健康问题。

五、GDM 的识别和诊断

通过普遍筛查的方法即可发现 GDM，这就为预防母胎并发症提供了一个最好的机会。因为 GDM 与围生期死亡率显著增高相关，因此将患 GDM 的孕妇识别出来非常重要。例如，未经治疗的 GDM 孕妇围生儿死亡率比 OGTT 正常的孕妇高 4 倍,前者为 6.4%,后者为 1.5%。另一项研究显示,OGTT 2 小时血糖结果与围生儿死亡率呈线性相关,尤其是当 2 小时血糖值超过 160mg/dl 时。现在认为,进行确定围生儿死亡与 GDM 之间关系的研究是不道德的。应花费更多的精力和财力进行预防和治疗。

一直到最近,人们还确信,只有存在危险因素(肥胖、过去有大于胎龄儿死胎史、DM 家族史、年龄超过 35 岁)的女性需要进行 GDM 筛查。多项证据表明,如果只对这些妇女进行筛查,将有 50% 的 GDM 被漏诊。尚不确定普遍性筛查与选择性筛查哪一种相对更经济(在效益与死亡率之间)。当 GDM 未被发现时,围生儿死亡率升高(3 倍),围生儿发病率也明显增加,主要是巨大儿(30%~50%)及相关并发症。根据推测,普遍性筛查、早期识别、恰当治疗将会全面降低费用,而减少了因处理未治疗 DM 所产生的后果而形成的社会和经济上的负担,这样的推测是合理的。建议所有孕妇,无论年龄、家族史、种族或其他与 DM 有关的高危因素,都应在孕 24~28 周进行 GDM 筛查。如果筛查结果正常,有些研究者建议肥胖或超过 33 岁者在 32 周重新检查,同时建议筛查结果阳性但糖耐量(GTT)正常者在 32 周进行 OGTT 检查。最后,建议有危险因素的女性(过去患过 GDM、肥胖、过去有过巨大儿)在首次产前检查时进行筛查,如果为阴性,则在孕 24~28 周复查。最近,由于经济学原因而不是从医学角度考虑,选择性筛查与普遍性筛查存有争议。筛查方法缺乏统一性。不同的研究进行筛查时的孕龄不同,所用糖的浓度不同,在一天内检查的时间不一致,判定敏感性和特异性的方法也不同。因此,GDM 真实的发病率尚不清楚。现在推荐的筛选方法是口服 50g 葡萄糖,1 小时采血查血糖浓度,而不考虑一天内服糖的时间。血糖高于或等于 140mg/dl 可视为异常。在圣安东尼奥的得克萨斯大学,选用的标准低,因 GU 异常的妇女血糖结果在 130~140mg/dl 之间的占 10%,因此高于 130mg/dl 即视为异常。相反,当血糖浓度低于 130mg/dl 时,只有 1% 的妇女 GTT 异常。

诊断性的 GTT 也存在相似问题。尽管 OGTT 已被作为诊断 GDM 的金标准,不同方法和对结果的多种解释也是导致临床医生误解的原因。O'Sullivan 和 Mahan 根据 100g 糖 OGTT 的结果制定了严密的判别标准,如果两个或以上的血糖结果达到或超过所定标准,可视为异常。越来越多的有关 GDM 母体远期预后的证据对 O'Sullivan 研究中所用的方法提出了质疑。

尽管国家糖尿病数据小组设立的诊断标准在一定程度上已被认可(任两组数值必须高于或等于:空腹血糖 105mg/dl,1 小时血糖 190mg/dl,2 小时血糖 165mg/dl,3 小时血糖 145mg/dl),研究者已经怀疑 OGTT 是否确实能筛查出有生育 LGA 婴儿风险的妇女。找出合适的标准筛查出所有可能出现胎儿不良结果的妇女是至关重要的。对糖耐量异常的病人进行研究发现,尽管 OGTT 没有完全达到两项异常标准,但处于正常高限或有一项异常,这些妇女若未经治疗,生育 LGA 婴儿或巨大儿的风险增加 2 倍。

一项前瞻性随机调查中证实,只有一项 OGTT 值异常的女性经治疗后不良预后减少。126 名 OGTT 一项异常的妇女和 146 名对照组(OGTT 正常)在妊娠最后 3 个月参与了一项临床试验。只有一项 OGTT 异常的妇女随机分成治疗组和非治疗组,治疗组给予严格的治疗,通过膳食控制和胰岛素治疗控制血糖,非治疗组定期测定微量血糖,不给予膳食或胰岛素干预。研究表明,治疗组与非治疗组的血糖水平在治疗前相似,新生儿代谢性并发症总的发病率治疗组为 4%,非治疗组为 14%,治疗组中有 7% 发生巨大儿,非治疗组为 24%。因此,OGTT 一项异常的妇女与 GDM 妇女(如两项异常者)在未经治疗时血糖和巨大儿的发生率(30%)是相似的。对这些妇女进行治疗后,围生期预后与非 DM 组相同。

OGTT 有多种临床用途,可用于评估葡萄糖平衡失调甚至其他一些临床情况。研究发现,OGTT 曲线相对平坦与小于胎龄儿有关。这表明 IUGR 中有一亚群,其生长障碍的根源在于代谢异常。

六、治疗

对于妊娠期所有类型的 DM,当前处理原则均为全面治疗、控制血糖,目标是在妊娠期间维持血糖接近或达到正常水平。为达到这一目的，必须决定是应用胰岛素治疗还是单用膳食疗法。

GDM 治疗的基础是膳食控制，必要时应用短效和中效胰岛素。膳食治疗时需要注意孕妇体重增长和营养需要及饮食配给。要求在妊娠中后期体重增长 10～12kg，每周增长 350～400g。限制热量摄入和减轻体重无疑可增加肥胖和 GDM 妇女胰岛素的敏感性及胰岛素与受体的结合。单纯膳食治疗 2 周后即可增强健康妇女体内胰岛素的敏感性，是影响了胰岛素受体后作用阶段的结果。然而，当干预的时间仅有 8～12 周时，能否等待 2～3 周来观察仅用膳食治疗的效果，这仍存有争议。妊娠期间体重增长达到预期目标纵然很重要，研究发现，饮食控制良好的妇女在妊娠最后 3 个月（12 周），从治疗开始到分娩的这一阶段，体重增加了大约 2kg，而对胎儿并没有明显可见的不良反应。这一发现提示在糖尿病饮食控制中应对体重增长作进一步评估。妊娠期间热量的需要量比基础量增加了大约 300kcal/d。总的来说，肥胖女性需要 25kcal/(kg·d)，非肥胖者 30～35kcal/(kg·d)。糖类占总热量的 40%～60%，不少于 200g/d，蛋白质占 20%～30%，其余热量（25%～40%）由脂肪供给。饮食的配给应根据个人饮食习惯进行，提高依从性，降低高血糖的程度。由于孕妇有易饥饿的特点，建议多餐饮食，可以 3 顿正餐加 4 次点心，最后一次点心在入睡前食用，减少夜间低血糖和饥饿酮体的产生。

应经常检测尿酮体以反映饮食治疗成功与否，但并不作为血糖控制的指标。应当注意，尿酮体结果阳性可以产生误导，因为酮体可以由妊娠期间正常的代谢改变而产生（如易饥饿）。因此，当尿中出现酮体时，应测血酮体以诊断酮体血症和进行干预。

没有报道单纯膳食治疗能够纠正 GDM 孕妇代谢功能失调和降低围生儿发病率。尽管提倡限制热量，而且未发现不利影响，但母胎结局尚未进行充分分析。现在膳食治疗通常仅限于 OGTT 中空腹血糖正常的病人（低于 95mg/dl），或能维持空腹血糖低于 105mg/dl 及餐后血糖低于 120mg/dl 的病人。

在 1970 年即有孕 32 周前应用胰岛素成功控制 GDM 的报道。有文献报道，在 25 岁以上妇女中，治疗后巨大儿发生率和围生儿死亡率都降低。也有报道用最大耐受剂量胰岛素治疗 GDM 和孕前胰岛素依赖型 DM，结果是新生儿低血糖发生率下降，防止了巨大儿发生，围生期死亡率无升高。

这些结果说明了在 DM 分型（GDM，PGDM）或代谢紊乱严重程度的分析上存在差异。因而有建议所有 GDM 病人都接受胰岛素治疗，但无确切的治疗原则或对结果进行分析的标准，故应当慎重考虑。

许多专家都建议对孕前患胰岛素依赖型 DM 病人进行严格治疗，但不适用于 GDM 患者。应用胰岛素前空腹血糖值存有争议：有人建议以 130mg/dl 为下限，有人建议以 105 或 110mg/dl 为限。重要的是，围生儿预后与每天空腹血糖 90～150mg/dl 这一范围有关。现有资料认为血糖控制好转后，围生儿预后并无改善。大多数研究中，样本分组不同，DM 分级不同，或相关重要因素如孕龄、出生体重、孕妇年龄、母体代谢失常的严重程度都可以使人们对于预效果的分析或对结论的判断发生偏差。

现在一致认为，如果 GDM 未被检出或行一般治疗，围生儿发病率和死亡率升高。很显然，若 GDM 在孕早期被检出，并进行了高危妊娠早期监测，可降低额外围生儿的死亡率。然而，尽管给予严格产科监护，围生儿患病率并未改善。

我们试图回答这样一些问题，是否建立以确切血糖数据为基础的大规模治疗计划，是否以统一标准进行胰岛素治疗（空腹血糖≥95mg/dl）；是否使用合适的胰岛素剂量，有无经常进行血糖测定；这些方法能否改善围生儿预后而且值得应用。在一项前瞻性的大规模研究中，包括 2500 名 GDM 病人和大约 5000 名非糖尿病人，发现与传统方法相比严格治疗能显著改善围生儿预后，而且围生儿预后在严格治疗组与非糖尿病对照组相似。而且，与传统方法相比，经济效益高，效益成本比要高 4～7 倍。

当前尚无用来协助人们在胰岛素或膳食治疗之间做出选择的通用标准。一些研究者已建议采取有效措施迅速使血糖接近正常水平。1 型 DM 孕妇的治疗多用混合胰岛素多次注射，或利用泵注射胰岛素（持续皮下注射)。为了使治疗更完善,自我监测血糖应作为治疗的一部分。这样病人能够通过应用不同剂量的胰岛素尽可能精确地控制血糖,还可同时进行饮食调节。2型糖尿病和GDM也可以使用同样的治疗手段(胰岛素和自我监测),同样地,治疗目标也是控制血糖。2型DM孕妇孕期也应当注射胰岛素。

对GDM孕妇,是选择胰岛素治疗还是单纯膳食治疗依从性取决于期望达到的血糖水平(通常指正常血糖)、迅速控制血糖的能力、病人接受胰岛素用药方式。

针对胰岛素治疗,有三个主要方面需要考虑:谁需要使用,应用多大剂量,治疗能否改善围生儿预后。如前所述,GDM的特点是胰岛素分泌量的减少同时伴随胰岛素拮抗,胰岛素分泌量的减少表现为空腹血糖升高超过95mg/dl,因此这些病人可能需要额外的外源性胰岛素。既往曾对孕期和孕前DM应用反射系数存储器描记胰岛素需要量以获得精确可靠的数据。发现2型DM和GDM每日胰岛素总剂量60~90U,糖代谢最不稳定的时期为孕20~32周,这一时期胰岛素用量需要经常调整。与之相反,胰岛素依赖型DM(1型)每日胰岛素需要量较低,40~50U/d,在妊娠期使用有3个阶段。因此得出结论,对于GDM妇女,胰岛素需要量依赖于空腹血糖水平、孕龄,而1、2型DM在整个孕期对胰岛素的需要量均增加。通过调整胰岛素用量,可以改善妊娠结果,可以与非DM妇女相似。

糖尿病合并妊娠时母体血糖应维持在何种水平才能预防围生儿死亡率和发病率?所谓的严格控制血糖是否会限制胎儿生长?有一项关于GDM的大型研究,探讨了理想的血糖水平与围生儿结果之间的关系。根据妊娠期间母体血糖平均水平分为三组:低血糖组(≤86mg/dl)IUGR发生率明显升高(20%),相比之下,高血糖组(≥105mg/dl)LGA发生率要高21倍。血糖控制良好者和平均血糖水平在87~104mg/dl的孕妇SGA和LGA发生率与对照组相比均无显著差异。这说明血糖控制水平和新生儿体重之间存在一定的关系。这一信息对通过控制血糖获得理想的妊娠结果很重要。那些血糖控制不好的病人生育巨大儿的风险很大,因而可能需要剖宫产或早产。

由于孕期经常监测血糖是评价疗效的最好方法,因此自我监测血糖已成为妊娠合并糖尿病治疗的基本组成部分。然而,自我监测血糖在实际应用和报告的可靠性上面临着进退两难的境地。为获得可靠的数据,有必要应用"反射比系数记忆曲线",仅依靠病人报告获得的数据值得怀疑。

十多年前开始应用反射比系数曲线监测微量血糖,为精确地动态监测血糖提供了可能。最近,自我监测血糖的进展,可以大量采集血糖数据,快速解释数据和对治疗加以相应改动以更好地控制血糖。这项装置能够储存2周至3个月的血糖数据(多达400条),使数据更精确可靠。更重要的是,可以利用计算机迅速分析数据,按小时、天、周、月来评价血糖控制的效果。

分析微量血糖的另一种方法是血糖动态曲线,过去用于显示妊娠期间不同类型糖尿病代谢控制的差异。这种新方法能代表妊娠期间代谢控制水平,也可用于计算机分析和解释数据。提供了一个快速、方便的评估方法,使解释数据更容易,为找出妊娠期间代谢控制的特点提供了更好的方法。

血糖水平是表示妊娠期间母儿状况良好的一个重要指标,但其他方法对发现并发症也同样重要。超声检查为评估胎儿生长提供了最好的方法。妊娠28周、32周、37周对胎儿进行测量,可以发现巨大儿和胎儿生长受限。在测量的基础上,可以对处理方案加以改动,并作出提前分娩的决定。需要强调的是,重点依然是预防并发症,保证胎儿正常生长发育和正常分娩。

1.分娩 由于糖尿病合并妊娠与巨大儿关系密切,经常遇到何时进行剖宫产才合适的问题。糖尿病孕妇大于胎龄儿即使体重不超过4000g,与非糖尿病孕妇相比,发生肩难产的几率也升高。当婴儿体重超过4250g时更易发生。因此,估计胎儿体重达到或超过4250g时,选择剖宫产较适宜。应当注意,超声估测胎儿体重有15%~20%的误差(均数±2倍标准差)。如果胎儿发育正常,血糖控制良好,可以正常分娩。因此提前分娩的指征应包括大于胎龄儿、对胰岛素治疗耐受性差、母体血管病变和既往死产史。

分娩过程中,应密切注意胰岛素的应用。分娩中静脉应用胰岛素和葡萄糖有多种方案。提倡应用5%～10%葡萄糖溶液内加胰岛素。首次负荷量为0.1U/kg,调整滴速维持血糖在80～100mg/dl。妊娠期糖尿病孕妇分娩后不应用胰岛素也可维持血糖正常。孕前糖尿病孕妇分娩后可将胰岛素用量减至妊娠晚期的1/3,随后根据需要加以调整。

2.产后 对于妊娠前糖尿病妇女,维持血糖水平和对未来的妊娠进行咨询是降低妊娠并发症的最好方法。孕前对这些问题加以注意,为糖尿病患者加强监护,可以保证正常的妊娠结果。对病人进行教育,建立长期严格控制代谢的观念,计划妊娠,对胎儿异常和母体并发症的风险进行咨询是孕前监护和教育的一部分。同样应当重视糖尿病妇女孕前和孕期所承受的巨大的生理和社会压力。从长远观点来看,这些因素比代谢控制对妊娠结果的影响更大。

对妊娠期糖尿病妇女来说,关键是在妊娠前找出那些可以改变的危险因素。肥胖是一个重要因素,需要在分娩后不久解决,并且在下次妊娠前应得到良好控制。可进行营养咨询干预,以恢复理想体重。定期进行OGTT检测,筛查2型糖尿病也有助于早期诊断和恰当治疗。

(周丽娜)

第七节 妊娠合并消化性溃疡

孕期消化性溃疡的确切原因尚不清楚。虽然消化性溃疡是一种常见的内科病,但是由于内科医生对孕期消化不良患者治疗上的犹豫不决,对孕期溃疡病还没有进行过系统的探讨和研究。消化不良、胃灼热、恶心、呕吐都是孕期的常见症状,上述症状有多大比例是继发于胃食管反流、非溃疡性的消化不良、妊娠剧吐和真性消化性溃疡尚不清楚。当然,上述消化道症状对妊娠是不利的,因为它可影响胎儿。对上述消化道疾病的诊断大多要依赖消化内镜,消化道出血和顽固性消化不良是内镜检查的较早的适应证。

【流行病学】

消化性溃疡是全球性常见病。西方国家资料显示,自20世纪50年代以后,消化性溃疡发病率呈下降趋势。我国临床统计资料提示,消化性溃疡患病率在近10多年来亦开始呈下降趋势。本病可发生于任何年龄,但中年最为常见,十二指肠溃疡(DU)多见于青壮年,而胃溃疡(GU)多见于中老年,后者发病高峰比前者约迟10年。男性患病率比女性高。临床上DU比GU多见,两者之比约为2:1～3:1,但有地区差异,在胃癌高发区GU所占的比例有增加。妊娠期消化性溃疡的发生率较低,但准确的发生率尚未清楚。Baird等报道233650例孕妇中有11例发病(约1:20000);另一作者报道23000例孕妇中有6例发病(约1:4000)。

【病因和发病机制】

在正常生理情况下,胃十二指肠黏膜经常接触有强侵蚀力的胃酸和在酸性环境下被激活、能水解蛋白质的胃蛋白酶。此外,还经常受摄入的各种有害物质的侵袭,但却能抵御这些侵袭因素的损害,维持黏膜的完整性,这是因为胃、十二指肠黏膜具有一系列防御和修复机制。目前认为,胃十二指肠黏膜的这一完善而有效的防御和修复机制,足以抵抗胃酸/胃蛋白酶的侵蚀。一般而言,只有当某些因素损害了这一机制才可能发生胃酸/胃蛋白酶侵蚀黏膜而导致溃疡形成。近年的研究已经明确,幽门螺杆菌和非甾体抗炎药是损害胃十二指肠黏膜屏障从而导致消化性溃疡发病的最常见病因。少见的特殊情况,当过度胃酸分泌远远超过黏膜的防御和修复作用时也可能导致消化性溃疡发生。

辛辣食物引起消化性溃疡尚值得怀疑。消化不良和胃食管反流可由油腻食物、咖啡、巧克力、酒精引起,但它们并非导致溃疡病发生的直接原因。饮烈性酒可破坏胃黏膜屏障,导致胃黏膜损害。消化性溃疡与应激反应的发病机制尚不清楚,有资料表明溃疡病的发生与家庭收入成反比,但如果把吸烟和其他易感因素考虑进去的话,应激的作用就显得不那么突出了。特别是吸烟的妇女,吸烟成了溃疡形成的重要因素。非甾体抗炎药最早发现引起胃溃疡,近年发现长期服用非甾体抗炎药引起十二指肠溃疡并不少见,应用非甾体抗炎药引起溃疡病发生及穿孔的高发人群为老年女性。幽门螺杆菌(HP)是近年发现的十二指肠溃疡的相关因素,约85%~100%的十二指肠溃疡患者可找到幽门螺杆菌。HP寄生于胃及十二指肠上皮中,与胃及十二指肠炎症有关。尽管十二指肠溃疡患者可同时合并胃部幽门螺杆菌感染,但并非所有的幽门螺杆菌性胃炎均可引起十二指肠溃疡。

在美国,生育期妇女HP引起的胃炎发病率较低,所以似乎没有理由对孕期妇女作此诊断。我国目前尚未见孕妇HP感染相关性的报告,但胃和十二指肠炎症与溃疡的发病率高,且与HP感染有密切关系,故与美国的资料肯定不同。此菌的治疗应用两种抗生素及枸橼酸铋钾,这对于未孕和未哺乳妇女来说是安全有效的。

妊娠合并消化性溃疡的妇女以前认为吸烟、喝酒是其危险因素,其他因素如应激反应、社会经济状况及先前有十二指肠溃疡病史和幽门螺杆菌胃炎病史也是密切相关的。孕妇没有服用非甾体抗炎药者可排除此药引起溃疡的可能性。

在对孕期消化性溃疡发病率的研究中,有人发现在23000例只有6例发生消化性溃疡。有溃疡史的孕妇在孕期症状可得到改善或消失,另一些则可加重病情。消化性溃疡可能与先兆子痫有密切联系;静止期的消化性溃疡可在产后变得非常活跃。

理论上改善孕期消化性溃疡可降低胃酸的产生、加强胃黏膜的生成。另外,胎盘释放组胺酶能抑制组胺的活性并抑制胃壁细胞的分泌活动。

妊娠期活跃性的胃及十二指肠溃疡比较少见,尤其发生出血及穿孔等并发症更为罕见。临床研究发现原有消化性溃疡症状的妇女,妊娠后大多数典型症状明显好转甚至消失;但在产后3个月有半数重新出现溃疡症状。产后2年几乎所有妇女溃疡病复发。Glark等报道300多例在溃疡症状出现后妊娠者,88%溃疡症状完全消失或明显减轻,其机制尚不完全清楚,可能与下列保护机制增强有关:①妊娠期由于体内激素的影响,胃酸和胃蛋白酶分泌减少;②妊娠期雌激素、孕激素增加,前者有细胞保护作用,后者能延缓酸性胃内容排入十二指肠,减少胃酸对十二指肠黏膜的损害;③妊娠期组胺酶增加,使组胺灭活,减少胃酸分泌;④妊娠期前列腺素有细胞保护作用;⑤孕妇在妊娠期一般工作轻松、心情舒畅、饮食改善并戒烟酒,减少了与溃疡病发病有关的致病因素的侵袭。

【溃疡病与妊娠的相互影响】

1. 妊娠对溃疡病的影响　妊娠合并消化性溃疡者较少见,多数患者于妊娠早、中期症状缓解或溃疡自行愈合,可能与胃酸分泌减少,雌、孕激素分泌增加,黏膜充血减轻及胃肠蠕动减弱有关。

2. 溃疡病对妊娠的影响　溃疡病所致饮食障碍可反复呕吐及出血,可引起营养不良、脱水、酸碱失衡、电解质紊乱、贫血及低蛋白血症等。上述因素常可引起妊娠高血压综合征、心肺功能障碍、胎儿宫内发育迟缓、胎儿窘迫,严重者可致死胎、死产,分娩后新生儿窒息等。严重大出血可致孕妇垂体发生缺血损害,甚至发生希恩综合征。因并发症需要手术者,手术刺激子宫可引起早产,增加围生儿并发症及死亡率。

【症状和表现】

胃肠道黏膜溃疡可表现为不同的胃肠道症状。90%以上的消化性溃疡有慢性上腹痛,妊娠早、中期由于胃酸分泌减少、胃蠕动减弱、胃黏膜充血减轻等因素的作用,多数消化性溃疡症状可缓解。妊娠晚期、分娩期及产褥期,由于肾上腺皮质功能增强、乳汁的形成和分泌,胃液的分泌随之增加或减弱,胃液内盐酸和蛋白酶含量升高,约12%的胃溃疡患者症状加重,甚至发生溃疡出血或穿孔。疼痛具有明显的节律性。部分与其他消化系统症状交叉。大约60%~85%的患者自诉有上腹部疼痛与不适,部分病例可向背部放射痛。典型的十二指肠溃疡患者多在空腹时加重;胃溃疡患者多在进食后疼痛。20%~60%溃疡病患者有恶心、呕吐症状,另外,约20%~50%的患者合并有胃灼热感,这也是孕期的常见症状,特别是孕晚期,有的甚至可引起出血或穿孔。

【诊断】

慢性病程、周期性发作的节律性上腹疼痛,且上腹痛可为进食或抗酸药所缓解的临床表现是诊断消化性溃疡的重要临床线索。但应注意,一方面有典型溃疡样上腹痛症状者不一定是消化性溃疡,另一方面部分消化性溃疡患者症状可不典型甚至无症状,因此单纯依靠病史难以作出可靠诊断。确诊有赖胃镜检查,中期妊娠可根据病情选用。X线钡餐检查发现龛影亦有确诊价值,妊娠期应避免,确有必要,待妊娠7个月后进行。幽门螺杆菌检测应列为消化性溃疡诊断的常规检查项目,因为有无幽门螺杆菌感染决定治疗方案的选择。检测方法分为侵入性和非侵入性两大类。前者需通过胃镜检查取胃黏膜活组织进行检测,主要包括快速尿素酶试验、组织学检查和幽门螺杆菌培养;后者主要有^{13}C或^{14}C尿素呼气试验、粪便幽门螺杆菌抗原检测及血清学检查(定性检测血清抗幽门螺杆菌IgG抗体)。

快速尿素酶试验是侵入性检查的首选方法,操作简便,费用低。组织学检查可直接观察幽门螺杆菌,与快速尿素酶试验结合,可提高诊断准确率。幽门螺杆菌培养技术要求高,主要用于科研。^{13}C或^{14}C尿素呼气试验检测幽门螺杆菌敏感性及特异性高而无需胃镜检查,可作为根除治疗后复查的首选方法。^{13}C呼气试验是目前最安全、准确的无创性检查Hp的方法,国际公认的检测幽门螺杆菌的金标准,^{13}C尿素呼气试验没有放射性,由于是稳定性核素,对人体无损害,孕妇可选用。

【妊娠合并消化性溃疡的保护】

有消化性溃疡史的患者也会求助于内科医生。应详细地询问病史以了解溃疡病是如何确诊的,是否有继发性溃疡出血或手术后的并发症。但只有极少数孕妇曾接受过外科手术治疗。使用H_2受体拮抗药(H_2RA)防止十二指肠溃疡复发的病人,以往有过溃疡并发症现已无症状者仍有必要继续维持治疗。需要产前护理的病人大多无消化性溃疡,但也许有消化不良综合征,与妊娠有关的症状包括妊娠剧吐和胃食管反流,使得消化性溃疡的诊断有时同孕期消化不良难以鉴别。对孕期消化不良患者应在药物治疗前给予饮食控制,应鼓励孕妇少量多次进饮食。如果患者持续胃部灼热,可进食后站立一会儿,避免夜间进食,睡眠时抬高头部,避免高脂肪饮食、咖啡、酒精、巧克力、尼古丁等滞积于胃或逆流入胃;对于饮食控制失败的孕期消化不良患者,应给予药物治疗。

消化性溃疡合并胃肠道出血的孕妇的处理与未孕患者相似。溃疡继发胃肠道出血有可能危及母婴生命安全,导致溃疡出血的原因是在溃疡的基础上,胃肠道黏膜糜烂累及血管或小动脉的动脉瘤破裂所致。出血大多为突发性,或引起血容量的急剧下降,危及胎儿。若有呕血或便血,应立即收住医院,密切观察病情,尽快恢复血容量。如果血细胞比容迅速降低,可输红细胞。此时需要内镜检查,因为胃肠道出血的病人95%可通过内镜找到出血灶。如在诊断过程中给予电灼局部注射给药等以达到止血和预防再出血的作用。孕期应用内镜是安全的,但仍有认为其操作的痛苦性而受限制。可以使用小剂量的能够快速代谢的镇静剂轻度镇静以减少活动,这是最安全的、母亲和胎儿均能耐受的方法。大多数消化性溃疡出血可自动停止。同时合并肺部疾病及肾衰的病人更加剧了再出血的危险性。

【孕期消化性溃疡的药物治疗】

1.抗酸治疗 对于孕期消化不良的患者应首选抗酸药物。约60%~80%的孕妇在怀孕中、后3个月用抗酸药后会减轻胃灼热感。孕期中、后3个月用药是安全的。曾有研究认为在怀孕前3个月用抗酸剂会增加婴儿先天性畸形的机会,但尚未得到进一步的证实,同样也没有证明在孕期中、后3个月中持续应用推荐剂量含钙、镁、铝的抗酸剂有危险。

组胺 H_2 受体拮抗药包括:西咪替丁、雷尼替丁、法莫替丁、尼扎替丁。西咪替丁是FDA批准用来治疗消化溃疡的第一个 H_2 受体拮抗药,曾被很多孕妇使用过。在研究中发现婴儿暴露于药物环境之下长达27周并没有发现有不利的影响。妇女孕期服用过西咪替丁者有一些婴儿出生后会有先天性缺陷。包括心脏病、智力发育迟缓、先天畸形足,但没有发现这与服用西咪替丁有什么联系。在妊娠期的最后1个月时婴儿处于药物环境中可能会导致新生儿肝炎。动物实验中给孕期母鼠服用相当于人类每天1200mg剂量的西咪替丁时,发现这种药物与幼年雄鼠性行为及发育迟缓有关。这种潜在的抗雄激素的作用使得其他 H_2 受体拮抗药成为孕期和哺乳期妇女的更好的选择。

西咪替丁在产科麻醉中用来阻止分娩过程中酸性物质的肺吸入。但是FDA建议不要将 H_2 受体拮抗药用于该用途,因为还没有证明它比不用药物治疗更优越。

很多孕妇在服用雷尼替丁时同样没有不良反应。动物实验证明在高剂量使用下并没有对幼兽产生不良反应。

类似的动物实验数据显示法莫替丁和尼扎替丁是适用的,但没有在人群中进行对比的随机研究。在生殖研究中,白鼠和家兔服用相当剂量的法莫替丁时并没有足够的证据表明对胎儿有伤害。尼扎替丁在使用剂量为人类所用最大推荐量的300倍时,发现与胎儿生存率降低有关。一项家兔的研究表明胎儿会受到不利的影响,包括心脏扩大、主动脉缩窄、皮肤水肿。法莫替丁属于B组,尼扎替丁属于C组。

一般认为所有的 H_2 受体拮抗药在人乳中有少量分泌。一般原则是如果有其他的药物可以控制这种症状,哺乳期妇女不应服用 H_2 受体拮抗药。虽然没有资料证明哺乳期妇女服用 H_2 受体拮抗药会对胎儿有不良影响,但动物研究表明当雌性动物服用了法莫替丁和尼扎替丁时,幼鼠会有短暂的生长抑制现象。

质子泵抑制剂(PPI)作用于壁细胞胃酸分泌终末步骤中的关键酶 H^+-K^+ ATP酶,使其不可逆失活,因此抑酸作用比 H_2RA 更强且作用持久。与 H_2RA 相比,PPI促进溃疡愈合的速度较快、溃疡愈合率较高,因此特别适用于难治性溃疡或NSAID溃疡患者不能停用NSAID时的治疗。对根除幽门螺杆菌治疗,PPI与抗生素的协同作用较 H_2RA 好,因此是根除幽门螺杆菌治疗方案中最常用的基础药物。使用推荐剂量的各种PPI,对消化性溃疡的疗效相仿,不良反应均少。奥美拉唑是最有潜力的强力抗酸药,能特异性地抑制壁细胞顶端膜构成的分泌性微管和胞质内的管状泡上的 H^+-K^+-ATP酶,从而有效地抑制胃酸的分泌。由于 H^+-K^+-ATP酶是壁细胞泌酸的最后一个过程,故本品抑酸能力强大。其抑制胃酸分泌作用持续24～72小时。三个前瞻性的流行病学研究表明奥美拉唑对孕妇、胎儿、新生儿无不良影响,孕期可以使用奥美拉唑。奥美拉唑也分泌在乳汁中,但在治疗剂量下使用不会影响哺乳的婴儿。

2.保护胃黏膜药物

(1)米索前列醇:是一种前列腺素,通常认为可从胃黏膜产生,抑制胃酸分泌。这种药物主要增强那些服用非甾体抗炎药(NSAID)的病人胃黏膜的抵抗力。但是米索前列醇是一种堕胎药,孕妇禁用。米索前列醇曾应用于56个要求流产的孕妇中,在孕妇流产的前夜给予两片米索前列醇,10%的孕妇部分或完全流产,而55例使用安慰剂的孕妇没有流产。因此,这种药物对孕妇是禁用的,被划为X类药品中。尽管这种药由于新陈代谢快而乳汁中含量极少,但它的主要代谢物,米索前列醇酸,是否能从乳汁中分泌尚不清楚。哺乳期妇女应避免服用米索前列醇,它还可能导致婴儿腹泻。

(2)恩前列素:尽管米索前列醇与早孕流产有关,而另一种人造前列腺素 E_2 却无此作用。在对207例要求早孕流产的欧洲妇女研究中,一组服用从半倍到两倍的推荐剂量的恩前列素,另一组用安慰剂的方法。孕妇中没有发生药物流产反应,阴道流血在服药组占4%,安慰组占2%。前列腺素对子宫有影响,它可增加子宫的收缩力及收缩频率。前列腺素类的药物,不论哪种形式,都不应给孕妇使用。服用米索前列醇的病人怀孕后应立即停止使用。

(3)硫糖铝:硫糖铝是硫酸二糖与氢氧化铝的化合物。它不改变胃酸及蛋白酶的分泌。极少量被吸收,并在溃疡面上形成覆盖溃疡的保护膜,减轻胃酸刺激。在对小鼠、兔子应用人类剂量50倍的药物实验中没有发现对胎儿有伤害。孕妇的对照试验还没有详细的研究,不清楚人乳中是否含有此种药物,但普遍认为含量极少。

(4)枸橼酸铋钾:本药对HP感染实验证明有杀菌作用,故对HP感染性胃炎应用有效。现在还没有关于亚水杨酸铋对胎儿及哺乳期婴儿影响的研究。水杨酸盐会引起动物畸形并导致幼鼠出血。水杨酸盐或铋在羊水中、脐带中及母乳中所含的量尚不清楚。一般不推荐作为孕期用药。

硫糖铝和枸橼酸铋钾目前已少用作治疗消化性溃疡的一线药物。枸橼酸铋钾(胶体次枸橼酸铋)因兼有较强抑制幽门螺杆菌作用,可作为根除幽门螺杆菌联合治疗方案的组分,但要注意此药不能长期服用,因会过量蓄积而引起神经毒性。

(5)二甲硅油:二甲硅油的商品名称为喜美得,每片含二甲硅油25mg或50mg、氢氧化铝40mg或80mg,是一种治疗胃肠胀气的药物,适用于胃酸过多和消化性溃疡。它对孕期及哺乳期妇女无不良反应,此药不提高溃疡的治愈率,但它常与第一线的抗酸药物配合应用。

3.根除幽门螺杆菌治疗 对幽门螺杆菌感染引起的消化性溃疡,根除幽门螺杆菌不但可促进溃疡愈合,而且可预防溃疡复发,从而彻底治愈溃疡。因此,凡有幽门螺杆菌感染的消化性溃疡,无论初发或复发、活动或静止、有无合并症,均应予以根除幽门螺杆菌治疗。

(1)根除幽门螺杆菌的治疗方案:已证明在体内具有杀灭幽门螺杆菌作用的抗生素有克拉霉素、阿莫西林、甲硝唑(或替硝唑)、四环素、呋喃唑酮、某些喹诺酮类如左氧氟沙星等。PPI及枸橼酸铋钾体内能抑制幽门螺杆菌,与上述抗生素有协同杀菌作用。目前尚无单一药物可有效根除幽门螺杆菌,因此必须联合用药。应选择幽门螺杆菌根除率高的治疗方案力求一次根除成功。研究证明,以PPI或枸橼酸铋钾为基础加上两种抗生素的三联治疗方案有较高根除率。这些方案中,以PPI为基础的方案所含PPI能通过抑制胃酸分泌提高口服抗生素的抗菌活性从而提高根除率,再者PPI本身具有快速缓解症状和促进溃疡愈合作用,因此是临床中最常用的方案。而其中,又以PPI加克拉霉素再加阿莫西林或甲硝唑的方案根除率最高。幽门螺杆菌根除失败的主要原因是患者的服药依从性问题和幽门螺杆菌对治疗方案中抗生素的耐药性。因此,在选择治疗方案时要了解所在地区的耐药情况。近年世界不少国家和我国一些地区幽门螺杆菌对甲硝唑和克拉霉素的耐药率在增加,应引起注意。呋喃唑酮(200mg/d,分2次)耐药性少见、价廉,国内报道用呋喃唑酮代替克拉霉素或甲硝唑的三联疗法亦可取得较高的根除率,但要注意呋喃唑酮引起的周围神经炎和溶血性贫血等不良反应。治疗失败后的再治疗比较困难,可换用另外两种抗生素(阿莫西林原发和继发耐药均极少见,可以不换),如PPI加左氧氟沙星(500mg/d,每天1次)和阿莫西林,或采用PPI和枸橼酸铋钾合用再加四环素(1500mg/d,每天2次)和甲硝唑的四联疗法。

(2)根除幽门螺杆菌治疗结束后的抗溃疡治疗:在根除幽门螺杆菌疗程结束后,继续给予一个常规疗程的抗溃疡治疗(如DU患者予PPI常规剂量,每日1次,总疗程2~4周,或H_2RA常规剂量,疗程4~6周;GU患者PPI常规剂量,每日1次,总疗程4~6周,或H_2RA常规剂量,疗程6~8周)是最理想的。这在有并发症或溃疡面积大的患者尤为必要,但对无并发症且根除治疗结束时症状已得到完全缓解者,也可以考虑停药以节省药物费用。

(3)根除幽门螺杆菌治疗后复查:治疗后应常规复查幽门螺杆菌是否已被根除,复查应在根除幽门螺杆菌治疗结束至少4周后进行,且在检查前停用PPI或铋剂2周,否则会出现假阴性。可采用非侵入性的^{13}C或^{14}C尿素呼气试验,也可通过胃镜在检查溃疡是否愈合的同时取活检做尿素酶及(或)组织学检查。对未排除胃恶性溃疡或有并发症的消化性溃疡应常规进行胃镜复查。总之,孕期消化性溃疡并不常见。胃食管反流综合征和妊娠剧吐是主要的与孕期相关的上消化道疾病。消化不良的症状是上述三种疾病共有的,很难确定是否在消化性溃疡中占主导地位。在诊断消化性溃疡及上消化道出血时应大胆使用内镜。

目前对孕期消化性溃疡的治疗有了一定的提高,它可以继发性引起低胃酸分泌并增加保护性黏液的分泌,这对患此病的孕妇可提供一定的保护。吸烟及有溃疡史的孕妇更易患消化性溃疡。以PPI为主的复合药物治疗被认为是相当安全及有效的孕期溃疡治疗方法,但是考虑到本病的治疗过程较长,建议有溃疡病史的孕龄妇女孕前常规到消化科体检,最好孕前将其治愈。

(周丽霞)

第八节 妊娠合并胃炎

胃炎是妇女怀孕期间常出现的消化系统疾病之一,指的是任何病因引起的胃黏膜炎症,常伴有上皮损伤和细胞再生。按临床发病的缓急和病程的长短,一般将胃炎分为急性胃炎和慢性胃炎。

【病因】

急性胃炎是由多种病因引起的急性胃黏膜炎症。主要包括:①急性幽门螺杆菌感染引起的急性胃炎;②除幽门螺杆菌之外的病原体感染及(或)其毒素对胃黏膜损害引起的急性胃炎。进食被微生物及(或)其毒素污染的不洁食物所引起的急性胃肠炎,以肠道炎症为主,有关论述详见传染病学。由于胃酸的强力抑菌作用,除幽门螺杆菌之外的细菌很难在胃内存活而感染胃黏膜,因此一般人很少患除幽门螺杆菌之外的感染性胃炎。但当机体免疫力下降时,可发生各种细菌、真菌、病毒所引起的急性感染性胃炎。临床上急性发病,常表现为上腹部症状;③急性糜烂出血性胃炎。引起本病的常见病因有药物、应激、乙醇,以胃黏膜多发性糜烂为特征,常伴有胃黏膜出血,可伴有一过性浅溃疡形成。内镜检查可见胃黏膜充血、水肿、出血、糜烂(可伴有浅表溃疡)等一过性病变。病理组织学特征为胃黏膜固有层见到以中性粒细胞为主的炎性细胞浸润。

慢性胃炎是由各种病因引起的胃黏膜慢性炎症。我国2006年达成的中国慢性胃炎共识意见中采纳了国际上新悉尼系统的分类方法,根据病理组织学改变和病变在胃的分布部位,结合可能病因,将慢性胃炎分成非萎缩性(以往称浅表性)、萎缩性和特殊类型三大类。主要原因包括幽门螺杆菌感染、饮食和环境因素、自身免疫、其他因素如幽门括约肌功能不全时含胆汁和胰液的十二指肠液反流入胃,可削弱胃黏膜屏障功能。其他外源因素,如酗酒、服用NSAID等药物、某些刺激性食物等均可反复损伤胃黏膜。理论上这些因素均可各自或与幽门螺杆菌感染协同作用而引起或加重胃黏膜慢性炎症,但目前尚缺乏系统研究的证据。

多数女性在怀孕6周以上时,会出现恶心、呕吐,一般出现在早晨起床后数小时内。症状轻者食欲下降,偶有恶心、呕吐;少数人症状明显,吃什么吐什么,不吃也吐,呕吐也不限于早晨,而且嗅觉特别灵敏,嗅到厌恶的气味也会引起呕吐。此为妊娠反应,可能使慢性胃炎症状加重,与激素分泌有关。随胎儿增大,胃肠的形态和位置及所处的环境也发生变化,易出现饱胀、便秘、打嗝等消化不良症状,有慢性胃炎的妇女症状可加重。

【临床表现和诊断】

由幽门螺杆菌引起的急、慢性胃炎多数患者症状轻微(如上腹不适或隐痛)或无症状,或症状被原发病掩盖,多数患者亦不发生有临床意义的急性上消化道出血。有症状者表现为上腹痛或不适、上腹胀、早饱、嗳气、恶心等消化不良症状,这些症状与疾病的严重程度并无肯定的相关性。临床上,急性糜烂出血性胃炎患者多以突然发生呕血和(或)黑粪的上消化道出血症状而就诊。据统计在所有上消化道出血病例中由急性糜烂出血性胃炎所致者约占 10%～25%,是上消化道出血的常见病因之一。有近期服用 NSAID 史、严重疾病状态或大量饮酒患者,如发生呕血和(或)黑便,应考虑急性糜烂出血性胃炎的可能,确诊依赖于急诊胃镜检查。内镜可见以弥漫分布的多发性糜烂、出血灶和浅表溃疡为特征的急性胃黏膜病损,一般应激所致的胃黏膜病损以胃体、胃底为主,而 NSAID 或乙醇所致者则以胃窦为主。强调内镜检查宜在出血发生后 24～48 小时内进行,因病变(特别是 NSAID 或乙醇引起者)可在短期内消失。延迟胃镜检查可能无法确定出血病因。

【治疗和预防】

对急性糜烂出血性胃炎应针对原发病和病因采取防治措施。对处于急性应激状态的上述严重疾病患者,除积极治疗原发病外,应常规给予抑制胃酸分泌的 H_2 受体拮抗药或质子泵抑制剂,或具有黏膜保护作用的硫糖铝作为预防措施;对服用 NSAID 的患者应视情况应用 H_2 受体拮抗药、质子泵抑制剂或米索前列醇预防。对已发生上消化道大出血者,按上消化道出血治疗原则采取综合措施进行治疗,质子泵抑制剂或 H_2 受体拮抗药静脉给药可促进病变愈合,有助止血,为常规应用药物。

孕妇可以选用的胃药:

1.制酸药　如氧化镁、三硅酸镁、铝碳酸镁或复方制剂复方石菖蒲碱式硝酸铋(胃得乐)、盖胃平、复方维生素 U 片等。

氧化镁既抗酸,又有轻泻作用,可兼疗便秘。三硅酸镁抗酸作用虽弱且慢,但维持时间可达 4～5 小时,又可产生胶状物质覆盖溃疡面,具有黏膜保护作用。铝碳酸镁(达喜)既能迅速中和胃酸,又能可逆性地使胃蛋白酶和胆酸失去活性,且能增强黏膜的保护作用,是目前应用最广泛的胃药之一,适用于消化性溃疡、胃黏膜糜烂、胃食管反流等相关疾病及胆汁反流。复方石菖蒲碱式硝酸铋含有多种成分,既使抗酸作用增强,又可避免产生便秘等不良反应。盖胃平主要用于胃酸反流。复方维生素 U 片外层为制酸剂,服后先发挥抗酸作用,内层含抗溃疡成分,随后发挥作用。

2.胃膜素　能在胃内形成膜,覆盖溃疡面,能抗胃蛋白酶,还有轻微的抗酸作用。

3.蒙脱石　既是肠药,可防治腹泻,又是胃药,可用于各种胃病。本品服后不吸收入血液循环,故安全,其主要作用为覆盖消化道黏膜,加强黏膜的屏障与修复功能,又能抑制病毒、细菌及其产生的毒素。

4.谷维素(阿魏酸酯)　可调节自主神经功能,改善情绪,减轻紧张与焦虑,并能改善睡眠,主要用于胃肠神经官能症。有抗溃疡作用,可用于消化性溃疡,对慢性胃炎也有明显改善症状的作用。

5.助消化药　可用维生素 BT 片(康胃素)、胃蛋白酶及多酶片,以加强消化。

6.止吐药　可服用维生素 B_6,但不可以长期大剂量应用,以免引起胎儿维生素 B_6 依赖症。

禁用与慎用的胃药:

1.两类抑酸剂　包括西咪替丁、雷尼替丁、法莫替丁等 H_2 受体拮抗药,以及奥美拉唑、兰索拉唑等质子泵阻滞剂。

2.胃肠促动力药　如甲氧氯普胺(胃复安)、多潘立酮(吗丁啉)、西沙必利、莫沙必利、伊托必利、格拉司琼、曲美布汀、匹维溴铵、替加色罗、大麻隆等。

3.前列腺素制剂　如米索前列醇、罗沙前列醇、恩前列素等。

4.麦滋林-S　虽疗效较好,安全性高,但对胎儿的影响尚未确定,故也在慎用之列。

(杜守敏)

第九节 妊娠合并系统性红斑狼疮

系统性红斑狼疮(SLE)是一表现有多系统损害的慢性系统性自身免疫病,其血清具有以抗核抗体为代表的多种自身抗体。本病病程以病情缓解和急性发作交替为特点,有内脏(肾、中枢神经)损害者预后较差。本病在我国的患病率为0.7/1000～1/10000以女性多见,尤其是20～40岁的育龄女性。通过早期诊断及综合性治疗,本病的预后较前明显改善。

一、病因

(一)遗传因素

1. 流行病学及家系调查资料表明,SLE患者第1代亲属中患SLE者8倍于无SLE患者家庭,单卵孪生患SLE者5～10倍于双卵孪生的SLE发病率。然而,大部分病例不显示有遗传性。

2. 易感基因:多年研究已证明SLE是多基因相关疾病。有HLA-Ⅲ类的C2或C4的缺损,HLA-Ⅱ类的DR2、DR3频率异常。它们的异常又和自身抗体的种类和症状有关,如DR2/DQ1(与抗SSA抗体相关)、DR3/DQ2(与抗SSA、SSB抗体相关)、DR2/DR6(与抗Sm抗体相关)。DR4则减少SLE与狼疮肾炎的易感性。HLA以外的易感基因有1q23、1q41-42及染色体2、3、4、6等多个部位。总的来说:①SLE是个多基因病;②多个基因在某种条件(环境)下相互作用而改变了正常免疫耐受性而致病;③基因与临床亚型及自身抗体有一定相关性;④在实验动物中看到有保护性基因。

(二)环境因素

1. 阳光、紫外线使皮肤上皮细胞出现凋亡,新抗原暴露而成为自身抗原。
2. 药物、化学试剂、微生物病原体等也可诱发疾病。

二、临床表现

临床症状多样,早期症状往往不典型。

1. 全身症状 活动期患者大多数有全身症状。约90%的患者在病程中出现各种热型的发热,尤以低、中度热为常见,发热应除外感染因素,尤其是在免疫抑制剂治疗中出现的发热。此外尚有疲倦、乏力、体重下降等。

2. 皮肤与黏膜 80%患者在病程中出现皮疹,包括颊部呈蝶形分布的红斑、盘状红斑、指掌部和甲周红斑、指端缺血、面部及躯干皮疹,其中以颊部蝶形红斑最具特征性。SLE皮疹多无明显瘙痒,明显瘙痒者提示过敏,免疫抑制剂治疗后的瘙痒性皮疹应注意真菌感染。接受激素和免疫抑制剂治疗的SLE患者,若不明原因出现局部皮肤灼痛,有可能是带状疱疹的前兆。在免疫抑制和(或)抗生素治疗后的口腔糜烂,应注意口腔真菌感染。

2. 器官损害 累及骨关节、肾脏、心血管、呼吸、神经、消化、造血、眼等各个系统。

三、实验室和其他辅助检查

(一)一般检查

血、尿常规的异常代表血液系统和肾受损。红细胞沉降率增快表示疾病控制尚不满意。

(二)自身抗体

自身抗体是 SLE 诊断的标志物、疾病活动性的指标及可能出现的临床亚型。常见而且有用的自身抗体依次为抗核抗体谱、抗磷脂抗体和抗组织细胞抗体。

1.抗核抗体谱　出现在 SLE 的有核抗体(ANA)、抗双链 DNA(dsDNA)抗体,抗 ENA(可提取核抗原)抗体。

2.抗磷脂抗体　包括抗心磷脂抗体、狼疮抗凝物、梅毒血清试验假阳性等对自身不同磷脂成分的自身抗体。结合其特异的临床表现可诊断是否合并有继发性 APS。

3.抗组织细胞抗体　抗红细胞抗体,现以 Coombs 试验测得。抗血小板相关抗体导致小板减少。

4.其他　有少数患者血清出现 RF 和抗中性粒细胞胞质抗体。

(三)补体

目前常用的有总补体(CH50)、C3 和 C4 的监测。补体低下,尤其是 C3 低下常提示有 SLE 活动。C4 低下除表示 SLE 活动性外,尚可能是 SLE 易感性(C4 缺乏)的表现。

(四)其他检查

狼疮带试验:SLE 的阳性率约 50%,狼疮带试验阳性代表 SLE 活动性。肾活检病理:对狼疮肾炎的诊断、治疗和预后顾及均有价值,尤其对指导狼疮肾炎治疗有重要意义。X 线及影像学检查:有助于早期发现器官损害。

四、诊断

1.诊断标准　目前普遍采用美国风湿病学会 1997 年推荐的 SLE 分类标准。该分类标准的 11 项中,符合 4 项或 4 项以上者,在除外感染、肿瘤和其他结缔组织病后,可诊断 SLE。

2.SLE 病情活动性的评估　各种 SLE 的临床表现,尤其是新近出现的症状,以及与 SLE 相关的多数实验室指标,均可提示疾病的活动。包括:乏力、体重下降;发热(已排除感染);皮肤黏膜表现(新发红斑、脱发、黏膜溃疡);关节肿痛;胸痛(浆膜炎);泡沫尿、少尿、水肿;血管炎;头痛、癫痫发作(需排除中枢神经系统感染);血三系(红细胞系、粒细胞系、巨核细胞系)减少(除外药物所致);红细胞沉降率增快;管型尿、血尿、蛋白尿、非感染性白细胞尿;肾功能异常;低补体血症、DNA 抗体滴度增加。

3.SLE 病情轻重程度的评估　SLE 病情轻重程度的评估包括:①轻型 SLE:SLE 诊断明确或高度怀疑,病情稳定,呈非致命性,所累及的靶器官(肾脏、血液系统、肺、心脏、消化系统、中枢神经系统、皮肤、关节)功能正常或稳定,无明显 SLE 药物治疗的不良反应;②重型 SLE:有重要器官累及并影响其功能的情况;③狼疮危象:急性的危及生命的重型 SLE,包括急进性狼疮性肾炎、严重的中枢神经系统损害、严重的溶血性贫血、血小板减少性紫癜、粒细胞缺乏症、严重心脏损害、严重狼疮性肺炎、严重狼疮性肝炎、严重的血管炎等。

五、SLE 与妊娠

SLE 患者生育能力正常。患者如无肾脏等重要器官损害,病情已控制 1 年以上,泼尼松维持量小于 15mg/d,可允许妊娠,但妊娠初 3 个月内易流产,末 3 个月及产后病情易加重。正常妊娠时 C3 增高,平均增高 25%,故 SLE 孕妇如 C3 已恢复至正常水平但不升高,则仍应视为病情有活动或有复发可能。避孕者宜避免服用雌激素避孕药和使用宫内节育器,后者易致感染。

(一)妊娠对 SLE 的影响

妊娠期间 SLE 的恶化率与受孕时 SLE 疾病状态密切相关。多数研究认为,SLE 患者妊娠若处于病情稳定期,则母儿相对安全。狼疮活动期妊娠,多有不良结局。缓解期及控制期患者的恶化率较活动期有显著降低。Clark 等研究表明,缓解期较控制期恶化率更低,但即使已处于病情稳定期,妊娠后狼疮仍可能在妊娠的各个时期及产后恶化,其恶化率约在 13%~60%,其恶化时间多出现在妊娠早期和产褥期,且多数表现为皮肤、关节等病变。这主要是妊娠期体内激素水平的变化,使免疫反应持续紊乱,雌激素水平升高,诱导多克隆 β 细胞活化,增加了自身抗体的产生及表达,使得机体体液免疫反应持续增强,引起的活动或加重。特别是在不稳定期受孕更容易造成 SLE 病情恶化。而催乳素作为一种免疫应答的刺激剂,参与妊娠期间的免疫及炎症反应,与妊娠期及产褥期 SLE 的恶化密切相关。妊娠期间肾脏负担加重,狼疮性肾炎患者,多数妊娠期间病情加重,一般多发生在妊娠晚期,产后 3~6 个月仍有少数患者肾功能不正常。

(二)SLE 对妊娠的影响

1.SLE 对母体的影响　SLE 可导致孕妇本身病情加重及增加妊娠高血压综合征的发生率,活动期 SLE 肾炎孕妇并发先兆子痫发生率为 45%,稳定期 SLE 肾炎的发生率为 83%,患有 SLE 肾炎的孕妇子痫发生率高达 64%。SLE 孕妇可能还存在凝血因子增高以及抗凝、纤溶作用的相对减弱,凝血、抗凝、纤溶之间的不平衡,致 SLE 孕妇在产后可能有出血倾向存在。由于 SLE 的基础病变,母体产后可能发生肺栓塞、肺出血、心脏血管栓塞等致命表现。长期使用皮质类激素,母体免疫受抑制,产后易发生感染,也易发生骨质疏松、低钙。长期使用皮质类激素,母体免疫受抑制,产后易发生感染,也易发生骨质疏松、低钙。

2.SLE 对胎儿的影响　SLE 对早、中、晚期妊娠的结局都有不良影响。主要表现为流产、死胎、早产及宫内发育迟缓等。流产、死胎的几率明显上升,约是正常孕妇的 5 倍。20% 左右的患者则可能发生早产,主要与 SLE 本身的血管病变、抗磷脂抗体及抗 SSA 抗体等自身抗体以及狼疮抗凝物等有关。Dhar 等认为,胎儿发育缺陷(死胎、流产、早产等)在一定程度上可以预示母体已经存在 SLE,而这一推断甚至可以提前到临床诊断 SLE 前 5 年左右。因而,妊娠的丢失可能是胎儿感知到母体免疫系统异常后作出的保护性反应。由于免疫复合物的沉积,易导致胎儿心肌弹性纤维组织增生,传导系统纤维变性,临床上表现为胎儿心动过缓、心律不齐、完全性或不完全性房室传导阻滞。

3.SLE 对新生儿的影响　SLE 有遗传易感性,Petri 的资料显示,100 例 SLE 孕妇所生婴儿中,有 27 例新生儿狼疮,在分娩时即可发现。皮肤损害表现为蝶形红斑,可于 3 个月内消失,不留痕迹。孕母血抗 SSA 和抗 SSB 抗体阳性时,新生儿狼疮易发生完全性房室传导阻滞,并且新生儿的完全性房室传导阻滞是不可逆的,终生需要起搏器替代。新生儿狼疮的诊断、病情估计和预后判断,主要根据临床和实验室检查。对 SLE 女性子代应追踪至青春期以后。

六、治疗

1.糖皮质激素治疗　糖皮质激素是治疗妊娠合并 SLE 最重要的药物。一般选用泼尼松或甲泼尼龙。

根据近年来的研究,发现胎盘能产生 11β-脱氢酶,此酶可将进入胎盘的泼尼松氧化成无活性的 11-酮形式,因此孕妇服用泼尼松对胎儿无影响;但地塞米松、倍他米松不能为胎盘氧化,故可影响胎儿,不宜采用。

对病情较稳定者,推荐在妊娠期使用小剂量泼尼松(<15mg/d),并定期监测疾病活动情况;对于病情明显活动者可酌情加大激素用量。泼尼松对于母体的不良反应在于会引起妊娠期的高血压、先兆子痫及糖尿病。临产前,可给相当于产前糖皮质激素剂量 2 倍的氢化可的松或甲泼尼松静滴,连续 3 日,产后再根据病情逐步减量。

大剂量静脉滴注甲泼尼龙对于治疗重症狼疮肾炎、狼疮脑病及狼疮血液系统疾病有着较好的疗效。尽管甲泼尼龙可以通过胎盘,但是大量临床资料发现,这对胎儿并没有特殊不良反应。对于哺乳期妇女,如泼尼松使用量大于 20mg/d,因药物可以通过乳汁,在这种情况下建议哺乳时间和服药时间间隔 4 小时。

2. 免疫抑制剂 这类药物能在孕期安全应用的品种非常有限,除非妊娠期 SLE 活动,并且患者对激素无效或有禁忌证,则可酌情应用免疫抑制剂。

硫唑嘌呤是一种嘌呤类似物,可以干扰腺嘌呤及鸟嘌呤核糖核苷的合成。硫唑嘌呤配合糖皮质激素广泛地用于系统性红斑狼疮患者的治疗,尤其在系统性红斑狼疮合并血液病、中枢神经系统损害、血管炎和狼疮肾炎的情况下。研究发现,妊娠期应用常规剂量的硫唑嘌呤对胎儿的致畸风险较低,妊娠服用相对安全(50mg/d),但因有免疫抑制作用,可导致胎儿胸腺及淋巴组织抑制、一过性淋巴细胞减少及免疫缺乏、IgG 及 IgM 水平下降、IgA 水平持久下降、持久巨细胞病毒感染,也可导致宫内发育迟缓。

3. 非甾体抗炎药 小剂量阿司匹林(25~50mg/d)在整个孕期均可安全地应用,尤其适用于有习惯性流产病史或抗磷脂抗体阳性者。但在使用阿司匹林时,必须同时监测血小板聚集试验以及注意出血倾向,必要时停药。

(赵素娥)

第十节 妊娠合并甲状腺功能亢进

生育年龄的妇女患甲状腺疾病是常见的。大多数病例的原因是自体免疫。Graves 病、桥本甲状腺炎或慢性甲状腺炎在患甲状腺功能亢进的妇女中占多数。尽管有些患者被劝告不能生育,但自发妊娠仍有发生。患有甲状腺疾病的妇女在妊娠中可能发生在胎儿身上潜在的医学问题,特别是甲状腺功能不全。患甲状腺疾病的妇女预防措施是重要的。绝大多数患甲状腺疾病的妇女并非禁忌口服避孕药。患有甲亢的妇女和曾行甲状腺部分切除术及 [131]I 治疗的 Graves 病患者,其妊娠结果均可能受到影响。内科医生在诊断妊娠合并 Graves 病时,可能遇见几种临床情况:①患者正在接受抗甲状腺药(ATD)治疗;②在妊娠中第一次被诊断为甲亢;③甲亢患者以前曾接受部分甲状腺切除术治疗;④甲亢曾接受过抗甲状腺药治疗后处于缓解状态;⑤曾生育过甲状腺功能不良的患儿。每种临床情况的治疗决定都需在详细综合内科及产科病史,细致的体格检查,以及对实验室检查作出正确解释的基础上确定。已报道妊娠妇女合并甲亢或曾患甲亢的并发症中,绝大多数与缺乏对疾病自然过程的了解、对药物治疗缺乏耐心和顺从,或是妊娠中此病诊断太晚有关。如果在妊娠中能早期确诊和正确的治疗,那么母亲及孕期胎儿的预后将是良好的。

在使用抗甲状腺药(ATD)治疗妊娠合并甲亢以前,治疗方法包括单独使用复方碘溶液,或与甲状腺次全切除术联合治疗,使围生期死亡率降低到 4%~32%,比仅用支持疗法的孕妇胎儿死亡率 45% 明显降低。而新生儿的甲状腺肿及甲状腺功能低下却成为常见并发症。1951 年报道丙硫氧嘧啶(PTU)治疗 19 例妇女 22 次妊娠,丙硫氧嘧啶的开始剂量为 300mg/d,分次服用,药物剂量随临床症状的好转而减少,到妊娠晚期减为每次50mg,每天2次,在分娩时停药,无1例新生儿死亡,无新生儿甲肿或甲减患者。

为了避免新生儿发生甲肿和甲减,建议当患者甲状腺功能恢复正常时加用甲状腺素治疗。在妊娠的最后几周可减少PTU用量,50～100mg/d控制甲亢。

产后阶段的Graves病的复发和恶化首先由Amino等人报道,并意识到患Graves病的妇女产后复发的甲亢应与产后发生的甲状腺炎、甲亢相鉴别。

【流行病学】

据报道,妊娠合并甲亢的流行率约为0.2%,日本筛查9453例早期妊娠的妇女,0.4%有抑制性血浆TSH和自身免疫性甲状腺疾病的其他化学标志物。另外约0.4%妇女血浆TSH受抑制,但没有自身免疫的其他指标。这一发现与正常早期妊娠妇女血浆中TSH抑制或降低是一致的。

【病因学】

妊娠合并甲亢的最常见原因是Graves病,约占病人总数85%。其他原因包括多结节性甲状腺肿、毒性单结节性甲状腺肿、亚急性甲状腺炎。医源性甲亢常见于接受甲状腺素治疗的患者。过量的甲状腺素治疗可使血清游离甲状腺素(FT_4)和游离甲状腺素指数(FT_4I)正常,并伴有血清TSH的抑制。少数病人诉说有偶发心悸,减少甲状腺激素的剂量会使甲状腺试验在4～6周内正常化。

【妊娠前的劝告】

未控制的甲亢使妊娠妇女流产、早产、先兆子痫、胎盘早剥等的发生率增加,早产儿、胎儿宫内发育迟缓、足月小样儿等的危险性提高。母体的TSAb可以通过胎盘刺激胎儿的甲状腺引起胎儿或新生儿甲亢。所以,如果患者甲亢未控制,建议不要怀孕;如果患者正在接受ATD治疗,血清TT_3或FT_3、TT_4或FT_4达到正常范围,停ATD或者应用ATD的最小剂量,可以怀孕;如果患者为妊娠期间发现甲亢,在告知妊娠及胎儿可能存在的风险后,如患者选择继续妊娠,则首选ATD治疗,或者在妊娠4～6个月期间手术治疗。妊娠期间应监测胎儿发育。有效地控制甲亢可以明显改善妊娠的不良结果。

未妊娠的Graves病患者有3种治疗方法。12～24个月的长期ATD治疗,使20%～50%的患者症状缓解。这对短期病史者、小的甲状腺肿及没有眼征的患者都有可能得到缓解。用^{131}I部分破坏甲状腺,手术切除大部分甲状腺组织等是可接受的治疗方法。甲状腺部分切除术的主要并发症是永久性甲减,病人需要甲状腺素替代治疗维持正常生理需要。不同形式的处理应同病人及其家属交待清楚,特别是那些可能对母亲、胎儿、新生儿有影响的长、短期并发症。人们常提的问题是ATD可能对胎儿产生什么不良反应?在怀孕前接受^{131}I治疗对母亲和胎儿有什么危险?行甲状腺切除术而患甲减的母亲甲状腺激素治疗会对胎儿产生什么不良反应?可以肯定地说,妊娠期甲状腺药物的使用对胎儿及新生儿没有影响,也没有证据说明母亲怀孕前接受的放射性治疗会对胎儿及孩子未来的生活产生不利影响。在怀孕前应使甲状腺功能恢复正常,避免在接受^{131}I治疗后的6个月内怀孕。在接受抗甲状腺药治疗过程中怀孕者对胎儿有潜在的影响,新生儿甲状腺肿及新生儿甲减是由于丙硫氧嘧啶和甲巯咪唑(MMI)剂量过大造成的。ATD治疗不会产生胎儿先天畸形。在怀孕过程ATD的剂量应经常调整,妊娠期间应有规律定期进行甲状腺试验。使血清FT_4和FT_4I水平处于正常高限的1/3。在怀孕的最后几周药物剂量可中断。还应告诉孕妇产后有甲状腺炎及甲亢复发的可能性,极少见有新生儿甲亢者。正接受甲状腺替代疗法的母亲,在怀孕过程中左甲状腺素的需求量会增加。在诊断妊娠时应测甲状腺功能,并在妊娠第20和24周之间,第28和32周之间复查,以估计甲状腺激素的正确替代剂量。

【临床表现】

妊娠合并甲亢的诊断可能有些困难。正常妊娠可以出现许多甲亢的症状与体征,如怕热、心悸等。也有病人出现严重的毒血症状,甚至有充血性心力衰竭,直到测定甲状腺功能后才弄清其原因。甲亢的典型症状、体征并非在每个患者身上都出现。只有细致的询问病史和体格检查后内科医生才怀疑本病。随着敏感的诊断技术的出现,在妊娠早期存在小的甲状腺肿、消瘦、无法解释的心动过速、多动症、异常的乏力、毒血症、脉压过大等,即可及早诊断和治疗,这对预防母亲、胎儿发病率,降低死亡率是至关重要的。大多数并发症的出现是由于甲亢未做到早诊断或早治疗。

Graves 病在 40 岁以下人群中是以自发性为主,它在 30～40 岁开始明显多见于女性,女：男为 7：1～10：1。呈现弥漫性甲状腺肿、甲状腺毒症,浸润性突眼及偶然出现浸润性皮肤病等特征。

1. 症状　大多数病例症状逐渐发展,就诊时病史已有数月。妊娠剧吐的患者有轻微症状(双手震颤,心悸)并长期恶心、呕吐。大多数患者主诉为神经质、易兴奋、心悸、疲劳、怕热、消瘦、月经规律的改变及正常体力活动耐力降低。患者上述症状有不同表现形式,易兴奋表现为人与人相互关系处理困难,易哭、易喜、个性改变或压抑,易疲劳表现为在同样条件下不如原来活跃。上楼梯常感无力或喘不过气来。怕热,患者可能抱怨屋内太热或想开窗或开空调。睡觉时盖薄被子。常见月经减少,甚至闭经;大便次数增加,但罕见明显的腹泻。心悸可呈持续性或发作性。常见食欲好而体重减轻,有约 10% 患者食欲低而体重增加。暴露在阳光下的皮肤有瘙痒或皮疹,在严重病例,随着充血性心力衰竭的发展会表现出一系列心血管系统症状。

2. 体征　细致的体格检查非常重要,可能会出现甲状腺实验室检查结果异常,妊娠的前半阶段病人,早期妊娠症状有时很难与真正的甲亢相鉴别。几乎每个年轻的 Graves 病患者都有甲状腺弥漫性增大,呈对称性,约为正常的 2～4 倍。甲状腺由软变硬,很少有恶变倾向。腺体表面光滑,也可见不规则或小叶结构。若弥漫性甲状腺肿会存在孤立小结。应随访观察有无恶变的可能性。触诊可能感觉到震颤,也能听到一种连续性杂音。皮肤(特别是手)温暖湿润,面色发红,手掌红斑,偶有毛细血管扩张征。有些病人可见白斑。头发敏感较脆,有头发脱落。指甲远侧边缘分离。甲床与指甲连续处不规则分离(甲剥离),又称 Plummer 指甲。

心血管功能的改变是甲状腺毒症的最显著表现。甲亢患者休息时外周阻力降低,由于每搏输出量和心率均增加,导致心脏输出量增加,经常出现心动过速,心率超过 90 次/分。由于收缩压高而舒张压低,使脉压增大。弥散而有力的心尖搏动提示心脏增大;而 X 线表现正常。在心尖区可听到收缩期甚至是提前或迟到的收缩期杂音,心音很响。有 10% 甲状腺毒症患者会出现房颤或心衰。妊娠合并甲亢的患者,血流动力学检测显示 65% 患者心排血量升高,而 35% 的患者外周阻力降低。

眼征在甲状腺毒症中是常见体征,上睑挛缩,在眼睑和角膜间露出巩膜。表现为目光炯炯有神,凝视。这是由于儿茶酚胺过量所致,而不依赖于 Graves 病的眼病。眼睑迟滞是指当向下视物时,上睑不能随眼球向下转动,向上视物时,眼球不能随眼睑向上转动。浸润性眼病是指 Graves 病的一种特征,有时虽经 ATD 治疗仍持续存在,发生于 30%～50% 的病人,症状包括眼部刺激感、畏光、流泪、眼部不适,特别在读书或看电视后,遇到烟雾刺激后加重。视物模糊及复视是多数严重患者的表现。眶周水肿不常见,可见结膜从下睑中隆起水肿。突眼以单侧者少,双侧者多,少数严重病人眼球半脱位及角膜溃疡,可致视盘水肿及失明。

神经系统反常表现坐卧不宁,注意力时间缩短及疲劳感下的强迫性运动。情绪波动,无明显原因大哭。可见手和舌头细颤。近端肌肉无力,表现为病人不能使腿保持在伸展位,或坐位、卧位时不用胳膊辅助不能抬起腿。

3. 实验室检查　FT_4 或 FT_4I 在几乎所有甲状腺毒症的病人中都升高。血清 TSH 使用敏感方法测定是抑制的或测不出来。有些病人血清 FT_4 可能在正常范围,或在正常上限,这些病人测定血清 FT_3 或游离三碘甲腺原氨酸指数(FT_3I)可证实诊断。

测定血清抗体和 TPOAb 证实是否存在自体免疫。在特殊情况下血清促甲状腺素受体抗体(TRAb)

有助于诊断，Graves病时TRAb有刺激性活性，也反映了甲状腺刺激性免疫球蛋白（TSI）活性。10%~27%的患者有血钙过高，部分病人甲亢合并甲状旁腺功能亢进，血清磷酸酶水平处于较高水平。

由于中性粒细胞降低，白细胞总数常较低，淋巴细胞相对过多，血小板和内在凝血机制在正常范围内。

Graves病患者其他自体免疫性疾病（如恶性贫血、原发性肾上腺功能减退、特发性血小板减少性紫癜及1型糖尿病等）发病增多，并出现相应实验室指标的改变。

【妊娠结局】

妊娠母亲与胎儿的后果与甲亢的控制与否密切相关，怀孕早期诊断并迅速开始治疗者或者在甲状腺毒症控制以后怀孕的患者，其母儿均预后良好。在妊娠后半阶段有甲亢者，母儿出现较多并发症，有些妇女症状不典型，因为病人年轻，相对健康，缺少并发因素，对病情有一定耐受性，直到出现并发症表现才就诊。并发症进展的诱因包括毒血症、感染和严重贫血。Davic等人报道，经济条件差的人群中，12年内60例妊娠妇女发现有甲亢，32例首次妊娠时确诊。8例未用ATD即分娩，其中5例发生充血性心力衰竭，1例自发流产；7例婴儿早产，其中4例是死产。发展为充血性心力衰竭患者中，3例有严重的先兆子痫，3例贫血，血细胞比容低于25%；2例合并肾盂肾炎，5例败血症致流产。36例经治疗的妇女在分娩时甲状腺功能正常，1例发展为充血性心力衰竭。

母亲甲亢没有及时控制也影响围生期的发病率及死亡率。早产儿、小胎龄儿、宫内死胎、毒血症已有报道。早产儿发病率为53%，死亡率24%，比治疗控制甲亢组明显为高。

【治疗】

妊娠合并甲亢的治疗，无论对母亲还是胎儿均十分重要，常用ATD疗法，也曾推荐应用β受体拮抗药和碘化物。必要时可以选择性甲状腺次全切除术。

1. 抗甲状腺药（ATD）治疗　治疗甲亢的药物主要有两种：丙硫氧嘧啶（PTU）和甲巯咪唑（MMI）。丙硫氧嘧啶被推荐为妊娠合并甲亢治疗的一线用药，因为甲巯咪唑可能与胎儿发育畸形有关。另外，甲巯咪唑所致的皮肤发育不全较丙硫氧嘧啶多见，所以治疗妊娠期甲亢优先选择丙硫氧嘧啶，甲巯咪唑可作为第二线用药。无论母亲现有Graves病还是有既往患病史，对妊娠和胎儿都是一个风险因素。对孕妇ATD治疗可能导致胎儿甲减，孕妇促甲状腺素受体抗体（TRAb）通过胎盘可能导致胎儿甲亢。因此，孕妇ATD治疗的目标是确保血清T_4在正常非妊娠人群参考范围的上限，避免胎儿出现甲减。应密切监测孕妇T_4和TSH水平，检测TRAb滴度水平，必要时进行胎儿超声检查，一般很少需要进行胎儿血样检测。妊娠期TRAb滴度正常和未进行ATD治疗的孕妇，罕见胎儿甲亢。欧洲常用卡比马唑，它是甲巯咪唑的代谢衍生物。其临床疗效与甲巯咪唑相似。这些药物抑制碘的氧化过程和碘化甲状腺素在甲状腺的合成，使甲状腺素的合成与释放减少。丙硫氧嘧啶和甲巯咪唑对降低血清中甲状腺激素浓度有相似作用。另外，丙硫氧嘧啶还直接抑制外周组织中T_4转变为T_3。甲巯咪唑的血清半衰期为6~8小时，而丙硫氧嘧啶为1小时，由于它们的半衰期不同，丙硫氧嘧啶应每8小时给药一次，甲巯咪唑每天1次。甲巯咪唑为5~10mg/片剂型，丙硫氧嘧啶为50mg/片。甲巯咪唑的效力是丙硫氧嘧啶的10倍，因为丙硫氧嘧啶与血浆蛋白结合比例高，胎盘通过率低于甲巯咪唑，丙硫氧嘧啶通过胎盘的量仅是甲巯咪唑的1/4。

ATD的不良反应出现在5%的患者（主要是皮疹、发热、恶心、瘙痒）。瘙痒可能是甲亢的症状，应详细慎重询问患者在开始ATD治疗前是否存在瘙痒，有些病人诉有金属性味觉，不中断治疗这些不良反应亦可消失。用丙硫氧嘧啶替代甲巯咪唑，交叉致敏者罕见，两种药物严重不良反应主要是粒细胞缺乏症，发生率约为1:300，与用药剂量明显相关。每天甲巯咪唑剂量低于25mg不会出现粒细胞缺乏症。粒细胞减少症是指粒细胞数低于$(1.8~2.0)\times10^9/L$（1800~2000/mm³），而粒细胞缺乏是指粒细胞数目少于$(0.5~1.0)\times10^9/L$（500~1000/mm³）。多数病例症状急性发作，包括发热、咽痛、全身不适及龈炎。这种罕见并发症可见于开始用药治疗10天到4个月后。在开始治疗前有必要测定淋巴细胞计数,因为Graves病常能找到淋巴细胞。应让病人知道潜在的并发症,指导中断用药和一出现相应症状及时看医生。该症需要住院并应用抗生素、糖皮质激素、支持疗法等综合治疗措施。

其他罕见的药物毒性作用包括肝炎、与脑炎相似的症状和血管炎。丙硫氧嘧啶可产生细胞损害,由甲巯咪唑引起的黄疸是胆汁淤积型黄疸。有ATD严重并发症的患者,不提倡可选择药物的转换。在妊娠中,甲状腺次全切除术是适应证,术前准备需用β受体拮抗药或碘化物治疗。

妊娠时应用两种ATD有相似的治疗效果。使用甲巯咪唑后的新生儿并发症是先天性皮肤发育不全。皮损局限于头皮顶部,特征为先天性皮肤缺乏,齿状缘、"溃疡"损害常能自愈。

ATD治疗妊娠期甲亢的目标是使用最小有效剂量的ATD,在尽可能短的时间内达到和维持血清FT_4在正常值的上限,避免ATD通过胎盘影响胎儿的脑发育。ATD过量可能产生新生儿甲减及甲状腺肿。孕妇一旦诊断甲亢均应治疗,可疑病例应密切观察,一出现症状或甲状腺试验恶化即开始治疗。有些孕妇随着妊娠进展,由于免疫学的改变,甲状腺试验可能自然转为正常,但甲亢常出现在产后期。

仔细观察疾病的临床发展和甲状腺试验对于妊娠合并甲亢的处理是很重要的。患者应定期随访,在治疗开始最好2周1次,每次均行甲状腺试验。妊娠早期控制甲亢可防止母亲严重的并发症,例如:早产、毒血症、充血性心力衰竭、甲状腺危象。甲亢未受控制的患者,会发生胎盘早剥,有严重症状的患者建议住院。

ATD的起始剂量是丙硫氧嘧啶50～100mg,每日3次或甲巯咪唑10～20mg,每日1次口服,监测甲状腺功能,及时减少药物剂量。大多数患者丙硫氧嘧啶不超过150mg,每日3次或甲巯咪唑不超过20mg,每日1次。有较大甲状腺肿、较长病史及较多症状者可适当加量。患者每2周复查1次,血清FT_4和FT_4I的浓度将有改善,在首次治疗后3～8周,甲状腺试验可正常。血清FT_4、FT_4I是观测对ATD治疗反应的最好试验。据报道,血清FT_4或FT_3I用于调整ATD剂量是不恰当的,因在母血中FT_3水平与脐带血中FT_4、FT_3的浓度无相关性,在经过硫脲类开始治疗后,母体内FT_4的正常化早于FT_3,母血中FT_4和脐带血中FT_4有较大相关性。当母体内FT_3正常时,有ATD治疗过量的危险。在母血FT_4水平正常后几周到几月,母血中TSH保持较低水平。所以在ATD治疗的前2个月测定血清TSH没有帮助。此后血清TSH的测定用于估计甲状腺功能状态与ATD剂量关系。正常的血TSH是对治疗反应良好的指标。此时ATD可减量,甚至可在妊娠最后几周停药。TSH测定对应用ATD患者的首次随诊有帮助,若TSH正常可减少ATD剂量。

如前所述,症状轻,病程短者对治疗反应较快。体重增加,脉率降低是对治疗效果好的体征。然而,脉率的估计受使用β受体拮抗药的限制。

一旦甲状腺试验结果改善,ATD剂量即可减半。如果甲状腺试验继续改善,随着病人症状改善,ATD剂量可进一步减少。治疗目的是使用最小剂量的ATD保持血FT_4I、FT_4水平在正常上限范围内。当患者甲状腺功能正常,继续使用小剂量ATD;丙硫氧嘧啶50～100mg或甲巯咪唑5～10mg,几周后ATD可停药。约30%甲亢病人ATD可于妊娠32～36周或再早些时间停药,为防复发连续治疗达妊娠32周是可取的。

由结节性(多发或单纯)甲状腺肿大引起的甲亢治疗与Graves病相似,有报告单纯毒性腺瘤引起的甲亢的治疗是在妊娠达13周后,在超声指导下经皮注射无水乙醇(95%浓度)4次,每次3ml无菌乙醇,每3天注射1次,患者在2周内甲状腺功能正常。

1例由垂体分泌TSH过多引起甲亢病例,接受连续皮下注射奥曲肽治疗后甲亢缓解,垂体瘤变小,怀孕后中断奥曲肽治疗。奥曲肽是一种生长激素释放抑制因子的一种长效类似物,但甲亢在6个月再发,再次治疗至分娩,婴儿甲状腺功能正常,体重3300g,且无先天畸形。病例特点是有临床甲亢症状与体征,患者可出现垂体瘤引起的面部损害,如头痛、视野缺损。甲状腺素增高和TSH增高。

2.甲状腺素加抗甲状腺治疗 如前所述,妊娠合并甲亢需要联合治疗,即甲状腺素加抗甲状腺联合治疗,加入左甲状腺素可降低产后甲状腺炎发生率。确切效果尚需要证实。

3.β受体拮抗药 β受体拮抗药对控制高代谢综合征很有效,它在与ATD联合应用时,仅用几周即使症状减轻。普萘洛尔的常用量为每6~8小时服20~40mg,阿替洛尔为25~50mg,每天2次,治疗几天症状即改善,维持剂量要保持心率在70~90次/分。可单独应用或用于甲状腺次全切除术的术前准备。外科手术后必须应用β受体拮抗药,以防发生甲状腺危象。因为普萘洛尔能引起胎儿宫内发育迟缓、产程延长、新生儿心动过缓等并发症,故不提倡长期应用该药。应用β受体拮抗药也会使自发流产率增高。

4.碘化物 妊娠期禁忌使用碘化物,因为它与新生儿甲减和甲状腺肿有关。仅在手术前准备的短时间内或处理甲状腺危象时应用碘化物对新生儿无危险。最近给一组轻度甲亢孕妇每天6~40mg碘化物。其中70%碘化物仅用于妊娠晚期(7~9个月)。甲状腺试验保持在正常上限或轻微升高。出生的新生儿均正常,无明显新生儿甲减。胎儿中仅有2例出现短暂脐血TSH升高。

5.外科 部分妊娠甲亢需要手术治疗。术前计划妊娠的甲亢患者需要服用丙硫氧嘧啶、普萘洛尔和碘制剂。外科手术虽是控制甲亢的有效方法,但仅适用于ATD治疗效果不佳,对ATD过敏,或者甲状腺肿大明显,需要大剂量ATD才能控制甲亢时。手术时机一般选择在妊娠4~6个月。妊娠早期和晚期手术容易引起流产和早产。术后要保持甲状腺功能正常。甲状腺次全切除术后提倡测TRAb的滴度,高滴度预示胎儿发生甲亢,如果胎儿甲亢诊断成立,给母亲的ATD将有效控制胎儿心动过速,使其生长正常化。

6.母乳喂养 近20年的研究表明,哺乳期应用ATD对于后代是安全的,使用丙硫氧嘧啶150mg/d或甲巯咪唑10mg/d对婴儿脑发育没有明显影响,但是应当监测婴儿的甲状腺功能;哺乳期应用ATD进行治疗的母亲,其后代未发现有粒细胞减少、肝功损害等并发症。母亲应该在哺乳完毕后,服用ATD,之后要间隔3~4小时再进行下一次哺乳。甲巯咪唑的乳汁排泌量是丙硫氧嘧啶的7倍,所以哺乳期治疗甲亢,丙硫氧嘧啶应当作为首选。

妊娠期和哺乳期禁用放射性碘,特别是孕12周之后,因为此时胎儿甲状腺很易聚集碘化物。育龄妇女在行^{131}I治疗前一定确定未孕。如果选择^{131}I治疗,治疗后的6个月内应当避免怀孕。偶有妊娠头3个月粗心应用^{131}I者,用药前做妊娠试验很有必要。建议病人在月经周期开始2周后接受治疗。如母亲在妊娠前12周内接受^{131}I治疗,会发生先天畸形和(或)先天性甲减。若治疗在12周后,则很可能发生甲减,若未终止妊娠,建议应用丙硫氧嘧啶7~10天,以减小碘化物循环的影响,降低胎儿的放射性暴露危险。

7.甲亢发作或危象 甲状腺危象是一种危及生命的情况,患者在应激情况下发展为甲状腺毒症,例如严重感染、麻醉药物应用、劳累、外科手术、停用ATD或^{131}I治疗后,它表现为甲亢症群的恶化,若存在甲亢的严重症状,应考虑本病;体温升高和脑神经系统的改变,包括易兴奋、严重震颤、焦急不安、智力状态改变、从定向力障碍到明显的精神失常或昏迷,若出现智力改变需做出甲状腺亢进症状发作的诊断。心血管系统症状包括心悸、充血性心力衰竭、快速心律失常或房颤。恶心、呕吐和腹泻也不少见。实验室检查对甲状腺亢进发作的诊断无帮助。可发现白细胞过多、肝酶升高、高钙血症等。妊娠合并甲亢发作的发病率为1%~2%,它常由先兆子痫、胎盘早剥、充血性心衰、感染及劳累触发。未治疗的妊娠合并甲亢发生甲状腺危象的危险性增大,以及应激状态下甲亢控制不良者易发甲状腺危象。

在应用ATD之前,甲状腺危象出现在甲状腺切除术后,若妊娠期行手术,则应在用ATD使甲状腺功能正常后手术,β受体拮抗药与ATD合用,或用于ATD过敏者。

甲亢发作治疗包括一般与特殊方法,病人应受特殊护理。首先弄清诱发因素,控制体温方法包括一条凉毛毯或海绵吸温水,酒精擦浴,不宜用水杨酸类,可用对乙酰氨基酚10~20g直肠给药,每3~4小时1次,神经系统障碍用氯丙嗪25~50mg,哌替啶25~50mg,每4~6小时1次,体外物理降温防止颤抖。特殊 ATD 包括降低由甲状腺释放的甲状腺激素方法，和阻止其在外周组织的作用。丙硫氧嘧啶因能阻止 T_4 转化为 T_3，300～600mg 负荷量口服、鼻饲或直肠栓剂给药，以后每 6 小时给予 150～300mg。以前对丙硫氧嘧啶有变态反应者，可应用一半剂量的甲巯咪唑，碘化物对阻止甲状腺素的释放有速效，在应用 ATD 之后 1～3 小时给予，以防止激素存留在甲状腺内，复方碘化物每天 30～60 滴，分 3 次给予，或口服饱和碘化钾 3 滴，每天 3 次，连用几天。若口服不耐受，可静脉给予碘化钠 0.5g 每 12 小时 1 次。另一种选择是通过口服碘化胆囊造影剂，例如碘泊酸钠。地塞米松磷酸盐 8mg，每天分次服用，或氢化可的松琥珀酸钠 300mg 每天或同等剂量的泼尼松 60mg，对阻止外周组织的 T_4 转化为 T_3 有效。还可防止潜在的急性肾上腺功能不全。以 1mg/分的速度静滴普萘洛尔用于控制脉率。若达到 10mg，应持续心电监护，若有耐受则给予口服 40～60mg，每 6 小时 1 次。在妊娠 24～28 周后应持续胎儿心电监护到甲状腺危象纠正后，直到分娩或心血管系统及代谢功能达正常。在分娩后建议用 [131]I 部分破坏术。在妊娠 24 周前，甲状腺功能达正常者也可手术。通过积极处理，死亡率降到小于 20%。

（孟庆堂）

第十一节　妊娠合并甲状腺功能减退

一般认为患有甲状腺功能减退症（简称甲减）的妇女不易怀孕，但是也有报道，少数即使甲状腺功能严重减退的病人也能成功怀孕。妊娠期母体甲减与妊娠高血压、胎盘早剥、自发性流产、胎儿窘迫、早产以及低体重儿的发生有关。一项 40 年的回顾性调查显示，正常对照组和临床甲减组妊娠高血压的发病率分别为 3.8% 和 11.6%；自然流产发生率分别为 3.3% 和 8.0%；早产分别为 3.4% 和 9.3%；围生期胎儿死亡分别为 0.9% 和 8.1%；低体重儿分别为 6.8% 和 22%。亚临床甲减的妊娠并发症尚无足够的临床资料。不同的临床结果引起的争议有两点：①母亲的甲状腺状况对于胎儿的生长发育有何影响；②甲状腺激素通过人类胎盘屏障的程度。近几年来，许多母亲与胎儿关系的实验与临床研究成果对该病的诊断与治疗起了积极作用。

【流行病学】

过去认为，妊娠前期或妊娠期有相当高的甲减发病率：美国白人约为 9‰，黑人约有 2‰，新生儿甲减约为 1/5000。1981～1990 年间新生儿甲减发病率为 1/1629。目前，妊娠合并甲减发病率很低，这主要是因为患有甲减的妇女频繁发生的不排卵周期所致生育能力下降。另外，孕期会伴有一系列综合征，其中包括自然流产（比正常妇女超出 2 倍），产期死亡率超过 20%（死胎及新生儿死亡）；存活的婴儿中有 10%～20% 婴儿先天畸形，50%～60% 身体、智力发育障碍。

妊娠甲减与妊娠期并发症风险升高相关，同时也与胎儿的神经认知功能发育不良相关。与妊娠甲减相关的不良事件包括早产、低体重儿和流产。研究显示这类患者若不经适当的监测和治疗，胎儿死亡的风险约为 60%；另有研究显示该类女性妊娠期高血压风险高达 22%，较甲状腺功能正常及亚临床甲减的妊娠期女性高。

亚临床甲减与妊娠期并发症和胎儿的神经认知缺陷风险升高相关。有研究显示甲状腺过氧化物酶抗体（TPOAb）阳性的妊娠期亚临床甲减女性的妊娠并发症风险显著升高，并有研究显示未经治疗甲减女性的后代智商低于正常女性后代，但母体亚临床甲减对胎儿神经认知功能发育的影响目前并未定论。

甲状腺激素对胎儿脑发育的整个过程均有重要影响。在孕早期，胎儿所需的甲状腺激素全部由母体提供，到了孕中期，胎儿甲状腺逐渐发育成熟，但甲状腺激素仍大部分由母体提供，而孕晚期甲状腺激素则主要靠自身合成,母体提供仅占10%。

【病因】

孕期甲减最常见的原因是甲状腺自身免疫性疾病(表20-3),查体发现大多数孕期妇女体内都有甲状腺素的自身抗体。慢性甲状腺炎所致的甲状腺肿,是孕期妇女原发性甲状腺功能衰退最常见的原因。甲状腺增生肥大是由淋巴腺瘤浸润所致。有些孕妇甲状腺萎缩,触诊摸不到甲状腺,可能是自身免疫过程破坏甲状腺所致。慢性甲状腺炎甲减的少见原因可能是对TSH受体的阻滞抗体,取代了最常见的TSH受体抗体,TSH受体抗体是促发Graves病的主要原因。

表20-3 孕期甲减的病因

原发性甲减的常见原因
　慢性自体免疫性甲状腺疾病
　甲状腺肿
　甲状腺萎缩
　放射性^{131}I部分切除术
　甲状腺切除术
原发性甲减较少见的原因
　暂时性甲减
　静止性(无痛性)甲状腺炎
　亚急性甲状腺炎
　药物诱发
　大剂量颈部外照射
　先天性甲减
　遗传性甲状腺新陈代谢异常
　甲状腺激素耐受综合征
继发性甲减
　垂体或下丘脑疾病

大多数病例甲减不是由慢性甲状腺炎引起,而是由于早期Graves病甲亢行^{131}I或甲状腺切除术治疗所致。少数病例(例如Hodgkin病)给高剂量体外放射甲状腺治疗也可以引起甲减。有时因为甲状腺癌(甲状腺上)可疑结节或毒性结节性甲状腺肿,而行甲状腺部分切除引起甲减。先天性甲状腺功能减退,遗传性甲状腺素代谢紊乱和甲状腺素耐受综合征在孕期很少发病。

妊娠期间尚未见报告其他少见原因甲减,例如结节病、淀粉样变性、血红蛋白沉着症、胱氨酸病、侵入性纤维性甲状腺炎或Riedel甲状腺肿。暂时性甲减可以发生于活动性(无痛性)和亚急性甲状腺炎,许多干扰甲状腺素生物合成,释放和(或)外周作用的药物可造成甲减,包括碘化物、抗甲状腺药(剂量不当时)、锂盐,特别是胺碘酮。胺碘酮是一种治疗室上性和室性心动过速的有效药物,无其他药物替代时,这种药物将来可能越用越多。母亲会因降低T_4、T_3转化率及抑制T_3作用而致甲减,有报道对胎儿可致甲减、甲亢、神经病性畸形,宫内发育迟缓及先天性心动过缓。另一些药物可能增加甲状腺素清除代谢,如卡马西平、利福平和苯妥英钠,还有部分药可干扰肠内吸收(如考来烯胺、硫糖铝、氢氧化铝和对孕期有特殊作用的药物硫酸亚铁)。脑垂体或下丘脑病变可出现继发性(中枢性)甲减。表现时即可考虑甲减诊断。在体表摸到或摸不到甲状腺肿大、肌肉酸痛、僵直,或表现为腕管综合征,脉率比正常妊娠时慢,深腱反射可以呈延长松弛期,也可见贫血(见实验室部分)。自身免疫性甲状腺疾病可以作为一种独立的疾病存在,也可见于全身性自身免疫过程的一部分,即累及不同的内分泌腺或其他结构(多腺体自身免疫综合征),包括肾上腺功能不全、1型糖尿病、恶性贫血、白癜风、甲状旁腺功能减退、黏膜皮肤念珠菌病、脱发、慢性活动性肝炎、肠道吸收不良综合征、重症肌无力。性腺功能衰退也可能是症状之一，病人如果不经过有效的不育症治疗是不会怀孕的。甲减可以引起孕前不规律的月经史，尤其月经过多。

近年来，妊娠早期母体亚临床甲减对胎儿脑发育第一阶段的影响备受关注。在胎儿甲状腺功能完全建立之前（即妊娠20周之前），胎儿脑发育所需的甲状腺激素主要来源于母体，母体的甲状腺激素缺乏可以导致后代的智力发育障碍。胎儿的初期脑发育直接依赖于母体循环中的T_4水平，而不依赖T_3水平。美国学者Haddow等首次发现，妊娠17周患甲减的母亲，未给予左甲状腺素治疗组母亲的后代在7~9岁时的智商（IQ）较正常对照组母亲的后代降低7分；而给予左甲状腺素治疗组的后代IQ与正常对照组后代没有区别。

单凭临床表现要作出甲减诊断是有困难的。孕期开展甲减筛查工作已证明，在35岁或以上患者有明显社会和经济效益。特别对高危人群应进行常规筛查，包括有甲亢治疗史或大剂量的颈部放疗史、产后甲状腺炎史（甲状腺自体免疫的证据）、甲状腺肿（结节性/弥漫性）、甲状腺疾病家族史，胺碘酮治疗，可疑垂体功能减退、1型糖尿病。部分1型糖尿病孕妇有亚临床甲减和蛋白尿并随妊娠进展，呈临床甲减表现和尿蛋白增多（从1.2~4g/d）。甲减较严重时胰岛素需要呈低水平，给甲状腺素治疗后恢复到以前水平。随孕期进展甲状腺抗体滴度无改变。

还应注意筛查有无其他内分泌腺的免疫紊乱，某些药物损害或生活环境化学品损害和高脂血症。

【实验室检查】

妊娠期甲状腺功能试验的解释在其他章节已有阐释。妊娠期间由于受多种因素的影响，TSH和甲状腺激素的参考范围与普通人群不同。诊断甲减最好的试验项目是血清TSH水平。它在甲减未出现临床症状和体征时即可提出早期诊断，也可以用于监视更准确的治疗。TSH是安全、省钱和可靠的检测项目。2011年7月25日，美国甲状腺学会（ATA）发布的《美国甲状腺学会妊娠和产后期间甲状腺疾病诊治指南》指出孕三期相应的血清TSH正常值范围，即孕早期0.1~2.5mIU/L，孕中期0.2~3.0mIU/L，孕晚期0.3~3.0mIU/L。临床应根据血清TSH水平在孕早期>2.5mIU/L，孕中晚期>3.0mIU/L，并结合血清游离甲状腺素（FT_4）水平确诊亚临床或临床甲状腺功能减退症。由于妊娠期FT_4波动较大，国际上推荐应用TT_4评估孕妇的甲状腺功能。妊娠期间TT_4浓度增加，大约为非妊娠时正常值的1.5倍。如妊娠期间TSH正常，仅TT_4低于100nmol/L（7.8μg/dl），可以诊断为低甲状腺素血症。继发性甲减（垂体丘丘脑病变）病人FT_4降低和血清TSH异常。甲减患者约30%~40%发现贫血，由于细胞生成减少而常见正常红细胞性贫血。当缺乏维生素B_{12}和叶酸时出现大细胞性贫血，缺铁出现小细胞性贫血。白细胞计数和血小板计数不受影响，血小板功能有异常，少数病人会有出血症。其他生化异常包括血脂（胆固醇、LDL、三酰甘油）升高、肌酸磷酸激酶（CPK）升高和肝功能轻度、可逆性异常。

近年来临床研究证明，存在甲状腺抗体（抗过氧化物酶抗体、抗线粒体抗体、抗球蛋白抗体）的妇女，无论她们的甲状腺功能如何，流产危险性都增大。尚不清楚是否这是甲状腺抗体自身的直接毒性效应，或是否同时存在其他已知造成流产的自身抗体（例如抗磷脂抗体）的病人是她们异常自身免疫的恰当指标。虽然有的孕妇流产时出现轻度甲减，大多数是甲状腺功能正常的。目前还不知道这种流产的危险性增大是否可以预防，治疗方式是否有效，母亲血液循环中存在的甲状腺抗体可以影响胎儿和新生儿。母亲TPOAb滴度升高，甲状腺功能正常者所生婴儿的IQ（10.5分）要比抗体阴性母亲所生婴儿明显降低。推测认为抗体直接影响了婴儿IQ，或在胎儿发育的关键环节上促发甲状腺功能不全。

目前已有记载的甲减孕妇若不治疗会出现先兆子痫、宫内死胎和胎盘早剥等。唯一的畸形是新生儿畸形足。孕妇产后出血、贫血（Hct<26%）。主要并发症为妊娠引发高血压和需要提前分娩。经过治疗甲

状腺功能正常的病人并发症的发生率降低,如果发生先兆子痫,则是在妊娠后期,且对母子危害较小。如分娩时仍有甲减、高血压等并发症在分娩前后会加重。

流产的危险性与循环甲状腺抗体的出现有关,但不清楚甲状腺的功能状态。在甲减较严重的妇女,恶性高血压和其他产前并发症增多,需要及早治疗和严密地监测,以保证甲状腺功能试验持续正常化,有效地预防或减少产前并发症。具有糖尿病、慢性高血压和贫血的病人更应该监测且正确治疗。甲状腺功能失调者高血压发生较频繁的原因还未完全弄清楚。甲减患者的心排血量降低和外周阻力升高,可能继发交感神经紧张和α-肾上腺素反应。

重度甲减的孕妇(既便未经治疗)能生下外观正常的婴儿,大多数患先天性甲减的新生儿并无症状或在产后立即出现甲减表现。这是因为母血中 T_4 能通过胎盘转移给胎儿,供胎儿发育之需要。当出生后失去母血 T_4 支持时若不进行替代支持治疗,就会发生甲减,并导致生长发育缺陷。

另一个孕期有自体免疫性甲状腺疾病的常见并发症(即使母亲的甲状腺功能正常)是产后的甲状腺功能障碍。有产后甲状腺炎的妇女是发生甲减的高危人群,以后妊娠时应进行筛查。

【治疗】

甲减孕妇及时诊断和治疗的目的,是使其甲状腺功能尽快地恢复正常和维持正常。理想的情况是在妊娠前使她们的甲状腺功能恢复正常。要做到这一点,须在必要时及时调整治疗,病人在孕期尤其需要较大的替代剂量。治疗方法简单、可行且非常有效;它可以预防和减少并发症。病人孕时和整个孕期的甲状腺功能正常,则母婴均处在低危中,除了定期的甲状腺功能检查外,不需要作其他特殊检查。那些开始时甲减,但经治疗甲状腺功能已恢复正常的患者仍有先兆子痫的危险(15%~30%),孕期仍有甲减的病人甚至有先兆子痫(22%~44%)、胎盘早剥、产后出血的更大危险。

推荐口服左甲状腺素(L-T_4)治疗,目标是妊娠早、中和晚期 TSH 范围分别为 0.1~2.5mIU/L、0.2~3.0mIU/L 和 0.3~3.0mIU/L。左甲状腺素作为治疗甲减的首选药物延用已久。直到 20 世纪 60 至 70 年代合成激素得到广泛应用之前,甲状腺制剂一直是主要的药物。合成药物的激素含量更合乎标准,它们代替了甲状腺片剂而成为主要的治疗药物。服 T_4 更好,T_4 在甲状腺外组织脱碘转变成 T_3,更接近于正常的生理过程。

推荐服用左甲状腺素的最佳时间是在早晨空腹时,一些孕妇尤其是前 3 个月,也许不能忍受此时间服药,也可以改在晚些时候无恶心、呕吐症状时服用。坚持在早晨给药可以提高该药疗效。许多孕妇在孕期服用硫酸亚铁,它可以形成不溶解的甲状腺素——高铁化合物,导致甲状腺素吸收减少。服用这两种药物至少应相隔 2 小时。妊娠期间开始的 TSH 水平,可用来估计要使升高的 TSH 达到正常化所需要左甲状腺素的剂量:TSH 高于正常但<10mU/ml,左甲状腺素需要(41±24)μg/d;血清 TSH 值 10~20mU/ml,左甲状腺素需要(65±19)μg/d;TSH 值>20mU/ml,左甲状腺素需要(105±32)μg/d。

由于大多数病人开始怀孕前就已经在治疗了,根据实际体重,按 2μg/kg 的初始剂量,因为全天甲状腺素分泌量与体重有关。未孕患者甲状腺素用量不应高于 1.6~1.7μg/(kg·d)。增加剂量是考虑到身体的需求而增加。其后用药量的增加则根据血清 TSH 水平判断,初始量 150μg/d,以后按 TSH 测定值调整剂量。以后根据临床需要每 4 周测定一次肝功能,直到 TSH 恢复到正常,病人甲状腺功能也恢复正常为止。剂量调整间隔如少于 4 周会导致治疗过度。

因缺乏随机对照研究,目前没有足够证据推荐或反对甲状腺素抗体(TAb)阴性的妊娠期亚临床甲减女性普遍使用左甲状腺素进行治疗。未经治疗的妊娠期亚临床甲减女性应每 4 周检测血清 TSH 和 FT_4 水平直至孕 16~20 周,并在孕 26~32 周至少检测一次以监测甲减进展。

妊娠期机体对左甲状腺素的需求不同。50%~80%甲减妊娠女性的孕期左甲状腺素用量须增加

$20\%\sim50\%$才能满足机体需要。从妊娠4~6周起,对外源性左甲状腺素的需求开始不断增加,直至妊娠16~20周;妊娠20周后到分娩前左甲状腺素需要量无显著变化;产后左甲状腺素需要量又恢复到产前水平。故使用左甲状腺素的妊娠女性,在妊娠16~20周前,每4周检查1次TSH和FT_4;产后6周须测定TSH一次。

美国临床内分泌医师学会主张对妊娠妇女进行TSH常规筛查,以及时发现和治疗临床甲减和亚临床甲减。育龄妇女亚临床甲减的患病率5%左右。一些学者主张对可能患甲减的高危人群做妊娠前的筛查。甲减的高危人群包括具有甲状腺疾病个人史和家族史者;甲状腺肿和甲状腺手术切除和^{131}I治疗史者;有自身免疫性疾病个人史和家族史者,例如系统性红斑狼疮、类风湿关节炎、1型糖尿病等。要加强对已患甲减育龄妇女的教育,让她们了解甲减对妊娠和胎儿脑发育的不良影响。

ATA指出甲状腺自身抗体阳性的亚临床甲减患者必须接受左甲状腺素治疗,治疗目标为孕三期血清TSH水平在正常范围内,妊娠前已经确诊的甲减,需要调整左甲状腺素剂量,使血清TSH达到正常值范围内,再考虑怀孕。对单纯亚临床甲减治疗,血清TSH>10mIU/L时,无论FT_4水平高低,均应按照临床甲减处理。对单纯低甲状腺素血症患者,由于现有支持治疗的证据有限,目前推荐不予治疗。对单纯甲状腺自身抗体阳性者建议随诊,特别提出在妊娠早期每4周随诊1次,孕中晚期至少各随诊1次。妊娠期间,左甲状腺素替代剂量通常在一般需要量基础上增加$20\%\sim30\%$。达标的时间越早越好(最好在妊娠8周之内)。每2~4周测定1次TSH、FT_4、TT_4,根据监测结果,调整左甲状腺素剂量。TSH达标以后,每6~8周监测1次TSH、FT_4、TT_4。

甲状腺切除或部分切除的病人在孕期有较高的甲减危险性,需要较大量补充。治疗的目标是使血清TSH水平恢复正常。产后甲状腺素的剂量应减到产前的剂量,产后6~8周测量TSH用以调整治疗剂量。停药以后每年应随访1次或2次。少数情况(如下丘脑或垂体病变)下不能用TSH水平指导甲状腺素的治疗,可以维持FT_4指数在正常值的上1/3范围。

有甲状腺癌病史的患者,需要服用更大的、抑制剂量的左甲状腺素。因为分化性甲状腺癌的生长依靠促甲状腺激素。治疗的目的是抑制促甲状腺素的分泌到测不出的水平(<0.10mIU/L)且不引起甲亢症状。血清总T_4和FT_4浓度维持在正常上限或略高于正常的范围。这些病人孕期的治疗目的不变,妊娠不会对分化甲状腺癌的长期预后造成不利影响。甚至在用大治疗量的放射性碘治疗后,只要采取一定的预防措施,这些患者的妊娠结局会令人满意。

(金 玉)

第十二节 妊娠合并干燥综合征

干燥综合征是一种主要累及全身外分泌腺体的慢性炎症性自身免疫病,分为原发性和继发性两类,前者是指单纯的干燥综合征,也称原发性干燥综合征,后者是指伴有其他结缔组织病,如系统性红斑狼疮、类风湿关节炎等。干燥综合征是一种并非罕见的自身免疫性疾病,多发于女性,成年女性患病率为$0.5\%\sim1\%$,男女比为1:9~1:10,好发年龄在30~60岁,约占全部病例的90%。初步调查显示,我国SS患病率为$0.29\%\sim0.77\%$。女性患者明显多于男性。虽然不影响女性患者的生育能力,但其与妊娠可能互相影响,并可影响胎儿。

【病因和发病机制】

pSS确切病因不明,大多学者认为是多因素相互作用的结果,例如感染因素、遗传背景、内分泌因素都可能参与本病的发生和延续,某些病毒(如 EB 病毒、丙型肝炎病毒和 HIV 等)可能与本病的发生和延续有关。

【临床表现】

pSS 起病多隐匿,临床表现多样,多与腺体功能减退有关。主要表现为干燥性角膜结膜炎,口腔干燥症,还可累及其他重要内脏器官如肺肝、胰腺、肾脏及血液系统、神经系统等,出现复杂的临床表现。

【诊断与鉴别诊断】

pSS 诊断有赖于口干燥症及干燥性角膜结膜炎的检测、抗 SSA 和(或)抗 SSB 抗体、唇腺的灶性淋巴细胞浸润,后两项检查特异性较强。

2002 年修订的 pSS 国际分类标准(表 20-4)在诊断 pSS 中普遍被采用。

表 20-4 2002 年干燥综合征国际分类(诊断)标准

Ⅰ.口腔症状:3 项中有 1 项或 1 项以上
  1.每日感口干持续 3 个月以上
  2.成年后腮腺反复或持续肿大
  3.吞咽干性食物时需用水帮助

Ⅱ.眼部症状:3 项中有 1 项或 1 项以上
  1.每日感到不能忍受的眼干持续 3 个月以上
  2.有反复的沙子进眼或沙磨感觉
  3.每日需用人工泪液 3 次或 3 次以上

Ⅲ.眼部特征:下述检查任 1 项或 1 项以上阳性
  1.Schirmer 试验(+)(≤5mm/5min)
  2.角膜染色(+)(≥4van Bijsterveld 计分法)

Ⅳ.组织学检查:下唇腺病理示淋巴细胞灶≥1(指 4mm² 组织内至少有 50 个淋巴细胞聚集于唇腺间质者为一个灶)

Ⅴ.唾液腺受损:下述检查任 1 项或 1 项以上阳性
  1.唾液流率(+)(≤1.5ml/15min)
  2.腮腺造影(+)
  3.唾液腺放射性核素检查(+)

Ⅵ.自身抗体:抗 SSA 或抗 SSB(+)(双扩散法)

本病特别需与以下疾病鉴别:SLE、RA 以及非自身免疫病的口干,如老年性腺体功能下降、糖尿病性或药物性等。

【干燥综合征与妊娠的相互影响】

1.干燥综合征对妊娠的影响　已有研究显示,女性原发性干燥综合征患者的生育能力与正常女性基本相同。但妊娠合并干燥综合征患者的胎盘,可作为靶器官而受到免疫损害,造成胎盘功能障碍,从而对妊娠产生影响。干燥综合征对妊娠的影响与干燥综合征的类型明显相关。与继发性干燥综合征比较,原发性干燥综合征对妊娠的影响较小。Julkunen 等对 21 例原发性干燥综合征患者的 55 次妊娠与 42 例健康妇女的 94 次妊娠进行回顾性分析表明,原发性干燥综合征发生胎儿丢失的风险增加,但并不增加早产和宫内发育迟缓的发生率。Takaya 等对 40 例原发性干燥综合征患者的 117 次妊娠进行了分析,并与 129 例健康妇女进行了比较。原发性干燥综合征和健康妇女的自然流产率比较,差异无显著性($P>0.05$)。而当干燥综合征患者伴有系统性红斑狼疮时,其自然流产率和早产率显著增加。继发性干燥综合征伴有梅毒血清学试验假阳性、抗红细胞抗体阳性、血小板减少或活化部分促凝血酶原激酶时间延长时,自然流产率显著增加。原发性干燥综合征合并抗磷脂抗体综合征是不育、早产及溶血、肝酶升高和低血小板计数综合征、子痫和胎盘血肿的高危因素,最危险的是引起胎盘缺血而导致胎儿丢失。

pSS患者妊娠时,可以导致胎儿、新生儿的生长发育异常,如先天性心脏传导阻滞、新生儿狼疮综合征、新生儿血色病等,尤以前两者多见。抗干燥综合征-A和(或)抗干燥综合征-B抗体是先天性心脏传导阻滞、新生儿狼疮综合征、新生儿血色病的致病因素。抗干燥综合征-A和(或)抗干燥综合征-B抗体阳性患者妊娠易导致房室传导阻滞。一项前瞻性研究表明,若孕妇血清中存在抗干燥综合征-A抗体,则新生儿先天性心脏传导阻滞的发病率为2%。

2.妊娠对干燥综合征的影响　约30%的干燥综合征患者会因妊娠使病情加重。Feist等报道1例干燥综合征妇女的抗干燥综合征-A抗体及抗干燥综合征-B抗体水平,在两次妊娠过程中均升高,而在流产和产后下降,这可能是妊娠影响干燥综合征的一种表现。妊娠期间,胎儿干细胞可以通过胎盘,持续存在于母体循环中达数十年,这些微嵌合状态的细胞在靶组织中可能转变为分化的细胞,这些细胞可能成为自身免疫病的攻击靶,或成为激发自身免疫病的致病因素。这种微嵌合状态的细胞可能在干燥综合征的发病机制中发挥一定的作用。

【干燥综合征患者的妊娠时机】

干燥综合征患者在病情得到控制、处于稳定状态,各项免疫指标正常或抗体滴度处于最低水平,未服用药物或服用药物影响最小,并能做到孕期严密随诊时,可以考虑妊娠。妊娠期间需与妇产科和免疫科医生积极配合,监测疾病与胎儿状况,以保证母儿安全。

【干燥综合征妊娠期的处理】

目前,干燥综合征尚无根治方法,以对症治疗为主。避免采用影响唾液腺分泌的药物,如抗组胺药和阿托品等。伴有明显内脏损害、血管炎、肾脏损害以及其他结缔组织病时,建议终止妊娠,并进行糖皮质激素和免疫抑制剂治疗。

孕期对母亲、胎儿和产后对新生儿的严密监测十分重要。孕期监测母亲的临床表现和实验室检查结果如抗体水平等,同时对高危孕妇进行胎心率的密切监测,产后需随访新生儿是否出现房室传导阻滞或结缔组织病的临床表现。

与自身抗体相关的先天性心脏传导阻滞患儿中1/3在新生儿早期死亡,即使能够存活,67%的患儿需要安装心脏起搏器。因此,需对干燥综合征孕妇采取一定的措施,以减少先天性心脏传导阻滞的发生。目前有两种观点:①对明确的先天性心脏传导阻滞胎儿进行孕期治疗:Theander等报道了1例原发性干燥综合征患者,抗干燥综合征-A和抗干燥综合征-B抗体阳性,孕19周发现其胎儿心动过缓,伴有Ⅱ度房室传导阻滞。2天后开始对母亲进行地塞米松治疗(4mg/d)。胎心率逐渐改善,治疗约6周后恢复正常。Feist等认为,对明确新生儿会发生先天性心脏传导阻滞的高危妊娠妇女,血浆置换和地塞米松是安全的治疗方式。孕期治疗时首选地塞米松。由于地塞米松可以通过胎盘,有导致胎儿畸形的风险,应充分权衡利弊并告知病人。②对抗干燥综合征-A抗体阳性的孕妇给予预防性治疗以防止先天性心脏传导阻滞的发生:应慎重权衡利弊。因为新生儿先天性心脏传导阻滞的发病率仅为2%,而且皮质类固醇激素对胎儿可能产生不良反应,如胎儿体重减轻,左心室肥厚等。Buyon等报道,分娩过先天性心脏传导阻滞患儿的抗干燥综合征-A抗体阳性的母亲,再分娩先天性心脏传导阻滞患儿的危险性达16%。对此种情况可以考虑进行治疗,推荐选用泼尼松。

(杜守敏)

第二十一章 妊娠合并外科疾病

第一节 妊娠合并急性阑尾炎

妊娠合并急性阑尾炎是较常见的妊娠期外科并发症。可发生于妊娠各期,由于孕期特殊的解剖和生理变化,使妊娠合并急性阑尾炎的症状和体征不典型,增加了诊断的难度,易导致漏诊和误诊,直接影响母儿的安全。

【病因】

阑尾是一个管腔狭小、细长、远端封闭的退化器官,正常情况下,阑尾腔的内容物来自盲肠,阑尾壁的正常蠕动可将内容物排出,防止肠内容物的积聚和肠源性感染;当排空能力降低或管腔梗阻时可诱发阑尾发生炎症,一般认为粪石梗阻、虫体阻塞、胃肠功能紊乱以及淋巴组织增生等与阑尾炎的发生密切相关。妊娠期高水平孕激素的作用,胃肠蠕动功能减弱,使胃肠排空速率降低,也可能与妊娠期阑尾炎的发生有关。

【临床表现】

1.右下腹部疼痛和局部压痛工业部是最明显的症状和体征,妊娠早期急性阑尾炎的症状和体征与非孕期相似,可有典型的转移性右下腹痛及右下腹压痛、反跳痛和肌紧张等表现。妊娠中、晚期因增大的子宫使阑尾位置上移,急性阑尾炎时压痛点升高甚至可达右肋下肝区。

2.发热、恶心、呕吐、白细胞总数增高等,由于厌食、恶心、呕吐等常见于正常妊娠,因此症状易被忽视。

3.阑尾穿孔的临床表现:全腹痛、伴腹肌紧张,检查全腹均有压痛和反跳痛,腹水征可阳性。严重时可伴寒战、发热和中毒性休克表现。

【妊娠期急性阑尾炎的特点】

1.妊娠期阑尾压痛点上移 由于妊娠子宫的逐渐增大,阑尾的位置逐渐向上向外侧移位,阑尾炎时压痛点亦随妊娠月份的增加而上升,在妊娠中晚期可上升至髂嵴水平或以上,妊娠足月时甚至可达胆囊区,产后10天阑尾恢复至接近非孕时位置。

2.孕期腹部压痛、反跳痛、腹肌紧张不明显 妊娠中晚期由于增大的子宫撑起腹壁腹膜,而阑尾又处于腹腔深处、被增大的妊娠子宫所掩盖,使局部腹膜炎体征不典型。同时由于孕期腹壁变薄,腹肌松弛,前腹壁无肌紧张,而腰部有时可有明显触痛。

3.孕期感染扩散迅速 妊娠期增大的子宫将大网膜向上推,使其不易包围感染灶,炎症难以局限;而且孕期盆腹腔充血,使炎症容易迅速蔓延,孕期发生弥漫性腹膜炎及阑尾穿孔的几率明显增加。

【临床诊断】

1.临床表现 孕妇出现右下腹或右上中腹疼痛和局部压痛,应考虑急性阑尾炎的可能;在妊娠中晚期合并急性阑尾炎时,其临床症状和体征多不典型,使急性阑尾炎的诊断比较困难,极易误诊漏诊,应结合辅助检查协助诊断。

2.辅助检查

(1)血常规:妊娠期白细胞呈生理性增加,因此,白细胞计数的增加对诊断阑尾炎意义不大,但分类计数中性粒细胞超过0.80,有核左移现象是有临床意义的。

(2)影像学检查

1)超声检查:一种简便、安全的检查方法。彩超在阑尾炎尤其是阑尾炎穿孔并腹腔积脓的诊断价值逐渐引起重视,急性阑尾炎的超声表现有:阑尾呈低回声管状结构,僵硬而压之不变形,不受压时阑尾直径大于6mm,肌壁厚度大于或等于2mm,在阑尾区域出现复杂包块,阑尾粪石是阑尾炎的重要诊断依据。但未发现病灶并不能排除阑尾炎。

2)螺旋CT:文献报道螺旋CT对诊断急性阑尾炎有较高的特异性和准确性,但由于CT的X线对胎儿可能会造成一定的影响,故临床上应用CT检查诊断孕期急性阑尾炎值得商酌。

(3)腹腔镜检查:对于疑似病例,腹腔镜有较好的诊断价值,可帮助临床医生准确了解腹腔内病变情况,降低阑尾穿孔等风险;在腹腔镜下诊断为急性阑尾炎后,能同时实施阑尾切除术,使诊断与治疗同步进行,目前腹腔镜已逐渐成为临床主要的诊断和治疗手段之一。

【临床处理】

1.治疗原则 一旦确诊,应立即手术治疗,强调及时手术的重要性。研究表明,对于妊娠期急性阑尾炎,延误手术时机将直接影响阑尾炎的母儿预后,延误超过24小时者,阑尾穿孔及弥漫性腹膜炎发生率明显增高,导致手术难度加大、手术时间延长,相应的流产、早产以及围生儿死亡率将显著增加,严重威胁母婴健康。一般来说发病24小时内手术者,阑尾穿孔率极低。因此对于高度可疑的急性阑尾炎患者应放宽手术探查指征,避免病情迅速发展。

2.疑似病例的临床处理 对于症状轻、体征不明显、体温正常、B超检查未发现异常的疑似患者,可考虑严密监护下积极抗感染保守治疗,一旦病情有加重趋势即行剖腹探查。

(1)积极抗感染:静脉应用抗生素,通常选择第二代头孢或第三代青霉素。

(2)辅助检查进一步明确诊断:动态观察血常规结果中白细胞及中性粒细胞的变化,检测C反应蛋白,进一步检查彩色多普勒超声;有学者建议,当彩超检查能做出诊断时,即可决定手术治疗,对于彩超未发现异常者,可在征得患者及家属同意后选择CT检查,以提高诊断的准确率,减少不必要的手术。

(3)手术探查:对高度可疑的急性阑尾炎孕妇,为避免病情迅速发展,导致阑尾穿孔和弥漫性腹膜炎的发生,可选择剖腹探查或腹腔镜检查术。但是由于全身麻醉及腹腔充盈CO_2对胎儿的可能影响尚存在争议,临床上应在充分告知利弊的情况下,按知情同意原则选择探查方式。

3.确诊病例的临床处理 积极抗感染,尽快手术治疗。

(1)积极抗感染:静脉应用大剂量广谱抗生素,可根据细菌培养的药敏结果选择对胎儿比较安全的FDAB类药物。

(2)开腹手术

1)切口位置:妊娠早期取麦氏切口,妊娠中晚期切口应选择在压痛明显部位,通常应选取高于麦氏点的右侧腹直肌旁切口。

2)手术时体位:手术时孕妇体位稍向左侧倾斜,将孕妇右侧臀部提高30～45°,使增大的子宫向左移,有利于暴露手术视野,手术操作轻柔,用湿纱布垫巾保护子宫,减少术中过多刺激子宫而引起流产、早产。如有阑尾穿孔,应尽量吸净脓液,腹腔用温生理盐水反复清洗吸尽。注意应将术中取出的脓液送细菌培养并作药敏试验,指导术后抗生素的应用。术后放置引流应注意,不要放置硬质引流管,以免刺激子宫。

3) 术后管理:术后卧床休息,维持水电解质平衡及营养物质的补充;加强抗感染,术后3~4天内静脉给予足量抗生素抗感染;保胎治疗,孕早期术后常规应用孕激素安胎治疗,孕中晚期术后常规应用 β_2 受体兴奋剂或硫酸镁抑制宫缩。密切监测生命体征及感染征象(如体温、白细胞计数、C反应蛋白、局部体征);密切监测胎儿宫内情况及胎心胎动变化。

4) 术后拆线:妊娠中晚期患者腹壁张力较大,因此拆线时间应推迟1~2天,必要时先行间断拆线。

(3) 腹腔镜手术:随着腹腔镜手术技术的不断发展,妊娠已不再是腹腔镜手术的禁忌证,腹腔镜正逐渐广泛地应用于产科。近年研究表明,腹腔镜下阑尾切除术可用于妊娠各个时期,尤其是妊娠早、中期;在胎儿丢失率、新生儿出生时Apgar评分、出生体重及早产率方面,腹腔镜与开腹手术组间未见显著性差异,而且腹腔镜手术的术中并发症发生率较低,但也有报道称腹腔镜手术的胎儿丢失率比开腹手术者高。

4. 产科处理 强调外科与产科医生共同研究决策,以保证孕妇及胎儿安全。

(1) 妊娠早期:由于此时期阑尾切除术导致流产的可能性较低,而保守治疗发生阑尾穿孔和复发危险性较高,因此发生在孕早期的急性阑尾炎主张尽早手术治疗,术后行保胎处理。

(2) 妊娠中期:该时期子宫相对不敏感,流产率低,是手术的最好时机,一旦诊断为急性阑尾炎应及时手术切除病灶。

(3) 妊娠晚期:因明显增大的子宫使临床症状不典型,即使已经发生阑尾穿孔继发性腹膜炎,腹部症状和体征也可能很轻,因此对可疑患者应及时手术探查,以免造成严重后果。对于胎龄在34周以上、胎儿基本成熟者,也可选择先行剖宫产术,同时再行阑尾切除术,以避免阑尾切除术后短时间内再次手术的可能性。如能选择腹膜外剖宫产术可减少感染对胎儿的影响。

(4) 临产期:对单纯性阑尾炎可采用非手术治疗,至分娩后根据病情决定处理方法,如症状未缓解或有复发可择期手术;对确诊为化脓、坏疽型阑尾炎或阑尾穿孔者,应及时行剖宫产术娩出胎儿,同时行阑尾切除术,并行腹腔冲洗、引流。

5. 妊娠合并急性阑尾炎预后 妊娠期急性阑尾炎的预后与早期诊断、及时手术治疗密切相关,若发病时的妊娠月份越晚,临床表现则越不典型,延误治疗的可能性越大,因此预后也越差,发病至治疗的时间超过48小时者,预后较差;另外,体温超过38℃、白细胞计数超过 $16\times10^9/L$ 与围生儿预后不良有关。

(杜守敏)

第二节 妊娠合并急性胰腺炎

妊娠合并急性胰腺炎是常见的外科急腹症之一,国内外报道其发生率约为1/1000~1/12000,与非孕期相同,妊娠的各个时期均可发生,以晚期妊娠和产褥期多见。妊娠合并急性胰腺炎分为轻型和重型,轻型容易治疗,但重型患者病情凶险,孕产妇病死率和围生儿病死率高达20%~50%,严重威胁母儿健康。

【病因和发病机制】

急性胰腺炎是胰腺的消化酶被异常激活后,对胰腺及其周围器官产生消化作用导致的炎症性疾病。机体正常状态下,胰腺通过一系列的保护机制使其腺细胞中的大部分消化酶以未活化的酶原形式存在。若任何原因造成酶原的提前激活即可诱发急性胰腺炎。其高危因素主要包括以下方面。

1. 胆道结石导致胆汁反流 妊娠期雌孕激素的变化对胆囊的功能有很大的影响。孕激素的增加使得胆囊的收缩力和活动性降低,造成胆囊空腹时的容量和排空后的残余容量增加;此外,受雌激素的影响,妊娠期胆固醇浓度增高,胆汁的分泌受抑制,胆石病的发生率增加。国内外研究表明妊娠合并急性胰腺炎的病因中胆道疾病最为多见,约占50%,其中胆石病占67%~100%。78%的正常人群中,胰管与胆总管进入十二指肠降段之前,先形成共同通道。当胆道结石阻塞共同通道远端时,造成胆汁反流入胰管,由于细菌的作用使得胆汁中的结合胆汁酸转化为游离胆汁酸,对胰腺有很强的损伤作用,并可激活胰酶中的磷脂酶原A,产生激活状态的磷脂酶A_2,反作用于胆汁中的卵磷脂,使其转化为有细菌毒性的溶血卵磷脂,导致胰腺组织的坏死。有些患者急性胰腺炎的发生与十二指肠液返流入胰管有关。

2.高脂血症　高脂血症诱发急性胰腺炎的机制尚不十分明确。最有可能的是在胰脂酶的作用下甘油三酯变成游离脂肪酸,直接损伤胰腺所致。在妊娠早、中期,大量的孕激素、皮质醇及胰岛素促进脂肪生成和储存,抑制其降解利用;而至妊娠晚期,受胎盘生乳素升高的影响,脂肪分解增加,释放过量的游离脂肪酸,导致胰腺的腺泡直接损伤,并加速胰蛋白酶的激活,引起胰腺细胞急性脂肪浸润,并可引起胰腺毛细血管内皮损伤,甚至形成微血栓,严重破坏胰腺微循环,导致胰腺缺血、坏死。

3.机械压迫　妊娠期高血脂、高蛋白饮食可使胆汁和胰液分泌增加,同时孕激素增加能导致胆道平滑肌松弛,Oddis括约肌痉挛,使胰液反流。随着孕周增大的子宫可机械性压迫胆管和胰管,使胆汁和胰液排出受阻,还可与肠液反流进入胰腺,除了直接作用于胰腺外,还可激活胰蛋白酶。胰腺在上述各种病因作用下,产生自溶,胰管内压力亦增高,胰腺组织发生充血、水肿和渗出。

4.其他因素　妊娠期甲状旁腺功能增强,甲状旁腺激素分泌增加,对胰腺有直接的毒性作用,还可引起高钙血症刺激胰酶分泌,活化胰蛋白酶,增加胰管结石的形成机会。妊娠高血压疾病子痫前期时,胰腺血管长期痉挛、感染也可诱发胰腺炎的发生。酒精对胰腺有直接的损伤作用,但我国孕妇大多数并不酗酒。

【临床病理分型】

急性胰腺炎可分为急性水肿性胰腺炎(轻型)和急性坏死性胰腺炎(重型),但两者不能截然分开。

1.轻型　主要表现为胰腺水肿、肿胀,光镜下可见腺泡及间质水肿,炎性细胞浸润,可有散在出血坏死灶,此型预后良好,约占88%~97%。

2.重型　外观上胰腺腺体增大、高度水肿,呈暗紫色。灰黑色坏死灶散在或片状分布,坏疽时为黑色。镜下可见胰腺组织结构被破坏,大量炎性细胞浸润,大片坏死灶。患者腹腔内有血性渗液,液体内有大量淀粉酶。网膜和肠系膜上可见小片皂化斑。急性胰腺炎继发感染可形成脓肿,导致全身脓毒血症。

【妊娠合并急性胰腺炎对母儿的影响】

1.妊娠合并急性胰腺炎对母亲的影响　急性水肿型胰腺炎病情平稳,死亡率低;急性坏死性胰腺炎患者病情凶险,可出现全身各系统的损害,出现多器官功能衰竭,尤其以心血管、肺、肾脏、肝脏更为明显,患者出现水电解质代谢紊乱、休克、DIC、腹膜炎、败血症,甚至发病数小时之内死亡。

2.妊娠合并急性胰腺炎对胎儿的影响　孕早期发病可导致流产、胎儿畸形;孕中晚期可发生流产、胎儿窘迫、死胎、胎儿生长受限及早产等。

【临床表现】

恶心、呕吐伴上腹疼痛为妊娠合并急性胰腺炎的三大典型症状,可有发热、黄疸、消化道出血、肠梗阻和休克等表现。

1.急性腹痛　为急性胰腺炎的主要症状,表现为突发性上腹部剧烈疼痛,持续性,阵发性加重,多为饱餐或进食油腻食物后发作,但有的患者无明显诱因。疼痛多位于上腹部偏左,向左肩部和左腰部放射,严重时双侧腰背部均有放射痛。弯腰时减轻,进食后加重。

2.恶心、呕吐　发病早,呕吐频繁,呕吐后不能缓解腹痛。

3.腹胀　为大多数患者的共同症状,腹胀一般都极严重。

4.发热　在妊娠合并急性胰腺炎的早期,只有中度发热,体温不超过38℃;胰腺有坏死时,则出现高热;有胆道梗阻时,表现为高热、寒战。

5.其他症状　部分患者可有黄疸,但一般较轻。重症急性胰腺炎时患者可能出现休克和多器官功能衰竭等症状。

体格检查时患者中上腹压痛,肌紧张,反跳痛不明显。并发弥漫性腹膜炎时患者腹部胀气、膨隆,听诊肠鸣音减弱或消失。重症患者可有板状腹,患者腰部水肿,皮肤呈青紫色改变,脐周部皮肤也呈青紫色改变,这种改变是由于胰液外溢至皮下组织间隙,溶解皮下脂肪及毛细血管破裂出血引起。但妊娠晚期时由于子宫增大,腹部膨隆,胰腺位置较深,体征可不明显。

【诊断和鉴别诊断】

1.详细询问病史　了解有无诱因,根据恶心、呕吐、上腹部疼痛典型症状,结合查体可初步诊断。

2.实验室和其他检查

(1)实验室检查

1)血、尿淀粉酶测定:尽管特异性差,但仍不失为诊断急性胰腺炎的主要手段之一。血清淀粉酶一般在发病后 2 小时开始升高,24 小时达高峰,持续 4～5 天,尿淀粉酶在发病 24 小时后开始升高,下降缓慢,可持续 1～2 周。其他疾病如胃十二指肠穿孔、小肠穿孔、肠梗阻、胆石病、病毒性肝炎、急性肠系膜血栓形成等疾病也可导致淀粉酶升高,但一般不超过正常值 2 倍。因而,当血、尿淀粉酶升高明显,通常认为超过正常值上限的 3 倍才有诊断价值,测定值越高越有意义。必要时可行腹腔穿刺检测腹水中的淀粉酶,简单、快速且准确率更高。

2)血清脂肪酶的测定:胰管阻塞可致血清脂肪酶升高,发生后 4～8 小时开始升高,24 小时达峰值,持续 10～15 天,升高的程度可达参考值的 2～40 倍。脂肪酶联合淀粉酶的检测,可大大提高急性胰腺炎的诊断准确率。

3)血钙测定:发病后 2～3 天血钙开始降低,若血钙明显降低,低于 2mmol/L(8mg/dl)提示病情严重。血钙降低与脂肪组织坏死、组织内钙皂沉积有关。

4)血糖测定:早期血糖轻度升高,系肾上腺皮质应激反应所致。后期则因胰岛细胞破坏,导致胰岛素分泌不足引起。若长期禁食,血糖仍超过 11mmol/L(200mg/dl),提示胰腺坏死严重,预后不良。

5)动脉血气分析:是目前急性胰腺炎治疗过程中一个很重要的观察指标,但需动态观察,当 PaO_2 降至 60mmHg 以下时,预示可能发生急性呼吸窘迫综合征(ARDS)。

6)其他检查:血清三酰甘油、白细胞计数、血细胞比容、血清胆红素、血脂、乳酸脱氢酶等均可升高。最近有学者提出巨噬细胞移动抑制因子(MIF)有诊断价值。

(2)影像学检查

1)B超检查:可显示胰腺弥漫性肿大,实质结构不均匀。可了解胆囊及胆道的情况,对胆石症诊断明确,也有利于胰腺脓肿及假性囊肿的诊断。由于 B超检查受肠胀气的影响,对胰腺坏死感染的诊断价值差。

2)CT 和 MRI 检查:CT 增强检查有利于判断急性胰腺炎的严重程度、是否累及周围器官。轻型胰腺炎表现为胰腺弥漫性增大,密度不均,边界模糊,包膜被掀起和胰周渗出。重型胰腺炎在肿大的胰腺内出现肥皂泡状的密度减低区,伴不同程度的胰腺坏死。MRI 有助于鉴别胰腺坏死液化、胰腺假性囊肿和胰腺脓肿等。尽管 CT 增强扫描使胎儿暴露在 X 线下,但病情危重时仍需进行。

3.鉴别诊断　妊娠早期的急性胰腺炎有 1/3 常被误认为妊娠剧吐。此外尚需与其他产科并发症如流产、早产临产、胎盘早剥及重度子痫前期并发 HELLP 综合征鉴别。本病还需与急性胆囊炎、消化性溃疡穿孔、肠梗阻、肠系膜血管栓塞等外科急腹症鉴别。

【治疗】

妊娠合并急性胰腺炎的治疗原则与非孕期基本相似。制订治疗方案时要考虑轻型和重型胰腺炎的不同;对妊娠合并重症胰腺炎还要区分急性胆源性胰腺炎和急性非胆源性胰腺炎。根据分型和病情的不同制订个体化治疗方案。处理及时、正确可使母儿获得良好结局。

1.妊娠合并轻型急性胰腺炎的治疗 以保守治疗为主,减少胰腺分泌,防止感染,防止向重症发展。

(1)禁食和胃肠减压:可减少胰腺分泌,亦可减轻肠胀气和肠麻痹。

(2)抑制胰腺分泌和抗胰酶药物的应用:生长抑素可显著减少胰液分泌,但对胎儿的潜在影响目前尚不明确。抗胰酶药物最常用抑肽酶,第1、2天每天给予8万~12万 kIU 缓慢静脉注射(每分钟不超过2ml),以后每天2万~4万 kIU 静脉滴注,病情好转后减量,维持10天。同时给予 H_2 受体阻滞剂以抑制胃酸的分泌,进而抑制胰酶的分泌,最常用西咪替丁口服或静脉滴注。

(3)抗休克和纠正水电解质失衡:应根据每日液体出入量及热量需求计算输液量,一般每日补液3000~4000ml,其中1/4~1/3采用胶体液。积极补充液体和电解质可恢复有效循环血量,从而改善胰腺循环和维持胎盘灌注。

(4)镇痛和解痉:首选盐酸哌替啶,给予50~100mg,2~6小时肌肉注射1次,必要时还可静脉滴注。盐酸哌替啶导致 Oddis 括约肌痉挛的副反应比吗啡要轻,但吗啡止痛效果好。如果选用吗啡,则需联合应用阿托品或山莨菪碱(654-2)解痉。

(5)抗生素的应用:有感染征象是使用抗生素的重要依据,急性胰腺炎感染最常见的病原菌是革兰阴性杆菌、厌氧菌和真菌。应采用广谱、高效、易通过血胰屏障的抗生素,同时还要考虑对胎儿的影响。一般选用第三代头孢菌素,加用甲硝唑,或用亚胺培南0.5g,每8小时1次。

(6)营养支持:非手术治疗同时,应尽早给予静脉营养支持,满足母胎需要。对高脂血症者应给予特殊的支持治疗。

(7)中药治疗:目前国内已经将中药治疗广泛用于非妊娠期急性胰腺炎的治疗,并取得了很好的疗效。四川大学华西医院和华西第二医院采用中药灌肠治疗了48例妊娠合并急性胰腺炎患者,其中包括18例重症,均取得了良好的疗效,但例数较少,需进一步研究。

2.妊娠合并重症胰腺炎的治疗

(1)妊娠合并重症急性胆源性胰腺炎:治疗以妊娠合并轻型急性胰腺炎为基础,根据临床表现以胆道疾病为主还是胰腺疾病为主而不同;①胆道无梗阻并以胆道疾病为主时主要采用保守治疗,同急性轻型胰腺炎的治疗;②胆道有梗阻并以胆道疾病为主时,应尽早手术解除胆道梗阻,如有条件可经内镜治疗;③临床症状以胰腺炎为主时,患者往往属于妊娠合并重症急性胰腺炎并发感染,需要手术治疗,在处理胰腺病变后,应探查胆总管,做胆道引流。

(2)妊娠合并重症急性非胆源性急性胰腺炎的治疗:在非手术治疗的基础上,根据病情不同而采取相应治疗措施:

1)急性反应期:先行保守治疗,密切监护血循环及各器官的功能变化,纠正血流动力学的异常,积极防止休克、肺水肿、ARDS、急性肾脏功能障碍及脑病等严重并发症。如72小时内出现多器官功能衰竭,应重症监护的同时,进行手术引流。

2)全身感染期:首先选择广谱、高效、能通过血胰屏障的抗生素,动态 CT 加强扫描监测,对感染灶行手术处理,同时加强全身营养支持。

【预后】

妊娠合并急性胰腺炎的预后与病情轻重有关,20世纪70年代初文献报道产妇死亡率高达37.0%,围产儿死亡率达37.7%。近年来,随着诊断及技术水平的提高,母儿死亡率明显下降,但死亡率仍高于一般产科人群,早期诊断和及时治疗是改善妊娠期急性胰腺炎孕妇及围产儿结局的基础。

(杜守敏)

第三节 妊娠合并肠梗阻

肠梗阻是指各种原因引起的肠内容物通过障碍,它不但可引起肠道本身解剖与功能的改变,还可导致一系列病理生理变化。妊娠期肠梗阻较罕见,由于妊娠期增大的子宫使肠梗阻的诊断难度加大,同时妊娠期对放射线检查、手术麻醉等的顾虑常使诊断和手术延误,疾病发展严重时可发生肠坏死、穿孔、电解质紊乱和休克。有报道,妊娠合并肠梗阻的孕产妇病死率10%~20%,围生儿病死率为30%~50%,一旦发生肠穿孔,孕妇死亡率则升至70%。说明正确及时的临床诊治对母儿预后影响极大。

【病因】

肠梗阻按病因可分为机械性、动力性、血运性肠梗阻等。妊娠期肠梗阻最常见的原因是肠粘连,约占妊娠期急性肠梗阻的60%~70%,与既往手术史有关。有临床数据表明,20世纪40年代以来,肠梗阻的发病率有上升趋势,可能与外科手术(包括剖宫产)增多使肠粘连增加有关。引起妊娠期肠梗阻的第二位因素是肠扭转和肠套叠占20%~30%,部分孕妇因肠系膜根部过短或过长,逐渐增大的妊娠子宫推挤可使小肠顺时针扭转发生机械性肠梗阻。此外,妊娠期肠系膜血管血栓、腹膜炎等可引起麻痹性肠梗阻。近年来妇女生育年龄在逐渐增大,由于消化道肿瘤和妇科肿瘤导致的肠梗阻报道也逐渐增多。

妊娠本身是否引起肠梗阻的诱因尚存争论;妊娠特有的生理状态,如增大的子宫挤压肠管、孕激素水平升高使肠道平滑肌蠕动减弱、孕晚期胎头下降容易压迫肠管等,均在一定程度上影响肠管通畅性,造成妊娠期便秘,可能与肠梗阻的发生有关;但也有研究表明,妊娠期肠梗阻的发生率与非孕期相似,并不支持妊娠本身诱发肠梗阻的推论。

妊娠不同时期肠梗阻的发病率不同,有报道妊娠早期、中期、晚期及产褥期的肠梗阻发生率分别为6%、27%、44%和21%。在妊娠4~5个月子宫升入腹腔时、妊娠8~9个月胎头入盆时或产后子宫迅速缩复时,肠襻急剧移位,易诱发肠梗阻的发生。

【临床表现】

妊娠期肠梗阻的临床表现与非孕期相似,具有"痛、吐、胀、闭"四大特点。但妊娠期增大的子宫占据腹腔,使腹部膨隆、肠管移位、腹肌松弛等,均可使临床表现不典型。

1. 腹痛 是肠梗阻的主要症状,原因是肠内容物通过受阻,梗阻以上部位肠道平滑肌蠕动增强,引起阵发性剧烈绞痛;疼痛部位常位于隆起子宫的周边或梗阻部位一侧。

2. 呕吐和腹胀 呕吐发生的时间、腹胀程度以及呕吐内容物的性质与梗阻部位直接相关。高位肠梗阻时呕吐出现早而频繁,呕吐物为胃和十二指肠内容物,腹胀多不明显。低位肠梗阻时,呕吐出现较晚且次数少,晚期可吐出粪样肠内容物,腹胀严重,多为全腹弥散性腹胀。

3. 排便、排气障碍 不完全性肠梗阻及高位肠梗阻早期可有排气和少量排便;完全性肠梗阻患者则无排气排便。

4. 体征 腹部检查可在膨隆子宫的周边腹部见肠型和肠蠕动波;触诊在梗阻部位有压痛,或触及肿块、严重时可有反跳痛等腹膜刺激征;叩诊腹部呈鼓音,梗阻部位叩痛较明显;听诊肠鸣音亢进、有气过水声,部分绞窄性肠梗阻肠鸣音可消失。

5. 全身症状 肠梗阻多伴有发热,绞窄性肠梗阻可导致肠壁坏死和穿孔,并发严重腹腔感染及中毒性休克。患者反复呕吐、肠壁水肿、肠腔内大量渗液、胃肠减压丢失大量液体等可致水电解质、酸碱平衡紊乱,导致低血容量休克、肾衰等。

【妊娠合并肠梗阻的特点】

1.易被漏诊或误诊　正常妊娠时经常会出现恶心、呕吐、腹胀、便秘等症状,因此当肠梗阻早期出现相应症状时,易被忽视而漏诊;由于放射线对胎儿的潜在危害,妊娠期医患双方均会对腹部X线等辅助检查有所顾忌,而且膨大的子宫覆盖盆、腹腔脏器,使疾病的解剖位置发生改变,也增加了影像学诊断难度从而易引起误诊。另外,妊娠相关的常见急腹症如胎盘早剥、子宫破裂、卵巢囊肿扭转等,会与肠梗阻有相似的临床表现,同样容易造成误诊。

2.病情发展迅速、死亡率高　妊娠期子宫表面积增大,肠梗阻以后毒素吸收迅速,使病情发展快;如孕期延误诊断,发生绞窄性肠梗阻,导致液体丧失、肠壁坏死、穿孔等严重并发症,而孕期妇女原本各器官负担已相对较重,如不能及时诊治可导致重要器官衰竭而死亡。

【临床诊断】

1.病史及临床表现　既往手术病史对诊断有重要的意义,注意询问术后有无并发肠粘连的表现。仔细分析患者的临床症状与体征,动态观察病情变化有利于早期做出正确的诊断。

2.辅助检查

(1)血常规:由于妊娠期白细胞总数生理性升高的特殊变化,血常规的指导意义不大,部分患者会出现核左移现象,但国外也有报道,部分绞窄性肠梗阻死亡的患者,白细胞并不升高。

(2)腹部超声检查:对肠梗阻诊断有较高的敏感性和特异性,由于其简便、无创的优点,是妊娠期肠梗阻的首选影像学检查。肠梗阻的主要B超特征:①梗阻肠腔持续扩张(内径>3cm),积液积气,较大范围充液的肠管可重叠形成多个含液图像;②肠壁水肿增厚的黏膜皱襞使回声增强,沿肠管纵切面上增厚的黏膜皱襞间隔排列呈"键盘征";③肠蠕动增强时,声像图显示强度不一的气体、液体在肠管内迅速流动及频繁的反流;④肠套叠在套叠部横切面上可见高低回声相同的同心圆结构。但是,B超在判断梗阻的部位和病因方面,易受肠管积气积液、肠蠕动亢进等因素的干扰,需结合临床、X线平片或CT等检查才可做出最后诊断。

(3)腹部X线平片:可显示肠管过度胀气和数量不等的气液平面,与B超相互补充可提高肠梗阻的检出率和准确性。孕期是否选择X射线摄片检查应权衡利弊,对于高度怀疑肠梗阻的妊娠妇女,当超声不能得出明确诊断时,仍可选择X射线摄片检查明确诊断。首次影像学检查不明确可在6小时后复查,重复进行可提高急腹症的诊断率,一般小肠梗阻需12小时后才能有比较明显的影像学表现。

(4)腹部CT检查:CT在明确肠梗阻部位、病因及判断绞窄性肠梗阻等方面优势显著,肠梗阻的主要CT征象:①梗阻近端肠管扩张,肠壁变薄,可见气液平面;远端肠管萎陷,受压移位。②见到环形皱襞的扩张肠管数量较少而局限于上腹部者,为高位肠梗阻;扩张回肠袢布满全腹,伴较多气液平面,结肠无扩张,则提示为回肠远端梗阻;当见到结肠袋及半月皱襞的近端结肠扩张,伴气液平面者为结肠梗阻。③当系膜血管内出现气体影及血栓形成、腹水征等,提示已存在肠绞窄。

由于CT检查及X线平片都存在放射线对胎儿影响的问题,因此在选择相关检查时应充分告知可能的危害及选择该检查的必要性,征得孕妇及家属的同意后进行检查。

【临床处理】

1.处理原则　妊娠合并肠梗阻的治疗,取决于患者全身情况、梗阻的性质、程度、类别、部位、胎儿情况以及妊娠胎龄等。治疗原则是纠正肠梗阻引起的水、电解质紊乱及酸碱失衡,解除肠梗阻和进行恰当的产科处理。

2.非手术治疗　非绞窄性肠梗阻可在严密观察下保守治疗。

(1)禁食与胃肠减压:是治疗妊娠合并肠梗阻的首要措施,对于术后粘连所引起的小肠梗阻非常有效。

(2)纠正水、电解质及酸碱平衡紊乱,加强营养支持治疗,必要时给予血液、血浆制品、清蛋白等;密切观察患者生命体征及腹痛情况。

(3)积极抗感染:首选对胎儿影响较少的青霉素类及头孢菌素类抗生素。

(4)肛管排气或小量多次灌肠:对于早期乙状结肠扭转的患者,在结肠未扩张到临界值时(≥9~12cm),该处理方法可促使扭转部位肠腔内气体及粪便排出。但应注意该处理方法可刺激子宫收缩,有诱发流产或早产的可能。

(5)中西医结合治疗肠梗阻:有报道联合应用上述治疗方法,配合中药复方大承气汤经胃管注入及保留灌肠,可提高保守治疗的成功率。大承气汤既能促进肠道蠕动、改善肠道血运状态,同时又对炎症早期毛细血管通透性升高有抑制作用。

3.手术治疗

(1)手术指征:①单纯粘连性肠梗阻、不完全性或麻痹性肠梗阻,在严密观察下保守治疗12~24小时未缓解,或出现腹膜炎,或X线提示结肠扩张已达到或超过临界值时,应及时行手术治疗;②高度怀疑为完全性肠梗阻、绞窄性肠梗阻、肠套叠或肿瘤时,应及时剖腹探查;③妊娠34周以上估计胎肺已成熟,或出现胎儿宫内窘迫征兆时,应先行剖宫产取出胎儿,子宫缩小后有利于腹腔探查及术野的暴露。有报道,近足月的非绞窄性肠梗阻,若子宫不排空,保守治疗的成功率较低,常需先行剖宫产取出胎儿,随后行腹腔探查术。

(2)手术方式

1)开腹手术:探查梗阻部位、病变程度,决定手术方式。一般采用连续硬膜外麻醉,手术切口多选择能充分暴露术野的正中切口,术中尽量避免干扰子宫。根据病因的不同,手术方式可选择肠粘连松解术、肠扭转复位术、坏死肠管部分切除与吻合术以及肠造口术等。

2)腹腔镜手术:随着微创手术经验的积累和器械的改进,肠梗阻已不再是微创外科手术的禁忌证,对于粘连引起的小肠梗阻患者,经腹腔镜行粘连松解术逐渐被广泛接受。对于病因不明的肠梗阻患者,诊断性腹腔镜检查为临床明确诊断提供了一个新的途径,而且在诊断的同时还能进行肠扭转复位等治疗。腹腔镜手术的适应证:轻度腹胀,非手术治疗无效,近端肠梗阻,部分肠梗阻,由单一粘连带引起的梗阻,以及经胃肠减压已明显改善的梗阻等。腹腔镜手术禁忌证:高度腹胀,进展性、完全性或远端肠梗阻,估计腹腔镜手术难以解决的肠梗阻,如结核、肿瘤、绞窄性肠梗阻等;全身状态不允许手术的机械性肠梗阻。腹腔镜下手术方法与开腹手术一样,包括粘连松解、肠扭转复位和肠部分切除等术式。

4.产科处理

(1)妊娠晚期,尤其是孕34周以上的患者,此时胎儿已基本成熟,外科手术操作对子宫影响较大,可先做剖宫产取出胎儿,子宫缩小有利于探查腹腔和进行相应的外科处理。

(2)妊娠中期发生肠梗阻的患者,如无产科指征,不必终止妊娠,在进行肠梗阻的手术或非手术治疗的同时,应给予镇静、抑制宫缩等安胎治疗,密切监测宫缩及胎儿状况,及时进行相应处理。

(3)妊娠早期发生肠梗阻的患者,如经保守治疗梗阻能解除者,可继续妊娠;对于须手术治疗的病例,应先行人工流产再行手术治疗,部分患者在人工流产后梗阻可自行解除。

(4)密切观察胎儿情况,防止胎儿宫内缺氧及死胎;肠梗阻引起胎儿死亡主要与低血压和缺氧有关,因此补充血容量、积极纠正水电解质紊乱以及减少因麻醉手术等所导致的血压波动,对于降低围产儿死亡率尤为重要。

急性结肠假性梗阻——一种特殊类型的肠梗阻,是由于结肠功能紊乱所致的非器质性肠梗阻,又称Ogilvie综合征。可发生于阴道分娩或剖宫产后1~3天,发病的原因与妊娠期肠管平滑肌张力下降、蠕动减少、产后子宫体积突然缩小,腹压降低等多因素有关。该病具有肠梗阻的症状和体征,但无肠腔内外梗阻,主要特点为结肠急性广泛扩张,结肠内压力的长时间进行性增高,可造成肠管缺血、坏死,如不能早期诊断和治疗,可导致肠穿孔、感染、休克死亡。保守治疗是治疗早期 Ogilvie 综合征的首选治疗手段,治疗方法与上述真性肠梗阻的保守治疗相同,在保守治疗过程中需严密监测病情发展,防止肠穿孔;只要及时发现、治疗正确,一般患者在 1 周内症状能缓解,预后较好;对于保守治疗无效且无急诊剖腹探查指征者,可行结肠镜减压;对于保守治疗 72 小时无好转,或 X 线提示结肠扩张≥9~12cm,或已有肠穿孔发生时,应立即手术治疗。手术方式需根据患者的不同病理状况决定,包括肠减压术、结肠造瘘术、肠穿孔修补术或结肠切除术等。

(金 玉)

第二十二章 妊娠合并妇科肿瘤

第一节 妊娠合并子宫肌瘤

妊娠合并子宫肿瘤包括妊娠合并子宫肌瘤和妊娠合并子宫内膜癌,以前者为多见。

一、妊娠合并子宫肌瘤

子宫肌瘤是最常见的妇科肿瘤,好发于 30～50 岁,亦即发生于卵巢功能旺盛的时期,因此子宫肌瘤合并妊娠并不少见,据有关文献报道,肌瘤合并妊娠者占肌瘤患者的 0.5%～1.0%,占妊娠的 0.3%～1.2%。但许多患者因为肌瘤小,于妊娠和分娩时易被忽略,所以实际的发生率要比上述数字高,近年来由于孕期检查的普及和 B 超的广泛应用,妊娠合并子宫肌瘤的检出率已明显增高。

【妊娠和子宫肌瘤的相互影响】

1.子宫肌瘤对妊娠的影响 肌瘤是否影响妊娠主要取决于其生长部位、类型、大小和数目。肌瘤小、浆膜下肌瘤或近浆膜面的肌瘤对受孕的影响甚微,但是宫颈肌瘤可能会妨碍精子进入宫腔,宫角部肌瘤可因压迫输卵管间质部而阻碍精子和卵子的结合从而发生不孕。而黏膜下或肌壁间肌瘤单个较大或数目较多时,常导致肌瘤表面的子宫内膜供血不足、感染或萎缩,同时使宫腔变形,不利于受精卵的着床;即使着床后,随着孕期妊娠物增大致宫腔内压力加大,会诱发子宫收缩,导致流产或早产。妊娠晚期,由于肌瘤的机械性障碍常致胎位不正,臀位、横位及斜位的发生率较高;胎盘的附着和正常发育也受肌瘤的影响而导致胎儿生长受限,前置胎盘和胎盘早期剥离发生率也较高。分娩期,位于子宫峡部或宫颈后唇的肌瘤或有蒂的浆膜下肌瘤突入子宫直肠陷窝可阻塞产道、影响胎先露下降而发生难产,剖宫产的几率增高。同时由于肌瘤的存在致分娩过程中子宫收缩乏力而使产程延长。分娩后宫缩乏力及胎盘粘连引起产后出血和子宫复旧不良。

妊娠合并子宫肌瘤最严重的并发症是子宫扭转,临床上罕见。通常是在妊娠晚期,在孕妇突然改变体位或者胎动等诱因下,生长于子宫一侧的肌瘤可使子宫突然发生扭转,其症状与卵巢肿瘤蒂扭转相似,应注意鉴别。一旦发生必须及时剖腹探查,确诊为子宫扭转后,应根据扭转程度、子宫血运情况及胎儿是否存活考虑子宫复位、剖宫取胎或子宫切除。

2.妊娠对子宫肌瘤的影响 随着妊娠期子宫增大,肌瘤的位置会发生相应的变化,如产道内和邻近产道的肌瘤在妊娠后可随子宫增大而上移,可缓解对产道的阻塞。妊娠期由于高水平雌、孕激素的影响,子宫肌瘤细胞肥大水肿,妊娠中期肌瘤增大明显,质地变软,易造成妊娠前未确诊的肌瘤漏诊,而分娩后增大的子宫肌瘤大多会缩小。妊娠期由于肌瘤增长迅速,而出现供血相对不足,可引起肌瘤玻璃样变、黏液变性、脂肪变性及红色变性,其中以表现为出血坏死的红色变性最常见且具有重要临床意义。浆膜下带蒂肌瘤妊娠后可发生肌瘤的蒂扭转,常发生于妊娠3个月以后,增大的子宫逐渐由盆腔升入腹腔,活动空间变大,肌瘤的活动性也变大,易发生蒂扭转,此时应与急性阑尾炎、卵巢囊肿蒂扭转合并妊娠等相鉴别。

【诊断】

由于B超的广泛应用,特别是许多妇女妊娠前已确诊有子宫肌瘤,所以妊娠合并子宫肌瘤的诊断一般并不困难,国内外报道其准确率均高达70%~80%。但如果妊娠前未发现子宫肌瘤,如前所述,即使肌瘤在妊娠过程中明显增大变软,也易被漏诊。诊断要点包括:

1. 妊娠前已有子宫肌瘤;

2. 妊娠后发现子宫的实际大小超过停经时间,妇科检查发现子宫表面不规则,有结节状突起或者孕妇稍用力即可诱发轻微宫缩者,应怀疑其是否合并肌瘤;

3. B超检查发现子宫切面中妊娠的声像特征及子宫肌瘤声像特征并存。

【治疗】

1. 妊娠前子宫肌瘤的治疗　有生育要求的子宫肌瘤患者,在准备妊娠前,应正确处理子宫肌瘤。

(1) 期待疗法:子宫肌瘤较小,没有明显的症状和体征,可暂不处理,在妊娠过程中严密观察。

(2) 手术治疗:其适应证为:①子宫肌瘤>5cm,患者的临床症状明显;②特殊部位的肌瘤如宫颈和宫角肌瘤或者是多发性肌瘤导致多次流产史或长期不孕者。术后有望提高生育能力,并可预防妊娠后肌瘤发生的各种并发症,术后避孕1~2年可允许受孕。文献报道肌瘤切除术后妊娠率为30%~60%。

(3) 其他治疗:随着现代医疗技术的提高,子宫肌瘤的新手术治疗方式有子宫动脉栓塞术(UAE)、磁共振介导的超声聚集治疗(MRgFU)、腹腔镜下子宫动脉双极电凝术(LBCUV)等。与传统的手术方法相比,这些手术有自己的优势,如UAE手术后50%~60%患者的肌瘤体积缩小,85%~95%症状减轻,同时患者创伤小,住院期缩短等。但有关文献又报道UAE术后早产率升高,同时有可能引起卵巢早衰、慢性阴道排液、盆腔感染等,因此应慎用于有怀孕意向的患者。

2. 妊娠期子宫肌瘤的治疗

(1) 非手术治疗:孕期未出现异常情况,不需特别处理,但仍然要密切观察,定期产前检查,注意防止流产、早产,注意休息、避免性生活。一旦出现先兆流产或早产,应立即卧床休息,可适当给予镇静剂或子宫收缩抑制剂等。目前,一般不主张妊娠期行子宫肌瘤剔除术,因为:①妊娠期肌瘤变软,界限不清;②血管丰富,术中止血困难,术后感染机会增多;③容易导致流产;④产后肌瘤可自行缩小。

(2) 手术治疗:但出现下列情况,可考虑手术治疗:①肌瘤是既往多次流产的原因;②肌瘤迅速增长或嵌顿于盆腔,影响妊娠继续或不除外恶变;③肌瘤或子宫扭转或肌瘤红色变性经保守治疗无效;④肌瘤压迫临近器官出现严重症状。

3. 分娩期子宫肌瘤的治疗　妊娠晚期应综合考虑肌瘤生长部位、胎儿及孕妇情况,选择合适的分娩方式,但无论选择阴道分娩还是剖宫产,均应做好产前准备,如备血、预防和治疗产后出血,做好处理各种产科并发症的准备,必要时行子宫切除。

剖宫产的适应证:

(1) 肌瘤位于子宫下段或宫颈可阻塞产道,影响胎先露下降或并发前置胎盘及胎位异常者;

(2) 胎盘种植于肌瘤的表面,易引起胎盘粘连或植入,有可能引起产后大出血;

(3) 曾经实施过肌瘤剔除术或者长期不孕妇女急切盼望胎儿。

除上述情况外均可阴道试产,但应严密观察宫缩及产程情况,特别是要重视胎儿娩出后胎盘剥离情况和子宫收缩不良可能引起的产后大出血。

4.产褥期的治疗　注意预防产后出血、感染,由于产褥期雌激素水平下降,肌瘤可自行缩小,一般无需特殊治疗,如若肌瘤不退缩或者发生变性,确需手术者,可在哺乳期后如产后6个月后进行,通常不宜在产褥期进行。

5.子宫肌瘤红色变性的治疗　肌瘤红色变性常发生在妊娠中晚期或产褥期,临床表现为持续性下腹剧痛、高热,伴有恶心呕吐,肌瘤部位有明显的压痛、反跳痛。如不影响妊娠应采取保守治疗,如卧床休息,充分静脉补液及一般支持治疗,适当给予镇静剂、止痛剂,下腹部放置冰袋止痛,有宫缩者可给予子宫收缩抑制剂,应用抗生素预防感染等。一般情况下7~14天内症状即可缓解,否则可考虑手术探查及治疗。

二、妊娠合并子宫内膜癌

子宫内膜癌是仅次于子宫颈癌的女性常见生殖道恶性肿瘤,且近年来其发生率有增高趋势,但由于子宫内膜癌好发于围绝经期与绝经后妇女,75%病例发生在50岁以后,20%在40到50岁间,5%发生于40岁之下,极少数病例发生于20岁左右的青年妇女,并且年轻妇女的子宫内膜癌多合并无排卵型功血、不孕、多囊卵巢综合征,因此子宫内膜癌合并妊娠极为少见。

【病理类型】

妊娠合并子宫内膜癌的主要病理类型是腺癌及其癌前病变,即子宫内膜不典型增生。

【临床表现】

主要的临床表现为孕期不规则阴道出血或产后大出血,但亦有无明显症状而是在剖宫产时才发现为妊娠合并子宫内膜癌者。

【诊断】

因为妊娠合并子宫内膜癌的主要临床表现为阴道不规则出血,诊刮仍然是其主要的诊断方法,可根据分段诊刮病理报告明确诊断。若足月产后或者早产后出现不能解释的不规则阴道出血,应警惕到合并子宫内膜癌的可能性。

【治疗】

妊娠合并子宫内膜癌一经确诊,其治疗应根据肿瘤分期、肌层浸润深度、组织分化程度、病理类型及有无生育要求综合考虑。对早期妊娠合并子宫内膜癌者,可直接手术治疗终止妊娠,中期妊娠合并子宫内膜癌可先行体内及体外放疗再行手术治疗,而对于晚期妊娠胎儿有存活的可能时,可先行剖宫取胎,然后再行子宫切除术,必要时手术后放疗、化疗及激素治疗辅助治疗。对于产后出血的病例,首先需要排除胎盘部分残留,植入性胎盘及绒毛膜癌等,也应考虑合并子宫内膜癌的可能性,进一步检查,如B超及CT、MRI等有助于明确诊断,对可疑病例进行诊断性刮宫病理检查以明确诊断。对于有强烈生育要求的患者,可根据其病情并在严密观察下行保守治疗。

(韩欣悦)

第二节 妊娠合并卵巢肿瘤

文献报道妊娠合并卵巢肿瘤的比例为0.08%～0.9%,其中恶性肿瘤仅占2%～5%,随着B超的广泛应用及剖宫产率的升高使其发生率有所增加。而在非妊娠期卵巢肿瘤患者中,恶性肿瘤可高达15%～20%,尽管其绝对数少,但遇到此类情况对医生、患者及胎儿都是一种挑战,由于妊娠期生理性变化,标准治疗对妊娠期妇女实施困难,缺乏前瞻性研究结果指导治疗。既要适时治疗患者的疾病,争取最好的治疗效果,又要争取保存胎儿、提高围产儿的存活率。

一、病因

妊娠合并卵巢肿瘤时,往往先有卵巢肿瘤,继而受孕。因此,其发病原因与非妊娠者相同,卵巢癌的发病原因至今尚存争议,大多学者认同可能与持续排卵、遗传、内分泌等因素有关。

【妊娠合并卵巢肿瘤常见的病理类型】

妊娠期合并的卵巢肿瘤类型与非妊娠期相同,但临床最常见的卵巢良性肿瘤的病理类型多为成熟囊性畸胎瘤(占1/3～1/2)、浆液性囊腺瘤(10%左右)、黏液性囊腺瘤(10%左右)、黄体囊肿(10%左右)、单纯囊肿、子宫内膜异位囊肿等良性肿瘤。在妊娠期卵巢恶性肿瘤中,早期恶性肿瘤多见,病理组织学类型以低度恶性的上皮性肿瘤、恶性生殖细胞肿瘤为主,这可能是妊娠期女性年龄较轻的原因,亦有少数转移癌存在。

【临床表现】

卵巢肿瘤早期往往无症状,妊娠后引起的一系列变化往往掩盖合并存在的卵巢肿瘤引起的症状,但出现下列情况时,考虑合并了卵巢肿瘤:

1. 妊娠合并卵巢肿瘤出现蒂扭转的比率高达11%～15%,因此,孕妇在中孕期或产褥期突感一侧下腹剧痛,难以忍受,且伴恶心、呕吐时,应首先考虑为卵巢囊肿蒂扭转或破裂的可能。

2. 妊娠早期的仔细检查可扪及部分孕妇一侧或双侧附件区的肿块,但在中晚期妊娠,由于增大的子宫和卵巢的移位,盆腔检查不易发现阳性结果。

3. 足月妊娠临产后,产程延长,先露高浮,胎位异常而无产科因素存在,阴道检查发现盆腔内有肿块嵌顿时,应考虑到有卵巢肿瘤导致的梗阻性难产的可能。

【诊断】

1. 停经史、以往有卵巢肿瘤的病史。

2. 具有上述临床表现。

3. 血尿β-HCG阳性、肿瘤标志物CA125、AFP、β-HCG、LDH、CEA分别对于上皮性卵巢癌、内胚窦瘤、卵巢原发性绒癌、无性细胞瘤、肠源性卵巢肿瘤具有监测作用,但应注意的是,妊娠期升高的CA125、AFP、β-HCG可能是由于正常妊娠引起。CA125在正常妊娠早期可1000kU/L,孕早期末开始下降至35kU/L以下,产后1h可再次短暂上升。妊娠期内胚窦瘤患者血清AFP水平是相应孕周均值的12～24倍,是开放性神经管畸形或其他胎儿畸形时的3～4倍。妊娠期卵巢原发性绒癌患者血清β-HCG水平是相应孕周均值的10倍以上,且不存在妊娠期正常的β-HCG分泌规律。

4. B超动态监测,是最可靠的方法,准确率高达90%以上,常可发现盆腔检查漏诊的卵巢肿瘤,协助明确肿块位置、大小、形态、肿块内部回声、肿块血流情况,初步可判断肿块的良恶性性质。

5.与 B 超相比,MRI 灵敏度更高,可以发现 B 超不能发现的盆腔深处<1cm 的肿块,MRI 在评价妊娠期卵巢肿瘤时可以被安全使用,其优点是可以提供三维平面图像、描绘组织面及内容物特点。

【鉴别诊断】

良性肿瘤需与生理性囊肿如滤泡囊肿、黄体囊肿等相鉴别,这类囊肿以单侧多见,直径<5cm,90%以上的功能性肿瘤会往往至妊娠中期(<16 周)可逐渐缩小乃至消失。若卵巢囊性肿物长时间不消退或增大,或为囊实性、实性时应考虑为肿瘤。如为卵巢赘生性肿瘤还应与输卵管卵巢囊肿、浆膜下子宫肌瘤、巧克力囊肿、盆腔炎性包块、输卵管癌、直肠癌、库肯勃瘤等相鉴别。

【妊娠与卵巢肿瘤的相互关系】

1.妊娠对卵巢肿瘤的影响　虽然妊娠期盆腔血循环和淋巴循环丰富,但尚无证据表明,妊娠期会加速肿瘤的生长和扩散。妊娠中期和产褥期子宫位置发生变化,卵巢肿瘤蒂扭转率高达 11%～15%;少数情况下,妊娠子宫压迫引起卵巢肿瘤破裂和出血,一旦发生上述情况,往往需急诊手术治疗。

2.卵巢肿瘤对妊娠的影响　文献报道卵巢肿瘤患者的不孕率高达 40%。卵巢肿瘤是否影响妊娠取决于肿瘤的类型、性质和卵巢功能受损程度,如双侧卵巢巨大囊肿、功能性卵巢肿瘤、性腺发育不良的卵巢肿瘤和卵巢恶性肿瘤对受孕的影响最大,一旦剔除肿瘤,短期内即可受孕。卵巢肿瘤一般不影响妊娠进程,但肿瘤体积较大,可妨碍子宫增大,在孕早期可刺激子宫引起流产,孕中期影响胎位,分娩时阻塞产道,造成梗阻性难产、滞产,甚至子宫破裂。妊娠合并卵巢肿瘤急腹症发生率明显高于非妊娠期,蒂扭转多发生在孕 16 周前及产褥期,肿瘤破裂、出血、感染等也有发生,从而增加了流产、早产的危险性。患者胎盘偶可见癌细胞,但局限于绒毛间,无胎儿发病报道。

3.卵巢肿瘤治疗对妊娠的影响　妊娠合并卵巢肿瘤发生急腹症时,需急诊手术治疗,增加流产、早产的风险,若妊娠早期、中期合并卵巢恶性肿瘤,采取的化疗往往会引起流产、畸形、胎儿生长受限、胎死宫内等,孕晚期化疗并不影响胎儿的生长发育。

【妊娠合并良性卵巢肿瘤的处理】

1.妊娠前　已确诊为卵巢赘生性肿瘤时应行手术治疗后再妊娠,避免妊娠后可能出现的卵巢肿瘤蒂扭转、破裂、出血、流产、早产的发生,提高妊娠质量。

2.早期妊娠　早期妊娠合并卵巢肿瘤,如果未出现并发症,至妊娠 3 个月后手术为宜。等待期间对肿瘤直径<6cm 的囊性肿块,应密切随访。因此时相当一部分是妊娠引起的生理性囊肿,至妊娠中期后缩小甚至消失。

3.中期妊娠　随访观察至 16 周的囊肿若无缩小或持续性增大,应考虑为卵巢肿瘤,一般认为手术时机选择在 16～20 周。此时子宫不太大,手术容易暴露。另外,此阶段的子宫敏感性较低,胎盘形成,发生流产的概率大大下降。手术操作需轻柔,尽可能避免刺激子宫,术前术后均须用宫缩抑制剂等安胎。

4.晚期妊娠　晚期妊娠合并卵巢肿瘤若未出现并发症,可随访至足月,应在产后择期手术或行剖宫产时同时手术,若分娩时肿瘤阻塞产道,应及时行剖宫产术同时一并切除肿瘤。

【妊娠合并恶性卵巢肿瘤的处理】

对已诊断或疑为卵巢恶性肿瘤者,不论妊娠何期均应及早手术。处理原则同非妊娠期相同,以手术治疗为主,辅以化学治疗。由于妊娠期卵巢恶性肿瘤患者具备年轻、肿瘤组织学类型以低度恶性及生殖细胞源性居多、临床分期早等特点,故适时的手术治疗及化疗多能获得比较好的治疗效果。对妊娠期合并卵巢恶性肿瘤的处理应根据肿瘤病理类型、临床分期、孕周及患者意愿综合考虑,实施个体化方案。

1.上皮性卵巢癌　对于Ⅰa 期 G_1 级上皮性卵巢癌,有生育要求者,只行患侧附件切除、对侧卵巢活检及盆腹腔冲洗液细胞学均为阴性,可维持妊娠至足月分娩,在足月分娩后 6 周开始化疗。对于孕早期、Ⅰa 期以上的上皮性癌,应行肿瘤细胞减灭术,包括全子宫双附件、大网膜、阑尾切除,腹膜后淋巴结及转移灶清除术,术后应立即给予 TC(泰素、卡铂)或 CP(环磷酰胺、顺铂)方案化疗。但对于中晚孕或珍贵儿,可考虑待胎肺成熟后行剖宫产的同时再做根治术,术后辅以化疗。

2.性索间质肿瘤　此类肿瘤最常见者为颗粒细胞瘤合并妊娠,属于低度恶性,因此,早期病例可单纯行患侧附件切除术。晚期者行根治术辅以 BEP 或 VAC 或 BVP 方案化疗。

3.恶性生殖细胞肿瘤　此类肿瘤最常见者为无性细胞瘤合并妊娠,Ⅰa 期患者可单纯行患侧附件切除继续妊娠。进展期患者是否继续妊娠取决于孕周,早孕者如无需保留生育功能,则应行全子宫切除及双侧附件切除,术中应常规剖视对侧卵巢,对于病变较小,较年轻的患者,可保留部分卵巢组织,术后予 BEP 或 BVP 方案化疗。对于中晚孕可给予非妊娠患者同样的化疗方案(BEP 与 BVP 的化疗效果相当,但毒性更低)和剂量,而对胎儿无明显的损害,分娩后再做根治术。

4.转移性卵巢癌　对于转移性卵巢癌,由于原发灶常在消化道、乳腺及肝脏,母亲预后差,如患者及家属强烈要求继续妊娠,在无急腹症的情况下,可以维持妊娠,如有产科手术指征行剖宫产的同时可一并切除子宫及双侧附件,并切除其他部位容易切除的肿瘤原发病灶,术后根据原发肿瘤的特征,辅以相应的化疗。

(孙晋瑞)

第三节　妊娠合并子宫颈癌

在妊娠合并妇科恶性肿瘤中,子宫颈癌居第 2 位。对于妊娠合并宫颈癌的概念目前尚未统一,一般来说,是指妊娠期或产后 6 个月内发现的宫颈癌,大多数学者认同目前这一概念。也有报道将产后 6~18 个月期间的宫颈癌也列为妊娠合并宫颈癌。关于妊娠合并宫颈癌各家报道差异较大,国内资料显示妊娠合并宫颈癌的发病率占妊娠的 0.035%~0.26%。近年来随着宫颈癌筛查的普及,妊娠合并宫颈癌的发病率有下降的趋势。

一、病因

妊娠期合并宫颈癌的发病因素与非妊娠者相同。近年的研究发现,HPV 的感染是宫颈癌的主要发病原因,尤其是高危型 HPV 病毒感染,如 16、18 亚型。有研究表明,孕妇 HPV 的感染率 10.1%,非孕妇 HPV 感染率为 11.4%,两者之间无明显差异性。

二、临床表现

妊娠合并宫颈癌的症状与非妊娠者相同。早期宫颈癌常无症状,仅可出现白带增多或阴道少量出血,晚期可出现下腹及腰骶部疼痛,甚至出现膀胱、直肠的压迫症状。在妊娠早期易被误诊为先兆流产,在妊娠中晚期则常被误诊为前置胎盘、胎盘早剥、早产等。因此,对妊娠发生的阴道出血一定要行阴道检查以除外子宫颈病变。如果可疑有子宫颈病变,要遵循子宫颈病变 3 阶梯步骤进行筛查,即细胞学检查、阴道镜检查、宫颈活检确诊。

三、诊断

1.停经史、阴道流液流血史。
2.子宫增大与停经月份相符,宫颈外口见糜烂或菜花样赘生物。
3.血尿 β-HCG 阳性、宫颈细胞学、阴道镜检查或宫颈活检可确诊宫颈癌。
4.B 超见妊娠图像或宫颈赘生物声像图。

四、鉴别诊断

妊娠早期应排除先兆流产,中晚期则应排除前置胎盘、胎盘早剥、早产等产科疾病。

五、妊娠与宫颈癌的相互关系

1.妊娠对子宫颈上皮内瘤变的影响　有关孕期 CIN 的转归文献报道差异较大,25%～64%的孕期 CIN 于产后逆转,34%～47%于产后持续存在,3%～28%于产后进展,67%的原位癌产后持续存在。CIN 逆转的发生率,可能与子宫颈成熟和阴道分娩期间子宫颈不典型上皮丢失有关,而与分娩方式无关。

2.妊娠对宫颈癌的影响　妊娠是否影响宫颈癌的生长或扩散尚存在争论。大多数学者认为妊娠期生殖器官血运丰富,且淋巴管充盈和雌激素的作用,癌细胞更易经血行和淋巴扩散。但也有学者认为妊娠有抑制肿瘤生长的作用。

3.宫颈癌对妊娠的影响　①妊娠期:早期宫颈癌对妊娠影响很小,但晚期恶病质会影响胎儿的生长发育甚至造成胎死宫内。②分娩期:妊娠合并宫颈癌如果经阴道分娩,宫颈扩张可引起瘤栓的扩散,胎儿通过宫颈时往往引起宫颈撕裂、大出血、感染等危及母儿生命。患者胎盘偶可见癌细胞,但局限于绒毛间,无胎儿发病报道。

4.宫颈癌治疗对妊娠的影响　孕期 CIN 行冷刀锥切不增加妊娠不良结局的发生率,但增加剖宫产和流产、早产的发生率。而宫颈癌采用的治疗方法、治疗时间可显著影响胎儿的结局,因治疗往往需要提前终止妊娠而使胎儿的成活率明显下降,妊娠期间的化疗可能会造成流产、早产、胎死宫内、胎儿发育异常、畸形等。

六、妊娠合并宫颈癌的治疗

1.大多数 HPV 感染的孕妇宫颈细胞学正常,可不给予处理,但要进行随访观察。

2.妊娠合 CIN Ⅱ、Ⅲ 进展为宫颈浸润癌的风险很低,产后逆转率相当高,因此,对 CIN 的处理原则趋于保守。对于 CIN Ⅰ、Ⅱ 的孕妇,可以在整个孕期定期进行细胞学或阴道镜检测随诊,暂不做治疗。CIN Ⅲ 的孕妇,则应根据妊娠周数,孕妇对胎儿要求的迫切程度决定,原则上不必终止妊娠,不必治疗,但应密切随诊。无产科指征原则上可经阴道分娩,产后 6 周复查,如仍为 CIN Ⅲ,可予激光、冷冻、Leep 刀或冷刀锥切等治疗。

3.妊娠合并宫颈原位癌:原则上不必终止妊娠,待足月后行剖宫产结束分娩,产后 6 周复查仍为原位癌者,如无生育要求可行全子宫切除,有生育要求者可行 Leep 刀或冷刀锥切,保留正常的卵巢。

4.妊娠合并宫颈浸润癌:子宫颈癌孕妇的处理,应该考虑许多因素:①宫颈癌的临床分期;②妊娠时期;③孕妇对胎儿要求的迫切程度;④医疗条件;⑤随访条件。原则上确诊宫颈癌时应考虑终止妊娠,进行手术或放化疗。

(1)宫颈微小浸润癌的处理:对宫颈癌Ⅰa期孕妇,延迟治疗至胎肺成熟是安全的。对Ⅰa_1期可经阴道分娩,产后6周行阴式全子宫切除术。Ⅰa_2期孕妇分娩方式选择剖宫产术,同时行改良式根治性子宫切除术。年轻患者要求保留生育功能者可行经腹或经阴道子宫颈广泛切除术及腹腔镜盆腔淋巴结/前哨淋巴结切除术,保留子宫体和卵巢。

(2)早期宫颈癌的处理:早期宫颈癌是指临床分期为Ⅰb~Ⅱa期,建议尽早治疗,首选手术治疗,行广泛性子宫切除术+盆腔淋巴结清扫术,年轻患者可保留卵巢。

(3)晚期宫颈癌的处理:对于Ⅱb期以上的宫颈癌患者,首选放疗。若胎儿能存活,可先行剖宫产,然后放疗。若胎儿不能存活,应根据孕周决定放疗时机,若为早期妊娠,宜直接行放疗,一般于放疗的20~24天,放疗量达35Gy(25~40Gy)时,可造成流产,若发生流产,即可行刮宫术,并于流产后3天继续注疗。若为中期妊娠,则应先行剖宫取胎术,术后2周开始放疗。对于晚期妊娠者,处理意见不一,有主张延迟至胎儿存活后行剖宫产,也有学者认为晚期子宫颈癌不宜延迟治疗,应尽早放疗。

(4)化疗:化疗在妊娠合并宫颈癌中的应用,目前尚存在争议。化疗药物对胎儿的影响取决于用药的时间、妊娠周数及药物。在妊娠早期,尤其是孕3~10周胎儿器官形成关键时期,化疗药对胎儿的毒性最大。5-FU、MTX、CTX、Arac等对胎儿的毒性最大。妊娠中晚期,化疗对胎儿的影响不大,有待进一步随访观察。

七、预防

1.普及防癌知识,提倡晚婚、少育。

2.定期进行宫颈癌的相关筛查,25~49岁妇女,每3年一次,50岁以上妇女,5年一次。对孕妇将宫颈细胞学检查作为产前检查的常规项目之一。

3.积极治疗宫颈癌前病变,如重度宫颈糜烂和CIN。

(韩欣悦)

第四节 妊娠合并输卵管癌

输卵管肿瘤是女性生殖道罕见的肿瘤。良性肿瘤更少见,以腺瘤样瘤多见,预后良好。输卵管恶性肿瘤分为原发性和继发性。绝大多数为继发性,占输卵管恶性肿瘤的80%~90%,常由子宫和卵巢转移而来。原发性输卵管癌发病率仅占妇科恶性肿瘤的0.5%。由于输卵管肿瘤常合并不孕史,故妊娠合并输卵管癌仅见个案报道。

一、病因

病因尚不清楚,可能与慢性输卵管炎、不孕、结核性输卵管炎及输卵管子宫内膜异位症有关。近年的研究发现遗传因素可能是输卵管癌的发病诱因之一。

二、临床表现

输卵管癌早期常无明显症状和体征,随着疾病进展,常表现为阴道排液、腹痛、盆腔肿块三联征。随着孕周增加、子宫增大,输卵管位置发生相对变化,输卵管癌可发生蒂扭转,引起突发、剧烈的腹痛,可伴有恶心、呕吐、发热等全身症状。当合并妊娠后,输卵管癌组织产生的液体无法通过宫腔排出,只能由伞端流向盆腔,积聚在子宫直肠陷窝里,产生直肠压迫症状。

三、诊断

由于症状不明显,妇检时输卵管不易扪及,因此,输卵管癌的术前诊断率极低,常常通过辅助检查方法提高输卵管癌的诊断率。

1. 停经史、既往有阴道排液、出血及腹痛史。
2. 妇检子宫增大与停经月份相符,部分可扪及附件区肿块。
3. 血尿 β-HCG 阳性,血清 CA125 有助于诊断,但无特异性。阴道细胞学涂片见不典型腺上皮纤毛细胞。
4. B超见宫内妊娠图像,阴道彩超对早期输卵管癌具有一定的诊断价值,MRI 可提高输卵管癌诊断的准确性。
5. 高度怀疑输卵管癌时选择孕中期剖腹探查,组织病理学可确诊。

四、鉴别诊断

输卵管癌注意与附件炎性包块、卵巢肿瘤、子宫内膜癌相鉴别,当发生蒂扭转时,要与子宫肌瘤蒂扭转、急性阑尾炎、输卵管妊娠等疾病鉴别。

五、妊娠与输卵管癌的相互关系

由于妊娠合并输卵管癌罕见,对于两者之间相互关系的研究国内外尚处于初步阶段,许多机制有待进一步研究探讨。

1. 妊娠对输卵管癌的影响 妊娠期虽然盆腹腔血运丰富,淋巴管充盈和体内雌孕激素的变化,但迄今尚无证据证明,妊娠会加速癌细胞的生长和扩散。
2. 输卵管癌对妊娠的影响 输卵管癌组织机械性阻塞影响精子与卵子的结合,可明显降低妊娠率;绝大数输卵管癌合并慢性输卵管炎,合并异位妊娠机会明显增加。癌组织产生的渗液或坏死出血,反流入宫腔可影响囊胚的着床与发育,可能会引起流产、畸形甚至导致胚胎停育。晚期输卵管癌发生多处转移,尤其是子宫直肠陷窝种植瘤的形成可能会影响胎儿的分娩。
3. 输卵管癌治疗对妊娠的影响 妊娠期采取治疗输卵管癌的手段往往会影响妊娠结局,手术增加流产、早产的风险,妊娠期间的化疗可能会造成流产、早产、胎死宫内、胎儿发育异常、畸形等。

六、妊娠合并输卵管癌的处理

妊娠合并输卵管癌的处理原则及术后辅助化学治疗与卵巢癌相似,以手术为主,辅以化疗、放疗的综合治疗。具体的治疗方案应根据输卵管癌的临床分期、肿瘤病理类型、妊娠期限及对胎儿要求的迫切程度略有不同。原则上确诊输卵管癌时应考虑终止妊娠,进行手术或放化疗。

1.原位癌 妊娠早期患者对胎儿要求愿望强烈的可观察至妊娠中期行单侧附件切除的保守性手术,晚期妊娠者,胎儿具备体外生存能力后,行剖宫产术的同时行全子宫切除+双附件切除+大网膜切除,术后不必辅助化疗。

2.Ⅰ期输卵管癌 妊娠早期,直接或流产后行全子宫切除+双附件切除+大网膜切除+选择性淋巴结清扫,晚期妊娠者,可随访至胎儿具备体外生存能力后,行剖宫产术同时行上述手术治疗,术后诊断为Ⅰa、Ⅰb期,则不必给予辅助化疗。Ⅰc期患者给予以铂类药物为基础的联合化疗。

3.Ⅱ~Ⅳ期输卵管癌 一旦确诊为中晚期输卵管癌,其手术范围和化疗方案均与上皮性卵巢癌的处理非常相似,晚孕者,可随访至胎儿具备体外生存能力后,行剖宫产同时行肿瘤细胞减灭术,由于Ⅱ~Ⅳ期输卵管癌患者盆腹腔淋巴结转移率高达50%以上,因此,在行肿瘤细胞减灭术时应系统性清扫盆腔及腹主动脉旁淋巴结,以便精确分期,指导术后辅助化疗,术后给予以铂类药物为基础的联合化疗。

(韩欣悦)

第二十三章 分娩期并发症

第一节 子宫破裂

【概述】

子宫破裂的定义为:子宫肌层的连续性中断。国内曹泽毅报道子宫破裂发生率为0.06‰~1.4‰,国际卫生组织WHO报道为0.053‰,为妊娠期和分娩期严重的并发症,如延误治疗可造成母婴死亡,产妇病死率高达50%,胎儿病死亡达50%~75%或更多。

【病因及分类】

20世纪60年代以前,子宫破裂多由胎先露下降受阻时的不规范助产所致。随着围生医学的发展,因难产手术和滥用缩宫素而导致的子宫破裂很少发生,子宫破裂比较常见的原因为急产、多产、外伤、臀位助产及前次剖宫产史和肌瘤切除所致的瘢痕子宫。诊断性刮宫或宫腔镜手术时子宫穿孔及不合理应用可卡因也可导致子宫破裂。近年来,剖宫产率的增加、前列腺素使用不当及剖宫产的瘢痕子宫再次妊娠的阴道分娩也是导致子宫破裂的原因,另外,自发性子宫破裂也时有发生。

分类:

1.子宫壁的完整性分类

(1)完全性子宫破裂:指宫壁全层破裂,使宫腔与腹腔相通。

(2)不完全性子宫破裂:指子宫肌层全部或部分破裂,浆膜层尚未穿破,宫腔与腹腔未相通,胎儿及其附属物仍在宫腔内。

2.按是否有子宫瘢痕分类

(1)瘢痕子宫破裂:占87.1%。主要与前次剖宫产术式有关。ACOG研究表明,在剖宫产的瘢痕子宫再次妊娠的阴道分娩(VBAC)试产中,前次剖宫产术式为子宫经典切口或T形切口者子宫破裂几率为4%~9%,子宫下段纵切口者子宫破裂几率为1%~7%,而子宫下段横切口者子宫破裂几率仅为0.1%~1.5%。究其原因,是因为子宫体和子宫下段的组织构成不同(子宫体部含有60%平滑肌和20%结缔组织,而子宫下段则含有80%的结缔组织)及肌纤维的走向特点使得子宫的纵向强度弱而横向强度高,而下段横向强度最大。同时前次剖宫产的操作技巧以及本次妊娠胎盘的位置、宫腔压力、妊娠间距等均与子宫破裂的发生有一定关系。以不全破裂多见。荷兰Zwart报道瘢痕子宫破裂发生率为0.51‰。

(2)非瘢痕子宫破裂:主要有以下原因:①阻塞性难产致子宫破裂,包括头盆不称、胎位异常。破裂以子宫下段为主。②损伤性子宫破裂。③不恰当地应用催产素。④宫颈难产。国内报道一例系第一胎孕足月,临产5h,胎头从前穹隆娩出,宫口未开,分娩后出血不多,行修补术。⑤子宫发育异常。荷兰Zwart报道非瘢痕子宫破裂发生率为0.08‰。

【子宫破裂的临床表现】

1.子宫破裂发生的时间 9.5%～35%发生在妊娠期,常见为瘢痕子宫破裂、外伤和子宫发育异常;89.5%发生在临产后和分娩过程中,常见为阻塞性难产、不恰当地应用催产素、手术助产损伤、瘢痕子宫破裂等,少数见于中孕引产。

2.主要临床表现

(1)先兆子宫破裂:病理性缩复环形成、下腹部压痛、胎心率改变及血尿,是先兆子宫破裂的四大主要表现。研究表明,在子宫破裂前,胎心率与宫缩有明显的异常改变,可作为早期诊断的指标之一。在第一产程中,全程胎心监护能发现严重的心动过缓(4%)、心动过速(8%)、变异减少(24%)、宫缩过强(10%)和宫缩消失(22%);在第二产程中异常胎心率监护图形显著增多,变异减少发生率为47.8%;严重的变异减速占26.1%,宫缩过强占22%,宫缩消失占13%,异常的胎心率监护图形是子宫破裂的先兆,因而在瘢痕子宫再次妊娠的晚期和试产过程中,应加强对胎儿心率和子宫收缩的监护,有胎心率异常时需警惕子宫瘢痕破裂。

(2)子宫破裂:荷兰Zwart报道210例子宫破裂,出现下腹部持续性疼痛69%,胎心异常67%,阴道流血27%,病理性缩复环20%,宫缩消失14%;162例出现全部症状,91例(56%)仅出现腹痛和胎心率改变。国内解左平报道11例子宫破裂病例,其中出现下腹部持续性疼痛7例,病理性缩复环4例,肉眼血尿4例,血性羊水5例,腹壁可触及胎体4例,胎心消失7例。

完全性子宫破裂:破裂时剧痛,随后宫缩停止,转为安静,后持续性腹痛,阴道流鲜红血,出现休克特征。腹部检查:全腹压痛、反跳痛和腹肌紧张,压痛显著,破口处压痛更为明显,可叩及移动性浊音。腹部可清楚触及胎儿肢体,胎动、胎心音消失,而子宫缩小,位于胎儿一侧,阴道检查:宫颈口较前缩小,先露部上升,有时能触及裂口,能摸到缩小的子宫及排出子宫外的胎儿。但阴道检查常可加重病情,一般不必做。

不完全性子宫破裂:浆膜层尚未穿破,先兆征象不明显,开始时腹部轻微疼痛,子宫瘢痕部位有压痛,此时瘢痕已有部分裂开,但胎膜未破,若不立即行剖宫产术,瘢痕裂口会逐渐扩大,出现典型的子宫破裂的症状和体征。而子宫下段剖宫产切口瘢痕裂开,特别是瘢痕不完全裂开时,出血很少,且因有腹膜覆盖,因而缺乏明显的症状与体征,即所谓"安静状态破裂"。常在二次剖宫产手术时才发现,亦可以在自然分娩产后常规探查宫腔时发现。若形成阔韧带内血肿,则在宫体一侧可触及有压痛的包块,胎心音不规则。子宫体部瘢痕破裂多为完全破裂。

【辅助检查】

1.对于无明显症状的不完全性子宫破裂、子宫下段的瘢痕破裂及子宫后壁破裂,诊断较难,超声显示为:在无宫缩及宫内压力增加的情况下,子宫下段变得菲薄,甚至切口处肌层部分或全部缺损,有液体积聚,在膀胱充盈时,可出现楼梯样的皱褶,有一处较薄,峡部两侧不对称;当子宫下段受羊水流动、胎动、宫缩等影响时,羊膜囊迅速向子宫下段缺损的部位膨出,该声像图表现是先兆子宫破裂的确诊特征;子宫下段厚薄不均匀,肌层失去连续性是先兆子宫破裂有意义的征兆;但若子宫下段均匀变薄,厚度>3cm,且有明确的肌层,则表明无下段瘢痕缺损。若有内出血则表现为子宫壁混合性回声光团,内部回声杂乱,边界不清,回声分布不均,其外侧子宫浆膜层连续完整。或表现为一外凸低回声光团,内回声欠均匀,胎心异常或消失;腹腔穿刺可抽出血性液体。

2.子宫完全性破裂超声特点子宫收缩成球形位于腹腔一侧,子宫肌壁较为疏松,可见子宫破裂口,浆膜层连续性中断,胎头变形,胎儿位于腹腔内,多数已死亡,胎儿周围环绕羊水及血液。胎膜囊可完整或不完整,胎盘多数亦随胎囊娩出腹腔,腹腔内可探及程度不等的不规则液性暗区,腹腔穿刺可抽出血性液体。

另外,计算机断层扫描CT或磁共振成像MRI可清晰显示胎儿在子宫外,子宫肌层连续性中断而做出诊断,但价格昂贵,难以广泛临床使用。

【鉴别诊断】

根据临床症状及超声影像学特点,典型的妊娠子宫破裂并不难诊断,但尚需与以下疾病鉴别:

1. 妊娠合并子宫肌瘤 不完全性妊娠子宫破裂与妊娠合并子宫肌瘤,肌瘤有完整包膜,有立体感,且不会突然发生,检查细致并结合临床及随诊可鉴别。

2. 子宫占位病变 完全性妊娠子宫破裂,子宫收缩于后方成团块状,容易误诊为子宫内口实性占位。此时观察腹腔是否有积液,仔细观察团块状回声内见宫腔波回声及包膜有连续性中断,结合临床可鉴别;超声诊断失误是由于仅注意对胎儿的检查,而忽略了病史以及胎儿周围有无子宫壁的回声,加之已排入腹腔的胎儿羊膜囊完整,囊内有少量的羊水,造成类似宫内妊娠的表现。而已收缩的子宫又误认为子宫内口的实性占位,导致误诊。

3. 腹腔妊娠 由于胎盘附着异常,血液供应不足,极少能存活至足月。仔细检查子宫轻度增大或不增大,子宫壁完整,宫腔内无胎儿及胎盘。本院曾收治1例瘢痕子宫、孕27周利凡诺引产术后3天,腹痛2天,行MRI拟诊腹腔妊娠转入本院,本院超声提示子宫破裂,急诊剖腹探查,见子宫下段瘢痕完全破裂,胎膜囊完整,胎头变形,胎儿位于腹腔内,已死亡,胎盘亦随胎囊娩出腹腔,腹腔内约50ml血浆液性液体。

【治疗】

先兆子宫破裂发现先兆子宫破裂时,应立即采取有效措施抑制子宫收缩,并尽快行剖宫产术。

子宫破裂一旦诊断,无论胎儿是否存活,均应在纠正休克、防治感染的同时行剖腹探查术,手术原则是简单、迅速,能达到止血目的。根据产妇的全身情况、子宫破裂的程度与部位、产妇有无生育要求、手术距离发生破裂的时间长短以及有无感染而决定采取不同的手术方式。子宫破裂时间短、裂口小且边缘整齐、无明显感染、需保留生育功能者,可行裂口修补术。破裂口较大且撕裂不整齐或感染明显者,应行子宫次全切除术。子宫裂口延及宫颈口者可考虑做子宫全切术。前次下段剖宫产瘢痕裂开,产妇已有小孩,应行裂口吻合术,同时行双侧输卵管结扎术。剖腹探查除注意子宫破裂的部位外,应仔细检查膀胱、输尿管、宫颈和阴道,如发现有裂伤,应同时行这些脏器的修补术。对个别产程长、感染严重病例,是否需做全子宫切除术或次全子宫切除术或仅缝合裂口加双侧输卵管结扎术,需视具体情况而定。

术前、术中、术后大剂量有效抗生素防治感染。子宫破裂应尽可能就地抢救,必须转院者,除抗休克治疗外,尚应包扎腹部,减少震动的情况下转送。

【子宫破裂的预后评估】

其预后与是否及时得到抢救与处理有很大关系。国内报道子宫破裂孕产妇死亡率约12%,国外报道在工业化国家为5%,而在发展中国家高达55%,近年有下降。大约三分之二的子宫破裂继发于瘢痕子宫,复发性子宫破裂与妊娠期和围生期患病率高相关。尽管子宫破裂修补是治疗子宫破裂的可行方法,但是再次妊娠复发性子宫破裂发生几率增加,尤其是沿子宫纵轴方向破裂和距上次破裂时间很短而再次妊娠者发生再次破裂的风险增加。

【预防】

为避免子宫破裂的发生及提高子宫破裂的治愈率,仍应加强计划生育宣传及实施,做好预防保健工作,严格掌握药物(催产素、前列腺素等)引产及剖宫产指征,产时严密观察,禁止暴力压腹,避免损伤较大的阴道助产,提高产科质量。只有采取综合的措施,才能更好地预防子宫破裂的发生,保障母婴安全。

预防子宫破裂有如下措施:①加强产科医务人员职业道德及操作技术的培训,培养爱岗敬业精神。规范剖宫产术式,有建议子宫行子宫下段切口,且切口缝合2层较缝合1层发生子宫破裂风险低。②加强高危孕产妇管理,尤其是对瘢痕子宫孕妇的管理,落实提早住院,B超了解子宫切口瘢痕情况,及时发现瘢痕子宫隐性破裂；但超声预测的阳性值仍存在争议，国外有学者认为孕晚期子宫下段瘢痕处 3.5mm 发生子宫破裂风险低。

对剖宫产再孕者，下列情况禁忌阴道试产：①前次剖宫产为子宫体部切口，子宫下段纵切口或 T 形切口。②前次妊娠剖宫产指征依然存在。③二次以上剖宫产史或原切口感染史。④前次手术方式不详。⑤剖宫产不足 2 年再次妊娠。⑥既往有子宫破裂史。超声观察子宫瘢痕处有胎盘附着，易致胎盘植入、粘连出血及子宫破裂。⑦有不适于阴道分娩的内外科合并症或产科并发症。⑧妊娠妇女及家属拒绝阴道试产。⑨不具备抢救急症患者的条件。

具备阴道试产者产程中通过胎心监护和 B 超严密监测子宫瘢痕变化，由于发生先兆子宫破裂时多伴有胎儿供血受阻而致胎心不规则或消失，因此分娩期持续胎心监护及时发现胎心变化，结合体征可早期诊断先兆子宫破裂，及时施行剖宫产。另外，对子宫破裂的高危人群如：早产或过期产，足月引产产妇，超重的产妇，需严密观察，严防子宫破裂的发生。

（肖美玲）

第二节　子宫翻出

子宫翻出又称子宫内翻是指子宫底部向宫腔内陷入，甚至自宫颈翻出的病变，这是一种分娩期少见而严重的并发症。多数发生在第三产程，如处理不及时，往往因休克、出血，产妇可在 3～4 小时内死亡。国内报道子宫翻出病死率可达 62% 左右。

【发生率】

子宫翻出是一种罕见的并发症，其发生率各家报道不一，Shan-Hosseini 等（1989 年）报道子宫翻出发生率约为 1∶6400 次分娩，Platt 等（1981 年）报道发生率约为 1∶2100 次分娩。有文献报道北京市红十字会朝阳医院 1982～1996 年间子宫翻出发生率为 1∶16473；湖南株洲市二院 1961～1981 年间发生率为 1∶4682；山东淄博市妇幼保健院 1984～1986 年间发生率为 1∶1666；广州市白云区妇幼保健院 2004～2009 年间发生率为 1∶10359。

【病因】

引起急性子宫翻出的病因较多，常常是多种因素共同作用的结果，但其先决条件必须有子宫壁松弛和子宫颈扩张，其中第三产程处理不当（约占 60%），胎儿娩出后，过早干预，按压子宫底的手法不正确，强行牵拉脐带等，导致子宫底陷入宫腔，黏膜面翻出甚至脱垂于阴道口外。其促成子宫翻出的因素有：

1. 胎盘严重粘连、植入子宫底部，同时伴有子宫收缩乏力或先天性子宫发育不良，助产者在第三产程处理时，强拉附着于子宫底的胎盘脐带的结果，此时如脐带坚韧不从胎盘上断裂，加上用力揿压松弛的子宫底就可能发生子宫翻出。

2. 脐带过短或缠绕：胎儿娩出过程中由于脐带过短或脐带缠绕长度相对过短，过度牵拉脐带也会造成子宫翻出。

3. 急产宫腔突然排空：由于产程时间短，子宫肌肉尚处于松弛状态，在产程中因咳嗽或第二产程用力屏气，腹压升高，也会导致子宫翻出。

4. 产妇站立分娩：因胎儿体重对胎盘脐带的牵拉作用而引起子宫翻出。

5. 妊娠高血压疾病时使用硫酸镁时使子宫松弛，也会促使子宫翻出；有人报道植入性胎盘也会促子宫翻出。

【分类】

1. 按发病时间分类

(1) 急性子宫翻出：子宫翻出后宫颈尚未缩紧，占75%左右。

(2) 亚急性子宫翻出：子宫翻出后宫颈已缩紧，占15%左右。

(3) 慢性子宫翻出：子宫翻出宫颈回缩已经超过4周，子宫在翻出位置已经缩复但仍停留在阴道内，占10%左右。

2. 按子宫翻出程度分类

(1) 不完全子宫翻出：子宫底向下内陷，可接近宫颈口或越过但还存在部分子宫腔。

(2) 完全性子宫翻出：子宫底下降于子宫颈外，但还在阴道内。

(3) 子宫翻出脱垂：整个子宫翻出暴露于阴道口外。

【临床表现】

子宫翻出可引起迅速的阴道大量流血，处理不及时，可致产妇死亡。子宫翻出产妇突觉下腹剧痛，尤其胎盘未剥离牵拉脐带更加重腹痛，遂即产妇进入严重休克状态，有时休克与出血量不成正比，出现上述现象时，应考虑到有子宫翻出的可能。

而慢性子宫翻出多因急性子宫翻出时未能及时发现，而后就诊的，此时的症状多表现为：

1. 产后下腹坠痛，或阴道坠胀感。

2. 大小便不畅。

3. 产后流血史或月经过多。

4. 因子宫翻出感染，出现白带多而有臭味，甚至流脓液，严重者有全身感染症状，发热、白细胞升高等。

5. 因阴道流血而致继发性贫血。

【诊断与鉴别诊断】

在分娩第三产程有用手在下腹部推压子宫底或用手牵拉脐带的经过，产妇在分娩后突然下腹剧痛，出现休克，尤其与出血量不相称时，因考虑有子宫翻出的可能。当翻出子宫已脱垂于阴道口外时，诊断并不困难，但当胎盘未剥离已发生子宫翻出时有时会误诊为娩出的胎盘，再次牵拉脐带时即引起剧痛，此时应及时做阴道、腹部双合诊。

1. 诊断

(1) 腹部检查：下腹部摸不到宫底，或在耻骨联合后可触及一个凹陷。

(2) 阴道检查：在阴道内可触及一球形包块，表面为暗红色、粗糙的子宫内膜，在包块的根部可触及宫颈环。如胎盘尚未剥离而完全黏附于翻出的宫体时，常易误诊为胎儿面娩出的胎盘，牵引脐带时可引起疼痛。

根据病史及检查可做出子宫翻出的诊断。

2. 鉴别诊断　子宫翻出应与子宫黏膜下肌瘤以及产后子宫脱垂相鉴别。

(1) 子宫黏膜下肌瘤：系子宫肌瘤向子宫黏膜面发展，突出于子宫腔，如黏膜下肌瘤蒂长，经子宫收缩可将肌瘤排除宫颈而脱出于阴道内。妇科检查时，盆腔内有均匀增大的子宫，如子宫肌瘤达到宫颈口处并且宫口较松，手指进入宫颈管可触及肿瘤；已经排出宫颈外者则可看见到肌瘤，表面为充血暗红色的黏膜所包裹，有时有溃疡及感染。如用子宫探针自瘤体周围可探入宫腔，其长短与检查的子宫大小相符，急性子宫翻出往往发生在分娩期，患者有疼痛、阴道流血及休克等临床表现。认真仔细观察鉴别并无困难。

(2) 子宫脱垂：患者一般情况良好，妇科检查时可见脱出的包块表面光滑，并可见宫颈口，加腹压时子宫脱出更加明显，内诊检查时可触摸到子宫体。

【治疗】

明确诊断后应立即开放静脉通路、备血及麻醉医生配合下进行抢救,延迟处理可增加子宫出血、坏死和感染机会,给产妇带来极大的危险和痛苦。处理的原则为积极加强支持治疗,纠正休克,尽早实施手法复位或手术,其具体处理应视患者的全身情况、翻出的时间长短和翻出部分的病变情况、感染程度等而决定。

1.阴道手法复位　子宫翻出早期,宫颈尚未收缩,子宫尚无淤血、肿胀,如果胎盘尚未剥离,不要急于剥离,因为此时先做胎盘剥离会大大增加出血量,加速患者进入严重休克状态;如果胎盘已经大部分剥离,则先剥离胎盘,然后进行复位,此外翻出子宫及胎盘体积过大,不能通过狭窄的宫颈环,需先剥离胎盘。应首先开放两条静脉通路、输液、备血、镇痛及预防休克。给予乙醚、氟烷、恩氟烷、芬太尼及异丙酚等麻醉下,同时给以子宫松弛剂,β-肾上腺素能药物,如:利托君、特布他林或硫酸镁。待全身情况得以改善,立即行手法子宫还纳术。方法:产妇取平卧位,双腿外展并屈曲,术者左手向上托起刚刚翻出的子宫体,右手伸入阴道触摸宫颈与翻出宫体间的环状沟,用手指及手掌沿阴道长轴方向徐徐向上向宫底部推送翻出的子宫,操作过程用力要均匀一致,进入子宫腔后,用手拳压迫宫底,使其翻出的子宫完全复位。子宫恢复正常形态后立即停止使用子宫松弛剂,并开始使用宫缩剂收缩子宫,同时使子宫保持在正常位置,注意观察宫缩及阴道流血情况,直至子宫张力恢复正常,子宫收缩良好时术者仍应继续经阴道监控子宫,以免子宫再度翻出。

2.阴道手术复位　Kuctnne法。即经阴道将宫颈环的后侧切开,将子宫还纳复位,然后缝合宫颈切口。但必须注意不能损伤直肠。

3.经腹手术复位　Huntington法。在麻醉下,切开腹壁进入腹腔后,先用卵圆钳或手指扩大宫颈环,再用组织钳夹宫颈环下方2~3cm处的子宫壁,并向上牵引,助手同时在阴道内将子宫体向上托,这样,一边牵引,一边向上托使子宫逐渐全部复位,复位后,在阴道内填塞纱布条,并给予缩宫素,预防子宫再度翻出,若宫颈环紧而且不易扩张情况下,可先切开宫颈环后,将翻出的子宫体逐渐向上牵引,使其慢慢复位,完成复位后缝合宫颈切口(Noltain复位法)。

4.经腹或经阴道子宫次(全)切除术　经各种方法复位不成功、复位以后宫缩乏力伴有大出血、胎盘粘连严重或有植入、翻出时间较长合并严重感染者,视其病情程度,选择阴道或腹式手术切除子宫。

5.其他方法　阴道热盐水高压灌注复位法:用热盐水可使宫颈环放松,盐水压力作用于翻出的子宫壁,促使其翻出的子宫逐渐复位,此方法简单易行,适用于病程短、病情较轻、局部病变小的患者。

【预防】

预防子宫翻出的关键是加强助产人员的培训,正确处理好第三产程,在娩出胎盘的过程中,仔细观察胎盘剥离的临床症状,当确认胎盘已经完全剥离时,于子宫收缩时以左手握住宫底,拇指置于子宫前壁,其余四指放在子宫后壁并按压,同时右手轻拉脐带,协助胎盘娩出。胎盘粘连时正确手法剥离,且不能粗暴按压子宫底或强行牵拉脐带。

(王克珍)

第三节　产后出血

一、产后出血

产后出血是指胎儿娩出后24小时内阴道流血量超过500ml。产后出血是分娩期严重的并发症,是产妇四大死亡原因之首。产后出血的发病数占分娩总数的2%~3%,如果先前有产后出血的病史,再发风险增加2~3倍。

每年全世界孕产妇死亡51.5万,99%在发展中国家。因产科出血致死者13万,2/3没有明确的危险因素。产后出血是全球孕产妇死亡的主要原因,更是导致我国孕产妇死亡的首位原因,占死亡原因的54%。

我国产后出血防治组的调查显示,阴道分娩和剖宫产后24小时内平均出血量分别为400ml和600ml。当前国外许多学者建议,剖宫产后的失血量超过1000ml才定义为产后出血。但在临床上如何测量或估计出血量存在困难,有产科学者提出临床上估计出血量只是实际出血量的1/2或1/3。因此Combs等主张以测定分娩前后血细胞比容来评估产后出血量,若产后血细胞比容减少10%以上,或出血后需输血治疗者,定为产后出血。但在急性出血的1小时内血液常呈浓缩状态,血常规不能反映真实出血情况。

产后出血可导致失血性休克、产褥感染、肾衰竭及继发垂体前叶功能减退等直接危及产妇生命。

【病理机制】

胎盘剥离面的止血是子宫肌纤维的结构特点和血液凝固机制共同决定的。子宫平滑肌分三层内环、外纵、中层多方交织,子宫收缩关闭血管及血窦。妊娠期血液处于高凝状态。子宫收缩的动因来自于内源性催产素和前列腺素的释放。细胞内游离钙离子是肌肉兴奋-收缩耦联的活化剂,催产素可以释放和促进钙离子向肌细胞内流动,而前列腺素是钙离子载体,与钙离子形成复合体,将钙离子携带入细胞内。进入肌细胞内的钙离子与肌动蛋白、肌浆蛋白的结合引起子宫收缩与缩复,对宫壁上的血管起压迫止血的作用。同时由于肌肉缩复使血管迂回曲折,血流阻滞,有利于血栓形成,血窦关闭。但是子宫肌纤维收缩后还会放松,因而受压迫的血管可以再度暴露开放并继续出血,因而根本的止血机制是血液凝固。在内源性前列腺素作用下血小板大量聚集,聚集的血小板释放血管活性物质,加强血管收缩,同时亦加强引起黏性变形形成血栓,导致凝血因子的大量释放,进一步发生凝血反应,形成的凝血块可以有效地堵塞胎盘剥离面暴露的血管达到自然止血的目的。因此凡是影响子宫肌纤维强烈收缩,干扰肌纤维之间血管压迫闭塞和导致凝血功能障碍的因素,均可引起产后出血。

【病因】

产后出血的原因依次为子宫收缩乏力、胎盘因素、软产道裂伤及凝血功能障碍。这些因素可互为因果,相互影响。

1.子宫收缩乏力　产后出血最常见的原因。胎儿娩出后,子宫肌收缩和缩复对肌束间的血管能起到有效的压迫作用。影响子宫肌收缩和缩复功能的因素,均可引起子宫收缩乏力性产后出血。常见因素有:

(1)全身因素:产妇精神极度紧张,对分娩过度恐惧,尤其对阴道分娩缺乏足够信心;临产后过多使用镇静剂、麻醉剂或子宫收缩抑制剂;合并慢性全身性疾病;体质虚弱等均可引起子宫收缩乏力。

(2)产科因素:产程延长、产妇体力消耗过多,或产程过快,可引起子宫收缩乏力。前置胎盘、胎盘早剥、妊娠期高血压疾病、严重贫血、宫腔感染等产科并发症及合并症可使子宫肌层水肿或渗血引起子宫收缩乏力。

(3)子宫因素:子宫肌纤维发育不良,如子宫畸形或子宫肌瘤;子宫纤维过度伸展,如巨大胎儿、多胎妊娠、羊水过多;子宫肌壁受损,如有剖宫产、肌瘤剔除、子宫穿孔等子宫手术史;产次过多、过频可造成子宫肌纤维受损,均可引起子宫收缩乏力。

2.胎盘因素　根据胎盘剥离情况,胎盘因素所致产后出血类型有:

(1)胎盘滞留:胎儿娩出后,胎盘应在15分钟内排出体外。若30分钟仍不排出,影响胎盘剥离面血窦的关闭,导致产后出血。常见的情况有:①胎盘剥离后,由于宫缩乏力、膀胱膨胀等因素,使胎盘滞留在宫腔内,影响子宫收缩;②胎盘剥离不全:多因在第三产程胎盘完全剥离前过早牵拉脐带或按压子宫,已剥离的部分血窦开放出血不止;③胎盘嵌顿:胎儿娩出后子宫发生局限性环形缩窄及增厚,将已剥离的胎盘嵌顿于宫腔内,多为隐性出血。

(2)胎盘粘连:指胎盘全部或部分粘连于宫壁不能自行剥离。多次人工流产、子宫内膜炎或蜕膜发育不良等是常见原因。若完全粘连,一般不出血;若部分粘连,则部分胎盘剥离面血窦开放而胎盘滞留影响宫缩造成产后出血。

(3)胎盘植入:指胎盘绒毛植入子宫肌层。部分植入血窦开放,出血不易止住。

(4)胎盘胎膜残留:多为部分胎盘小叶或副胎盘残留在宫腔内,有时部分胎膜留在宫腔内也可影响子宫收缩导致产后出血。

3.软产道裂伤　分娩过程中软产道裂伤,常与下述因素有关:①外阴组织弹性差;②急产、产力过强、巨大儿;③阴道手术助产操作不规范;④会阴切开缝合时,止血不彻底,宫颈或阴道穹隆的裂伤未能及时发现。

胎儿娩出后,立即出现阴道持续流血,呈鲜红色,检查发现子宫收缩良好,应考虑软产道损伤,需仔细检查软产道。

4.凝血功能障碍　见于:①与产科有关的并发症所致,如羊水栓塞、妊娠期高血压疾病、胎盘早剥及死胎均可并发DIC;②产妇合并血液系统疾病,如原发性血小板减少、再生障碍性贫血等。由于凝血功能障碍,可造成产后切口及子宫血窦难以控制的流血不止,特征为血液不凝。

【临床表现】

产后出血主要表现为阴道流血或伴有失血过多引起的并发症如休克、贫血等。

1.阴道流血　不同原因的产后出血临床表现不同。胎儿娩出后立即出现阴道流血,色鲜红,应先考虑软产道裂伤;胎儿娩出几分钟后开始流血,色较暗,应考虑为胎盘因素;胎盘娩出后出现流血,其主要原因为子宫收缩乏力或胎盘、胎膜残留。若阴道流血呈持续性,且血液不凝,应考虑凝血功能障碍引起的产后出血。如果子宫动脉阴道支断裂可形成阴道血肿,产后阴道流血虽不多,但产妇有严重失血的症状和体征,尤其产妇诉说会阴部疼痛时,应考虑为隐匿性软产道损伤。

2.休克症状　如果阴道流血量多或量虽少、但时间长,产妇可出现休克症状,如头晕、脸色苍白、脉搏细数、血压下降等。

【诊断】

产后出血容易诊断,但临床上目测阴道流血量的估计往往偏少。较客观检测出血量的方法有:

1.称重法　事先称重产包、手术包、敷料包和卫生巾等,产后再称重,前后重量相减所得的结果,换算为失血量毫升数(血液比重为1.05g/ml)。

2.容积法　收集产后出血(可用弯盘或专用的产后接血容器),然后用量杯测量出血量。

3.面积法　将血液浸湿的面积按 10cm×10cm 为 10ml 计算。

4.休克指数(SI)　用于未作失血量收集或外院转诊产妇的失血量估计,为粗略计算。休克指数(SI)=脉率/收缩压。

SI=0.5,血容量正常;

SI=1.0,失血量 10%～30%(500～1500ml);

SI=1.5,失血量 30%～50%(1500～2500ml);

SI=2.0,失血量 50%～70%(2500～3500ml)。

【治疗】

根据阴道流血的时间、数量和胎儿、胎盘娩出的关系,可初步判断造成产后出血的原因,根据病因选择适当的治疗方法。有时产后出血几个原因可互为因果关系。

1.子宫收缩乏力　胎盘娩出后,子宫缩小至脐平或脐下一横指。子宫呈圆球状,质硬。血窦关闭,出血停止。若子宫收缩乏力,宫底升高,子宫质软呈水袋状。子宫收缩乏力有原发性和继发性,有直接原因和间接原因,对于间接原因造成的子宫收缩乏力,应及时去除原因。按摩子宫或用缩宫剂后,子宫变硬,阴道流血量减少,是子宫收缩乏力与其他原因出血的重要鉴别方法。

2.胎盘因素　胎盘在胎儿娩出后10分钟内未娩出,并有大量阴道流血,应考虑胎盘因素,如胎盘部分剥离、胎盘粘连、胎盘嵌顿等。胎盘残留是产后出血的常见原因,故胎盘娩出后应仔细检查胎盘、胎膜是否完整。尤其应注意胎盘胎儿面有无断裂血管,警惕副胎盘残留的可能。

3.软产道损伤　胎儿娩出后,立即出现阴道持续流血,应考虑软产道损伤,仔细检查软产道。

(1)宫颈裂伤:产后应仔细检查宫颈,胎盘娩出后,用两把卵圆钳钳夹宫颈并向下牵拉,从宫颈12点处起顺时针检查一周。初产妇宫颈两侧(3、9点处)较易出现裂伤。如裂口不超过1cm,通常无明显活动性出血。有时破裂深至穹隆伤及动脉分支,可有活动性出血,隐性或显性。有时宫颈裂口可向上延伸至宫体,向两侧延至阴道穹隆及阴道旁组织。

(2)阴道裂伤:检查者用中指、食指压迫会阴切口两侧,仔细查看会阴切口顶端及两侧有无损伤及损伤程度和有无活动性出血。阴道下段前壁裂伤出血活跃。

(3)会阴裂伤:按损伤程度分为3度。Ⅰ度指会阴部皮肤及阴道入口黏膜撕裂,未达肌层,一般出血不多;Ⅱ度指裂伤已达会阴体肌层、累及阴道后壁黏膜,甚至阴道后壁两侧沟向上撕裂使原解剖结构不易辨认,出血较多;Ⅲ度是指肛门外括约肌已断裂,甚至直肠阴道隔、直肠壁及黏膜的裂伤,裂伤虽较严重,但出血可能不多。

4.凝血功能障碍　若产妇有血液系统疾病或由于分娩引起DIC等情况,产妇表现为持续性阴道流血,血液不凝,止血困难,同时可出现全身部位出血灶。实验室诊断标准应同时有下列3项以上异常:

(1)PLT进行性下降<$100×10^9$/L,或有2项以上血小板活化分子标志物血浆水平升高:①β-TG;②PF_4;③血栓烷B_2(TXB_2);④P_2选择素。

(2)血浆纤维蛋白原(Fg)含量<115g/L或>410g/L,或呈进行性下降。

(3)3P试验阳性,或血浆FDP>20mg/L或血浆D-D水平较正常增高4倍以上(阳性)。

(4)PT延长或缩短3秒以上,部分活化凝血时间(APTT)延长或缩短10秒以上。

(5)AT-Ⅲ:A<60%或蛋白C(PC)活性降低。

(6)血浆纤溶酶原抗原(PLG:Ag)<200mg/L。

(7)因子Ⅷ:C活性<50%。

(8)血浆内皮素-1(ET-1)水平>80ng/L或凝血酶调节蛋白(TM)较正常增高2倍以上。

为了抢救患者生命,DIC的早期诊断显得尤为重要。如果能在DIC前期作出诊断,那么患者的预后会有明显改善。

诊断DIC前期的诊断标准为:

(1)存在易致DIC的基础疾病。

(2)有下列一项以上临床表现:①皮肤、黏膜栓塞、灶性缺血性坏死、脱落及溃疡形成;②原发病不易解释的微循环障碍,如皮肤苍白、湿冷及发绀等;③不明原因的肺、肾、脑等轻度或可逆性脏器功能障碍;④抗凝治疗有效。

(3)实验室检测有下列三项以上异常:①正常操作条件下,采集血标本易凝固,或PT缩短3秒以上,APTT缩短5秒以上;②血浆血小板活化产物含量增加:β-TG、PF_4、TXB_2、P_2选择素;③凝血激活分子标志物含量增加:F_{1+2}、TAT、FPA、SFMC;④抗凝活性降低:AT-Ⅲ:A降低、PC活性降低;⑤血管内皮细胞受损分子标志物增高:ET-1和TM。

【处理】

产后出血的处理原则为针对原因,迅速止血,补充血容量纠正休克及防治感染。

1. 子宫收缩乏力　加强宫缩是最迅速有效的止血方法。具体方法有:

(1) 去除引起宫缩乏力的原因:若由于全身因素,则改善全身状态;若为膀胱过度充盈应导尿等。

(2) 按摩子宫:助产者一手在腹部按摩宫底(拇指在前,其余四指在后),同时压迫宫底,将宫内积血压出,按摩必须均匀而有节律。如果无效,可用腹部—阴道双手按摩子宫法,即一手握拳置于阴道前穹隆顶住子宫前壁,另一手在腹部按压子宫后壁使宫体前屈,双手相对紧压子宫并作节律性按摩,按压时间以子宫恢复正常收缩为止,按摩时注意无菌操作。

(3) 应用宫缩剂

1) 缩宫素:能够选择性的兴奋子宫平滑肌,增加子宫平滑肌的收缩频率及收缩力,有弱的血管加压和抗利尿作用。用药后3~5分钟起效,缩宫素半衰期为10~15分钟,作用时间0.5小时。肌注或缓慢静推10~20U,然后20U加入0.9%生理盐水或5%葡萄糖液500ml中静脉点滴。24小时内用量不超过40U。宫体、宫颈注射等局部用药法效果则更佳。大剂量使用应注意尿量。卡贝缩宫素,长效缩宫素,九肽类似物,100μg缓慢静脉推注或肌内注射,与持续静脉滴注缩宫素16小时的效果相当。

2) 麦角新碱:直接作用于子宫平滑肌,作用强而持久,稍大剂量可引起子宫强直性收缩,对子宫体和宫颈都有兴奋作用,2~5分钟起效。用法:IM/IV均可,IV有较大的副作用,紧急情况下可以使用。0.2~0.4mg IM/IV,必要时每2~4小时重复。部分患者用药后可发生恶心、呕吐、出冷汗、面色苍白等反应,有妊娠高血压疾病及心脏病者慎用。

3) 米索前列醇:是前列腺素E_1的类似物,口服后能转化成有活性的米索前列醇酸。增加子宫平滑肌的节律收缩作用。5分钟起效,口服30分钟达血药浓度高峰;半衰期1.5小时,持续时间长,可有效解决产后2小时内出血问题,对子宫的收缩作用强于催产素。给药方法:在胎儿娩出后立即给予米索前列醇600μg口服,直肠给药效果更好。

4) 卡前列甲酯栓(卡孕栓):即15-甲基$PCF2α$甲酯,对子宫平滑肌有很强的收缩作用。1mg直肠给药用于预防产后出血。

5) 欣母沛:卡前列素氨丁三醇注射液,引发子宫肌群收缩,发挥止血功能,疗效好,止血迅速安全。不良反应轻微。难治性产后出血起始剂量为250μg欣母沛无菌溶液(1ml),深层肌肉注射。某些特殊的病例,间隔15到90分钟后重复注射,总量不超过2000μg(8支)。对欣母沛无菌溶液过敏的患者、急性盆腔炎的患者、有活动性心肺肾肝疾病的患者忌用。副反应:主要由平滑肌收缩引起,血压升高5~10mmHg、呕吐、腹泻、哮喘、瞳孔缩小、眼内压升高、发热、脸部潮红。约20%的病例有各种不同程度的副反应而一般为暂时性,不久自行恢复。

6) 垂体后叶素:使小动脉及毛细血管收缩,同时也有兴奋平滑肌并使其收缩的作用。在剖宫产术中胎盘剥离面顽固出血病例,将垂体后叶素6U(1ml)加入生理盐水19ml,在出血部位黏膜下多点注射,每点1ml,出血一般很快停止,如再有出血可继续注射至出血停止,用此方法10分钟之内出血停止未发现副作用。

7) 葡萄糖酸钙:钙离子是子宫平滑肌兴奋的必需离子,而且参与人体的凝血过程,静推10%葡萄糖酸钙10ml,使子宫平滑肌对宫缩剂的效应性增强,胎盘附着面出血减少,降低催产素用量。

(4) 宫腔填塞:主要有两种方法:填塞纱布或填塞球囊。

剖宫产术中遇到子宫收缩乏力,经按摩子宫和应用宫缩剂加强宫缩效果不佳时;前置胎盘或胎盘粘连导致剥离面出血不止时,直视下填塞宫腔纱条可起到止血效果。但是胎盘娩出后子宫容积比较大,可以容纳较多的纱条,也可以容纳较多的出血,而且纱布填塞不易填紧,且因纱布吸血而发生隐匿性出血。采用特制的长 2m,宽 7~8cm 的 4~6 层无菌脱脂纱布条,一般宫腔填塞需要 2~4 根,每根纱条之间用粗丝线缝合连接。术者左手固定子宫底部,右手或用卵圆钳将纱条沿子宫腔底部自左向右,来回折叠填塞宫腔,留足填塞子宫下段的纱条后(一般需 1 根),将最尾端沿宫颈放入阴道内少许,其后填满子宫下段,然后缝合子宫切口。若系子宫下段出血,也应先填塞宫腔,然后再用足够的纱条填充子宫下段,纱条需为完整的一根或中间打结以便于完整取出,缝合子宫切口时可在中间打结,注意勿将纱条缝入。24~48 小时内取出纱布条,应警惕感染。经阴道宫腔纱条填塞法,因操作困难,常填塞不紧反而影响子宫收缩,一般不采用。

可供填塞的球囊有专为宫腔设计的,能更好适应宫腔形态,如 Bakri 紧急填塞球囊导管;原用于其他部位止血的球囊,但并不十分适合宫腔形态,如森-布管、Rusch 泌尿外科静压球囊导管;产房自制的球囊,如手套或避孕套。经阴道放置球囊前,先置尿管以监测尿量。用超声或阴道检查大致估计宫腔的容量,确定宫腔内无胎盘胎膜残留、动脉出血或裂伤。在超声引导下将导管的球囊部分插入宫腔,球囊内应注入无菌生理盐水,而不能用空气或二氧化碳,也不能过度充盈球囊。

所有宫腔填塞止血的患者应严密观察生命体征和液体出入量,观测宫底高度和阴道出血情况,必要时行超声检查排除有无宫腔隐匿性出血。缩宫素维持 12~24 小时,促进子宫收缩;预防性应用广谱抗生素。8~48 小时取出宫腔填塞物,抽出前做好输血准备,先用缩宫素、麦角新碱或前列腺素等宫缩剂。慢慢放出球囊内液体后再取出球囊,或缓慢取出纱布条,避免再次出血的危险。

(5) 盆腔动脉结扎:经上述处理无效,出血不止,为抢救产妇生命可结扎盆腔动脉。妊娠子宫体的血液 90% 由子宫动脉上行支供给,故结扎子宫动脉上行支后,可使子宫局部动脉压降低,血流量减少,子宫肌壁暂时缺血,子宫迅速收缩而达到止血目的。子宫体支、宫颈支与阴道动脉、卵巢动脉的各小分支、左右均有吻合,故结扎子宫动脉上行支或子宫动脉总支,子宫卵巢动脉吻合支,侧支循环会很快建立,子宫组织不会发生坏死;并且采用可吸收缝合线结扎,日后缝线吸收、脱落,结扎血管仍可再通,不影响以后的月经功能及妊娠分娩。

具体术式有:

1) 子宫动脉上行支结扎术:主要适用于剖宫产胎盘娩出后子宫收缩乏力性出血,经宫缩药物及按摩子宫无效者,胎盘早剥致子宫卒中发生产后出血者,剖宫产胎儿娩出致切口撕伤,局部止血困难者。方法:一般在子宫下段进行缝扎,结扎为子宫动静脉整体结扎,将 2~3cm 子宫肌层结扎在内非常重要;若已行剖宫产,最好选择在子宫切口下方,在切口下 2~3cm 进行结扎,如膀胱位置较高时应下推膀胱。第一次子宫动脉缝扎后如效果不佳,可以再缝第二针,多选择在第一针下 3~5cm 处,这次结扎包括了大部分供给子宫下段的子宫动脉支。宜采用 2-0 可吸收线或肠线,避免"8"字缝合,结扎时带入一部分子宫肌层,避免对血管的钳扎与分离,以免形成血肿,增加手术难度。如胎盘附着部位较高,近宫角部,则尚需结扎附着侧的子宫卵巢动脉吻合支。

2) 子宫动脉下行支结扎术:是以卵圆钳钳夹宫颈前或(和)后唇并向下牵引,暴露前阴道壁与宫颈交界处,在宫颈前唇距宫颈阴道前壁交界处下方约 1cm 处作长约 2cm 横行切口,将子宫向下方及结扎的对侧牵拉,充分暴露视野,食指触摸搏动的子宫动脉作为指示进行缝扎,注意勿损伤膀胱,同法缝扎对侧。子宫动脉结扎后子宫立即收缩变硬,出血停止。但在下列情况下不宜行经阴道子宫动脉结扎:由其他病因引起的凝血功能障碍(感染、子痫前期等);阴道部位出血而非宫体出血。

经阴道子宫动脉下行支结扎特别适用于阴道分娩后子宫下段出血患者。对剖宫产术结束后,如再发生子宫下段出血,在清除积血后也可尝试以上方法,避免再次进腹。对前置胎盘、部分胎盘植入等患者可取膀胱截石位行剖宫产手术,必要时采用以上两种方法行子宫动脉结扎,明显减少产后出血。

3）髂内动脉结扎术:髂内动脉结扎后血流动力学的改变的机制,不是因结扎后动脉血供完全中止而止血,而是由于结扎后的远侧端血管动脉内压降低,血流明显减缓(平均主支局部脉压下降75%,侧支下降25%),局部加压后易于使血液凝成血栓而止血即将盆腔动脉血循环转变为类似静脉的系统,这种有效时间约1小时。髂内动脉结扎后极少发生盆腔器官坏死现象,主要是因腹主动脉分出的腰动脉、髂总动脉分出的骶中动脉、来自肠系膜下动脉的痔上动脉、卵巢动脉、股动脉的旋髂动脉、髂外动脉的腹壁下动脉均可与髂内动脉的分支吻合,髂内动脉结扎后45～60分钟侧支循环即可建立,一般仍可使卵巢、输卵管及子宫保持正常功能。

髂内动脉结扎的适应证包括:产后出血、行子宫切除术前后;保守治疗宫缩乏力失败;腹腔妊娠胎盘种植到盆腔,或胎盘粘连造成难以控制的出血;盆腔、阔韧带基底部持续出血;子宫破裂、严重撕伤,可能撕伤到子宫动脉。方法:确认髂总动脉的分叉部位,该部位有两个骨性标志:骶骨岬和两侧髂前下棘连线,输尿管由此穿过。首先与输尿管平行,纵行切开后腹膜3～5cm,分离髂总及髂内动脉分叉处,然后在距髂内外分叉下2.5cm处,用直角钳轻轻从髂内动脉后侧穿过,钳夹两根7号丝线,间隔1.5～2.0cm分别结扎,不剪断血管。结扎前后为防误扎髂外动脉,术者可提起缝线,用食、拇指收紧,使其暂时阻断血流,常规嘱台下两人触摸患者该侧足背动脉或股动脉,确定有搏动无误,即可结扎两次,必须小心勿损伤髂内静脉,否则会加剧出血程度。多数情况下,双侧结扎术比单侧效果好,止血可靠。

上述方法可逐步选用,效果良好且可保留生育功能。但应注意,结扎后只是使血流暂时中断,出血减少,应争取时间抢救休克。

(6)子宫背带式缝合术:治疗产后出血,对传统产后出血的治疗来说是一个里程碑式的进展,如果正确使用,将大大提高产后出血治疗的成功率。B-lynch缝合术操作简单、迅速、有效、安全、能保留子宫和生育功能,易于在基层医院推广。B-Lynch缝合术原理是纵向机械性压迫使子宫壁弓状血管被有效的挤压,血流明显减少、减缓、局部血栓形成而止血;同时子宫肌层缺血,刺激子宫收缩进一步压迫血窦,使血窦关闭而止血。适用子宫收缩乏力、前置胎盘、胎盘粘连、凝血功能障碍引起的产后出血以及晚期产后出血。B-Lynch缝合术用于前置胎盘、胎盘粘连引起的产后出血时,需结合其他方法,例如胎盘剥离面作"8"字缝合止血后再行子宫B-Lynch缝合术;双侧子宫卵巢动脉结扎再用B-Lynch缝合术。

剖宫产术中遇到子宫收缩乏力,经按摩子宫和应用宫缩剂加强宫缩效果不佳时,术者可用双手握抱子宫并适当加压以估计施行B-lynch缝合术的成功机会。此方法较盆腔动脉缝扎术简单易行,并可避免切除子宫,保留生育能力。具体缝合方法为:距子宫切口右侧顶点下缘3cm处进针,缝线穿过宫腔至切口上缘3cm处出针,将缝线拉至宫底,在距右侧宫角约3cm处绕向子宫后壁,在与前壁相同的部位进针至宫腔内;然后横向拉至左侧,在左侧宫体后壁(与右侧进针点相同部位)出针,将缝线垂直绕过宫底至子宫前壁,分别缝合左侧子宫切口的上、下缘(进出针的部位与右侧相同)。子宫表面前后壁均可见2条缝线。收紧两根缝线,检查无出血即打结,然后再关闭子宫切口。子宫放回腹腔观察10分钟,注意下段切口有无渗血,阴道有无出血及子宫颜色,若正常即逐层关腹。

(7)动脉栓塞术:当以上治疗产后出血的方法失败后,动脉栓塞术是一个非常重要的保留子宫的治疗方法,产后出血动脉栓塞的适应证应根据不同的医院、实施动脉栓塞的手术医生的插管及栓塞的熟练程度,而有所不同,总的来讲,须遵循以下原则:①各种原因所致的产后出血,在去除病因和常规保守治疗无效后;②包括已经发生DIC(早期)的患者;③生命体征稳定或经抢救后生命体征稳定,可以搬动者;④手术医生应具有娴熟的动脉插管和栓塞技巧。

禁忌证：①生命体征不稳定，不宜搬动的患者；②DIC晚期的患者；③其他不适合介入手术的患者，如造影剂过敏。

在放射科医师协助下，行股动脉穿刺插入导管至髂内动脉或子宫动脉，注入直径1~3mm大小的新胶海绵颗粒栓塞动脉，栓塞剂2~3周被吸收，血管复通。动脉栓塞术后还应注意：①在动脉栓塞后立即清除宫腔内的积血，以利于子宫收缩；②术中、术后应使用广谱抗生素预防感染；③术后应继续使用宫缩剂促进子宫收缩；④术后应监测性激素分泌情况，观测卵巢有没有损伤；⑤及时防止宫腔粘连，尤其在胎盘植入患者及合并子宫黏膜下肌瘤的患者。但应强调的是动脉栓塞治疗不应作为患者处于危机情况的一个避免子宫切除的措施，而是应在传统保守治疗无效时，作为一个常规止血手段尽早使用。

(8)切除子宫：经积极治疗仍无效，出血可能危及产妇生命时，应行子宫次全切术或子宫全切除术，以挽救产妇生命。但产科子宫切除术对产妇的身心健康有一定的影响，特别是给年轻及未有存活子女者带来伤害。因此必须严格掌握手术指征，只有在采取各种保守治疗无效，孕产妇生命受到威胁时，才采用子宫切除术。而且子宫切除必须选择最佳时机，过早切除子宫，虽能有效的治疗产后出血，但会给患者带来失去生育能力的严重后果。相反，若经过多种保守措施，出血不能得到有效控制，手术者仍犹豫不决，直至患者生命体征不稳定，或进入DIC状态再行子宫切除，已错失最佳手术时机，还可能遇到诸如创面渗血、组织水肿、解剖不清等困难，增加手术难度，延长手术时间，加重患者DIC，继发感染或多脏器衰竭的发生。

目前，虽然子宫收缩乏力是产后出血的首要原因，但较少成为急症子宫切除的主要手术指征。尽管如此，临床上还有下列几种情况须行子宫切除术：宫缩乏力性产后出血，对于多种保守治疗难以奏效，出血有增多趋势；子宫收缩乏力时间长，子宫肌层水肿、对一般保守治疗无反应；短期内迅速大量失血导致休克、凝血功能异常等产科并发症，已来不及实施其他措施，应果断行子宫切除手术。值得强调的是，对于基层医疗机构，在抢救转运时间不允许、抢救物品和血液不完备、相关手术技巧不成熟的情况下，为抢救产妇生命应适当放宽子宫切除的手术指征。胎盘因素引起的难以控制的产科出血，是近年来产科急症子宫切除术最重要的手术指征。穿透性胎盘植入，合并子宫穿孔并感染；完全胎盘植入面积>1/2；作楔形切除术后仍出血不止者；药物治疗无效者或出现异常情况；胎盘早剥并发生严重子宫卒中均应果断地行子宫切除。其次子宫破裂引起的产后出血是急症子宫切除的重要指征。特别是发生破裂时间长，估计已发生继发感染；裂口不整齐，子宫肌层有大块残缺，难予行修补术或即使行修补但缝合后估计伤口愈合不良；裂口深，延伸到宫颈等情况。而当羊水栓塞、重度或未被发现的胎盘早剥导致循环障碍及器官功能衰竭，凝血因子消耗和继发性纤维蛋白溶解而引起的出血、休克，甚至脏器功能衰竭时进行手术，需迅速切除子宫。

2.胎盘因素

(1)胎盘已剥离未排出：膀胱过度膨胀应导尿排空膀胱，用手按摩使子宫收缩，另一手轻轻牵拉脐带协助胎盘娩出。

(2)胎盘剥离不全或胎盘粘连伴阴道流血：应徒手剥离胎盘。

(3)胎盘植入的处理：若剥离胎盘困难，切忌强行剥离，应考虑行子宫切除术。若出血不多，需保留子宫者，可保守治疗，目前用甲氨蝶呤(MTX)治疗，效果较好。

(4)胎盘胎膜残留：可行钳刮术或刮宫术。

(5)胎盘嵌顿：在子宫狭窄环以上者，可在静脉全身麻醉下，待子宫狭窄环松解后再用手取出胎盘。

3.软产道裂伤 一方面彻底止血，另一方面按解剖层次缝合。宫颈裂伤小于1cm若无活动性出血，则不需缝合；若有活动性出血或裂伤大于1cm，则应缝合。若裂伤累及子宫下段时，缝合应注意避免损伤膀胱及输尿管，必要时经腹修补。修补阴道裂伤和会阴裂伤，应注意解剖层次的对合，第一针要超过裂伤顶端0.5cm，缝合时不能留有无效腔，避免缝线穿过直肠黏膜。外阴、阴蒂的损伤，应用细丝线缝合。软产道血肿形成应切开并清除血肿,彻底止血、缝合,必要时可放置引流条。

4.凝血功能障碍　首先应排除子宫收缩乏力、胎盘因素、软产道裂伤引起的出血,明确诊断后积极输新鲜全血、血小板、纤维蛋白原或凝血酶原复合物、凝血因子等。若已并发DIC,则按DIC处理。在治疗过程中应重视以下几方面:早期诊断和动态监测;积极治疗原发病;补充凝血因子,包括输注新鲜冰冻血浆、凝血酶原复合物、纤维蛋白原、冷沉淀(含Ⅷ因子和纤维蛋白原)、单采血小板、红细胞等血制品来解决;改善微循环和抗凝治疗;重要脏器功能的维持和保护。

在治疗产后出血,补充血容量,纠正失血性休克,甚至抢救DIC患者方面,目前仍推广采用传统早期大量液体复苏疗法。即失血后立即开放静脉,最好有两条开放的静脉通道,快速输入复方乳酸林格液或林格溶液加5％碳酸氢钠溶液45ml混合液,输液量应为出血量的2～3倍。

处理出血性休克的原则:

(1)止血,止痛;

(2)补血,扩张血容量;

(3)纠正酸中毒,改善微循环,有时止血不是立即成功,而扩充血容量较容易,以维护主要脏器的血供,防止休克恶化,争取时间完成各种止血方法。

休克早期先输入2000～3000ml平衡液(复方乳酸林格液等),以后尽快输全血和红细胞。如无血,可以使用胶体液作权宜之计。尤其在休克晚期,组织间蛋白贮存减少,继续输晶体液会使胶体渗透压明显下降产生组织水肿。胶体液除全血外还有血浆、白蛋白血浆代用品。血液稀释可降低血液黏度增加心排出量,减少心脏负荷和增加组织灌注,但过度稀释又可使血液携氧能力降低,使组织缺氧,最佳稀释度一般认为是血细胞比容在30％以上。

另一方面,产科失血性休克的早期液体复苏还应涉及合理的输液种类问题。有关低血容量性休克液体复苏中使用晶体还是胶体的问题争论已久,但目前尚无足够的证据表明晶体液与胶体液用于低血容量休克液体复苏的疗效与安全性方面有明显差异。近年研究发现,氯化钠高渗盐溶液(7.5％)早期用于抗休克,较常规的林格氏液、平衡盐液有许多优势,且价格便宜,使用方便,适合于急诊抢救,值得在临床一线广泛推广。新型的代血浆注射液-高渗氯化钠羟乙基淀粉40溶液("霍姆")引起了国内外学者的广泛关注,其具有我国自主知识产权并获得SDFA新药证书。临床研究表明可以其较少的输液量迅速恢复机体的有效循环血容量、改善心脏功能、减轻组织水肿、降低颅内压。

【预防】

加强围生期保健,严密观察及正确处理产程可降低产后出血的发生率。

1.重视产前保健

(1)加强孕前及孕期妇女保健工作,对有凝血功能障碍和可能影响凝血功能障碍疾病的患者,应积极治疗后再受孕,必要时应于早孕时终止妊娠。

(2)具有产后出血危险因素的孕妇,如多胎妊娠、巨大胎儿、羊水过多、子宫手术史、子宫畸形、妊娠期高血压疾病、妊娠合并血液系统疾病及肝病等,要加强产前检查,提前入院。

(3)宣传计划生育,减少人工流产次数。

2.提高分娩质量　严密观察及正确处理产程。第一产程:合理使用子宫收缩药物和镇静剂,注意产妇饮食,防止产妇疲劳和产程延长。第二产程:根据胎儿大小掌握会阴后-斜切开时机,认真保护会阴;阴道检查及阴道手术应规范、轻柔,正确指导产妇屏气和使用腹压,避免胎儿娩出过快。第三产程:是预防产后出血的关键,不要过早牵拉脐带;胎儿娩出后,若流血量不多,可等待15分钟,若阴道流血量多应立即查明原因,及时处理。胎盘娩出后要仔细检查胎盘、胎膜,并认真检查软产道有无撕裂及血肿。

3.加强产后观察　产后 2 小时是产后出血发生的高峰。产妇应在产房中观察 2 小时:注意观察会阴后、斜切开缝合处有无血肿;仔细观察产妇的生命体征、宫缩情况及阴道流血情况,发现异常及时处理。离开产房前要鼓励产妇排空膀胱,鼓励母亲与新生儿早接触、早吸吮,能反射性引起子宫收缩,减少产后出血。

二、晚期产后出血

晚期产后出血指分娩后 24 小时至产后 6 周之间发生的子宫大量出血。多发生在产后 1～3 周,也有发生于产后 8～10 周以后者,更有时间长达产后 6 个月者。表现为持续或间断的阴道流血,亦可为急剧的阴道大量流血,出血多者可导致休克。产妇多伴有腹痛、低热,失血多者可出现贫血。晚期产后出血的发生率各家报道不一,但多在 0.3% 左右。近年来由于剖宫产率逐渐升高,剖宫产术后各种并发症也相应增多,其中剖宫产术后晚期出血甚至是反复大量出血也时有发生,直接危及受术者生命安全。

【病因】

1.阴道分娩后的晚期产后出血

(1)胎盘胎膜残留:最常见的病因,多发生在产后 10 日左右。残留的胎盘胎膜可影响子宫复旧或形成胎盘息肉,残留组织坏死、脱落后,基底部血管开放,导致大量阴道出血。

(2)蜕膜残留:正常情况下,子宫蜕膜于产后 1 周内脱落,随恶露排出。若蜕膜剥脱不全造成残留,可影响子宫复旧或继发感染,导致晚期产后出血。

(3)子宫胎盘剥离部位感染或复旧不全:影响子宫缩复,可引起胎盘剥离部位的血栓脱落,血窦重新开放而发生子宫出血。

2.剖宫产术后的晚期产后出血　除以上因素外,主要原因是子宫切口的感染及切口愈合不佳,多发生在子宫下段剖宫产术的横切口两端。

(1)切口感染:子宫下段横切口靠近阴道,如胎膜早破、产程长、多次阴道检查、无菌操作不严格、术中出血多等,易发生感染。

(2)切口位置选择不当:切口位置过高时,切口上缘子宫体肌组织厚,下缘组织薄,不易对齐,影响切口愈合;切口位置过低时,因宫颈结缔组织多,血供差,组织愈合能力差,切口不易愈合。子宫下段横切口若切断子宫动脉的下行支,可导致局部血供不足,也影响切口愈合。

(3)子宫切口缝合不当:组织对合不佳,或缝合过密,切口血供不良,或血管缝扎不紧致局部血肿等,均可导致切口愈合不良。

3.其他因素　少数晚期产后出血是由于产妇患重度贫血、重度营养不良、子宫肌瘤、产后绒癌等引起。

【诊断】

病史可有第三产程或产后 24 小时内阴道出血较多史。阴道分娩者应询问产程进展是否顺利,胎盘胎膜是否完整娩出。剖宫产者应注意切口位置及缝合过程,术后恢复是否顺利。

【临床表现】

阴道分娩和剖宫产术后发生的晚期出血虽然都表现为阴道流血,但各有特点。

1.阴道流血发生的时间　胎盘胎膜残留者,阴道流血多发生在产后 10 天左右;子宫胎盘部位复旧不全者,阴道流血多发生在产后 2 周左右;剖宫产子宫切口裂开或愈合、不良所致的阴道流血多在术后 2～3 周发生。

2.阴道出血量和出血方式　胎盘胎膜残留、蜕膜残留和子宫胎盘剥离部位复旧不全常为反复多次阴道流血,或突然大量阴道流血;子宫切口裂开多为突然大量阴道流血,可导致失血性休克。

3.全身症状　阴道流血量多时,可发生失血性贫血,严重者可致失血性休克,甚至危及患者生命。患者抵抗力降低,可导致或加重已存在的感染,出现发热及恶露增多,伴臭味。

4.妇科检查　子宫复旧不良,子宫大而软,宫颈口松弛,有时可触及残留组织或血块,如伴感染可有子宫压痛。

【辅助检查】

1.超声检查　了解子宫大小、宫腔内有无残留物及子宫切口愈合的情况。

2.宫腔分泌物涂片　取宫腔分泌物涂片查找病原体,或行细菌培养加药敏试验,以选择有效抗生素抗感染。

3.血常规检查　有助于了解贫血的程度及是否有感染。

4.HCG测定　有助于排除胎盘残留及绒癌。

5.病理检查　将宫腔刮出物或子宫切除标本送病理检查。胎盘残留者镜下见到变性或新鲜绒毛;蜕膜残留者无绒毛,仅见玻璃样变性蜕膜细胞、纤维素和红细胞;胎盘剥离部位复旧不良者,蜕膜或肌层内有管腔扩大、壁厚、玻璃样变性的血管,无胎盘组织,再生的子宫内膜及肌层有炎性反应。

【处理】

首先予以一般支持治疗,包括大量补液、输血以纠正失血性贫血或休克,应用广谱抗生素预防和治疗感染,应用止血和补血药物,保证患者生命体征平稳。更重要的是要同时查明发病原因,依据不同原因给予相应处理。

1.阴道分娩后的晚期产后出血　少量或中等量出血,给予宫缩剂促进子宫收缩,应用广谱抗生素和支持治疗。如有胎儿附属物残留,应在输液和备血条件下行刮宫术,操作应轻柔,以防子宫穿孔。术后继续应用抗生素和宫缩剂。

2.剖宫产术后的晚期产后出血　除非确定有胎盘胎膜或蜕膜残留,否则不宜行刮宫术。出血量较少者可给予抗生素治疗,加强营养,促进切口愈合,同时密切观察病情变化。保守治疗失败者,可行清创缝合及双侧子宫动脉或髂内动脉结扎。组织坏死严重者则行子宫次全切除术或全切术。有条件的医院可采用髂内动脉栓塞治疗。

3.其他　滋养细胞肿瘤或子宫黏膜下肌瘤引起的出血,应做相应处理。

【预防】

产后仔细检查胎盘胎膜娩出是否完整,疑有残留者应及时行清宫术,术后给予宫缩剂治疗,复查B型超声,必要时再次宫腔探查。剖宫产术中子宫切口的位置选择应恰当,合理缝合切口,充分结扎止血,严格无菌操作。术后应用抗生素预防感染。

(张军燕)

第四节　羊水栓塞

羊水栓塞(AFE),是指在分娩过程中羊水进入体循环中引起的急性缺氧、血流动力学衰竭和凝血的妊娠期过敏反应综合征。是严重的分娩并发症,死亡率高达60%~70%。

一、流行病学

1989～1991年我国孕产妇死亡的资料中羊水栓塞占孕产妇死亡的4.7%,是孕产妇死亡的第3位原因。据北京市20世纪90年代统计,羊水栓塞占孕产妇死亡的15.5%,在美国、澳大利亚,羊水栓塞是孕产妇死亡的第2位原因,占孕产妇死亡的10%,在英国占7%。上海新华医院刘棣临、周致隆报道我国上海地区从1958～1983年资料统计羊水栓塞发生率为1:14838。Clark等报道,羊水栓塞的发病率在美国为1:(8000～80000);最近,美国两个大样本调查研究表明,羊水栓塞在经产妇和初产妇的发生率分别是14.8/10万和6.0/10万。在澳大利亚近27年致命性羊水栓塞的发病率为1.03/10万。据报道,羊水栓塞引起死亡的孕产妇占孕产妇死亡的10%～20%。羊水栓塞孕产妇死亡率高达60%～70%,在不同的文献报道中,羊水栓塞的母亲死亡率有很大的不同。在美国国家登记资料5年统计羊水栓塞孕产妇死亡率是61%;英国国家登记统计资料羊水栓塞孕产妇死亡率是37%。张振钧报道上海市1985～1995年间的75例羊水栓塞患者中死亡54例,死亡率为68%。虽然急救技术迅速发展,仍有约25%病例可即时或发病后1小时内死亡。大部分幸存者又都存在因缺氧导致的永久性神经损害。胎儿死亡率约为21%,羊水栓塞发生在分娩前,胎儿的预后是差的,胎儿的存活率大概是40%,在幸存的新生儿中29%～50%存在神经系统损害。

羊水栓塞绝大部分发生在妊娠晚期,尤以第一产程多见,罕有在产后48小时发病的。1995年Stevent Clark所分析的46例羊水栓塞患者中,70%发生在产程中、胎儿娩出之前;11%发生在阴道分娩,胎儿刚刚娩出后;19%发生在剖宫产中。

二、发病机制

早期研究,在产科因循环衰竭死亡后的尸体解剖中发现肺组织有羊水成分,经电子扫描图像显示在母体子宫下段局部,子宫颈内膜血管和胎盘着床部的血管中发现微血栓。因此,传统的观点认为,羊水栓塞是羊水内容物进入母血循环,导致肺部血管机械性梗阻,引起肺栓塞、肺动脉高压、急性肺水肿、肺心病、左心衰、低血压、低氧血症、凝血以致产生全身多器官功能障碍。

近期,Clark等研究认为与栓塞相比,AFE更可能是母体对胎儿成分的过敏反应,并建议称其为孕期过敏反应综合征。羊水或羊水内容物如鳞状上皮、黏液、毳毛及胎脂等,在子宫收缩下从子宫下段或宫颈内膜破裂的静脉进入母血循环,在胎盘早剥、子宫破裂、剖宫产、妊娠中期钳刮术、引产术或羊膜腔穿刺注药引产术时,羊水可直接由开放血管进入母血循环后,在某些妇女激发了一系列复杂的与人类败血症及过敏相似的病理反应;内毒素介质的释放是继发病理生理过程的核心。

(一)有关羊水栓塞的发病机制

目前认为羊水栓塞是由于羊水活性物质进入母血循环引起的"妊娠过敏样综合征"。引起羊水栓塞的羊水中的活性物质有:花生四烯酸的代谢产物、白三烯、前列腺素、血栓素及血小板活性因子、过敏因子、组织样促凝物质。这些活性物质进入血循环后可引起肺支气管痉挛、血小板聚集、血管内凝血,主要表现为心肺功能障碍、肺动脉高压、缺氧,继而发生多脏器损害等综合征。

1.AFE时血流动力学的变化 既往的观点认为,AFE导致肺部血管机械性梗阻,引起肺动脉高压、急性肺水肿、肺心病、左心衰、低血压、低氧血症,最终产生全身多器官功能障碍。而近来Clark等认为,正常羊水进入母血循环可能并无危害。余艳红等用全羊水灌注兔的离体肺,未产生由于机械性栓塞而引起的肺动脉高压和肺水肿,但在镜下检查发现有胎儿毛发及上皮细胞沉着在血管内,也无明显的血管痉挛发生;而用不含羊水有形成分的羊水样血浆灌注离体肺,虽无机械样栓塞现象,但能立即使肺动脉压升高,产生肺水肿。这些结果证明AFE致心肺循环障碍的原因不完全是羊水中有形成分引起的机械栓塞,而是由于羊水入血后多种活性物质释放所引起的病理变化。

2.白三烯在羊水栓塞发病中的作用机制　白三烯是一组具有多种作用的生物活性物质,参与炎症和变态反应,又称为慢反应物质。当机体受到各种刺激和抗原抗体反应,会引起白三烯释放,它是过敏反应的重要介质,可导致过敏性哮喘或过敏性休克。白三烯能使支气管平滑肌强烈持久的收缩,增加毛细血管通透性和促进黏膜分泌,具有收缩肺血管的作用。可导致严重的低氧血症并产生低氧性肺动脉高压反应。另外,白三烯还具有强大的中性粒细胞、单核细胞和巨细胞趋化聚集作用,使肺血管膜和肺泡上皮损伤,引起肺水肿。此外,白三烯有负性肌力作用,影响心脏动力,使心输出量显著下降,再加上白三烯使血管通透性增高,血浆漏出,导致循环血量下降。

3.前列腺素在羊水栓塞发病中的作用　前列腺素是花生四烯酸的代谢产物,大剂量的花生四烯酸使血小板产生血栓素烷(TXA_2),从而使血管收缩,增加毛细血管的通透性;还可使血小板聚集,促使血栓形成。目前,一些动物实验提供了羊水栓塞的发生与前列腺素之间的紧密联系,认为羊水栓塞对肺部的病理改变如肺动脉高压、肺水肿,是由前列腺素及其代谢物血栓素所致。另外,呼衰和低氧血症时前列环素(PGI_2)与血栓素烷(TXA_2)比例失去平衡,促使血小板聚集DIC形成。

4.羊水栓塞与肥大细胞类胰蛋白酶　羊水栓塞由于异体抗原在母血中的暴露,会引起一种过敏反应,在此反应发生时,T细胞和肥大细胞释放的颗粒中有一种肥大细胞类胰蛋白酶参与体内过敏反应。补体在激活羊水栓塞的发病机制中有重要的作用,在羊水栓塞的患者,补体C_3和C_4水平比正常妊娠低2~3倍。Benson等研究9例羊水栓塞患者中7例胎儿抗原升高,补体C_3平均水平44.0mg/dl,C_4平均水平10.7mg/dl显著低于自然分娩产后的对照组117.3mg/dl和29.4mg/dl,C_3、C_4水平分别降低8%和5%。

5.血管内皮素-1与羊水栓塞发病的关系　Khong在1998年发现羊水栓塞死亡者的肺泡,细支气管内皮,肺血管内皮均有内皮素-1表达,而羊水中胎儿上皮细胞-1十分丰富,内皮素-1与羊水栓塞时血流动力学及肺动脉高压的病理机制有密切关系,它可使肺血管及气道系统收缩。

(二)羊水栓塞发病的高危因素

1.宫缩过强　宫缩过强使宫内压增高,羊水易被挤入已破损的小静脉内。正常情况下羊膜腔内压力为0~15mmHg,与子宫内肌层、绒毛间隙压力相似。临产后,第一产程内,子宫收缩时羊膜腔内压力上升为40~70mmHg,第二产程时可达100~175mmHg,而宫腔内静脉压力为20mmHg,羊膜腔内压力超过静脉压,羊水易被挤入已破损的小静脉血管内。此外,宫缩过强使子宫阔韧带牵拉,宫底部举起离开脊柱,减轻对下腔静脉的压力,回心血量增加,有利于羊水进入母血循环。多数学者认为羊水栓塞与过强子宫收缩,不恰当使用宫缩剂有关。有学者曾分析广州市羊水栓塞死亡病例中,85%有过量使用催产素或前列腺素制剂催产、引产的病史。而1995年Clark等认为当宫内压超过35~40mmHg时子宫血流完全停止,静脉血流已被阻断,羊水与子宫血流之间的交流也被阻断,因而认为羊水栓塞不一定与过强宫缩有关。

2.其他因素　子宫体或子宫颈有病理性或人工性开放血窦,如在前置胎盘、胎盘早剥、胎盘边缘血管破裂、胎盘血管瘤、人工胎膜、宫颈扩张术、引产、剖宫产术等各种原因造成的子宫体或宫颈血窦开放均是羊水栓塞发生的高危因素。2008年HaimA等对美国多家医院近3百万个分娩病例进行分析,显示羊水栓塞发生率是7.7/10万。分析其基础资料见羊水栓塞发病率较高的因素有:年龄大于35岁,发病率为15.3/10万;高龄初产妇21.4/10万;前次剖宫产8.0/10万;糖尿病28.1/10万;双胎9.0/10万;前置胎盘231.9/10万;胎盘早剥102.5/10万、妊娠高血压11.5/10万;先兆子痫65.5/10万;子痫197.6/10万;胎膜早破7.8/

10万；人工破膜5.4/10万；引产11.3/10万；绒毛膜、羊膜炎15.3/10万；胎儿窘迫15.5/10万；难产6.2/10万；产钳18.3/10万；胎头吸引器7.3/10万；剖宫产分娩15.8/10万。其中以母亲年龄、前置胎盘、胎盘早剥、子痫和剖宫产是最突出的有关因素。

三、病理生理

羊水栓塞是由于羊水进入母体循环而引起的一系列严重症状的综合征。基本病理生理学是由于微循环中的外来物质和激活的继发的内源性介质相互作用引起的急性过敏性反应综合征。开始于肺血管紧张收缩，导致严重的低血氧，血流动力学的改变，包括心肺功能衰竭、急性右心衰竭、左心衰竭、休克等，继而出现凝血及出血。临床表现主要为急性呼吸困难、急性进行性心肺功能衰竭，在许多病例迅速出现凝血功能障碍。其主要死亡原因为突发性心肺功能衰竭，难以纠正的休克，大量出血或多脏器功能衰竭。最近，根据国际羊水栓塞登记资料分析认为羊水栓塞主要临床表现在血流动力学，血液学和特殊的过敏性休克三方面。

羊水进入子宫静脉，经下腔静脉回心→右心房→右心室→肺动脉→肺循环→体循环。羊水中的胎儿抗原进入母体循环引起急性过敏反应及一系列的病理生理学变化，主要的病理生理变化有以下几方面：

1. 急性过敏反应　羊水中的胎儿抗原进入母体循环引起一系列急性过敏反应，激活一些过敏反应的因素和介质，主要有花生四烯酸代谢产物：白三烯（LT）、前列环素I_2（PGI_2）、血栓素（TXA_2）和肥大细胞脱颗粒释放类胰蛋白酶（MCT）、组胺等。这些过敏反应介质，特别是白三烯可导致过敏性哮喘和过敏性休克，患者产生过敏性休克样反应，出现寒战、严重休克状态，休克程度与出血量不成正比。

2. 急性肺动脉高压　羊水中的抗原物质引起的过敏反应、各种介质、细胞因素以及有形成分可引起肺动脉痉挛和栓塞，产生急剧的血流动力学改变。当羊水进入肺血管时，羊水中的$PGF_{2\alpha}$等可引起肺血管痉挛，血管阻力升高，产生急性肺动脉高压。肺换气功能受影响，出现低血氧。肺动脉高压大约在羊水栓塞后10~30min发生。

羊水栓塞时肺动脉高压使右心前负荷加重，引起急性右心衰竭；肺血管痉挛使肺静脉缺血；左心回心血量减少，左心功能衰竭；心输出量下降，体循环血压降低。左心功能衰竭的原因可能与低氧对心肌损害、冠状动脉血流下降至心肌缺血及羊水对心肌的直接影响因素有关。

当母体受到胎儿抗原的刺激可产生抗原抗体反应，白三烯、前列腺素的释放直接影响肺血管完整性，并具有强大的中性粒细胞、单核细胞和巨噬细胞的趋化聚集作用，使肺血管和肺泡上皮损伤，支气管黏膜分泌增加，引起肺水肿。羊水栓塞时肺动脉高压、肺水肿还与羊水中的前列腺素及其代谢物血栓烷有关。羊水能诱发白细胞产生前列腺素，大剂量的花生四烯酸使血小板产生血栓素（TXA_2），从而使血管收缩，增加毛细血管的通透性。介质白三烯有收缩肺血管及增加肺毛细血管通透性的效应。有学者在动物实验中观察到注入碳环TXA_2入猫体内后，引起全身血管阻力升高，心输出量显著下降，因此认为血栓烷参与羊水栓塞的病理生理改变。

另外，羊水内容物可阻塞肺小动脉和毛细血管，形成广泛微小栓子，使肺血循环产生机械性阻塞，使肺泡失去换气功能。肺栓塞后严重影响肺内毛细血管氧的交换，微血管内血液灌注失调而发生缺氧和肺水肿。同时迷走神经兴奋引起反射性肺血管痉挛和支气管分泌亢进，亦加重肺动脉高压的病理改变。

3. 急性缺氧　羊水栓塞时各种因素引起肺动脉高压及支气管痉挛，导致血流淤滞和阻塞，以及血流通气比例失调。肺血管床面积减少50%以上，肺动脉压平均上升超过20mmHg。肺动脉高压使肺血液灌注量明显减少，即肺高压。低灌注而出现急性呼吸衰竭，引起急性缺氧。明显的一过性氧饱和度下降，常在开始阶段出现,并在许多幸存者中引起神经系统的损伤。肺缺氧时,肺泡及微血管通透性增加;羊水中的抗原性物质及一些细胞活化因素、内毒素、介质等引起过敏样反应,使肺毛细血管通透性增加,血浆部分渗出,导致肺间质及肺泡内水肿,进一步加重缺氧。白三烯类化合物能使支气管平滑肌强烈持久地收缩,增加毛细血管通透性和促进黏膜分泌;具有收缩肺血管的作用,可导致严重的低氧血症,并产生低氧性肺动脉高压反应。肺局部缺氧可使肺血管内皮损伤,血小板聚集,肺血管内微血栓形成,肺出血,肺功能进一步损害。缺氧还可使肺泡表面活性物质的产生减少,分解增多,肺泡下塌,死腔增加致难治性进行性缺氧。最终导致急性呼吸衰竭,成人呼吸窘迫综合征等一系列肺部疾患。羊水栓塞发生急性缺氧的原因可归纳为:①肺血管痉挛,肺动脉高压致换气障碍;②支气管痉挛,通气障碍;③肺水肿、成人呼吸窘迫综合征使通气、换气障碍;④心力衰竭、呼吸衰竭、DIC等进一步加重缺氧。根据美国国家登记统计资料分析,羊水栓塞中有83%的患者有实验检测异常和临床缺血缺氧表现。

4.弥漫性血管内凝血　在妊娠后期,无论正常妊娠或病理妊娠均有凝血因子的增加,从血液学角度来说都是处于高凝状态。其血中的凝血因子如纤维蛋白原,凝血酶原Ⅷ、Ⅶ、Ⅴ因子等一个或多个凝血因子处于高水平。羊水栓塞作为一个启动因素可加速凝血,造成弥散性血栓形成发生DIC。约有50%的羊水栓塞患者会发生继发性的DIC。不管分娩的方式如何,50%的病例DIC发生在发病4h以内,起始症状常在发病20~30min。尽管适当的积极治疗,仍有75%的患者死于严重的出血和凝血功能障碍。

羊水栓塞造成DIC的原因是多方面的:①羊水进入体循环后激活母体凝血系统,造成凝血功能障碍。启动凝血过程,羊水中含有大量的凝血因子Ⅹ、Ⅱ、Ⅶ等,并且还含有外源性凝血系统的组织因子。组织因子可能是羊膜细胞合成的。另外,胎儿皮肤、呼吸道、生殖上皮的组织因子可能也是羊水中该成分的主要来源。羊水进入母体循环后,促凝物质即可激活外凝血系统,形成复合物即凝血酶原,使凝血酶原形成凝血酶,后者使纤维蛋白原转化为纤维蛋白。同时羊水中凝血活酶样物质可直接促使血液凝固,使血液呈暂时性高凝状态。血管内微血栓形成,迅速消耗大量凝血因子,纤维蛋白原减少。②促进血小板聚集及活化;羊水内颗粒物质具有促血小板聚集和血小板破坏的作用,血小板聚集增加促进微血栓的形成。广泛的微血栓形成,会导致血小板的大量消耗,加重了血小板消耗性减少的程度。③激活纤溶系统同时羊水中又有活化因子(纤溶激活酶)可激活血浆素酶(纤维蛋白溶酶原,Pg)形成血浆素(纤维蛋白溶酶P),对血浆中纤维蛋白原和纤维蛋白起水解作用,产生纤维蛋白降解产物FDP,积聚于血中,FDP有抗凝作用,使血液的高凝状态迅速进入纤溶活跃状态,迅速出现出血倾向和产后出血,血液不凝,引起出血性休克。④呼吸衰竭和低氧血症时前列环素(PIG_2)与血栓素烷(TXA_2)比例失去平衡,使血小板聚集,DIC形成。肺血管内微血栓可加重肺动脉痉挛,肾血管内微血栓可使肾灌注量减少,造成急性肾衰竭。

5.多脏器功能衰竭　羊水栓塞时由于急剧的心肺功能衰竭、严重缺氧及弥漫性血管内凝血导致脏器缺血缺氧,常引起多脏器功能衰竭。脑部缺氧可致抽搐或昏迷,造成神经系统损害的后遗症。由于低血容量、肾脏微血管栓塞,肾脏缺血缺氧可引起肾组织损害,导致急性肾衰竭。肺部缺氧可导致肺水肿、肺出血、成人呼吸窘迫综合征、呼吸衰竭等。多脏器功能衰竭是羊水栓塞死亡的重要原因之一,不少患者经紧急抢救虽然渡过了肺动脉高压、休克及DIC出血,但最终仍因多脏器功能衰竭而死亡。

四、临床表现

羊水栓塞多发生在分娩过程中,尤其在胎儿即将娩出前,或产后短时间内,极少超过产后48小时。罕见的羊水栓塞发生在临产前,或妊娠中期手术,经腹羊膜腔穿刺术创伤和生理盐水羊膜腔灌注术,剖宫产术者多发生在手术过程中。Clark所分析的羊水栓塞患者,70%发生在产程中胎儿娩出前,11%发生在阴道分娩胎儿刚刚娩出后,19%发生在剖宫产术中。

羊水栓塞典型的临床表现为突然发生的急性心肺功能障碍、肺动脉高压、严重低氧血症、深度低血压、凝血功能障碍和难以控制的出血。表现为呼吸困难、发绀、循环衰竭、凝血障碍及昏迷五大主要症状。

1.急性心肺功能衰竭　主要是在产程中,尤其是在刚破膜后不久,或分娩前后短时间内,产妇突然发生烦躁不安、寒战、气急等先兆症状;继而出现呼吸困难、发绀、抽搐、昏迷、血压下降、肺底部啰音等过敏样反应和急剧的心肺功能障碍的症状。严重者发病急骤甚至没有先兆症状,仅惊叫一声或打一个哈欠,血压迅速下降或消失,产妇可在数分钟内迅速死亡。经肺动脉导管发现在羊水栓塞的患者,有瞬时的肺动脉压升高,左心功能不全,有一定程度的肺水肿或成人呼吸窘迫综合征。

2.严重的低氧血症　由于肺动脉高压和休克,患者出现严重的低氧血症,出现发绀、呼吸困难,血氧分压及氧饱和度急剧下降,PaO_2可降至80mmHg以下,一般在60～80mmHg之间。

3.休克　由肺动脉高压引起的心力衰竭、急性循环呼吸衰竭及变态反应引起心源性和过敏性休克。患者出现烦躁不安、寒战、发绀、四肢厥冷、出冷汗、心率快、脉速而弱、血压下降;DIC高凝期的微血栓形成,使急性左心输出量低下,或心脏骤停致循环衰竭;凝血功能障碍凝血因子消耗致出血等均会引起急性循环衰竭、缺血、缺氧等休克的临床表现。

4.凝血障碍　高凝期出现与出血不成比例的休克,此期持续时期很短,一般难以发现,凝血后期由于微血栓致脏器功能障碍。患者经过短暂的高凝期后,继之发生难以控制的全身广泛性出血,大量阴道流血、切口渗血、全身皮肤黏膜出血、消化道大出血甚至暴发性坏疽。有部分患者有急性严重的DIC而无心肺症状,在这部分患者以致命的消耗性凝血继发严重的广泛性出血表现为主,是羊水栓塞的顿挫型。

5.急性肾衰竭与多脏器功能衰竭　羊水栓塞后期患者出现少尿或无尿和尿毒症的表现。这主要是由于循环功能衰竭引起的肾缺血及DIC高凝期形成的血栓堵塞肾内小血管,引起肾脏缺血、缺氧,导致肾脏器质性损害。羊水栓塞弥漫性血管内凝血可发生在多个器官系统,DIC微血栓终末器官功能紊乱的发病率如下:皮肤70%、肺50%、肾50%、垂体后叶50%、肝脏35%、肾上腺30%、心脏20%。

一般把呼吸困难、发绀、循环衰竭、凝血障碍及昏迷列为羊水栓塞五大主要症状。Clark等于1995年根据美国国家登记统计资料分析46例羊水栓塞患者主要症状体征出现频率为:缺氧100%、低血压100%、胎儿窘迫100%、肺栓塞或成人呼吸窘迫综合征93%、心脏骤停87%、发绀83%、凝血83%、呼吸困难49%、支气管痉挛15%、瞬时高血压11%、抽搐48%、弛缓失张23%、咳嗽7%、头痛7%、胸痛2%。同时报道超过50%的患者出现继发于凝血的产后出血。

五、诊断

(一)临床诊断

美国羊水栓塞临床诊断标准包括:①急性低血压或心脏骤停;②急性缺氧,表现为呼吸困难、发绀或呼吸停止;③凝血机制障碍,实验室数据表明血管内纤维蛋白溶解或无法解释的严重出血;④以上症状发生在子宫颈扩张、子宫肌收缩、分娩、剖宫产时或产后30min内;⑤对上述症状缺乏其他有意义的解释。

(二)实验室诊断

1.检测母亲外周血浆Sialyl Tn抗原浓度　Sialyl Tn是一种存在于胎粪和羊水中的抗原物质,在出现羊水栓塞症状的患者,其血清中Sialyl Tn明显升高,羊水栓塞发生是因为母-胎屏障被破坏,使羊水及其有形成分入血。羊水和胎粪进入母血后使Sialyl Tn抗原出现在母血中,可用其敏感的单克隆抗体检测。有学者发现胎粪和羊水中的Sialyl Tn抗原能与单克隆抗体TKH-2特异性结合。羊水粪染的产妇血清中的

Sialyl Tn 抗原 20.3±15.4U/ml,略微高于羊水清亮产妇,而在羊水栓塞或羊水栓塞样综合征患者血清中 Sialyl Tn 抗原有明显升高 105.6±59.0U/ml,P<0.01。该方法可以较为直接地证实胎粪或羊水来源的黏蛋白是否进入了母体循环,是一种简单、无创、敏感的诊断羊水栓塞的方法。

2.血涂片羊水有形成分的检查 取母亲中心静脉(下腔静脉、右心房、肺动脉)血,离心后分三层,下层为血细胞,上层为血浆,中层为一层薄的蛋白样组织,其中该层可查找到羊水中的毳毛、胎脂、鳞状上皮、黏液,如为阳性说明有羊水进入母体血循环中。亦有从气管分泌物中找中羊水角化细胞。有学者对血中羊水成分检查的方法进行改良:取外周血 2~3ml 于肝素抗凝管中、混匀、离心,从血浆液面 1mm 处取 10~20μl 血浆于载玻片上寻找脂肪颗粒及羊齿状结晶及羊水其他有形物质。将余下的全部血浆移到另一试管内,再离心,将沉淀物分别染成涂片、中等厚度片和厚片共 3 张,待干或酒精灯烘干、瑞氏染色,油镜下寻找角化上皮、羊齿状结晶等羊水成分,其中羊齿状结晶在涂片干后不经染色即可镜检。在 18 例羊水栓塞患者中 15 例找到羊水成分,11 例找到脂肪颗粒,其中有 9 例为羊水结晶与脂肪颗粒均于同一标本内找到。可见羊水栓塞患者外周血中羊水的有形物质检出率为 83.33%,而对照组正常产妇其外周血羊水有形成分检出率为 11.11%,差异有显著性。对照组中未检出角化上皮及羊水结晶,仅见脂肪颗粒。

国外有学者对心脏病分娩时产妇进行 Swan-Gang 导管监测时,在肺动脉内也发现羊水成分,无任何 AFE 临床症状。因此认为血中有羊水成分不能确认为羊水栓塞。在我们多年的临床实践中,认为有羊水栓塞的典型临床症状,配合外周血羊水成分检测阳性,有利于羊水栓塞的早期诊断,早期处理。因方法简单、快速,在基层医院可进行检测,因此,目前在临床中仍有一定应用价值,特别是基层医院。

3.抗羊颌下腺黏液性糖蛋白的单克隆抗体(TKH-2)诊断羊水栓塞 TKH-2 能检测到胎粪上清液中极低浓度的 Siglyl Tn 抗原,被 TKH-2 识别的抗原不但在胎粪中大量存在,同时也可出现在清亮的羊水中。用放射免疫检测法在胎粪污染的羊水和清亮的羊水中都可测到 Siglyl Tn 抗原。现发现 Siglyl Tn 抗原是胎粪和羊水中的特征成分之一。随着免疫组织技术的不断发展,通过羊水栓塞死亡的人体组织研究,用免疫组织方法诊断羊水栓塞,特别是抗羊颌下腺黏液性糖蛋白的单克隆抗体(TKH-2)诊断羊水栓塞是最敏感的方法之一,也是进一步研究的重点。

4.检测锌-粪卟啉(Znep-1) Znep-1 是胎粪的成分之一,可通过荧光测定法在高压液相色谱仪上测定,是一种快速无损、敏感的诊断方法,以 35nmol/L 作为临界值。在国外有将血清 Znep-1 和 Sialyl Tn 抗原测定作为羊水栓塞首选的早期诊断方法,亦可用于诊断不典型的羊水栓塞。

5.急性 DIC 的实验室诊断

(1)血小板计数:血小板减少是急性 DIC 的一个特征,发生羊水栓塞时,外凝系统被激活,在凝血酶的作用下,血小板聚集为微血栓存在于肺、肝、脾等内脏器官的微血管内,故外周血液中的血小板数减少,常低于 $100×10^9/L$,或进行性下降,甚至低于 $50×10^9/L$,血小板下降可作为 DIC 的基本指标之一。

(2)血浆纤维蛋白原含量<1.5g 或呈进行性下降。

(3)3P 试验阳性或血浆 FDP>20ng/L,或血浆 D-2 聚体水平较正常增高 4 倍以上。

(4)PT 延长或缩短 3s 以上,APTT 延长或缩短 10s 以上。多数患者 APTT 在 50~250s 之间,甚至 >250s。

(5)抗凝血酶Ⅲ(AT-Ⅲ)活性<60%。

(6)外周血破碎红细胞>2%~10%,进行性贫血、血红蛋白尿等。

(7)血浆内皮素-1(ET-1)水平>80mg/L。

由于 DIC 早期临床表现缺乏特异性,而常规检查项目在 DIC 的早期呈现阳性结果的很少,近年提出前 DIC(Pre-DIC)的主要诊断依赖分子标志物的检查。主要标志物有:凝血酶原片段 1 和 2(F1+2)、凝血酶、抗凝血酶复合物(TAT)、纤维蛋白肽A(FPA)、可溶性纤维素单体复合物(SFMC)、抗凝血酶Ⅲ(AT-Ⅲ)、β-血小板球蛋白(β-TG)、纤维蛋白降解产物(FDP)、D-二聚体、纤溶酶-纤溶酶抑制复合物(PIC)等,这些项目目前在一般的医院尚未开展。DIC的早期有血小板进行性下降、FDP和D-二聚体进行性增高。SFMC、TAT、PIC增高或部分项目增高对确定DIC的存在有参考意义。羊水栓塞所致的DIC是来自羊水中组织因子进入血液及继发性缺氧激活凝血因子形成微血栓;纤溶系统也被激活。其临床表现为凝血因子的消耗所致的出血和微血栓所致的脏器功能不全。其实验室检查是凝固系统的抑制物AT-Ⅲ和纤溶系的抑制物同等程度被消耗。

(三)其他辅助诊断

1.胸部X线检查　90%以上的患者可出现肺部X线异常改变,主要表现为肺栓塞及肺水肿。肺水肿时可见双肺圆形或密度高低不等的片状影,呈非节段性分布。多数分布于两肺下叶,以右侧多见,一般数天内可消失。可伴有肺不张、右心影扩大。上腔静脉及奇静脉增宽。但肺部X线正常也不能排除羊水栓塞。

2.超声心动图检查　超声心动图对提供心脏功能状态和指导治疗是需要的,在羊水栓塞的患者可见右心房扩大、房间隔移向左边,有时见左心变成D型,显示右心高压。三尖瓣关闭不全,显示严重的右心功能障碍。经食管超声心动图(TOE)检查最近用于羊水栓塞心肺功能的检测,常显示严重右心功能不全,包括右心扩大、舒张期室间隔平坦、三尖瓣反流和肺动脉高压,TOE检查并可排除大的肺血栓。

3.血气分析　主要表现是严重低氧血症,并是进行性下降,血氧饱和度常在80%以下;严重缺氧时可≤40mmHg。动脉血气分析显示代谢性酸中毒或呼吸性酸中毒,常呈现混合性酸中毒。$PaCO_2$>40mmHg,BE、HCO_3^-浓度降低。

4.心电图　可显示窦性心动过速,ST-T变化,心脏缺血缺氧的心电图改变。

5.放射性核素扫描或肺动脉造影　放射性核素[131]碘肺扫描有显影缺如,充填缺损。此方法简单、快速及安全。肺动脉造影可诊断肺栓塞,X线征象可见肺动脉内充盈缺损或血管中断、肺段血管纹理减少。肺动脉造影还可以测量肺动脉楔压,对辅助诊断有帮助,但其方法并发症较多,目前很少应用。

6.死亡后诊断及病理诊断

(1)取右心室血液检查:患者死亡后,取右心血置试管内离心,取沉淀物上层作涂片,找羊水中的有形成分,发现羊水中的有形成分如角化物、胎脂、毳毛等可作诊断。但因在非羊水栓塞死亡的产妇肺中亦有发现羊水有形成分,因而此法只能作参考。

(2)肥大细胞类胰蛋白酶的免疫组化检测:在过敏反应时,T细胞和肥大细胞释放的颗粒中有一种肥大细胞类胰蛋白酶(Met)参与体内过敏反应,过敏休克和羊水栓塞死亡的尸体,检测其血液和肺组织,其Met含量增多。Met是一种中性蛋白酶,参与过敏反应过程,在血清中相当稳定,是肥大细胞脱颗粒易于观察的一种标识。用免疫组化法检测体内组织Met增多,可提示体内存在过敏反应,结合病理形态改变,可增加过敏性休克诊断的可靠性。

(3)羊水中角蛋白的检测:在尸解病例中取肺脏组织,在肺脏的小血管内出现角化物、胎脂、胎粪、毳毛等可做出羊水栓塞的诊断。传统的HE染色染出的脱落的角化上皮和血管内脱落的上皮很难鉴别,特异性不强。中国医科大学法医学系用曲苯利蓝-2B染液,在羊水吸入死亡的胎儿肺脏及羊水栓塞死亡的产妇肺脏的小血管内,均检出条索状蓝色均匀一致的角化上皮,此种方法对脱落的角化上皮染色具有特异性,而对血管内皮不染色,因此能区别血管内皮,具有很强的特异性和准确性。

(4)羊水栓塞主要的病理改变:在肺小动脉和肺毛细血管中发现角化鳞状上皮、无定形碎片、胎脂、黏液或毳毛等所组成的羊水栓子,可诊断为羊水栓塞。羊水成形物质多见于肺、肾,也可见于心、脑、子宫、阔韧带等，最特征性的改变是肺小动脉和毛细管内见羊水有形成分。特殊免疫组化抗羊颌下腺黏液性糖蛋白的单克隆抗体（TKH2）标记羊水成分中的神经氨酸 2N2 乙酰氨基半乳糖抗原（Sialyl Tn）、肺肥大细胞类胰蛋血酶等可以协助诊断。

目前早期诊断羊水栓塞仍然比较困难，临床上仍是依靠典型的临床表现、体征及从中心静脉或动脉插管中找到胎儿鳞状上皮或碎片和相应的辅助检查，协助诊断。确诊羊水栓塞主要依据是病理尸体解剖。

（四）鉴别诊断

羊水栓塞应与肺血栓、过敏性反应、休克、产后出血、子痫抽搐、胎盘早剥、心肌梗死、急性肺水肿、充血性心力衰竭、空气栓塞、气胸等作鉴别诊断。

1. **肺血栓**　妊娠晚期，血黏度增加，血液处于高凝状态，偶有因下肢深静脉或盆腔静脉血栓脱落致肺血栓，其症状与羊水栓塞相似。肺血栓多见于阴道产后或剖宫产后数天，下地活动时突然发病；突发性胸痛、呼吸困难、发绀、休克、突然死亡。根据无羊水栓塞诱因，发病经过与羊水栓塞不同，血液学检查无 DIC 改变。胸部 X 线表现及 CT 对肺栓塞的诊断有很大帮助。

2. **过敏反应**　羊水栓塞早期症状常见过敏样反应、寒战，需与过敏反应鉴别。过敏反应患者常有或在输液中发生症状，少见发绀、缺氧、呼吸困难等症状。血液检查无 DIC 改变，无严重的缺氧，X 线肺部无羊水栓塞的表现。用抗过敏药地塞米松推注症状迅速好转。

3. **子痫**　羊水栓塞常有昏迷、抽搐，应与子痫鉴别。子痫时血压明显升高，有蛋白尿，出现典型的子痫抽搐。根据发病经过临床症状、体征、辅助检查常可鉴别。

4. **急性充血性心力衰竭**　羊水栓塞呼吸困难、缺氧须与急性充血性心力衰竭相鉴别。后者常见有心脏病的病史、心界扩大、奔马律、双肺弥漫性湿啰音，少见休克。血液学检查无 DIC 改变。

5. **出血性休克**

患者出现出血症状，伴休克；常有面色苍白、出冷汗，其症状与延缓型羊水栓塞相似。而产后出血性休克常有出血原因存在如宫缩乏力、子宫破裂、胎盘因素、软产道损伤、血液病等；休克时伴中心静脉压下降。根据病史，体征、血液 DIC 检查、胸片等可以鉴别。羊水栓塞的休克常有呼吸困难及发绀、中心静脉压上升，临床上两者有时难以完全区别。然而在治疗上有相同之处。

6. **心肌梗死**　是冠状动脉急性闭塞，血流中断，心肌因严重而持久缺血以致局部坏死所致。患者常剧烈胸痛，胸部紧缩感，有冠心病或心肌病病史，少数见于梅毒性主动脉炎。无肺部啰音，心绞痛发作时心电图有特殊改变，示 ST 段明显抬高，或胸前导联出现 T 波高耸，或缺血图形。

7. **脑血管急症**　脑血管瘤或脑血管畸形破裂，常见突然昏迷、抽搐、缺氧、休克、瞳孔散大等。根据神经系统检查有病理反射定位体征、偏瘫、CT 检查可以鉴别。

8. **气胸**　系肺泡和脏层胸膜破裂，肺内气体通过裂孔进入胸腔所致，在产程中用力屏气可发生突发性气胸，常见症状有胸痛、伴刺激性咳嗽、呼吸困难、发绀、肺部呼吸音低。叩诊鼓音。患侧胸部或颈部隆起，有捻发感。X 线见患侧透明度增高，纵隔偏移，血压常正常。

六、治疗

羊水栓塞患者多数死于急性肺动脉高压、呼吸循环衰竭、心脏骤停及难以控制的凝血功能障碍。急救处理原则包括生命支持、稳定产妇的心肺状态、正压供气、抗休克、维持血管的灌注、纠正凝血功能障碍等措施。

（一）纠正呼吸循环衰竭

心肺复苏及高级生命支持羊水栓塞时由于急剧血流动力学的变化致心脏骤停、心肺衰竭，如不能及时复苏，大部分患者可在10min内死亡。产科急救医师必须熟练掌握心肺复苏（CPR）技术，包括基础生命支持（BLS）和高级生命支持（ACLS），熟悉妊娠期间母体生理改变对复苏效果的影响。基础生命支持采用初级CABD方案：①进行胸外按压、心前区叩击复律（Cir-culation.C），必要时心脏电击除颤；②开放气道（Airway.A）；③提供正压呼吸（Breathing.B）；④评估（Defibrillation.D）。目标是针对恢复道气通畅、建立呼吸循环。高级生命支持采用高级ABCD方案，包括：①尽快气管插管（A）；②确定气管套管位置正确、确定供氧正常、高流量正压供氧（B）③建立静脉通道，检查心率并监护，使用合适药物（C）；④评估，鉴别诊断处理可逆转的病因（D）。

复苏用药包括：①肾上腺素0.5~1mg静推，可重复用药，隔3~5min重复一次。②碳酸氢钠，复苏早期不主张用碳酸氢钠纠正酸中毒，主要通过ABCD方案以改善通气换气及血液循环。多主张经历一段时间CPR后临床无明显改善，才考虑用碳酸氢钠，并根据血气分析指导用量。③心率缓慢可用阿托品，每次0.5~1mg静推。④用药途径，近10多年来已放弃使用心腔注射，改用静脉注射或气管内给药，用0.9%NaCl 10ml稀释，经导管注入气管内。但多次气管内给药可致动脉氧分压下降，一次注射中断CPR的时间不能超过10秒。

（二）正压供氧，改善肺内氧的交换

羊水栓塞的起始症状是由于肺动脉痉挛和栓塞，血管阻力升高，产生急性肺动脉高压；出现严重的呼吸困难、发绀和低氧，应立即行气管内插管呼气末正压供氧，以改善肺泡毛细血管缺氧，减少肺泡渗出液及肺水肿，从而改善肺呼吸功能，减轻心脏负担及脑缺氧，有利于昏迷的复醒。充分吸氧可最大限度地缓解脑和心肌缺血及酸中毒引起的肺动脉痉挛，改善缺氧，避免由于缺氧造成的心、脑、肾缺氧而致的多脏器功能衰竭。

（三）抗过敏

患者出现寒战、咳嗽、胸闷与出血量不成比例的血压下降时，可给地塞米松20mg静脉缓注。临床诊断为羊水栓塞者再给地塞米松20mg加入10%葡萄糖液250~500ml静脉滴注；或氢化可的松200mg静脉推注，然后以100~300mg置于葡萄糖液中静脉点滴，每日可用500~1000mg。在美国国家羊水栓塞登记册中已认可用高剂量的类固醇治疗羊水栓塞，但并无统一的用量标准。目前，临床上以用地塞米松较多，较少使用氢化可的松。

（四）抗休克

休克主要因过敏反应、心肺功能衰竭、肺动脉高压、迷走神经反射、DIC高凝期及消耗性低凝期出血所致。补充血容量、恢复组织血流灌注量是抢救休克的关键。应立即开放两条输液通道，放置中心静脉导管，测定中心静脉压；必要时也可作输液用。休克早期以补充晶体液及胶体液为主，常选用乳酸钠林格溶液（含钠130mmol/L，乳酸28mmol/L），各种平衡盐液。胶体液常用右旋糖酐70、羟乙基淀粉（706代血浆）、全血、血浆等。最好选用新鲜冰冻血浆，因内含有纤维蛋白原及抗凝血酶Ⅲ（AT-Ⅲ）；在补充血容量的同时可有利于改善凝血功能障碍。伴有出血时，如血红蛋白低于50~70g/L，红细胞低于$1.8×10^{12}$/L，血细胞比容低于24%时，应补充全血。补液量和速度最好以血流动力学监测指标作指导，当CVP超过18cmH_2O时，应注意肺水肿的发生。有条件的应采用Swan-Gan2导管行血流动力学监测。血液循环恢复灌注良好的指标为：尿量＞30ml/h，收缩压＞100mmHg，脉压＞30mmHg，中心静脉压为5.1~10.2cmH_2O。

对于由于急性呼吸循环衰竭而致的休克，及经补充血容量仍不能纠正的休克可使用正性心肌药物，常用多巴胺。多巴胺是体内合成肾上腺素的前体，具有β受体激动作用，也有一定α受体激动作用，低浓度时有增强α受体兴奋作用，能增强心肌收缩力，增加心排出量，对外周血管有轻度收缩，高浓度时β受体兴奋

作用,对内脏血管(肾,肠系膜,冠状动脉)有扩张作用,可增加心,肾的血流量。多巴胺用量一般 40～100mg 加入 5% 葡萄糖溶液 250ml 静滴,根据血压调节用量,起始剂量 0.5～1.0μg/(kg·min)可逐渐增加至 2～10μg/(kg·min)。多巴酚丁胺 20mg 加入 5% 葡萄糖液 100ml 中,按 5～10μg/(kg·min)静脉滴注。每日总量可达 240～480mg,但滴速不宜过快。抗休克的另一个选择药物为去甲肾上腺素,它可以升压并同时增加心肌输出量和肾灌注量。

(五)解除肺血管及支气管痉挛,减轻肺动脉高压

解除肺血管及支气管痉挛降低肺动脉高压的药物有:①盐酸罂粟碱:可阻断迷走神经反射引起的肺血管及支气管平滑肌的痉挛,促进气体的交换,解除迷走神经对心脏的抑制,对冠状动脉、肺及脑血管均有扩张作用。用盐酸罂粟碱 30～60mg 加入 5% 葡萄糖 250ml 静滴,可隔 12h 重复使用,每天总量不超过 300mg,是解除肺动脉高压的首选药物。②血管扩张剂:酚妥拉明为 α 肾上腺素受体阻滞剂,直接扩张小动脉和毛细血管解除肺动脉高压,起始剂量 0.1mg/min,维持剂量 0.1～0.3mg/min。可将酚妥拉明 10～20mg 加入 5% 葡萄糖液 250ml 内缓慢滴注,用静脉泵控制滴速。不良反应有低血压,心动过速,停药后消失。血管扩张剂可抑制肺动脉收缩,可降低肺动脉压力,从而降低右心室后负荷,增加右心排出量,改善通气,改善肺气体弥散交换功能,减轻心脏前负荷。常用药物除酚妥拉明外还可选用肼屈嗪、前列环素静脉滴注。最近有应用一氧化氮吸入,气管内滴入硝普钠的;用 0.9% 生理盐水稀释的硝普钠液少量分次气管内滴入。血管扩张剂与非洋地黄类增强心肌收缩力的药物合用更合理更有效。在临床上对肺动脉高压、肺水肿或伴休克患者多采用多巴胺和酚妥拉明联合静脉滴注,有较好的效果。血管扩张剂常见的不良反应有体循环血压下降,用药过程中应特别注意初始用药剂量,密切观察患者血压的变化。③氨茶碱能解除血管痉挛,舒张支气管平滑肌,降低静脉压与右心负担,可兴奋心肌,增加心搏出量,适用于急性肺水肿。每次 250mg 加入 10% 葡萄糖溶液 20ml 静脉缓慢滴注。④阿托品能阻断迷走神经对心脏的抑制,使心率加快,改善微循环,增加回心血量,减轻肺血管及支气管痉挛,增加氧的交换。每次 0.5～1mg 静脉注射。心率减慢者可使用。

(六)处理凝血功能障碍

羊水栓塞 DIC 的发生率约 50%,往往造成严重的难以控制的出血,是羊水栓塞患者死亡的主要原因之一。凝血功能障碍表现为微血管病性溶血,低纤维蛋白原血症、凝血时间延长、出血时间延长及纤维蛋白降解产物增加。处理方面包括抗凝、肝素的应用、补充凝血因子等。

1. 抗凝治疗肝素的应用　由于羊水栓塞并发 DIC 其原发病灶容易去除,是否应用肝素治疗似有争议。大多数学者认为应在羊水栓塞的早期应用肝素。羊水进入母体循环后血高凝状态一般发生在起始症状 4min 至 1h 之间,在此段期间应该及时应用肝素,早期用肝素是抢救成功的关键。肝素具有强大的抗凝作用,它能作用于血液凝固的多个环节,抑制凝血活酶的生成,对抗已形成的凝血活酶,阻止纤维蛋白的形成,其作用是通过加速抗凝血酶Ⅲ(AT-Ⅲ)对凝血酶的中和作用,阻止凝血酶激活因子Ⅷ,影响纤维蛋白单体的聚合和加速 AT-Ⅲ 中和激活的因子Ⅸ、Ⅺ和Ⅹ。阻止血小板及各种凝血因子的大量耗损,并能阻止血小板凝集和破坏,防止微血栓形成,肝素主要用于抗凝,对已形成的血栓无溶解作用,故应用宜早。在羊水栓塞病因已祛除,在 DIC 凝血因子大量消耗期,以出血为主的消耗性低凝期不宜使用肝素;或在小剂量肝素使用下补充凝血因子。现广州地区使用肝素的方法一般是:肝素剂量用 0.5～1mg/kg(每 1mg 肝素相当于 125U),先用肝素 25mg 静脉推注,迅速抗凝,另 25mg 肝素稀释于 5% 葡萄糖 100～250ml,静脉点滴。亦可采用间歇静脉滴注法,肝素 50mg 溶于 5% 葡萄糖 100～150ml,在 30～60min 内滴完,以后根据病情每 6～8h 用药一次,24h 总量不超过 200mg。在我们的临床实践中,处理过的羊水栓塞患者,多在短期由高凝期进入消耗性低凝期,且病因(妊娠)多已祛除,羊水栓塞在病因祛除后 DIC 过程可自然缓解,一般不必多

次,反复使用肝素,更不必达肝素化。故很少用间歇静脉滴注法。一般以在羊水栓塞起始高凝期用肝素50mg,检查有凝血因子消耗,即及时补充凝血因子和新鲜冰冻血浆。新鲜冰冻血浆除血小板外,含有全部凝血因子,还含有AT-Ⅲ成分,可加强肝素的作用,又有防止DIC再发的作用。在应用肝素过程中应密切监测,应做凝血时间(试管法),监测凝血时间在25~30min为肝素适量;<12min为肝素用量不足;>30min出血症状加重考虑为肝素过量。肝素过量时应立即停用肝素,需用鱼精蛋白对抗,1mg鱼精蛋白可中和100U(1mg)普通肝素。临床上用药剂量可等于或稍多于最后一次肝素的剂量。一般用量为25~50mg,每次剂量不超过50mg。经静脉缓慢滴注,约10min滴完。肝素有效的判断包括:①出血倾向改善;②纤维蛋白原比治疗前上升400mg/L以上;③血小板比治疗前上升50×10^9/L以上;④FDP比治疗前下降1/4;⑤凝血酶原时间比治疗前缩短5s以上;⑥AT-Ⅲ回升;⑦纤维蛋白肽A转为正常。停用肝素的指征:①临床上病情明显好转;②凝血酶原时间缩短至接近正常,纤维蛋白原升至1.5g以上,血小板逐渐回升;③凝血时间超过肝素治疗前2倍以上或超过30min;④出现肝素过量症状,体征及实验室检查异常。

低分子肝素(LMWH)有显著的抗Ⅹα和抗Ⅱα(凝血酶)作用。与普通肝素相比,因肽链较短,而保留部分凝血酶活性。抗因子Ⅹα与抗凝血酶活性之比为3.8∶1,在拥有较强抗Ⅹα作用的同时对Ⅱα影响较小,较少引起出血的危险。主要用于血栓栓塞性疾病。近年有报道用于治疗早、中期DIC,但羊水栓塞DIC发病急促,用广谱的抗凝药物普通肝素为宜。

2.凝血因子的补充 DIC在高凝状态下,消耗了大量凝血因子和血小板,迅速转入消耗性低凝期,患者出现难以控制的出血,血液不凝,凝血因子减低,血小板减少,纤维蛋白原下降,在这种情况下必须补充凝血因子。新近的观点认为在活动性未控制的DIC患者,输入洗涤浓缩红细胞,浓缩血小板,AT-Ⅲ浓缩物等血液成分是安全的。临床上常用的凝血因子种类有:①新鲜冰冻血浆(FFP):除血小板外,制品内含有全部凝血因子,其浓度与新鲜全血相似。一般200ml一袋的FFP内含有血浆蛋白60~80g/L,纤维蛋白原2~4g/L,其他凝血因子0.7~1.0U/ml,及天然的抗凝血物质如AT-Ⅲ、蛋白C及凝血酶。一般认为,若输注FFP的剂量10~20ml/kg体重,则多数凝血因子水平将上升25%~50%。由于大多数凝血因子在比较低的水平就能止血,故应用FFP的剂量不必太大,以免发生循环超负荷的危险,通常FFP的首次剂量为10ml/kg,维持剂量为5ml/kg。②浓缩血小板:当血小板计数<50×10^9/L,应输注血小板,剂量至少1U/10kg体重。③冷沉淀:一般以400ml全血分离的血浆制备的冷沉淀为1袋,其容量为20~30ml。每袋冷沉淀中含有因子Ⅷ约100U,含约等于200ml血浆中的von Willebrand因子(vWF),此外,还含有250~500ml/L的纤维蛋白及其他共同沉淀物,包含各种免疫球蛋白等。④纤维蛋白原:当纤维蛋白原<1.5g/L可输注纤维蛋白原或冷沉淀,每天用2~4g,使血中纤维蛋白原含量达到1g/L为适度。⑤AT-Ⅲ浓缩剂的应用:肝素的抗凝作用主要在于它能增强AT-Ⅲ的生物学活性。如血中AT-Ⅲ含量过低,则肝素的抗凝作用明显减弱。只有AT-Ⅲ浓度达到正常时,肝素的疗效才能发挥出来。因此,有人主张对AT-Ⅲ水平较低的患者,应首先应用AT-Ⅲ浓缩剂,然后再用肝素抗凝,往往会收到更好的疗效。在肝素治疗开始时,补充AT-Ⅲ既可以提高疗效,又可以恢复正常的凝血与抗凝血的平衡。现国内已有AT-Ⅲ浓缩剂制剂,但未普及,可用正常人血浆或全血代替。冻干制品每瓶含AT-Ⅲ 1000U,初剂量为50U/kg,静注,维持剂量为每小时5~10U/kg。⑥凝血酶原复合物(pec):每瓶pec内约含有500U的因子Ⅸ和略低的因子Ⅱ、Ⅶ和Ⅹ,由于该制品内含有不足量的活化的凝血因子,所以有些制品内已加入肝素和(或)抗凝血Ⅲ(AT-Ⅲ)以防止应用后发生血栓栓塞。使用pec特有的危险是发生血栓性栓塞并发症;虽然在制剂中添加少量肝素后血栓栓塞并发症大为减少。

羊水栓塞所致的弥漫性血管内凝血(DIC)的处理原则是积极祛除病因,尽早使用肝素抗凝治疗。当病情需要时可输注血制品做替代治疗,但所有的血制品必须在抗凝的基础上应用。在采用血制品进行替代治疗之前,最好先测定抗凝血酶Ⅲ(AT-Ⅲ)的含量。若 AT-Ⅲ 水平显著降低,表明 DIC 的病理过程仍在继续,此时只能输注浓缩红细胞、浓缩血小板、AT-Ⅲ 浓缩剂,或输含 AT-Ⅲ 成分的新鲜冰冻血浆,避免应用全血、纤维蛋白原浓缩剂及冷沉淀。AT-Ⅲ 含量恢复正常是 DIC 病理过程得到控制的有力证据,此时补充任何所需要的血液制品都是安全的。补充凝血因子应在成功抗凝治疗及 DIC 过程停止后仍有持续出血者(DIC 过程停止的指征是观察 AT-Ⅲ 水平被纠正),则凝血因子缺乏具有高度可能性,此时补充凝血因子既必要又安全。凝血因子补充的量应视病情而定,一般认为成功抗凝治疗以后,输注血小板及凝血因子的剂量,应使血小板计数$>80\times10^9/L$,凝血酶原时间$<20s$,纤维蛋白原$>1.5g/L$。若未达到上述标准,应继续补充凝血因子和输注血小板。

3.抗纤溶治疗 最近多数学者再次强调,抗纤溶药物如六氨基己酸,抗血纤溶芳酸,氨甲环酸等使用通常是危险的,其可以延长微血栓存在的时间,加重器官功能的损害。因此,抗纤溶治疗,绝对不能应用于 DIC 过程高凝状态在继续的患者,因为此时仍需要纤溶活性以便尽快地消除微血栓,改善脏器的血流,恢复脏器功能。抗纤溶治疗只有在原发病及激发因素治疗、抗凝治疗、补充凝血因子 3 个治疗程序已经采用,DIC 过程已基本停止,而存在纤维蛋白原溶解亢进的患者。

(七)预防感染

常规预防性使用抗生素。使用对肝肾功能损害较小的抗生素。

(八)纠正酸碱紊乱

羊水栓塞患者常有代谢性酸中毒或呼吸性酸中毒,常呈现混合性酸中毒。羊水栓塞时治疗代谢性酸中毒通过加强肺部通气,以排出 CO_2 和肾排出 H^+,使 H^+-Na^+ 交换增加,保留 Na^+ 和 HCO_3^-,以调节酸碱平衡。轻症酸中毒者,清除病因、纠正脱水后,能自行纠正,一般无需碱剂治疗,而重症者则需补充碱剂。

(九)产科处理原则

羊水栓塞发生后,原则上应先改善母体呼吸循环功能,纠正凝血功能障碍,病情稳定后即应立刻终止妊娠,祛除病因,否则病情仍会继续恶化。产科处理几个原则为:①如在第一产程发病,经紧急处理,产妇血压、脉搏平稳后,胎儿未能立即娩出,应行剖宫产术结束分娩;②如在第 2 产程发病,则应及时行产钳助产结束分娩;③产后如大量出血,凝血功能障碍应及时输注新鲜血、新鲜冰冻血浆、补充凝血因子、浓缩纤维蛋白原抑肽酶等。若经积极处理仍未能控制出血时即行子宫切除术,可减少胎盘剥离面大血窦的出血,又可阻断残留子宫壁的羊水及有形物质进入母血循环。子宫切除后因凝血功能障碍手术创面渗血而致的腹腔内出血,一般情况下使用凝血因子能奏效;若同时伴有腹膜后血肿、盆腔阔韧带血肿等可在使用凝血因子的同时行剖腹探查止血。亦有使用髂内动脉介入栓塞术,阻止子宫及阴道创面的出血,疗效未肯定;④关于子宫收缩剂的应用,可常规的应用适量的缩宫素及前列腺素,但不可大量应用,加大宫缩剂的用量未能达到减少出血的效果,同时可能将子宫血窦中的羊水及其有形物质再次挤入母体循环而加重病情。

(十)预防

羊水栓塞尚无特殊的预防方法,提出以下几点应注意的问题:①做好计划生育工作。②不行人工剥膜引产,人工破膜应避开宫缩,需引产或加强宫缩者,在人工破膜后 2h 再决定是否采用催产素静脉滴注。1991 年 Beischer 认为需行引产而人工破膜等待 4~6h 仍未引产则采用静脉滴注催产素,避免宫缩过程及胎儿宫内缺氧。③掌握催产素使用指征及常规,专人看护观察,以防宫缩过强,必要时应用镇静剂及宫肌松弛药物。④严格掌握剖宫产指征,宫壁切口边缘出血处用钳夹后缝合,减少羊水进入母血循环。⑤中期妊娠钳刮术,先破膜后再用宫缩药。采用羊膜腔内注药引产,应选细针穿刺,在 B 超指引下避开胎盘,争取一次成功,避免胎盘血窦破裂而发生羊水栓塞。用水囊引产者,注入量不要过多,速度不要过快,避免子宫破裂而引起羊水栓塞。对晚期妊娠活胎引产,不适宜应用米非司酮、卡孕栓及各种不规范的引产方法,因其可诱发强烈宫缩而发生羊水栓塞。米索前列醇用于孕晚期引产的适宜剂量仍未明确,宜用最低有效剂量,剂量过大易引起宫缩过强致羊水栓塞及子宫破裂。

【羊水栓塞治疗新方法介绍】

1. 一氧化氮的吸入　2006 年 McDonnell 报道使用一氧化氮迅速改变一例临产期羊水栓塞的血流动力学变化:患者 35 岁,G_2P_0,孕 41 周＋6 天在硬膜外麻醉下自然分娩,阴道检查时见粪染羊水。在分娩过程中突发心血管功能衰竭,出现呼吸困难、发绀、心脏骤停、无呼吸和脉搏。即给胸部按压、心肺复苏、气管插管、紧急给麻黄碱 6mg 静注。2 分钟后心率在 140～160/min,呼吸速,胎心 60/min。当时诊断为局部麻醉反应和心血管神经系统的合并症。即在全身麻醉下行剖宫产结束分娩,关腹后产妇出现新鲜的阴道出血和身体多个部位出血。当时考虑羊水栓塞。在心脏骤停初始症状 1h 后,患者的凝血功能显示:PR 1.7,APTT 78s,血浆纤维蛋白原 0.9g/L,血红蛋白 12.2g/dl,血小板计数 $169×10^8/L$。已输晶体液 2000ml,2U 红细胞,2U 的新鲜冰冻血浆。手术后转入 ICU,患者仍然低氧,X-ray 显示肺部广泛浸润,给正性肌力药物及血管活性药物(去甲肾上腺素)。血液呈现不凝状况。PR 2.8,APTT＞250s,纤维蛋白原 0.3g/L,血红蛋白 7.3g/L,血小板计数 $51×10^9/L$。

在起始症状出现 45min 后,行经食管超声心动图(TOE)检查,TOE 显示严重的右心功能不全,包括右心扩大、舒张期室间隔平坦,严重的三尖瓣反流和肺动脉高压(68mmHg),在肺循环没有发现血栓物质。患者持续的心血管功能衰竭、发绀、低氧、凝血功能障碍和急性右心衰竭。在急性右心衰竭和肺功动脉高压的情况下,使用一氧化氮的吸入,一氧化氮吸入控制在 40ppm)。结果血流动力学有显著的改善,在吸入 NO 治疗 2h 以后正性肌力药物需要量明显减少,配合其他综合治疗,约一天后 FiO_2 从 100% 降至 40%;在第 2 天成功拔管,第 4 天撤离 ICU。

在 1999 年 Tanus-Santos and Moreno 报道过使用 NO 作为选择性的血管扩张剂用于治疗羊水栓塞。鉴于羊水栓塞时肺动脉高压是血流动力学变化的关键,因此,使用 NO 是一种合乎逻辑的选择。吸入 NO 的浓度 40ppm 是在常用剂量的上限,但仍是安全剂量的范围。我们认为 NO 应用于羊水栓塞的治疗是一种有益的,是应该考虑的新的羊水栓塞综合治疗方法之一。

2. 连续性血液透析滤过在羊水栓塞引起的 DIC 患者中的应用　2001 年 Yuhko Kaneko 等撰文讨论连续性血液透析滤过(CHDF),在羊水栓塞中的应用,并报道一例成功的病例。患者 27 岁,孕 38 周行剖宫产术。手术后半小时子宫出血、阴道出血没有血块。B 超发现腹腔内出血。术后 4h 患者休克,血红蛋白由 10.7g/dl 降至 3.4g/dl,BP 46/22mmHg,P 140 次/min。诊断为心血管功能衰竭所致的休克。使用浓缩 RBC、平衡液、静滴多巴胺。实验室检查有 DIC 存在,PT 20.2s,纤维蛋白原 35mg/dl,FDP＞40μg/ml,AT-Ⅲ 58.0%,血小板 82000/μl,血氧分析呈代谢性酸中毒,BE 8.4MEq/L。用新鲜冰冻血浆、富集血小板、AT-Ⅲ 治疗 DIC。发病大约 9h 患者使用连续性静脉滤过。使用高通量聚丙烯纤维膜 APF-06s,由细胞外液交换人工细胞外液(置换液)每小时 200ml,在使用连续性静脉滤过 24h 以后,患者 PT 降为 11s,APTT 47.7s,纤维蛋白原 460mg/dl,FDP 20～40μg/dl,血小板 133.000/μl。患者一般情况显著改善;盐酸多巴胺用量由 15μg/(kg·min)降至 5μg/(kg·min)。随后患者情况一天天好转,住院 24 天后母婴痊愈出院,母亲和胎儿没有任何并发症。

CHDF 是用人工细胞外液(置换液)连续的置换患者血液中存在的羊水物质,包括那些含在羊水中的胎粪。CHDF 可以清除分子量从 30kD 的物质;包括细胞因子 IL-6、(MW21kD)和 IL-8(mw8kD)。CHDF 在临床上应用于清除炎性细胞因子,由于血滤器允许滤出 50kD 以下的中分子量物质,而主要的炎症因子如 TNT-a、IL-1、IL-6、IL-8、IL-2 和 IL-10 的分子量均在 50kD 以下,血滤可将它们从血液中清除。因此 CHDF 可以清除 AFE 患者血液中超量的细胞因子,可防止过度炎症反应。

AFE 使用 CHDF 和血液滤过是有益的,血滤对清除高分子重量的物质比 CHDF 好,而 CHDF 对清除中分子量物质和合并代谢性的中毒、多脏器功能衰竭的患者较好。持续时间为 10 余小时至 7 天不等,AFE 漏入母体血液中的羊水是短暂、可限的,因此对 AFE 患者短时间的 CHDF 可见效。血滤对血流动力学影响远较血液透析为小,对过度炎症反应综合征的治疗有较明显的效果,目前已广泛用于危重病抢救。

3.重组活化凝血因子Ⅶa(rFⅡa)在 AFE 合并 DIC 中的应用　目前把血浆置换、体内膜肺(ECMO)、重组激活因子Ⅶa 的联合应用认为是治疗凝血功能障碍的新方法。羊水栓塞时,羊水中含有促凝物质,具有组织因子(组织凝血活酶)的活性,羊水进入母体循环后,促凝物质即可激活外凝血系统,因子Ⅳ与因子Ⅶ结合,在钙存在的条件下激活因子(Ⅹa),形成复合物即凝血酶原,使凝血酶原形成凝血酶,后者使纤维蛋白原转化为纤维蛋白。rFⅦa 最初用于治疗血友病患者,近年来已成功地用于治疗和预防非血友病的严重出血,常用于伴有 DIC 的难治性出血。用于羊水栓塞合并 DIC 可减少凝血因子用量,治疗效果显著。文献报道,当使用常规的方法未能控制严重产后出血时,应用 rFⅦa 是非常有效和安全的。产后出血患者应用 rFⅦa 的先决条件是:血红蛋白>70g/L,国际标准化比率(INR)<1.5,纤维蛋白≥1g/L,血小板≥50×10^9/L。推荐的用药初始剂量是 40~60μg/kg,静脉注射初次用药 15~30min 后仍然出血,考虑追加 40~60μg/kg 的剂量;如果继续出血,可间隔 15~30min 重复给药 3~4 次。最近 Franchiai 等总结 118 例患者,rFⅦa 的平均用量为 716μg/kg,90% 的患者能有效地停止或减少出血。

(成立红)

第二十四章　产褥期及产褥期疾病

第一节　产褥感染

产褥感染是指分娩和产褥期生殖道受病原体侵袭而引起局部或全身的感染。产褥病率是指分娩24h以后的10d内,每日用口表测4次体温,每次间隔4h,其中有2次体温达到或超过38℃。产褥病率多由产褥感染所引起,亦可由泌尿系统感染、呼吸系统感染及乳腺炎等引起。产褥感染是常见的产褥期并发症,其发病率为6%左右。至今产褥感染对产妇仍构成严重威胁,目前产褥感染、产后出血、妊娠合并心脏病、重度妊娠高血压综合征仍是导致孕产妇死亡的四大原因。1997年Koonin等根据国立孕妇死亡监护系统的数据进行分析,发现1990～1997年美国1500例孕产妇死亡中产褥感染占13%,占死亡原因的第四位。随着抗生素预防性的应用,产褥感染的发生率正在有所下降。

【病因】

女性生殖道对细菌的侵入有一定的防御功能,其对入侵病原体的反应与病原体的种类、数量、毒力及机体的免疫力有关。妇女阴道有自净作用,羊水中含有抗菌物质。妊娠和分娩通常不会给产妇增加感染机会。在机体免疫力、细菌毒力和细菌数量三者之间的平衡失调,则会增加产褥感染的机会,导致感染发生。

【高危因素】

1.破膜时间较长、产程长、阴道检查多次、胎儿宫内监测等产褥感染的发生率较高,可达6%。如果合并宫内绒毛膜羊膜炎,则感染的危险可上升到13%。

2.2000年Tran等的研究证明多胎妊娠、年轻初产妇剖宫产术后易发生产褥感染。

3.1998年Bahn等发现引产时间长的产妇也易发生产褥感染。

4.产前阴道支原体感染增加产褥感染的危险性。

5.体重指数每增加5个单位,感染的危险性增加2倍。

6.Rotmensch等1999年报道为预防早产而使用地塞米松治疗≥3个疗程者产褥感染的危险性增加。

7.社会经济状况比较差的与经济条件中上等的相比更易发生产褥感染,具体原因不清,但可以肯定与卫生习惯无关。

【病原体】

正常妇女阴道寄生大量细菌,包括需氧菌、厌氧菌、真菌及衣原体、支原体。细菌可分为致病菌和非致病菌。有些非致病菌在一定条件下可以致病称为条件致病菌。即使是致病菌也需要达到一定数量或在机体免疫力下降时,才会致病。

1. 需氧菌

(1)链球菌:以 β-溶血性链球菌致病性最强,能产生多种外毒素和溶组织酶,使病变迅速扩散,引起严重感染,需氧链球菌可以寄生在正常妇女阴道中,也可以通过医务人员或产妇其他部位感染而进入生殖道。

(2)杆菌:以大肠杆菌、克雷伯菌属、变形杆菌属多见,这些细菌平时可寄生在阴道中,能产生内毒素,引起菌血症或感染性休克。因此,产褥感染若出现菌血症或感染性休克,则多考虑杆菌感染。

(3)葡萄球菌:主要为金黄色葡萄球菌和表皮葡萄球菌,多为外源性感染传播给产妇。金黄色葡萄球菌引起的感染一般较严重,且可产生青霉素酶,易对青霉素产生耐药性。表皮葡萄球菌多见于混合感染。

2. 厌氧菌　厌氧菌感染通常为内源性,来源于宿主全身的菌群,厌氧菌感染的主要特征为化脓,有明显的脓肿形成及组织破坏。厌氧菌感染一般始于皮肤黏膜屏障的损害。

(1)球菌:以消化球菌和消化链球菌最常见。当有产道损伤、局部组织坏死时,消化球菌和消化链球菌可迅速繁殖而致病,厌氧性链球菌多与需氧菌混合感染。厌氧菌感染者,阴道分泌物可出现恶臭味。

(2)杆菌属:常见的厌氧性杆菌有脆弱类杆菌。这类杆菌多与需氧菌和厌氧性球菌混合感染,形成局部脓肿,产生大量脓液,有恶臭味。感染还可引起化脓性血栓静脉炎,形成感染血栓,脱落后随血液循环到达全身各器官形成器官脓肿,如肺、脑、肾、肝脓肿。

(3)梭状芽孢杆菌:主要是产气荚膜杆菌,可以产生两种毒素,一种毒素可溶解蛋白质而产气,另一种毒素可引起溶血,因此,产气荚膜杆菌引起的感染,轻者为子宫内膜炎、腹膜炎、败血症,重者可引起溶血、黄疸、血红蛋白尿、急性肾衰竭、循环衰竭、气性坏疽而死亡。

3. 支原体与衣原体　支原体和衣原体均可在女性生殖道内寄生,可引起生殖道的感染。有致病作用的支原体是解脲支原体和人型支原体。衣原体主要为沙眼衣原体,其感染多无明显症状,临床表现多较轻微。

【感染途径】

1. 内源性感染　寄生于产妇阴道内的细菌,在一定的条件下,细菌繁殖能力增加或机体抵抗力下降,使原本不致病的细菌转化为致病菌引起感染。

2. 外源性感染　外界的病原菌进入产道所引起的感染,其细菌可以通过医务人员、消毒不严或被污染的医疗器械及产妇临产前性生活等途径侵入机体。

【临床表现及病理】

1. 急性外阴、阴道、宫颈炎　会阴裂伤及侧切部位是会阴感染的最常见部位,会阴部可出现疼痛、肿胀,使产妇活动受限,局部伤口充血、水肿,并有触痛及波动感,严重者伤口边缘可裂开。阴道若有感染,可出现阴道部疼痛,严重者可有畏寒、发热、阴道黏膜充血、水肿,甚至出现溃疡坏死。宫颈裂伤引起的炎症,症状多不明显,若深度达穹隆部及阔韧带底部,又未及时缝合,则病原体可直接上行或通过淋巴播散引起盆腔结缔组织炎。

2. 子宫感染　产后子宫感染包括急性子宫内膜炎、子宫肌炎。细菌经胎盘剥离面侵入,先扩散到子宫蜕膜层引起急性子宫内膜炎,一般发病率为2%左右,炎症可继续侵犯浅肌层、深肌层乃至浆膜层,导致子宫肌炎。由于子宫内膜充血、坏死,阴道内有大量脓性分泌物且有臭味。若表现为子宫肌炎,则子宫复旧不良,体检腹部有压痛,尤其是宫底部,这些患者还出现高热、头痛、白细胞增多等感染征象。

3. 急性盆腔结缔组织炎和急性附件炎　感染沿淋巴管播散引起盆腔结缔组织炎和腹膜炎,可波及输卵管、卵巢,形成附件炎,如未能有效地控制炎症,炎症可继续沿阔韧带扩散,直达侧盆壁、髂窝、直肠阴道隔。患者可出现持续高热、寒战、腹痛、腹胀,检查下腹部有明显压痛、反跳痛及腹肌紧张,宫颈蒂组织增厚,有时可触及肿块,肠鸣音减弱甚至消失。患者白细胞持续升高,中性粒细胞明显升高。

4.急性盆腔腹膜炎及弥漫性腹膜炎　炎症扩散至子宫浆膜,形成急性盆腔腹膜炎,继而发展为弥漫性腹膜炎,出现全身中毒症状,病情危重。

5.血栓静脉炎　多由厌氧性链球菌引起。炎症向上蔓延可引起盆腔内血栓静脉炎,可累及子宫静脉、卵巢静脉、髂内静脉、髂总静脉,盆腔静脉炎向下扩散可形成下肢深静脉炎。这些患者早期表现为下腹痛,而后向腹股沟放射。当下肢血栓静脉炎影响静脉回流时,可出现肢体疼痛、肿胀、变粗,局部皮肤温度上升,皮肤发白,习称"股白肿"。若小腿深静脉有栓塞,可以有腓肠肌和足底部压痛,小腿浅静脉炎症时,可以出现水肿和压痛,若患侧踝部、腓肠肌部和大腿中部的周径大于健侧2cm时,则可作出诊断。血栓静脉炎可表现为反复高热、寒战、下肢持续性疼痛。

6.脓毒血症和败血症　感染血栓脱落进入血循环,可引起脓毒血症。若细菌大量进入血循环并繁殖形成败血症,可危及生命。

【诊断与鉴别诊断】

1.详细询问病史及分娩经过　对产后发热者,应首先考虑为产褥感染,并作相应的检查以排除上呼吸道感染、急性乳腺炎、泌尿系统感染等其他系统的感染。

2.全身及局部体检　通过仔细检查腹部、盆腔及会阴伤口,可以基本确定感染的部位和严重程度。辅助检查如B型超声、彩色超声多普勒、CT、磁共振成像等检测手段,能够对感染形成的炎性包块、脓肿作出定位及定性诊断,其中CT的敏感性和特异性较高。

3.实验室检查　确定病原体,对宫腔分泌物、脓肿穿刺物、后穹隆穿刺物作涂片镜检。必要时,需作血培养和厌氧菌培养。

4.鉴别诊断　主要应与上呼吸道感染、急性乳腺炎、泌尿系统感染相鉴别。

【治疗】

1.一般治疗　加强营养,给予足够的维生素,若有贫血或患者虚弱可输血或人血白蛋白,以增加抵抗力。产妇宜取半卧位,有利于恶露引流和使炎症局限于盆腔内。

2.抗生素治疗　轻度的感染者可以口服给药,中、重度感染的患者应静脉用药。开始必须根据临床表现及临床经验选用广谱抗生素,有待细菌培养和药敏试验结果再作调整。抗生素使用原则:应选用广谱抗生素,同时能作用革兰阳性菌和阴性菌、需氧菌和厌氧菌的抗生素或联合应用作用于需氧菌和厌氧菌的抗生素;给药时间和途径要恰当;给药剂量充足,要保持血药有效浓度。对于中毒症状严重的患者,可以短期给予肾上腺皮质激素,以提高机体应激能力。

3.引流通畅　会阴部感染应及时拆除伤口缝线,有利引流。每日至少坐浴2次。若经抗生素治疗48~72h,体温仍持续不退,腹部症状、体征无改善,应考虑感染扩散或脓肿形成。如疑盆腔脓肿,可经腹或后穹隆切开引流。若会阴伤口或腹部切口感染,则行切开引流术。

4.血栓静脉炎的治疗

(1)肝素1mg/(kg·d)加入5%葡萄糖液500ml,静脉滴注,每6小时1次,连用4~7d。

(2)尿激酶40万U加入0.9%氯化钠液或5%葡萄糖液500ml中,静脉滴注10d,用药期间监测凝血功能。同时还可口服双香豆素、阿司匹林或双嘧达莫等。

【预防】

1.加强孕期保健及卫生宣传教育工作　临产前2个月内避免盆浴和性生活,积极治疗贫血等内科合并症。

2.待产室、产房及各种器械均应定期消毒　严格无菌操作,减少不必要的阴道检查及手术操作,认真观察并处理好产程,避免产程过长及产后出血。产后应仔细检查软产道,及时发现和处理异常情况。产褥期应保持会阴清洁,每日擦洗 2 次。加强对孕产妇的管理,避免交叉感染。

3.预防性应用抗生素　对于阴道助产及剖宫产者,产后应预防性使用抗生素,对于产程长、阴道操作次数多及胎膜早破、有贫血者,也应预防性应用抗生素。

(高　健)

第二节　晚期产后出血

产后出血发生在分娩 24 小时后至产褥期末称为晚期产后出血。多发生于产后 1～2 周内,发生率在 1%。阴道流血可以持续少量出血,然后大出血,亦可以一次性的急剧大量出血。大多发生在家中,可因失血过多导致严重贫血或休克,对出血量很难作出准确的估计。

一、病因

1.胎盘异常　是引起晚期产后出血最常见的病因,多发生于产后 10 天左右。主要可能由子宫胎盘附着面下血管不能及时退化引起子宫胎盘附着面复旧不良。或由于残留于宫腔内的胎盘胎膜组织,产时未被发现,影响子宫复旧。残存组织逐渐发生坏死,感染,如胎盘残留一周以上,残留的胎盘组织发生变性、坏死,机化形成胎盘息肉。当坏死组织脱落时,暴露基底血管,引起大出血。在之前妊娠时患有影响母胎滋养细胞异常相互作用的并发症,如前置胎盘、胎儿生长受限、自然流产或胎盘滞留时,晚期产后出血的发生率增加。

临床表现为少量持续性出血,恶露,可以反复出血,也可以一次性大出血。检查时子宫复旧不全,宫口松弛,有时在宫颈口可触到残留组织,宫腔刮出物,病理为胎盘绒毛组织即可诊断。

2.感染　子宫内膜炎是晚期产后出血的另外一个原因。患者如存在子宫压痛、发热及恶露异味时,首先考虑子宫内膜炎。少量出血可通过抗生素有效治疗,而不一定需要扩张宫口行刮宫(以避免 Asherman 综合征)。如因出血多需紧急刮宫,在刮宫前 6～12 小时应用抗生素,控制感染后给予刮宫。晚期产后出血患者,不宜应用纯孕激素避孕药,因为孕激素不利于子宫内膜恢复,也不利胎盘部位恢复。剖宫产患者感染会引起剖宫产后子宫切口裂开,多发生于术后 2～3 周。常见于子宫下段横切口两侧端,由于切口两侧靠近血管,血管丰富,用手作钝性分离时,可能伤及动脉分支,术中盲目反复缝合止血,活动性出血,血管未缝合,形成局部血肿,组织坏死,伤口不愈合,肠线溶解脱落,血管开放。另一方面,切口两侧角缝线过多过密,影响血液供应,而使切口感染,愈合不良。或者切口过低,宫颈部组织主要由结缔组织构成,含有少量平滑肌纤维;缝合伤口时,将子宫内膜或宫颈内膜一并缝合。会阴切开缝合术后感染裂开,极为少见,但由于检查不仔细易误诊。多发生在分娩后 5～7 天。由于阴道壁伤口感染,局部坏死,肠线松弛脱落,使阴道壁血管内血栓脱落而出现阴道大量流血。应用双叶阴道拉钩仔细检查阴道壁切口,寻找出血点,用肠线缝扎止血。

3.既往存在的子宫疾病　子宫肌瘤或宫颈肌瘤,影响产褥期子宫复旧

4.血液病　少见情况下,较早期的产后出血(产后一周内)与凝血功能异常有关。由于 von Willebrand 因子在妊娠时生理性增加,von Willebrand 病患者可能在妊娠期处于正常状态,但产后如Ⅷ因子轻微下降,就可能发生无法估计的大出血。所有 von Willebrand 病患者均可能出现产时及产后出血。轻型的疾病不

需要任何治疗,特别是Ⅷ因子水平正常者,严重病例(Ⅷ因子水平小于5%)出血的风险明显。

5.产后首次月经　主要根据临床排除其他原因后诊断,表现为产后14~28天突然大量出血(大于总血量的10%),这种出血可能是产后首次月经出血,通常由不排卵月经周期引起,月经量多、伴疼痛及持续时间长。

二、疾病诊断

产后出血的诊断不难作出,诊断的重点与难点在于寻找出血原因,据因施治,迅速止血。因此,需要将引起产后出血的4大原因:子宫收缩乏力、胎盘因素、软产道损伤及凝血机制障碍加以鉴别诊断。

1.子宫收缩乏力者多有产程子宫收缩乏力的病史,产后出血多为暗红色血液,可见血凝块,鲜血少见;按摩宫底,子宫松软甚至如布袋,按摩后可有大量血液流出阴道,软产道检查并无异常;加强宫缩后出血量减少。

2.胎盘滞留、部分粘连、部分植入等胎盘异常引起的产后出血,多见于胎儿娩出后胎盘未娩出,无胎盘剥离征象;腹部检查有时胎盘嵌顿时在子宫下段形成狭窄环,徒手剥离胎盘可发现胎盘与宫壁粘连或难以分离。

3.软产道裂伤多发生在胎儿娩出后,出血鲜红,无血凝块但可自凝;检查发现子宫收缩良好,软产道检查能明确裂伤部位及严重程度。

4.凝血功能障碍于产前即可有慢性全身出血表现,患者可出现子宫、软产道等多部位出血,血难自凝,根据血小板计数、凝血功能检查结果不难诊断。

三、发病机制

分娩时对胎盘及胎膜检查不仔细,尤其当有副胎盘或帆状胎盘时,少量胎盘胎膜残留导致胎盘附着部位复旧不全,子宫不能正常缩复,子宫收缩差。随着残留局部血栓脱落,血窦开放而出现晚期产后出血。胎盘息肉部分或全部脱落,使附着部位血窦开放发生晚期产后出血。

四、症状体征

1.胎盘残留　第3产程处理不当,过早牵拉娩出胎盘,如有大块胎盘缺损或副胎盘残留在宫腔内而未能及时发现,残留的胎盘组织发生变性、坏死、机化,形成胎盘息肉。当其坏死脱落时,其基底部血管破裂出血。临床表现常为红色恶露时间延长,反复出血甚或突然大出血、失血性休克,多发生于产后10天左右。妇科检查发现子宫复旧不全,宫口松弛,有时可见残留组织堵塞宫口。患者可伴有发热,B型超声检查显示子宫内膜线不清,宫腔内有强光团回声,有时可见暗区间杂其中,宫腔刮出物病理检查有绒毛组织。

2.胎膜残留　亦可引起晚期产后出血,但主要表现为持续性红色恶露时间过长,大出血少见。妇科检查发现子宫复旧不良,B型超声检查显示子宫内膜线不清,宫腔内有细小强光团回声。宫腔刮出物病理检查有胎膜组织。

3.蜕膜残留　正常蜕膜组织多于产后1周内脱落并随恶露排出。子宫畸形如双子宫、双角子宫等,蜕膜容易剥离不全而长时间残留,影响子宫复旧,容易继发子宫内膜炎,导致晚期产后出血,好发于产后2周左右。临床表现不易与胎膜残留相鉴别。B型超声检查显示子宫内膜线不清,宫腔内可能有细小光团回声或液性暗区。宫腔刮取物病理检查仅见玻璃样变性的蜕膜细胞和红细胞等,但不见绒毛。

4.胎盘附着部位子宫复旧不全或子宫内膜修复不全　子宫胎盘附着部位血管在胎盘排出后即有血栓形成,其后血栓机化,透明样变,血管上皮增厚,管腔狭窄、堵塞。胎盘附着部位边缘的子宫内膜向内生长,底蜕膜深层的残留腺体和内膜重新生长,使子宫内膜正常修复,该过程需6~8周。如该部位发生感染,血栓脱落,血窦重新开放可以导致大出血。常发生于产后2~3周,妇科检查可见子宫增大、软,宫口松弛,有时可见大量血块堵塞,按摩子宫则有陈旧性血液及凝血块排出。B型超声检查显示子宫内膜线不清,无第3产程胎盘胎膜残留病史,宫腔内无组织回声。刮出物无胎盘绒毛,蜕膜或肌层内仍保持大小不等的管腔,提示内膜修复过程受阻,再生内膜及肌层有炎症反应。

5.剖宫产术后子宫切口裂开　多见于子宫下段剖宫产横切口的两侧端。造成切口裂开的原因有:

(1)切口感染:子宫下段横切口距离阴道近,手术操作失血及术后出血,胎膜早破、产程延长等诱因引起切口及周围感染,组织坏死脱落,血管开放而大出血。切口裂开后加重感染,二者互为因果,互相影响使切口难以愈合,如无菌操作不严格更易如此。

(2)切口选择不当:当切口过低时,由于接近宫颈外口,此处组织结构以结缔组织居多,愈合能力差;而切口位置过高时,位于解剖学内口处,切口上缘为宫体组织,收缩力和缩复力强,胎儿娩出后变厚变短,下缘为宫颈组织,缩复力差,薄而长,缝合时创面对合不良易导致愈合不佳。由于妊娠子宫多右旋,切开时易偏左容易损伤左侧子宫血管。

(3)缝合不当:切缘对合不良,操作粗暴,活动性出血的血管缝扎不紧,尤其是切口两侧角部血管未能缝扎住导致血肿形成;缝线过松或打结过松不能有效压迫血管,缝线打结过紧将血管与组织割断,缝扎组织过多或过稀,肠线过粗及结头过多,子宫全层穿透缝合等都将影响切口愈合而导致出血。

切口裂开患者常表现为术后3周左右突然发生的无痛性大量阴道流血,并反复发作,短时间内患者陷于休克状态。检查时阴道及宫颈管内有血块,宫颈外口松弛,有时可在子宫下段切口处触及凹陷、突起或血块,此时切勿强行撕拉或触摸"异物",否则可导致难以控制的大出血。

6.其他　胎盘部位滋养细胞肿瘤、子宫黏膜下肌瘤、子宫内膜息肉、宫腔内异物、宫颈糜烂、宫颈恶性肿瘤等,均可能引起晚期产后出血。诊断依靠妇科检查、血或尿HCG测定,X线或CT检查,B型超声检查及宫腔刮出物病理检查等。

7.多表现为产后恶露不净,有臭味,反复或突然阴道大出血,可导致贫血、休克甚至危及生命。

对于既往有多次人工流产史,胎盘粘连史,产后出血史者,或分娩时有产程延长,急产,双胎,难产,宫腔操作,副胎盘,轮廓状胎盘,胎盘缺损或产后出血史应提高警惕。

五、辅助检查

1.首要检查

(1)血常规:以了解贫血和感染情况。

(2)宫腔分泌物培养或涂片检查:以了解病原菌种及选用有效抗生素。

(3)宫腔刮出物病理检查:宫腔刮出物肉眼见坏死胎盘组织并与血凝块混在一起,镜下见绒毛即可确诊为胎盘残留;若刮出物见坏死蜕膜,镜下见蜕膜细胞及红细胞,但不见绒毛为胎膜残留。

(4)B超检查:了解宫腔有无残留物,以及剖宫产子宫切口愈合情况等。

2.次要检查

(1)血中 β-HCG 检查:有助于诊断胎盘残留及绒毛膜癌。

(2)血小板检查:有助于诊断血小板减少或功能不全。

3.检查注意事项　剖宫产术后患者发生晚期产后出血,应考虑子宫刀口裂开的可能,一般不主张行诊断性刮宫。如行超声检查怀疑宫腔残留者,可在住院及备血、做好手术前准备的情况下清宫,清宫后仍未找到出血原因,且出血不止或反见增多,应考虑子宫瘢痕裂开。

六、处理

1.产后流血　若少量或中等量流血,持续不净,B 超提示子宫腔无凝血块及残留内时,可给予子宫收缩剂和抗生素,促使子宫收缩,控制感染。不要常规给予清宫术。

2.胎盘和胎膜残留　患者入院时,出血量多,休克时,应先积极抢救失血性休克,输血、输液补充血容量。B 超提示子宫内有大块物时,在应用抗生素及子宫收缩剂的同时,进行吸宫术。术中有时见胎盘及胎膜堵塞宫颈口,或有大量血块潴留宫腔内。应立即用卵圆钳钳夹后,尽量吸宫,或用大刮勺清宫,有条件时应在 B 超监视下清宫。动作应轻柔,不要过多伤及子宫组织,以免感染扩散或引起更多的出血。刮出物送病理检查可排除滋养细胞疾病,但由于在所有产后清宫所得标本都可能找到变性绒毛及蜕膜,所以不能完全根据病理结果诊断胎盘残留。

3.剖宫产后伤口裂开　如患者一般情况尚好,出血不多时,可暂卧床休息,予抗生素、宫缩剂和止血药治疗。放置导尿管。对于伤口不大者可期待自愈。

若出血多,或已处于失血性休克状态,在积极补充血容量,快速输血,抢救休克,给予抗生素治疗的同时,立即剖腹探查,术中发现切口裂口,作子宫全切或次全子宫切除。在宫腔感染存在的情况下,如果裂口修补,不易愈合有再度裂开的可能。对此类患者不能采用纱布填塞止血,以免扩大裂口,引起更多的出血。

七、治疗要点

(一)治疗原则

治疗原则为去除病因,止血、补血、消炎,必要时行手术治疗。

(二)具体治疗方法

1.基本治疗　纠正贫血、补充血容量及抗感染的同时,给予子宫收缩剂。有休克时,应积极抗休克治疗。疑有胎盘、胎膜、蜕膜残留或胎盘附着部位复旧不全,在控制感染的同时行刮宫术,刮出物送病理检查,术后继续给予抗生素及子宫收缩剂。

2.手术治疗　对于有活动性出血,或出血量超过平常月经量,怀疑有胎盘组织残留者,应选择手术治疗。剖宫产术后子宫出血常常由于子宫切口缘组织坏死和切口再裂开,胎盘残留机会罕见。

临床手术治疗产后出血的方法:①清除宫腔内残留物;②必要时行子宫切除术;③超选择性双侧髂内动脉栓塞。

3.药物治疗　最初均以抗生素、缩宫素保守治疗。青霉素 400 万 U,每日 2 次,静脉滴注;甲硝唑 1.0g,每日 1 次,静脉滴注;缩宫素 10U,每日 1 次,静脉滴注;经保守治疗后未止血者可应用己烯雌酚,12~

18mg/d,血止后,每 3 日递减用量的 1/3,最后维持量每日 2～3mg,血止后共服 15～20 日。

(三)治疗注意事项

1.在静脉通道输液、备血及准备手术的条件下刮宫,操作应轻柔,不要过多的伤及子宫组织,以免引起子宫穿孔、感染扩散和更多的出血,术后继续给予抗生素及子宫收缩剂;对于肿瘤引起的阴道流血,应作相应处理。大剂量的雌激素可影响乳汁分泌,但在大出血时应以抢救产妇及止血为首要目的,对乳汁的影响是次要的考虑,但在用药前要向家属说明情况,征得同意后使用。

2.栓塞血管的选择以栓塞双髂内动脉的前干为好,紧急时可栓塞子宫动脉,栓塞剂多选择明胶海绵,因其 7～20 日后再通,可减少并发症。

3.出血性休克的治疗首先是止血,力争在 1～4 小时内改善微循环障碍,以免发生不可逆的器质性损害。

八、饮食保健

药物的话可以适当的吃一些初元或血乐之类的补剂.如果有淤血或恶露不尽,可以用益母草煮鸡蛋来吃.效果很好。

红糖小米粥是非常的食品,既可补血又可补气,里面再加一些山药就更好了。

另外,产后多喝一些豆浆,一定要多喝,可以使身材迅速恢复,还可以调理内分泌。

九、预防

1.预防胎盘残留 引起晚期产后大出血的主要原因是胎盘及胎膜残留,因此对产后 2 小时内阴道流血较多或怀疑胎盘残留时,应仔细检查胎盘、胎膜。如有残缺,应立即探查取出,必要时用大刮匙刮宫,产后给子宫收缩剂及抗生素,避免产褥感染及影响子宫复旧。

2.预防严重并发症发生 剖宫产引起产后大出血是最严重并发症之一。因此术中应注意:

(1)剖宫产时子宫下段横切口不宜过低。因宫颈处纤维组织多,血供相对较少,切口愈合能力较子宫下段差,切口越接近子宫颈外口感染机会越大。

(2)术中避免横切口向两侧角部撕裂,切口可先行钝性分离,长度视胎儿大小而定,一般 10～12cm。当胎儿过大时,可在横切口两侧角略向上剪开,使切口呈弧形,以免切口撕裂损伤子宫动脉。

(3)缝合切口时注意检查两侧角,有时外侧肌层完整,而内侧黏膜肌层有撕裂,应仔细检查按解剖关系缝合。如有活动性出血时,可先钳夹后用丝线单独缝扎止血,避免多次缝扎,缝合不宜过紧、过密。尽量不穿透蜕膜层,以免影响血运导致伤口愈合不良。

(4)缝线缝合不宜太多,因随着子宫的复旧,切口在短期内迅速缩短,而这时的缝线尚未溶解,缝线太多易致组织缺血,坏死及感染。

(5)术后及时纠正贫血,控制感染。

3.预防护理 做好妊娠期保健,恰当处理好分娩过程,可明显减少晚期产后出血的发生。

对有产后出血史,多次人工流产史,胎盘滞留及双胎,羊水过多,产程延长者提高警惕,做好产前保健及产时,产后监护。同时详告产妇,取得配合,预防晚期产后出血的发生。

正确处理第 2、3 产程,出头娩肩应缓慢,保护好会阴以免软产道撕裂。产后严密观察宫缩及阴道出血量,按压宫底促积血排出。

严格剖宫产指征,加强对正常生理分娩方式的宣传,减少社会因素的影响。对于具备剖宫产指征者,子宫切口选在子宫下段,先切开一个小口,再用手撕至合适的长度,出胎头应动作轻柔,选择恰当缝线,针距不可太密,止血彻底,术后用抗生素预防感染。

(夏郁芳)

第三节 产褥期抑郁症

妊娠是妇女在人生中经过的正常生理过程,但由于在妊娠、分娩、产后恢复等一系列过程中妇女的内分泌状态、生理、和心理都产生了巨大的变化,尤其是在产褥期这个充满压力和应激的时段容易诱发精神疾患,或使原有精神疾病旧病复发或症状加重,据调查产褥期妇女精神疾病的发病率明显高于妇女的其他时期,其中尤其以产褥期抑郁症较常见。1968 年 Pitt 首次将产妇在产褥期内出现抑郁症状,称为产褥期抑郁症。近 20 年来,随着心身医学日趋受到广大临床医务工作者的重视,孕产妇的心理卫生健康也越来越受到大家的关注。产褥期抑郁症的发病率在国外报道可高达 30% 左右,国内发病率为 15% 左右。

一、病因

病因不明,可能与下列因素有关:遗传因素、心理因素、妊娠因素、分娩因素和社会因素等。

1. 遗传因素 有精神病家族史的产妇,其产后抑郁症的发生率亦特别高,这提示可能在这些家族中存在抑郁症的易感因子,这样的产妇更易受外界因素的影响而发病。

2. 心理因素 产褥期抑郁症的发生与产妇孕前的心理素质、心理承受能力及个性特征密切相关,产褥期抑郁症多见于以自我为中心,情绪不稳定,固执,性格内向等。

3. 内分泌因素 妇女在妊娠、分娩过程中内分泌发生几次大的变化,内分泌的变化与产褥期抑郁症的关系尚不十分清楚。有研究表明,胎盘类固醇与孕产妇的情绪变化有关。胎盘类固醇升高,可以使孕产妇情绪愉快,反之可以使产妇表现抑郁,产褥期抑郁症与垂体、甲状腺功能低下有关。

4. 妊娠因素 妇女妊娠以后,首先表现为兴奋状态,但接下来就面临许多精神上的压力,常常考虑胎儿是否畸形、胎儿是否正常、生产过程能否正常顺利等各种和胎儿、分娩有关的问题,这些问题在分娩以前一直困扰着孕妇,使孕妇表现为焦虑和抑郁。

5. 生产因素 生产过程是产褥期抑郁症的一个重要的诱因,分娩疼痛,其他产妇情绪的影响,产程的长短及不同分娩方式给产妇的刺激不同,均可使孕妇在心理上、生理上产生不平衡,诱发产后抑郁症。

6. 社会因素 社会因素的压力来自三个方面:

(1) 妊娠期不愉快事件的发生,如夫妻关系不和睦、家人下岗、家庭经济条件差等;

(2) 不良的妊娠结局,担心社会、家庭的压力,如死胎、胎儿畸形等;

(3) 有的家庭特别在意婴儿的性别,也可成为诱发产褥期抑郁症的重要因素。

二、临床表现

产褥期抑郁症的主要表现是抑郁,多在产后 2 周内发病,产后 4~6 周症状明显。产妇多表现为心情压抑、沮丧、感情淡漠、不愿与人交流,甚至与丈夫也会产生隔阂。有的产妇还可表现为对生活、对家庭缺乏信心,主动性下降,流露出对生活的厌倦,平时对事物反应迟钝、注意力不易集中,食欲、性欲均明显减退。产褥期抑郁症患者可伴有头晕、头痛、胃部不适、心率加快、呼吸增加、便秘等症状,有的产妇有思维障碍、迫害妄想,甚至出现伤婴或自杀行为。

三、诊断

本病至今尚无统一的诊断标准。根据第 21 版《Williamr's Obstetrics》援引的诊断标准如下：
1. 在产后 3～6 个月中持续 2 周出现下列 5 条或 5 条以上的症状,必须具备(1)或(2)
(1)一天中情绪抑郁
(2)对全部或多数活动明显缺乏兴趣或愉悦
(3)体重显著下降或增加
(4)失眠或睡眠过度
(5)精神运动性兴奋或阻滞
(6)疲劳或乏力
(7)遇事皆感毫无意义或自罪感
(8)思维力减退或注意力涣散
(9)反复出现死亡想法,反复出现自杀的想法但无明确的自杀计划,或有自杀企图
2. 这些症状可造成社会交往的紧张和部分社会属性的障碍
3. 上述症状不是由某种物质或某种内科疾病造成
4. 患者在最近的 2 个月内未丧失亲人

轻度产褥期抑郁症的诊断标准采用美国《精神疾病的诊断与统计手册》(1994 版)中制定的"产褥期抑郁症的诊断标准",其内容与上表相似。诊断标准为持续 2 周的情绪抑郁不少于 5 条症状。对产褥期抑郁症的诊断,许多指标带有一定的主观性,因此目前的诊断多以 Cox 等设立的 Edinburgh 产后抑郁量表(EPDS)为标准。EPDS 包括 10 项内容,于产后 6 周进行调查。每项内容分 4 级评分(0～3),总分相加≥ 分者可诊断为产褥期抑郁症。

四、治疗

产褥期抑郁症通常不能很好的诊断和进行适宜的治疗,所以必须引起我们的充分重视。产褥期抑郁症的治疗包括心理治疗和药物治疗。

1. 心理治疗 心理治疗对产褥期抑郁症非常重要。心理治疗的关键是：①增强患者的自信心,提高患者的自我价值意识；②根据患者的个性特征、心理状态、发病原因给予个体化的心理辅导,解除致病的心理因素；③另外,还应对有自杀倾向和杀婴倾向的患者进行有效的监护。

2. 药物治疗 重症患者单纯心理治疗远远不够,还应进行药物治疗。选用抗抑郁症的药物以不进入乳汁为佳,目前常用的药物有：
(1)氟西汀：选择性地抑制中枢神经系统 5-羟色胺的再摄取,延长和增加 5-羟色胺的作用,从而产生抗抑郁作用,每日 20mg,分 1～2 次口服,根据病情可增加至每日 80mg。
(2)帕罗西汀：通过阻止 5 羟色胺的再吸收而提高神经突触间隙内 5-羟色胺的浓度,从而产生抗抑郁

作用。每日20mg,一次日服,连续用药3周后,根据病情增减剂量,1次增减10mg,间隔不得少于1周。

(3)舍曲林:作用机制同帕罗西汀,每日50mg,一次口服,数周后可增加至每日100~200mg。

(4)阿米替林:为常用的三环类抗抑郁药,每日50mg,分2次口服,渐增至每日150~300mg,分2~3次服。维持量每日50~150mg。

五、预防

产褥期抑郁症的发生受到许多社会因素、心理因素及妊娠因素的影响。因此,加强对孕妇的精神关怀,了解孕妇的生理特点和性格特点,运用医学心理学、社会学知识,及时接触致病的心理因素、社会因素,在孕期和分娩过程中,多给一点关心、爱护,对于预防产褥期抑郁症具有积极意义。

1. 加强围生期保健,利用孕妇学校等多种渠道普及有关妊娠、分娩常识,减轻孕妇对妊娠、分娩的紧张、恐惧心情,完善自我保健。

2. 对有精神疾患家族史的孕妇,应定期密切观察,避免一切不良刺激,给予更多的关爱、指导。

3. 在分娩过程中,医护人员要充满爱心和耐心,尤其对产程长、精神压力大的产妇,更需要耐心解释分娩过程。

4. 对于有不良分娩史、死胎、畸形胎儿的产妇,应向她们说明产生的原因,用友善、亲切、温和的语言,给予她们更多的关心,鼓励她们增加自信心。

5. 产妇是一个特殊的群体,需要特殊的爱,这个爱来自丈夫、家庭、朋友及社会等各个方面,相信只要大家多一点微笑,就会少点"产褥期抑郁症"。

六、预后

本病预后良好,约70%患者于1年内治愈,但再次妊娠有20%复发率,其下~代的认知能力可能受到一定影响。

(赵素娥)

第四节　产褥中暑

产褥中暑是指产褥期间产妇在高温、高湿和通风不良的环境中体内余热不能及时散发,引起以中枢性体温调节功能障碍为特征的急性疾病,表现为高热,水、电解质代谢紊乱,循环衰竭和神经系统功能损害等。本病起病急骤,发展迅速,处理不当可遗留严重的后遗症,甚至死亡。

一、病因

产褥中暑的易感因素有:

1. 外界气温>35℃,相对湿度>70%时,机体靠汗液蒸发散热受到影响;

2. 居住条件差,居室通风不良且无降温设备;

3. 产妇分娩过程中体力消耗大且失血多致产后体质虚弱,产后出汗过多又摄盐不足;

4.产褥感染患者发热时,更容易中暑。在产褥期尤其是产褥早期除尿量增多外,经常出现大量排汗,夜间尤甚,习称"褥汗"。若产妇受风俗旧习影响在产褥期为"避风"而紧闭门窗、衣着严实,使身体处在高温、高湿环境中,严重影响机体的散热机制,出现一系列的病理改变。

二、临床表现

1.中暑　先兆起初多表现为口渴、多汗、皮肤湿冷、四肢乏力、恶心、头晕、耳鸣、眼花、胸闷、心悸等前驱症状。此时体温正常或略升高,一般在38℃以下。若及时将产妇移至通风处,减少衣着,并补充盐写水分,症状可迅速消失。

2.轻度中暑　中暑先兆未能及时处理,产妇体温可逐渐升高达38.5℃以上,症状亦明显加重。出现剧烈头痛,颜面潮红,恶心胸闷加重,脉搏和呼吸加快,无汗,尿少,全身布满"痱子",称为汗疹。此期经及时治疗多可恢复。

3.重度中暑　体温继续上升,达40℃以上。出现嗜睡、谵妄、抽搐、昏迷等中枢神经系统症状,伴有呕吐、腹泻、皮下及胃肠出血。检查时可见面色苍白,脉搏细数,心率加快,呼吸急促,血压下降,瞳孔缩小然后散大,各种神经反射减弱或消失。若不及时抢救可因呼吸循环衰竭、肺水肿、脑水肿等而死亡,幸存者也常遗留严重的中枢神经系统后遗症。

三、诊断和鉴别诊断

根据发病季节,患病产妇居住环境和产妇衣着过多,结合典型的临床表现,一般不难诊断。但应注意与产后子痫和产褥感染败血症等相鉴别。夏季罹患产褥感染的产妇若有旧风俗旧习惯常易并发产褥中暑,患严重产褥中暑的患者亦易并发产褥感染,这些在诊断时应引起重视。

四、治疗

产褥中暑的治疗原则是迅速改变高温、高湿和通风不良的环境,降低患者的体温,及时纠正脱水、电解质紊乱及酸中毒,积极防治休克。迅速降低体温是抢救成功的关键。

1.降温

(1)环境降温:迅速将产妇移至凉爽通风处,脱去产妇过多衣着。室内温度宜降至25℃。

(2)物理降温:鼓励多饮冷开水、冷绿豆汤等;用冰水或乙醇擦浴;在头、颈、腋下、腹股沟、腘窝浅表大血管分布区放置冰袋进行物理降温。

(3)药物降温:氯丙嗪25~50mg加入0.9%氯化钠液或5%葡萄糖液500ml中静脉滴注,1~2h内滴完,必要时6h重复使用。氯丙嗪可抑制体温调节中枢,降低基础代谢,降低氧消耗,并可扩张血管,加速散热。高热昏迷抽搐的危重患者或物理降温后体温复升者可用冬眠疗法,常用冬眠Ⅰ号(哌替啶100mg、氯丙嗪50mg、异丙嗪50mg)。使用药物降温时需监测血压、心率、呼吸等生命体征。如血压过低不能用氯丙嗪时,可用氢化可的松100~200mg加入5%葡萄糖液500ml中静脉滴注。另外,可同时用解热镇痛类药物,如阿司匹林和吲哚美辛等。

药物降温与物理降温具有协同作用,两者可同时进行,争取在短时间内将体温降至38℃左右。降温过程中必须时刻注意产妇体温的变化,每隔30min测量一次体温,体温降至38℃左右时应立即停止一切降温措施。

2.对症处理

(1)保持呼吸道通畅,及时供氧。

(2)患者意识尚未完全清醒前应留置导尿,并记录24h出入量。

(3)周围循环衰竭者应补液,可输注晶体液、血浆、代血浆或右旋糖酐-40等,但24h内液体入量需控制于2000~3000ml,输液速度宜缓慢,16~30滴/分,以免引起肺水肿。

(4)纠正水、电解质紊乱和酸中毒,输液时注意补充钾盐和钠盐,用5%碳酸氢钠纠正酸中毒。

(5)脑水肿表现为频繁抽搐,血压升高,双瞳孔大小不等,可用20%甘露醇或25%山梨醇250ml快速静脉滴注,抽搐患者可用地西泮10mg肌注,或用10%水合氯醛10~20ml保留灌肠。

(6)呼吸衰竭可给予呼吸兴奋药,如尼可刹米、洛贝林等交替使用,必要时应行气管插管。

(7)心力衰竭可给予洋地黄类制剂,如毛花苷C 0.2~0.4mg缓慢静注,必要时4~6h重复。

(8)应用广谱抗生素预防感染。

五、预防

产褥中暑可以预防,且应强调预防。关键在于对产妇及其家属进行卫生宣教,让他们了解并熟悉孕期及产褥期的卫生,破除旧的风俗习惯,使卧室凉爽通风和衣着被褥适宜,避免穿着过多影响散热。另外,可饮用一些清凉饮料。积极治疗和预防产褥期生殖道及其他器官的感染,也是预防产褥中暑的主要环节。此外,还应让产妇了解产褥中暑的先兆症状,一旦察觉有中暑先兆症状时能够应急对症处理。

(金 玉)

妇女保健篇

第二十五章 各期妇女保健

第一节 孕期保健

孕期保健包括对孕妇的定期产前检查、胎儿监护,以及胎儿、胎盘成熟度的监测,是贯彻预防为主、尽早发现高危妊娠、保证孕妇及胎儿健康,以及安全分娩的重要措施。

一、孕妇监护

高危妊娠是指凡可能危害母婴健康或导致难产的妊娠,广义上包括全部病理产科,狭义指孕 28 周后,伴有危及母儿健康的因素者。

【产前检查时间】

从确诊早期妊娠时开始,妇科检查了解软产道及内生殖器有无异常,测量基础血压,检查心、肺,检验血、尿常规。对有遗传病家族史或分娩史者,应行绒毛培养,也可在妊娠中期抽取羊水做染色体核型分析,以降低先天缺陷儿和遗传病患儿的出生率。未发现异常者,于妊娠 20 周起进行常规产前检查,即于 20、24、28、32、36、37、38、39、40 周做 9 次产前检查。对高危妊娠者,根据情况增加产前检查次数。

【产前检查内容】

(一)妊娠早期

1.详询病史

(1)年龄:孕妇年龄小于 20 岁或大于 35 岁,属于高危妊娠。

(2)推算预产期:末次月经第 1 日算起,月份减 3 或加 9,日数加 7,如果是农历,换算为阳历再推算预产期。记不清末次月经或哺乳期无月经来潮者,应根据早孕反应出现的时间及 B 超孕囊大小、头臀径来估算预产期。

(3)月经史及孕产史:了解月经周期有助于准确推算预产期,月经周期延长者预产期需相应推迟。既往是否有不良孕产史,如伴发妊娠期高血压疾病、产力异常、产道异常、死胎、死产和遗传病患儿、先天缺陷儿等。

(4)既往史:孕前是否有原发性高血压、心脏疾病、糖尿病、血液病、肝肾疾病、风湿免疫系统疾病等,以及各种疾病的发病时间及治疗情况。

(5)家族史:家族中是否有原发性高血压、糖尿病、血栓病及遗传病等。

(6)丈夫健康状况:有无遗传性疾病。

(7) 本次妊娠情况：了解此次妊娠过程中是否有有害物质接触史，如放射线、苯、化肥、农药等。有无早孕反应、病毒感染及用药史。

2.一般检查　观察发育、营养及精神状况，测量血压及脉搏，检查心、肺有无病变，检查乳房发育情况、乳头大小、是否有凹陷。

3.双合诊检查　首次就诊时需双合诊检查，孕妇排尿后取膀胱截石位，观察外阴、阴道、宫颈是否有畸形或炎症，子宫与妊娠周数是否符合，有宫颈柱状上皮异位或接触性出血者，必须行宫颈细胞学检查。

4.辅助检查

(1) 首要检查：

产科 B 超。最早可在妊娠 5 周做出诊断，可以检查子宫和附件是否有异常情况，宫内妊娠囊是否与停经天数相符。妊娠囊形态为圆形或椭圆形，孕 8 周可见原始心管搏动。阴道超声较腹部超声可提前 5～7 日确诊早期妊娠，妊娠 5 周时可以观察到胚芽。妊娠 6 周可以观察到卵黄囊，是子宫内妊娠的标志，位于妊娠囊内亮环状结构，中间为无回声区。妊娠 8 周后可测定头臀径，根据其大小预测胎龄。

首次产前检查时，常规检查血尿常规、空腹血糖、肝肾功能、肝炎分型等，除外妊娠合并内外科疾病，以便早期诊断治疗。

(2) 次要检查：根据孕妇情况可以检验甲状腺功能、免疫风湿系列、凝血功能、血脂、心电图检查、肝胆脾 B 超等。

(3) 检查注意事项：

根据孕妇个体情况，第一次产前检查要全面系统，对有高危因素的孕妇，应制定详细产前检查计划，并告知孕妇注意事项。

检查动作要轻柔，并耐心做好孕妇思想工作，取得孕妇理解与合作。

(二) 妊娠中晚期

1.详询病史　如孕妇为首次就诊，除询问孕妇妊娠早期的表现外，重点询问孕妇中晚期饮食、大小便、睡眠、用药及胎动情况，是否有头痛、眼花、水肿、阴道流血等异常情况发生。

2.一般检查　血压、脉搏、体重，孕妇体重小于 45kg 时，注意胎儿宫内发育情况，孕妇体重大于 80kg 时，注意体重增长情况，于妊娠晚期体重每周增加不应超过 500g，超过者多有水肿或隐性水肿。观察全身及四肢有无水肿，孕妇仅膝盖以下或踝部水肿，经过休息后可以消退者不属于异常。

3.腹部检查　孕妇排尿后仰卧于检查床上，头部稍垫高，双腿略屈曲分开，腹肌放松，检查者站在孕妇右侧进行。

(1) 视诊：注意腹型及大小，有无妊娠纹、手术瘢痕及水肿。腹部过大者考虑可能为双胎、羊水过多、巨大胎儿；腹部过小、宫底过低者，应想到胎儿生长受限(FGR)；腹部两侧向外膨出、宫底位置较低者，胎儿横位可能性大；腹部向前突出(尖腹，多见于经产妇)或腹部向下悬垂(悬垂腹，多见于经产妇)，应考虑可能伴有骨盆狭窄。

(2) 触诊：用软皮尺测量耻骨联合上子宫高度及腹围值，用四步触诊法检查子宫大小、胎产式、胎先露、胎方位及胎先露部是否衔接。在作前三步手法时，检查者面向孕妇，作第四部手法时，检查者应面向孕妇足端。

第一步手法：检查者两手置于宫底部，了解子宫外形及宫底高度，估计胎儿大小与孕周是否符合。用两手指腹相对轻推，判断宫底部的胎儿部分，若为胎头则硬而圆，有浮球感，若为胎臀则软而宽，形状略不规则。若在宫底未触及胎头或胎臀，有可能为横产式。

第二步手法：检查者左右手分别置于腹部左右侧，一手固定，另手轻轻深按检查，两手交替，仔细分辨胎背及胎儿四肢的位置。平坦饱满者为胎背,并确定胎背向前方、侧方或后方。可变形的高低不平部是胎儿肢体,有时感到胎儿肢体活动更易诊断。

第三步手法:检查者右手拇指与其余4指分开,置于耻骨联合上方握住胎先露部,进一步查清是胎头或胎臀,左右推动以确定是否衔接。若胎先露部仍浮动,表示尚未入盆;若已衔接,则胎先露部不能被推动。

第四步手法:检查者左右手分别置于胎先露部的两侧,向骨盆入口方向向下深按,再次核对胎先露部的诊断是否正确,并确定胎先露部入盆的程度。若胎先露部为胎头,在两手分别下按的过程中,一手可顺利进入骨盆入口,另一手被胎头隆起部阻挡,不能顺利进入,该隆起部为胎头隆突。枕先露时,胎头隆突为额骨,与胎儿肢体同侧;面先露时,胎头隆突为枕骨,与胎背同侧,但多不清楚。

(3)听诊:在靠近胎背上方的孕妇腹壁上听胎心音最清楚。枕先露时,胎心在脐左或右下方;臀先露时,胎心在脐左或右上方;肩先露时胎心在靠近脐部下方听诊最清楚。应注意有无与胎心率一致的吹风样杂音。当腹壁紧,子宫较敏感,确定胎背位置有困难时,可借助胎心及胎先露部综合分析后判定胎位。

4.骨盆测量

(1)骨盆外测量

髂棘间径:孕妇取伸腿仰卧位,测量两髂前上棘外缘的距离,正常值23~26cm。

髂嵴间径:孕妇取伸腿仰卧位,测量两髂嵴外缘最宽的距离,正常值25~28cm。以上两径线间接推测骨盆入口横径长度。

骶耻外径:孕妇左侧卧位,右腿伸直,左腿屈曲,测量第5腰椎棘突下至耻骨联合上缘中点的距离,正常值为18~20cm。第5腰椎棘突下相当于米氏菱形窝的上角。该径线间接推测骨盆入口前后径长度,是骨盆外侧量中最重要的径线。骶耻外径值与骨质厚薄相关,测量的骶耻外径值减去1/2尺桡周径(围绕右侧尺骨茎突及桡骨茎突测得的前臂下端的周径)值,即相当于骨盆入口前后径值。

坐骨结节间径或出口横径:孕妇取仰卧位,两腿弯曲,双手紧抱双膝,使髋关节和膝关节全屈。测量两坐骨结节内侧缘的距离,正常值为8.5~9.5cm;也可用检查者的拳头测量,能容纳成人手拳,则大于8.5cm,属于正常。此径线直接测出骨盆出口横径长度。若坐骨结节间径值小于8cm时,加测出口后矢状径。

出口后矢状径:坐骨结节间径中点至骶骨尖端的长度。检查者戴指套的右手示指伸入孕妇肛门向骶骨方向,拇指置于孕妇体外骶尾部,两指共同找到骶骨尖端,用骨盆出口测量器一端放于坐骨结节间径的中点,另一端放于骶骨尖端处,测量器标出的数字即为出口后矢状径值,正常值为8~9cm。若出口后矢状径值不小,可以弥补稍小的坐骨结节间径值。出口后矢状径值与坐骨结节间径值之和>15cm时,表明骨盆出口狭窄不明显。

耻骨弓角度:用左右手拇指指尖斜着对拢,放置在耻骨联合下缘,左右两拇指平放在耻骨降支上,测量两拇指间角度,为耻骨弓角度,正常值为90°,小于80°为不正常。此角度反映骨盆出口横径的宽度。

(2)骨盆内测量:孕妇取仰卧截石位,外阴部消毒,检查者戴消毒手套并涂以润滑油,动作应轻柔。

对角径:耻骨联合下缘至骶岬上缘中点的距离,正常值为12.5~13cm,该值减去1.5~2cm为骨盆入口前后径长度,又称真结合径。检查者将一手的示指、中指伸入阴道,中指尖触到骶岬上缘中点,示指上缘紧贴耻骨联合下缘,用另一手示指正确标记此接点,抽出阴道内的手指,测量中指尖至此接触点的距离,即为对角径,再减去1.5~2cm得出真结合径值。真结合径正常值约为11cm。若测量时阴道内的中指尖触不到骶岬,表示对角径值>12.5cm。测量时间在妊娠24~36周、阴道松软时进行为宜,过早测量常因阴道较紧,影响操作;近预产期测量容易引起感染。

坐骨棘间径:测量两坐骨棘间的距离,正常值约为10cm。测量方法是一手示指、中指放入阴道内,分别触及两侧坐骨棘,估计其间的距离。也可用中骨盆测量器,以手指引导测量,若放置恰当,所得数值较准。

坐骨切迹宽度:代表中骨盆后矢状径,其宽度为坐骨棘与骶骨下部间的距离,即骶棘韧带宽度。将阴道内的示指置于韧带上移动,容纳3横指为正常,否则属中骨盆狭窄。

5.阴道检查 若于妊娠24周以后进行首次检查,除检查外阴、阴道、宫颈外,应同时测量对角径、坐骨棘间径及坐骨切迹宽度。

6.直肠指检 了解胎先露部、骶骨前面弯曲度、坐骨棘间径及坐骨切迹宽度以及骶尾关节活动度,结合直肠指检测出后矢状径值。

7.辅助检查

(1)首要检查:

血常规、尿常规、血型:根据首次检验结果,按需要进行肝肾功能、凝血功能、电解质测定,以及乙型肝炎系列、心电图等项检查。

产科B超:妊娠20周左右,了解胎儿是否有畸形,胎儿发育、胎盘位置及羊水情况。近预产期了解胎儿发育情况、胎盘成熟度、羊水量及性状、胎先露位置、宫颈成熟度及脐带血流阻力。妊娠早、中、晚期至少行三次B超,根据孕妇及胎儿具体情况可以增加产科B超次数。

胎心监护:妊娠晚期行胎心率电子监测。

(2)次要检查:

糖筛查试验:妊娠22～28周之间进行,如有问题再做糖耐量试验或空腹血糖,除外妊娠期糖尿病。

既往有死胎、死产、胎儿畸形和患遗传性疾病史者:应检查孕妇血甲胎蛋白值、羊水细胞培养行染色体核型分析等。

(3)检查注意事项:妊娠中期第一次B超检查,如因体位原因未看清某些部位,需手推胎儿,使胎儿活动后再看,或嘱孕妇几日后复查B超;糖筛查试验前晚需正常饮食,避免食过多甜食影响结果。

二、孕期营养

孕妇营养素缺乏可致母体虚弱,易于发生各种妊娠合并症,如妊娠期贫血、妊娠期高血压疾病、甲状腺肿大,并可导致产科异常情况,如死产、流产、胎膜早破、宫缩乏力致产后出血等。另外,可影响胎盘结构与功能,从而减弱胎盘向胎儿输送营养成分的作用。某些营养素严重缺乏可致畸胎,一般营养缺乏可致胎儿生长受限、出生体重低、脑发育受影响、智力发育落后等。

(一)热能

妊娠期孕妇体重平均增加12.5kg左右,每增加1g体重需热能0.9kJ(5kcal),故每日需多增加1.25MJ(300kcal)。孕中、晚期体重每周增重0.45kg左右,表示热能供给恰当,不可低于0.4kg或超过0.5kg。体重增长过快,需防止妊娠期高血压或巨大胎儿的发生。孕前肥胖的妇女,孕期不要减肥。

(二)蛋白质

妊娠期需蛋白质950g,如自孕中、晚期,每日需增加5g蛋白质,如蛋白质来源以植物性蛋白质为主,生物学价值在60g左右,则需增加8.3g。孕期自尿中排出氨基酸较多,再加之消化吸收率的差别与个体差异,因此我国规定孕中期每日多供给蛋白质15g,孕后期多供给蛋白质25g。

(三)脂类

脂肪供热百分比为总热能的25%即可,注意少摄入富含饱和脂肪酸的畜肉、禽肉,多采用植物油。脂类对胎儿的脑及神经系统的发育至关重要。脂质是脑及神经系统的主要成分,为胎儿脑固体物质的35%～60%。有约1/3的胎儿脑脂肪链是长链的亚油酸及亚麻酸。在胎儿脑发育过程中,若无适量的必需脂肪酸,将影响脑细胞的分裂及新生儿的智力。故孕妇每日应有3～6g的必需脂肪酸以及适量的磷脂与胆固醇,以保证胎儿神经系统正常发育,这些均可从干果中获取,多摄入富含磷脂的豆类、卵黄,对胆固醇不必过于限制。

(四)糖类

摄入糖类可很快供给热能,尤其胎儿以葡萄糖为唯一的能量来源,因此消耗母体的葡萄糖较多,如果摄入不足,母体需动员体内脂肪分解,而脂肪氧化不完全时可产生酮体,酮体过多母亲可发生酮症酸中毒,又影响胎儿智能发育。糖类热能需60%。因此,以摄入淀粉类多糖为宜,不必直接摄入葡萄糖或过多蔗糖,以免血糖波动。

(五)无机盐与微量元素

1. **钙** 我国推荐的膳食钙供给量为孕中期每日1000mg,孕后期每日1500mg。足月胎儿体内共有32g钙,多于孕中、后期吸收入胎体,估计最后1个月每日要吸收450mg钙。为防止骨质疏松及妊娠期高血压疾病,都需要增加钙的摄入。因此每日供给1000mg或1500mg是必要的,除一般含钙高的牛奶、豆类、芝麻酱、海带、虾米皮之外,也可食用一些强化钙的食品。但大量钙会妨碍铁的吸收,有人给孕妇补充碳酸钙每日1000mg,12周后铁蛋白降低,故钙剂使用的品种、剂量、时间要恰当。牛奶和奶制品中的钙容易被吸收,应多饮用。

2. **铁** 孕中期因血容量增加及胎儿需要,每日需铁3mg,孕后期为4mg。动植物混合性食物中的铁吸收率平均为10%,故需40mg/d。如为动物性食物,铁的吸收率可达20%,我国规定推荐孕妇铁供给量每日28mg,主张妊娠4个月开始口服硫酸亚铁0.3g或富马酸亚铁0.2g,每日1次。缺铁可致小细胞低色素性贫血,贫血严重时易发生妊娠期高血压疾病、贫血性心脏病、感染性疾病等。

3. **锌** 一般成年妇女体内锌含量约为1.3g,妊娠期增至1.7g,除胎儿、胎盘、孕妇肝中锌含量增加外,羊水中含锌0.44μg/ml,且随孕周增加而增加,羊水锌有抑菌效果。早产儿羊水中含锌低,重度子痫前期孕妇血清锌低于正常,缺锌可致子宫收缩无力易致产后出血。锌与胎儿关系密切,孕妇严重缺锌者可致胎儿发生中枢神经系统畸形,中度缺锌可致胎儿生长受限,免疫功能差,大脑发育受阻。孕妇多以动物性食物中为锌的来源。我国推荐的孕妇锌供给量为每日20mg,孕妇血锌正常值为7.7～23.0μmol/L。

4. **碘** 孕妇甲状腺功能旺盛,甲状腺素与蛋白质合成有关,可促进胎儿生长发育,妊娠期碘摄入量不足,孕妇易发生甲状腺肿大,严重缺碘可致胎儿大脑与身体发育迟滞,形成克汀病。我国推荐的孕妇碘供给量为175μg/d。妊娠中、后期以每周进食一次海带为宜。

(六)维生素

1. **维生素A** 孕期需较多维生素A,以维持胎儿正常生长发育与母体各组织的增长。我国孕妇视黄醇当量的摄入量约600μg/d,其中90%来自β-胡萝卜素,我国推荐的供给量为1000μg视黄醇当量。孕妇维生素A不足的临床症状甚少见,但可见到暗适应时间延长。血清维生素A含量在0.7μmol/L以下即为缺乏。

2. **维生素D** 缺乏维生素D可致孕妇骨质软化、骨盆畸形。在孕妇有低钙症状,血中钙磷乘积低于40时,胎儿可有先天性佝偻病。一般孕妇血中25(OH)D_3随孕期逐渐下降,故孕妇应多接受日光照射。我国推荐的孕妇每日膳食中维生素D供给量为10μg。海鱼、禽、畜肝脏、蛋、奶中维生素D含量较多。

3. **维生素E** 孕妇血浆中维生素E含量增高,可为正常非孕妇女血中维生素E含量的2倍,血维生素E水平与维生素A含量正相关。胎儿血中维生素E仅为母血含量的1/3,说明维生素E经胎盘传递受限。

早产儿在产前维生素 E 储备不足,出生后肠道又不能很好吸收,易发生维生素 E 缺乏,出现贫血、水肿、皮肤红疹与脱皮症状,重者发生溶血性贫血。我国推荐的维生素 E 孕妇供给量为 12mg/d。

4.维生素 B 族　叶酸是 B 族维生素的一种,叶酸对于每一个细胞的分裂都是必要的,尤其对骨髓中血液红细胞的生成是必需的,孕期叶酸缺乏,容易发生胎儿神经管缺陷畸形及营养性贫血。我国推荐孕妇每日膳食中叶酸供给量为 0.8mg。主张孕前 3 个月及孕早期服用叶酸,预防胎儿神经管缺陷畸形发生。

5.维生素 C　维生素 C 可促进胶原组织形成,维持骨骼、牙齿正常发育,参与叶酸转化为四氢叶酸的过程,并对铁的吸收有利,故孕期不能缺少。孕期维生素 C 需要量为 80mg/d,目前城市孕妇维生素 C 摄入量已接近需要量,而农村孕妇摄入量仍在 40mg/d 左右。多吃蔬菜,可以增加维生素 C 摄入量。

三、孕期用药

【药物对胎儿的影响因素】

1.药物性质　药物的性质是指药物有什么药理作用、毒性和理化学特性,药物的功效是什么,药物在动物实验中有无致畸作用,药物是否容易通过胎盘等。脂溶性、离子化程度低及分子量小的药物容易经胎盘转运至胎儿。

2.用药时期　根据胎儿对外源性有害物的敏感性,将胎儿在宫内的发育分为三个时期。

(1)全或无的效应时期:指受精至 2 周的胚胎。此期胚胎对药物高度敏感,极易受到药物的损害。但此期是以细胞分裂为主,分化程度不高,胚胎受损后可能造成的后果只有两种,一是胚胎严重受损,造成胚胎死亡而发生早期流产;二是受损不严重,胚胎可完全修复并继续发育,不发生后遗症,即全或无的效应。

(2)药物敏感时期:指胚胎发育的 3~12 周,胎儿对药物的敏感性极高,胚胎和胎儿各器官处于高度分化、迅速发育和形成阶段。药物在此期的影响可使某些系统和器官发生严重畸形。

(3)相对不敏感时期:指胚胎发育 12 周以后,胎儿对药物的敏感性降低,绝大多数系统和器官已经形成,器官在此期以生长和功能的发育为主。但大脑和小脑皮质及泌尿生殖系统在此期仍在发育,继续分化,仍对一些药物敏感。所以在妊娠 12 周以后用药一般影响胎儿生长发育过程,使全身发育迟缓(包括中枢神经系统的发育)。

3.用药剂量　药物效应及剂量有很大关系,小剂量的药物可能只造成暂时的机体损害,而大剂量的药物则可造成胚胎死亡或永久的机体损害。用药时间愈长,重复使用都会加重对胚胎或胎儿的损害。药物的量除了取决于服用量外,还取决于通过胎盘的量。

4.机体对药物的亲和性　因遗传素质不同,所以对药物的反应也不尽相同。如人类较小鼠对沙利度胺(反应停)的敏感性强 60 倍,比大鼠敏感性强 100 倍。所以,动物的致畸试验对人只能作为参考。

【药物的分类】

根据药物可能对胚胎和胎儿的危害性,美国药物和食品管理局对药物进行危害性等级分类,分类标准如下。

1.A 类　在有人类作为对照组的研究中未见对胎儿有危害,是最安全的一类药物。如维生素 E、叶酸等。

2.B 类　动物试验显示对胎仔有危害,但临床研究未能证实;或动物试验未发现有致畸作用,但无临床验证资料。多种临床常用药属此类,例如红霉素、青霉素、克林霉素、甲硝唑等。

3.C 类　仅在动物实验证实对胎仔有致畸或杀胚胎作用,但在人类缺乏研究资料证实。此类药物只有在权衡了对孕妇的好处大于对胎儿的危害之后方可应用。如庆大霉素、氯霉素、磺胺类药物等。

4.D类 临床有一定资料表明对胎儿有危害的迹象,但治疗孕妇疾病的疗效肯定,如孕妇有严重疾病或受到死亡威胁急需用药时,可考虑应用。

5.X类 动物验证和临床研究均表明它可使胎儿异常。此类药物禁用于妊娠期妇女。

【妊娠期用药的选择】

(一)抗感染药

1.抗生素

(1)青霉素(B类):青霉素是妊娠期常用的一种抗感染药,在妊娠期内任何时期用药均对母儿无害。除早期妊娠外,药物能很快通过胎盘达到胎儿体内及羊水内。氨苄西林与蛋白结合率低,可以通过胎盘,治疗胎儿宫内感染的效果好。

(2)头孢菌素类(B类):产科领域应用广泛,目前无对母儿有害报道。由于药物应用时间不长,尚无大量病例分析报道。药物能很快通过胎盘,胎儿体内及羊水中有足够的杀菌浓度。

(3)氨基苷类:这类药物包括链霉素(D类)、阿米卡星(C类)、庆大霉素(C类)、卡那霉素(D类)、新霉素(D类)等。氨基苷类药物的毒副作用主要有耳毒性、肾毒性等。对人类胚胎无致畸报道,动物实验也无致畸作用。卡那霉素有新生儿听力丧失报道,庆大霉素及阿米卡星尚无孕期用药引起新生儿先天性耳聋的报道,但用药应慎重,不可大量、长时间使用。链霉素对蜗神经及前庭功能有轻度损伤作用,在全妊娠期都会有影响,故孕期应慎用链霉素。

(4)大环内酯类:药物通过胎盘的量少,孕期使用尚未见有致畸报道。红霉素及阿奇霉素属于B类药物,妊娠期使用比较安全。依托红霉素(无味红霉素)可以引起黄疸和肝脏损害,克拉霉素动物实验中对胚胎和胎儿有毒副作用,需慎用。

(5)四环素类(D类):药物对孕妇肝脏有毒性作用,严重者可引起妊娠期特发性急性脂肪肝。药物易通过胎盘使胎儿骨骼发育异常,牙釉发育不全,出生后牙呈灰色或棕色色素沉着,是典型的孕期致畸药物,为孕期禁用药,主要包括四环素、土霉素、强力霉素等。

(6)酰胺醇类:氯霉素(C类)可通过胎盘,并进入乳汁,抑制骨髓。大剂量应用可引起"灰婴综合征",特别是在早产儿中,故孕期禁用。

(7)喹诺酮类(C类):主要为诺氟沙星(氟哌酸)、环丙沙星等。主要机制为抑制细菌DNA旋转酶,影响胎儿软骨发育,孕期禁用。

(8)磺胺类(C类):磺胺类药物在妊娠任何阶段都会很快通过胎盘,磺胺类药物不致畸。但磺胺类药物对有些动物可致畸,如大剂量应用可使大鼠发生唇裂及骨骼畸形。磺胺类药物在体内和胆红素竞争与清蛋白结合,使胎儿游离胆红素增加,游离胆红素可自由通过血-脑脊液屏障,可能引起新生儿黄疸,故近预产期时应避免使用。尤其是可能发生新生儿黄疸的孕妇,如葡萄糖-6-磷酸脱氢酶缺乏症者,更不宜使用。

(9)抗结核药:①异烟肼(C类):有抗DNA的作用,其代谢产物乙酰异烟肼可引起肝中毒,属慎用药;②乙胺丁醇(B类):无致畸报道,此药是次于异烟肼的药物,相对安全且对胎儿无害,孕期可以应用;③利福平(C类):对小鼠有致畸作用,人类用药后的胎儿致畸率为4.4%。除非病情严重,否则孕期不必三种药同时应用。

(10)抗真菌药:妊娠期患真菌性阴道炎比较常见,应用克霉唑(C类)、制霉菌素(B类)未见对胎儿有明显不良影响。但灰黄霉素(C类)有致联体双胎的报道,酮康唑(C类)对动物致畸,人类尚无证据。

(11)抗寄生虫病药:滴虫性阴道炎孕期更为常见,对硝基咪唑类如替硝唑、甲硝唑的应用有争议。甲硝唑在动物试验中有致畸作用,孕期使用尚未见有畸形报道,属于B类药物。建议孕早期慎用该类药物,孕中、晚期可选用。抗疟原虫的奎宁(D类)致畸作用较肯定,应禁用。

(12)抗病毒药:抗病毒药物的安全性临床资料不多,而且孕期感染病毒本身就可能引起胎儿宫内感染,造成流产、畸形、死胎、胎儿宫内发育迟缓等,因此,孕期能否应用抗病毒药物治疗值得进一步探讨。常用的抗病毒药物有利巴韦林(X类)、阿昔洛韦(B类)、阿糖腺苷(C类)、更昔洛韦(C类)等。

2.解热镇痛药

(1)乙酰水杨酸(C/D类):为常用解热镇痛药物,有可能使胎儿宫内发育迟缓、死胎甚至新生儿死亡。有报道分娩前一周使用小剂量乙酰水杨酸引起新生儿凝血功能不良,出现轻度出血症状。孕晚期药物容易通过胎盘,并且新生儿血中浓度较母血高,故孕期慎用。

(2)对乙酰氨基酚(扑热息痛):与乙酰水杨酸不同,不影响血小板功能,孕晚期不增加母儿的出血危险性,未发现与致畸有相关性,故对乙酰氨基酚是孕期解热镇痛的首选药物,短期应用治疗量是安全的。

(3)解热镇痛片:该药含乙酰水杨酸、非那西丁(B类)及咖啡因(B类),非那西丁及咖啡因在孕期使用未增加新生儿畸形率,但孕妇每日饮用7杯咖啡,可能引起新生儿低体重的发生,故孕期应慎用。

(二)强心和抗心律失常药

治疗心功能不全的强心剂如地高辛、洋地黄毒苷、毛花苷C等属于B类药物,正确使用均对母儿无害。减轻心脏前负荷的药物硝酸甘油、硝酸异山梨酯,减轻心脏后负荷药物酚妥拉明(C类)可在妊娠期使用,而硝普钠(D类)在妊娠期需慎用,其代谢产物可引起胎儿氰化物中毒。

(三)治疗妊娠期高血压疾病药物

1.硫酸镁(B类) 目前尚未见致畸的报道,是治疗子痫前期和子痫的首选药物,能够预防和控制子痫的发作。镁离子可以通过胎盘,正常用药量对母儿无害。长期使用可能与胎儿持续低钙血症导致先天性佝偻病相关,新生儿可有呼吸抑制、肌无力和反射消失。

2.肼屈嗪(肼苯哒嗪,C类) α受体直接作用于血管平滑肌,使周围血管扩张,末梢血管抵抗力减弱,从而出现降压效果,同时还有增加或维持脑血流量和肾血流量的作用,对母儿双方不良反应都较小,目前无先天缺陷的报道,是理想的降压药。妊娠期高血压性心脏病心力衰竭者,不宜应用此药。不良反应为头痛、心率加快等。但也有个别由于血压急骤下降而导致急性胎儿窘迫的情况发生,因此,用药开始时应反复测试血压。患有心绞痛、冠状动脉硬化的孕妇不宜使用。

3.甲基多巴(B类) 甲基多巴其作用机制为兴奋中枢α受体,降低末梢血管抵抗力,常用于妊娠期高血压疾病,对母儿不良反应较小,未发现胎儿有畸形,长期服用比较安全。但也有报道可引起胎盘血流量减少,从而引起胎儿震颤和对刺激过敏。另外,甲基多巴可使胎儿脑脊液中去甲肾上腺素减少,影响胎儿组织单胺代谢途径,近年已较少使用。

4.硝苯地平(C类) 钙离子拮抗剂,能松弛血管平滑肌,扩张周围小动脉,降低外周血管阻力从而使血压下降。常用于妊娠合并高血压或高血压并发子痫前期的患者。但目前有关药物对母儿的影响报道不多。

5.尼莫地平(C类) 钙离子通道阻滞剂,可选择性的扩张脑血管,不良反应有头痛、恶心、心悸及颜面潮红。每日总量不超过360mg。

6.尼卡地平(C类) 钙离子通道阻滞剂,通过抑制Ca^{2+}流入血管平滑肌细胞而发挥血管扩张作用,而且能抑制磷酸二酯酶,使脑、冠状动脉及肾血流量增加,起到降压作用。可用于妊娠合并高血压或高血压并发子痫前期的患者,降压效果好,少部分患者有心悸、心动过速反应。静脉滴注法,以葡萄糖溶液或生理盐水稀释后输注,不能与5%碳酸氢钠溶液或乳酸林格液配伍,开始治疗时以5.0mg/h速度滴注,根据降压效果,每15分钟增加0.5mg/h,直至获得满意的降压效果,维持24～48小时后改为口服20～40mg,每日2次。

7.拉贝洛尔(C类) 为α、β受体阻滞剂,降低血压但不影响肾及胎盘血流量,并可对抗血小板凝集,促进胎儿肺成熟,该药显效快,不引起血压过低或放射性心动过速,已广泛用于妊娠高血压疾病的治疗。开始口服每次100mg,每日2~3次,如疗效不佳,可增至每次200mg,每日3~4次。常见不良反应有眩晕、乏力、幻觉、胃肠道障碍等。妊娠期患者禁用静脉注射治疗。

8.硝普钠(C类) 为强有力的速效血管扩张剂,扩张周围血管使血压下降。由于药物能迅速通过胎盘进入胎儿体内,并保持较高浓度,其代谢产物(氰化物)对胎儿具有毒性作用,妊娠期不宜应用。分娩期或产后血压过高,应用其他降压药效果不佳时,可考虑使用。用法为硝普钠50mg加于10%葡萄糖溶液500ml内,缓慢静脉滴注。

用药注意事项:避免药物受光线照射而产生代谢产物(氰化物)导致中毒,药物在肝内代谢后以硫氰化物形式经肾排出,临床应用不宜超过72小时,用药期间严密监测血压及心率。

9.血管紧张素转换酶抑制剂(C/D类) 血管紧张素转换酶抑制剂有卡托普利、依那普利、贝那普利等,这类药对胎儿有损害,在妊娠期禁用。临床第二代血管紧张素转换酶抑制剂群多普利,不仅降压效果好,而且尚未见有对胎儿不利的报道,但能否用于妊娠期高血压疾病的治疗,还需进一步探索。

10.地西泮(D类) 具有镇静、肌肉松弛及抗惊厥作用,用于子痫前期、癫痫和精神疾病患者,临床资料对人类无致畸作用。产程中适当应用对母儿无不良影响。妊娠晚期长期应用且剂量大于每日30~40mg,药物可产生蓄积作用,使新生儿肌张力下降,可能发生吸吮困难。

(四)利尿药

1.呋塞米(C类) 作用于髓袢升支粗段髓质部和皮质部,对近曲小管也有一定作用。其特点为作用快,有较强的排钠、排钾作用,可使孕妇血容量减少,影响胎盘灌注量,长期应用可致胎儿生长受限,电解质紊乱。

2.氢氯噻嗪(D类) 主要抑制髓袢升支皮质部对Na^+和Cl^-的重吸收,使肾脏对氯化钠的排泄增加而产生利尿作用,是一种中效利尿药,无致畸报道,长期应用可致电解质紊乱。分娩前应用,新生儿可出现黄疸、血小板减少,溶血性贫血。

3.甘露醇(C类) 为脱水剂,亦为渗透性利尿药,静脉注射后,可以提高血浆渗透压,造成血、脑间的渗透压差,使脑内水分移向血循环,从而降低颅内压,减轻脑水肿。由于甘露醇不进入细胞内,故一般不致引起颅内压反跳现象。静脉快速滴注后,由肾小球滤过,极少由肾小管再吸收,在尿内排出甘露醇时,即带出大量水分。如肾功能不全及颅内压增高时,给予本药可有一定疗效。剂量为20%甘露醇200~250ml或山梨醇200~250ml,每6~8小时1次,或每日2次,于15~20分钟内迅速静脉滴注,但可致低钠血症,需定期检测血钾、钠等,短期使用对母儿无大的影响。

4.依他尼酸(D类) 动物实验有致畸,长期应用可致母儿电解质紊乱。

(五)抗惊厥药

1.苯妥英钠(D类) 抗癫痫药物。动物试验有致畸作用,如腭裂、四肢短小、肾畸形及脑积水。在人类也有致畸报道,如腭裂、鞍鼻及指萎缩,称为先天性苯妥英钠综合征。

2.卡马西平(D类) 抗惊厥药物,其致畸形尚有争议。药物可大量通过胎盘,胎儿血浓度为母血的50%~80%,孕妇服药其新生儿可多发畸形。但另有学者认为癫痫患者的胎儿易发生畸形并非药物所致,与癫痫、脑缺氧等复杂因素有关。妊娠早期需慎用。

3.巴比妥类(B/C类) 广泛用于抗惊厥的安全药物,但药物可引起胎儿维生素K缺乏,甚至新生儿出血,故用药同时应补充维生素K,巴比妥类药物无致畸报道。

(六)平喘药

氨茶碱类治疗哮喘的药属C类药,虽为临床常用药,但应注意剂量和用药时间。特布他林(间羟舒喘宁)疗效较满意,且对胎儿安全,属B类药。在急性哮喘发作时,皮下注射肾上腺素也未见明显不良反应。但要及时停药,不可长期使用。

(七)降血糖药

妊娠合并糖尿病可能对孕妇和胎儿造成严重危害,其母婴病死率仍处于高危妊娠中的较高水平。药物治疗时,应首先选择胰岛素(B类),安全性大,不能通过胎盘,动物试验无致畸作用,是目前最常用的降血糖药。磺酰脲类降糖药如甲苯磺丁脲(C类)有致畸作用的报道;二甲双胍(B类)动物试验大剂量时有胚胎毒性,在人类未证实有致畸作用,但因其能通过胎盘,主张在无胰岛素选择的情况下可以使用。

(八)止吐药

吩噻嗪类(氯丙嗪、异丙嗪)属于C类药物,该药虽然增加了出生缺陷的发生率,但大多数研究认为小剂量使用对母儿是安全的,由于有孕妇低血压及其对新生儿不良影响,近预产期应避免使用;甲氧氯普胺(胃复安)属B类药物,流行病学调查及动物试验尚未发现有致畸作用。

(九)激素类药物

1.肾上腺皮质激素　泼尼松、氢化可的松属C类药物,很多报道妊娠期使用不会引起畸形,但妊娠早期使用有增加唇腭裂的风险。地塞米松被列为C类药,其在动物试验中发现孕小鼠腭裂的发生率增加,但孕妇中未发现有致畸作用。上述的肾上腺皮质激素均可通过胎盘,但只有地塞米松通过胎盘不被代谢,故在妊娠期需长期使用肾上腺皮质激素时多选用泼尼松或氢化可的松,而用于促进胎儿肺成熟时选用地塞米松。

2.性激素

(1)雌激素:天然雌激素(D类)包括雌二醇、雌酮和雌三醇。合成的衍生物有长效雌激素苯甲酸雌二醇、戊酸雌二醇、环戊酸雌二醇,以及口服的炔雌醇、炔雌醚。雌三醇激素活性比雌二醇弱。此外还有非甾体合成雌激素己烯雌酚(X类),曾用于防止流产、早产、胎死宫内,但以后发现可造成小儿长至青春期后发生阴道或宫颈的透明细胞癌、阴道腺癌、生殖道畸形等,在男胎可能引起不育。故妊娠期不应使用己烯雌酚,特别是在孕早期。

(2)孕激素:天然孕激素为黄体酮,未发现有致畸作用。合成的衍生物有甲羟孕酮、炔诺酮等属D类药物,有弱的致畸作用。有报道称孕激素可使女性胎儿男性化,并可发生脊柱、肛门、心脏、气管、食管、肾以及肢体的综合缺陷,但是动物实验大剂量的孕酮对鼠类母仔无害。故作为保胎,或诊断妊娠最好应用黄体酮,避免使用甲羟孕酮等人工合成的孕激素。

(3)避孕药(D类):口服短效避孕药是雌孕激素复方药物,国外近年报道认为口服短效避孕药后短期内妊娠或妊娠后短期内服用了短效避孕药,对胎儿无不利影响,一旦发现已怀孕应及时停药。如用长效避孕药、探亲避孕药或阴道避孕药膜(杀精剂)后失败者应终止妊娠。

(4)米非司酮:用作催经止孕有5%的失败率,如胚胎继续发育者有报道致畸,故服药失败者应终止妊娠。

(5)氯米芬(克罗米芬):促排卵药,一旦发现妊娠,立即停药。

(十)甲状腺素和抗甲状腺药物

1.甲状腺素　用于治疗妊娠合并甲状腺功能低下者,药物通过胎盘的量极少,对母儿无害。

2.甲状腺素药物　硫脲类药物是临床应用的主要抗甲状腺药物。妊娠期首选丙基硫氧嘧啶(D),药物可通过胎盘,致畸报道少。胎儿在12周前,甲状腺尚未发育,故孕早期用药对胎儿无影响。孕12周以后胎儿甲状腺开始发育,如用药量过大,可造成甲状腺功能减退,影响胎儿脑及骨骼的发育,少数情况下胎儿甲状腺可肿大,故孕期应小剂量用药。

(十一)抗凝药

低分子肝素钠(C类)无明显致畸作用,肝素分子量大,不易通过胎盘,孕期可以使用,但注意用药的剂量和时机,避免出现出血倾向。双香豆素(D类)可顺利通过胎盘,对胎儿有危害,有报道孕早期使用,有25%~50%致畸率,孕晚期应用胎儿、新生儿有出血倾向,故孕期应避免使用。华法林(D类)对胎儿有致畸报道,孕期避免使用。

(十二)子宫松弛剂

常用子宫松弛药有:特布他林(间羟舒喘灵)(C类)、沙丁胺醇(硫酸舒喘灵)(C类)、硫酸镁(B类),镁离子很快通过胎盘,正常用药量时对母儿无害,是预防早产的首选药物。而前两种药物在孕早期使用有致畸报道,故在孕早期慎用。

(十三)抗肿瘤药(D/X类)

大多数抗肿瘤药物影响蛋白质及核酸的合成。在动物试验中,所有抗肿瘤药物对胚胎的正常发育有潜在的不良影响,应禁用。孕期发现癌症应终止妊娠,癌症治疗后原则上不宜妊娠。

(十四)抗精神失常药

1. **抗精神疾病药物** 这类药物包括氯丙嗪(C类)、奋乃静(C类)、氟奋乃静(C类)、氟哌啶醇、氟哌利多、氯普噻吨(泰尔登)等。多数人认为这类药物对母儿无害,但也有个别报道认为奋乃静、氯普噻吨可能致畸,故孕期应慎用。

2. **抗焦虑药物** 有地西泮(D类)、奥沙西泮(去甲羟基安定)、氯硝西泮(氯硝安定)等,药物无致畸作用。但在妊娠后期长期使用该类药物或在分娩前大量使用该类药物,可能造成新生儿呼吸抑制。

3. **抗躁狂和抗抑郁药物**

(1)锂制剂(D类):为目前临床最常用的抗躁狂药物。孕早期用药可能引起胎儿畸形,主要是心血管系统的畸形。药物可以通过胎盘,孕晚期用药可使胎儿中毒,但出生后可以恢复。

(2)阿米替林(C类):抗抑郁药物,有致畸作用,妊娠期禁用。

(3)麦普替林(C类):抗抑郁药物,无致畸报道,动物试验无致畸、致癌和致突变或影响生育的报道。

(4)哌甲酯(C类):抗抑郁药物,服药期间畸形率未见增高。

(十五)维生素类药物(A/C类)

维生素 A、维生素 B_1、维生素 B_2、维生素 B_6、维生素 B_{12}、维生素 C、维生素 D、维生素 E、维生素 K 及叶酸在妊娠期内都可服用。但服用维生素 A 过量可使胎儿骨骼发育异常或发生先天性白内障。服用维生素 D 过量可使胎儿或新生儿血钙过高、智力发育障碍。服用维生素 K 过量可使新生儿发生高胆红素血症和胆红素脑病。

(十六)减肥药物

安非拉酮(B类)、芬氟拉明(C类)均为食欲抑制剂,对中枢有兴奋作用,不增加先天畸形的发生,但为保证胎儿合理营养,妊娠期不能服用减肥药,准备妊娠也不应服用。

四、优生咨询

【遗传咨询】

遗传咨询是由从事医学遗传的专业人员或临床医师,对咨询者提出的家庭中遗传性疾病的发病原因、遗传方式、诊断、预后、复发风险率、防治等问题予以科学的答复,并就咨询者的婚育问题提出医学建议或指导性意见,减少遗传病患儿的出生,降低遗传性疾病的发生率,提高人群遗传素质和人口质量。遗传咨询是预防遗传病和提倡优生的重要措施之一。

(一)遗传咨询的对象

1.夫妇双方或家系成员患有某些遗传病或先天畸形者。

2.曾生育过遗传病患儿的夫妇。

3.不明原因智力低下或先天畸形儿的父母。

4.不明原因的反复流产或有死胎、死产等情况的夫妇。

5.婚后多年不育的夫妇。

6.35岁以上的高龄孕妇。

7.长期接触不良环境因素的育龄青年男女。

8.孕期接触不良环境因素及患有某些慢性病的孕妇。

9.常规检查或常见遗传病筛查发现异常者。

10.其他需要咨询的情况。

(二)人类遗传性疾病的风险评估

人类遗传性疾病分五类:①染色体病;②单基因遗传病;③多基因遗传病;④体细胞遗传病;⑤线粒体遗传病。体细胞遗传病和线粒体遗传病多发生在成人,目前尚无产前诊断方法,不在本节讨论。

1.染色体病 是导致新生儿缺陷最多的一类遗传性疾病。染色体异常包括染色体数目异常和结构异常两类。绝大多数由亲代的生殖细胞染色体畸变引起,极少部分由父母一方染色体平衡易位引起,根据核型分析可判断子代的遗传风险。绝大多数染色体病在妊娠早期以死胎流产而被淘汰,仅少数可维持宫内生存到胎儿成熟。目前对先天性染色体疾病尚无有效的治疗方法。因此,主要的治疗原则是争取早期诊断,及时中止妊娠,达到优生优育的目的。

2.单基因遗传病 许多遗传病的染色体外观正常,但染色体上的基因发生突变,由单个基因突变引起的疾病叫单基因病。其遗传方式遵循孟德尔法则,可分为常染色体显性或隐性遗传、性连锁显性或隐性遗传等。这类单基因病较少见,但由于疾病可遗传,危害很大。根据家族中的发病情况,可以推算出子女的发病风险。

3.多基因遗传病 人类一些遗传性状或某些遗传病的遗传基础不是一对基因,而是几对基因,这种遗传方式称多基因遗传。多基因病是有一定的家族史,但没有单基因遗传中所见到的系谱特征的一类疾病,往往是许多基因和环境因素相互作用的结果。其遗传特点有:①畸形显示从轻到重的连续过程,病情越重,说明有越多的基因缺陷;②常有性别差异,如足内翻多见于男性,腭裂多见于女性;③累加效应。

(三)遗传咨询应遵循的原则

1.遗传咨询人员应态度亲和,密切注意咨询对象的心理状态,并给予必要的心理疏导。

2.遗传咨询人员应尊重咨询对象的隐私权,对咨询对象提供的病史和家族史给予保密。

3.遵循知情同意的原则,尽可能让咨询对象了解疾病可能发生的风险、建议采用的产前诊断技术的目的、必要性和风险等,是否采用某项诊断技术由受检者本人或其家属决定。

(四)技术程序

1.采集信息 遗传咨询人员要全面了解咨询对象的情况,详细询问咨询对象的家族遗传病史、医疗史、生育史(流产史、死胎史、早产史)、婚姻史(婚龄、配偶健康状况)、环境因素和特殊化学物接触及特殊反应情况、年龄、居住地区、民族。收集先证者(在遗传病的家系调查中最初在医院受到检查的患者就是先证者,普通每一家系中有一个人是先证者,但在检查地区内的全体人员的时候,则所有患者都是先证者)的家系发病情况,绘制出家系谱。

2. 遗传病诊断及遗传方式的确定 遗传咨询人员根据确切的家系分析及医学资料、各种检查检验结果,诊断咨询对象是哪种遗传病或与哪种遗传病有关,单基因遗传病还须确定是何种遗传方式。

3. 遗传病再现风险的估计 染色体病和多基因遗传病以其群体发病率为经验风险,而单基因遗传病根据遗传方式进行家系分析,进一步进行发病风险估计并预测其子代患病风险。

4. 提供产前诊断方法的有关信息 遗传咨询应根据子代可能的再现风险度,建议采取适当的产前诊断方法,充分考虑诊断方法对孕妇和胎儿的风险等。临床应用的主要采集标本方法有绒毛膜穿刺、羊膜腔穿刺、脐静脉穿刺等。产前诊断方法有超声诊断、生化免疫、细胞遗传诊断、分子遗传诊断等。

5. 提出医学建议 遗传咨询人员应向咨询对象提供结婚、生育或其他建议。在进行遗传咨询时,必须确信咨询者充分理解提出的各种选择。在面临较高风险时,通常有如下选择:

(1)不能结婚:①直系血亲或三代家系中以内的旁系血亲;②男女双方均患相同的遗传性疾病,或男女双方家系中患相同的遗传性疾病;③严重智力低下者,常有各种畸形,生活不能自理,男女双方均患病无法承担家庭义务及养育子女,其子女智力低下概率也大,故不能结婚。

(2)暂缓结婚:可以矫正的生殖器畸形,在矫正之前暂缓结婚,畸形矫治后再结婚。

(3)可以结婚,但禁止生育:①男女中一方患有严重的常染色体显性遗传性疾病,如强直性肌营养不良、先天性成骨发育不全等,目前尚无有效的治疗方法,子女发病率高,且产前不能作出诊断;②男女双方均患严重的相同的常染色体隐性遗传病,如男女均患白化病,若致病基因相同,子女发病率几乎为100%;③男女一方患严重的多基因遗传病,如精神分裂症、躁狂抑郁性精神疾病、原发性癫痫等,又属于该病的高发家系,后代再现风险率高,若病情稳定,可以结婚,但不能生育。

(4)限制生育:对于产前能够做出准确诊断或植入前诊断的遗传病,可在获取确诊报告后对健康胎儿做选择性生育。对产前不能做出诊断的X连锁隐性遗传可在做出性别产前诊断后,选择性生育。

(5)人工授精:夫妇双方都是常染色体隐性遗传病的携带者,男方为常染色体显性遗传病患者,或男方为可导致高风险、可存活出生畸胎的染色体平衡易位携带者等,采用健康捐精者的精液人工授精,可以预防遗传病的发生。采用健康捐卵者的卵子体外受精,子宫内植入:适用于女方为常染色体显性遗传病患者,或可导致严重畸形的染色体平衡易位携带者等情况。

(五)遗传咨询类别和对策

1. 婚前咨询和婚前医学检查 通过询问病史、家系调查、家谱分析,再借助全面的医学检查,确诊遗传缺陷,并根据其传播规律,推算出影响下一代优生的风险度,提出对结婚、生育的具体指导意见,从而减少甚至可以避免遗传病患儿的出生。婚前医学检查是防治遗传性疾病延续的第一关。婚前咨询涉及的内容是婚前医学检查发现男女一方或双方以及家属中有遗传性疾病,回答能否结婚、能否生育等具体问题。

2. 孕前咨询 我国新的《婚姻法》取消了强制性婚前检查,孕前咨询为此提供了新的选择,对于婚前检查的项目均可在孕前得到检查,同时可以检查各种结婚后新发生的疾病,如性传播疾病等。对于神经管缺陷高发的地区,如果在孕前开始补充叶酸,可降低70%的先天性神经管畸形的发生。因此,计划妊娠和孕前咨询是预防神经管畸形的关键。

3. 产前咨询 遗传咨询的主要问题有:①夫妻一方或家属曾有遗传病患儿或先天畸形儿,下一代患病概率有多大,能否预测出来;②已生育过遗传病患儿,再生育是否仍为患儿;③妊娠期间,尤其在妊娠前3个月接触过放射线、化学物质、服用过药物或感染过风疹、弓形虫等病原体,是否会导致畸形。

4. 一般遗传咨询 主要咨询的内容为:①夫妇一方有遗传病家族史,该病能否累及本人及其子女;②生育过畸形儿是否为遗传性疾病,能否影响到下一代;③夫妻多年不孕或习惯性流产,希望获得生育指导;④夫妻一方已经确诊为遗传病,询问治疗方法及疗效;⑤夫妻一方接受放射线、化学物质或有害生物因素影响,是否会影响下一代。

（六）遗传咨询需注意的问题

1.阐明各种产前诊断技术应用的有效性、局限性、所进行筛查或诊断的时限性、风险率和可能的结局。

2.说明使用的遗传学原理,用科学的语言解释风险。

3.解释疾病性质,提供病情、疾病发展趋势和预防的信息。

4.咨询过程中尽可能提供客观、依据充分的信息,在遗传咨询过程中尽可能避免医师本人的导向性意见。

（七）胚胎期和胎儿期的有害因素

1.生物致畸 主要为TORCH感染,T为弓形体(TOX),O为其他病原体,如先天性梅毒、乙肝病毒、微小病毒B19等,R为风疹病毒(RV),C为巨细胞病毒(CMV),H为单纯疱疹病毒(HSV)。TORCH的诊断主要依靠血清学检查。

(1)TOX感染:是以猫为宿主的原虫病,孕妇多为隐性感染,约50%孕妇弓形体病可传播给胎儿,患儿有多种组织器官的损害和功能障碍,脑积水、小眼畸形和脉络膜视网膜炎是经典的弓形体病的临床表现。

(2)RV感染:人类是RV的唯一宿主,胎龄越小,损害程度越重,畸形发生率越高,包括心血管畸形、眼睛畸形、中枢神经系统异常、耳聋及其他器官的先天性畸形,先天性风疹综合征无法治愈。妊娠早期经临床和实验室检测证实为风疹感染者,原则上必须终止妊娠。在妊娠中晚期检测为风疹感染者,在排除胎儿畸形后,可以继续妊娠,但必须严密监测胎儿在宫内的发育情况,并追踪新生儿。2001年10月,美国联邦疾病预防和控制中心将推荐的风疹疫苗接种至妊娠的间隔由以往的3个月缩短到了1个月。妊娠期间接受风疹免疫不是终止妊娠的指征。

(3)CMV感染:是最常见的宫内感染微生物,约90%出生时无症状,但2年后5%～15%陆续出现神经性耳聋、小头畸形、运动障碍、智力低下、脉络膜视网膜炎等各种先天缺陷。妊娠早期一经确诊,应行人工流产。妊娠20周抽取羊水或脐静脉血检查,特异性IgM阳性应引产,以免分娩先天缺陷患儿。

(4)HSV感染:妊娠合并HSV感染可造成胎儿宫内感染、死胎和流产率增加。胎儿宫内感染可致畸形,如小头畸形、小眼球、视网膜发育不全及脑钙化等。但因发生宫内胎儿感染率很低,故孕妇即使发生HSV感染,一般也没有必要终止妊娠。

(5)注意事项

1)目前对有以上生物接触史或临床可疑感染的孕妇应做TORCH感染检查项目。

2)孕妇在早、中孕期血清学检测为阳性,需进一步证实有宫内感染时,建议终止妊娠。

3)孕妇血清学检测为阳性时,未证实有宫内感染,B超未发现胎儿畸形时,可以动态观察胎儿宫内发育情况。

2.非生物致畸

(1)药物对妊娠结局的影响:详见第三章第四节孕期用药。

(2)电离辐射:妊娠期接受腹部放疗可能对胎儿产生有害影响,吸收剂量超过0.5Gy,有致畸影响,主要表现为小头畸形,其他包括智力低下、生长迟缓和致癌作用(如儿童白血病)。孕妇接受一般X线照射,引起胚胎发育异常的危险度很低。

(3)金属毒物:铅具有明显的神经毒作用,发育未成熟的神经系统对其尤为敏感。胎儿甲基汞中毒出生后6个月出现症状,表现为严重精神迟钝、协调障碍、语言困难和生长发育不良。

(4)吸烟:吸烟对胎儿有害,烟中有尼古丁、一氧化碳、氰酸盐,均可通过胎盘影响胎儿发育及胎盘合并症发生,吸烟也影响子代智力发育。

(5)饮酒:孕期饮酒可使子代患白血病和弱智,乙醇引起的损害是无法治疗的,目前尚不了解乙醇的安全剂量,故孕期不能饮酒。

(6)预防接种:原则上在妊娠期不进行任何预防接种,但在疾病的暴发期可以接种细菌疫苗。常用的疫苗有活病毒疫苗,如麻疹、风疹、脊髓灰质炎等;灭活的细菌疫苗,如肺炎球菌、脑膜炎双球菌、伤寒杆菌、炭疽杆菌等;破伤风类毒素;免疫球蛋白如乙肝、狂犬病、破伤风、水痘等。不建议在妊娠期注射流感疫苗,如果要注射,不要在妊娠的前3个月注射。

【产前筛查】

产前筛查是采用简便、可行、无创的检查方法,对发病率高、病情严重的遗传性疾病(如唐氏综合征)或先天畸形(神经管畸形等)进行产前筛查。筛查阳性结果意味患病风险升高,需进一步行确诊试验,目前广泛用于产前筛查的疾病有唐氏综合征和神经管畸形。

遗传筛查方案应符合下述标准:①被筛查疾病有较高发病率,危害严重;②筛查方法应是非创伤性、容易实施且价格便宜;③筛查方法应统一,易推广;④易被筛查者接受,被筛查者应自愿参与,做到知情选择;⑤筛查后的高危人群有进一步明确诊断方法,能为筛查者提供全部有关的医学信息和咨询服务。

(一)唐氏综合征筛查

唐氏综合征(DS)的筛查方法很多,根据检查方法分为孕妇血清学检查和超声检查,根据筛查时间分为孕早期筛查和孕中期筛查。

1.妊娠早期筛查 妊娠早期行唐氏综合征筛查有很多优势,如阳性结果孕妇有更长时间进行进一步确诊和处理。妊娠早期筛查方法包括孕妇血清学检查、超声检查,或两者结合。常用血清学检查指标有β-HCG和妊娠相关蛋白A(PAPP-A),超声检查的指标有胎儿颈项后透明带宽度(NT),于孕$11\sim13^{+6}$周,在胎儿正中矢状面下可见胎儿颈后呈现一处透明区域,即为NT,正常为$0\sim3$mm,染色体异常胎儿由于常出现淋巴回流障碍导致NT增厚。研究表明,母亲年龄、孕早期母体血清筛查β-HCG和妊娠相关蛋白A(PAPP-A)联合应用,检出率达70%以上,再与NT联合筛查的敏感性为85%~90%,假阳性率为5%。当联合生化结果和母亲年龄时,即使NT的轻度增厚也可能有临床意义。

2.妊娠中期筛查 妊娠中期血清学筛查通常采用三联法,即甲胎蛋白(AFP)、人绒毛膜促性腺素(HCG)和游离雌三醇(uE_3)。唐氏综合征患儿AFP降低、HCG升高、uE_3降低,根据三者的变化,结合孕妇年龄、孕龄等情况,计算出唐氏综合征风险度。当风险阈值设定为35岁孕妇的风险度(妊娠中期为1:280)时,阳性率约5%,能检出60%~75%唐氏综合征和部分其他非整倍体染色体畸形。母血清可以在15~20孕周进行,但在16~18孕周更准确。抑制素A,来源于胎盘的合体滋养层,联合应用可提高DS检出率,但其单独应用价值尚存在争议。根据我国具体国情,现阶段中孕期二联筛查(AFP和HCG或游离β-HCG)是有效的DS产前筛查方案。

(二)神经管畸形筛查

1.血清学筛查 约95%神经管畸形(NTDs)患者没有家族史,绝大部分患者的血清和羊水中AFP可作为神经管畸形的筛查指标。孕妇血清AFP大于2.5MOM(MOM为中位值倍数),神经管畸形发生率明显增加。2003年,美国妇产科医师协会建议所有孕妇应在妊娠中期进行血清学的AFP检查。影响孕妇血清AFP水平的因素包括孕龄、孕妇体重、种族、糖尿病、死胎、多胎、胎儿畸形、胎盘异常等。

2.超声筛查 99%神经管畸形可通过妊娠中期超声检查获得诊断。有学者认为孕妇血清AFP升高、超声检查正常的患者不必检查羊水AFP。3%~5%神经管畸形患者因非开放性畸形,羊水AFP水平在正常范围。

(三)先天性心脏病

先天性心脏病多无遗传背景,发病率约0.7%。若前一胎发生先天性心脏病患儿、某些特殊类型心脏病患儿，以后发生同类型心脏畸形风险升高。

对有先天性心脏病分娩史的孕妇，妊娠20～22周时应进行胎儿超声心动图检查。此时期所有心脏结构均能通过超声检查。一旦发现异常，有足够时间终止妊娠。但部分心脏血流异常，特别是发育不良或闭锁等疾病可能在妊娠晚期出现。因此对心脏血流异常的高危胎儿，如左（右）心脏发育不良、主动脉缩窄、主动脉瓣或肺动脉瓣狭窄等，在妊娠20～22周常规心脏超声心动图检查后，在妊娠晚期应复查。

【产前诊断】

产前诊断又称宫内诊断或出生前诊断，是指在胎儿出生之前应用各种先进的检测手段，如影像学、生物化学、细胞遗传学及生物分子学等技术，了解胎儿在宫内的发育情况，例如观察胎儿有无畸形，分析胎儿染色体核型，检测胎儿的生化项目和基因等，对先天性和遗传性疾病做出诊断，并且为胎儿宫内治疗（手术、药物、基因治疗等）及选择性流产创造条件，从而降低出生缺陷率，提高人口素质。

（一）对象

1.35岁以上的高龄孕妇。

2.孕早、中期血清筛查阳性的孕妇。

3.生育过染色体异常儿的孕妇。

4.夫妇一方有染色体平衡易位。

5.生育过无脑儿、脑积水、脊柱裂、唇腭裂、先天性心脏病患儿的孕妇，其子代再发生率增加。

6.性连锁隐性遗传病因携带者，男性胎儿有1/2发病，女性胎儿有1/2为携带者，应作胎儿性别预测。

7.夫妇一方有先天性代谢疾病，或已生育过先天性代谢疾病患儿的孕妇。

8.在妊娠早期接触过化学毒物、放射性物质，或严重病毒感染的孕妇。

9.有遗传性家族史或近亲婚配史的孕妇。

10.原因不明的流产、死产、畸胎或有新生儿死亡史的孕妇。

11.本次妊娠有羊水过多、羊水过少、胎儿发育受限等，可疑有畸胎的孕妇。

12.可疑宫内感染的孕妇。

（二）常用方法

1.观察胎儿的结构　利用超声、X线检查、胎儿镜、磁共振成像等，观察胎儿结构有无畸形。

2.染色体核型分析　利用羊水、绒毛、胎儿细胞培养，检测胎儿染色体疾病。

3.基因检测　利用DNA分子杂交、限制性内切酶、聚合酶链反应技术、原位荧光杂交等技术，检测胎儿基因的核苷酸序列，诊断胎儿基因疾病。

4.检测基因产物　利用羊水、羊水细胞、绒毛细胞或血液，进行蛋白质、酶和代谢产物检测，诊断胎儿神经管缺陷、先天性代谢疾病等。

（三）产前诊断疾病

1.染色体病　包括染色体数目异常和结构异常两类。染色体数目异常包括整倍体（如一倍体、二倍体或三倍体等）和非整倍体（如21-三体、18-三体、13-三体、47,XXX综合征、45,XO综合征等）；结构异常包括染色体部分缺失、易位、倒位、环形染色体等。绝大多数染色体病在妊娠早期即因死胎、流产而被淘汰，总自然淘汰率为94%，仅6%染色体异常胎儿可维持宫内生存到胎儿成熟。目前已经得知的染色体病有300余种，大多数伴有生长发育迟缓、智力低下、畸形、性发育障碍等多种先天缺陷。

2.性连锁遗传病　以X连锁隐性遗传病居多，已发现有70余种。临床常见有血友病A、血友病B、假性肥大型肌营养不良症、红绿色盲等。X连锁隐性遗传病发病规律是女性携带者本身无症状表现或表现很轻，男性携带者则一定发病。若女性携带者与正常男性结婚，其所生男孩可能一半发病，一半正常，而所生的女孩表型全部正常,所以产前诊断后应留女胎弃男胎。若男性 X 连锁遗传病患者和正常女性结婚,男孩不发病,但女孩都是杂合子。如果父亲是 X 连锁显性遗传病患者,母亲正常,则女孩都会发病,故产前诊断后留男胎弃女胎。

3. **先天性代谢缺陷病** 人体的物质代谢包括一系列复杂的生化反应,这些反应都是在生物催化剂——酶的参与下进行的。若由于基因突变造成遗传缺陷而导致某种酶不能合成,合成数量或结构异常,结果引起某个代谢过程受阻或不能正常进行,即先天性代谢缺陷病。先天性代谢缺陷病大多数是常染色体隐性遗传病,种类繁多,虽然每一种疾病的发病率很低,但总发病率是不容忽视的,新生儿先天性代谢病的发病率约 8‰。先天性代谢缺陷病的产前诊断主要是检查羊水或羊水细胞的生化异常或核型改变,因此在做产前诊断时,必须对该病的生化本质有充分的认识。只有生化本质完全明确的代谢病才能进行胎儿产前诊断,否则无法进行。诊断代谢缺陷病的标本以往主要用经过培养的或未经培养的羊水细胞和羊水上清液,因此只有在羊水或羊水细胞中得到表现的代谢缺陷病才有可能进行产前诊断,这就使诊断的范围受到了一定的限制。近年来,基因诊断的兴起和发展,使遗传病有了更直接和有效的诊断手段,可对 DNA 进行直接分析,不必再取羊水检查。

4. **先天畸形** 先天畸形的病因为遗传因素和环境因素两者共同作用的多因素病因。我国的先天畸形儿以神经管畸形发病率最高。此外,常见的先天畸形还有唇腭裂、肢体畸形、先天性心脏病、先天性幽门狭窄、肛门闭锁等。以上各类疾病在妊娠时期通过咨询和产前诊断,在很大程度上都有可能在产前发现。

(四)染色体病的产前诊断

1. **羊水穿刺** 行染色体检查一般在妊娠 14～20 周进行,在超声引导下,羊水穿刺的并发症很少见,1‰～2‰ 孕妇发生阴道流血或羊水破裂,绒毛膜羊膜炎发病率小于 0.1%,导致流产风险为 0.5% 左右。

2. **绒毛穿刺取样** 绒毛穿刺取样在妊娠 10～13 周进行,根据胎盘位置选择穿刺点,经宫颈或经腹穿刺取样。该方法既快速、又可以避免母体细胞污染。但因分裂指数低,染色体形态差,并可出现滋养细胞层细胞核型与胎儿细胞核型不符现象,发病率为 2%～3%,临床应用受到一定限制。

3. **经皮脐血穿刺技术** 脐带穿刺技术特点如下。

(1) 快速核型分析:胎儿血细胞培养 48 小时后,即可进行染色体核型分析,可以避免绒毛和羊水中假嵌合体现象或培养失败。

(2) 胎儿血液系统疾病的产前诊断:如溶血性贫血、自身免疫性血小板减少性紫癜、血友病、珠蛋白生成障碍性贫血等。

(3) 对胎儿各种贫血进行宫内输血治疗。

4. **胎儿组织活检** 可用于一些家族性遗传病的产前诊断。

5. **胚胎植入前诊断** 某些遗传性疾病可采用体外受精方法,在植入前进行遗传学诊断,以减少人工流产率和预防遗传病的目的。目前报道能做植入前诊断的疾病包括囊性纤维变性、脆性 X 综合征、假肥大型营养不良症、常见的染色体数目异常等。目前使用植入前诊断技术,包括聚合酶链反应和荧光原位杂交,可使植入前诊断准确性达 90% 以上。但植入后的胚胎在发育过程中可能受有害的外环境影响,仍可发生染色体镶嵌体异常,故对作过植入前诊断的病例主张在妊娠期行羊水或绒毛取样作产前诊断。

6. **母血胎儿细胞和游离 DNA 提取** 在妊娠过程中,少量胎儿细胞(如滋养细胞、胎儿有核红细胞和淋巴细胞)和血浆游离 DNA 可通过胎盘进入母体循环系统。目前发展很多技术从母血中分离胎儿细胞和游离 DNA,从而达到产前诊断的目的。常用技术有密度梯度或蛋白分离技术、荧光激活细胞分选术、磁激活细胞分离法等。

(五)性连锁遗传病的产前诊断

性连锁遗传病患儿须确定胎儿性别,以便决定取舍。常用 Y 染色体特异性探针进行原位杂交,或 Y 染色体特异性序列的聚合酶链反应扩增等方法处理羊水或胎儿血液。亦有报道根据母血胎儿细胞提取获得诊断。在妊娠中期,超声检查也可获得诊断。

(六)遗传性代谢缺陷病的产前诊断

基因突变导致某种酶或结构蛋白缺失,引起代谢过程受阻,代谢中间产物积累而出现症状。测定培养的羊水细胞或绒毛细胞特异酶活性是产前诊断的经典方法。但有些遗传性代谢缺陷病的酶缺陷病不在羊水细胞和绒毛细胞中表达,不能用此技术行产前诊断,可行基因诊断,利用分子生物学技术在 DNA 分子水平上对待测得的基因进行分析,对有关遗传性代谢缺陷病做出基因诊断。常用的产前基因诊断技术有:快速 DNA 斑点杂交法、限制性内切酶酶谱分析、寡核苷酸探针杂交法、DNA 限制性片段长度多态性分析、聚合酶链反应等。

(七)先天性畸形的产前诊断

各种因素导致的出生缺陷,表现为子代结构畸形和功能异常,其中结构异常可通过影像学获得诊断。

1. 妊娠期胎儿超声检查　可发现许多严重结构畸形以及各种细微变化,逐渐成为产前诊断重要的手段之一。

2. 超声诊断出生缺陷存在的特点

(1)出生缺陷必须存在解剖异常:超声诊断是从形态学观察,且畸形必须明显到足以让超声影像所分辨和显现。

(2)超声诊断与孕龄有关:有些畸形可在妊娠早期获得诊断(如脊柱裂、全前脑、右位心、连体双胎等);有些迟发性异常在妊娠晚期才能诊断(如脑积水、肾盂积水、多囊肾等);还有些畸形在妊娠早期出现,以后随访时消失(如小型脐膨出、脑膨出等)。

(3)胎儿非整倍体畸形往往伴有结构畸形:若超声检查发现与染色体疾病有关的结构畸形,应建议行胎儿染色体核型分析。

(八)取材方法及风险

1. 产前诊断方法　依据取材和检查手段的不同,一般分为两大类,即创伤性方法和非创伤性方法。①前者主要包括羊膜腔穿刺、绒毛取样、脐血取样、胎儿镜和胚胎活检等;②后者包括超声波检查、母体外周血清标志物测定和胎儿细胞检测等;③目前产前诊断中仍以创伤性方法为主,以羊膜腔穿刺和绒毛取样两种最常用。

2. 穿刺禁忌证　术前感染未治愈或可疑有感染者,前置胎盘有出血者,有先兆流产症状。

3. 取材时具有的风险　①胎儿一过性心动过缓;②发生早产或胎儿宫内死亡率 0.1%～0.9%;③取脐血后脐带胎盘渗血;④取羊水后极少见的羊膜腔内感染。

(张丽娜)

第二节　青春期保健

【概述】

青春期是指 10～19 岁的生长发育期,是人生由儿童发育到成人的过渡时期。包括性征、性器官及体格的发育成熟,并伴随心理、行为的急剧变化。青春期可划分为早、中、晚三期,每期持续 2～3 年。青春早期是指女孩月经初潮前的生长突增阶段;中期以第二性征迅速发育、月经初潮为特征;晚期性腺发育已接近成熟,第二性征发育已接近成人(音调变高、乳房丰满而隆起、出现阴毛和腋毛、骨盆横径发育大于前后径、胸肩部皮下脂肪增多,呈现女性特有体态),体格的生长发育缓慢并逐渐停止,进而转入成年期。青春期发育受遗传、营养、疾病、环境及社会等因素的影响。

青春期开始后,下丘脑分泌 GnRH 持续增多,刺激垂体分泌愈来愈多的 FSH 和 LH,开始仅在睡眠时出现,以后昼夜均呈脉冲式分泌。青春期垂体对下丘脑的 GnRH 效应敏感,垂体除分泌促性腺激素外,还分泌生长激素、促甲状腺激素、促肾上腺皮质激素等,以促进生殖器官迅速发育、第二性征出现和身体生长发育。垂体促性腺激素的分泌促进卵巢的发育及卵泡生长,卵巢分泌雌激素愈来愈多。青春期中、晚期卵巢分泌的雌二醇对垂体 LH 的合成和分泌具有正反馈作用,这对周期性排卵功能的建立起着重要作用,周期性排卵的建立是女性性成熟的标志。卵巢排卵后分泌孕酮。在卵巢激素的作用下,女孩的性发育逐渐成熟。青春期下丘脑-垂体-卵巢轴功能从建立到成熟平均至少需要 5 年,有个体差异。

青春期发育的最初征象是乳房开始发育,称乳房萌芽,平均年龄为 9.8 岁,以后逐渐发育至成年期。乳房发育是卵巢分泌雌激素的作用。腋毛生长通常出现在乳房萌芽之后。平均 10.5 岁。约 20% 的女孩青春期最初的征象是阴毛生长。性毛生长是肾上腺功能初现,肾上腺分泌的雄激素的作用。月经初潮是青春期发育的重要标志,初潮年龄平均约为 12.8 岁。初潮 1~2 年后卵巢具有周期性排卵变化,子宫内膜受卵巢分泌性激素的作用出现周期性出血即月经,此为女性性成熟及获得生殖功能的标志。

青春期是智力发育、世界观形成和信念确定的重要时期。由于性生理发育产生性意识,对同龄人尤其是异性兴趣增加,性冲动出现。渴望了解性知识,对自己和异性身上发生的变化好奇,对异性爱慕。这个时期男女交往特点是极其敏感、容易冲动,常表现为激情,而此时他们的思想尚未成熟,道德观念不强,意志力薄弱,强大的生理冲击力有时会使他们做出违反道德规范的行为,给身心带来严重的不良后果。青春期自我意识增强,突出地表现自尊心增强,"成人感"与寻求"独立"的意识强烈。渴望遇事要自己做主,不再事事听从父母指挥,要求有自己的"隐私",但认识不稳定,易夸大自己,居高自傲,受挫折易灰心丧气。智力发展显著,认知能力提高。开始认识社会与世界,从逻辑思维向辩证思维过渡,开始用批判眼光看待周围事物;有独到见解,喜欢质疑和争论,思考人生和世界。人生观、世界观确立,但尚不成熟,情绪不稳定性增强,行为、思想易受社会和环境的影响。常见的心理问题:躯体发育快,心理发育相对滞后;对性发育困惑不解,性行为低龄化,性幻想影响学习生活;接近同龄异性,与家长、教师疏远;易沾染不良习惯如吸烟、酗酒、吸毒、伤害、性行为等;涉世不深,对社会复杂现象不理解,易上当受骗;顾前不顾后,易发生意外事故;对学习压力不适应,想法逃避;心理问题引发严重社会问题。影响心理健康的因素有个体因素、家庭因素及社会因素。

【保健要点】

青春期保健措施主要包括青春期健康教育和青春期常见病的防治。

1. 营养及运动指导　青春期是身体发育的重要时期,需要的营养物质多,应注意营养成分的搭配,合理膳食,不可暴饮暴食,也不能过分节食减肥。青春期体育锻炼对身体健康成长十分重要,但运动负荷不宜过重,经期应避免剧烈运动。要预防营养不良、贫血、肥胖、成年病等。

2. 性教育　性教育是健康教育的主要内容,也是道德教育的重要组成部分。应侧重性伦理、性道德教育,进行减少婚前性行为,安全性行为,预防性病、艾滋病和必要的避孕知识等方面的宣传教育。

3. 心理卫生保健　①积极开展心理健康教育,做好心理咨询及热线服务。②培养青少年能伸能屈的性格,学会调控情绪、缓解压力、建立健康的人际关系的方法。③加强宣传教育,引起全社会对青少年问题的重视及问题的预防。④加强预防意外事故教育,采取预防措施。

4. 生理卫生指导　对青春期少女进行月经生理及卫生知识教育,注意经期卫生,预防感染,注意保暖,避免寒冷刺激及过度劳累,保持精神愉快,情绪稳定,不吃刺激性食物。青春期由于肾上腺皮质产生的雄激素作用,使皮肤皮脂腺产生大量皮脂导致皮脂分泌不畅形成"痤疮",应保持皮肤清洁。了解青春期的自然生理现象,如生殖器结构及功能,月经、手淫、妊娠原理等,正确对待生长发育中出现的各种问题。

5.定期体格检查　开展青少年查体工作,及早发现及治疗少女常见疾病,如月经不调、原发及继发闭经等,及时发现少女的行为偏差以及处理少女妊娠、

(孟庆堂)

第三节　婚前保健

一、概述

婚前保健是《中华人民共和国母婴保健法》规定的母婴保健技术服务项目。国家卫生部颁布的《婚前保健工作规范(修订)》中规定,婚前保健服务是对准备结婚的男女双方,在结婚登记前所进行的婚前医学检查、婚前卫生指导和婚前卫生咨询服务。

婚前医学检查简称婚检,是婚前保健的重要环节,是指对影响结婚和生育的疾病进行医学检查。医生通过询问病史、体格检查和实验室及其他辅助检查,明确受检双方有无影响结婚生育的疾病,从而提出医学意见。

婚前卫生咨询是准备结婚的对象在接受了婚前医学检查后,婚检医师应向他们说明医学检查结果,提出医学指导意见,并应针对医学检查结果发现的异常情况,以及服务对象提出的具体问题进行解答、交换意见、提供信息,帮助受检对象在知情的基础上做出适宜的决定。医师在提出"建议不宜结婚"、"建议不宜生育"、"建议暂缓结婚"或"建议采取医学措施,尊重受检者的意愿"等医学意见时,应耐心、细致地讲明科学道理,对可能产生的后果给予重点解释。通过咨询,服务对象可较深入地了解有关的科学知识,纠正一些不正确的看法,解决存在的疑问,从而服从医师的指导,在婚育方面落实好必要的措施,有利于提高在生殖健康方面的自我保健能力,为实现婚姻美满、家庭幸福、后代优生创造条件。

婚前卫生指导是对准备结婚的男女双方进行的以生殖健康为核心、与结婚和生育有关的保健知识的宣传教育。内容包括:

1.性保健指导　进行包括性生理、性心理、性卫生等方面知识的性健康教育;

2.生育保健指导　包括受孕原理、计划受孕前的准备、计划受孕的方法等;

3.新婚避孕节育指导　介绍各种常用避孕方法的避孕原理,重点围绕适宜避孕方法的选择。

2003年10月1日起实行的新的《婚姻登记条例》不再将《婚前医学检查证明》作为婚姻登记的必备要件,将婚检由强制变为自愿。自愿婚检体现了对公民权利的尊重,是社会的一种进步,但并不意味着婚检不重要,更不是取消婚检。婚前医学检查不同于一般体格检查,它的重点在于通过医学检查的手段发现其影响结婚和生育的疾病,提出有利于健康和提高子代出生素质的医学意见,并对有关问题提供咨询,使受检者在"知情同意"的基础上"知情选择"。同时给予婚前卫生指导,促使受检者掌握性保健、生育保健和新婚避孕知识,为促进生殖健康奠定了良好的基础。婚前保健对每一对准夫妇而言都是必要的。

二、影响婚育疾病的诊断

【病史】

询问病史是最基本的医学诊断方法之一。详细询问病史,特别是家族遗传病史,具有与各种检查方法同样的重要性,能发现体检难以发现的异常情况,为疾病诊断提供依据。

1. 了解双方是否存在血缘关系　《中华人民共和国婚姻法》第6条规定:"直系血亲和三代以内的旁系血亲间禁止婚配"。直系血亲是指生育本人和本人所生育的上下三代以内的亲属,包括自己和父母、子女、祖父母、外祖父母、孙子女、外孙子女。三代以内旁系血亲是指从祖父母或外祖父母同源而出的男女之间,例如兄弟姐妹(包括同父异母、同母异父)为两代内,堂兄弟姐妹、表兄弟姐妹为三代以内旁系血亲。由于近亲婚配双方的基因来源于同一祖代,如双方相同的隐性基因相遇,其子代成为这种致病基因隐性遗传病的发病概率升高。此外,多基因遗传病如先天性心脏病、精神分裂症等病人家族内近亲结婚,其子代得病机会亦高。而且,近亲婚配还会增加自然流产率、新生儿和婴幼儿的病死率,以及子女智力低下的发病率。由此可见,近亲结婚是遗传病传播的媒介,是出生缺陷繁殖的土壤,必须予以禁止。婚前检查是限制近亲婚配的一项优生措施。

2. 双方本人健康史(包括过去病史和现病史)　重点询问与婚育有密切关系的遗传性疾病、有关精神病、指定传染病、重要脏器疾病、生殖系统等疾病,以及手术史。

3. 个人史　主要询问可能影响生育功能的工作和居住环境、烟酒嗜好、饮食习惯等。

4. 月经史　详细询问其初潮年龄、月经周期、经期、经量、伴随症状、末次月经等,有助于发现某些可能影响婚育的妇科疾病。

5. 既往婚育史　如系再婚,应询问其妊娠分娩情况,特别注意有否流产、早产、死胎、死产等不良孕产史。若已生育过出生缺陷或遗传性疾病患儿,应详细追问孕产期异常情况、可能致畸的因素、家族遗传性疾病史等。对有婚前人流史者,需了解其终止妊娠的方法及发生过并发症和后遗症的病史。

6. 家族史　重点询问近亲婚配史、与遗传有关的病史。耐心细致的家系调查和家谱分析将有助于遗传性疾病的诊断、分类以及子代再发风险的推算,从而提出对婚育方面的指导意见。

【查体】

体格检查是婚前医学检查的基本诊断技术,应按技术规范和操作程序认真进行。包括全身检查、第二性征和生殖器官的检查。全身检查时,如发现精神状态异常、智力低下、特异面容、五官异常、先天性聋哑、先天性视力低下、先天性眼病患、先天性四肢、手足畸形伴功能异常、先天性头颅畸形、小头或大头、发育迟缓、先天性骨骼畸形等体征之一者,应考虑遗传性疾病的可能。检查乳房时,应注意乳房的发育、有无包块及泌乳情况。检查女性生殖器官时,应做肛门腹壁双合诊,如需做阴道检查,须征得本人或家属同意后进行。除处女膜发育异常外,严禁对其完整性进行描述。对可疑发育异常者,应慎重诊断。

【辅助检查】

1. 常规必检项目　血常规、尿常规、女性阴道分泌物滴虫、真菌检查,梅毒筛查,血转氨酶和乙肝表面抗原检测,胸部透视(女性受检者如有妊娠可能,应避免胸透)。

2. 其他辅助检查　乙型肝炎血清学检测、淋病、艾滋病、支原体和衣原体检查、精液常规、B型超声、乳腺、染色体核型分析、激素测定、活体组织病理检查、心电图、智商测定、心理检查等,应根据需要或自愿原则确定。如乙肝表面抗原阳性、转氨酶升高,应做肝功能及乙肝"两对半"检查,以了解其传染性及病情、预后等。如女性受检者可疑早孕,可做尿妊娠试验和(或)B超检查。如发现女性受检者患有子宫发育异常、子宫或附件包块等,或男性可疑睾丸缺如或隐睾位于腹腔,均可做超声波检查协助诊断。发现男性受检者有可能影响生育的疾病,应做精液常规检查。

三、医学意见

1. 双方为直系血亲、三代以内旁系血亲关系,以及医学上认为不宜结婚的疾病,如发现一方或双方患有重度、极重度智力低下、不具有婚姻意识能力的,或重型精神病,在病情发作期有攻击危害行为的,注明"建议不宜结婚"。

2. 发现医学上认为不宜生育的严重遗传性疾病或其他重要脏器疾病,以及医学上认为不宜生育的疾病的,注明"建议不宜生育"。严重遗传性疾病:指由于遗传因素先天形成,病人全部或部分丧失自主生活能力,而且子代再现风险高,医学上认为不宜生育的疾病。

3. 发现指定传染病在传染期内、有关精神病在发病期内或其他医学上认为应暂缓结婚的疾病时,注明"建议暂缓结婚";对于婚检发现的可能会终生传染的不在发病期的传染病病人或病原体携带者,在出具婚前检查医学意见时,应向受检者说明情况,提出预防、治疗及采取其他医学措施的意见。若受检者坚持结婚,应充分尊重受检双方的意愿,注明"建议采取医学措施,尊重受检者意愿"。指定传染病:《中华人民共和国传染病防治法》中规定的艾滋病、淋病、梅毒以及医学上认为影响结婚和生育的其他传染病。有关精神病:精神分裂症、躁狂抑郁型精神病以及其他重型精神病。

4. 未发现上述3类情况,为婚检时法定允许结婚的情形,注明"未发现医学上不宜结婚的情形"。

在出具任何一种医学意见时,婚检医师应当向当事人说明情况,对不宜结婚、不宜生育及暂缓结婚者提出预防、治疗及采取其他医学措施的建议。

四、转诊要求

婚前保健技术服务单位对不能确诊的疑难病症,或不具备进一步检测条件者如梅毒特异性检查、染色体核型分析等,可转至指定的医疗保健机构或专科进行确诊。对婚前医学检查结果有异议的,可申请母婴保健技术鉴定。原婚前医学检查单位应根据确诊结果对婚育提出医学意见,并进行分类指导。

五、诊疗体会

【诊断方面】

婚前医学检查的主要疾病包括严重遗传性疾病、指定传染病、有关精神病及其他与婚育有关的疾病,如重要脏器疾病和生殖系统疾病等。通过详细的病史询问、全面的体格检查及相关的辅助检查,提出相应的医学意见。详细询问病史,特别是家族遗传病史,能发现体检难以发现的异常情况,为疾病诊断提供依据。

【治疗方面】

对出具的任何一种医学意见,婚检医师均应向当事人说明情况,并给予婚前医学卫生指导;对不宜结婚、不宜生育及暂缓结婚者,提出预防、治疗及采取其他医学措施的意见,做好婚前卫生咨询服务工作。

六、保健指导

【婚前卫生咨询及婚前卫生指导】

1. 有关婚育的医学指导意见 主要是对"建议暂缓结婚"或"建议不宜生育"的对象进行解释和劝导,使之在理解的基础上,做出对婚育的重大决策,并落实具体措施。
2. 性问题咨询 包括性知识讲解、性技巧指导、性卫生教育和性功能障碍的防治等。
3. 生育保健指导 如孕前准备、计划受孕的方法指导、孕期保健、优生咨询、不孕咨询等。
4. 节育方法咨询 包括避孕方法指导、终止妊娠的商谈等。

【婚前保健前的注意事项】

1. 结婚登记前3个月内婚检较为合适。因为一旦婚检中发现问题需要进一步检查或治疗时,能有时间解决,不至于影响结婚登记。
2. 了解自己家庭中有无遗传性疾病的病人、家族中有无近亲结婚者、自己与恋人有无血缘关系等;了解自己小时候是否患过什么严重疾病等,以便婚检时向婚检医师提供准确详细的病史。
3. 准备好想要了解的问题,婚检时向医师咨询,收获会更大。
4. 月经期会影响妇科检查,女方婚检时应避开月经期。
5. 婚前保健工作主要有各级妇幼保健机构承担。各级妇幼保健机构均设有"婚前保健门诊",并建立了相应的规章制度,配备了相应的检查设施和技术力量。要选择有婚检专项技术服务许可证的妇幼保健机构进行婚检,使自己的婚检质量得到保障。

(柏文华)

第四节 围生期保健

围生期保健是在近代围生医学发展的基础上建立起来的新兴学科。围生期保健是指一次妊娠从妊娠前、妊娠期、分娩期、产褥期(哺乳期)到新生儿期,为孕母和胎婴儿的健康所进行的一系列保健措施。

一、围生期保健

(一)孕前期保健

孕前期保健是为了选择最佳的受孕时机。通过孕前期保健能减少许多危险因素和高危妊娠。

通过婚前咨询和医学检查可以筛查出遗传性疾病,以及对子代有影响的疾病。对双方为三代以内旁系血亲或更近的亲戚关系或患有医学上认为不宜结婚的疾病,应"建议不宜结婚";对患有医学上认为不易生育的疾病者应"建议不宜生育";指定传染病在传染期内、有关精神病在发作期内或患有其他医学上认为应暂缓结婚的疾病时,应"建议暂缓结婚";对于婚检发现的可能会终生传染的不在发病期的传染病患者或病原体携带者,若受检者坚持结婚,应充分尊重受检双方的意愿,提出预防、治疗及采取医学措施的意见。

选择适当的生育年龄有利于生育健康。小于18岁或大于35岁的女性,妊娠的危险因素增加,易造成难产及产科其他合并症,以及胎儿的染色体疾病。女性生育年龄在21~29岁为佳,男性生育年龄在23~30岁为好。在这段年龄中,选择工作学习不是特别紧张、收入相对稳定的时期受孕,最有利于母儿身心健康。妊娠前应避免接触对妊娠有害的物质,如化学毒物及放射线等,必要时应调换工作,以免影响胚胎胎儿发育,或致畸。使用长效避孕药避孕者,停药后最好隔6个月后再怀孕,以免避孕药对胎儿造成影响。若前次有不良孕产史,应及时针对造成不良孕产史原因进行诊治,尽量减少类似情况再次发生。同时,应积极治疗对妊娠有不良影响的疾病,如病毒性肝炎、肺结核、糖尿病、甲状腺功能亢进、心脏病、高血压等,待疾病痊愈或好转后再选择适当的时间妊娠。

妊娠前,妇女尽量保持良好的精神状态。饮食营养丰富,生活有规律,工作适度,在生理上和精神上都不要过于紧张,睡眠充足。身体保持健康,不易患病,特别是在孕早期不易患感冒等疾病。若有烟酒不良嗜好,最好在妊娠前戒除。孕前应作一次TORCH检查,明确没有对胎儿有影响的病原微生物感染。

(二)早孕期保健

早孕期是胚胎、胎儿分化发育阶段,易受生物、物理、化学等因素的影响,导致胎儿畸形或发生流产,应注意防病防畸。早孕期保健的主要内容有:①确诊早孕,登记早孕保健卡;②确定基础血压,基础体重;③进行高危妊娠的初筛,了解有无高血压、心脏病、糖尿病、肝肾疾病等病史,以及有无不良孕产史;④询问家族成员有无遗传病史;⑤保持室内空气清新,避免接触空气污浊环境,避免病毒感染,戒烟酒;⑥患病用药要遵医嘱,以防药物致畸;⑦了解有无接触过有害的化学制剂及长期放射线接触史;⑧早孕期避免精神刺激,保持心情舒畅,注意营养,提供足够热量、蛋白质,多吃蔬菜水果;⑨生活起居要有规律,避免过劳,保证睡眠时间,每日有适当活动。

(三)中孕期保健

中孕期是胎儿生长发育较快的阶段。胎盘已形成不易发生流产,晚孕期并发症尚未出现。此阶段应仔细检查早孕期各种影响因素是否对胎儿造成损伤,进行中孕期产前诊断,晚孕期并发症也应从中孕期开始预防。该期应注意加强营养,适当补充铁剂、钙剂,监测胎儿生长发育的各项指标(如宫高、腹围、体重、胎儿双顶径等)。继续预防胎儿发育异常,进行胎儿开放型神经管畸形和唐氏综合征的遗传筛查,对疑有畸形或遗传病及高龄孕妇的胎儿要进一步做产前诊断。预防妊娠并发症如妊娠期高血压疾病等,并预防及治疗生殖道感染,做好高危妊娠的各项筛查工作。

(四)晚孕期保健

晚孕期胎儿生长发育最快,胎儿体重明显增加。此时营养补充及胎儿生长发育监测极为重要。补充营养时应注意热量、蛋白质、维生素、微量元素、矿物质等既要增加又要平衡。定期检测胎儿生长发育的各项指标,注意防治妊娠并发症(妊娠期高血压疾病、胎膜早破、早产、胎位异常、产前出血等)。晚孕期还应特别重视监测胎盘功能,及时发现且及时纠正胎儿宫内缺氧;做好分娩前的心理准备。举办孕妇学校让孕妇及家属了解妊娠生理、心理变化及身心保健内容及方法。做好乳房准备以利于产后哺乳。

(五)产时保健

产时保健是指分娩时的保健,这段时间虽是分娩的一瞬间却是整个妊娠安全的关键。提倡住院分娩,高危孕妇应提前入院。要抓好"五防、一加强"。

1."五防" ①防感染(应严格执行无菌操作规程,防产褥感染及新生儿破伤风等);②防滞产(注意产妇精神状态,给予安慰和鼓励,密切注意宫缩,定时了解宫颈口扩张情况和胎先露下降,及时识别头位难产);③防产伤(及时发现和正确处理各种难产,提高接产技术是关键);④防出血(及时纠正宫缩乏力,及时娩出胎盘,产后出血仍是我国农村孕产妇第一位死因);⑤防窒息(及时处理胎儿窘迫,接产时做好新生儿抢救工作)。

2."一加强" 指加强对高危妊娠的产时监护和产程处理。

(六)产褥期保健

产褥期保健通常在初级保健单位进行。产后访视时,访视者应认真观察产妇子宫复旧情况、手术伤口情况、有无乳腺感染及生殖道感染等。产前有并发症者尽量争取在产褥期内治愈。注意心理护理,关心产妇的休养环境,饮食营养丰富,注意外阴清洁,产褥期间产妇应哺育婴儿。

经阴道自然分娩的产妇产后 6~12 小时内即可起床做轻微活动,产后第 2 日可在室内随意活动,再按时做产后健身操。行会阴后一侧切或剖宫产的产妇,可适当推迟活动时间。产后健身操的运动量应由小到大,循序渐进。产褥期内忌性交。产后 42 天起应采用避孕措施。

哺乳期是指产后产妇用自己的乳汁喂养婴儿的时期,通常为 10 个月。母乳喂养的好处:母乳是婴儿必需的和理想的营养食品,营养丰富,营养物质搭配最合理,适合婴儿消化吸收;母乳喂育婴儿省时、省力、经济、方便;母乳含多种免疫物质,能增加婴儿的抗病能力,预防疾病;通过母乳喂养,母婴皮肤频繁接触能增强母子感情。

二、孕期保健咨询的具体内容

(一)孕前保健咨询内容

孕前保健非常重要,尤其对于一些糖尿病、高血压患者,尽早干预可减少出生缺陷的发生。普通人群发生重大出生缺陷(伴有或不伴有染色体异常)的风险为 3%。受精后第 17 天开始为胎儿器官形成期,是胚胎发育的关键时期,提供最佳的受孕环境对胚胎发育非常重要。孕前咨询具体内容有:

【生育史】

孕前对一些生殖系统疾病进行诊断和治疗,如子宫畸形、母亲自身免疫性疾病、生殖器感染等,可降低重复妊娠丢失的风险。孕前回顾其生育史,可以帮助准备怀孕的夫妇双方解除疑虑。根据其月经周期情况,指导计划妊娠。

【家族史】

孕前对一些家族遗传病进行风险评估。

1.携带者筛查　对于有家族和(或)种族遗传疾病背景的夫妇孕前进行携带状况筛查,可使夫妇双方在不受妊娠情绪影响的前提下了解有关常染色体隐性遗传的风险,了解可能的携带状态,也使夫妇双方有机会考虑是否妊娠,以及一旦妊娠后所需的相关检查。例如:Tay-Sachs 病,主要见于北欧犹太教徒和法国—加拿大血统家庭;Canavan 病(中枢神经系统海绵状变性),见于犹太人血统的家庭;β 地中海贫血主要见于地中海、东南亚、印度、巴基斯坦和非洲血统家庭;囊性纤维病家族史者都应进行筛查,最新指南建议所有白人和犹太女性都应进行此病携带状况筛查。

2.其他遗传病　家族史也可提示发生其他遗传病的风险,如肌营养不良、脆性 X 综合征或唐氏综合征,应进行相关的遗传咨询;同时应提供相关的产前诊断方法,如绒毛活检(CVS)、羊膜腔穿刺术等。通过遗传咨询,可以使部分高危人群放弃妊娠,或采用辅助生殖技术以避免风险。

【医学评估】

对有严重医学问题的妇女,孕前保健内容不仅应包括对胎儿潜在风险的评估,还应包括对孕妇潜在风险的评估,甚至有时孕前保健需多学科专家共同完成。

1.感染性疾病的筛查

(1)孕前筛查可以识别哪些妇女对风疹无免疫力,对该人群进行疫苗接种可预防先天性风疹综合征。在受孕前或受孕后三个月进行风疹病毒免疫者,至今尚无发生先天性风疹综合征的病例报道。

(2)自 1998 年起,美国疾病控制和预防中心(CDC)建议所有孕妇都需行乙型肝炎病毒(HBV)筛查。有公共或职业暴露 HBV 的妇女都应该进行咨询和疫苗接种。

(3)对有结核病感染风险者,若没有按计划进行卡介苗接种或预防性治疗者,应进行相应检测。

(4)在新生儿重症监护病房、育儿机构及血液透析中心的妇女在孕前应进行巨细胞病毒(CMV)筛查。

(5)学校老师及儿童看护教师应提供细小病毒B19抗体注射。

(6)养猫、食用生肉或接触生肉的人应高度警惕弓形虫感染。孕前常规进行弓形虫筛查,可以确定体内有无抗体,已有免疫力者则不必担心。患者的猫也可进行检测。对无危险因素者,孕期不建议进行常规测试。

(7)未患过水痘者,应进行水痘病毒抗体的筛查。在美国,推荐所有未免疫的成人都应进行水痘带状疱疹病毒的疫苗接种。

(8)所有妇女都应进行人类免疫缺陷病毒(HIV)的咨询和检测,但应坚持保密性和自愿性原则;

(9)性生活活跃的患者应常规检查淋病奈瑟菌、沙眼衣原体和梅毒螺旋体。

2.药物暴露评估　包括处方药和非处方药的评估。遗传咨询对安全用药应有所帮助。

(1)异维A酸是一种口服药,美国食品和药品管理局已批准可用于治疗严重囊性痤疮,孕前应避免使用。该药有高度致畸性,可导致颅面部缺陷(小耳畸形、无耳畸形)。

(2)华法林是一种抗凝剂,其衍生物可导致华法林胚胎病。由于肝素不通过胎盘,需要抗凝治疗的妇女在孕前最好改用肝素。

(3)服用抗惊厥药物的癫痫妇女,其子代患先天性畸形的风险增加。但畸形的发生是疾病本身进展、还是药物作用所致、或者是两者的协同作用,一直存在争议。神经学专家研究认为,两年内无癫痫发作的妇女可以尝试停药。若病情不允许,则采用致畸作用最小的用药方案。

(4)目前没有证据表明口服避孕药或植入型避孕药有致畸性。

(5)在使用杀精剂或刚停止使用杀精剂时即受孕者,杀精剂的使用对子代没有致畸作用。

【营养评估】

1.体重指数(BMI)　是指体重(kg)/身高^2(m^2),是目前应用较多的评估营养状况的指标。体重过重或过轻的妇女都有发生不良妊娠结局的风险。

2.饮食习惯　诸如禁食、异食症、进食障碍和大剂量补充维生素等问题。过度补充维生素A,如人类每天摄入大于20000~50000IU时就会有致畸作用。

3.受孕前后补充叶酸　可以减少神经管缺陷(NTDs)的发生风险。美国公共卫生服务机构推荐可能怀孕的妇女每天补充叶酸0.4mg。对于曾经分娩过NTDs胎儿的妇女,除目前患有恶性贫血者,其余都应每天补充叶酸4mg。

4.母亲孕前不良嗜好　母亲孕前吸烟、饮酒及服用控制情绪药物都可能对胎儿有害。酒精是已知的致畸原,且饮酒量与胎儿缺陷存在明显的量-效关系。可卡因可致畸,并可导致早产、胎盘早剥以及其他并发症。烟草被证实为导致低出生体重、可预防的原因。虽然许多妇女了解暴露于这些物质对妊娠的影响,但可能不了解早早孕期暴露于这些物质的风险。若妇女存在上述不良嗜好,则需制订康复计划,并力争付诸行动。对所有就诊的妇女都应询问是否饮酒、吸烟及毒品使用情况。定期孕前咨询、教育,可以帮助使用成瘾物质的妇女制订计划,并对其进行干预。

5.家庭暴力　在西方国家,家庭暴力是孕前咨询的内容之一。家庭暴力可致孕妇胎盘早剥、产前出血、胎儿骨折、子宫破裂、肝脾破裂和早产。孕前咨询的内容应包括引导这些妇女寻求社区、社会及法律援助,并制定对受害者伴侣对策。

6.保险项目　孕前咨询还应包括保险项目和经济补助等内容。许多家庭对如何参加保险、有哪些经济补助项目并不了解。有些妇女不了解所在单位有关高危妊娠、非高危妊娠及产褥期的福利优惠政策。协助计划怀孕的妇女了解相关内容应成为孕前保健的内容之一。

(二)产前诊断常用方法

对于年龄小于35岁的低风险孕妇或仅为年龄过大而拒绝行有创性产前检查的孕妇可做以下检查。

1.早孕期筛查 一般在孕11~14周进行,包括母亲年龄、颈项透明层厚度、母血清游离β-人绒毛促性腺激素(β-HCG)和妊娠相关血浆蛋白-A(PAPP-A)。唐氏综合征的检出率为78%,18三体的检出率为95%,假阳性率为5%。但此时期不进行开放性NTDs的筛查。

2.中孕期四连筛查 在孕15~20周进行,确定唐氏综合征、开放性NTDs和18三体综合征的患病风险检查可测定母亲血清甲胎蛋白(AFP)、hCG、游离雌三醇(uE_3)/二聚体抑制素A(DIA)的水平,并与孕妇年龄相结合。其中21-三体的检出率为76%。另外,筛查的异常结果与围产期并发症的发生风险增加有关。

(三)产前咨询内容

【计算孕周】

1.临床计算

(1)从末次月经(LMP)的第一天起到分娩,平均为280天。40周指停经周数(而不是受孕周数),而且假定月经周期为28天,排卵和受孕时间在第14天。

(2)临床上孕周的推算多依据LMP。根据内格勒规律,预产期推算方法为末次月经第一天所在的月份数减3或加9,天数加7。

(3)孕11~12周时使用超声多普勒仪从腹部能听到胎心音。

(4)孕19~20周用胎心听诊器可听到胎心。

(5)初产妇大约在19周能感到胎动,而经产妇通常提前大约两周;

(6)孕20周宫底达到脐部。

2.超声计算 孕$7\sim11^{6/7}$周时超声检查推算预产期是最准确的。如果通过LMP推算的预产期与超声检查推算的一致,而且超声推算结果的误差在超声检查允许的范围内,则可以根据LMP来推算预产期。

【营养和体重】

1.营养平衡

(1)孕妇有感染弓形虫的风险,应避免食生肉;与非孕期相比,孕妇每天需增加15%的热量。根据孕妇的体重和活动量,每天需要增加300~500kcal。

(2)孕期对矿物质和维生素的摄入量大都增加。除铁之外,均可以通过均衡饮食保证供应。当母血容量增加时,母亲和胎儿对铁的需求量均增加。因此,应鼓励孕妇多进食富含铁的食物,如动物肝脏、红肉、蛋类、干豆、绿叶蔬菜、全麦面包和谷类、干果。有些医生建议孕妇每天补充30mg的二价铁元素。每150mg硫酸亚铁、300mg的葡萄糖酸亚铁或100mg富马酸亚铁中都含有30mg的铁剂。在两餐之间空腹服用或混在果汁里服用有助于铁的吸收。孕期钙的吸收量为1200mg。

2.根据不同孕前体重指数 孕期推荐的体重增加总量有所不同。

(1)若孕前体重在正常范围,则建议孕期体重增加总量为11.3~15.9kg;

(2)体重过轻者孕期可增重18.1kg或以上;孕前体重超重者孕期增加体重应限制在11.3kg以下;

(3)早孕期体重增加1.4~2.7kg,孕中晚期每周体重增加0.2~0.5kg;

(4)若至中孕期孕妇体重未达到4.5kg,应认真评估其营养状况;

(5)孕期体重增加与低出生体重儿的风险相关,孕前体重不足或正常的孕妇,如孕期增重不足,最容易发生低出生体重儿;

(6)孕妇在孕期体重减轻应引起警惕。肥胖妇女孕期体重增加可降低至6.8kg,但如果少于6.8kg,则可能与孕妇血容量不足和IUGR发生风险相关。

3.恶心呕吐　妊娠剧吐的定义为恶心、呕吐导致脱水、体重下降和代谢异常。其发生率为0.5~10/1000次妊娠,孕8~12周时最为严重。其原因尚不清楚,目前认为与激素、神经、代谢、毒素和精神因素的相互作用有关。实验室检查可出现尿酮体、尿比重增加、红细胞压积和尿素氮升高、低血钠、低血钾、低血氯和代谢性碱中毒。同时应进行超声及甲状腺功能检测。因葡萄胎及甲状腺功能亢进也可导致妊娠剧吐。有些妊娠剧吐患者合并一过性甲亢,随妊娠进展可自行缓解。

治疗可根据症状的严重程度进行静脉补液和止吐。顽固呕吐、电解质紊乱者和出现低血容量者需住院治疗。病情严重者可能需要长期静脉补液可予胃肠道外营养和补充维生素(包括维生素B_1),以预防Wernicke脑病。

(1)孕早期非药物治疗恶心、呕吐的方法包括以下几点:

1)避免食用油腻、辛辣食物。

2)少量多餐,保证胃内一直有食物。

3)含蛋白质的零食应在夜间吃,而薄脆饼干应放在床边早晨起床吃。

(2)以下为治疗有效药物(美国食品与药品管理局没有批准任何一种药物用于治疗孕期恶心、呕吐)

1)维生素B_6 10~15mg,每日3次,口服;

2)灭吐灵5~10mg,每日3次,口服或静脉使用;

3)非那根12.5~25mg,每日4次,口服或静脉,或肌肉注射;

4)氯丙嗪10~25mg,口服或肌肉注射,隔日一次;

5)枢复宁4~8mg,口服,每日三次;

6)甲泼尼龙(美卓乐)48mg,口服三天后逐渐减量,在确定无糖代谢疾病后才可逐渐减量。

【体育锻炼】

若无产科合并症的情况下,孕期适度的体育锻炼有助于在孕期和产褥期使心血管系统和肌肉系统保持健康状态。适度的有氧运动可对孕妇和胎儿均有益。孕前进行无负重锻炼(如骑脚踏车或游泳)的妇女孕期多能坚持锻炼。

1.锻炼可采用以下方式

(1)鼓励孕妇常规进行轻至中等量的运动。有规律的锻炼(至少每周三次)比间断性锻炼好。

(2)孕中、晚期孕妇应避免仰卧位姿势的运动。仰卧位运动会导致大多数孕妇的心排量减少,且剧烈运动时也可导致心量下降,首先引起重要脏器的血液供应(包括子宫)减少,故应避免。孕期还应避免长时间站立。

(3)由于孕期进行有氧运动时可利用氧减少,孕妇若出现缺氧症状,如气短,应调整运动强度。如感到疲劳,应停止运动,不宜锻炼至筋疲力尽。

(4)孕期应禁止进行导致身体失衡的运动以及所有可能导致外伤的运动。

(5)孕期每天需额外增加300kcal的能量维持代谢稳定,因此体育锻炼时要保证充足的膳食摄入。

(6)孕妇锻炼时应保持饮水充足,衣着舒适,环境舒适以保证身体散热。

(7)妊娠引起的生理学和形态学改变会持续到产后4~6周。因此,产后应根据产妇的个人能力,逐渐恢复到孕前的运动习惯。

2.以下为孕期体育锻炼的禁忌证

(1)妊娠期高血压;

(2)未足月胎膜早破;

(3)既往有早产史或此次妊娠有先兆早产;

(4)宫颈机能不全或宫颈环扎术后;

(5)孕中、晚期持续阴道流血;

(6)宫内生长受限;

(7)若孕妇合并其他内科疾病,如慢性高血压或甲状腺功能亢进、心血管疾病或肺病,应仔细评估后决定是否适合进行锻炼。

【吸烟】

1.烟草中主要成分一氧化碳和尼古丁都对胎儿有不良影响。与非吸烟者相比,吸烟可增加以下疾病的发生率:

(1)自然流产(风险为非吸烟者的1.2~1.8倍以上);

(2)染色体正常胎儿发生流产(较非吸烟者相比,染色体正常胎儿的流产率增加39%);

(3)胎盘早剥、前置胎盘和胎膜早破;

(4)早产(是非吸烟者的1.2~1.5倍以上);

(5)低出生体重儿;

(6)婴儿猝死综合征。

2.孕妇戒烟可改善新生儿体重,尤其在孕16周之前停止吸烟者效果更明显。如果所有孕妇都能在孕期停止吸烟,估计可能将胎婴儿的死亡率降低至10%。

3.有研究表明,实施减少吸烟项目,可帮助孕妇戒烟,并使新生儿体重增加。成功戒烟的干预重点在于强调戒烟的方法,而不仅仅是提供戒烟的建议。

4.尼古丁替代疗法:尼古丁是唯一能被吸收的毒素,用尼古丁替代戒烟,可减少胎儿在一氧化碳和其他毒素中的暴露。每天吸烟多于20支的妇女,如果不能减少吸烟量,孕期咨询时可以建议使用尼古丁替代疗法。

【饮酒】

1.乙醇可以自由通过胎盘和胎儿血脑屏障,也是一种已知的致畸物。乙醇对胎儿的毒性与剂量有关。乙醇暴露对胎儿最危险的阶段为早孕三个月,但整个孕周任何时候的乙醇暴露对胎儿的脑发育均有影响。虽然孕周偶尔饮酒未显示出对胎儿的影响,但还是应该告诉孕妇,目前可对胎儿造成不良影响的饮酒量阈值还不清楚。

2.胎儿酒精综合征表现为生长迟缓(出生前和或出生后)、面部畸形和中枢神经系统(CNS)功能异常。面部畸形包括眼睑裂变短、低位耳、面中部发育不良、人中不明显、上唇薄等。CNS功能异常包括小头畸形、智力发育迟缓和行为异常,如注意力缺陷障碍。孕期嗜酒的孕妇分娩的儿童比未嗜酒者的子代更多发生骨骼异常和心脏畸形。最常见的心脏结构畸形为室间隔缺损。

【免疫接种】

为预防子代疾病,与孕期相比最好是孕前进行免疫接种;只有活的病毒疫苗才会给胎儿带来危险。

1.通过儿童期的自然免疫或接种疫苗获得免疫,所有孕育妇女都应具有对麻疹、风疹、流行性腮腺炎、破伤风、白喉、脊髓灰质炎和水痘的免疫力。

2.孕期风疹感染可引起胎儿先天性感染;麻疹感染会增加自然流产、早产和孕妇疾病的发生风险;破伤风毒素可通过胎盘运转,引起胎儿破伤风,水痘感染科导致胎儿CNS及肢体缺陷和孕妇严重肺炎。

3.所有孕妇都应进行乙肝表面抗原筛查,妊娠不是接种HBV疫苗和注射乙肝免疫球蛋白的禁忌证。

有以下病史的女性,为 HBV 感染的高危人群且需要在孕期进行 HBV 免疫接种:静脉吸毒史、任何性传播疾病的急性发作、多个性伴侣、家庭中接触 HBV 携带者、职业暴露、居住在发育异常所致残疾的机构、在血液透析中心工作或因出血性疾病接受凝血因子浓缩剂治疗的患者。

4.破伤风和白喉类毒素的联合毒素是唯一常规适用于乙肝孕妇的免疫生化制剂。

5.没有证据表明无活性的病毒疫苗、细菌疫苗或破伤风免疫球蛋白对胎儿有危害,因此如果需要,可以使用。

6.麻疹、流行性腮腺炎和风疹的单一抗原疫苗与联合疫苗,都可在孕前或产后随访时接种。尽管理论上有风险,但还没有因孕期不小心接种了风疹疫苗而导致婴儿患先天性风疹综合征的报道,不过还是应建议接受免疫接种的妇女至少在四周后再尝试怀孕。因为没有证据表明麻疹、流行性腮腺炎、风疹病毒可以通过最近免疫的人进行传播,所以孩子的母亲再次妊娠时可接受这几种疫苗的接种。

7.到疫区或疾病流行地区的旅游者,可能需要进行小儿麻痹症、黄热病、伤寒或肝炎的免疫球蛋白或疫苗接种。

8.存在某些特殊疾病而具有感染高危因素的妇女,应建议其接种流行性感冒疫苗和肺炎球菌疫苗。在流感流行季节,孕中、晚期的孕妇应行流感疫苗接种,特别是那些在慢性内科疾病患者的长期护理中心工作的妇女或者自身患有心肺疾病的妇女(包括哮喘)(因为这些妇女的免疫力受到抑制),或患有糖尿病的妇女。已进行脾切除的妇女应该接受肺炎球菌疫苗的接种。

9.接触麻疹、甲肝、乙肝、破伤风、水痘或狂犬病毒之后,应注射苗裔球蛋白和特异的免疫球蛋白。

10.母亲在分娩前5天至分娩后2天之内如果出现水痘,则其分娩的新生儿应接受水痘-带状疱疹免疫球蛋白(VZIC)治疗。先天水痘综合征很罕见,但没有证据表明母亲使用VZIG可减少其发生率。VZIC对孕妇有治疗作用,可防止孕妇本身发生水痘并发症。

【性交】

1.孕妇一般不必限制性生活。

2.应告知孕妇妊娠期可能改变性生活的躯体感觉和性欲。

3.性交后出现宫缩很正常。

4.孕妇有早产风险、胎盘或血管前置,或既往有妊娠丢失史时,应建议避免性生活。

【工作】

1.大多数孕妇在整个孕期均可参加工作。

2.孕妇应避免提重物或过重体力劳动。

3.一般不需要调整工作性质,除非工作对身体不利。

4.告知孕妇一旦感觉不适,应停止活动。

如果工作强度过大,或需要长时间站立,或在工业机械前工作,或存在其他不利环境因素,则可按需调整工作。

【旅行】

1.由于孕期长时间坐位会增加静脉血栓形成和血栓静脉炎风险,应该避免。

2.孕妇每天开车不应该超过6小时,每开车两小时应该停下来行走10分钟。

3.准备长时间乘坐汽车或飞机时应穿弹力袜。

4.一定要系安全带,随着月份增大,安全带应置于腹部之下。

【腕管综合征】

孕期体重增加和水肿可压迫正中神经,导致腕管综合征。腕管综合征表现为拇指、食指、中指和无名指掌桡侧的疼痛、麻木或者刺痛感。压迫正中神经和用反射锤叩击腕关节（Tinel 手法）和前臂可加剧疼痛。腕管综合征通常在孕晚期发生于年龄大于 30 岁的初孕妇，一般在分娩后 2 周消失。保守治疗即可，即夜班用夹板固定腕关节。如果病情严重，可在局部注射糖皮质激素。

【背部疼痛】
1.体重增加过多可加剧背部疼痛。
2.通过锻炼加强背部肌肉和放松腘绳肌腱可以减轻背部疼痛。
3.孕妇应该保持良好的身体姿势，穿低跟鞋。

【圆韧带疼痛】
是运动引起圆韧带痉挛而导致的腹股沟剧烈锐痛。痉挛一般为单侧，因为孕期子宫通常右旋，所以右侧发生的比左侧多。孕妇在夜间睡眠时忽然翻身后，可因圆韧带疼痛而清醒。

【痔】
1.因为用力排便可加重痔疮，所以痔疮患者应避免便秘；
2.饮水充足，多食用李子和杏等水果可以软化大便。
3.应避免长时间坐位；
4.分娩后痔疮可缩回，但一般不能完全消退。

（柏文华）

第五节　围绝经期保健

一、概述

围绝经期（俗称更年期）是指妇女绝经前后的一段时期，是妇女从有生殖能力到无生殖能力的过渡阶段，包括绝经过渡期和绝经后一年。多数学者认为围绝经期年龄范围在 40~60 岁。绝经过渡期是从月经周期出现明显改变至绝经前的一段时期，通常在 40 岁后开始，平均约 4 年。绝经是指妇女一生中的最后一次月经，连续 12 个月无月经后才认为是绝经。自然绝经是卵巢内卵泡生理性耗竭引起月经永久性停止，是妇女生殖能力终止的标志。临床实践中将 40 岁以后自然绝经归为生理性。人类出现绝经的年龄相对稳定。妇女普遍的自然绝经年龄在 45~55 岁，平均 50 岁左右。围绝经期可发生绝经相关健康问题，如围绝经期综合征、绝经过渡期功血、泌尿生殖道萎缩病变、绝经后骨质疏松症等，严重影响着围绝经期妇女的身心健康和生活质量。

卵巢功能减退、内分泌失调、最终雌激素不足是绝经前后心理及器官功能失调的基本病因。在妇女衰老过程中，下丘脑-垂体-卵巢轴的相互关系变化首先发生在卵巢，然后才是下丘脑和垂体的变化。

妇女绝经期的生理变化都与卵巢的衰老密切相关。卵巢的衰老主要表现在卵泡的减少和卵巢功能的衰退。卵泡是卵巢的基本结构与功能单位，卵泡不可逆的减少是绝经发生的原因。卵巢的生殖功能和内分泌功能都随卵巢的老化而衰退。生殖功能减退出现较早。妇女的生育能力在 30~35 岁即开始下降，接近 45 岁时明显下降。在生殖功能衰退的同时，其内分泌功能也衰退，主要表现为卵泡发育中合成分泌的性激素减少，主要是雌孕激素的变化，先是孕激素下降，后是雌激素特别是雌二醇水平的减少。到绝经过渡期，卵泡发育和闭锁交替使雌激素水平有很大波动（E_2 40~400Pg/ml），整个绝经过渡期雌激素不呈逐渐下降趋势，而是在卵泡生长发育停止时，雌激素水平才下降，最后趋至缺乏。绝经后血中 $E_2<20pg/ml$。在卵巢功能衰退过程中，易发生无排卵性功血。绝经后血循环中雌激素从绝经前的雌二醇为主，过渡到以雌酮为主。雌酮由雄烯二酮与睾酮在脂肪、肝脏、肾、脑等非内分泌腺部位芳香化而来。绝经过渡早期卵巢尚有排卵，但往往卵泡期延长，黄体功能不全，黄体分泌孕酮减少，当卵巢丧失排卵功能时，即无孕酮分泌。绝经过渡期卵泡数量及卵泡对促性腺激素敏感性下降，卵泡不能达到成熟，雌、孕激素合成与分泌减少。由于雌、孕激素的负反馈作用减弱及卵巢产生的抑制素减少，引起垂体 FSH 分泌增加。血 FSH 水平升高，FSH>25U/L，LH 升高不明显。绝经后 FSH 进一步升高，可达育龄妇女的 10～20 倍，LH 可达育龄妇女的 3～5 倍，FSH/LH 比值升高。绝经后 3 年左右达高峰，以后逐渐下降，但仍高于育龄妇女。

生殖泌尿系统：泌尿生殖道是雌激素的敏感靶器官。绝经后生殖器官及膀胱三角区与尿道失去雌激素的支持而发生萎缩性变化。子宫萎缩，以子宫体为主。阴道黏膜萎缩，阴道穹窿变浅，阴道缩小狭窄；阴道黏膜表、中层细胞比例改变，基底层细胞明显增多，细胞内糖原减少，乳酸生成减少，pH 值升高，易发生老年性阴道炎及性生活困难。由于盆底组织松弛，易发生子宫脱垂及膀胱直肠膨出。由于尿道黏膜及膀胱黏膜变薄，抵抗力下降可反复发生尿路感染。另外，尿失禁可能与雌激素低下有关。

二、妇女围绝经期相关疾病的诊断

【病史】

1. 月经紊乱、闭经　月经紊乱是绝经过渡期的常见症状。多数妇女绝经前经历 2～8 年无排卵性月经。由于卵泡发育和闭锁交替无规律，月经多不规则，常表现为周期缩短或延长，经血量增多或减少，或无周期性的不规则子宫出血。雌激素水平波动而无排卵，临床上出现子宫内膜增生过长及严重的功能失调性子宫出血，影响健康。

2. 围绝经期综合征症状　是指妇女绝经前后，由于卵巢功能逐渐衰退，雌激素水平波动或下降引起的自主神经系统功能紊乱为主，伴有神经心理症状的一组症候群。主要有血管舒缩失调症状和神经精神症状。症状的出现及严重程度与精神、家庭及社会等密切相关。

(1) 血管舒缩症状：潮热是更年期妇女特有的症状，病人常常突然感到面部、颈部及胸部烘热，同时常伴有出汗，持续数秒或数分钟。凌晨发生的潮热导致睡眠中断是进入围绝经期的征兆。症状轻者每日发作数次，重者 10 余次或更多。有些人在潮热发作时还伴有头晕、头痛、耳鸣、头部压迫感或胸部紧迫感。自然潮热发生率在 50% 以上，症状始于绝经前，接近绝经时发生率增加，至绝经期发生达高峰。多数妇女绝经后潮热症状持续 1～2 年，25% 妇女症状持续 4～5 年或更长。

(2) 血压波动：特点是以收缩压升高为主，且具有明显的波动性，波动时常伴有潮热发作。自主神经功能不稳定症状：如心悸、眩晕、失眠、皮肤感觉异常等，常伴有潮热。

(3) 心血管症状：主要表现为心前区闷压感或整个胸部不适感，类似心绞痛发作，但与体力活动无关，服硝酸甘油不能缓解；心慌时心电图显示心律正常，同时伴有潮热出汗、疲乏、关节痛等其他症状，用激素补充治疗 24～48h 后症状可缓解。

(4) 精神神经症状：烦躁、抑郁、焦虑、多疑、失眠、记忆力减退、注意力不集中、皮肤刺感、麻木或蚁走感等。少数病人围绝经期综合征实际是一种焦虑症表现：终日或间歇焦急紧张、心神不定、无缘无故的惊恐不安，有多种自主神经功能障碍和躯体不适感。坐立不安、搓手跺脚是焦虑症常见的鲜明特点。更年期抑郁征首次发病在围绝经期，常有某些精神因素和躯体因素为诱因，多伴有围绝经综合征的表现，早期症状为类神经衰弱，并伴有明显的自主神经系统功能障碍和内分泌功能失调，特别是性功能的变化，临床症状以焦虑抑郁为主,智能良好,抑郁悲观,情绪沮丧,有消极言行,思维迟钝,常感"生不如死"。

3.泌尿生殖道萎缩症状　外阴干涩、性交痛等,发生老年性阴道炎时阴道分泌物增多、外阴瘙痒。发生尿路感染时有尿急、尿频、尿痛等尿路感染症状。

4.绝经后骨质疏松症常无症状。

【查体】

1.全身检查　除外全身性疾病。乳房检查应注意有无肿块和泌乳,排除乳房器质性病变及垂体性闭经。

2.妇科检查　绝经过渡期相关疾病的妇科检查常无异常发现;绝经后生殖器官呈萎缩性变化。围绝经期是妇女常见恶性肿瘤的好发阶段,这一时期最常见的妇科恶性肿瘤为子宫内膜癌、子宫颈癌和卵巢癌。应注意有无肿块,并做宫颈刮片查癌细胞。

【辅助检查】

1.内分泌激素测定　血卵泡刺激素(FSH)基础值＞10U/L,提示卵巢储备功能下降,处于绝经过渡期。FSH≥40U/L、雌二醇(E_2)＜73.2Pmol/L,提示卵巢功能衰竭。

2.诊断性刮宫　在绝经过渡期功血中起确诊和止血的作用。

3.骨密度(BMD)测定　可以预测骨折的危险性,BMD低者骨折的危险性增加。双能X线骨密度是目前测定骨密度的金标准。1994年WHO提出BMD测定值的判断标准如下:正常BMD值较正常成人低1个标准差(S)以内;低骨量BMD值较正常成人低1～2.5S;骨质疏松症BMD值较正常成人低2.5S以上;严重的骨质疏松症:具骨质疏松症标准,同时伴有一处或多处脆性骨折者。

【诊断要点】

1.症状　40～60岁的妇女,月经紊乱或闭经,伴潮热出汗、烦躁、失眠、抑郁、焦虑等自主神经功能紊乱症状;或绝经伴阴道干涩、性交痛等泌尿生殖道萎缩症状。

2.体征　绝经过渡期妇科检查无异常;绝经后生殖器官呈萎缩性改变。

3.辅助检查　血FSH≥40U/L、E_2＜73.2Pmol/L,提示卵巢功能衰竭;骨密度(BMD)测定:BMD值较正常成人低1～2.5S为低骨量;BMD值较正常成人低2.5S以上为骨质疏松。

【鉴别诊断】

1.围绝经期综合征

(1)以出汗症状为主者,需与甲亢鉴别。年龄大者甲亢常无典型症状。有围绝经期症状、甲状腺功能正常,伴月经改变,血FSH升高、E_2降低则为围绝经期症状。

(2)以心悸、胸闷、心律不齐为主者,需与冠心病鉴别。应做心电图,必要时用雌激素实验性治疗。

(3)以血压升高为主要表现者,应与高血压病鉴别。更年期的血压升高常常是轻度的、波动的。高血压的血压升高较为持续。

(4)以失眠为主要表现者,应与神经衰弱鉴别。

(5)以精神症状为主者,应与精神病鉴别。

2.绝经过渡期功血　40岁以上妇女月经紊乱,妇科检查及盆腔B超检查未发现生殖道器质性病变,病史和体格检查排除引起阴道流血的全身性疾病,诊断性刮宫或宫腔镜检查未见宫腔内器质性病变,子宫内膜病检为增殖期或不同程度增生性变化,即可诊断为绝经过渡期功血。须与下列情况鉴别:

(1)生殖道疾病:如宫颈癌、子宫内膜癌、内膜息肉、黏膜下子宫肌瘤、有分泌功能的卵巢肿瘤等;盆腔B超、宫颈刮片、子宫内膜病检等可以鉴别。

(2)其他内分泌疾病:如甲低、甲亢、高泌乳素血症等。血PRL、甲状腺功能测定可以明确诊断。

(3)其他器官严重器质性病变:如肝肾功能衰竭,肝肾功能检查可以鉴别。
(4)血液病:血常规检查可以鉴别。
(5)药物性:如药物避孕和 HRT 时,停药后月经正常即为药物性。
(6)宫内环:取环后月经正常即为 IUD 反应。
(7)妊娠及妊娠相关疾病:如异位.妊娠、自然流产、滋养细胞肿瘤等,血 β-HCG 测定可鉴别。

3.绝经后骨质疏松症
(1)妇女绝经后,年龄在 70 岁以下;
(2)BMD 值较正常成人低 2.5S 以上;
(3)排除继发性骨质疏松症。即可诊断为绝经后骨质疏松症。

三、妇女围绝经期相关疾病的治疗

【一般治疗及药物治疗】

1.对绝经过渡期功血病人,应纠正贫血(补充铁剂、维生素 C、蛋白质)、预防感染(抗生素)、改善全身情况。

2.对仅出现一般症状病情轻微的围绝经综合征病人,如头痛、头晕、心悸、失眠、乏力、忧虑,可给予耐心解释、安慰,以消除顾虑,帮其树立信心,促使康复。建议病人保持心情舒畅、生活规律,参加适宜的文体活动等。可根据病人实际情况,给予谷维素调节自主神经功能、地西泮(安定)睡前服改善睡眠情况等处理。症状重则予激素替代治疗。应及早识别围绝经期期焦虑征和围绝经期期抑郁征,常规处理无效时及时转精神心理科治疗。

3.绝经后妇女为预防骨质疏松,每日摄钙量应为 1000~1500mg,如食物中的钙含量低于 1500mg,需补充钙制剂和生理量的维生素 D(500U/d),每日摄钙量应为 1000~1500mg。

4.性激素补充疗法(HRT):当妇女因缺乏性激素出现或将发生健康问题时需要给予性激素以纠正或预防相关的健康问题,这种医疗措施称为性激素补充疗法(HRT)。从广义说,HRT 可应用于有与性激素不足相关的任何情况,从狭义讲,HRT 是指正常妇女在卵巢功能衰退过程和衰退后即绝经过渡期和绝经后期的 HRT。

适应证:
(1)绝经相关症状。
(2)泌尿生殖道萎缩。
(3)绝经后低骨量及骨质疏松。

禁忌证:
(1)已知或怀疑妊娠。
(2)原因不明的阴道出血或子宫内膜增生。
(3)已知或怀疑患有乳腺癌。
(4)已知或怀疑患有性激素相关的恶性肿瘤。
(5)6 个月内患有活动性静脉或动脉血栓栓塞性疾病。
(6)严重肝肾功能障碍。
(7)血卟啉症、耳硬化症、系统性红斑狼疮。
(8)与孕激素相关的脑膜瘤。

慎用情况：

(1)子宫肌瘤。

(2)子宫内膜异位症。

(3)尚未控制的糖尿病和严重的高血压。

(4)血栓栓塞史或血栓形成倾向。

(5)胆囊疾病、癫痫、偏头痛、哮喘、高催乳素血症。

(6)乳腺良性疾病。

(7)乳腺癌家族史。

开始治疗时机：在卵巢功能开始衰退及出现相关症状后即可应用。

用药前评估：根据病史、检查(根据病人实际选择需要检查的项目，其中乳腺和子宫内膜厚度应列为常规检查项目)，评估病人是否有适应证、禁忌证、慎用情况。

权衡利弊：

(1)无适应证或存在禁忌证不使用 HRT。

(2)有适应证同时合并其他疾病排除禁忌证后，控制其他疾病的同时可应用 HRT。

(3)有适应证无禁忌证建议用 HRT。

(4)症状发生可能与绝经有关，也可能与绝经无关，难以立即辨明，并且无禁忌证时可短期试验治疗。

围绝经期 HRT 个体化用药方案：

(1)有子宫者常用序贯 EPT，无子宫者用 ET。

(2)用药途径有口服和非口服(经皮、皮下和喷鼻)。

(3)常用雌激素天然雌激素，有天然雌二醇、戊酸雌二醇(补佳乐)、微粒化雌二醇、结合型雌激素妊马雌酮(倍美力)。原则上用最低有效剂量，口服天然雌激素量以达到血 E_2 在卵泡早、中期水平为宜，为 60pg/ml 左右。

(4)常用孕激素有睾酮衍生物(如炔诺酮和左炔诺孕酮)、17-羟孕酮衍生物(如醋酸甲羟孕酮、醋酸甲地孕酮)、19-去甲睾酮衍生物(如地屈孕酮)。

(5)根据每个病人不同情况，制定个体化用药方案，序贯方案中，孕激素使用时间应达到 12～14d。

HRT 使用过程中安全性监测要点：常规妇科检查、子宫内膜的监测、乳腺监测、其他如身高、体重、血压、血脂、肝肾功、凝血指标等。

【手术治疗】

1.刮宫术　对于绝经过渡期功血的病人，能达到即刻止血的效果，并具有诊断价值，在了解内膜病理和排除生殖道器质性病变后，应制定合理的激素治疗方案控制周期，以避免功血复发及再次刮宫。

2.子宫切除术　适用于不能坚持用药控制的功血及子宫内膜已发生癌前病变或癌变者。

四、转院要求

激素治疗是妇产科常用的基础治疗手段，需要扎实的妇科内分泌知识，透彻了解激素药物的药理作用，掌握 HRT 适应证、禁忌证和慎用情况，标准方案和个体化相结合，不能滥用。当绝经过渡期功血需诊刮或激素治疗时，或需激素替代治疗围绝经期综合征、泌尿生殖道萎缩病变及防治绝经后骨质疏松症时，应转到上级医疗保健机构诊治。

五、诊疗体会

诊断围绝经期综合征时,应排除全身及生殖器官器质性病变。激素替代治疗是治疗围绝经期相关疾病的最有效方法,但应严格掌握适应证、禁忌证及慎用情况。

六、围绝经期妇女的保健要点

随着人类寿命的逐渐延长,越来越多的妇女步入围绝经期,40～59岁的妇女占我国总人口的11%,且比例在逐渐上升。围绝经期妇女的健康问题不止是绝经期综合征的问题,危害更大的是妇科肿瘤、冠心病、骨质疏松、肥胖和糖尿病等。保健的目的在于消除健康有害因素、发展和建立促进健康因素,其中包括生理、心理、精神、环境及社会等方面。因此,围绝经期妇女保健应包括多种模式的综合保健措施。

【健康教育】

为了使妇女顺利度过围绝经期,各卫生部门,特别是妇幼卫生部门应采取多种形式,大力宣传与普及妇女围绝经期生理、心理卫生知识,使她们了解基本的围绝经期生理与心理变化,解除对围绝经期的恐惧心理,增强自我保健意识和主动接受保健服务的自觉性。

【自我保健】

1. 建立健康的生活方式

(1) 合理营养和良好的生活卫生习惯:合理营养是健康的物质基础,平衡饮食是合理营养的唯一途径。膳食搭配合理可以预防与营养有关的慢性病,如冠心病、高血压、糖尿病等。围绝经期妇女要选用低热能、低脂肪的饮食并注意增加钙的摄取量。戒烟、限酒、不过多喝咖啡。要注意个人卫生,特别是保持外阴部的清洁,勤换内裤。

(2) 适当运动:生命在于运动,保持脑力和体力协调的适宜运动是预防疾病和消除疲劳、获取健康长寿的另一要素。围绝经期妇女好静不好动,是导致肥胖、心血管病、糖尿病和骨质疏松症的危险因素。体育锻炼贵在坚持,重在适度。锻炼的方法有很多,如散步、慢跑、登高、游泳、太极拳、广播体操、气功、球类运动、跳舞、武术等,选择一项或几项令自己满意而快乐的活动,每日坚持半小时左右。肛提肌运动有利于减轻盆底肌肉的松弛,对改善泌尿系统症状有一定的帮助。

(3) 维持正常体重:肥胖是某些慢性疾病(高血脂、高血压、糖尿病及心血管病)的危险因素。人到中年,体重会增加,腰围会增粗。应及时控制饮食,控制体重的增长,避免肥胖。

标准体重简易计算方法:身长(cm)－105＝体重(kg),±10%正常标准;±10%～20%为超重或消瘦;±20%以上为肥胖或严重消瘦。

体重指数＝体重(kg)/身高(m)^2,通常以18.5～25为正常范围,低于18.5或高于25即为消瘦或肥胖。

(4) 保持充分睡眠:健康的体魄来自睡眠,睡眠与消除疲劳使人体产生新的活力、提高免疫力增强抗病能力等有关。应每晚睡眠7～8h。

(5) 维持心理平衡:围绝经期妇女常会因容貌体形出现衰老现象和存在围绝经期症状而烦恼,又会因社会、家庭的变化,或感到负担过重,或感到失落,易出现心理失衡,如焦虑、抑郁等,引起机体功能紊乱,导致疾病。要注意劳逸结合,保持乐观的情绪,正视现实,适应环境,了解围绝经期生理变化,学习相关医学知识,提高自我调节和控制能力,必要时进行心理咨询,及早排除障碍。

(6) 维持和谐的性生活:性生活是人的基本需求之一。和谐的性生活能增进夫妻间的情爱,促进家庭和睦,有利于个人的身心健康。妇女到了围绝经期要重视性保健和提高性生活质量,如出现性冷淡、性欲减退和性交疼痛等性功能障碍,应及时就医,予以矫正。

2.加强自我监测　掌握健康的标准和常见病的早期症状,提高自我监测能力,是自我保健的另一内容。

(1)健康的自我评定:目前对健康的诠释包括三个方面——躯体、心理、社会。世界卫生组织提出的对身体健康和心理健康的衡量标准——"五快""三良"。身体健康标准——五快:食得快、便得快、睡得快、说得快、走得快。心理健康标准——三良:良好的个性,就是性格稳定、随和、坚强、心胸豁达;良好的处世能力,指对人对事客观公正,能适应环境应付复杂事件并能保持良好的情绪;良好的人际关系,能宽以待人,忠诚厚道,助人为乐,与人为善,能与各种性格的人交往。

(2)注意月经变化:围绝经期妇女月经周期延长、经期缩短、经量减少属正常绝经前变化,如月经周期不规则、经期延长、经量过多常是绝经过渡期功血症状,应及时就医。

(3)识别常见病早期症状:围绝经期综合征是围绝经期妇女最常见的疾病,其主要症状有:潮热出汗、失眠、感觉异常、情绪波动、抑郁多疑、眩晕、疲乏、关节痛、心悸、皮肤蚁走感、性欲下降等,掌握这些围绝经期基本知识,可以帮助围绝经期妇女树立乐观的态度,克服暂时的不适。如症状明显影响生活和工作应及时就医;白带异常、绝经后阴道出血都是妇科病的症状,应及时就诊。

(4)乳房自我检查:乳腺癌是妇女常见恶性肿瘤,近年已居妇女恶性肿瘤首位,发病率高于宫颈癌。早期阶段很少有症状。应普及乳房自我检查的方法,及时发现乳房肿块,及时诊断治疗,可以大大提高乳腺癌的治疗效果。

(5)定期体检:每年做1次妇科健康查体,包括宫颈涂片细胞学检查,有利于早期发现妇科疾病。

(孟庆堂)

妇产科检查技术篇

第二十六章　妇产科常用检查

第一节　下生殖道活组织检查

一、外阴活组织检查

【适应证】
1. 外阴部赘生物或久治不愈的溃疡需明确诊断者。
2. 疑有恶性病变，需明确诊断。
3. 外阴特异性感染，如结核、尖锐湿疣、阿米巴病等。
4. 确定外阴色素减退疾病等其他疾病，如白色病变、色素痣、皮赘等。

【禁忌证】
1. 外阴急性化脓性感染。
2. 月经期。
3. 疑恶性黑色素瘤，应在住院、充分准备手术的情况下，做比较广泛的完整病灶切除。按冰冻切片报告，决定手术范围。

【术后注意事项】
1. 注意伤口卫生，以免感染。
2. 必要时药物预防感染。

二、宫颈活组织检查

【适应证】
1. 阴道镜下宫颈活检见"阴道镜"章节。
2. 宫颈炎症反复治疗无效者，宫颈溃疡或赘生物生长，需进一步明确诊断。

【禁忌证】
1. 阴道急性炎症应治愈后再取活检。
2. 急性附件炎或盆腔炎。
3. 月经期或宫腔流血较多者，不宜做活检，以免与活检处出血相混淆，且月经来潮时创口不易愈合，有增加内膜在切口种植的机会。

【手术注意事项】

1.阴道镜下宫颈活检手术注意事项见"阴道镜"章节。

2.临床已明确为宫颈癌,只为明确病理类型或浸润程度时可做单点取材。为提高取材准确性,可在阴道镜检指引下行定位活检,或在宫颈阴道部涂以碘溶液,选择不着色区取材。

3.所取组织应包括宫颈上皮及间质,组织大小以0.2~0.3cm为宜。

4.活组织取下后以带线棉塞填塞、压迫,以防出血,嘱患者24小时后自行取出。如取出棉塞后出血较多,应立即来院急诊处理。

5.出血活跃时,可用止血剂或止血纱布放于宫颈出血处再用棉塞压迫或电凝止血。

(梁建梅)

第二节 诊断性刮宫

诊断性刮宫简称诊刮,是刮取子宫内膜和内膜病灶行活组织检查,做出病理学诊断。怀疑有宫颈癌或子宫内膜癌时,需同时对宫颈管黏膜及子宫内膜分别进行刮取,简称分段诊刮。

【适应证】

1.用于原因不明的子宫异常出血或阴道排液,需证实或排除子宫内膜癌、宫颈管癌等恶性病变。

2.对于不全流产或功能失调性子宫出血长期多量出血时,彻底刮宫既有助于诊断,又有迅即止血的效果。

3.不孕症行诊断性刮宫有助于了解有无排卵,在月经周期后半期确切了解子宫内膜改变。

4.闭经,如疑有子宫内膜结核、卵巢功能失调、宫腔粘连。

5.异位妊娠的辅助诊断。

【禁忌证】

滴虫、假丝酵母菌感染或细菌感染所致急性阴道炎、急性宫颈炎,急性或亚急性盆腔炎性疾病,应先予抗感染治疗,待感染控制后再做诊刮。

【手术注意事项】

1.正确掌握刮宫的时间,不孕症或功能失调性子宫出血的患者,了解排卵情况时,应选在月经前1~2天或月经来潮24小时内刮宫,以判断有无排卵,异常子宫出血不限定时间;疑有黄体功能异常者,应在月经第5日;子宫内膜结核应于月经前1周或来潮前12小时刮宫。

2.一般不需麻醉,如精神紧张或未婚者可酌情予以镇痛剂或静脉麻醉。

3.放置子宫探针,刮匙做宫腔搔刮时,应注意子宫位置,操作应轻柔,以防损伤,引起子宫穿孔。哺乳期、绝经后及子宫患有恶性肿瘤者均应查清子宫位置并仔细操作,以防子宫穿孔。

4.为区分子宫内膜癌及宫颈管癌,应做分段诊刮。先不探查宫腔深度,以免将宫颈管组织带入宫腔混淆诊断。用小刮匙占宫颈内口至外口顺序刮宫颈管一周,将所取组织置纱布上,再探宫腔,明确子宫位置大小,然后刮匙进入宫腔刮取子宫内膜,送病理检查。若刮出物肉眼观察高度怀疑为癌组织时,不应继续刮宫,以防出血及癌扩散。若肉眼观察未见明显癌组织时,应全面刮宫,以防漏诊。

5.疑子宫内膜结核者,刮宫时要特别注意刮子宫两角部,因该部位阳性率较高。

6.刮宫止血时,应刮净内膜,以起到止血效果。

【术后注意事项】
1. 长期有阴道流血者宫腔内常有感染,刮宫能促使感染扩散,术前、术后应酌情给予抗生素。
2. 刮宫患者术后 2 周内禁性生活及盆浴,以防感染。

(张丽娜)

第三节 输卵管通液术

输卵管通液术是检查输卵管是否通畅的一种方法,并具有一定的治疗功效。通过导管向宫腔内注入液体,根据注液阻力大小、注入液体量、有无回流和患者感觉等判断输卵管是否通畅。可在腹腔镜直视下进行输卵管通液检查、宫腔镜下进行经输卵管口插管通液检查和腹腔镜联合检查等方法。

【适应证】
1. 不孕症,男方精液正常,疑有输卵管阻塞者。
2. 检验和评价输卵管绝育术、输卵管再通术或输卵管成形术的效果。
3. 对输卵管黏膜轻度粘连有疏通作用。

【禁忌证】
1. 内外生殖器急性炎症或慢性炎症急性、亚急性发作;体温高于 37.5℃者。
2. 月经期或有不规则阴道流血者。
3. 3 日内有性生活者。
4. 严重的全身性疾病,如心、肺功能异常等,不能耐受手术者。

【手术注意事项】
1. 月经干净 3～7 日,术前 3 日禁性生活,术前皮下注射阿托品 0.5mg。
2. 在行输卵管通液术前应先做妇科检查,并取白带查滴虫、真菌及清洁度。
3. 输卵管通畅顺利推注无阻力,压力维持在 60～80mmHg 以下,或开始稍有阻力,随后阻力消失,无液体回流,患者也无不适感,提示输卵管通畅;输卵管阻塞勉强注入液体即感有阻力,压力表见压力持续上升而不见下降,患者感下腹胀痛,停止推注后液体又回流至注射器内,表明输卵管不通;如液体注入而阻力较大,或有少量会反流入注射器,提示输卵管可能通而不畅。

【术后注意事项】
1. 酌情给予抗生素预防感染。
2. 术后 2 周禁盆浴及性生活。
3. 通液术后,如有剧烈下腹痛,可能输卵管积液破裂,应严密观察。如疑有内出血,可做 B 超检查或做后穹窿或下腹穿刺,以明确诊断,并积极处理。

(张丽娜)

第四节 子宫输卵管碘油造影

通过导管将碘制剂由宫颈管注入到宫腔,再由宫腔注入到输卵管,在 X 线透视下了解子宫腔和输卵管的通畅情况。造影时间以月经干净 3～7 日为宜,术前 3 日禁性生活,进行造影。共摄片 2 次,在造影剂显示子宫和输卵管情况后摄片,次日再摄片观察输卵管的通畅程度和盆腔造影剂的分布情况。

【适应证】

1.原发或继发不孕要求检查输卵管是否通畅者。

2.曾行输卵管通液术,结果通畅,但半年以上仍未妊娠者;曾行输卵管通液术,结果不通或通而不畅者。

3.怀疑生殖道畸形或结核者。

【禁忌证】

1.下生殖道炎症,急性宫颈炎、阴道炎等患者。

2.急性或亚急性附件炎或盆腔炎患者。

3.全身情况不良或体温在37.5℃以上者。

4.妊娠期、月经期或子宫出血者。

5.产后、流产、刮宫术后6周内患者。

6.碘过敏者。

【注意事项】

1.月经干净3~7日,术前3日禁性生活,术前皮下注射阿托品0.5mg。

2.使用金属导管时需注意插入方向,避免暴力以免造成创伤。

3.注碘化油时用力不可过大,推注不可过快,防止损伤输卵管,透视下发现造影剂流入静脉或淋巴管应立即停止操作,取右侧卧位或坐位,以免造影剂进入左心。

4.造影后2周禁盆浴及性生活,可酌情给予抗生素预防感染。

(张丽娜)

第五节 盆腔平片检查

盆腔平片检查是常用的妇科疾病的诊断方法,目的在于了解盆腔内有无骨化或钙化的情况,有无肠梗阻、子宫穿孔,输卵管通气试验后检查膈下有无游离气体等。

【适应证】

1.可疑内生殖器结核患者,观察有无钙化点和斑点状结核阴影。

2.疑卵巢畸胎瘤患者,观察骨骼、牙齿影像或见局限性透亮影。

3.疑肠梗阻患者,观察液平面与充气扩张的肠曲。

4.输卵管通气术后不能明确其是否通畅者,观察膈下有无游离气体。

5.疑有子宫穿孔者,观察有无游离气体。

【禁忌证】

1.患者全身不适于搬动者。

2.妊娠需持续者。

【注意事项】

嘱患者在摄片前排空肠道,以免粪便干扰影像诊断。

(张丽娜)

第六节 CT检查

电子计算机X线断层摄影(CT)与传统X线检查相比有许多优点,其横断面的扫描图像可清楚地显示盆腔内的解剖结构,对妇科疾患尤其是肿瘤及其对周围结构的侵犯以及有无淋巴结转移均可显示清楚,有利于制订治疗计划,因此CT已成为目前检查和诊断盆腔疾病的主要方法。

【适应证】
1. 检测各种妇科病变,如肿瘤、脓肿、血肿、囊肿、肿大淋巴结等。
2. 确定病变部位:通过轴位、冠状位及重建图像以清楚显示病变的准确部位。以利穿刺活检及制订手术计划。
3. 确定病变的性质:CT平扫及增强扫描可作出病变的良恶性诊断,并鉴别病变是囊性或实体性、脂肪性、血性等。
4. 了解肿瘤邻近器官侵及范围及淋巴转移的情况,以便肿瘤的临床分期。
5. 观察疗效:对某些不易手术治疗的肿瘤患者,采用全身化疗或介入治疗后可通过CT比较治疗前后肿瘤的变化,从而判断治疗效果。

【禁忌证】
1. 对碘过敏者不能作CT增强扫描。
2. 对不能合作的患者及早孕(三个月内)者不宜作CT检查。

【检查方法】
1. 检查前一般准备　为获得高质量CT图像,扫描前3天开始进少渣或流质饮食,检查前一天晚上口服缓泻剂,以清洁肠道。检查前3小时左右分次口服1‰～2‰泛影葡胺600～800ml,以充盈小肠与结肠。检查前2小时不排小便,使膀胱充盈,阴道放置阴道塞,这样有助于盆腔内各脏器的分辨。
2. 扫描方法　一般先作平扫,然后根据病变需要,再在静脉内注射含碘对比剂后作增强扫描,必要时作动态扫描。患者取仰卧位,平静呼吸,扫描范围自耻骨联合下缘开始向上至髂前上棘或肿块上缘,层厚10mm,层距10mm,对较小的病变可加5mm薄层扫描,增强扫描时,应尽可能采用非离子型对比剂,通常用量80～100ml。目前大多采取团注法,即在3～5分钟内将造影剂全部注入,即刻扫描,扫描范围视平扫所见而定。卵巢恶性肿瘤常需作全腹扫描从耻骨联合往上扫描至膈顶。

【正常CT表现】
子宫分为宫体和宫颈两部分,位于盆腔中央,但可偏前偏后,亦可偏左偏右。前邻膀胱,后靠直肠。成人子宫长径约7～9cm(宫颈至宫底),横径约4～6cm,厚约3～4cm。产后及月经期子宫略大,绝经期后子宫萎缩变小。在耻骨上方3cm层面上可见直径为3cm的圆形宫颈,在耻骨联合上5～7cm层面上即可显示宫体呈纺锤形或椭圆形软组织影,CT值在40～80Hu,边缘光滑锐利。中心可见一小圆形略低密度影为宫腔。在子宫两侧脂肪中有斑点状影为输尿管及子宫静脉丛,子宫与直肠间及直肠与骶骨间均有脂肪层相隔。卵巢为一对略呈椭圆形的软组织密度结构,位于子宫两侧,大小一般2～4cm以内,两侧大小可不对称,正常大小时常规显示的几率不高,输卵管在CT上更不易显示。

【常见妇科肿瘤的CT表现】
(一)子宫肌瘤
子宫增大和轮廓变形是最常见的表现,增大的子宫可呈分叶状,或局部向外弧形凸出,一般边界清楚,约有10%的肌瘤内可出现点状或不规则状钙化,少数肌瘤内可出现低密度区,为变性所致,增强扫描,肌瘤往往与子宫体同步强化。

(二)子宫颈癌

典型的CT表现为宫颈扩大,呈实质性软组织肿块,约有一半以上的肿瘤可在肿块内见到不规则的低密度坏死区。CT的主要作用在于进行肿瘤分期,了解邻近组织的侵及和远处转移的情况,观察手术和放疗有无复发等,对早期宫颈癌作用不大。

(三)子宫内膜癌

多表现子宫体增大,宫腔变形,腔内密度不等,可见不规则低密度肿瘤坏死区,增强扫描后可清晰显示肿瘤对子宫肌层的侵犯深浅,及邻近结构侵及程度。

(四)卵巢囊肿

包括单纯囊肿、黄体囊肿、巧克力囊肿等,CT表现为圆形或椭圆形均匀一致的囊性低密度影。单纯囊肿多呈水样密度,CT值为0~15Hu,边缘光滑,与邻近组织分界清楚,囊壁薄而均匀一致。巧克力囊肿密度较高,CT值多在20~30Hu,且囊壁稍厚,与周围组织可有粘连而分界不清,囊肿可单发或多发,可单侧亦可两侧同时发生,囊肿大小不等,大者直径可>10cm,增强扫描囊内无强化,囊壁可有轻度增强。

(五)卵巢囊腺瘤

典型的囊腺瘤一般较大,囊壁较薄,其内充满囊液,浆液性囊腺瘤的CT值接近水的密度。黏液性囊腺瘤的CT值高于水,瘤体内可有分隔,分隔较细,肿瘤外形光滑,与周围组织分界清楚。

(六)畸胎瘤

CT表现为密度不均匀之肿块,其内可见低密度脂肪组织及致密的骨组织及牙齿等结构,有时可见斑片钙化及软组织成分。

(七)卵巢癌

表现为盆腔内不规则囊实性,或实性肿块。肿块内密度不匀,多有不规则低密度坏死区。肿块包膜厚薄不等,与周围组织常分界不清,约30%卵巢癌患者伴有腹水,多数在发现肿瘤时已可见腹腔内及大网膜转移病灶,有时可见腹主动脉周围及髂外髂总淋巴结转移,以及肝脏转移的表现。

(八)妊娠滋养细胞肿瘤

X线计算机横断断层摄影术(CT)是放射学史上一个划时代的进步,尤其是经过多年来的不断改进,随着速度和分辨率的提高,使胸、腹部和盆腔疾病的诊断率明显提高。妇科肿瘤采用CT诊断已为常用,妊娠滋养细胞肿瘤中肺部和脑部的病灶,也常需采用CT诊断,CT也是诊断肝和脾转移的重要手段。

1.肺部是妊娠滋养细胞肿瘤最常见的转移部位 肺部转移意味着滋养细胞可通过血液循环转移到各处生成转移灶,因此早期诊断滋养细胞肿瘤肺部转移,对控制病情和改善预后等极为重要。以往通常以普通X线摄片以明确肺部转移情况,但难以显示微小病灶和隐蔽病灶,给临床造成错误导向。而采用CT则更能提高肺部转移病灶的诊断准确率。1996年浙江大学医学院附属妇产科医院潘芝梅和石一复等对经临床、B超、hCG测定和病理检查明确诊断为妊娠滋养细胞肿瘤的52例患者,常规行肺CT和普通X线胸片检查,此52例中肺CT阳性者24例(占46.1%),普通胸片阳性者17例,2例可疑阳性(占36%);两者方法一致阳性17例,另7例CT阳性,而胸片显示可疑2例,阴性5例。可见CT诊断肺部病灶阳性率高。

滋养细胞肿瘤肺部转移CT的表现:

(1)单个小结节转移:病灶约0.5cm大小,有的位于肺尖或肋间胸膜下,结节呈类圆形,边界清晰。

(2)两肺散在或广泛转移:病灶从米粒至核桃大小不等,以胸膜下居多,边界常清晰、锐利,以圆形、类圆形为主。也可伴有周围炎性渗出,使周边稍模糊。

(3) 单个病灶呈圆形或分叶状,密度不甚一致,可伴有胸膜局部增厚,或少量胸腔积液;

(4) 单个团块型转移相对较少,有时可能为多个病灶融合而成。

肺部 CT 单个小结节转移灶者,普通胸片均示两肺正常,CT 显示散在或广泛转移者,而在普通胸片上显示病灶较 CT 为少。也有 CT 可见两肺多个大小不等结节,有些病灶位于心影后方及脊柱旁,而在普通胸片中仅显示模糊小片影,极易疏忽。

滋养细胞肿瘤肺 CT 检查价值:血行转移是滋养细胞肿瘤的主要转移途径,肺是其最常见的转移部位。早期肺转移病人多无咳嗽、咳血等明显自觉症状。有文献报道单个小结节及两肺散在转移患者均无明显肺部症状。常规肺 CT 可早期发现、早期诊断。CT 的高分辨率和轴位扫描是普通 X 线所不能及的。对肺炎、胸膜下、脊柱旁、心影后及纵隔内等处普通 X 线胸片不易发现的病灶,CT 可明确显示其形态及大小。CT 能显示米粒大的极微小病灶和胸膜的细微改变,这对观察滋养细胞肿瘤的早期转移更优于普通 X 线;且对化疗过程中的追踪复查,观察其治疗效果,也有独到的意义。考虑其价格和射线因素一般以 2~3 个疗程后复查一次为宜。

滋养细胞肿瘤肺 CT 检查对临床的指导意义:上述肺 CT 检查结果对疾病的临床分期,提供了依据,对治疗计划的指导、疗效的观察、停药的指征、随访复发均起到重大作用。如石一复等报道 3 例化疗 8 疗程后症状消失,hCG 降至正常,普通胸片未见病灶,临床准备停药,而 CT 检查提示肺部病灶尚未完全吸收,临床继续进行化疗,以免耐药复发,直至病灶消失,对改善预后起重要作用。

综上所述,随着医学影像学的进展,滋养细胞肿瘤患者应常规检查肺 CT;有肺转移者应常规做脑 CT 检查。CT 价格目前一般患者能够承受,应作为滋养细胞肿瘤诊治中的重要手段。

2.脑转移者 CT 检查 可见有直径大小不等的高密度软化灶,转移灶周围均见脑组织水肿。CT 对脑早期转移的诊断作用也大。

脑转移大多数病变位于顶叶,50%脑转移病灶表现为出血,继而血管被滋养细胞浸润,95%以上脑转移灶 CT 显示高密度影。

3.肝、脾转移常发生在晚期病例,腹部 CT 表现为肝脏内低密度阴影。

(梁建梅)

第七节 MRI 检查

磁共振是一种物理现象,磁共振成像(MRI)自 1981 年开始应用于临床,近年来 MRI 作为医学影像学的一个重要组成部分,发展十分迅速,应用范围越来越广,MRI 检查女性盆腔具有许多优势,如对组织分辨率高,可多平面成像,无创伤,无放射损害等,但检查费用昂贵,需时较长。

【适应证】

可用于各种妇科疾患的检测,尤其是对子宫和附件的肿瘤,可显示病变的准确位置,判断病变的性质,了解有无转移及观察疗效等,MRI 比 CT 更为敏感。

【禁忌证】

凡体内置有金属物品者,如金属避孕器,心脏起搏器,各种动脉瘤夹闭术后者,有人工心脏瓣膜者等,因这些金属物可改变磁场均匀性,并产生明显金属伪影,掩盖整个盆腔,从而影响诊断。

【检查方法】

检查前必须彻底除去所携带的金属物品,如手表、手饰、义齿等。检查前 2 小时不解小便,使膀胱处于充盈状态，以便准确判断盆腔内器官的解剖关系。检查时患者取仰卧位，平静呼吸，并做好解释工作，以消除患者对幽闭及射频噪声的恐惧感。

盆腔扫描常规采用自旋回波(SE)序列，完整的盆腔检查应包括矢状位、冠状位和轴位，并分别作 T_1 及 T_2 加权像以获得足够的诊断信息，根据不同病变产生的信号改变而作出诊断。

MRI 对子宫内膜癌内膜侵犯肌层深度和子宫腺肌症(AM)、妊娠滋养细胞肿瘤等，软组织病变的诊断均有较大价值。

HriCKet(1988)在 MRI T_2 加权成像发现：①子宫内膜为带状高信号区；②子宫肌层是由不同的两层组成——邻近子宫内膜为带状高信号区的内 1/3 肌层的低信号带，靠外的中等强度信号的外部肌层。

将子宫肌层的内 1/3 称为子宫内膜基底层与子宫内膜下肌层或称为子宫结合带(JZ)。

子宫结合带的结构特点：JZ 肌层在结构上不同于外肌层，它由纵行排列致密的平滑肌纤维组成，血管较外层少，含水量较低，单位内细胞核的数量较外肌层多，起源于苗勒管(外部肌层起源于间质细胞)。

JZ 与体内激素有密切关系：①各年龄段 JZ 厚度不同；②JZ 厚度变化在育龄妇女月经周期各个阶段中与子宫内膜相似；③JZ 厚度同子宫内膜一样随月经周期或外源性激素刺激而变化。在卵泡期和排卵期之间厚度明显增加，自排卵期到黄体期明显下降，育龄妇女正常 JZ 形态规则，厚度 5～6mm(平均 5.4mm)，也有认为 JZ 厚度＜5mm，月经规则妇女黄体期 JZ 平均 3.4mm，月经不规则妇女为 5.3mm，绝经后平均 2.9mm。

JZ 的功能：正常生理状况下，月经周期不同时相内 JZ 收缩波的方向、强度、频率不同；非妊娠期 JZ 的周期性、规律性收缩运动，保证了子宫结构和功能的完整性；月经期收缩为正向传播(从子宫底向子宫颈方向，为顺行收缩)，这种收缩可使 JZ 处静脉充血，有助经期止血，更有助于脱落的内膜碎片自宫腔排出；月经期外的其他阶段：JZ 肌层收缩减弱，收缩传播方向自子宫颈向子宫底，为逆行收缩，有助于精子向输卵管运输以及孕卵着床于子宫腔上半部，外肌层收缩主要参与分娩过程。

JZ 结构异常与子宫腺肌症(AM)发生有关，正常情况下，子宫内膜与肌层之间的基底层具有一定的抵制子宫内膜向肌层方向生长的作用，结构改变是子宫腺肌症(AM)发生的重要前提，多种因素使 JZ 受到机械损伤和(或)物理损伤，造成子宫过度收缩，JZ 内环境的稳定遭到破坏，削弱了基底层的防御功能，正常结构扭曲导致 JZ 功能紊乱，在位内膜的腺上皮细胞功能活跃，侵袭能力增强，它们向肌层内陷、浸润生长、形成 AM，使肌层病灶得以生存与扩散。

MRI 对 JZ 收缩运动研究有助于：①卵巢子宫内膜异位症者与正常妇女子宫收缩明显不同，尤其在增生期子宫收缩次数、频率、宫颈一宫底方向收缩次数均少于正常对照组；②月经期正常妇女子宫收缩方向为宫底一宫颈，这种收缩能使 JZ 处静脉充血，有助经期止血，更有助脱落内膜碎片白宫腔排出；③卵巢子宫内膜异位症者这种收缩明显减少，甚至无收缩，这些异常更易造成经血逆向流入腹腔。

在显示子宫内病变的位置方面，B超与 MRI 相近，但明显优于 CT；在显示有无肌层侵犯方面，MRI 明显优于 B超和 CT；B超和 CT 皆难以进一步鉴别肿瘤的良恶性，而 MRI 凭借其对肌层侵犯显示的高度敏感性，可将良性葡萄胎与恶性的侵蚀性葡萄胎和绒癌相鉴别，但较难进一步区分侵蚀性葡萄胎和绒癌。

（一）葡萄胎 MRI 特征

1.宫腔扩大和宫腔内肿物：肿物的信号等于或略高于子宫肌层，其中有时可见局限性高信号区，为葡萄胎出血，肿物高低信号混杂，呈"葡萄状"或"雪片状"，高信号代表绒毛的高度水肿，相对低信号为增生的滋养层细胞及陈旧性出血灶等。

2.宫腔内葡萄胎与子宫肌层可见局灶低信号区。

3.子宫常等于或大于相应的妊娠月份。

4.黄素囊肿表现为低信号和极高磁共振信号。

5.葡萄胎子宫增大,中心见分隔、大小不一泡状物,泡状物互相挤压,界限清楚。

(二)妊娠滋养细胞肿瘤MRI特征

包括侵蚀性葡萄胎和绒毛膜癌,其特征为两者相似,除有葡萄胎的MRI特征外,还有肌层侵犯和血管扩张的特征。

1.肌层侵犯:表现为子宫壁层状解剖结构消失和高信号的肿瘤组织占据相对低信号的肌层结构。

2.肿瘤内血管扭曲扩张。

3.子宫弓状血管和髂内血管扩张充盈,这可能与肿瘤内易出现动静脉短路致血供增加有关。

4.侵蚀性葡萄胎和绒癌肌层内病灶MRI发现率可达83%,而CT上观察到侵蚀性葡萄胎和绒癌均有连接带消失和肌层中断,这是提示肌层内有病灶的一个重要征象。

(三)妊娠滋养细胞肿瘤化疗后MRI

1.化疗后肿物逐渐缩小、原增大的子宫缩小。

2.肿瘤内出现片状坏死和出血,前者呈低和高信号,出血者呈高信号。

3.肿瘤和子宫肌层内扩张的血管消失,附件区和髂内血管的扩张也明显减轻或恢复正常。

(四)神经系统的MRI

MRI可作为妊娠滋养细胞肿瘤颅脑转移灶的诊断和治疗后效果观察的方法,观察病灶大小、治疗后病灶消退情况。

(梁建梅)

第八节　盆腔静脉造影

盆腔静脉造影是将造影剂注入盆腔静脉后再做X线摄片检查。常用的造影剂为30%醋碘苯酸钠。造影途径有:经髂总静脉插管,或穿刺子宫颈肌层、子宫底肌层多种方法。在正常状态下盆腔造影均可显影。

【适应证】

检查盆腔静脉曲张和淤血的重要方法。

【禁忌证】

1.有心、肝、肾功能不全,慢性消耗性疾病,盆腔炎症急性发作者。

2.有血栓性静脉炎或静脉曲张者。

3.碘油过敏者。

【注意事项】

1.造影术在月经净后3～7日进行。

2.造影前肥皂水灌肠,排空膀胱。

3.术后患者卧床休息半小时。

4.酌情给予抗生素。

5.注意排除妊娠状态。

(金　玉)

第九节 盆腔动脉造影

盆腔动脉造影是将血管造影剂注入动脉后再做 X 线摄片检查。常用的造影剂为 76% 的泛影葡胺,穿刺点为右侧股动脉。

【适应证】

1. 用于明确侵蚀性葡萄胎及绒毛膜癌的病灶。
2. 对于子宫肿瘤与附件肿块的鉴别诊断也有一定价值。

【禁忌证】

1. 凡有心、肝、肾功能不全慢性消耗性疾病,盆腔炎性疾病发作者。
2. 有凝血功能障碍者。
3. 对碘油过敏者。

【注意事项】

1. 造影前灌肠,排空膀胱。
2. 术后压迫穿刺点 30 分钟,以防出血。
3. 造影后绝对卧床休息 2~3 日。
4. 术后偶发瘀斑、出血及局部肿块者,可在局部压迫止血,热敷,应用超短波、远红外照射以利血肿吸收。
5. 酌情给予抗生素。
6. 注意排除妊娠状态。

(金 玉)

第十节 盆腔淋巴造影

盆腔淋巴造影术是将造影剂注入盆腔淋巴管,再做 X 线摄片,观察盆腔淋巴结及淋巴管的一种方法。常用的造影剂为油剂碘苯酯。将其注入足背淋巴管以及腹股沟、髂内外、闭孔、腹主动脉旁等区域淋巴结,以判断肿瘤浸润淋巴系统的情况。

【适应证】

1. 协助诊断妇科恶性肿瘤转移至淋巴结的程度及范围,以便制定治疗方案。
2. 于淋巴管内注射化疗药物,可以减少全身化疗反应,提高淋巴结转移的肿瘤患者的化疗效果。
3. 宫颈癌手术放疗后,疑有宫旁复发而难以与放疗后纤维化及炎性肿块区别时,可用此法区别。

【禁忌证】

1. 凡有心、肝、肾功能不全,慢性消耗性疾病,盆腔炎性疾病发作,盆腔淋巴结炎,下肢淋巴管炎者。
2. 对碘油过敏者。

【注意事项】

1. 由于淋巴管极细,管壁薄,耐压低,而且在循环通路上还要流经许多淋巴结,故流速极慢,必须控制造影剂的注射速度,以防淋巴管破损。

2.造影剂注入2ml后立即做下腹X线摄片,肯定造影剂注入淋巴管再继续注射,以防造影剂注入血管。

3.术后酌情给予抗生素预防感染。

4.注意排除妊娠状态。

(赵素娥)

第十一节 妇科超声检查

利用超声诊断疾病,B型显像法和多普勒法最常用。前者经腹探测盆腔视野广,声像清晰,经阴道(直肠)超声适于腹壁肥厚、盆腔粘连和检测卵泡。多普勒法多用于探测血流动力学的变化。

【适应证】

1.了解子宫的大小,子宫内膜的周期性变化。

2.子宫占位性病变(子宫肌瘤、子宫腺肌瘤、子宫内膜增生、子宫内膜息肉及子宫内膜癌、子宫体恶性肿瘤)情况和子宫畸形。

3.盆腔肿块:卵巢肿瘤、多囊卵巢、子宫内膜囊肿、附件炎性肿块、中肾管囊肿或腹膜后肿块等,且可了解其性质为囊性、实性、混合性或多房性。

4.妊娠及其并发症情况:早、中、晚期妊娠,流产,胚胎发育停滞,宫外孕,葡萄胎等。

5.子宫内膜异位症。

6.监测卵泡发育。

7.检查金属节育器的位置。

【禁忌证】

无性生活者禁止做阴道探测,可经腹部或直肠探测。

【检查前后的注意事项】

1.经腹部探测需要保持膀胱充盈。

2.检查后及时排空膀胱。

(赵素娥)

第十二节 胎心率电子监护

胎心率电子监护可连续观察和记录胎心率的动态变化,也可了解胎心与胎动及宫缩之间的关系,评估胎儿宫内安危状况。包括无应激试验(NST)、缩宫素激惹试验(OCT)又称宫缩应激试验(CST)。

一、胎心率基本曲线

1.胎心率基线 指在无胎动和无子宫收缩影响时,10分钟以上的胎心率平均值。正常胎心率基线为110~160次/分钟,如果>160次/分钟或<110次/分钟,称为心动过速或心动过缓。

2.胎心基线变异 包括变异振幅和变异频率。变异振幅为胎心率上下摆动的高度,胎心变异振幅正常范围为 6～25 次/分钟。变异频率为 1 分钟内胎心率变异的次数,正常为≥6 次。基线变异是胎儿有一定储备能力的体现,如基线平直,变异消失,提示胎儿储备能力丧失。

3.胎心率周期变化

(1)加速:胎动或宫缩后胎心率增加≥15 次/分钟,持续时间≥15 秒钟,是胎儿良好的表现,可能是胎儿躯干或脐静脉暂时受压所致。

(2)减速:①早期减速。与宫缩几乎同时发生,变异幅度一般不超过 50 次/分钟,持续时间短,恢复快。一般出现在第一产程后期,为宫缩时胎头受压引起,不受孕妇体位或吸氧而改变。②变异减速。与宫缩关系不恒定,下降和恢复速度快,下降幅度大(>70 次/分钟),多数为脐带受压引起。③晚期减速。出现在子宫收缩高峰过后的一段时间,宫缩的高峰和减速的最低点相差 30～60 秒钟,减速幅度一般不超过 50 次/分钟。一般认为,是胎盘功能不良、胎儿缺氧的表现。

二、无应激试验

无应激试验(NST)是指在无宫缩、无外界负荷刺激下,对胎儿进行连续胎心率的观察和记录,以了解胎儿储备能力。

1.操作方法

(1)妊娠晚期产前的常规检查,一般每周进行 1 次。高危妊娠每周检查酌情增加,一般 2～3 次。

(2)监测时间一般为 20 分钟,如无反应,可让孕妇改变体位或经母体推动胎体,然后延长监护 20 分钟。

(3)结果评价:根据胎心率基线、胎动时胎心率变化等分为有反应型 NST、可疑型 NST 和无反应型 NST。

2.注意事项

(1)胎儿睡眠周期和孕妇应用镇静药、硫酸镁等情况下可表现为无反应型图形。

(2)必要时,妊娠 28 周即可进行检测。32 周前的加速幅度为 10 次/分钟,持续>10 秒钟,32 周后的评估标准与前述标准相同。

三、缩宫素激惹试验

缩宫素激惹试验(OCT)即宫缩应激试验(CST)。其原理为诱发宫缩,并用胎心监护仪记录胎心率变化,测定胎儿的储备能力。

1.操作方法

(1)适应证:适用于 NST 可疑型者,以及高危妊娠可能有胎盘功能低下,临产前用以测定胎盘功能。如怀疑胎儿已有严重缺氧者或瘢痕子宫不宜经阴道分娩者禁用此试验。

(2)有两种方法可以诱导宫缩产生:静脉内滴注缩宫素;乳头刺激法,透过衣服摩擦乳头 2 分钟直到产生宫缩。

(3)结果评价:①正常宫缩建立后,若无明显减速,监护记录 20 分钟,若无明显减速为 OCT 阴性,是否有加速反应则为非必需条件,提示胎儿储备功能良好。②如反复有晚期减速发生、其频率超过全部宫缩的 1/2 以上为 OCT 阳性,说明胎儿氧合状态不理想。③若是偶有晚期减速,或过度应激(宫缩频率>1 次 12 分钟或每次宫缩持续时间>90 秒钟)下出现反复晚期减速,以及图形不满意,视为 OCT 可疑阳性。

2.注意事项

(1)OCT需住院进行,并有一旦发生胎儿窘迫可立即急救的准备。

(2)发现OCT试验为可疑阳性时,以及宫缩过强、持续时间过长或宫缩过频,及时停止静脉滴注缩宫素。

(杜守敏)

第十三节 超声检查

1958年英国Donald等首次报道超声在妇产科的应用。由于超声诊断对人体损伤小,患者无痛苦,可以重复检查,诊断迅速、准确,为医疗和科研提供了较为可靠的依据,是一种不可缺少的辅助诊断工具,已成为妇产科首选的影像学诊断方法。

【检查方法】

超声检查前要详细阅读病历,了解一般检查及盆腔检查情况,以及临床要求超声检查的目的。妇产科常用的超声检查分为经腹及经阴道两种方法。超声仪器常用"灰阶实时二维(B型)超声诊断仪"及"彩色多普勒超声仪"。

1.B型超声检查 B型超声检查方法是应用二维超声诊断仪,又称B型超声诊断仪,在荧光屏上以强弱不等的光点、光团或光环,显示探头所在部位脏器或病灶的断面形态及其与周围器官的关系,并可照相。B型超声检查因探头不同,又分为经腹检查与经阴道检查。

(1)经腹B型超声检查:检查前适度充盈膀胱,形成良好的"透声窗",便于观察盆腔内脏器和病变。探测时患者取卧位,暴露下腹部,检查区皮肤涂耦合剂。检查者手持探头以均匀适度的压力滑行探测观察。根据需要做纵断、横断和斜断等多断层面扫查。一般扫查一次需1～5min。

(2)经阴道B型超声检查:选用高频探头(5～7.5mHz),可获得高分辨率图像。检查前,探头需常规消毒,套上一次性橡胶套(常用避孕套),套内外涂耦合剂。患者需排空膀胱,取膀胱截石位,将探头轻柔地放入患者阴道内,根据探头与监视器的方向标记,把握探头的扫描方向。经阴道与经腹超声扫描检查优缺点比较。

2.彩色多普勒超声检查 彩色多普勒和频谱多普勒同属于脉冲波多普勒,它是一种显像技术,是一种面积显示。在同一面积内有很多的声束发射和被接收回来。利用靶识别技术经过计算机的编码,朝向探头编码为红色,背离探头编码为蓝色,构成一幅血流显像图。而频谱多普勒的曲线纵向表示血流的方向,朝向探头的血流显示在基线之上,背离探头的血流曲线显示在基线之下。在妇产科领域中,用于评估血管收缩期和舒张期血流状态的常用三个指数为阻力指数(RI)、搏动指数(PI)和收缩期、舒张期比值(S/D)。

彩色超声探头也包括腹部和阴道探头。患者受检前的准备以及体位与B型超声相同。

【图像方位】

1.扫查切面 妇产科常用的扫查切面有:

(1)矢状面扫查(纵断面的一种),以扫查面由前向后并与人体的长轴平行。

(2)横向扫查(横断面),即扫查面与人体的长轴垂直。

2.图像方位的标准 仰卧位扫查时,即相当于在被检查者足端观察。

(1)横断面:图像左侧示被检查者右侧结构,图像右侧示被检查者左侧结构。

(2)纵断面:图像左侧示被检查者头侧结构,图像右侧示被检查者足侧结构。

经腹扫查各断面图像内上方代表腹侧结构,图下方代表背侧结构。

【适应证】

1.妇科超声检查适应证

(1)子宫、卵巢位置,形态大小的测定。

(2)正常月经周期,促排卵月经周期或异常卵泡周期的卵泡监测。

(3)了解女性生殖器官有否发育异常。

(4)子宫疾病的诊断,包括子宫肌瘤、子宫腺肌症、子宫内膜病变、子宫体癌和子宫颈病变等。

(5)卵巢疾病的诊断,包括非赘生性囊肿,各种卵巢肿瘤。

(6)妊娠滋养细胞疾病。

(7)炎性病变,盆腔炎、输卵管积液、积脓和盆腔脓肿等。

(8)盆腔肿块的鉴别诊断。

(9)计划生育中的应用。

(10)妇科中的介入超声和术中超声也有重要的应用价值。

2.产科超声检查的适应证

(1)确定早期妊娠,停经5~6周即可显示宫内的妊娠囊回声。

(2)诊断早期异常妊娠,对阴道出血和(或)腹痛的原因,包括异位妊娠及分型、流产及分级和葡萄胎等可较准确地进行鉴别诊断。

(3)确定胎儿数目及胎位。

(4)判断胎儿孕龄,了解胎儿成熟度,诊断宫内胎儿发育是否迟缓。

(5)观测羊水,诊断羊水过多或过少及有无羊水浑浊。

(6)第三产程中鉴别胎盘的剥离与娩出,产后观察子宫复旧的动态变化,寻找产后出血的原因。

(7)妊娠早期超声引导穿刺抽吸绒毛进行染色体等遗传性疾病的相关检查。

(8)中、晚期妊娠行脐带穿刺进行胎儿血型检查或胎儿输血等诊断与治疗。

(9)羊膜腔穿刺定位.进行羊水生化检查或注入造影剂。

【临床应用】

1.B型超声检查的临床应用

(1)正常妇科声像图:纵切面前倾子宫或平位子宫一般呈倒梨形,子宫体为实质均质结构,轮廓线光滑清晰,内部呈均匀的中等强度回声,宫腔呈线状高回声,其周围有弱回声的内膜围绕。随月经周期内膜的变化,宫腔回声有所不同。宫颈回声较宫体稍强,且致密,常可见带状的颈管高回声。子宫颈阴道部即阴道的前后穹隆间常可呈圆形弱回声。横切面子宫近宫底角部呈三角形,体部则呈椭圆形。其中心部位尚可见宫腔内膜线高回声。后倾屈子宫纵切面时其形态呈球形,且多呈弱回声,子宫内膜回声常难以显示。通过子宫纵切面观察宫体与宫颈的夹角或其位置关系,可以了解子宫是否过度前倾屈或后倾屈。前位者可见宫体位置前于子宫颈,平位者宫体与宫颈位置相等,而后位者则宫体位置后于子宫颈。子宫下端的阴道,其内气体呈线状高回声,壁为弱回声,易于识别。临床超声探测成年妇女正常子宫的参考值为:纵径5.5~7.5cm,前后径3.0~4.0cm,横径4.5~5.5cm,子宫颈长2.5~3.0cm。横向扫查时可显示两侧子宫角延伸出输卵管、阔韧带和两侧卵巢。输卵管自子宫底部蜿蜒伸展,呈强回声边缘的管状结构,其内径<5mm,一般不易显示。卵巢通常位于子宫体部两侧外上方,但有很多变异。正常卵巢切面声像图呈杏仁形,其内部回声强度略高于子宫。成年妇女的卵巢大小约4cm×3cm×1cm。

(2)产科应用:可通过B型超声测定胎儿发育是否正常,有无胎儿畸形,可测定胎盘位置,胎盘成熟度及羊水量。

1) 正常妊娠

①早期妊娠：妊娠时，子宫随停经周数增大，饱满。妊娠5周时可见妊娠囊图像（见圆形光环，中间为羊水呈无回声区）；妊娠6周时妊娠囊检出率达100%。妊娠5~6周时可见胎心搏动。妊娠6~7周，妊娠囊内出现强光点，是胚芽的早期图像。妊娠8周初具人形，可测量从头至臀的数值，即头臀长（CRL）。妊娠8周后可见卵黄囊及胎盘雏形等。在妊娠5~10周，胎龄可由妊娠囊大小估计，简易公式为：孕周=妊娠囊最大径(cm)+3；在妊娠6~12周，胎龄可由CRL估计，简易公式为：孕周=CRL(cm)+6.5。

②中、晚期妊娠胎儿径线测量：胎头表现为边界完整、清晰的圆形强回声光环，并可见大脑半球中线回声以及脑组织暗区。测量垂直于中线的最大径线即为双顶径（BPD），该值于妊娠31周前平均每周增长3mm，妊娠31~36周平均每周增长1.5mm，妊娠36周后平均每周增长1mm。若双顶径≥8.5cm，提示胎儿成熟。在妊娠中、晚期，胎儿脊柱、四肢、胸廓、心脏、腹部及脐带均明显显示，可发现有无异常。根据胎儿生长的各种参数，如双顶径、头围、腹围、股骨长以及各参数间的比例关系，连续动态观察，其值低于正常，或推算出的体重小于孕周的第10百分位，即可诊断胎儿宫内发育迟缓（IUGR）。根据胎头、脊柱及双下肢的位置可确定胎产式、胎先露及胎方位。在妊娠3~5个月，胎龄可由BPD估计，简易公式为：孕月=BPD(cm)+0.5，在妊娠6~9个月，胎龄可由BPD估计，简易公式为：孕月=BPD。

胎盘定位：妊娠12周后，胎盘轮廓清楚，显示为一轮廓清晰的半月形弥漫光点区，通常位于子宫的前壁、后壁和侧壁。胎盘位置的判定对临床有指导意义。如羊膜腔穿刺时可避免损伤胎盘和脐带，判断前置胎盘和胎盘早剥等。随着孕周增长，胎盘逐渐发育成熟。Grannum等根据胎盘的绒毛板、胎盘实质和胎盘基底层三部分结构变化进一步将胎盘成熟过程进行分级。0级为未成熟，多见于中孕期，显示为绒毛板平直，实质均匀，颗粒细腻；Ⅰ级为开始趋向成熟，多见于29~36周，显示为绒毛板轻度起伏，实质颗粒略粗糙；Ⅱ级为成熟期，多见于36周以后，显示为绒毛板出现切迹，但未达基底膜，实质颗粒变粗，基底膜出现；Ⅲ级为胎盘已成熟并趋向老化，多见于38周以后，显示为绒毛板出现切迹达基底膜，胎盘实质出现光圈，基底膜明显。也有少数Ⅲ级胎盘出现在36周前。反之，也有Ⅰ级胎盘出现在36周者。因此，从胎盘分级判断胎儿成熟度时，还需结合其他参数及临床资料，做出综合分析。目前国内常用的胎盘钙化分度是：Ⅰ度：胎盘切面见强光点；Ⅱ度：胎盘切面见强光带；Ⅲ度：胎盘切面见强光圈（或光环）。

探测羊水量：羊水呈无回声的暗区、清亮。妊娠晚期，羊水中有胎脂，表现为稀疏的点状回声漂浮。妊娠早、中期羊水量相对较多，为清亮的无回声区，至妊娠晚期羊水量逐渐减少。单一最大羊水暗区垂直深度>7cm时为羊水过多；<3cm为羊水过少。若用羊水指数法，则为测量四个象限的最大羊水深度相加之和，如>20cm为羊水过多；<8cm为羊水过少。

确定胎儿性别：最早在妊娠20周可辨认性别，一般在妊娠28周以后准确率较高。男性胎儿在膀胱下面阴囊呈两个对称的椭圆形中等回声区，阴茎呈小三角形回声。女性胎儿在会阴部可见大阴唇呈三条平行短小回声带。应用超声识别胎儿性别不列入常规检查，有性连锁遗传者才被列为检查之列，绝不允许滥用超声检查胎儿性别，扰乱入口性别的自然比例。

探查胎儿内脏：于胎儿躯体长轴切面观察，可分胸腔和腹腔，其间隐约可看见横隔。胸腔内可见胎儿心脏、肺脏。腹腔内可见到肝、胃、肾、膀胱、肠管等。于胎儿躯体横切面观察，胸腔内可见心脏及其四腔室。腹腔横切面寻出标准平面则可见肝、胃泡、脐静脉、脊柱等。

脐带绕颈的超声诊断：脐带绕颈1周时的声像特点为胎儿颈背面皮肤有U字形压迹，上方有一小圆形衰减包块，内有小短光条（此为脐带横断面及内含的血管）；脐带绕颈2周时的声像特点为胎儿颈背面皮肤有W形的压迹，上方有两相连衰减圆形小包块，似带壳的花生，内含小光条；而脐带绕颈3周以上时则表现为胎儿颈背面皮肤有锯齿形的压迹,上方有一条形态珠状衰减,长条内含不清光点。

2)异常妊娠

①异位妊娠:声像图复杂,一般为盆腔可见非均质性肿块回声,边界不清晰,内可见不规则无回声区,腹腔内可见游离液性暗区,子宫内无妊娠囊无回声区,仅可见增厚的子宫内膜。

②流产:先兆流产的声像图表现为子宫腔内仍可显示妊娠囊,形态完整,厚度均匀,囊内有胎心搏动,卵黄囊存在,有胎动,若宫腔有出血可显示为低回声或无回声区,形态不规则;难免流产则为宫腔内妊娠囊变形,皱缩,边界不完整,胎心胎动消失,妊娠囊位置下移,宫颈管扩张;过期流产为子宫小于孕周,子宫内显示枯萎的妊娠囊,其内无正常胚胎结构,胎盘内见液性暗区。

③葡萄胎:典型的完全性葡萄胎的声像特点是子宫增大,多数大于孕周;宫腔内无胎儿及其附属物;宫腔内充满弥漫分布的蜂窝状大小不等的无回声区,其间可见边缘不整、境界不清的无回声区,是合并宫内出血图像。当伴有卵巢黄素化囊肿时,可在子宫一侧或两侧探到大小不等的单房或多房的无回声区。

④鉴别胎儿是否存活:若胚胎停止发育则胚囊变形,不随孕周增大反而缩小;胚芽枯萎,超声探查原有胎心者,可见颅骨重叠,无胎心及胎动,脊柱变形,肋骨排列紊乱,胎儿颅内、腹内结构不清,羊水暗区减少等。

⑤诊断前置胎盘、胎盘早剥:前置胎盘的分类与临床分类基本相同,可参考有关章节。如临床疑有前置胎盘则须适当充盈膀胱,以便看清胎盘下缘至宫颈内口的距离。而胎盘早剥的超声表现为:胎盘增厚,实际是胎盘后出血所致;绒毛板向羊膜腔内突起;胎盘后出现衰减包块,为出血块;重症者胎儿多已死亡,胎心搏动消失。

⑥探测多胎妊娠:超声早期诊断多胎妊娠优于其他诊断方法,早在孕 6 周即可查出多胎妊娠,且检出率极高,可见宫内有两个或两个以上胎囊。随孕周的增加可见各胎芽的胎心搏动、两个或多个胎头光环、两条或多条脊椎像。妊娠早期可见到双囊假像,改变探头方向如无立体感应排除为双胎,如有疑问两周后复查。有时双胎之一早期死亡,孕囊被吸收而自然消失称为"双胎之一"流失。

⑦探测胎儿畸形中枢神经系统缺陷:脑积水表现为双顶径与头围明显大于孕周,头体比例失调,头围大于腹围;侧脑室与颅中线的距离大于颅骨与颅中线的 1/2;颅中线偏移,颅内大部为液性暗区。无脑儿表现为在胎儿颈部上方探不到胎头光环;胎头轮廓可呈半月形弧形光带;眼眶部位可探及软组织回声,似青蛙眼;常伴羊水过多或脊柱裂。超声探查脊柱裂时,应注意脊柱的连续性与生理性弯曲。开放性脊柱裂可见两排串珠状回声,但不对称,或一排不整齐,或串珠状回声形状不规则,不清晰或中断。纵切时,脊柱裂部位成不规则"八"字形,横切成"V"字形。

消化系统畸形:胎儿十二指肠闭锁时于胎儿躯体腹部横切面出现"双泡征",双泡内含液性暗区,连续观察不消退,常合并羊水过多。肠梗阻时可见小肠梗阻,胎腹胀大,腹腔内含许多扩张充液的肠环,肠蠕动亢进。肛门闭锁时于胎儿下腹部横切面可见"双叶征",内含液体,合并羊水过多。

泌尿系统畸形:肾缺如时胎儿表现为宫内发育迟缓,无羊水,子宫紧包胎儿,轮廓不清,躯体内寻找不到肾脏,亦不见膀胱。胎儿多囊肾为一侧或两侧,呈多房囊肿,外形不规则。

(3)妇科应用

1)盆腔肿块

①来自子宫的肿块:有子宫肌瘤时,子宫增大且轮廓异常,切面呈凹凸不平的隆起;肌瘤变性时可见瘤体内回声减低甚至为低回声;肌壁间肌瘤可推挤宫腔,使子宫内膜移位或变形;黏膜下肌瘤子宫可见增大,轮廓光滑,但肌瘤突向宫腔内,子宫内膜被肌瘤压迫及推移。子宫腺肌病的声像特点是子宫均匀性增大;子宫断面回声不均匀,有低回声和强回声区,也可见小的无回声区。有腺肌瘤时子宫呈不均匀增大,其内

散在小蜂窝状无回声区。

②盆、腹腔包块的定位和(或)定性：卵巢肿瘤表现为卵巢增大，内为单房或多房的液性无回声区。若肿块边缘不整齐、欠清楚，内部回声强弱不均或回声区中有不规则强回声团，并累及双侧卵巢并伴腹水者，应考虑有卵巢癌的可能。盆腔炎性包块与周围组织粘连，境界不清；积液或积脓时为无回声或回声不均。异位妊娠时宫腔内无妊娠囊，而附件处可探及边界不十分清楚、形状不规则的包块。若在包块处探及圆形妊娠囊，其内有胚芽或胎心搏动，则能在破裂前得到确诊。宫外孕流产或破裂时，还可见到直肠子宫陷凹内或腹腔内有液性暗区。

2)其他疾患

①探测宫腔内节育器：通过对宫体的扫查可准确地诊断宫内节育器在宫腔的位置及显示节育器的形状。可发现节育器位置下移。当节育器嵌顿、穿孔或外游走时，可在子宫肌壁间或子宫外发现节育器的强回声。嵌顿的节育器最好在超声指导下取出。

②监测卵泡发育：一般从月经周期第 10 日开始监测卵泡大小，正常卵泡每日增长 1.6mm，排卵前卵泡约达 20mm。

2.彩色多普勒超声检查的临床应用

(1)在产科领域中的应用

1)母体血流：子宫动脉血流是评价子宫胎盘血循环的良好指标之一。在妊娠早期，子宫动脉的血流与非孕期相同，呈高阻力低舒张血流型。从妊娠 14～18 周开始逐渐演变成低阻力并伴有丰富舒张期血流。子宫动脉的 RI、PI 和 S/D 均随孕周的增加而减低，具有明显相关性。而且，无论是单胎或多胎妊娠胎盘侧的子宫动脉的血流在整个孕期均较对侧丰富。此外，还可以测定卵巢和滋养层血流。对早期宫外孕，可依据卵巢着床部位及滋养层血液来诊断。

2)胎儿血流：目前医师可以对胎儿脐带、大脑中动脉、主动脉及肾动脉等进行监测。尤其是测定脐带血流变化已成为常规检查手段。在正常妊娠期间，脐动脉血流的 RI、PI 和 S/D 与妊娠周数有密切相关性。在判断胎儿宫内是否缺氧时，脐带动脉的血流波形具有重要意义，如果脐带动脉血流舒张末期血流消失，进而出现舒张期血流逆流，提示胎儿处于濒危状态。

3)胎儿心脏超声：彩色多普勒可以从胚胎时期原始心管一直监测到分娩前的胎儿心脏，一般认为妊娠 24 周后对胎儿进行超声心动监测较清楚。

(2)在妇科领域中的应用：利用彩色多普勒超声可以很好地判断盆、腹腔肿瘤的边界以及肿瘤内部血流的分布，尤其对恶性滋养细胞疾患及卵巢恶性肿瘤，其内部血流信息明显增强。

近年来，随着计算机的发展，出现了三维超声成像(3D-US)，它有 3 种成像模式：表面成像，透明成像及多平面成像(或称断面成像)。3D-US 用于诊断妇科疾病多采用多平面成像法，用于诊断子宫疾病可获取二维超声不易得到的冠状面的回声信息，并可达到量化标准。3D-US 更多地应用于产科(表面成像)，可以提高难以观察的胎儿畸形的产前诊断，确定不同孕龄胎儿正常及病理形态。

总之，超声在妇产科的应用范围及深度方面不断取得进步，已经成为妇产科疾病的首选诊断方法，今后超声检查技术仍将不断向前发展并提供给妇产科医师更直观、精确的诊断信息，从而更好地为临床服务。

(于素莲)

第十四节 遗传病检查

凡是由于生殖细胞或受精卵里的遗传物质在结构或功能上发生了改变,从而发育成个体罹患的疾病称为遗传病。近年来,随着人类物质生活和文化水平的提高,营养性疾病和传染性疾病逐渐减少,遗传病在总患病率中的比重明显上升,对遗传病的研究已经成为医学研究领域的重大课题之一。目前已发现的遗传病有7000多种,一般分为三大类,即染色体病、单基因病和多基因病。

一、染色体病

染色体病是由于染色体数目改变或结构异常引起的一类疾病。由于染色体畸变往往导致多基因的缺失或重复,染色体病患者将表现出复杂的症状(如多发畸形、智力低下、皮肤纹理改变等),故又称染色体综合征。染色体病的发病率约占新生儿的1%;在自发性流产中染色体异常占50%左右。

(一)人类细胞正常染色体的数目及分组

1.人类体细胞是二倍体,正常染色体数目是46条(23对),其中22对为常染色体,1对为性染色体。按照染色体大小递减的顺序和着丝粒的位置可将其分为7组。

2.人类生殖细胞是单倍体,精子和卵子的染色体数目均为23条,精子的染色体为22,Y或22,X;卵子的染色体为22,X。

(二)染色体的结构及区带定义

染色体由着丝粒分为两部分,称为染色体臂。比较长的称长臂;比较短的称短臂。应用不同的染料处理后,在显微镜下观察,染色体臂上会出现宽窄和亮度不同的横纹,称为染色体的带。

染色体是按照人类细胞遗传学国际命名体制(ISCN)而命名的。一般从着丝粒开始沿染色体的臂向远端开始标记区和带。"p和q"分别用于定义染色体的短臂和长臂,着丝粒区定义为10,着丝粒向着短臂的部分定义为p10,面向长臂的部分定义为q10。着丝粒附近的两个区各定义为1,更远的区定义为2,依次类推。作为界标的带一般属于该界标远端的区,并且该带常被标定为该区的1号带。在定义一个特定的带时,需要下列4个条件:①染色体号;②臂的符号;③区号;④该带在所属区的带号。

(三)染色体畸变及其机制

染色体畸变的类型分为染色体数目畸变和染色体结构畸变两大类。

1.染色体数目畸变及其机制 染色体数目改变包括整倍性改变和非整倍性改变两大类。

整倍性改变是指染色体数目在二倍体的基础上整组地增加或减少。如3倍体、4倍体等。其主要机制可能是双雄受精、双雌受精和核内复制。

非整倍性改变是指染色体数目在二倍体基础上增加或减少一条或几条。一个细胞内染色体数目少了一条或多条,称亚二倍体;多了一条或多条则称超二倍体。其发生机制主要是染色体不分离、染色体丢失等。

在一个个体内含有2个或2个以上染色体数目不同的体细胞系时称之为嵌合体。可能是染色体不分离和染色体丢失发生在卵裂过程中而造成的。

2.染色体结构畸变及其机制 染色体结构畸变的基础是染色体的断裂及断裂后异常重接。由于受到自然因素(温度剧变、营养生理条件异常、遗传因素等)或人为因素(物理射线、化学药物等)的影响,染色体发生断裂,断裂染色体如果再重新正确重接,则恢复原状;如果发生错误重接或保持断头,则会产生各种结构的变异,如缺失(末端缺失、中间缺失)、重复、倒位、插入、易位(相互易位、罗伯逊易位)、等臂染色体、环状染色体、双着丝粒染色体等。较小的畸变可不表现出明显的细胞效应,当畸变的片段较大、携带重要基因时,则会由于基因所决定的生物功能丧失或异常,基因间的相互关系改变,从而对人类的生长发育产生不良影响,甚至死亡。

(四)常见的染色体病

目前发现的人类染色体数目异常和结构畸变有1000多种,已确定或已描述的综合征有100多种。染色体异常大多数情况下可导致受累胚胎死亡或流产。据统计,人类自然流产中50%是由于染色体异常所引起。资料显示,在染色体异常的流产中常见的是单体型、三倍体、四倍体、三体型,目前除1号染色体外,在其余22种染色体中都发现有三体型流产儿。少部分幸存出生的患儿,由于染色体异常涉及基因的改变而出现先天性多发畸形、身体发育迟缓、智力低下等综合征症状。性染色体异常患儿还将出现内外生殖器异常或畸形。目前对于染色体异常引起的出生缺陷尚无有效的治疗方法,因此,做好遗传优生咨询、携带者检出和产前诊断工作对于我国提高人口素质具有重要的意义。

(五)染色体病再发风险估计

染色体病再发风险的估计较为困难。其原因一是生殖细胞发育成熟的发生过程变化较大,影响因素较多;二是严重的染色体病患者不易生育,子代复发风险难以预测,因此难以获得可靠的经验风险以资参考。目前主要根据分离律推算。

1.夫妇双方染色体核型正常　生出染色体数目异常患儿的风险一般等于群体畸变率。并且随着母亲年龄的增大复发风险明显增大。

2.夫妇一方为非同源罗伯逊易位携带者、相互易位携带者　在生殖细胞进行减数分裂前期易位染色体联合配对时形成四射体,在后期染色体进行相间分离、相邻分离-1、相邻分离-2和3:1分离,结果形成18种类型配子,受精后只有一种为正常人(AB,CD);一种为易位携带者(AD,BC),其他均含有不平衡染色体,而导致流产、死胎或畸形儿。

夫妇一方为同源罗伯逊易位携带者,不可能生出正常子女。

二、基因病

20世纪80年代以来,遗传病的研究取得了长足的进步,许多单基因病的致病基因被定位克隆,分子遗传学的蓬勃发展也促进了产前诊断的进步。产前诊断中除传统的染色体病的诊断,现在常见的单基因病(进行性假肥大性肌营养不良、地中海贫血、遗传性耳聋等)的产前诊断也成为重要组成部分。对妇产科临床医生来讲,工作在第一线,接触大量病人,一个具有遗传知识的临床医生更容易捕捉到有价值的信息,在患者和实验室人员之间搭起桥梁,促进遗传病的研究。本节简介分子遗传学的基本内容。

(一)单基因病

亦称孟德尔遗传病,为某一基因发生异常引起。每个基因都按特定的位置排列在染色体上,常染色体上的基因是成对排列的,一个来自父亲,一个来自母亲,两个位于同源染色体相同位置上的基因称等位基因。两个等位基因相同称为纯合子,两者不相同称为杂合子。等位基因分显性基因和隐性基因。显性基因不论在纯合子还是杂合子均表现其性状,隐性基因仅在纯合状态表现出性状,杂合状态时隐性基因的性状被显性基因性状掩盖。包括常染色体显性遗传病、常染色体隐性遗传病、X连锁显性遗传病、X-连锁隐性遗传病及少量Y-连锁遗传。

1.常染色体显性遗传病　致病基因为显性并且位于常染色体上,其中一条等位基因异常,杂合状态下即可发病。致病基因可以是生殖细胞发生突变而新产生,也可以由双亲任何一方遗传而来。家系分析显示每代都有发病,子女发病的概率相同,均为1/2。但是异常性状表达程度可不尽相同。在某些情况下,显性基因性状表达极其轻微,甚至临床不能查出,这种情况称为失显。由于外显不完全,在家系分析时可见到中间一代人未患病的隔代遗传系谱,这种现象又称不规则外显。还有一些常染色体显性遗传病,在病情表现上可有明显的轻重差异,纯合子患者病情严重,杂合子患者病情轻,这种情况称不完全外显。如软骨发育不全、强直性肌营养不良、亨廷顿病、马方综合征、家族性腺瘤性结肠息肉、神经纤维瘤病、结节性硬化症、先天性成骨发育不全、部分遗传性耳聋等。

2.常染色体隐性遗传病　致病基因为隐性并且位于常染色体上,基因性状是隐性的,即只有纯合子时才发病。此种遗传病父母可以不发病,均为致病基因携带者,近亲婚配者的子女携带相同基因概率大,患病风险高。遗传特点:非代代发病,男女患病概率均等,均有1/4的概率患病,1/2概率为携带者,1/4概率正常。许多遗传代谢异常的疾病,属常染色体隐性遗传病。如白化病、苯丙酮尿症、21-羟化酶缺乏症、囊性纤维化病、β地中海贫血等。某些综合征也属于常染色体隐性遗传病,如 Meckel-Grube 综合征、JUBERT 综合征等。

3.X连锁显性遗传病　X连锁显性遗传病病种较少,有进行性感觉神经性听觉丧失及肾炎、脆性X染色体综合征、色素失调症、抗维生素D性佝偻病等。由于女性的两条X染色体的任何一条携带致病基因都会发病,故女性发病率高,但病情较男性轻。男性患者病情重,其女儿100%患病。家系分析每一代都有患者,散发病例可能是新生突变产生的。

4.X连锁隐性遗传病　致病基因在X染色体上,性状是隐性的,女性只是携带者,这类女性携带者与正常男性婚配,子代中的男性有1/2的概率患病,女性不发病,但有1/2的概率是携带者。男性患者与正常女性婚配,子代中男性正常,女性都是携带者。因此,X连锁隐性遗传在患病家系中常表现为女性携带,男性患病。男性的致病基因只能随着X染色体传给女儿,不能传给儿子,称为交叉遗传。

常见X伴性隐性遗传病有血友病A、红绿色盲、进行性假肥大性肌营养不良(DMD)、贝克肌营养不良、色素性视网膜炎等。

5.Y连锁遗传病　Y连锁遗传病的特点是男性传递给儿子,女性不发病。因Y染色体上主要有男性决定因子方面的基因,其他基因很少,故Y连锁遗传病极少见。目前已经知道的Y连锁遗传病的性状或遗传病比较少,肯定的有 H-Y 抗原基因、外耳道多毛基因和睾丸决定因子基因等。

(二)多基因病

多基因病是遗传因素与环境因素共同作用的结果,与之有关的基因有多对。遗传特点:数量性状的遗传基础是两对以上基因;这些基因之间没有显、隐性的区别,而是共显性;每个基因对表型的影响很小,称为微效基因;微效基因具有累加效应,即一个基因对表型作用很小,但若干个基因共同作用,可对表型产生明显影响;每对基因的行为都遵循遗传三大定律;有家族聚集倾向,患者亲属发病率高于群体,但亲属发病率随着与先证者的亲缘关系疏远而迅速下降;不仅遗传因素起作用,环境因素也具有明显作用。不同的多基因遗传病,遗传所起作用的大小即遗传率有所不同。原发性高血压、糖尿病、消化性溃疡、哮喘、精神分裂症等都属于此类疾病。属于多基因病的先天畸形有脊柱裂、唇/腭裂、短指或缺指、先天性心脏病、先天性巨结肠、先天性幽门狭窄等。在估计多基因病的发病风险时,家系中已有的患病人数、患者病情的严重程度、性别差异等都有一定的影响作用。家族中患病人数越多,同胞及子女患病风险越高,再发风险一般在1%~10%,比一般群体中畸形发病率高10~40倍。

(三)线粒体遗传

线粒体(mt)病是由线粒体基因突变引起的。人类mtDNA基因组为双链环状DNA,长度16.6kb,编码13个蛋白质,2个核糖体RNA及22个转运RNA。线粒体基因不含内含子,除参与DNA复制及转录起始的 D 环区域外,大多数线粒体基因组为编码序列。成熟卵母细胞含有超过 100000 份的 mtDNA,而精子含 100 份左右,因此线粒体遗传具有与核 DNA 遗传明显不同的特性。

1. **母系遗传** 除极少数特例外,线粒体 DNA 均为母系遗传。母亲将她的 mtDNA 传递给儿子和女儿,但只有女儿能将其 mtDNA 传递给下一代,父系遗传风险基本为零。

2. **遗传漂变** 人的细胞里通常含有上千个 mtDNA 拷贝,在突变体和正常 mtDNA 共存的细胞中,mtDNA 在细胞的复制和分离过程中发生遗传漂变,可导致子细胞出现 3 种基因型:纯合的突变体 mtDNA、纯合的正常 mtDNA、突变体和正常 mtDNA 的杂合,这是由于 mtDNA 的遗传不遵循孟德尔定律,被随机分配到子细胞中所致。

3. **阈值效应** 线粒体发病有一阈值,只有当异常的 mtDNA 超过阈值时才发病。女性携带者细胞内突变的 mtDNA 未达到阈值或在某种程度上受核基因影响而未发病,但仍可以通过 mtDNA 突变体向下代传递。女性患者细胞里 mtDNA 同样可能存在杂合性,子女中得到较多突变 mtDNA 者个体发病,得到较少者病情较轻或不发病。

4. **组织变异性** 在异质性疾病中,组织突变量常不相同,部分组织中突变的 mtDNA 水平随时间而不断变化,例如在血液中含量减少,而在不分裂细胞如肌肉中增多。

5. **突变率** 人类 mtDNA 突变率高于细胞核 DNA 10~20 倍,可能由于与细胞核 DNA 相比,mtDNA 的复制修复系统严格度较低。

常见的线粒体遗传病有 Leber 遗传性视神经病、某些感觉神经性耳聋、慢性进行性眼外肌麻痹等。

(四)遗传印迹

遗传印迹,又称亲代印迹,或称基因组印迹,是指来自双亲的基因或染色体存在着功能上的差异,因而子女来自父系与来自母系的基因表达可以不同。这是由于基因在生殖细胞分化过程中受到不同修饰的结果。换言之,遗传印迹是一种依赖于配子起源的某些等位基因的修饰现象。一些基因在精子生成过程中被印迹,另一些基因在卵子生成过程中被印迹,被印迹了的基因,它们的表达受到抑制。

根据孟德尔遗传定律,当一个性状从亲本传给子代,无论携带这个性状的基因或染色体来自父方或母方,所产生的表型效应均是相同的。但是研究发现,Prader-Willi 综合征(PWS)和 Angelman 综合征(AS)是两种不同的遗传病,但都有共同的 15q11-13 缺失。父源染色体缺失时临床上为 PWS,临床表现为智力低下、行为异常、性腺功能减退及肢体短等症状,而母源染色体缺失时表现为 AS,临床表现为呆笑、大嘴、红面颊、步态不稳、癫痫和严重智力低下。某些常染色体显性遗传病的发病年龄和病情轻重似乎与传递基因的亲本有关。慢性进行性舞蹈病患者发病年龄一般在 30~50 岁,但有 5%~10% 的患者在 20 岁以前发病,且病情严重,这些患者致病基因均由父亲遗传。母亲遗传者,子女发病年龄多在 40~50 岁。囊性纤维化是一种常染色体隐性遗传病,已发现某些患者的两条 7 号染色体均来自母亲,即单亲二体性(UPD)。人类的胚胎发育也有类似现象,拥有父源两套染色体的受精卵发育成葡萄胎,而拥有母源两套染色体的则发育成卵巢畸胎瘤。此外,无论是双雄三倍体还是双雌三倍体都发育成畸胎儿。因此,正常的胚胎发育必须拥有亲代双方染色体或基因组。

遗传印迹现象已在哺乳动物和人类中确认,但对印迹现象的机制仍了解得很少。据推测 DNA 的甲基化可能是遗传印迹的机制之一。在精子和卵子中一些基因甲基化程度不同,高度甲基化(被印迹)的基因不表达或表达程度降低,当胚胎发育过程中发生去甲基化时,这些基因即开始表达。总之,基因的印迹影响到性状或许多遗传病和肿瘤的发生,影响发病年龄、外显率、表现度,甚至影响遗传方式。对某些不能用经典孟德尔定律解释的遗传现象,用遗传印迹可以得到合理解释。

(孟庆堂)

第十五节 血清生化标志物产前检查

产前筛查主要是检查出可能发生出生缺陷的高危孕妇以便进一步明确诊断,也可避免低风险孕妇经历不必要的产前诊断程序。唐氏综合征(DS)是最常见的出生缺陷之一,因目前尚没有有效的治疗措施,患儿的出生将给家庭和社会带来众多的精神负担和经济负担。国外的唐氏综合征产前筛查始于20世纪70年代,80年代以来,利用中孕期孕母血清生化指标筛查唐氏综合征已非常成熟。国内从1998年开始的中孕期母血清筛查,多采用中孕期二联或三联筛查。目前,产前筛查主要是针对21-三体、18三体以及神经管缺陷进行的,统称唐氏儿筛查。应指出的是,产前筛查是对所有孕妇进行的筛选过程,并非临床上的最终诊断,由于个体差异和筛查技术本身的局限性,筛查结果存在着不确定性。

【有关筛查的几个基本概念】

1. 中位数的倍数(MOM)　又称MOM值,是筛查中对血清学标志物检测结果的表示方式。血清标志物的水平均随孕周的改变而改变,个体差异较大,在人群中呈非正态分布。因此,取中位数作为正常水平较为科学。中位数的倍数则表示血清学标志物的实际测定值与相应中位数之比,代表实际测定值偏离正常水平的程度。在临床工作中,不但要看风险率,对MOM值的观察也具有重要价值。如HCG的MOM过高,应警惕葡萄胎。

2. 检出率(DR)　是指筛查结果为高危孕妇中异常妊娠的人数占所有参加筛查的孕妇中异常妊娠人数的比例。

3. 假阳性率(FPR)　是指筛查结果显示为高危的正常孕妇人数占所有参加筛查的孕妇人数的比例。

4. 假阴性率(FNR)　是指筛查结果显示为低危的异常妊娠人数占所有参加筛查的孕妇中异常妊娠人数的比例。

5. 截断值　是在筛查系统中人为设定的高危和低危风险的界值。调整截断值将会得到不同的检出率和假阳性率。国际上通常假阳性率控制在5%,不同的软件处理系统设置的截断值可能不同。

6. 风险率　指异常妊娠可能发生的概率,常以1/n来表示,即在出生的n个正常新生儿中,会发生一个先天异常。n越大,风险率越低;反之n越小,风险率越高。

7. 孕周　筛查中孕周的确定可以通过两种途径,月经规律且周期为28d者,可以按LMP计算;月经不规律者,必须经超声测量早孕期胎儿的头臀长度(CRL)或中孕期胎儿的双顶径(BPD)确定孕周。

【孕妇血清生化标志物】

1. 母血清甲胎蛋白(MSAFP)　甲胎蛋白(AFP)是胎儿血清中最常见的球蛋白,孕期MSAFP水平较非孕期高。且MSAFP水平随孕周增加而升高。当胎儿神经管缺陷(NTD)时大量的AFP自胎儿血清直接渗入羊水,进入母体血液循环,MSAFP水平明显增高。怀有染色体异常的胎儿,特别是怀有DS胎儿的孕妇MSAFP水平较怀有正常胎儿孕妇的MSAFP水平低。

2. 人绒毛膜促性腺激素(HCG)　HCG是由胎盘滋养层细胞分泌、由α和β亚单位组成的糖蛋白,在妊娠前8周孕妇血清中HCG水平增加很快,以后逐渐下降,至18～20周达到相对稳定。怀有DS的孕妇中孕期血清HCG及游离β-HCG水平均升高,分别为正常孕妇的1.8～2.3MOM和2.2～2.5MOM。怀有18-三体的孕妇血清中HCG水平是降低的,一般低于0.25MOM,其机制不清楚。

3. 非结合性雌三醇(uE_3)　uE_3是由胎儿肾上腺、肝和胎盘合成的,以游离形式由胎盘分泌进入母体血液循环,母血清中uE_3水平在孕7～9周时开始升高,并且随孕周的增加而增加。怀有DS胎儿时,uE_3水平降低。

4.妊娠相关血浆蛋白(PAPP-A)　PAPP-A 是由胎盘合体滋养层分泌的大分子糖蛋白,可协调细胞滋养层的增生分化,影响母体免疫系统,保护胎儿免遭排斥,对保持胎儿生长和发育具有至关重要的作用。孕 7 周时,母血清中 PAPP-A 浓度上升,并随着孕周增加持续增高。在早孕期,怀有染色体核型异常胎儿的孕妇血清 PAPP-A 明显降低,<0.3MOM 者,其染色体异常、出生缺陷、低体重儿、早产以及流产的风险较高。单独使用对唐氏综合征检出率为 36%;与游离的 β-HCG 联合应用,检出率达 70% 以上;再联合超声测量胎儿颈部透明带厚度(NT)和年龄因素,检出率可达 85%~90%。

有研究表明,除染色体异常外,孕母血清 PAPP-A 减低与子痫前期、出生缺陷、低体重儿、早产以及流产的风险相关,在妊娠的任何时期检测孕母血清 PAPP-A 减低,染色体核型正常,子痫前期发生的可能性增加,因此,对于血清 PAPP-A 减低的孕妇应进行子宫动脉多谱勒随访。

5.抑制素-A(Inh-A)　Inh-A 是由黄体和胎盘分泌的一种二聚体糖蛋白,对于受精和维持妊娠具有重要作用。在怀有 DS 的孕妇血清中,Inh-A 升高,可高达 1.84MOM,可作为早孕期和中孕期的筛查指标。与 PAPP-A、β-HCG、NT 联合作为 DS 标志物使用时,在孕 8~9 周和孕 9~11 周时,检出率分别为 81.4% 和 82.6%,假阳性率分别为 0.9% 和 1.0%。但有学者认为,Inh-A 的水平与 hCG 水平密切相关。因此,在已有的 AFP 和 hCG 的筛查方案中再加 Inh-A,其价值有限。

6.ADAM12(ADAM12)　ADAM12 是一种解聚蛋白和金属蛋白酶,来源于胎盘,具有蛋白水解与细胞黏附的特性,与细胞的生长和分化有关。是近年来发现的对 21-三体、18-三体、子痫前期、宫内胎儿生长受限等胚胎发育异常具有筛查意义的母血清标志物。Laigaard 等对 DS 妊娠和正常妊娠孕母血清标志物筛查研究表明,在假阳性率为 5% 前提下,ADAM12 与 PAPP-A、游离 β-HCG、NT 等联合筛查的检出率为 97%;与 PAPP-A 双联筛查的检出率为 91%。Spencer 等对 ADAM12 做了许多探索,认为怀有 DS 早孕期(孕 10 周前)的 ADAM12 呈低水平,联合 ADAM12 的筛查价值有待于进一步深入研究。

【产前筛查的策略】

自 20 世纪 70 年代开始,以年龄作为唯一筛查指标的产前筛查工作开展后,新的筛查指标不断被发现,并对其用于筛查的有效性进行了深入探索。逐步形成对不同孕期多指标联合筛查的诸多 DS 风险评估策略,并在实践中得以应用和改进,以期达到更高的检出率和尽可能低的假阳性率。

1.中孕期筛查　中孕期筛查通常于孕 15~19 周进行,因其应用广、成本低、经验丰富而一直被誉为筛查的最佳时机。筛查的策略主要是建立在孕妇年龄基础上的血清学二联、三联、四联筛查,以及与超声标志联合的筛查。

在固定假阳性率为 5% 时,与孕妇年龄结合,二联筛查的 DR 为 71%。FASTER 和 SURUSS 两项大规模研究结果表明,三联筛查的检出率分别为 69% 和 77%;四联筛查的检出率分别为 81% 和 83%。四联筛查对 18-三体综合征的检出率为 70%,假阳性率仅为 0.17%。我国医院大多采用二联方案,少数单位开展了三联筛查,由于目前尚没有大样本的临床研究,亦缺乏对筛查方案的卫生经济学分析,因此,目前尚无法统一的筛查方案。

2.早孕期筛查　通常在孕 10~13 周进行,是伴随着通过绒毛细胞培养进行产前诊断技术的发展而逐渐形成的策略,旨在更早孕期实现理想的筛查效率,以便在需要的情况下更安全地实施终止妊娠的措施。将超声与 NT、PAPP-A、HCG 联合筛查是较为成熟的早孕期筛查策略,在国外进行了大规模的尝试和研究总结。在固定 5% 假阳性率时,早孕期联合筛查总 DR 为 87%(95% 的可信限为 84.0%~89.4%),优于中孕期四联联合筛查。但是,也有研究表明约 9% 的早孕期存活的唐氏儿可能在中孕期筛查前发生自然流产,早孕期筛查检出的唐氏儿将导致部分没有必要的人工终止妊娠。我国产前筛查工作起步较晚,早孕期筛查成本较高;筛查后通过绒毛细胞培养进行产前诊断的技术难度大,仅在协和医院等少数单位开展。所以,早孕期联合筛查尚难普及。

3.整合筛查　整合筛查是早孕期与中孕期筛查结合的一种策略,即在早孕期筛查后并不告知风险值,继续完成中孕期筛查后,结合两次筛查的结果计算出一个风险值,并告知孕妇,决定是否进行产前诊断。整合筛查又可分为两种形式,一种是完整的整合筛查:早孕期 NT、PAPP-A＋中孕期血清学四联筛查;另一种是单纯的血清学整合筛查:早孕期 PAPP-A＋中孕期血清学四联筛查。在 FASTER 和 SURUSS 研究中,完整的整合筛查检出率分别为 95％和 94％,假阳性率分别为 4.0％和 5.0％;单纯的血清学整合筛查在固定假阳性率 5％的前提下,检出率分别为 86％和 90％。不论是完整的整合筛查还是单纯的血清学整合筛查,在相同的检出率前提下,其假阳性率比中孕期血清四联筛查及 NT 筛查的假阳性率低。但整合筛查成本高,等待结果报告时间长,无疑会给孕妇带来一定的经济和精神负担,其临床应用价值有待进一步探讨。

4.序贯筛查　序贯筛查也是早孕期与中孕期筛查结合的一种策略,并且于早孕筛查后立即告知筛查结果,然后根据具体情况继续进行不同的后续处理。序贯筛查可分为 3 种形式:独立序贯筛查、阶段序贯筛查、酌情序贯筛查。独立序贯筛查就是对孕妇进行早孕期联合筛查后,计算风险值并告之,可及时采取临床措施;再进行中孕期联合筛查后,独立计算联合筛查风险值,此种筛查策略的敏感性和假阳性率都较高(2005)。阶段序贯筛查则是在早孕期联合筛查计算出风险值后,对高风险孕妇实施早期产前诊断,低风险的孕妇继续进行中孕期筛查,并将早孕期和中孕期指标结合,按照整合筛查的策略计算风险值,检出率可达 95％,假阳性率为 4.9％。无论是独立序贯筛查还是阶段序贯筛查,都存在成本较高和等待时间长等问题。酌情序贯筛查使用 3 个截断值进一步完善了策略,在早孕期筛查后,根据风险值进行分组,再分别采取不同的处置措施。高风险组采用绒毛细胞培养染色体分析进行产前诊断;低风险孕妇则终止筛查程序;中等风险孕妇继续进行中孕期筛查,并结合早中孕期筛查结果计算风险值,决定是否进行产前诊断。比较而言,酌情序贯筛查成本低、结果告之及时,是较为理想的筛查策略。但是,3 个截断值直接影响检出率和假阳性率,需要慎重决定。

综上所述,随着研究的深入和大规模的临床研究,唐氏综合征的产前筛查模式有了日新月异的发展,从中孕期产前筛查,发展为早孕期及早中孕期联合筛查,筛查指标也由单纯的年龄、血清学指标发展为多指标的联合筛查,检出效率不断提高。在筛查临床实践中值得注意的是,目前较为成熟的策略大多是针对单胎自然妊娠孕妇进行的,对于双胎、多胎、助孕等妊娠者的筛查尚在尝试阶段。

【流程】

1.收集孕妇信息　申请单应写明孕妇的重要相关信息:出生日期、筛查时体重、末次月经或超声确定的孕周、是否吸烟、是否双胎或多胎、是否为胰岛素依赖型糖尿病、有无异常妊娠史、是否辅助生育、联系方式等。

2.采集样本　采取空腹静脉血 2～3ml,分离血清后 －20℃ 冷冻保存备用。实验室检查应严格按程序操作,做好室内质控,并注意吸烟、多胎、疾病等对筛查结果的影响。定期参加室间质控,确保筛查的准确性。

3.筛查结果咨询　特别说明的是筛查结果高风险和低风险的含义,对于低风险孕妇需说明筛查结果提示异常的可能性较小,但不能完全排除出生异常儿的可能性;对高风险孕妇建议进行产前诊断,并且必须在知情同意基础上实施。

4.妊娠结局随访　对所有参加筛查的孕妇进行随访,以便总结筛查的检出率、假阳性率等,对所选择的筛查策略的效能进行评估,找出不足,不断提高筛查质量。

(梁建梅)

第十六节 介入性产前检查技术

产前诊断是指先天性疾病或遗传性疾病在胎儿时期的诊断,是减少先天性缺陷和遗传病胎儿出生的重要医学干预措施。其具有"高科技""高不确定性""高风险"的特点。产前诊断利用非介入性或介入性手段对胎儿进行特异性检查。

介入性产前诊断技术是在胎儿发育的不同时期经母体直接获取胎儿血液、羊水等标本,完成对胎儿分娩前染色体、基因、生化等遗传或先天性疾病的诊断,其取材方法包括:羊膜腔穿刺术、绒毛活检术、脐带穿刺术、胎儿镜检查。胎儿镜检查一般在其他产前诊断方法不能解决问题时才试用,但因流产率高,未能广泛应用于临床,本文只介绍前3种。

一、羊膜腔穿刺术

羊膜腔穿刺术是最常用的介入性产前诊断技术,早孕期羊膜腔穿刺在9~13周进行,中孕期行羊膜腔穿刺术多在孕16~20周进行。流产为最常见的并发症,母亲的年龄和孕周对胎儿丢失率有很大的影响。许多资料显示,孕15周之后的相关流产率约为1.0%,在>35岁的妇女中,有3次或3次以上早孕期人流病史,或曾经在中孕期流产或终止妊娠的病例,其羊膜腔穿刺术后发生胎儿丢失的可能性大大增加。双胎妊娠术后的胎儿丢失率较单胎妊娠明显增加(2.73%)。早孕期羊膜腔穿刺对胚胎发育可能存在影响。有很多研究显示,早孕期行羊膜腔穿刺发生先天性足畸形,尤其是马蹄内翻足的风险有所增加。Cederholm等报道早孕期行羊膜腔穿刺的胎儿丢失率比中孕期增加3%~5%,所取的标本量又少,因此目前很少应用。中孕期羊水量为180~200ml,羊水中活细胞比例达20%以上,是羊膜腔穿刺的最佳时期,取羊水对胎儿发育的影响小。此时羊水穿刺量可在20ml左右。Keith等对3096例中孕期行羊膜腔穿刺术的病例进行研究,结果显示24周内手术相关的胎儿丢失率为0.06%,且与未行手术的病例胎儿丢失率无明显差异。因此,羊膜腔穿刺术是一种十分安全的产前诊断方法,目前应用最为广泛。

【适应证】

1.胎儿染色体的诊断 有下列情形之一者应进行羊膜腔穿刺,取羊水进行染色体检查:孕妇年龄超过35周岁;唐氏儿血清学筛查高风险;生育过染色体异常儿;此次孕期超声检查发现胎儿异常,如胎儿水肿、颈后透明层增厚、心脏畸形、消化道畸形等;夫妇之一是染色体结构异常,如平衡易位或罗伯逊易位等。

2.单基因病的诊断 夫妇双方为某种严重单基因病患者,或生育过某一单基因病患儿的孕妇。如假性肥大型进行性肌营养不良(DMD)、地中海贫血、苯丙酮尿症、血友病等。我院近年开展了遗传性耳聋的产前诊断,可对先证者明确的遗传性耳聋家庭提供产前诊断。

【操作方法】

1.孕妇排空膀胱,平卧。

2.B超全面了解胎儿、胎盘情况,可能情况下穿刺点尽量避开胎盘附着部位。

3.腹部常规消毒、铺巾。

4.21G穿刺针,可在超声引导下穿刺进入羊膜腔,拔出针芯,弃去开始的1~2ml以减少母亲细胞污染的可能,抽取适量羊水,一般细胞培养取20ml左右的羊水,进行分子诊断则根据实验要求取相应量的羊水,一般15~20ml即可。

5.抽出羊水后快速过酒精灯火焰2次,直接注入离心管内,送相关实验室进行后续试验。

【并发症】

1.流产 发生率约0.5%,术后注意休息,如出现明显宫缩,可给予硫酸舒喘灵或安宝片口服。

2.羊水渗漏 个别病例可出现羊水从穿刺孔渗漏现象,严重时可影响胎儿肺的发育。

3.损伤脐带、胎儿或胎盘 在实时超声引导下进行可最大限度地避免。

4.母体损伤 刺伤血管,可导致腹壁血肿,子宫浆膜下血肿或刺伤胎盘导致胎儿血进入母体。

【注意事项】

术前常规检查血常规、凝血功能,以排除潜在疾病或感染。以下情况禁止手术:有感染或可疑感染者禁止手术;中央性前置胎盘或低置胎盘有出血现象;先兆流产未治愈者。

对于Rh阴性未致敏的孕妇,术后给予300μgRh(D)免疫球蛋白以减少致敏。

二、绒毛活检术

绒毛是由受精卵发育分化的滋养细胞及绒毛间质的胚外中胚层细胞组成,位于胚囊外但与胚胎同源,因而与胚胎有相同的遗传特性。绒毛活检术(CVS)因其可以在早孕期进行,发现异常可以较早终止妊娠,故有其应用优势,是产前诊断重要的组织来源。

【适应证】

同羊膜腔穿刺术。

【取样途径及时间】

经宫颈取绒毛由我国学者首先报道。目前活检时间多在妊娠10~13周,可采取经宫颈、经腹部、经阴道穹隆3种途径取材。最广泛的公认的数据显示,经腹绒毛活检术的胎儿丢失率接近1%,而经宫颈绒毛活检术的胎儿丢失率增加到3%~4.8%。Brun等对1990~1999年17041例行经腹CVS的患者进行研究,其结果显示,<28周绒毛活检术相关的胎儿丢失率为1.64%,穿刺失败率为0.07%,母体组织污染率1%。目前多采用经腹绒毛活检术。

【绒毛活检量】

不同诊断目的所需的绒毛组织量不同,染色体分析约需绒毛10mg,DNA分析约需5mg,生化分析需3~5mg,故一次绒毛活检抽取20mg组织基本能够满足各种产前诊断的需要。

影响绒毛活检术准确性的因素主要有母体底蜕膜污染和囊胚外组织及胎儿间的生物学差异,即胎盘局限性嵌合体现象。其发生率为2%~3%,也使临床应用受到一定的局限。

【经腹部绒毛活检操作方法】

1.孕妇排空膀胱,仰卧位,B超观察胚胎发育情况,定位胎盘绒毛部位。

2.腹部常规消毒铺巾,采用双针活检系统进行活检。超声引导下,先将引导套针经腹壁及子宫穿刺入胎盘绒毛边缘部分,拔出针芯,将活检针经引导套针内送入胎盘绒毛组织,20ml注射器吸3ml生理盐水,与活检针相连,以5~10ml的负压吸取绒毛组织。

3.拔针后B超观察胚胎情况。

【流产和肢体缺陷发生情况】

经腹绒毛活检流产率约为1%,有研究认为绒毛活检技术可能引起胎儿肢体发育缺陷,特别是横向肢体短缺和下颌~肢体发育不全综合征。术前要充分与孕妇及家人交流,知情同意。Froster等对1992~1994年WHO记录的138996例行绒毛活检术的病例进行研究,结果显示,绒毛活检术并没有增加肢体短缺畸形发生的风险率。现认为妊娠10周后取绒毛,肢体缺陷发生率与自然状态下相当。另外,Cederholm等报道1984例行绒毛活检术的患者,其胎盘早剥、前置胎盘等不良妊娠结局的风险也没有增加。目前认为绒毛活检技术是一项可行的、相对安全的产前诊断方法。

【胎盘嵌合体】

囊胚外组织和胎儿间有时存在差异,即胎盘局限性嵌合体现象,这时胎盘的异常不一定代表胎儿异常,需进行羊水穿刺或经脐静脉取血直接分析胎儿染色体。

三、经腹脐静脉穿刺术

经腹脐静脉穿刺取胎血技术是诊断胎儿遗传性疾病和评估胎儿宫内情况的一种重要手段。也使得某些胎儿宫内治疗成为可能。Liao等报道了1991~2004年的2010例行脐静脉穿刺的病例,穿刺成功率为97%,其中80%一次穿刺成功。19.8%的病例穿刺点短暂渗血,4.9%的病例胎儿发生短暂性心动过缓。其中<24周行脐血穿刺的病例中术后2周内胎儿总丢失率为2.7%,和脐血穿刺相关的胎儿丢失率为1.0%,而>24周的病例胎儿丢失率分别为1.9%和0.8%。近年我国产前诊断蓬勃开展,脐静脉穿刺得到了广泛的应用,但同时也有一些滥用现象值得警惕。能进行羊膜腔穿刺明确诊断的要首选之,毕竟脐血穿刺与羊膜腔穿刺相比难度和风险要大一些。

【适应证】

胎儿血培养48h即可进行染色体制备,核型较羊水或绒毛核型清晰。下列情况可进行经腹脐静脉穿刺取胎血。

1.对羊水细胞培养失败病例或唐氏儿高危患者错过了羊水培养的时机。

2.脆X综合征的诊断。

3.胎儿宫内感染的诊断,孕22周胎儿免疫系统发育成熟后取脐静脉血测定特异性IgM可对弓形虫、风疹、巨细胞病毒、单纯疱疹病毒等进行宫内诊断。

4.胎儿血液系统疾病的产前诊断,如溶血性贫血、血友病等。

5.可对胎儿溶血性贫血进行宫内输血治疗。

【穿刺时间及取血量】

一般在孕20~28周。一般取1~2ml血。

【经腹脐静脉穿刺方法】

1.B超检查胎儿、胎盘及羊水情况,确定穿刺点,最常选择的穿刺点为距脐带根部2~3cm处,也可选择较直、较长的游离脐带作为穿刺点。

2.腹部常规消毒铺巾。

3.超声探头接引导架,将21G的穿刺针插入穿刺槽内,循引导线缓缓进入,当针尖靠近脐带时冲击刺入脐静脉,有时需撤掉引导槽微调方向。

4.穿刺成功后拔出针芯,有时可见血液自动外溢,抽取胎儿血1~2ml,拔针。观察穿刺处出血停止后,患者休息1h再次听胎心观察宫缩,无异常可离院。

【注意事项】

如孕周过小,羊水过少,胎动过多脐带不固定等均增加穿刺难度,连续3次进针均未取到胎血,则穿刺失败,应停止操作,必要时1周后再行穿刺;严格无菌操作,避免宫内感染;当操作过程中出现胎儿心动过缓时,要暂停操作,孕妇左侧卧位吸氧,胎心恢复后再操作。

(赵素娥)

第十七节 染色体病的产前诊断

产前诊断,又称宫内诊断,是指对胎儿在出生前是否患有先天性缺陷或遗传性疾病做出的诊断。染色体病是重要的遗传病之一,发病率达0.54%。细胞培养及染色体核型分析是确诊染色体病的重要手段,随着显带技术的应用和高分辨染色体的制备及显带技术的改进,能更准确地判断和发现更多的染色体数目和结构异常综合征,被誉为诊断染色体病的金标准。

一、细胞培养及染色体核型的临床样本

根据临床诊断的需要和妊娠时间的不同,可以分别采集羊水中的脱落细胞、源于胎儿的绒毛细胞、脐带血等作为细胞培养及染色体核型分析的样本。

1.羊水样本 羊膜腔穿刺采集羊水是最早建立的胎儿细胞取样方法,羊水是进行产前染色体核型分析最常用的样本。1966年Steele和Breg成功地进行了羊水细胞培养和染色体核型分析,为遗传病的产前诊断迈出了重要的一步。1967年Jacobson和Barter通过对羊水细胞的染色体分析,首次诊断了第1例D/D易位型先天愚型胎儿之后,随着实验技术方法的不断改进,孕中期羊膜腔穿刺采集羊水进行胎儿染色体核型分析成为产前诊断染色体病的重要途径。羊水中的细胞大部分是羊膜上皮细胞和来自胎儿皮肤、口腔黏膜、消化道和泌尿生殖道的脱落细胞。羊膜腔穿刺取羊水的时间通常为孕16~22周,此时羊水量较多,羊水中胎儿活细胞比例较高,细胞培养的成功率较高。

2.绒毛样本 绒毛组织位于胚囊之外并且具有和胚胎同样的遗传性,早孕期绒毛(CVS)活检被认为是产前诊断的一项重要突破。1983年Simoni应用绒毛组织进行胎儿染色体分析后,这一技术便开始广泛地应用于胎儿遗传性疾病的产前诊断。CVS取样的时间以10~13周为宜。

3.脐血样本 胎儿脐带血培养只需要48h即可进行染色体制备,实施快速染色体核型分析,因此可以作为绒毛及羊水培养出现的嵌合体或培养失败进行校正和补救的一项重要措施。

二、细胞培养及染色体片的制备

(一)羊水细胞培养与染色体片制备技术要点

1.样本处理与接种 无菌条件下抽取羊水20ml,离心后留沉淀物,加入培养液,把细胞充分打散后接种于2个$25cm^2$的一次性聚苯乙烯培养瓶中,分别放置于两个独立供电、供气的37℃,5% CO_2培养箱中进行平行培养。

2.细胞生长状态观察与换液 培养5~7d后进行换液,并留取上清液补加适量培养液继续培养。于倒置显微镜下观察细胞生长状态,有较多细胞克隆形成,并且在贴壁细胞克隆背景中有一些圆形闪亮细胞,即可收获细胞。

3.收获与制片 首先每瓶中加入适量秋水仙素工作液,放置于37℃,适当时间后根据需要采用原位法或消化法收获制片。

(1)原位法:经低渗、预固定、固定、冷固定、重复固定后,晾干,烤片后备用。

(2)消化法:先将瓶中经秋水仙处理过的细胞液倒入尖底离心管中,然后在培养瓶中再加入胰酶消化,

使贴壁细胞脱落,然后经低渗、预固定、固定、反复固定后制片。

4.显带(G)与染色 将染色体片置于胰酶(pH7.0)中,37℃水浴处理后,用Giemsa染色,晾干镜检。

(二)绒毛细胞培养与染色体制备技术要点

1.样本处理与接种:取质量上乘的绒毛组织10~20mg(不带血丝、颜色为透亮的白色或乳白色的绒毛枝)放入15ml离心管中,加入适量酶解液,于37℃消化后离心,弃上清,加入培养液,吹打均匀后分别加至2个培养瓶中,并于37℃培养箱中培养24~48h。

2.在倒置显微镜下看到有克隆形成即可换液,继续培养24~48h后便可收获。

3.收获、分带(G显带)、染色步骤同羊水样本。

(三)脐血细胞培养与染色体片制备技术要点

1.接种 在超净工作台内,每份标本接种2瓶5ml的1640细胞培养液中。摇匀后在37℃培养箱静置培养68~72h。

2.收获 终止培养前加入秋水仙素工作液,最终浓度为$0.35\mu g/ml$,37℃培养箱中静置45min,使细胞生长停止在中期。

3.制片 依次将细胞悬液转入15ml尖底离心管中,室温下离心,弃上清,留约0.5ml;加入37℃预温的0.075mol/L KCl,于37℃水浴箱低渗处理后,再在上述细胞悬液中加入新鲜配置的固定液,进行预固定;室温下离心后,弃上清,重复固定2次;制片,烤片老化后备用。

4.G显带与染色 将染色体片置于胰酶(pH7.0)中,37℃水浴内处理后,用Giemsa染色,晾干镜检。

三、染色体核型分析及结果报告

(一)染色体核型分析

1.染色体核型分析镜检时,记录玻片序号及片号、病人姓名、性别、坐标、结果。

2.羊水和绒毛样本制片数目及核型分析要求

(1)原位法:观察每张片子的中期分裂象,分别计数3~5个克隆的染色体核型,记录片号和中期分裂象所在的坐标,每个克隆分析1个分裂象,并进行配对保存。若两个培养瓶中见到2种以上染色体核型,应建议复查。

(2)消化法:观察每张片子分别计数10~20个分裂象,选择2~3个分散良好、带型清晰的中期分裂象于计算机中分析并配对保存。如果在镜下发现有2个相同异常的核型则需计数20~30个核型,并增加核型分析数目。

3.脐血染色体制片数目及核型分析要求一般制片3张,分带染色处理2张。计数30个核型,分析5个核型,选择3~5个分散良好、带型清晰于计算机中分析并配对保存。如果在镜下发现有两个相同异常的核型则需计数50个核型,如其中又发现相同异常要计数至100个核型,并增加核型分析数目至10个。如疑为嵌合体,计数100个核型,并计算百分比。

(二)结果报告

1.发放时间为接收标本后21个工作日。如因特殊原因不能准时发放报告,应及时通知受检者和送检医师。

2.报告发放前应由细胞遗传资深医师或技师审片。

四、标本片保存

一般病例标本片保存时间为 5 年,异常核型标本片封片保存 20 年。

五、相关问题的探讨

1. 不同性状羊水样本的处理与接种　临床工作中可见不同程度的混血、胎脂或胎粪羊水,轻度浑浊者同一般样本一样先进行离心处理,然后用较多量细胞培养液将细胞混匀后进行接种;严重混血、胎脂或胎粪样本不用离心,而直接接种,并采取提早换液及多次换液的方法,同样可获得成功,只是需要时间稍长。对于混血样本应在采取后立即加入肝素进行抗凝处理,以免红细胞凝集时将羊水细胞也凝集起来,影响细胞培养成功率。

2. 羊水细胞培养的方法改进　关于细胞培养的方法主要有培养瓶消化法和盖玻片原位法两种。用培养瓶培养、消化法收获细胞,常需要较多细胞数,培养时间较长,一般需要 10~12d,细胞克隆的完整性易遭到破坏,给核型分析增加困难。而盖玻片原位法只需要 1 周左右即可收获细胞,主要用于原位法制备染色体片。但是,用培养皿加盖玻片进行细胞培养,操作开放,容易污染,特别是临床样本量较大时,不如应用细胞培养瓶便捷。梁梅英等通过羊水细胞培养方法的系统研究提出产前诊断中以平皿盖玻片法联合培养瓶法进行羊水细胞培养,可以接种 3~4 个平皿及 1 个细胞培养瓶,以平皿盖玻片法原位收获制片,以培养瓶做储备,以便平皿盖玻片法原位收获制片不理想时作为补救。在细胞收获时将培养瓶中液体和低渗作用液体另外集中处理,可减少羊水细胞分裂象的丢失。也有单位利用培养瓶原位培养收获制片,在收获细胞的最后步骤将瓶壁锹开,显带、染色后剪掉瓶壁,直接观察细胞分裂象,进行核型分析,操作简单,掌握好收获条件可收到较好的细胞分裂相。但是,由于样本片难以规则统一,不便于在全自动核型分析系统进行核型扫描和分析,且不利于样本片的保留存档。因此,面对产前诊断实验室工作量大、技术人员缺乏的现状,探索更加便捷、适合全自动分析仪进行核型分析的细胞培养及收获制片方法具有重要的临床应用价值。

3. 细胞生长状态的观察与收获时机的选择　要收获较多的分裂象,决定细胞收获的时机是非常重要的。有学者根据实验室工作积累,建立了消化法细胞收获的标准,在倒置显微镜的 10 倍目镜和 10 倍物镜下观察:①以梭形羊水细胞为主要类型的生长细胞,形成的细胞克隆覆盖 1 个或 1 个以上的完整视野。②培养瓶中有 2~3 个以上细胞克隆,且每个细胞克隆中存在 20 个以上的圆形、双圆形或葡萄状透亮细胞。③细胞克隆中央的细胞开始老化,克隆周遍细胞生长旺盛。相比较而言,原位法收获时机要稍提前,克隆形成较小,细胞分布较为疏松,有较多圆形、双圆形或葡萄状透亮细胞,细胞生长旺盛时为佳。

4. 嵌合体的问题　在人类细胞遗传学中,嵌合体分为"同源嵌合体"和"异源嵌合体"两种。异源嵌合体是指在同一个体内同时存在来源于不同合子的 2 个或 2 个以上的细胞系,不同的细胞系所含的基因不相同,真正的异源嵌合体在临床上很少见。同源嵌合体是指在同一个体内存在只来源于同一个合子的 2 个或 2 个以上的不同细胞系。在产前诊断中主要是同源嵌合体,可以涉及到任何一条染色体畸变。

在产前诊断中遇到嵌合体或可疑嵌合体,应特别注意是胎儿真正的嵌合体,还是由于体外因素,如:母体细胞和胎儿细胞在培养中同时生长;胎儿外不重要细胞得到增殖;细胞体外培养或制片过程中产生了畸变等导致的假嵌合体。染色体核型的嵌合体问题在一定程度上与细胞培养的方法有关。消化法收获需要较多细胞,培养时间长,且在出现嵌合体时不能确定嵌合体来源于 1 个克隆还是多个,不能确定是真嵌合体还是假嵌合体。国内外学者一直认为采用原位法收获可以区别真假嵌合体,并且在临床实践中制定了真性嵌合体的诊断标准:①出现2种或2种以上的不同核型;②不同的核型都出现在2个或2个以上的细胞集落;③不同核型的细胞都来源于2个或2个以上的培养物。因此,为提高产前诊断的准确性,在规范的产前诊断中,羊水细胞培养建立2个或2个以上的培养物,并应尽量以原位法收获多个克隆进行核型分析。

早孕期绒毛细胞培养中嵌合体的发生比孕中期羊水细胞培养多见,发生率为1‰~2‰,并且结果常常不一致,可能是由于限制性胎盘嵌合体(CPM)现象,即一种组织特异性的、在胎盘中发现的非整倍体细胞系的嵌合体,这种异常在胎儿中是不存在的,即滋养层细胞核型与胎儿真实核型不一致。此种现象的发生机制主要是合子形成后,体细胞有丝分裂时染色体不分离,这种情况发生在分化为胎盘的细胞系,异常核型仅存在于胎盘组织,而胎儿其他细胞的核型均正常。CPM可导致胎儿宫内发育迟缓、胎儿死亡。因此,孕早期出现的异常染色体,应密切观察胎儿发育情况,必要时用中孕期羊水细胞培养或脐血染色体分析来核对,以明确诊断。

5.C带的必要性　C显带方法主要显示着丝粒区以及含结构异染色质的区域,即1、9、16号染色体的次缢痕及Y染色体长臂的末端部分。在确定这些染色体异常如倒位、易位等以及研究这些区域的多态性时,C显带是简便易行的方法。具体方法是将常规G显带制作的染色体片放入预温至65℃的5%氢氧化钡溶液中处理后,蒸馏水漂洗,然后置预温至65℃的1×SCC溶液中处理0.5h,水洗,吉姆萨染色5min,水洗后镜检。1、9、16号染色体的次缢痕及Y染色体长臂的末端部分显示深紫色,其他染色体结构为淡红色,根据区域染色和形态特征进行分析判别。

6.高分辨染色体的制备　高分辨染色体制备与显带技术主要是使染色体细长,显出较多的带纹,带纹数量达到550、850条以上,甚至1000条以上,极大地提高了识别染色体细微结构改变的能力,可以检出常规G显带技术难以发现的染色体缺陷,提高染色体病的检出率。制备方法常采用同步拦截和阻止凝缩等方法。同步拦截法主要是通过在培养液中加入细胞分裂的阻断药,如甲氨蝶呤、过氧胸苷等,使细胞内DNA合成被阻断,当去除阻断药后,细胞迅速恢复DNA的合成,进入分裂期而形成分裂高峰,达到细胞分裂同步化的目的。而阻止凝缩法主要是利用染色体收缩抑制药抑制正常的染色体收缩过程,使产生深长的染色体。常用的抑制药为放线菌素D、阿克拉霉素、溴化乙锭等。单纯溴化乙锭阻止法具体操作步骤如下:

在收获细胞前2~5h于每瓶(5ml)培养液中加入溴化乙锭(EB,500μg/ml)50μl,最终浓度为(5μg/ml),收获前30min加入秋水仙素(20μg/ml)20μl,最终浓度为0.08μg/ml。制片过程同常规染色体制片。

整个操作过程中应注意,染色体较长,易发生卷曲和缠绕,因此,使染色体良好分散是高分辨染色体制片的关键,第1~3次固定时,固定液应适量,细胞悬液不能透明,应呈磨砂玻璃状。并且由于个体差异,如遇到淋巴细胞转化率高、细胞增殖好时,固定液可增加至8~10ml。并且增加固定次数和时间、改变甲醇和乙酸比例等可使染色体分散较好。

(孟庆堂)

第十八节　母婴血型不合的检查

母婴血型不合引起的新生儿溶血病(HDN)是因母婴血型不合,母亲的血型抗体通过胎盘引起胎儿、新生儿红细胞破坏。这类溶血性疾病仅发生在胎儿与早期新生儿,是新生儿溶血性疾患中相当重要的病因。胎儿主要表现为溶血性贫血、心力衰竭和水肿等。自1900年Landsteiner发现了ABO血型,一个世纪以来,已经定义了300多种可遗传的血型抗原,分别归于29个遗传学上分离的系统中。每个系统都具有包含着由一个单基因或由两个或多个紧密连锁的同源基因编码的一种或多种特异性。ABO/Rh血型是人类两个主要的血型,母婴血型不合主要有ABO和Rh两类,两者所占比例因人种差异而不同,在我国ABO型较多见,占所有妊娠的20%~25%,而Rh型约占0.34%,其他血型抗体有MN、Lew、Kell和Fya等血型系统。

一、Rh血型不合溶血性贫血

Rh是人类血型系统中最复杂的一种,Rh基因位于第一对染色体上,至少有45个表位,有两种Rh蛋白有两个高度同源的基因所编码:RHD编码D抗原,RHCE编码Cc、Ee抗原。其中D抗原性最强,故临床上将红细胞上具有D抗原者,称为Rh阳性[Rh(+)],缺乏D抗原者,称为Rh阴性[Rh(-)]。我国汉族人中Rh阳性者占绝大多数,因此Rh血型不合发病率不高。母亲为Rh阴性,父亲为Rh阳性,其子女有65%的可能性为Rh阳性,其中约有10%可能发生Rh溶血病。一般第一胎不受影响,因胎儿红细胞除有偶然情况外,不能通过胎盘进入母体,故母体不产生抗D抗体,但是分娩时胎儿红细胞可以进入母体循环而渐产生抗D抗体,因此在第一胎以后的胎次中可以发生溶血。胎次越多,溶血情况越重。此外也偶见母子均为Rh(+)而发生本病者,这是由于其他因子如E、e、C、c等不合,以致母体产生抗E、抗e、抗C、抗c等抗体引起。Rh血型不合溶血病的临床表现往往起病早、病情重、病程长,发生胎儿贫血、水肿、心力衰竭等,新生儿晚期贫血、溶血性黄疸和核黄疸等,严重者甚至发生死胎和新生儿死亡。

本病已确知为母儿间同种免疫所致,在妊娠期往往无明显的临床表现,故诊断主要依靠实验室的特异抗体检查。凡既往有不知原因的死胎、流产或新生儿重度黄疸史的孕妇,都应检查其血清中有无特异性抗体。

(一)产前检查

1.血型检查 有不良分娩史的妇女在再次妊娠前需要进行血型检查。所有妇女不管其既往内科史或产科史如何,都应该在初次产前检查时进行血型检查。若孕妇血型为O型或Rh阴性,需要进行配偶的血型检查。一些患者虽然ABO或Rh血型系统夫妇相配,但临床症状高度怀疑胎儿或新生儿溶血可能,或者孕妇血液中发现不规则抗体,需要进行Rh全套和特殊血型检查。若夫妇血型不合,需要测定孕妇的特异血型抗体。

2.母体血清抗体检查 对没有致敏但有危险的Rh阴性孕妇来说理想的处理是,从第18~20周开始每月做一次间接Coombs试验。第一次测定可作为抗体基础水平,以后每隔4周重复一次,测抗体上升速度。如果在同一家医院使用稳定的技术做母体间接Coombs抗体滴度,结果既具有可重复性,又在预测严重胎儿疾病方面具有临床价值。抗D抗体滴度自1:2开始即有意义,抗D滴度达到1:16,胎儿溶血情况加重。每个实验室都应有一个最低滴度,低于该滴度则不会发生重度胎儿溶血性疾病。在第一次被致敏的妊娠中,用抗体滴度超过阈值来预测胎儿危险的价值最大,抗体滴度与胎儿溶血程度成正比。在以后的妊娠中,抗体滴度不是选择处理措施的充分根据。

3.胎儿超声检查 一些研究者发现,胎儿贫血的发生伴随着胎儿大脑中动脉收缩期峰值流速而升高,虽然我们发现至少有一半的贫血胎儿可以表现为正常的峰值流速,但相对于胎儿孕周的高峰值流速还是可以提示贫血的。总的来说,测量大脑中动脉峰值流速是一种非常好的、无创伤的监测胎儿贫血的手段。其他一些可以预测胎儿贫血,或可在胎儿水肿出现之前就出现的一些超声学表现包括:羊水量的改变,肝、脾的长度或厚度的改变,胎盘厚度增加,小肠回声增强以及双侧心室的直径变化等。

4.聚合酶反应(PCR)检测胎儿 RhD 用聚合酶链反应(PCR)技术可以快速地测定羊水细胞或者胎盘活检标本上的胎儿血型抗原,其敏感性和特异性分别为98.7%和100%。阳性、阴性预测值分别为100%和96.9%。与脐带穿刺和血清学检查比较,羊水穿刺PCR技术鉴定胎儿RhD可降低4倍围生病死率。有危险的孕妇在中期妊娠做羊水穿刺或绒毛取样(CVS)后,测定胎儿的Rh基因型应该成为一个标准。如果结果为阴性,则不需要进一步随访。

5.羊水的分光光度测量 正常的羊水透明无色,重症溶血病羊水呈黄色。胎儿溶血程度愈重羊水胆红素就愈高,故羊水检查结果对进一步处理方法的决定有参考价值。450nm处的光密度与羊水中胆红素含量有关。该处光密度增加可出现胆红素膨出部。此膨出部的高度与胎儿疾病的严重程度有一定的关系。

6.胎儿血样检测 脐带穿刺抽取胎儿血样进行检测可以直接准确地评估胎儿贫血。第一次进行脐带穿刺的时间选在上一胎受累的胎儿需接受宫内输血治疗时孕周的前几周,或者是大脑中动脉峰值流速上升时。从胎血标本中可以检测胎儿的血型、总胆红素、全血细胞数量以及人工网织红细胞计数和直接 Coombs 实验。如果胎儿在抽血检查时尚无贫血,那么直接 Coombs 实验强阳性或人工网织红细胞计数在 95% 的可信区间以外者有发展成为产前贫血的可能,应高度重视。

直接进行胎儿血样检查较羊水检测具有许多优越性。其诊断的敏感性和特异性以及对胎儿贫血的预测准确性均较羊水检测高许多。直接检测法诊断胎儿贫血的假阳性率为零,假阴性率也十分低。但是脐带血管穿刺具有一定的风险,为了减少发生胎膜早破、羊膜炎以及加重母体致敏的风险,要尽可能减少侵入性操作,尤其是应用穿刺针引导时。

(二)产后检查

新生儿出生后,需密切观察其临床表现,如贫血、水肿、肝脾大,黄疸出现时间及进展情况,若黄疸出现早,进展快而疑及本病时做下列检查。

1.红系计数测定 如果红细胞和血红蛋白下降,有核红细胞和网织红细胞增高等表示患儿可能存在溶血,但不能凭此而确诊,生后诊断的主要依据是血清特异性免疫抗体的检查(正常新生儿第1天网织红细胞可超过6%,生后1~2d外周血每100个白细胞中可以找到有核红细胞2~10个)。出生后同时随访胆红素,如果48h内间接胆红素达到20mg/dl有换血指征。

2.血清特异性免疫抗体检查

(1)检查母婴的血型(ABO及Rh血型):了解它们之间是否不合。

(2)检查婴儿红细胞是否致敏:直接抗人球蛋白试验阳性,说明婴儿红细胞被血型抗体致敏。并可做释放试验以了解是哪种Rh血型抗体。

3.检查婴儿血清有无血型抗体存在及其类型 游离抗体试验,在Rh血型不合时,用婴儿血清与各标准红细胞(CCDee,CcDEE,ccDee,Ccdee,ccdEe,ccdee)做抗人球蛋白间接试验来检查。

4.检查母亲血清中有无抗体 抗人球蛋白间接试验可以证实。由于Rh血型抗体只能由人类红细胞引起,故在母体血清内有Rh血型抗体存在,对新生儿Rh溶血病的诊断有相当参考价值。如要确诊,必须婴儿直接抗人球蛋白试验阳性,只有婴儿红细胞被致敏才会发病。

(三)诊断

本病的临床症状是由溶血引起,症状的轻重程度与母亲抗体的量、胎儿红细胞被致敏程度和胎儿代偿能力等因素有关。

1.胎儿水肿 多见于病情重者,患儿全身水肿,苍白,皮肤瘀斑。腹腔积液,腹水,心音低,心率快,呼吸困难,肝脾大。活产的水肿儿中多数为早产。如不及时治疗常于生后不久即死亡。不少胎儿水肿者为死胎。水肿的发生与低血浆蛋白有关,因髓外造血与缺氧影响肝功能,部分患儿尚发生心力衰竭亦加剧水肿。这类患儿胎盘水肿重量与新生儿体重之比可达 1∶3～4(正常为 1∶7)。

2.黄疸　胎儿由溶血而产生的胆红素都由母肝代为处理,故新生儿脐血一般无黄疸,重者可以有 0.3mg 胆红素,生后处理胆红素责任全在于胎儿自己,再加之肝功能也还不够健全,生后 4～5h 即见黄疸,并迅速加深,于生后 3、4d 达到峰值,超过 340μmol/L(20mg/dl)者不少见。出现早,上升快,是 Rh 溶血症患儿黄疸的特点,胆红素以未结合胆红素为主。但有少数患儿在病程恢复期结合胆红素明显升高,出现"胆汁淤积综合征"。因为肝内有广泛髓外造血灶,巨细胞形成,胆管增殖,淤积胆汁肝区纤维化,胆小管中心坏死等。还有部分严重贫血的胎儿水肿。髓外造血造成毛细管阻塞,亦可有"阻塞性黄疸"。

黄疸开始时出现在脸部(血清胆红素为 68～102μmol/L),如胆红素值上升则四肢和躯干也出现黄疸,最后波及手心及足底。胆红素＞15～18mg/dl 时,面部躯干均呈橙黄但手足心仍为淡黄,但如胆红素＞20mg 手足底也转为橙黄。10d 新生儿血胆红素在 231μmol/L 时肝功能均无损害,血糖降低 2.42mmol/L 应注意肝功能。

Rh 与 ABO 溶血症比较,Rh 有较多病例在 24h 内出现黄疸,而 ABO 多在生后 2、3d。重庆报道全部 Rh 溶血病的黄疸在 24h 内出现,12h 内出现 15 例。

3.贫血　程度不一。轻度溶血者脐带的血红蛋白＞140g/L;中度溶血者脐带血＜140g/L。重者则可低于 80g/L,且常伴有胎儿水肿。出生后溶血继续进行,贫血较刚出生时明显。部分 Rh 溶血病患儿在生后 2～6 周发生明显贫血(Hb＜80g/L),称为晚期贫血。这是由于部分患儿早期症状并不严重,无须换血治疗,但 Rh 血型抗体却在体内持久(超过 1～2 个月)存在,继续溶血而导致晚期贫血,即使早期症状较重而做了交换输血的患儿中仍有部分小儿发生晚期贫血,因为交换输血只能换出部分血型抗体。此外换入的成人红细胞氧离曲线较新生儿的右移,较易释氧,能减轻组织缺氧,但红细胞生成却减少。

4.胆红素脑病(核黄疸)　早在 1904 年,Schmorl 对 1 例因重症黄疸而死亡的新生儿进行尸解就发现其脑基底核被黄染,并首次命名为核黄疸。此种黄染物质经分析确定为未结合胆红素,它可导致神经细胞的中毒性病变,故又称"胆红素脑病"。

胆红素脑病病变最明显处是脑基底核,呈鲜亮黄色或深黄色;其他部位如海马沟、视丘、视丘下棱、苍白球、壳核、顶核、尾状核、脑室核、小脑小叶和脊髓前角等均呈淡黄色;小脑、延脑、大脑半球的白质和灰质也可受影响,但更轻淡些。

基底核神经细胞在新生儿期生理及生化代谢方面最活跃。耗氧量及能量需要量均最大。故基底核最易受损。胆红素进入脑细胞后可能使脑细胞的线粒体氧化的偶联作用脱节,因此脑细胞的能量产生受到抑制,使脑细胞损害。导致新生儿核黄疸的原因有以下几个方面。

(1)新生儿胆红素脑病与血-脑屏障的成熟度:完整的血-脑屏障具有栅栏作用,可限制某些物质(如胆红素等)进入中枢神经系统,所以对脑组织有保护作用。但由于缺氧、感染、低血糖及酸中毒等的影响,其通透性有所改变,屏障作用受到破坏,即所谓"血-脑屏障开放"。此时不仅游离胆红素可进入脑组织,而且与白蛋白联结的未结合胆红素也可进入。某些药物可影响血-脑屏障,尤当新生儿期血-脑屏障不够成熟,胎龄不足的早产儿更是如此。生后头几天新生儿血-脑屏障的通透性较大,胆红素易于透过,因此可认为新生儿血-脑屏障易于发生核黄疸。

(2)游离胆红素梯度:未结合胆红素(UCB)系脂溶性,它与富有脑磷脂的神经细胞有亲和力。当 UCB 与白蛋白连接成为复合物后,因分子量大,一般情况下不能透过血-脑屏障。但不与白蛋白联结的 UCB 可通过,进入中枢神经细胞引起胆红素脑病。凡能使血清游离胆红素浓度增高的因素如:①UCB 浓度过高;②白蛋白含量过低;③存在竞争夺取白蛋白上联结点的物质均可导致胆红素脑病。血与脑游离胆红素梯度愈高,则其进入脑的量愈多,核黄疸的发生率也愈高。

(3) 胆红素浓度:足月新生儿当无其他并发症时,其总胆红素浓度在 307.8～342.0μmol/L(18～20mg/dl) 以下时很少会发生胆红素脑病。当总胆红素>342.0μmol/L(20mg/dl)时就有可能导致部分新生儿发生胆红素脑病。未成熟儿的总胆红素浓度为 256.5μmol/L(15mg/dl)或更低时就可能发生核黄疸。

(4) 胆红素脑病与其他因素:某些高危因素可能直接或间接地促成核黄疸。如早产儿脑底神经核需氧多,代谢率高,当胆红素通过血-脑屏障后就易受影响。早产儿血清白蛋白含量偏低,致使胆红素与白蛋白的联结点减少;又如窒息缺氧、感染性脑膜炎、酸中毒及低蛋白血症等可减少胆红素与白蛋白的联结量;药物、饥饿及低血糖等可夺取联结点面降低血-脑屏障的保护作用。在处理新生儿高胆红素血症时,应及时考虑这些因素对血-脑屏障功能的影响。

临床分期:有人将进行性出现的神经症状分为四期,第 1～3 期出现在新生儿期,第 4 期在新生儿期以后出现。

第 1 期——警告期:足月儿常在生后 2～5d 出现,早产儿 7d 出现骨骼肌张力减退、嗜睡及吸吮反射减弱、呼吸暂停、精神萎靡、呕吐、四肢舞动、低热、拥抱反射消失等非特异性症状。

第 2 期——痉挛期:主要特点为痉挛、角弓反张和发热,尖叫,呼吸困难,心动过缓。轻者仅有眼直、凝视、为时很短;较重者两手握拳,双臂伸直,外展强直;重者头向后仰、角弓反张,抽搐后肢体出现弛缓。痉挛程度轻或重,时限长或短,对诊断同样有意义。发热常出现于第 2 期初,与痉挛并存者占 80%。

第 3 期——恢复期:大都始于生后第 1 周末,首先是吸吮力和对外界反应渐恢复,继而呼吸好转,痉挛渐减或消失。

第 1 期 12～24h,第 2 期 12～24h,最长 48h,若病情好转,则进入第 3 期,约需 2 周之久。各期时限可随病情轻重而变,轻者可停止于第 1 期,数天后渐好转,重者在第 1 期内就可死亡。

第 4 期——后遗症期:凡未予治疗或病情发展及症状出现缓慢的患儿,日后仍可出现后遗症,但某些后遗症状经 2～3 个月以后似可逐渐恢复,其预后尚难肯定。部分患儿仅有轻度或中度的神经肌肉功能不协调、耳聋或轻微脑功能障碍,可单独或同时存在,直到患儿上学时才消失,智能发育和运动障碍可能平行出现。

(四)辅助检查

1.血抗体测定:Rh 阴性的孕妇应检查其丈夫的 Rh 血型。若不合,测产妇抗体。第 1 次测定一般在妊娠第 16 周进行,这可作为抗体的基础水平。然后于 28～30 周再次测定,以后隔 2～4 周重复 1 次,抗体效价上升者提示胎儿很可能受累,当抗体滴度达 1:16 时宜做羊水检查。血浆内抗体多是 IgG 抗体,有人测定证实,有 IgG_1 及 IgG_3 抗体的比只有 IgG_1 重,胎儿水肿出现在 20 周。而只有 IgG_1 的出现在 27 周。只有 IgG_1 抗体的 4/5 得病,而同时有 IgG_1 及 IgG_3 的都发病,IgG_2 及 IgG_4 不能免疫。还有测血中红细胞吞噬作用证明 50% 阳性则为重症,20% 阳性则为轻症。

2.羊水检查:羊水在 450～460nm 处光密度膨出部的光密度读数在妊娠不同阶段并不是一致的,故同一 450nm 处光密度膨出部的读数在妊娠不同阶段有不同意义,凡膨出部值在Ⅰ区者提示胎儿未发病或病情为轻度,在Ⅱ区病情属中等度。在Ⅲ区则表明病情严重。再分光度计测 450nm,仪器设备要求较高,亦用测定胆红素法,羊水胆红素<8.55μmol/L 者,估计胎儿红细胞破坏不严重;可视为孕妇健康,考虑等待自然分娩,大于此值如 L/S 值≥2.0 应考虑终止妊娠,如>17.1mol/L 者 L/S≥2.0 即应终止妊娠。

3.B 超检查:重度胎儿水肿并发腹水时 B 超可检出胎儿腹部有液性暗区,其中间可见漂动的肠曲、肝等脏器;胎儿水肿时则胎儿周身皮肤包括头皮厚度增加,呈双线回声。

4.用正常血液对患者红细胞做血单核细胞分层试验其阳性的敏感性是 91%,而阳性的准确率是 100%,而对照羊水准确率为 60%。单核细胞分层后不必再做 B 超或羊水穿刺,可做初筛试验。

5.产后诊断:病史及临床体征考虑本病时应进一步做实验室检查。红细胞及血红蛋白下降,网织红细胞增高(生后第 1 天网织红细胞可超过 0.06),有核红细胞增高(生后 1～2d 周围血每 100 个白细胞中可以找到核红细胞超过 2～10 个)等仅提示患儿可能存在溶血,不能凭此而确诊。生后诊断的主要依据是血清特异性免疫抗体的检查。

(1)检查母、婴的 Rh 血型是否不合。

(2)检查婴儿红细胞是否被致敏,抗人球蛋白试验直接法阳性说明婴儿红细胞被血型抗体致敏。并可做释放试验以了解是哪种 Rh 血型抗体。

(3)检查婴儿血清中有无血型抗体存在及其类型,将婴儿血清与各标准细胞(CCDee,ccDEE,Ccdee,ccdEe,ccdee)做抗人球蛋白间接试验。

若一病儿血清与上述各标准红细胞做抗人球蛋白间接试验,结果 CCDee,ccDEE,ccDee,ccdEe 组发生凝集(阳性),而 Cedee、cedee 组阴性,则可判断该病儿血清无抗 C、抗 c 及抗 e 抗体。ccDee、ccdEe 组阳性分别表明有抗 D、抗 E 抗体,CCDee、ccDEE 组凝集亦因含 D、E 抗原有关。

(4)检查母体血清中有无血型抗体存在,做间接抗人球蛋白试验可以证实。由于 Rh 血型抗体只能由人类红细胞引起,故母体内存在 Rh 血型抗体对新生儿 Rh 溶血病的诊断有一定参考意义,但要确诊。上述第(2)点检查应阳性,只有婴儿红细胞被致敏才发病。

(五)鉴别诊断

阻塞性黄疸 相似点:新生儿期出现黄疸。鉴别要点:①多数患儿出生后第一周即出现黄疸;②黄疸持续 2 周以上时间;③黄疸逐渐从非结合性转为结合性;④早期胎粪排尽后粪便多为土色或苍白的黄色;⑤新生儿期黄疸消失后,在最初 2 周黄疸可再现并持续存在。

二、ABO 血型以及其他血型不合的检查

ABO 血型基因位点位于第 9 号染色体上。ABO 血型不合是我国新生儿溶血病的主要原因,占 96%,也是高胆红素血症的常见原因,占 28.6%。ABO 血型免疫抗体,固然可因母亲与胎儿血型不合引起,但由于自然界 A、B 型物质存在广泛,故母体可以在妊娠前已存在 IgG 抗 A、抗 B 抗体,怀孕后这类抗体通过胎盘进入胎儿体内可引起溶血,故第一胎即可发病,占 40%～50%。ABO 血型不合者,大多数母为 O 型,父为 A 型或 B 型,胎儿亦为 A 型或 B 型。仅少数发生在母子 A-B、A-AB 血型。

目前 ABO 溶血病采用抗 A(B)IgG 定量测定方法。当抗 A(B)IgG 效价≥1∶128,胎儿可能发生溶血病。不过,抗体效价仅作参考,因效价高低和胎婴儿的发病及病情严重程度并不一定成正比,因为溶血病的发生还取决于:胎盘对抗体通透的屏障作用;胎儿的保护性机制,即胎儿对溶血病的耐受能力等。

尽管母婴 ABO 血型不合很常见,但真正发生 ABO 血型不合溶血病较少,这是因为 ABO 抗原通常是 IgM 抗原,这种抗原在胎儿红细胞上的表达不是那么强。

虽有多个血型系统因母婴血型不合亦可发生溶血病,但发生率低,仅有少数病例报道,其引起的同种免疫通常是由输血引起的。其中 Kell 引起的同种免疫特别引起人们的兴趣,因为它致病的病理生理学区别于其他的几种抗原,抗 KellIgG 抗体通过破坏或阻止红细胞祖细胞的作用而致病,因此应用非直接性的胎儿检查手段更难对它的临床作出预测。在抗体滴度和羊水 450nm 处光密度值均很低的情况下,就有可能产生严重的贫血和胎儿水肿。

(成立红)

第十九节 羊水检查

经腹羊膜穿刺抽取羊水的技术始于1930年,在我国开始羊水检查始于1977年。羊水检查主要检查羊水中脱落细胞核型、成分、生化含量,可协助诊断某些胎儿异常。另外,羊水检查尚可用于区别胎儿性别及了解胎儿成熟度等。自20世纪70年代后,至今羊水检查在产前诊断中仍占有重要地位。

【适应证】

1. 胎儿成熟度的测定　处理高危妊娠时,为降低围生儿死亡率,引产前需了解胎儿成熟度,结合胎盘功能测定,选择分娩的有利时机。

2. 先天异常的产前诊断　包括性连锁遗传病携带者,于孕期确定胎儿性别时;35岁以上的高龄孕妇易发生胎儿染色体异常;前胎为先天愚型或有家族史者;孕妇有常染色体异常、先天代谢障碍、酶系统障碍的家族史者;前胎为神经管缺陷或此次孕期血清甲胎蛋白值明显高于正常妊娠者。

3. 疑为母儿血型不合　需检查羊水中血型物质及胆红素。

4. 检测胎儿有无宫内感染

【禁忌证】

1. 孕期曾有流产征兆。

2. 体温超过37.5℃以上时。

【检查方法——羊膜穿刺术】

1. 穿刺时间　诊断出生缺陷或确定胎儿性别,应选在妊娠16~20周进行。为测定胎儿成熟度及疑为母儿血型不合,应在妊娠末期进行。

2. 术前准备　穿刺前须经B型超声检查,确定胎盘位置。选择穿刺点应避开胎盘。穿刺点的选择,一般可选在宫底下2横指、腹部最隆起部位的两侧,选择囊性感明显且有胎儿肢体浮动的一侧;也可选在耻骨联合上方,推开胎先露在胎儿颈部较空虚部位穿刺。因有并发症危险,术前需得到孕妇及家属的完全理解和同意。

3. 穿刺步骤　排空膀胱后取仰卧位。腹部消毒应以穿刺点为中心向周围扩大,半径不小于10cm。铺无菌巾。穿刺点局部以0.5%利多卡因浸润麻醉。持7号无菌腰穿针垂直刺入。经腹壁及子宫壁两次阻力,进入羊膜腔时有组织抵抗感突然消失的落空感。拔出针芯即有羊水流出,用注射器抽取羊水约20ml,按需要立即送检。随后拔除穿刺针,用棉球和纱布盖住针孔,加压5min后胶布固定。

4. 穿刺注意事项

(1) 抽不出羊水:可能为羊水有形成分阻塞针孔,使用有针芯的穿刺针可避免。因穿刺方向不对或进针深度不够,可调整穿刺方向与深度,或在宫壁两侧轻轻推压即可抽出羊水。若羊水过少,不宜勉强穿刺以免损伤胎儿。

(2) 抽出血液:出血来自腹壁、子宫壁、胎盘或刺伤胎儿血管,应立即拔出穿刺针并压迫穿刺点,腹带包扎。同时听取胎心率,确定胎心率正常则可等待1周后再穿刺。羊水混有多量血液,胎心率改变明显,应尽早终止妊娠。若用B型超声监护能减少穿刺出血的发生。

(3) 胎盘在前壁者,由胎盘边缘进针。胎盘在后位者,防止穿刺过深。腹部有手术切口瘢痕处应予避开,因该处可能有肠道与腹壁粘连以免损伤。

5.术后处理

(1)注意胎动及胎心,术后24h内听取3~4次;

(2)术后3d内减少活动,暂不洗浴;

(3)2周内禁性生活;

(4)若穿刺次数多,术后有宫缩时可酌情用子宫松弛药。

6.穿刺并发症

(1)母体损伤:穿刺针刺伤血管引起腹壁血肿、子宫浆膜下血肿。偶见羊水由穿刺孔进入母体血循环引起羊水栓塞。穿刺前未排空膀胱可刺伤膀胱,患肠粘连者有刺伤肠管的报道。

(2)损伤胎儿、胎盘及脐带:穿刺针损伤胎儿时可发生出血,刺伤胎盘与脐带也可发生出血或形成血肿。故抽出血性羊水时应鉴别出血来源。若疑为来自胎儿,应不断听取胎心。

(3)羊水渗漏:术后羊水自针孔渗漏,造成羊水过少,影响胎儿发育,甚至引起流产或早产。

(4)流产或早产:流产或早产的发生率为0.1%~0.2%,常发生于术后1周内,偶于穿刺后出现胎膜早破导致早产。

(5)宫内感染:主要是羊膜炎。术后可有母体发热。宫内感染可致胎儿发育异常,甚或胎死宫内。故羊膜腔穿刺应严格无菌操作。

7.羊水标本的判断和处理

(1)羊水标本的判断:正常羊水于妊娠早期多呈无色澄清液体。于妊娠晚期羊水因混有胎脂、脱落上皮等有形成分而呈乳白色。若混有胎粪,则呈黄绿色或深绿色,为胎儿窘迫征象;若呈金黄色多为羊水内胆红素过高,来自母儿血型不合;若羊水呈黄色黏稠能拉丝,提示胎盘功能减退或妊娠过期;若羊水浑浊,呈脓性,有臭味表示羊膜腔内有明显感染。此外,还应通过生物化学、脱落细胞检查、细胞培养等方法,对胎儿病理状况做出进一步诊断。

(2)羊水标本的处理:抽出的羊水应立即送检。若不能立即送检,应放在4℃冰箱内保存,但不得超过24h。羊水经1000~2000r/min离心10min后,取其上清液作多项生化检查。属中期妊娠的羊水细胞,作染色体核型分析或先天性代谢缺陷病检查;属晚期妊娠的羊水细胞,多作含脂肪细胞及其他有形成分的检查。

【临床应用】

1.胎儿成熟度的检查

(1)胎儿肺成熟度的检查

1)卵磷脂与鞘磷脂比值(L/S)测定:肺泡表面活性物质主要成分是磷脂,维持肺泡在呼气终了时不会完全塌陷。卵磷脂与鞘磷脂在妊娠34周前含量相似,但于妊娠35周开始卵磷脂迅速合成,至37周达高峰,羊水中的含量随之急剧增多。当羊水中L/S比值≥2时提示胎儿肺已成熟;L/S比值<1.49时提示胎儿肺尚未成熟,新生儿呼吸窘综综合征(RDS)的发生率大约是73%;当L/S比值在1.5~1.9时为临界值,新生儿约50%可能发生RDS。对高危妊娠需提前终止妊娠者,测定羊水中L/S比值,以了解胎儿肺的成熟度,对防治RDS、降低围生儿死亡率有重要意义。

2)羊水震荡试验:又称泡沫试验。本法操作简单,能快速出结果,适合基层医院开展,是一种间接估量羊水中磷脂的方法。其原理是取羊水上清液经震荡后,在试管液面上出现的泡沫物为不饱和磷脂酰胆碱物质,可被乙醇除去。本法用不同稀释度的羊水加入等量乙醇,消耗乙醇越多,表示羊水中的磷脂类物质含量越多。操作方法是取两支试管,每管中加入95%乙醇1ml,第一试管内放入羊水上清液1ml;第二试管内放入羊水上清液0.75ml和生理盐水0.25ml,经垂直强力震荡15~20s后,静置15min看结果。若两试管液面均有完整泡沫环为阳性,表示 L/S≥2,提示胎儿肺成熟;若仅第一试管液面有完整泡沫环为临界值,表示 1.5<L/S<2;若两试管均无泡沫环为阴性,表示 L/S≤1.49,提示胎儿肺未成熟。

3) 磷脂酰甘油测定:磷脂酰甘油(PG)是肺泡表面活性物质中磷脂成分之一。PG 代表羊水中总磷脂的 10%。妊娠 35 周后会突然出现,代表胎儿肺已成熟,以后继续增长至分娩。PG 测定在判断胎儿肺成熟度优于 L/S 比值法:①PG 的测定不受血液或胎粪污染的影响。②PG 出现一般不会发生新生儿呼吸窘迫综合征(RDS)。而 PG 阴性,即使 L/S 比值≥2,仍有发生 RDS 的可能。

4) 羊水中饱和卵磷脂测定的意义:羊水中饱和卵磷脂(SPC)在孕 28 周可测到,随妊娠进展迅速增加,SPC>5mg/L 提示胎肺已成熟。

5) 羊水中板层小体(LB)的计数:LB 是肺Ⅱ型细胞中特异性的染色体结构,在孕 24 周的胎肺中可明确辨认。LB 富含卵磷脂,被认为是肺表面活性物质合成与储存的场所。目前国内外尚未有统一的判断胎儿肺成熟的标准,暂以 LB>25×10^9/L 为肺成熟的界值。

(2) 胎儿肾成熟度的检查:主要是测定羊水肌酐值。取羊水上清液,利用肌酐能与苦味酸起反应呈现红色,按其显色度在分光光度计上比色,测得肌酐值。其准确率约为 90%。羊水中的肌酐来自胎儿尿液。自妊娠中期羊水中肌酐值开始逐渐升高,于妊娠 34 周起迅速上升,在妊娠 36 周前羊水中肌酐值<132.5μmol/L(1.5mg/dl),妊娠 37 周以后≥176.8μmol/L(2mg/dl),故确定≥176.8μmol/L 为胎儿肾成熟值,132.5~175.9μmol/L(1.5~1.99mg/dl)为临界值,<132.5μmol/L 为胎儿肾未成熟值。

(3) 胎儿肝成熟度的检查:主要是测定羊水胆红素值。随着胎肝逐渐成熟,结合型胆红素逐渐增多,而羊水中未结合型胆红素逐渐减少,至妊娠晚期羊水胆红素值为微量近于 0。需用分光光度计在 450 毫微米处的吸光度差测定,以 ΔOD_{450} 表示。羊水胆红素值与孕龄关系密切,妊娠 36 周前多为 ΔOD_{450}>0.02,妊娠 37 周后多为<0.02。故羊水中胆红素 ΔOD_{450}<0.02 为胎儿肝成熟值。0.02~0.04 为临界值,>0.04 为胎儿肝未成熟值。

(4) 胎儿皮肤成熟度的检查:随妊娠周数增加,胎儿皮脂腺逐渐成熟,羊水含脂肪细胞出现率逐渐增高。妊娠 37 周前含脂肪细胞常<20%,妊娠 38 周后含脂肪细胞常>20%,故以 20% 为胎儿皮肤成熟值。10%~20% 为临界值,<10% 提示胎儿皮肤未成熟。检查方法是将羊水沉渣混悬液滴在玻片上,加 0.1% 硫酸尼罗蓝液 1 滴混合,加盖玻片经 2~3min 后,在火焰上缓慢加热至 50~60℃,然后在光镜下观察,含脂肪细胞染成橘黄色,其他细胞呈蓝色。在镜下数 200 个细胞,计算出含橘黄色细胞的百分数。亦可用苏丹Ⅲ染色,使脂肪细胞染成橘黄色,再用 0.5‰美蓝溶液复染,使其他细胞染成蓝色。若仅用 0.5‰美蓝溶液染色,含脂肪细胞不着色,而其他细胞蓝染。

2.先天异常的检查 多在妊娠中期进行。

(1) 染色体异常:主要指染色体(常染色体及性染色体)数目或结构异常。如常染色体异常有先天愚型(21 三体);性染色体异常有先天性卵巢发育不全症(45,XO)等。通过羊水细胞培养作染色体核型分析进行确诊,已使 21 三体儿出生率明显下降。

(2) 先天性代谢异常:其基本病因是由于遗传密码发生突变而引起某种蛋白质或酶的异常及缺陷。遗传性代谢疾病涉及各代谢系统,如脂代谢病、黏多糖沉积病、氨基酸代谢病、糖类代谢病等。如氨基己糖酶 A 活力不足,中枢神经系统有类脂物质蓄积而引起的黑矇性家族痴呆病;因某种酶的缺乏,不能代谢半乳糖,可致半乳糖血症等。均可通过羊水细胞培养后进行各种酶测定而确诊。

(3) 基因病:目前已能用重组 DNA 技术作遗传病的基因诊断。从羊水细胞提取胎儿 DNA,针对某一基因做直接或间接分析及检测。如地中海贫血、苯丙酮尿症、血友病、进行性肌营养不良等。

3.预测胎儿性别 检查羊水细胞中的性染色质或性染色体,能预测胎儿性别。对 X 连锁隐性遗传病,如血友病、红绿色盲、假性肥大性肌营养不良症等家族史的胎儿,及早确定,男胎应终止妊娠,有临床价值。

4.羊水上清液的生化测定

(1)羊水中甲胎蛋白的测定:羊水中甲胎蛋白(AFP)主要在胎儿卵黄囊、肝合成。羊水中 AFP 值在孕 12~14 周达高峰,以后逐渐下降,至足月时几乎测不出。通常正常妊娠 8~24 周时羊水 AFP 值为 20~48μg/ml。开放性神经管畸形脑组织或脊髓外露,常比正常值高 10 倍。此外,死胎、先天性食管闭锁、脐膨出、先天性肾病综合征、严重 Rh 血型不合妊娠等也可升高。

(2)羊水中刀豆素 A(ConA)不结合性 AFP 检测:正常妊娠为 21.6%,胎儿神经管缺损(NTDs)时为 3.4%,且不受孕龄影响。

(3)羊水中雌三醇的测定:羊水中雌三醇值与孕妇尿雌三醇值呈良好相关,能准确地反映胎儿胎盘单位的功能状态。羊水雌三醇值于妊娠 25 周起逐渐增多。于妊娠 33 周时约为 384μg/ml,至妊娠 36 周后迅速增多。羊水中雌三醇值低于 100μg/ml 时,胎儿预后不良。

5.预测胎儿血型　有助于新生儿 ABO 溶血病的诊断、预防和治疗。抽取羊水检查血型物质,预测胎儿血型。若胎儿与母体血型相同或胎儿为 O 型,不会发生新生儿溶血。若诊为 ABO 血型不合,应加强产前监测与娩出后新生儿的抢救准备。但约 20% 孕妇为非分泌型,羊水中无血型物质。

6.检测宫内感染　孕妇有风疹病毒等感染时,可测羊水中特异免疫球蛋白。当羊水中白细胞介素-6 及白细胞介素-8 升高时,提示可能存在亚临床的宫内感染。

7.协助诊断胎膜早破　可用硝嗪试纸检测阴道内流液 pH。胎膜早破时因羊水偏碱性,pH 应>7。也可取阴道后穹处液体一滴置于玻片上,烘干后在光镜下检查,胎膜早破时可见羊齿植物叶状结晶及少许毳毛。

(张丽娜)

第二十七章 妇产科内镜检查

第一节 阴道镜

阴道镜检查是将充分暴露的阴道和宫颈光学放大 10~40 倍,直接观察这些部位的血管形态和上皮结构,以发现与癌变有关的异型上皮、异型血管,对可疑部位行定位活检,以提高宫颈疾病诊断准确率。阴道镜检查也用于对外阴皮肤的相应病变的观察。阴道镜观察不到宫颈管,对于位于宫颈管内的鳞柱移行带的观察受到限制。

【适应证】

1. 宫颈细胞学检查鳞状上皮内低度病变(LISL)及以上、不典型鳞状细胞(ASCUS)伴高危型人类乳头瘤病毒(HPV)DNA 阳性或胃癌细胞株 AGS 者。

2. HPV DNA 检测 16 或 18 阳性者。

3. 宫颈锥切术前确定切除范围。

4. 妇科检查怀疑宫颈疾病者。

5. 可疑外阴、阴道上皮内瘤样病变;阴道腺病、阴道恶性肿瘤。

6. 宫颈、阴道及外阴病变治疗后复查和评估。

【检查方法】

阴道镜检查前应排除阴道毛滴虫、假丝酵母菌、淋病奈瑟菌等感染。检查部位出血或阴道、子宫颈急性炎症,不宜进行检查,应先治疗。检查前 24 小时内避免性生活、阴道冲洗或阴道用药、宫颈刮片和双合诊。

1. 患者取膀胱截石位,阴道窥阴器暴露宫颈阴道部,用棉球擦净宫颈分泌物。

2. 移动阴道镜物镜距阴道口 10 厘米(镜头距离宫颈 15~20 厘米)处,对准宫颈或病变部位,打开光源,调整阴道镜物镜焦距使物象清晰。先用低倍镜观察宫颈外形、颜色。

3. 醋酸白试验:用 3% 醋酸棉球浸润宫颈表面,数秒钟后使宫颈柱状上皮肿、胀、发白。血管呈葡萄状改变,鳞柱上皮交界处更清晰。上皮内癌时,细胞含蛋白质较多,涂醋酸后蛋白质凝固,上皮变白。

4. 必要时用绿色滤光镜片并放大 20 倍观察,可使血管图像清晰;进行更精确的血管检查可加用红色滤光镜片。

5. 碘试验:用复方碘溶液(碘 30 克,碘化钾 0.6 克,加蒸馏水至 100 毫升)棉球浸湿宫颈,富含糖原的成熟鳞状上皮细胞被碘染成棕褐色,称为碘试验阳性;柱状上皮、未成熟化生上皮、角化上皮及不典型增生上皮不含糖原,涂碘后均不着色,称为碘试验阴性。观察不着色区域的分布,在异常图像部位或可疑病变部位取多点活检送病理检查。

【结果判断】

1.正常宫颈上皮与血管

(1)正常鳞状上皮:光滑呈粉红色。醋酸白试验上皮不变色,碘试验阳性。

(2)正常柱状上皮:原始鳞柱状上皮位于宫颈外口处(柱状上皮外移),镜下呈微小乳头状,醋酸白试验后呈葡萄状,涂碘不着色;并发炎症时,血管增粗、水肿,称为假性糜烂。

(3)正常转化区:为原始鳞柱状交接部和生理鳞柱状交接部之间的化生区。阴道镜下见毛细血管丰富,形态规则,呈树枝状;由化生上皮环绕柱状上皮形成葡萄状小岛;在化生上皮区内可见针眼状的凹陷为腺体开口,或被化生上皮遮盖的潴留囊肿(宫颈腺囊肿)。醋酸白试验后化生上皮与圈内的柱状上皮界限明显。涂碘后,碘着色深浅不一。病理学检查为鳞状上皮化生。

(4)正常血管:为均匀分布的微小血管点。

2.异常宫颈上皮与血管 几乎均出现在转化区内,碘试验均为阴性。

(1)白色上皮:醋酸白试验后上皮呈局灶性白色,边界清楚,无血管。病理学检查可能为化生上皮或上皮内瘤变。

(2)白斑:又称为单纯性白斑、真性白斑、角化病。涂醋酸前肉眼或镜下即可见到表面粗糙、稍隆起的白色斑块,表面无血管。病理学检查为角化亢进或角化不全,有时为人乳头瘤病毒感染。在白斑深层或周围可能有恶性病变,应常规取活组织检查。

(3)点状血管:是血管异常增生的早期变化,表现为醋酸白背景下有极细的红色小点(点状毛细血管)。病理学检查可能为上皮内瘤样病变。

(4)镶嵌:不规则的血管将醋白上皮分割成边界清晰、形态不规则的小块状,犹如红色细线镶嵌的花纹。若表面呈不规则突出,将血管推向四周,提示细胞增生过速,应注意癌变。病理学检查常为上皮内瘤样病变。

(5)异型血管:血管口径、大小、形态、分支、走向排列极不规则,可呈螺旋形、逗点形、发夹形、树叶形、线球形、杨梅形等改变。病理学检查可以为各种级别的宫颈上皮内瘤样病变。

3.早期宫颈浸润癌 醋白上皮增厚,表面结构不清,呈云雾、脑回、猪油状,表面稍高或稍凹陷。局部血管异常增大,管腔扩大,失去正常血管分支状,相互距离变宽,走向紊乱,形态特殊,可呈蝌蚪形、棍棒形、发夹形、螺旋形或线球形等改变。醋酸白试验后,表面呈玻璃样水肿或熟肉状,常并发有异形上皮。碘试验阴性或着色极浅。

【临床经验及诊治进展】

满意的阴道镜检查可以看见全部转化区并能预计异常程度和确定活检区域,不满意的阴道镜检查需要注意可能的隐匿病灶,因此,转化区的识别和确定是阴道镜医师的重要技能。子宫颈病变具有多灶性和连续性的特点,阴道镜检查时病灶邻近生理性鳞柱交接者病变较重;在宫颈不同的部位,可能出现完全不同程度的病变,需要定点、多点活检,必要时同时行颈管搔刮术(ECC),以防漏诊。没有病理诊断的"即查即治"有利于减少失访,但容易导致"治疗不足"和"过度治疗"。

(张丽娜)

第二节 宫腔镜

在妇科微创领域,宫腔镜手术的开拓对妇科手术来说意味着一场革命。近20年来,宫腔镜技术已从单纯的诊断发展到可治疗各种宫腔内良性疾病,如黏膜下子宫肌瘤及宫腔息肉的切除、宫腔粘连分离、子宫纵隔切除、宫腔异物取出、输卵管插管通液注药、子宫内膜切除等,使约25%的子宫疾病患者避免了开腹手术。因其具有不开腹、创伤小、出血少、痛苦轻、恢复快、近期并发症少、远期不影响卵巢功能等诸多优点,受到广大医生及患者的青睐,也从根本上改变了"宫腔镜只能检查不能治疗"的观念。其在微创妇科领域中的应用价值,已越来越受到人们的重视。国内外学者亦将宫腔镜手术誉为微创外科的成功典范。

一、概述

【宫腔镜构造】

(一)镜体结构

宫腔镜是一种比较复杂的光学内镜,种类很多,构造亦各有不同,但主要的组成部分为镜鞘、内镜、闭孔器和附件。

1.内镜结构

(1)接物镜:为一平凸透镜。接物镜的放大率与内镜的直径是决定内视野大小的关键。如果内镜的放大率与直径均增大,则内视野亦必随之增大。内视野系指在内镜内所见到的被黑圈围绕的视野。而通过内镜的内视野可一次见到的全部范围为外视野。接物镜离物体的距离与放大的倍数成反比,即距离越近,则放大的倍数越大。反之,距离越远,放大倍数就越小,但所见到的外视野就越大。根据镜体顶端前斜视角的不同,可分为0°、12°、20°、30°及45°等不同斜面。其中以12°及30°角最常用,因为此斜角有利于观察与子宫中心轴成角约80°以上的输卵管子宫开口。视野角多为60°~90°,目前亦有超广角物镜。

(2)中间镜:早年直接内镜,结构简单,仅有一个中间镜,物体反射的光线需经较长的管径才能达到中间镜,大部分光线为管壁所吸收,以致所见之物像模糊不清。为了改进这一缺点,近代宫腔镜已由多个复杂的透镜所组成,并将三棱镜用于内镜之中,从根本上改变了直接宫腔镜盲区大、视野小的缺点,使光亮度的消失达到最小限度。

光学视管内含有光导纤维,经连接导光束,将冷光源的光线导至物镜端,在检查时能照亮宫腔。视管直径有2mm、3mm、4mm、5mm等数种。

(3)接目镜:亦为一平凸透镜使物像经过上述各组透镜后,在接目镜之前形成一缩小而正立的形像。另外,在接目镜处必须安放一透镜做适当的放大后,才能使物像更为清晰。

2.鞘套 其作用是使内镜能顺利导入,冲洗宫腔和放置检查或手术操作器械。全部装置一般可分为前端、镜杆和后端三部分。

(1)镜杆:为一长圆形金属管,长约20cm。根据受检查的对象不同,其直径大小也不相等。镜杆后端的主要结构为冲洗开关、电源连接部(在导光纤维宫腔镜为导光束的连接部)和固定环三部分。

(2)鞘套分为检查用镜鞘和手术鞘两种。检查用镜鞘直径较细,有4.5mm、5mm、5.5mm等。目前最细的宫腔镜外径只有2mm,又被称为针状宫腔镜。手术鞘较粗,直径有6.5mm、7mm、8mm、9mm等不同规格。膨宫介质可经鞘套与光学视管间的腔隙注入宫腔。如为液体膨宫,鞘套还有注水孔和出水孔。手术鞘上有操作孔,可经此孔放入微型剪或微型钳可进行宫腔内操作。

3.闭孔器 为一前端钝圆的实心不锈钢杆,其直径与宫腔镜视管外径相同。在进行宫腔镜检查操作时,先将闭孔器插入外鞘套内置入宫腔,然后将其取出再放入视管镜。此举既可防止边缘锐利的鞘套损伤子宫内壁,又可避免在放置过程中对宫腔镜前端镜片的损坏。

4.附件 可经宫腔镜鞘套进入体内而进行操作的器械为宫腔镜附件。包括活检钳、异物钳、微型剪、吸管、导管、标尺、电凝电极、圈套切割器等。经宫腔镜操作孔道插入上述各种微型器械,可进行直视下宫腔内手术操作。

(二)光导纤维

光导纤维由3万根极细的光学玻璃纤维(石英晶棒)组成,每根纤维直径为$18\mu m$。单纤维的制作是选用两种折光率不同的光学玻璃材料,在高温下拉成细丝,使每根纤维有心蕊及外鞘两部分。由于它们的折光率不同($n1>n2$),入射的光线在内外层的界面上产生全反射,光线经过来回上万次的反射,便从一端传到另一端。在一条传导束中,其两端均把单纤维对称地、有次序地排列,并用粘胶固定下来,这样就可以把完整的物像由一端毫不失真地转到另一端。光导纤维外有一层折射率很低的石英光学隔离层,形成一根柔软的纤维光缆。因其对光的传导几乎无强度的衰减,而且柔软易弯曲便于手术操作,为内镜的使用提供了很大的方便。

使用注意:因石英晶棒极易折损,而损伤后将会大大地影响对光的传导,故在使用及保存时应避免将光导纤维呈锐角性弯曲。

(三)光源

毋庸置疑,宫腔镜检查及手术的成功必须依赖良好的宫腔照明装置。1869年,Pantaleoni首次进行宫腔镜检查时依靠的是蜡烛照明。1908年David将微型灯泡安装在镜体末端,此举虽然提高了宫腔内的照明度,但因白炽灯将电能的97%转变成了热量,产生的高温势必会对局部组织造成灼伤。因此,既要清晰明亮又要避免高温灼伤的矛盾限制了宫腔镜的开展。直到1952年冷石英光源的问世及后来光导纤维的发明才使内镜的发展有了质的飞跃。

现代宫腔镜的光源是采用体外冷光源以替代原安装在物镜端的微型灯泡。冷光源一般用溴钨灯——金属卤素灯或氙灯为光源灯,其中氙灯照明度最亮,色彩最接近于自然。光源来自冷光源箱,箱内主要装有溴钨灯或氙灯的灯泡和镀有冷光膜的反光罩。经反光凹面镜精确聚集汇成强光束后,通过光导纤维组成的光缆和固定于镜鞘内的导光束传到镜体前方。将一块隔热玻璃插在光源和这束无需调整的光缆之间,进入光缆的光就会有强度很高的照明度,而又不含有热的成分,这既为观察部位提供了良好照明,又可将热能阻断在体外,故习惯上将其称之为"冷光"。冷光的使用避免了因高温而引起的局部组织损伤。

使用冷光源时应注意,在观察时将亮度旋钮由暗徐徐转亮,观察暂停立即由亮徐徐转暗,观察完毕立即调整旋钮,但开关不要马上关闭电源。使其散热叶片继续旋转一定时间后再关闭电源,可延长使用寿命。光源连续使用一次以不超过2h为宜。

【宫腔镜检查术】

(一)膨宫

子宫体是一个特殊的器官,由较厚而且具有缩复功能的三层肌肉所构成。因肌层肥厚,前后壁贴拢,形成难以扩张的三角形裂隙。在宫体上方两侧有输卵管通向腹腔,下端经宫颈与阴道相通,使子宫腔内很难保留膨宫介质。同时由于子宫的生理特点,宫内膜有周期性改变,有血液及黏液的分泌,这些均不利于宫腔镜观察。因此子宫能否被充分膨开是决定宫腔镜观察能否成功的关键因素之一,尽管膀胱与子宫是近邻,但由于子宫的解剖学特征明显异于膀胱,而使宫腔镜的发展远远落后于膀胱镜。为了能使子宫充分膨胀,使宫腔镜有良好的可视空间,许多学者进行了不懈的努力和大量的探索。直到20世纪70年代这一难题才得以解决。

膨宫技术是宫腔镜诊治中极为重要和必要的关键性步骤之一,如果膨宫效果不良则宫腔镜检查基本宣告失败。膨宫方法概括起来可分三类:气体膨宫,液体膨宫及机械性膨宫。但目前临床应用较多的是前两种。

1.气体膨宫　CO_2是人体体内的天然气体,进入机体后会很快被吸收,入血也不易引起严重的气体栓塞。因CO_2可通过新陈代谢和缓冲系统调节，最终可经肺被呼出体外，在一定范围内不会引起酸碱平衡紊乱，造成对机体的危害。此外，CO_2遇热(如激光、微波等)不易燃烧、爆炸，对器械的损伤小，还可延长仪器的使用寿命，所以是临床较为理想的膨宫气体。

宫腔镜检查过程中一般CO_2灌注压为40～80mmHg，CO_2流量为30～40ml/min。在此压力和流量范围内操作是安全的。手术过程中需随时注意CO_2灌注压力表，最大压力不应超过150～200mmHg，而CO_2流量不应超过70～80ml/min。严禁应用腹腔镜CO_2充气泵替代宫腔镜进行充气，否则会因气流量过大发生危险。

镜检过程最好不超过5min，以免有产生CO_2气栓的危险，尤其是当子宫壁层有损伤者。

2.液体膨宫　液体膨宫所需的装置简单，造价低廉，来源方便，是目前临床应用最广泛的膨宫方法。根据膨宫液体的性质可将其分为低渗、等渗及高渗液体。

低渗及等渗液体包括蒸馏水、生理盐水、5％葡萄糖、5％甘露醇、5％山梨醇等。目前临床多用蒸馏水、生理盐水或5％葡萄糖等作为宫腔镜检查术的膨宫液，而5％甘露醇、5％山梨醇等则用来进行子宫电切手术的膨宫。

高渗液体的优点是黏稠度高，不易与血和黏液混合。膨胀宫腔满意，注入5～10ml即可膨宫，一次操作需100～200ml。显像清楚，便于观察和操作。因液体流动缓慢，经输卵管进入腹腔需较长时间，故一般的检查操作膨宫液流入腹腔者较少。缺点是价格昂贵，过于黏稠，推注困难。用毕须以热水浸泡、洗净，否则积垢于管壁和镜面，器械易于损坏。高渗液包括Hyskon液、复方羧甲基纤维素钠液、25％～50％葡萄糖及32％葡聚糖等。

目前在我国实际应用中，液体膨宫多于气体膨宫。经比较，葡萄糖液应为首选膨宫液，此选择已被多数专家认可。但对某些容易出血的病例，检查时也选用高黏稠度膨宫液如中分子右旋糖酐或羧甲基纤维素钠液。

(二)宫腔镜检查适应证与禁忌证

1869年，Pantaleoni进行宫腔镜检查的适应证是子宫异常出血，40年后David将其扩大到检查子宫畸形及寻找残留的胎盘绒毛组织。此后随着膨宫技术的不断改进，照明设备的日益完善，宫腔镜应用的范围也越来越大。宫腔息肉，黏膜下子宫肌瘤，子宫内膜增殖症，子宫内膜癌，不全流产，子宫畸形，宫内节育器异常，判断子宫内膜月经周期分期等。一言以蔽之，凡是怀疑子宫腔内出现异常情况者，均可进行宫腔镜检查。可谓"一孔之见，一目了然"。

宫腔镜不仅能确定病灶的部位、大小、外观和范围，且能对病灶表面的组织结构进行比较细致的观察。经宫腔镜检查可以发现一部分临床上拟诊有子宫内病变，但用其他传统方法无法确诊的疾病，尤其是检查异常子宫出血。对于大部分适应于做诊断性刮宫(诊刮)的病人，如先做宫腔镜检查明确病灶部位，再做活组织检查或刮宫则更合理有效。

1.适应证

(1)异常子宫出血。

(2)绝经后出血。

(3)怀疑宫腔内占位性病变，如息肉、肌瘤、内膜癌等。

(4)怀疑子宫畸形：如单角子宫，子宫纵隔等。

(5)宫腔粘连的诊断及分型。

(6)检查不孕症的宫内因素。

(7)检查习惯性流产和妊娠失败的宫颈管及宫内原因。

(8)诊断和纠正节育器位置异常。

(9)检查与妊娠有关的疾病:如不全流产、胎盘或胎骨残留、葡萄胎、绒癌等。

(10)检查幼女阴道异物及恶性肿瘤。

(11)判定子宫颈管癌的范围及放射治疗的效果。

(12)宫腔镜手术后的疗效观察。

(13)经宫腔镜放置输卵管镜检查输卵管异常。

(14)评估药物对子宫内膜的影响。

2.禁忌证 宫腔镜作为一种检查方法并无绝对的禁忌证,但是在某些情况下如患者的身体状况、术者的操作经验或仪器设备的工作性能等会限制对宫腔镜的使用,这称之为相对禁忌证。

(1)全身状况:体温达到或超过37.5℃时,暂缓手术;严重的心、肺、肝、肾等脏器疾病,难以适应宫腔镜检查等手术操作者;血液系统疾病无后续治疗措施。

(2)盆腔情况:急性或亚急性生殖道炎症;生殖系统结核未经抗结核治疗;近期子宫穿孔史;子宫大量出血;宫颈过硬,难以扩张;宫腔过度狭小难以膨宫影响观察;浸润性宫颈癌。

(3)早孕欲继续妊娠者,行宫腔镜检查可能会导致流产。

(三)检查方法

1.术前准备 常规检查,包括全身及局部的检查。

一般情况:除外心、肝、肾等重要脏器的疾病,检查血、尿常规。

妇科常规检查:除外生殖系统炎症,盆腔B超筛选妇科疾病。

2.检查时间 检查时间的选择除特殊情况外,一般以月经干净后3~7d为宜。此时子宫内膜为增生早期,宫腔内病变容易暴露,观察效果满意。对不规则出血的患者在止血后任何时间都可检查。在出血期如有必要检查,应酌情给予抗生素后进行。

3.检查方法

(1)膀胱截石位,与B超联合检查者适度充盈膀胱,以0.5%碘伏常规消毒,把持宫颈,根据鞘套外径扩张宫颈。

(2)以探针探明宫腔深度和方向,或在B超介入下,缓慢置入宫腔镜,打开光源,注入膨宫液,膨宫压力10~15kPa(75~110mmHg),待宫腔充盈后,视野明亮,可转动镜体并按顺序全面观察。先检查宫腔底和前、后、左、右壁,再检查子宫角及输卵管开口,注意宫腔形态,有无子宫内膜异常或占位性病变,必要时定位活检,最后缓慢退出镜体,并检视宫颈内口和宫颈管。

目前欧美国家部分医院在进行宫腔镜检查时提倡"三不"规则:即不使用窥阴器、不放置宫颈钳、不扩张宫颈。这多适用于外径较细(<4mm)的宫腔镜,由于"三不"而使受检者几乎没有痛苦,但却对检查者提出了更高的技术要求。对国内医生来说,从传统的操作转向"三不"还需要一个适应过程。

(四)术后处理

1.抗生素 常规检查无子宫出血的病例,一般无需抗生素治疗。但对阴道不规则出血或检查时间较长的患者,应给抗生素预防感染,并针对原发病进行处理。

2.休息 术后数日可有微热,1周内可有少量出血,一般无需处理。可酌情休息3~5d。

3.禁性生活 术后禁止性生活2周。

【宫腔镜检查与相关妇科检查的关系】

在宫腔镜尚未普及之前,诊断性刮宫、超声检查与子宫碘油造影(HSG)是妇产科应用最多的检查方法,为临床医生在诊断治疗中提供了很多有益的信息,在妇产科检查史上有不可磨灭的功绩。宫腔镜的问世,以如前述,具有一孔之见,一目了然的优点,为人类探索宫内奥秘又向前迈出了一大步。那么,宫腔镜与这些妇科检查技术相比又有哪些优越性？它能否取代诊刮、B超和HSG对宫腔内疾病的检查？它们之间有何联系？这里将对此进行讨论。

(一)宫腔镜与B超及HSG的关系

宫腔镜、B超及HSG在检查妇科疾病方面各有千秋,每一种方法都有其独到之处,三者之间不可能相互取代。在诊断宫腔内疾病方面,B超和HSG虽然能发现腔内有占位性病变,但对病灶的详细情况,如体积、形状、数量、部位等却不能像宫腔镜那样一目了然,后者还可对其进行治疗;但是宫腔镜对判断子宫肌壁受损情况,如内膜癌的浸润深度及宫腔以外的妇科疾病却无能为力,B超和HSG则游刃有余。因此,宫腔镜、B超及HSG在妇科疾病的检查中,各自有其他方法无法取代的长处,三者之间可相互弥补、相互支持。临床医生则应根据各种检查提供的信息,进行综合判断,做出正确的诊断。

1.宫腔镜与B超及HSG的比较　其中HSG与组织病理学的不符合率为55%,与宫腔镜检查对息肉及子宫肌瘤的符合率为75%。

2.联合检查　1987年,Van等报道在宫腔镜检查人为地扩张宫腔时,同时进行B超声像图研究,认为本法可为宫内异常回声精确定位。1988年,Battaglia试行建立动态超声宫腔镜(DEHS)诊断法,在向宫腔注液时做B超检查33例不孕症患者,经与子宫输卵管造影对照,认为可代替HSG了解宫内异常。由于宫内液体的参照作用,提高完善了超声诊断宫内病变的能力,弥补了单纯使宫腔镜或B超检查时存在的不足。如直径<1.0cm的子宫黏膜下肌瘤,直径>1.0cm及多发的子宫内膜息肉,以及子宫内膜增生样病变,超声检查通常仅提示子宫腔回声增强、增厚;宫腔镜检查可直接清晰地观察宫内形态与结构,发现宫内病变,为超声检查所不易区分的病变提供了直观的诊断依据。联合检查时,利用宫腔镜与B超的对照观察,在二维声像图上可以显示子宫内膜息肉呈现为多个或单个自内膜突入宫腔的息肉样结构,而子宫内膜增生样病变,则表现为子宫内膜的局限性或弥漫性增厚。联合检查不仅为临床医生多方位观察宫腔内病变提供了条件,同时也完善了宫内病变的超声诊断。

子宫纵隔畸形单纯用宫腔镜或B超检查诊断率均不高,联合检查时注入膨宫液后,B超横切可显示两侧宫腔,并可测量中隔的长度、宽度,同时观察子宫底有无凹陷,鉴别鞍状子宫及双角子宫,提出子宫纵隔的准确诊断。宫腔粘连导致宫腔积血,宫腔镜检查仅能判断有无宫腔粘连,但见不到粘连水平以上子宫腔内的情况。联合检查可同时观察到因粘连造成的宫内积血的部位、范围及单房或多房,同时引导宫腔镜进入宫腔并排出积血,弥补了宫腔镜检查的不足。

宫腔镜检查和取出宫内异物常需B超定位始能完成,B超的导向作用提高了宫内操作的成功率。如当IUD段片嵌入宫壁被内膜覆盖时,宫腔镜检查难以窥见,而联合检查可以准确定位并引导宫腔镜取出残留IUD。另外,宫腔镜可检出胎骨残留,但残留胎骨与宫腔的关系则不易判断,联合检查则可准确提示残留胎骨长轴与宫腔长轴的关系。弥补了宫腔镜检查的不足,可见联合检查明显优于单项宫腔镜或B超检查。

宫腔镜与B超声联合检查有以下优点。①诊断准确率高;②B超的导向作用提高了宫腔内操作的成功率;③联合检查使妇科医生涉足超声领域,掌握妇科辅助诊断的多种技能,有利于对病情的全面了解和正确诊断。

(二)宫腔镜检查与诊刮及病理学的关系

1.诊断性刮宫　多年来,为了解宫腔内疾病性质,诊断性刮宫一直被认为是明确诊断的最佳选择,是寻找异常子宫出血病因最有效的检查方法。尽管多数妇科医生坚持认为诊刮对发现宫腔内病灶具有非常重要的作用,但其敏感性及特异性究竟有多高却很难估计。因为除非子宫被切除,否则将无法证实其结果正确与否。

(1)诊断性刮宫的方法

刮宫时间:根据临床需要决定。如不孕症诊刮应在月经前或月经来潮12h内进行;考虑卵巢黄体功能是否异常应在月经期第5~6天时诊刮;而异常子宫出血应在术前3d服用抗生素后进行。

方法:一般不需麻醉,对敏感者或宫颈内口较紧者,可酌情应用镇静药、局麻或静脉麻醉。首先刮取宫颈管组织1周,标本单独留送;然后以刮匙刮取宫腔内组织,应特别注意双侧子宫角与宫底部。

并发症:出血、子宫穿孔及感染是诊刮最常见的三大并发症。

在诊断性刮宫时,常出现标本过多或过少的现象。取材过少的原因:①宫颈狭窄,中号刮匙难以进入宫腔,而小号刮匙刮取组织较少;术者经验不足,未能掌握运用刮匙的力度;②子宫长期出血,内膜组织剥脱不全;③子宫内膜萎缩,多见于绝经后子宫腔;④Asherman's综合征,因子宫内膜基底层已遭到严重破坏,内膜生长障碍;⑤月经周期的增生早期内膜相对较薄;⑥药物影响:长期服用避孕药,如GnRH类似物、丹那唑、孕激素等使子宫内膜萎缩变薄。

取材过多的原因:①月经周期的增生晚期和分泌期子宫内膜;②与妊娠相关的疾病,如宫外孕、早孕等子宫内膜在激素作用下增生过长;③药物影响:雌激素、他莫昔芬等可刺激子宫内膜增生过长;④子宫内膜增生过长;⑤子宫内膜癌及其他恶性肿瘤。

(2)单纯性刮宫的局限性

1)漏诊率高:经过大量的临床观察发现,相当数量的子宫内膜息肉和黏膜下子宫肌瘤在内膜活检和刮宫中被漏诊。Mackenzie和Bibby等总结上千例的诊刮结果,发现21.25%(34/160)的病例刮宫时未能发现病灶,而在随后的子宫切除中却证实其存在。Stock和Kanbour在诊刮后立即切除子宫,发现60%的病例中有50%的宫腔内壁没有被刮到;16%的刮宫面积少于1/4。Afsarr A医生声称:即使是最好的训练有素的医生刮宫,最多也仅能刮取70%~80%的子宫内膜,20%~25%的宫腔表面未被探查。另有文献报道,刮宫的漏诊率为10%~35%。由此可见,常规诊刮遗漏内膜息肉、黏膜下肌瘤或其他小病灶并非罕见。如果病灶恰好在被漏刮区域,其结果可想而知。

2)盲刮"感觉"常不可靠:妇科医生一直在盼望通过常规的诊刮能够发现黏膜下子宫肌瘤,因为在术中他们常常能"感觉到"肌瘤的存在。临床经常出现这样的现象:在反复的诊刮时"发现"有黏膜下肌瘤,而在切除子宫后却踪迹全无;而许多内膜息肉在诊刮时毫无感觉,但切除子宫后却发现其确实存在。这并非是由于刮宫术者的经验不足,实为诊刮术本身局限性所致。此外,诊刮术者的"感觉"仅是一种模糊的印象,不可能准确地描述病灶存在的部位、性质及形态。

3)刮宫易破坏病灶形状。子宫内膜息肉由于在刮宫时破碎,其诊断符合率常低于用息肉钳夹取内膜息肉的结果。尽管病理诊断具有权威性,但如向病理医生提供的标本不能准确全面地反映宫腔内真实情况,其病理诊断的准确性则受到质疑。

4)刮宫无组织刮出时,影响临床诊治。对绝经后出血的患者,常常因无组织刮出或刮出物极少,使病理无法诊断。这其中可能确系子宫内膜菲薄而取材困难,也可能系宫内存在病灶而刮宫时未"感觉"到。对无病理结果的绝经后出血患者,临床医生在诊治过程中常常感到很棘手。

2.组织病理学诊断 满意的组织病理学诊断取决于三个因素:组织标本、妇科医生及病理学家。

(1)组织标本:组织病理取材,送检标本质量,直接关系到病理诊断的可靠性。在诊断性刮宫时,刮取子宫内膜的多少,送检标本是否确系病灶组织,均会影响病理诊断的可信度。

(2)妇科医生的作用:向病理科医生提供全面、准确的病史对做出最后诊断至关重要。病史应包括患者的年龄、月经史、异常子宫出血的类型、避孕方式及服药史等。如果在诊刮之前进行了宫腔镜检查,还应向病理科详细描述宫腔镜所见。包括内膜形态、肿物外观及取材部位等。只有给病理医生直观形象的描述,才能使其据此做出正确的判断。

(3)病理医生的作用:病理科医生应尽可能客观地参考妇科医生提供的临床资料。在一些复杂的病例中,应与临床医生共同商讨对该病的诊断。有时这种讨论会直接影响对患者的后续治疗。例如,当妇科医生送检的刮宫组织过少,或他们自认为送检组织很多,但实际上只是一些凝血块或黏液时,病理与临床的沟通则显得更为重要。此外,在宫腔镜检查时,临床医生观察到了瘤组织的全貌,如子宫内膜息肉,但因取材困难,组织遭到破坏,送检的标本只是一些零碎的组织,此时,病理诊断应慎重。片面的报告仅能供临床参考。

3.宫腔镜检查与组织病理学的关系　宫腔镜最主要的优点是对子宫腔内任何外观异常的病灶均可以在直视下定位取材,从而避免了诊刮的盲目性。

宫腔镜检查具有一孔之见,一目了然的优点。除能准确地描述病灶存在部位及形态特征外,还能在直视下取材或定位后刮宫,大大提高了对宫腔内疾病诊断的准确性,弥补了因取材片面而造成的误诊和漏诊。临床资料显示,宫腔镜对发现子宫内膜息肉和黏膜下子宫肌瘤的比例均明显高于单纯诊刮。其对宫腔内疾病诊断的敏感性为79%~96.7%。应强调,宫腔镜检查虽然对诊断子宫内膜息肉和黏膜下子宫肌瘤具有较高的敏感性,但它并不能取代组织病理诊断,特别是对子宫内膜增生过长和早期高分化腺癌。尽管这些病变在宫腔镜下有一定的形态特征,但部分病例因肉眼外观无明显变化,易与正常晚分泌期子宫内膜相混淆,而导致误诊。文献报道,宫腔镜诊断子宫内膜增殖症的敏感性仅为52%~60.94%,对子宫内膜癌的敏感性为60%,均明显低于对宫腔息肉和子宫肌瘤的诊断。因此,宫腔镜检查只有与定位活检相结合,才能提高其对宫腔内疾病诊断的准确性。

此外,尽管宫腔镜可将被视物体放大数倍,但它毕竟不能等于显微镜下对组织细胞形态学的观察,最后诊断还应以组织病理学为准。宫腔镜可以取代单纯性刮宫,却不能取代组织病理学检查。

总之,宫腔镜检查可多方面弥补单纯诊刮造成的不足,亦可为病理学家提供详细可靠的临床资料,目前在发达国家诊刮已有被宫腔镜检查术取代之势。如有条件应尽量选择宫腔镜检查加定位活检,而非单纯诊刮,以提高对宫腔内疾病诊断的准确率。

【经宫腔镜插管疏通】

输卵管疾病是导致不孕症的主要原因之一,占女性不孕因素的40%左右。由于医疗器械的限制,对输卵管疾病进行诊断与治疗具有相当的难度。传统的剖腹或经腹腔镜输卵管矫治手术仅适用于输卵管远端阻塞或盆腔粘连,而对输卵管近端阻塞或管腔内部分粘连(通而不畅)往往效果不佳。输卵管插管治疗对输卵管近端阻塞或管腔内部分粘连者有效,因此输卵管插管疏通术治疗输卵管阻塞已逐渐引起人们的重视。

输卵管疏通可经输卵管伞或输卵管间质部两条途径进入,而经输卵管间质部置入导管的方法又有宫腔镜下输卵管插管术、放射数字剪影机下输卵管插管介入治疗及B超引导下的输卵管插管等方法。经阴道宫颈途径进入可避免腹部手术,创伤小、安全、经济、操作相对简单,已引起妇科临床医生的兴趣。

经宫腔镜插管疏通术的类型可分为宫腔镜输卵管口插管加压注液术、输卵管间质部或输卵管腔插管疏通术。

(一)宫腔镜输卵管口插管加压注液术

经宫腔镜输卵管口插管加压注液可对输卵管起到扩张管腔、消除炎症及疏通粘连的作用。主要适用于:①输卵管通而不畅;②输卵管造影发现输卵管纤曲细长而不孕;③腹腔镜下输卵管整形术后的复通治疗。

1.操作方法　术前30min肌内注射阿托品0.5mg,以5%葡萄糖液作为膨宫介质,在宫腔镜直视下找到输卵管口,将外径 1.4～1.6mm 的医用塑料导管插入输卵管口 2～3mm 深,一般先试用酚红或亚甲蓝注入,试推注之并观察有否染液向宫腔内回溢,以判断输卵管通畅度,然后注入抗生素、利多卡因、可的松等药物进行治疗。

2.结果评定　注入无阻力、无反流,为通畅初有阻力,反复多次加压推注后阻力下降,为通而不畅,可考虑下周期再重复治疗。在 B 超监护下通液可直接观察到输卵管有无异常膨胀,子宫直肠陷凹内有无积液。或注入 60% 泛影葡胺,在 X 线荧光屏下观察输卵管充盈情况,并可摄片以备观察。

(二)输卵管间质部或输卵管腔插管疏通术

近年来开发使用的输卵管近端插管疏通术,特别是在宫腔镜直视下的输卵管疏通技术已经取得一定疗效和进展。现常采用的是特制的长 8～10mm 的 1.4mm 医用塑料导管,前段外径为 0.5～0.8mm 或外径 1mm Teflon 导管(内含 0.48mm 的软金属导丝)。

1.操作方法　基本同前,在宫腔镜直视下向间质部插管,但插入输卵管口内深度不宜超过 1.5cm,此法有发生子宫角穿插孔的危险,应在腹腔镜或 X 线荧光屏下监视为妥,至少应在 B 超监护下进行。

输卵管腔内插管疏通术,即通过间质部继续向输卵管管腔内插入,需在腹腔镜下操作为妥。在宫腔镜直视下,先将 1.4mm 的外导管插入输卵管口,然后经过该导管插入 0.8～1mm 内导管,通过间质部,如需要继续深入管腔时,在内导管内插入 0.45mm 外径的软金属导引丝,在腹腔镜监护下逐渐从输卵管峡部推进,直达壶腹、伞部;在推进过程中若遇到阻力可试换插入方向或取出导丝再注入染液试其通畅情况,如有管壁损伤或不全穿孔、穿孔征象即中止操作。在腹腔镜监护下宫腔镜直视下插管,不仅能查明子宫内病变,且可在直视下分侧输卵管插管,通过注射染液或含有抗生素的药液,借以判断输卵管的通畅情况。

2.结果评定　注入液体在输卵管内充盈并经伞部通畅流出,表示输卵管通畅;若注入液体压力较大,输卵管充盈,并呈现出局部膨胀,持续短时间不消失,或从伞端流出注液呈细珠状缓缓滚动示输卵管通而不畅。若注入液体压力加大输卵管不充盈,或充盈膨胀而无液体流出,提示输卵管阻塞,部位可根据输卵管膨胀部位来判断。

经宫腔镜插管疏通输卵管的优点是不需开腹手术,在宫腔镜直视下进行输卵管插管或注液,如应用弯管型宫腔镜更易于查找输卵管口,注射药液内含利多卡因可减少输卵管痉挛所致假梗死现象,能明确地分侧检查输卵管通畅度。根据插管注液时的阻力,宫腔内有无逆流,输卵管有无膨胀以及伞端是否有液体流出、流出的形态等,作全面分析评估,作为下一步治疗的依据。

二、宫腔镜手术

【手术器械及工作原理】

宫腔镜手术应用的器械主要包括激光、电外科(单极电极、双极电极)、微波、热球仪等。因应用器械不同,工作原理有异,对组织细胞产生的效应亦有差别,但最终结果是造成组织结构的破坏,细胞活性丧失,局部组织变性、坏死、脱落,由新生的组织细胞取代。本节重点介绍电外科及激光的手术器械及工作原理。

(一)电外科器械

1.工作原理　电外科的工作原理均是通过电能转换对局部组织产生效应。

(1)电流烧灼、干燥、凝固及切割作用:电流具有烧灼、干燥、凝固和切割组织的能力。烧灼是指当电极接近但不直接接触组织时,通过电流的火花使组织变热。这种技术需要较高的电压,能浅表止血并不穿透组织,可用于弥散性出血的止血,如子宫肌瘤切除术后的出血。凝固出现在组织加热时蛋白结构丧失,随后发生凝固。凝固往往使组织变白,在 45～60℃ 的温度即可出现。干燥是指所有液体都蒸发掉,直至组织完全变干。汽化出现在温度超过100℃,细胞内液体达到沸点后转变为气体,使细胞膨胀破裂。

在进行电外科手术时,电能对组织细胞产生的效应往往联合出现,但一般以一种效应为主。不同的组织效应是由不同种类的电流波形、输出功率及所使用的电外科仪器终端而达到的。一般情况下,较高的功率密度可达到切割或部分切割,较低的功率密度造成组织凝固。而功率密度取决于电外科的电力输出和组织接触电流的面积。后者可通过与组织接触的电极头的大小予以修正。小的接触面积,如针状电极可达到比大器械还高的功率密度。因此,电力输出相同时,电极头小可切割或部分切割,电极面积大可进行凝固。

(2)电热效应的影响因素:电手术的热效应很复杂,所产生的组织损伤程度的变化依赖于选择的电流波形、功率大小、内膜厚度、接触组织的性质与厚度、与组织接触时间、组织轮廓、施于电极的压力、发生器电阻抗力、电极大小及形态等。其中电流波形、电流强度、接触时间与热效应的关系最为密切,也是临床可调控、可量化的因素。

临床常用的电流波形有3种:切割、电凝、混合电流。单纯的切割电流是从电极发出的连续不断的低压正弦波,而电凝电流为高峰的阻尼振荡波形。混合电流是在切割电流中混以电流间歇波,一般分两种:混合Ⅰ是切割波形与电凝波形各占50%,混合Ⅱ是电凝电流仅占37.5%。混合电流中电凝电流的比率至多占1/2,若超过就会使切割功率下降。一般认为,组织干燥的速度依赖于平均电压,切割电流的电功率相对较高,与电凝电流相比,产生的热损伤相应较小;高峰电压能很快干燥组织,则切割电流对局部的热损伤就相应较深。但这两种结论都尚未得到充分的证实。减慢电极移动的速度可引起热穿透更深;减少施于组织的压力,功率强度更高。虽然这些指标很难量化,但术中应尽量限制在一定范围,采用近似值记录其变化以控制热损伤。

(3)电热损伤:电手术中的热损伤是指在手术过程中电能转变为热能时,不仅起切割、凝固作用,而且热能通过辐射传导、扩散到全层宫壁甚至邻近器官,当组织温度升高超过一定阈值就导致组织细胞变性、坏死。1979年,Artz等提出温度≥55℃,暴露5s组织就会发生不可逆的损伤,20世纪90年代学者们认为,温度≥57℃这一临界值,可使组织蒙受看不到的热影响,因为这一温度能使不耐热的酶变性,导致组织坏死。病理学家认为,组织温度升高超过常温5℃,细胞就会发生损伤和死亡,即为急性组织热损伤所致。热效应还可导致机体细胞毛细血管及较大的血管收缩,形成微血栓,发生缺血性病理改变,继发缺血、坏死的组织可扩展热破坏范围,机体的炎症效应产物也可引起继发性的组织损伤,这些均应归于总的热损伤中。电切术中的急性组织热损伤与迟发的热损伤范围存在一定差异,但目前缺乏这方面的实验室及临床研究结果。

目前临床上关键的可调控因素有电流波形、输出功率、接触时间,尚无统一的使用范围及最佳数据。20世纪90年代初,一些学者对各因素的影响作用开展了系列研究,以期获得最理想的损伤深度并获得满意的临床疗效。

2.手术器械 根据其电极性质的不同,目前电外科所使用的仪器终端分为单极电极和双极电极两种类型。

(1)单极电极:在单极电流中,电流由发电机经操作电极至所接触的组织,再经过病人到分散或"接地"电极,最后返回发电机。由于高频电流转变成人体的热能不易被精确测量,对组织的热辐射范围较难控制,有时对局部的热损伤甚至会非常危险。因此,在手术时应绝对遵循操作规定,不可有任何疏忽大意。

(2)双极电极:双极电极的电路是自动连续的,不用病人作地线,电流只在两个电极之间流通,只经过介入的组织而不经过患者的身体,大大地降低了电热辐射造成的灼伤和电流击伤。专为宫腔镜设计的双极电极以生理盐水为介质,使电流从正极到达负极,即可减少电流与组织的接触,造成组织损伤;又避免了因使用非电介质溶液而导致的低钠血症的发生。双极电极的手术装置与单极电极系统相似，而治疗效果又与激光手术相同。因此，具有良好的应用前景。

目前宫腔镜手术的双极电极有球形电极、弹簧电极及螺旋电极。其中球形电极与组织接触面较小，对组织的损伤亦较少，可进行切割并有一定的止血作用，要求功率较低；弹簧电极和螺旋电极与组织的接触面较大，要求功率较高，可进行快速切割及有效地止血。两者的电极直径均较细，后者比前者更细，故切割速度更快。

3.手术方式

(1)单极电极：①环状电极：操作时按切除要求的深度，将电切环切入组织内缓慢移动。电极移动速度每秒为1~3cm，以无组织牵拉感为适。切下的组织一般呈条状，两头略薄，中央较厚，状如小舟，可为病理检查提供可靠的组织标本。组织片的厚度与电切环放置的深度成正比，其长度则取决于电切环及镜鞘移动的距离。②球形电极可分为滚球和滚筒两种。滚球根据其直径有大小之分；滚筒根据其表面形态亦有所区别。操作时慢慢推移电极与内膜表面接触，通过电灼热凝固效应破坏子宫内膜至基底层而不伤及较深部位的肌层。

(2)双极电极：将电极头与被切除的组织接触，接通电源使之汽化消融。直径1~2cm的肿物可将其完全汽化，而>3cm的肌瘤可先切割成小片状，然后将其取出。

4.电切除术中子宫组织损伤程度的相关因素研究进展

(1)子宫形态与电切除术中组织损伤关系的研究。功能失调性子宫出血患者的子宫形态结构与并发症的发生率紧密相关，临床上操作时应将子宫形态结构与损伤深度一同考虑。

Duffy等在离体实验中测量了20个子宫，结果宫底平均厚度为1.4cm，比宫体前壁1.8cm和后壁1.9cm的平均厚度薄，峡部平均厚度为1.3cm，最薄处仅0.7cm，在距输卵管入口0.5cm处的宫角壁厚度平均为0.6cm，最薄处仅为0.4cm。Nielson等的测量值为宫体前后壁平均厚度≥2cm，宫底为1.0cm，峡部厚度仅为体部的50%，子宫角最薄处仅为0.4cm，平均为0.6cm。

上述两个研究所得数据均未纠正皱缩率（Formalin固定子宫组织后皱缩率为45%），与普通人群的子宫厚度相似，提示因子宫角处易穿孔，较危险，应小心操作。同样，峡部较薄，又邻近大血管及输尿管，更应仔细操作；宫体较厚，穿孔概率相对较低，故操作时子宫角、峡部和宫底不能切除过深或电凝过久，以避免术中的并发症。

(2)宫壁热破坏程度的研究。在新鲜的摘除子宫标本上进行电切术，Duffy等报道，电极经过的下方有一狭窄的热坏死带，不因功率变化而不同，却随接触时间的长短而改变。电凝电流对组织的穿透作用更深。其具体值为：混合电流的热坏死带变化为1.0~1.4mm，时间由1s增至5s，热坏死带增至2.2mm；电凝电流造成的破坏程度波动于3.2~3.9mm；电灼法损伤程度为1.7~1.8mm。1993年，有学者应用40~160W的切割电流及20~75W的电凝电流，用2.5mm的滚棒电极所得实验数据表明，切割电流引起的热穿透作用更深一些，但未超过宫壁厚的22%，所用功率范围是安全的。电凝电流为55W时，穿透深度达肌层下3mm，切割电流超过90W时，能穿透肌层≥3mm，最深可达肌层下4.2mm。另一实验发现，电凝电流50W与100W相比，较高的电功率引起的组织残余腺体较少，即功率增加，组织损伤亦增加，功率大小与损伤大小呈正相关。

Indman等观察2例于4d及2d前行电切除术后又行子宫切除术的患者，宫壁上不同电流波形及功率所致的热损伤程度，发现相对较低的电凝电流引起的热损伤更深（28W时为6.1mm，57W时为1.8mm）。Duffy在离体实验的基础上研究了20例活体标本，应用的是混合电流功率为100~260W，电凝功率为75W、100W，发现混合电流切割时，热坏死带为0.7~0.8mm，电凝时为3.3~3.8mm，两者均与功率无关，前者受时间的直接影响(1s 为 1.4mm;5s 为 1.8mm),而后者不因作用时间而改变,有一定自限性。另有研究表明,无论哪种电流波形产生的热损伤程度均与功率无关,同时提出 80W 及 120W 的混合电流电切时引起的最深组织损伤不超过 1.7mm,平均为 0.6～0.7mm。混合电流 200W 时热坏死带为 1.0mm,280W 时是 1.4mm,电流功率影响热坏死带大小;电凝电流 76W 时热坏死带最深宽度为 3.4mm,均在安全范围内,但在临床上却仍有用 40W 电凝电流即引起子宫穿孔及间接引起肠管损伤的报道。

活体与离体实验的热坏死带值有一定差距,这与子宫血流及灌流液的降温作用有关。活体时在热坏死带下方有一缺血性病理改变及炎症效应的组织带,随时间的延长,酶活性进一步降低,使近期和远期热坏死带值不完全一致,但上述结果需进一步证实。

(3)热传递的研究:体外研究证实,子宫组织有热传递效应。Duffy 等提出宫腔镜手术时子宫浆膜面温度上升<6℃,使用切割电流时温度与时间、功率均呈正相关性;使用电凝电流时,温度仅与时间呈正相关性。随着与电极距离的增加,温度上升程度略减少。重复操作时应记录到基线温度逐步升高。Indman 等报道,作用时间为 5s,电凝电流 60～150W 时,子宫表面温度上升<6℃,切割电流 50～150W 时上升<4℃。

Nielson 等报道,在电凝子宫角 Ss 后,浆膜层温度上升 2℃,最高为 6℃(40W)。内膜切除时温度上升 0.3℃,最高 0.9℃(120W 混合电流)均不随波形及功率而改变。所测的子宫韧带及血管上的温度值在手术中无任何变化。Duffy 的活体研究显示通过子宫的原位热透作用微弱,最高升温记录值为 0.4℃。

目前研究中所用的电凝电流范围是 30～150W,混合电流是 50～260W,切割电流是 40～160W。研究证实,在此范围内功率造成的宫壁损伤程度是安全的,热传递至周围的程度无危险,但输出功率与波形的最好联合方式尚需进一步证实和确定,其各自特定的最终值仍在争议中。另外,一些相关因素还需进一步完善和评价,以保证在活体子宫上非常安全。

(4)不同电极热损伤研究的比较

1)气化电极:1997 年,Wolf 等比较了猪膀胱上皮对不同形状气化电极(包括光滑球状电极、光滑棒状电极、垂直沟槽棒状电极、平等沟槽棒状电极)的急性组织热损伤程度,发现气化作用随功率增加而增强,凝固作用与功率无关;在相同电功率下,不光滑电极比光滑电极的气化、凝固作用强,不光滑电极比光滑电极的气化、凝固作用与功率无关;垂直沟槽棒状电极的气化、凝固作用与水平沟槽棒状电极差异无显著性;但使用后者时,1/3 的标本中有未受到损伤的组织裂隙,故垂直沟槽棒状电极因组织损伤均匀一致而优于平等沟槽棒状电极。

1998 年,Vercellini 等在 20 个活体子宫标本上对气化电极与环状电极的组织热损伤进行了比较,他们采用的气化电极呈圆柱型,宽 3mm,有 3 个垂直沟槽,切割电流 200W、切割速度 1～1.5cm/s;标准环状电极切割电流 100W,切割速度 1～1.5cm/s。发现气化电极与标准环状电极的内膜切除厚度相近,分别为 3.1mm 和 3.4mm,但前者的热坏死带厚度显著大于后者,分别为 1.8mm 和 0.4mm,认为气化电极集中了环状电极迅速有效和滚球状电极简单安全的优点,同时避免了两者的缺点,是宫腔镜手术治疗月经过多的很好选择。

2)针刺状电极:1995 年,Deckardt 等改进了滚筒状电极,在其表面增加了一定长度的刺状突起,电切时最大电能聚集在这些刺的顶端,从而集环状电极的有效性和滚球状电极的安全简便于一体。他们在肌瘤组织上采用混合电流比较针刺状电极、环状电极、滚球状电极的组织损伤与组织热坏死范围,发现组织损伤范围分别为 1.3～2.2mm、1.3～2.6mm、0.3～1.0mm;组织热坏死范围分别为 0.1～0.7mm、0.1～0.4mm、0.1～0.3mm。

3)双极与单极电极的比较:1990 年,Tucker 等用双极、单极息肉圈套器切除狗胃内的息肉,发现双极电极所用电功率小得多,双极电极的组织破坏程度与单极电极相当,而热坏死带程度小于单极电极,说明双极电极不仅免去了贴在患者身上的电极,而且安全、操作效率高。

一般认为,破坏达到子宫肌层下3mm就完全破坏了所有的内膜腺体与血供,基底层不能再生,达到手术目的。损伤由两部分组成:一为切除部分,二为肌壁上的热坏死带。因此,只有先了解两者及其联系,才能预测实际的组织损伤程度。形态结构学研究提示为避免并发症,在子宫峡部、子宫角及宫底这些薄弱部位可用球状电极电凝或缩短操作时间。

体外研究表明,电功率及作用时间在切割时均为重要因素,电凝最重要的因素仅是时间,功率对其无影响。体内研究表明,切割时热坏死带仅与时间有关,电凝时与时间无明显关系,且有自限性。

需要研究的问题:急性和迟发的组织热损伤差异如何?切下组织条的热坏死带与宫壁上切割沟间的热损伤是否相关,通过前者可否预测后者?在人体术中热传递的具体情况如何?不同组织的热损伤有无差异?其他相关因素对热损伤的影响程度如何?

(二)激光

1. 工作原理　激光对组织的破坏分为五个阶段:首先是通过激光的高温作用使组织细胞的蛋白质变性;继而出现凝固性坏死;组织细胞液化;大量水分蒸发汽化;尔后组织碳化呈棕黑色。实际上,细胞的这种变性→凝固→液化→汽化→碳化过程,只是在瞬间完成。

2. 手术器械　目前多采用Nd:YAG(钕钇铝石榴石)激光作为宫腔镜激光装置。激光导光纤索直径0.6mm,可将其通过宫腔镜操作孔放入宫腔内。输出功率55~80W,脉冲时间为Ss。激光穿透深度为3~4mm,手术时以红色的氦氖激光作同光路指示斑。

3. 手术方式　治疗分为激光直接接触与非接触两种。

直接接触法是将激光纤维在直视下直接紧贴子宫内膜表面,其输出功率为40~50W,为持续性波,穿透组织较深,内膜呈汽化反应。治疗后,宫腔内呈粗糙的一条条沟状,与周围未经治疗的区域形成对比。

非直接接触法是将激光纤维置于距内膜面1~5mm处,功率为50~60W,穿透组织较直接法浅,内膜呈凝固反应。术时导光纤维要靠近内膜,先用红色指示斑对准手术部位,然后发射激光,一次治疗效果较直接接触法范围大。

【手术适应证与禁忌证】

(一)适应证

除恶性肿瘤外,几乎所有的宫腔内异常病变,均可在宫腔镜下进行治疗。

1. 异常子宫出血　导致异常子宫出血的病因可分为功能性和器质性两大类。

(1)功能性子宫出血:因子宫内膜增殖肥厚,不规则剥脱而导致的异常子宫出血,可在宫腔镜直视下切除子宫内膜的基底层及部分浅肌层,以防止其再生而达到治疗目的。

(2)器质性子宫出血:最常见的病变为黏膜下子宫肌瘤、子宫内膜息肉等,可行相应的肌瘤或息肉切除术。

2. Asherman综合征　在宫腔镜直视下对宫腔粘连进行分离,可避免因盲目操作而导致的子宫损伤及手术的不彻底。

3. 子宫畸形　因子宫畸形而导致的习惯性流产,如子宫纵隔等。

(二)禁忌证

虽然宫腔镜手术不开腹、损伤小,但手术本身对机体仍有一定的创伤刺激,仍需在麻醉下进行,故对身体能否耐受手术仍有一定的要求。以下情况不宜进行宫腔镜手术操作。

1. 心、肝、肾等重要脏器功能的失代偿期,不能耐受手术的打击。

2. 血液病等凝血系统功能障碍。

3.生殖系统感染的急性期。

4.生殖器官恶性肿瘤。

5.宫颈狭窄、瘢痕等,不能充分扩张者。

6.手术当天体温超过37.5℃,血常规检查不正常者,应暂停手术。

【手术类型】

我国著名的宫腔镜专家冯缵冲教授曾将宫腔镜手术分为三大类,即简单性、整复性及破坏性宫腔镜手术。简单性宫腔镜手术包括子宫内膜息肉摘除、宫内异物取出、输卵管插管术等;整复性宫腔镜手术意指通过切割、烧灼、剥离、分解等操作,使异常、变形、患病的子宫腔得以恢复到正常解剖状态和生理功能。如子宫内粘连分解术、子宫纵隔切开术和黏膜下子宫肌瘤切除术等;破坏性宫腔镜手术主要指子宫内膜切除术。

目前经宫腔镜常见的手术如下:

子宫内膜切除术(TCRE)

黏膜下子宫肌瘤切除术(TCRM)

子宫内膜息肉切除术(TCRP)

子宫纵隔切除术(TCRS)

宫腔粘连分解术(TCRA)

宫内胚物切除术(TCREm)

宫颈病变切除术(TCRC)

【围术期处理】

宫腔镜手术需在膨宫状况良好、手术视野清楚的条件下进行。子宫内膜过厚,瘤体过大,一方面干扰视野,影响操作;另一方面切割过厚的子宫内膜,常不能切至基底层和浅肌层,影响手术效果。正常月经周期的子宫内膜厚度因内分泌影响而表现不同,行经后仅1mm左右,至分泌晚期可厚达10mm以上。目前各种手术器械切割组织的深度平均4mm,为保证手术的成功,术时内膜厚度不应超过4mm。

月经干净后立即手术固然可以,但患者月经期长短不一,经期长者,月经干净时子宫内膜可能已经较厚;而术前吸宫虽可去除大部分子宫内膜,但刮宫的不彻底性会使子宫内膜厚薄不均,切除深度无法准确掌握。因此,术前对子宫内膜及子宫肌瘤进行预处理,使内膜全面萎缩变薄、肌瘤瘤体缩小,有利于手术操作及预后。目前国内外对子宫内膜和肌瘤进行预处理多以药物为主,现简述如下。

(一)促性腺激素释放激素类似物(GnRH-a)

1.GnRH-a的常用制剂和结构　GnRH-a是天然十肽GnRH的衍生物,具有较强的性腺抑制作用。自1972年,经分离、鉴定和合成GnRH成功后,目前已合成了2000多个类似物。分为激动药,又称GnRH增效药和拮抗药两大类。二者均属于多肽类,对人体无毒,作用时间比天然GnRH长久。大多数GnRH-a是天然十肽GnRH在位置6、9或两者上的改变。其结果改变了受体的亲和力,延缓代谢清除率,因而半衰期延长,效价增强。

2.GnRH-a的作用机制　正常情况下,下丘脑中的LHRH每间隔60~120min以脉冲方式释放。如单次应用GnRH-a,可刺激FSH和LH分泌及性激素合成,一过性地释放大量的LH及FSH。但反复应用或给予足量的GnRH-a,因GnRH-a占据了垂体大部分GnRH受体,随后内在化,5~10d后,GnRH-a的持续作用使GnRH-a受体显著减少,导致垂体促性腺激素的减量调节和垂体脱敏作用,于是对GnRH-a或天然GnRH失去反应。结果FSH和LH分泌迅速下降,卵巢甾体激素减少,性腺及副性腺重量减轻,出现药物去势作用。

血清雌二醇(E_2)浓度在治疗开始1个月降至绝经期水平,并在继续治疗期间保持抑制状态。长效制剂醋酸亮丙瑞林和戈合瑞林使E_2水平较低,约15pg/ml,而喷鼻式那法瑞林400μg/d和布合瑞林300μg3/d,血E_2水平大约30pg/ml。低雌激素环境类似药物性卵巢切除,使子宫内膜明显退化萎缩,症状改善。

增效药与拮抗药两种类似物的不同之处在于前者对于垂体和性腺具有短暂的刺激作用,然后为抑制作用,而后者则直接为抑制作用。

3.临床应用　GnRH-a能使妇女体内雌激素下降到绝经期水平。故对雌激素依赖性疾病,如子宫肌瘤、子宫内膜异位症、功能性子宫出血等,具有良好的治疗作用。一般用药2~3个月,即可使2/3妇女诱发闭经,1/3妇女月经量减少或点滴出血,痛经症状消失,子宫内膜异位囊肿减小52%。用药3~6个月,子宫肌瘤体积可缩小40%~50%。由于长期使用GnRH-a可能出现副作用,一般不主张用药时间超过6个月。而停药3~6个月,多数患者病情复发。另外,对于恶性肿瘤,尚有直接抑制瘤细胞增殖、加速其死亡的作用。如曲普瑞林3.75mg,首次用药在黄体晚期为好。肌内注射,每月1次,可抑制雌激素分泌,使子宫肌瘤体积缩小,子宫内膜萎缩,子宫肌瘤的血管和子宫内膜表面面积减少,有利于手术的顺利进行和提高患者满意率。

4.副作用　所有的GnRH-a产生的不良反应通常由低雌激素作用引起。潮热最常见,阴道干燥、性欲下降和情感易变次之,失眠和肌痛少见。在停止治疗4~6个月后可完全恢复。肝功能异常未见报道。用药后对电解质、脂肪代谢及凝血功能均无不良影响。然而,雌激素水平改变直接造成骨丢失、骨质减少和骨质疏松症日益受到重视。大多数研究报道GnRH-a治疗6个月后采用定量计算机X线断层照相术(CT)扫描脊椎骨密度(BMD)平均下降4%~12%,用双光子吸收测定下降2%~8%。至今尚无充足的证据说明治疗后骨丢失能完全恢复。

(二)孕酮类

1.作用机制　孕激素通过抑制下丘脑GnRH的释放,使FSH及LH分泌受到抑制,从而抑制卵巢排卵;另外,孕激素还可直接作用于子宫内膜,抑制其增生。长期高剂量的孕酮类药物,可使子宫内膜发生萎缩性改变,内膜腺体发育不良。

2.临床应用　常用的孕酮类药物:甲羟孕酮,30~50mg,口服,每日1次;狄波一普维拉,150mg肌内注射,每月1次。

3.副作用　一般患者对孕酮类药物耐受良好,个别出现体重增加、水钠潴留、乳腺痛等。

(三)达那唑

1.作用机制　达那唑是17α-乙炔睾酮衍生物,1971年,Creenbatt首次报道使用,至20世纪80年代已广泛应用。其作用机制为抑制下丘脑性腺激素释放和(或)垂体促性腺激素;直接与子宫内膜雌激素和孕激素受体结合;直接抑制卵巢甾类激素的产生;增加体内雌二醇和孕酮的清除率。通过以上几种作用造成体内低雌、孕激素环境,促使子宫内膜萎缩、退变。

比较达那唑和GnRH-a对体内雌激素E_2浓度的抑制效果,达那唑可使E_2降至卵泡早期水平,而GnRH-a可使其到达绝经期水平,即下降得更低。孕激素(P)水平两组均保持在卵泡期低水平。而雄激素(A)在达那唑组显著升高。

2.临床应用　治疗量为400~800mg/d,分3~4次口服,从经期第1天开始连续服用3个月。

3.副作用　主要与雄激素有关:痤疮、多毛、体重增加。因经肝代谢,GPT可有不同程度升高,停药2周可降至正常。

(四)内美通

内美通又名三烯高诺酮、R2323,为去甲类固醇衍化物。20世纪70年代曾作为避孕药用于临床,1982

年起被用于治疗子宫内膜异位症。因其价格比较昂贵,目前在我国尚未作为首选药用于临床。

1. 作用机制　内美通可与孕激素受体(PR)、雄激素受体(AR)及雌激素受体(ER)等结合,尤其是与PR结合力很强,因此表现出强抗孕激素活性和弱雄激素活性。本药不能抑制垂体 FSH 和 LH 的合成,但可抑制其释放,并可使体内游离雄激素水平上升,用药后患者排卵受到抑制,体内雌激素水平降低,导致子宫内膜萎缩。

2. 临床应用　临床一般用于治疗子宫内膜异位症,亦可用于 TCRE 术前子宫内膜的预处理。口服该药 1~2 个月后可使子宫内膜变薄,利于手术切除。用法:2.5mg/次,每周 2 次,口服或阴道用药均可。

3. 副作用　与达那唑相似,如体重增加、痤疮、皮脂增多、潮热等,一过性腿痛或水肿较常见,但不良反应程度一般较轻,停药后 2 个月多可消失。部分患者可有不规则阴道出血,多发生于用药初期。

【手术操作】

(一)术前准备

1. 查体　常规进行全身及妇科检查、血尿常规及血生化化验。

B 超:了解子宫大小、形状,子宫内膜厚度,子宫肌瘤的存在与否及其大小、部位和数量等。

通过诊刮或宫腔镜检查除外子宫恶性疾病。

2. 扩张宫颈　由于子宫电切镜外径较粗,多在 8~10mm,术中若强行扩张宫颈可致宫颈损伤、撕裂或子宫穿孔。故术前应尽量软化宫颈,扩张颈管,以减少术中并发症。

(1)昆布条:昆布条又称宫颈扩张棒,将其放入宫颈管后因吸收颈管内液体而逐渐膨胀,柔和并缓慢地扩张宫颈,促宫颈成熟。研究发现,放置昆布条 8~12h 后,宫颈黏液中 11-1β、IL-8 和弹性蛋白酶活性明显升高。与放置前比较,IL-1β 浓度增加 5.75 倍,IL-8 浓度增加 3.8 倍,弹性蛋白酶活性增加 4.4 倍。宫颈黏液中 PGE_2 与 $PGF_{2\alpha}$ 浓度也分别增加 10 倍与 5 倍。已知前列腺素中 PGE_2 与 $PGF_{2\alpha}$ 主要控制人类宫颈成熟。使用昆布条后,宫颈黏液中 PGE_2 与 $PGF_{2\alpha}$ 浓度的明显增加有利于软化宫颈,使其容易扩张。

另外,机械性扩张宫颈后可以刺激胎膜产生并分泌 IL-1,后者能刺激入宫颈成纤维细胞中胶原酶的合成,对宫颈成熟有重要作用。IL-8 为最新发现的强有力中性粒细胞趋化因子,人类妊娠宫颈能产生大量 IL-8,IL-1β 可刺激 IL-8 的产生和分泌。有报道大剂量 IL-8(100mg)在妊娠和非妊娠家兔中可通过增加宫颈中白细胞浸润而促宫颈成熟。弹性蛋白酶活性与宫颈成熟程度有关,IL-1 可刺激宫颈成纤维细胞产生和分泌弹性蛋白酶。IL-1 也被认为是一种最有力的 PGS 生物合成的调节因子。

总之,用昆布条是促宫颈成熟的有效方法。机械性扩张并将子宫内组织暴露于阴道分泌物中可以引起细胞因子(IL-1β 与 IL-8)、PGs(PGE_2 与 $PGF_{2\alpha}$)的释放和弹性蛋白酶活性增加。这些因子对诱导宫颈成熟有重要作用。

(2)硅胶管:术前 12~24h 宫颈管内放置硅胶管,如 14~18 号导尿管,可机械性扩张宫颈。此法目前已逐渐被宫颈扩张棒取代。

(二)手术器械

1. 子宫电切镜及相关配套设备。

2. 激光切割器及相关配套设备。

(三)膨宫

1. 膨宫介质　膨宫介质分为液体和气体两种,以液体最常用。单极电动手术的膨宫剂不能含电解质,而双极和激光手术则无该限制。目前临床常用的膨宫剂如下。

(1)1.5%甘氨酸:多用于电动手术,其优点是手术野清晰,但如吸收过量将导致:液体超负荷并发肺水肿;低钠、低钾血症引起心功能异常;甘氨酸在体内的代谢产物氨,会引起意识障碍昏迷,甚至死亡。甘氨酸进入病人血循环的量决不能超过 2000ml,如果甘氨酸内吸收已超过 1500ml,即使手术尚未完成,或未弄清具体的内吸收量,也必须立即中止手术。

(2) 5%葡萄糖:内吸收过量可导致高血糖症,也会产生同甘酸相似的并发症,但不会降解为有毒物质。是目前国内最常用的膨宫液体。

(3) 生理盐水:多用于激光手术。

2.膨宫方法　良好的手术视野是手术能否顺利进行的必备条件,而膨宫压力则直接影响手术的成败。压力过小不能有效地膨胀宫腔,压迫止血,使术中的出血与膨宫剂混在一起,影响观察;压力过大,虽然术野清楚,但膨宫剂的内吸收过多,会诱发 TURP 综合征,一般灌注压控制在 40~100mmHg。常用方法有:①离地面 2 米悬挂膨宫剂袋,压力大约 45mmHg,通过调整高度来调整压力。②将气压袖套缠于膨宫剂袋,或用特制的压力袋维持灌注压。③注射器推注膨宫剂,主要用于黏稠度较大的液体。此法仅适用于手术时间较短的操作。④简易滚动泵。⑤自动膨宫抽吸泵。

不论以何种方法膨宫,术中都要严密监测灌入和回收的液体量,每 5min 监测一次,对不含电解质的灌注液,如果注入和回收液体量相差 1500ml 以上时,应中止手术,并静推呋塞米 10mg 脱水利尿,及时检查血钠含量。

(四) 麻醉

尽管宫腔镜手术一般时间较短,但因术中需要扩张宫颈管及切割子宫内膜或宫腔肿物,患者会有相当的痛苦,因此需在麻醉状态下进行。麻醉方法可选择全麻,区域麻醉或局部麻醉。

1.全身麻醉　如果术者操作技巧熟练,手术时间一般不会超过 30min。所以,全麻应选用药效短、苏醒快、致吐少的药物,如异丙酚,一般不需要气管插管。若估计手术时间较长、操作比较困难者,应考虑气管插管,以保证气道通畅,供氧充足,可随时监控麻醉效果。

2.区域麻醉　特别适于有呼吸道和心脏疾病者,麻醉作用可靠,肌肉松弛满意,连续硬膜外麻醉时间可任意延长。若估计手术在 1h 内完成,单次硬膜外麻醉即可。

3.局部麻醉　子宫疼痛的神经传入是从宫颈经第 2、3、4 骶神经根进入脊髓。若在宫颈旁阻滞麻醉加宫内膜局部麻醉,对小手术亦可达到满意的镇痛效果。手术中也可以将区域麻醉同静脉麻醉和局部浸润麻醉联合应用。但不管采取哪种麻醉方式,一定要有心电监护和心肺复苏设施。而且宫腔镜手术只有在能随时行剖腹手术的条件下才能进行。

(五) 操作方法

1.电切术　该术式特点是应用环状电极进行切割。对于电切手术,大部分术者选用直径 8mm 环状电极,其特点是重复少,手术速度快。直径 4mm 的环状电极,安全性大,很少导致子宫穿孔,但需要重复操作方能达到前者的切割深度及宽度。切割深度不仅与环状电极的直径有关,而且与环同局部组织接触的时间长短和电流强度有关,环的移动速度越慢,电流越强,切割越深。组织的血供情况和血流速度也影响切割深度。

2.电凝术　该术式是应用球状或滚筒状电极对组织表面进行电凝烧灼。滚球或滚筒电极的应用也较普遍,应用直径 2mm 滚球电极的手术速度比用 4mm 的快,但子宫穿孔的危险性也较大。

电切手术的原则是以最小的输出功率取得最佳手术效果。由于各机器的型号和各术者的操作技术不同,不可能定出统一的最佳手术输出功率。目前多采用混合电流,即切割电流 80~200W,电凝电流 40~120W。

3.激光烧灼术　Nd-YAG 激光手术的特点:可穿透内膜深达 5~6mm,能足够的破坏子宫内膜;激光可穿过清亮的液体而能量不被衰减,故可选用液体作膨宫剂;激光经柔软的石英纤维传导,能直接照射在子宫内膜。

因此，Nd-YAG激光最适于子宫内膜切除术。石英纤维的直径不同，其功率密度不同，对子宫内膜作用的大小也不相同。在一定功率下，纤维的直径越大，功率密度越小，对内膜的破坏程度越小。因此，操作速度应适当放慢，以达到相同的治疗效果。目前多采用直径600μm的导光纤维，并以纤维在内膜上拖动的方法（接触式法）进行手术。同电动手术一样，激光的功率不同，手术速度也不同。功率越大，纤维末端的移动速度越快，手术时间越短，目前激光手术常用功率在50～80W。

（六）术中腹腔镜监护

为疑难宫腔镜操作提供安全监护和并发症的处理途径：子宫腔形态独特，肌壁薄而血供丰富，在狭小的子宫腔内实施恢复宫腔形态的整复性手术，如子宫纵隔切除、粘连分离以及较大子宫肌瘤切除等，无疑将加大手术操作的难度，发生术中子宫穿孔、大出血以及邻近脏器损伤已有报道。宫腔镜及腹腔镜联合手术，能够动态观察子宫浆膜面的变化，监测宫腔镜作用电极的热传导效应，及时拨开肠管，避免了对邻近脏器的损伤。通过腹腔镜监护宫腔内的操作，还能克服单纯B超监护时宫腔杂乱回声对超声声像图判断的影响，以及超声只能提示不能处理子宫穿孔的局限。即使子宫穿孔发生，也可以在镜下电凝止血与缝合修补，免除了开腹手术等处理。将并发症可能带来的危害降低到了最低点，体现了联合手术的优越性。

尽管宫腔镜、腹腔镜联合手术有诸多的优越性，但作为一项新的妇科内镜手术形式，依然需要在实践中不断发展与完善。需要强调的是，对宫腔镜、腹腔镜联合手术适应证的选择，首先要基于宫腔与盆腹腔并存的病理改变，而且这种病变必须能够分别在宫腔镜和腹腔镜下完成。此外，相应设备与器械的配置、手术医师的专业技能和临床综合处置能力的训练与提高，是保证联合手术成功的重要因素。

（七）术后处理

患者术后恢复情况与手术操作有直接关系。特别是阴道出血，若病灶范围小（如子宫内膜息肉、带蒂黏膜下子宫肌瘤等），手术损伤少，患者多可在数天内恢复；如病灶范围大（如子宫内膜切除术、Ⅱ型以上黏膜下肌瘤挖除术等），手术损伤多，阴道出血时间相对延长，可持续数周甚至数月。此外，部分患者术后24h内可有一过性发热，但大多不超过38℃，个别可达39℃，一般认为是手术吸收热或灌流液内的致热源入量进入血液循环所致。

术后常规处理如下。

1.抗炎治疗　因宫腔经宫颈、阴道与外界相通，在创面尚未愈合之前容易发生逆行性感染，严重者可导致急性盆腔炎，甚至盆腔脓肿，直接影响手术预后。故在术后应常规使用抗生素预防感染。药物应选择广谱、长效并能抵抗厌氧菌属，用药时间5～7d。

2.对症治疗

(1)镇痛：部分患者手术当天可有下腹疼痛，一般认为与子宫反射性痉挛有关，可予解痉镇痛处理。如去痛片0.5～1.0g口服，双氢哌托啡20mg舌下含化等。

(2)降温：如患者体温低于38℃，一般不需处理；如达39℃，应积极寻找病因，进行血液培养，可用退热药或物理降温。

(3)保持外阴清洁：因术后阴道流血、流液时间较长，局部潮湿，容易合并外阴阴道炎。故术后应外阴清洗每日2次，直至阴道分泌物干净为止。

3.休息　尽管宫腔镜手术创伤小、恢复快，但切口愈合仍需要时间。因此，术后适当休息有益于伤口愈合。

三、宫腔镜诊治并发症

【宫腔镜检查术并发症】

宫腔镜检查术一般并发症较少,其发生率明显低于宫腔镜手术。多见于初学者及一些特殊情况。

1. 损伤

(1) 宫颈裂伤:多见于使用宫颈钳钳夹宫颈撕脱或用 Hegar 扩宫器暴力扩张宫颈时。

(2) 子宫穿孔:发生率约 0.1%,子宫峡部穿孔可能会造成一个假通道,多发生在探针探宫腔和扩张宫颈时。如果宫腔镜已插入宫颈内口,则发生穿孔的机会减少。一旦发现进入腹腔,应立即停止操作,并严密观察患者的一般状况及生命体征。一般来说,穿孔部位出血较少,不会导致休克,除非还有继发损伤。

(3) 输卵管破裂:极罕见。有报道因宫腔内灌注压过高而导致原已闭塞的输卵管破裂。

2. 出血 多见于强制扩张宫颈管后,损伤局部小血管造成不必要的出血而影响观察视野。术后出血一般都很少,多在 1 周内干净。

3. 膨宫介质进入血液 有报道在宫腔镜手术时,约 (820 ± 80)ml 的膨宫介质进入血循环。如短期内膨宫气体或液体经子宫肌壁间血管或淋巴管大量进入血液,有可能导致严重的并发症。亦有文章描述宫腔镜、腹腔镜联合检查时可见气泡在盆漏斗韧带处游动。这与子宫输卵管造影相似。子宫结核、黏膜下肿瘤、子宫内膜异常及近期有子宫腔创伤史者,易出现此并发症。

4. 感染 1885 年 Bumm 首次报道了宫腔镜检查术后出现输卵管感染及腹膜炎的病例。一般来说,宫腔镜检查继发感染的发生率极低,为 0.8%~1%。其感染原因多为:患者的准备不足,如生殖系统急慢性炎症(PID)未治愈;器械和敷料消毒不严格;操作过程中无菌观念不强。

因此,术前详细询问病史,特别是有无慢性盆腔炎的病史。盆腔检查时尤需注意有无子宫和附件的增厚和触痛;严格掌握适应证和禁忌证。术时和术后应酌情给予抗生素治疗预防术后感染。

5. CO_2 宫腔镜检查时可能发生的并发症

(1) 气栓:如按常规步骤操作,很少发生此并发症。但若操作时间过长,宫腔内灌注量过大、过快,则可能发生 CO_2 气栓症状,如气急、胸闷、呛咳等,此时则应立即停止操作,并给予吸氧和静脉注射地塞米松 5~10mg 等对症治疗。

(2) 腹胀、肩痛:多见于操作时间长,气体逸入腹腔过多,以致引起腹胀、肩痛等症状,气体吸收后即行消失。

6. 心脑综合征 由于扩张宫颈和膨胀宫腔而导致迷走神经张力增高,引发的迷走神经综合征。临床上可出现头晕、胸闷、流汗、恶心、呕吐、面色苍白、脉搏和心率减慢等症状,其表现与一般人工流产吸宫术时发生的情况相同。此时应注射阿托品(若脉搏<60/min,应静脉注射阿托品 0.5mg;脉搏>60/min,则肌内注射阿托品 0.5~1.0mg)。必要时予以吸 O_2 等对症处理,暂停手术,待一般情况好转、脉搏增快后再继续操作。

7. 过敏反应 多见于液体膨宫,如使 Hyscon 等液体膨宫。

8. 罕见的并发症

(1) 一过性失明。

(2) 死亡:1898 年,Duplay 和 clado 报道一例因宫腔镜检查及刮宫术后出现败血病而至死亡的病例。100 年后,广谱、高效的抗生素已使宫腔镜检查造成感染导致死亡的概率降至为零。但是,应用 CO_2 膨宫进行宫腔镜检查时,如 CO_2 流速过快,短时间内的进入体内的气体过多(30~50L),亦可导致死亡。

(3) 肺栓塞：从理论上讲可能会发生，但如严格控制气流速度及气流量，一般不会出现。

【宫腔镜手术并发症】

任何外科手术都不可能没有危险，宫腔镜检查和手术也不例外。尽管宫腔镜本身的并发症很少，但随着多种膨宫介质的使用，不同手术能源（如电能、激光等）的介入以及手术趋于复杂和时间延长，一些严重并发症逐渐报道。宫腔镜手术的并发症与宫腔镜检查术相比，因应用器械多、操作时间长、损伤范围大，明显高于单纯检查术。

并发症可出现在手术进程中或术后恢复期。术中并发症有出血、子宫穿孔合并周围脏器损伤、宫颈裂伤、TURP综合征、输卵管破裂、静脉血栓及膨宫液过敏等；术后并发症包括阴道持续流血流液、盆腔感染、腹痛、宫腔粘连合并宫腔积血、异位妊娠等。根据其发生率的高低，现分述如下。

（一）出血

正常宫腔镜术后，或多或少均会有些阴道出血，但多能自愈。如出血过多，超过正常月经血量，或持续时间过长，则被视为不正常出血。宫腔镜手术引起的出血可分为早期出血及晚期出血两种。

1. 早期出血　早期出血包括术中及术后24h内的出血。

导致早期出血的原因如下。

(1) 操作技术：宫腔镜下电切时，若切一刀电凝一次出血少，但手术时间长；如切数刀再电凝，手术时间短，但失血稍多。此外，技术娴熟者切除速度快、止血准确彻底，出血自然减少而初学者出血相对较多。

(2) 手术创面：肿瘤越大，手术创面越大，则出血越多。

(3) 切割深度：正常子宫动脉分支在穿透子宫肌壁向内斜行至中1/3后分布成网，与内膜表面平行，称为弓形动脉，径向动脉从弓形动脉分出并形成子宫内膜螺旋动脉和基底动脉。在电切子宫内膜基底层或2～3mm的浅肌层时，出血较少；若深及5～6mm，伤及子宫肌层内的血管网即弓形动脉时则出血增多，而子宫血管床在双侧子宫角处仅2～3mm深。

早期出血可做如下处理。

有小动脉喷射状出血，可直接用针状电极电凝血管止血；若创面广泛浸血，可用球状或滚筒状电极在创面滚动，电凝止血。

切除组织表面有粗大的血管时，应先电凝血管，再切割组织。

若子宫肌肉收缩力差，术中可适当应用宫缩药，促进子宫收缩，以达止血目的。

黏膜下子宫肌瘤等挖除术后，创面较深、较大，术后可在宫腔内放置气囊导管，气囊内注入液体30～50ml，压迫止血。术后6～8h将气囊取出。亦可于宫腔内填塞无菌纱布压迫止血，8～24h或以后取出。

若出血通过以上方法处理仍无明显效果，可考虑切除子宫止血。

2. 晚期出血　系指手术24h以后的阴道出血，时间长者可达数周乃至数月。临床可表现为阴道淋漓出血或突发性大量出血。

原因如下：

(1) 电凝使创面产生片状焦痂，术后可能组织坏死脱落，暴露痂下小血管，引起继发性出血。

(2) 创面愈合过程中，局部感染导致子宫内膜炎或子宫肌炎，炎症累及小血管，造成血管破裂出血。

(3) 宫腔积血：宫颈管内膜因手术创伤，导致术后前后壁相贴粘连，使宫腔内血液无法引流而致积血。

晚期出血可做如下处理：

(1) 适量应用抗生素预防感染。

(2) 因宫颈粘连导致的宫腔积血，可通过疏通宫颈管将腔内血液引出。

(3) 根据患者的具体情况，术后1～3个月行阴道B超或腹部B超检查。若发现确有宫腔积血，应在超声引导下再行宫腔镜手术清理腔内积血。

(二) 宫腔粘连

宫腔粘连系指各种因素造成子宫内膜的破坏，导致子宫肌壁相互粘连而出现的一系列临床症状。据统计，宫腔粘连的患者中95%以上有子宫手术史。而在宫腔镜手术的患者中，宫腔粘连的发生率为1%~5%。

宫腔粘连的发生率取决于宫腔镜手术的方式及类型：子宫内膜切除术需切除全部内膜及部分浅肌层，容易导致子宫前后壁相贴形成瘢痕粘连。黏膜下子宫肌瘤挖除术，若为单个小肌瘤的摘除一般不会造成粘连；如为多发性黏膜下肌瘤挖除，术后过多地裸露瘤床下的子宫肌层，易致宫腔粘连。子宫纵隔切开术术后粘连发生率较高。

粘连还与宫腔镜手术器械有关。临床观察发现，环状电极切除子宫内膜术后宫腔粘连的发生率较低；而激光烧灼子宫内膜后粘连的发生率较高。具体发病机制尚需进一步研究探讨。

此外，宫腔镜手术中若破坏了子宫颈管的内膜组织，容易造成宫颈管粘连。

1. 临床症状　术后3个月左右出现周期性的下腹疼痛，可无阴道出血或伴有点滴出血。阴道出血主要取决于宫腔粘连的部位：若为子宫角部分粘连，阴道可有少量出血；如颈管粘连则无出血。

2. 诊断与治疗　根据患者的病史、症状及B超声检查，临床医生多可作出初步判断。可先予探针试通子宫颈管，若遇阻力难以深入宫腔则提示有颈管粘连，此时可在B超监测下予Hegar扩张器扩张宫颈；若为宫腔粘连，可再行宫腔镜检查并在直视下切除粘连带。

3. 预防　术后放置宫内节育器可有效地防止宫腔粘连。但应注意，选择节育器不可过大、过硬，为预防颈管粘连应选放纵臂较长的T型或V形节育器；放置时间不应少于2~3个月，但也不宜时间过长，以免节育器嵌入子宫肌层内造成取器困难。

人工周期治疗取决于手术目的。若为子宫纵隔切除或黏膜下肌瘤挖除术，可予人工周期治疗，促进子宫内膜的修复，尽快覆盖创面；若为子宫内膜切除术，则需根据具体情况进行处理。

(三) 感染

正常情况下，一些需氧菌与厌氧菌寄居于阴道内形成正常阴道菌群。需氧菌包括阴道杆菌（占优势）、棒状杆菌、非溶血性链球菌、肠球菌、表皮葡萄球菌、大肠埃希菌和加德纳尔菌。厌氧菌包括消化球菌、消化链球菌、类杆菌、梭杆菌和mobibuncus菌等。此外还有支原体及念珠菌。阴道与这些菌群形成一种平衡的状态。当机体免疫力低下，内分泌水平变化或外来某种因素（组织损伤等）破坏了这种生态平衡时，这些常住的菌群便会冲破阴道屏障而引起感染，成为致病菌。引起盆腔炎的病原体主要为链球菌、葡萄球菌、大肠埃希菌及厌氧菌等。

宫腔镜手术将宫颈管扩张到直径达1cm左右，可使颈管组织内的部分纤维断裂，颈口开放使宫腔与外界相通；术后子宫长期流血或流液，是良好的细菌培养基，另外持续流液破坏了正常阴道的内环境，均有利于细菌生长，故宫腔镜手术较易出现盆腔感染。其表现形式可为子宫内膜炎、子宫肌炎、宫旁结缔组织炎、宫腔积脓、宫旁脓肿、输卵管脓肿等，其发生的概率则与手术创面的深浅、手术范围的大小及术后护理有关。

1. 临床症状

(1) 下腹疼痛：可表现为持续性或阵发性下腹隐痛或剧痛，严重者可出现腹膜刺激征，拒按。查体下腹可有压痛、反跳痛或肌紧张。

(2) 阴道分泌物增多，可为血性或液性分泌物，并伴有腥臭等异味。

(3) 体温升高，超过37.5℃，持续不降。

2.治疗

(1)抗生素:首先应做宫颈管分泌物细菌培养,尽量选择敏感的药物。术后常规应用广谱、高效的抗生素,至少5~7d。此外,在选用抗生素时还应注意要兼顾控制厌氧菌及真菌的感染。

(2)保持外阴清洁:每天会阴冲洗至少2次,勤换会阴垫。应选择透气性强、经过高温消毒的会阴垫。

(3)一般支持疗法:已有盆腔感染迹象时,应注意休息,尽量选择半卧位有利于脓液聚积于直肠子宫陷凹而使炎症局限。给予充分营养及液体摄入,纠正电解质紊乱及酸碱平衡,高热时采用物理降温。避免不必要的妇科检查以免引起炎症扩散。

(4)宫腔积脓可予扩张宫颈管,腔内引流,抗生素低压灌洗宫腔等治疗。

(5)若已形成盆腔脓肿可考虑手术引流。

(四)腹痛

宫腔镜手术后腹痛可分为早期腹痛与远期腹痛。

1.早期腹痛 早期腹痛系指手术后数天内出现的下腹隐痛或阵发性疼痛。

(1)原因:术中扩张宫颈引起的牵张反射,刺激子宫平滑肌反射性痉挛导致疼痛。可持续数小时,多可不治自愈。

宫腔内积血块及坏死组织刺激子宫收缩,试图将腔内异物排出,引起痉挛性疼痛。

(2)治疗

1)解痉镇痛:子宫痉挛性疼痛多能自行缓解,亦可应用药物治疗。如解痉去痛片、阿司匹林、双氢哌托非等。

2)促进宫内异物排出:益母草膏具有较好的活血化瘀,促进子宫收缩,协助宫内异物排出的功效。

2.远期腹痛

(1)原因

1)子宫或宫颈管粘连引起子宫积血,因引流不畅子宫膨胀,反射性收缩而引起腹痛。

2)基底层子宫内膜被瘢痕覆盖或电切时所需的宫内压力将有活性的子宫内膜细胞挤入肌层内,而引起医源性子宫腺肌病。

3)子宫内膜切除术输卵管绝育综合征(PTSS),系指宫腔镜手术后出现的、进行性加重的周期性或无规律的腹痛。多见于术前曾做过双侧输卵管结扎手术的患者。

1993年,Townsend医生首次报道PTSS。在对6例子宫内膜切除术后下腹周期性疼痛的患者进行宫腔镜复查时发现,该类病人都有明显的内膜瘢痕;腹腔镜显示一侧或双侧输卵管近端肿胀,可达正常输卵管的2倍,部分管腔内有积血;对切除的子宫进行病理检查发现宫腔均为瘢痕组织,但子宫角部仍通畅,可见少量子宫内膜。因此Townsend认为,PTSS的病理生理改变可能为宫腔镜手术时,子宫底部或子宫角内膜未完全破坏,残留的子宫内膜出现周期性月经,而宫腔其他部分却因瘢痕粘连而引起宫底部和(或)输卵管残端积血;导致经血倒流进入输卵管,使其近端被经血扩张,引起类似异位妊娠的症状。因目前观察病例较少,对此研究尚需进一步深入。

(2)临床表现

1)子宫腔粘连可表现为周期性下腹疼痛,而阴道无出血或出血极少。

2)PTSS则表现为进行性、周期性、难以忍受的、一侧或双侧下腹疼痛,可伴有阴道出血。

(3)治疗

1)因宫腔粘连导致的腹痛可在宫腔镜、B超或腹腔镜监护下进行宫腔粘连分离术。

2)PTSS可先在腹腔镜下切除病变的输卵管;若症状仍不缓解则需考虑子宫切除术。

(五)子宫穿孔

发生率为1%~5%,为宫腔镜手术最严重的并发症。因穿孔常继发消化道、泌尿道和大血管的损伤,而导致腹膜炎、瘘管或大出血等,甚至危及患者的生命,故对此应予以高度警惕。

1.原因

(1)切割过深穿孔多因电切子宫肌层过深,特别是在两侧子宫角肌壁最薄处,若切割深度与其他部位相同,则有可能穿孔。

(2)激光或球状电极的功率过大,或在局部停留的时间过长,热损伤可穿过子宫肌层而波及膀胱、肠管等邻近脏器。

(3)困难的宫腔粘连分离和子宫纵隔切开术,缺乏B超或腹腔镜监护。

(4)宫颈管狭窄或有瘢痕,在扩张颈管时导致颈管破裂、穿孔。

(5)既往有子宫穿孔史或宫腔手术操作史。

(6)术前未能确认前屈或后倾的子宫即放置操作器械,多见于缺乏经验的医生。

2.处理 一旦发现穿孔,应立即停止操作。若合并有邻近器官的损伤,应马上酌情处理。

术后严密观察,注意有无其他脏器的潜在损伤,如术后出现血尿、腹泻、发热、疼痛等症状时,应进行全面检查,及时发现早期处理,防止出现进一步的并发症。

(六)TURP综合征

TURP即经尿道前列腺切除术(TURP)是泌尿外科中最常见的手术,至今已有70余年的历史。因TURP综合征最初见于TURP手术,故而以此命名。自宫腔镜手术开展以来,此症时有报道,又被称为"过度水化综合征"、水中毒等。发生率为0.4%~2%,是一种病因复杂、病情凶险的并发症,其本质为稀释性低钠血症。如对此并发症早期认识不足,常可贻误治疗而导致死亡。

1.病因 发生率约0.4%。引起TURP综合征的因素很多,最主要的原因是灌流液在短时间内快速、大量被吸收所致。据临床研究,TURP病人冲洗液吸收量一般每分钟10~30ml,平均吸收600~2000ml,最多者可达8000ml。当吸收的液体量不多时,通过机体的自身调节,可以不出现临床症状。如液体吸收量过大、过速则可引起以血容量过多和低血钠为主要特征的临床综合征。下列几种因素可显著增加灌流液的吸收量,促使TURP综合征的发生。

(1)子宫肌层内静脉窦被切开。

(2)子宫壁穿孔。

(3)液体灌注压过高,超过5.89kPa(60cmH$_2$O)。

(4)手术时间过长,如高压灌注超过90min。

(5)低渗灌流液,如使用蒸馏水。

2.病理生理

(1)血容量过多:灌流液大量快速进入血循环,致使血容量猛增,心脏负荷超载,容易发生左心衰竭及肺水肿。

(2)低血钠:因手术中常用的灌流液不含电解质,大量被机体吸收后,必然导致电解质稀释失衡,血钠降低;再加上手术损伤促使钠向细胞内转移,导致血钠水平进一步降低。血钠降低到一定水平时可影响神经冲动的传导、心肌的收缩力以及脑和腺体的分泌功能障碍。据报道,血钠降低到125mmol/L时,病死率可达50%。

(3)血浆渗透压降低:由于血液稀释,血钠浓度下降,使血浆和细胞外渗透压下降,为维持细胞外渗透压的平衡,水即向细胞内移动,结果引起细胞肿胀,临床出现脑、肾和肺等多器官水肿表现。血液稀释在血管内可引起溶血,溶血后产生大量的游离血红蛋白,在肾水肿的基础上可引起急性肾衰竭等严重后果。

(4)血钾变化:因灌流液破坏红细胞,加上手术创伤,使细胞内的钾离子大量释出,可引起血钾水平升高。但有些学者未观察到这种变化,目前尚不清楚血钾变化在TURP综合征中所起的作用。

3.临床表现　TURP综合征的各种临床表现,通常在手术接近完毕到术后数小时内出现。表现为因血容量增加,初期血压升高,中心静脉压升高及心动过缓,后期血压下降;肺水肿时出现呼吸困难、呼吸急促、喘息和发绀缺氧表现;脑水肿时表现烦躁不安、恶心呕吐、头痛、视物模糊、意识障碍、呼吸表浅等;肾水肿则可引起少尿或无尿;血钠降低,血钠是一项重要的诊断指标。

当出现上述任何临床表现时,应急查血钠。如血钠水平显著降低则有助于诊断。当血钠下降至120mmol/L时,表现为烦躁和神志恍惚;低于110mmol/L时可发生抽搐和知觉丧失、休克,甚至心脏骤停而死亡。

4.治疗　认识TURP综合征的早期症状,及时采取治疗措施,使病人转危为安是非常重要的。如术中或术后病人出现不明原因的烦躁不安、恶心呕吐、呼吸困难、血压升高、心率减慢等,尤其术中灌流液出入量不平衡,手术时间过长(超过90min),应怀疑有出现TURP综合征的可能。除及时测定电解质,了解血钠水平外,应立即采取下列治疗措施。

静脉注射利尿药,如呋塞米40mg,几小时后可重复,以促使大量水分排泄,恢复正常血容量;血钠过低时,应静脉滴注3%～5%氯化钠溶液250～500ml,缓慢输注,同时应密切监测肺水肿情况,根据血钠复查结果和肺水肿改善情况再调整用量;由于血液稀释,使红细胞携氧能力下降,肺水肿则影响气体交换量,故应加压给氧,吸入酒精,改善肺水肿及缺氧状态;血容量增加引起心脏负荷过大,如发生充血性心力衰竭,可酌情应用洋地黄类药物,增加心肌收缩力;有脑水肿征象时,应进行脱水治疗并静脉滴注地塞米松,有助于降低颅内压及减轻脑水肿;应用对肾功能无明显损害的抗生素预防感染。

5.预防　TURP综合征的预防,关键在于减少灌流液的过量吸收。预防措施有:采用低压灌洗,将灌注压控制在3.93kPa(40cmH_2O)以下;避免子宫穿孔,一旦发生,应尽早结束手术;应用等渗灌流液;如果能避免液体负荷过重,则可不必选择介质的种类。

手术时间应限制在60～90min完成。学习操作宫腔镜的医生常需要较长的手术时间和较多的膨宫介质,手术时间过长可引起稀释性低钠血症和肺充血,进一步可导致内科急症——肺水肿。

宫腔镜术中必须仔细注意液体的吸入和排出量。如膨宫液的灌注与排出液体的差量≥1000ml、老年人或患有心肺疾病的患者差量≥750ml时,应停止手术,并立即监测血清电解质的变化,防止液体超负荷的发生以及术后电解质紊乱。

(七)静脉气栓

宫腔镜手术中静脉空气栓塞(VAE)是一种十分严重的手术并发症。因发病突然,处理极端困难,经常导致死亡或重度伤残。自广泛应用宫腔镜以来,在宫腔镜诊治过程中因气栓而致死亡的病例在欧美国家时有报道,我国亦有发生。此并发症虽属罕见,但仍应予高度重视。

1.原因

(1)手术产生气体:由于宫腔镜手术是在水下作业,膨宫液在电极通电的瞬间可被加热至100℃,此时液体蒸发产生气泡。这些气泡在较高的膨宫压力下可经开放的小血管进入血循环。在进行宫、腹腔镜联合手术时,常可见宫旁小血管内有气泡存在。但据临床实验观察,0.51%的空气栓塞并无临床症状。有报道剖宫产术无症状的空气栓塞可多达52%。由于有些气体栓塞无症状,未被发现,未诊断或未报道,故其确切发生率很难估计。

(2)CO_2过量摄入:CO_2作为膨宫介质,当气流速度过快超过70ml/min,输注量在短时间内超过1L

时，CO_2 可经开放血管进入血管内。CO_2 在血浆中溶解度高，吸收率为 68%，易于清除，致命的剂量一般在 3～5ml/kg 体重，或大约 70kg 的患者 300ml 左右。CO_2 的安全界值很宽，只有使用 CO_2 并经过很长时间或很高流量才会发生气体栓塞。有学者指出，在压力<200mmHg、标准温度和压力下，流量<100ml/min 是安全的。有文献报道，在 CO_2 宫腔镜检查手术前，排出供气管中的空气约 40ml 后，未再发生过气体栓塞，说明 CO_2 宫腔镜检查的气栓是空气，而不是 CO_2，故可以预防。

(3) 子宫血管开放：宫腔镜手术时，因扩张宫颈困难局部血管撕裂或子宫内膜电切时暴露了肌层内的小血管，空气可经破裂的血管进入血循环。患者头低臀高位时，宫腔与中心循环间存在明显的压力差，使心脏低于子宫水平，致使静脉压降低，如果子宫肌壁深层大静脉窦开放，并与外界相通，外界的空气可被吸入静脉循环。在有压力地向子宫注入膨宫液，则可更加重这一过程，当宫腔内压超过静脉压时可出现无症状、有症状或致命的空气栓塞。

2. 症状　因手术多为全身麻醉，故麻醉医师首先发现异常。呼气末 CO_2 压力突然下降是静脉空气栓塞最重要的早期征象。心动过缓，血氧饱和度下降，心前区听诊闻及大水泡音，血压降低，呼吸急促，心搏停止。若为硬膜外麻醉，患者意识清醒，会主诉胸闷、气急、憋气，出现呛咳、发绀等症状。文献报道宫腔镜手术空气栓塞 13 例中，死亡 9 例，病死率 69%。

3. 诊断　空气栓塞发病突然，发展快，在典型的临床表现中，发现空气栓塞最敏感的方法是心前区多普勒超声监测。当更多气体进入血流时，呼气末 CO_2 压力下降，测定呼气末 CO_2 分压诊断空气栓塞高度敏感和特异。目前对采用全身麻醉的患者进行 CO_2 水平监测，呼气末 CO_2 压力下降已成为空气栓塞最重要的早期征象。如果在术前为高危患者，或在手术出现困难时放置中心静脉压导管，可检查和监测心内及肺动脉压上升。超声心动图是检查心脏内<0.5ml 气泡的最敏感技术，但因假阳性率高，未被广泛应用。

4. 处理　静脉空气栓塞发病十分突然和严重，以致处理极困难，经常导致死亡与重度伤残。因此，术中应加强监测，包括连续心前区多普勒监测，呼气末 CO_2 压力监测及血氧饱和度测定等。一旦出现空气栓塞的症状应立即如下处理。

(1) 立即停止使用任何注入气体的方法，防止气体继续进入；吸氧，将患者转为左侧卧位。

(2) 放置中心静脉压导管，尽可能将气体抽出。

(3) 注入大量生理盐水促进血液循环。

(4) 地塞米松 5～10mg 静脉注射，强心利尿治疗。

(5) 如有条件可转入高压氧舱复苏。

5. 预防

(1) 避免头低臀高位。

(2) 小心扩张宫颈管，避免损伤和(或)部分穿入肌壁。

(3) 宫颈扩张后，应封闭阴道或用湿纱布堵住宫颈，防止宫颈暴露在空气之中。在放置宫腔镜前，最后一支扩宫棒要一直要留在宫颈管内以防气体进入宫腔。

(4) 因空气栓塞时的气体可来源于入水管和组织气体所产生的气泡，入水管内存在的气体可在宫内压力下，经子宫创面断裂的静脉血管进入体循环。如管内空气在膨宫前未排出管道，手术早期便有气体进入循环系统，小到 20ml 的空气即可出现反应。故操作时应注意排空入水管内的气体。应用液体膨宫时，宫腔镜在插入宫颈管前必须排尽镜管和连接膨宫液容器间导管中的所有空气气泡，务必防止任何空气逸入子宫腔内。

(八) 术后妊娠

随着子宫内膜切除或去除术应用的推广，术后宫内妊娠的病例报道逐年增多。虽然从理论上讲，

TCRE 或 EA 术后宫腔瘢痕化,孕卵难以着床,但因手术本身及术者经验的局限性,很难达到术后真正避孕的目的。

1.原因　因子宫角部的解剖学形态内陷,组织学结构肌壁薄,手术操作难度大。为避免子宫穿孔,术者在切除此处内膜时常有遗漏。而子宫内膜有着惊人的再生能力,如有内膜残留或日后再生,则仍有宫内妊娠的可能。

2.术后妊娠的危险　子宫内膜切除后,孕卵缺乏蜕膜支持,易引起早期妊娠流产。TCRE 术后宫腔的瘢痕狭窄,类似 Asherman 综合征。到妊娠晚期由于胎盘供血障碍,可导致胎盘发育及植入异常,胎儿宫内发育迟缓和胎死宫内、第三产程异常等。更为严重的是宫腔镜电切术后有产科子宫破裂的危险。故此类孕妇应视为高危人群。

3.处理　TCRE 术后妊娠的早期诊断有赖于医患双方对妊娠的警惕性和定期随访。一般接受 TCRE 术者均不再有生育要求,妊娠多以人工流产告终。因宫腔瘢痕挛缩,导致宫腔扭曲变形,即使有 B 超介入,探针或吸管也难顺利进入宫腔,故术前应仔细评估手术的难易程度,充分做好止血、输血及切除子宫的准备工作。在 B 超监视吸宫,如探针或吸管置入不顺利,可用宫腔镜检视宫颈管及宫腔情况,如有狭窄、粘连或扭曲,可在 B 超引导下切开,使宫腔贯通。术终不能确定胚物是否完全吸净时,可用宫腔镜检视。

(九)输卵管破裂

此并发症极为罕见,多见于输卵管绝育术后或原有输卵管阻塞的患者。因宫腔内灌注压力过高,膨宫介质流速过快而导致单侧或双侧原已闭塞的输卵管破裂,特别是原有输卵管积水者更易发生。其临床后果与输卵管破裂部位直接相关。若破裂口恰恰损伤了该处小血管,发生难以自凝的出血,常需手术止血处理。因此,术前高度怀疑输卵管阻塞或有输卵管绝育术史,宫腔镜手术应在腹腔镜监视下进行。

(成立红)

第三节　腹腔镜

一、腹腔镜诊治的微创意义

腹腔镜作为微创外科的手术工具,由于有诸多优点,在微创妇科领域已显露出其巨大的发展潜力。腹腔镜外科作为微创外科的主体,对妇科、普通外科、泌尿外科、肝胆外科等是一场真正的技术革命。对妇科手术的发展已经产生了巨大的影响,腹腔镜手术已成功地替代了许多传统的开腹手术,也将会取代更多的开腹手术,其中包括某些高难度的恶性肿瘤手术。

腹腔镜外科的微创意义在于手术创伤更小及全身反应更轻。

【腹腔镜手术的微创意义】

(一)腹壁切口小,手术视野清晰

开腹手术之所以需要大切口,主要原因为照明光源在体外,而术者的手要进入腹腔内操作,切口过小势必会影响手术视野的充分暴露。腹腔镜外科的照明深达手术野,且明亮清晰。术者的手在体外操作。可以利用体位改变和气腹压力以及适当牵拉达到手术所需的术野显露充分。腹壁虽有多个小切口,但其损伤程度小于其穿刺口的总和。临床实践证明,切口创伤与内在创伤比值越大的传统开腹手术,实施腹腔镜手术的价值越大。

（二）手术器械精细

因镜头的放大作用可做到精确定位，仅毁坏病变的靶器官而避免伤及周围的正常组织；手不进入腹腔可以减少脏器被膜的损伤和对脏器功能的干扰，术后胃肠功能恢复快，腹内粘连少。

（三）术中出血少

腹腔镜手术需要无血的手术环境，原则是无血或少血手术，先凝固止血再分离，即边止血边分离。多数腹腔镜术中出血均少于同类开腹手术，伤口小也是出血少的一个原因。

（四）手术时间缩短

在开展腹腔镜手术的初期，由于技术不熟练手术时间多长于开腹手术，随着技术水平的提高和经验的积累，以及利于腹腔镜操作的器械不断发展更新，使一些腔镜手术时间逐渐缩短，且已明显短于开腹手术。如一般的卵巢良性囊肿或附件切除手术所需时间15～30min，而子宫切除手术时间需1h左右。由此可以节约开关腹所需时间，大大减少手术本身对机体造成的创伤。

（五）全身反应轻

随着腹腔镜手术的广泛开展，对其引起全身反应的研究报道日益增多。与开腹手术比较，腹腔镜手术减少机体创伤的表现如下：

1. 呼吸功能　临床研究发现，应用腹腔镜做腹部手术，对肺功能的影响较小，恢复快，这可能与切口小、对腹壁组织创伤小、术后疼痛较轻、不影响咳痰，术后24h即可下床活动等因素有关。与开腹手术比较，明显减少肺部并发症和术后肺不张、肺部感染的发生，适合老年人或肺部有慢性支气管炎等疾病的患者。

2. 神经体液系统　观察术后12h血糖浓度变化，开腹手术与腹腔镜组均有增加，但前者上升更明显。

3. 免疫系统　白细胞介素6（IL-6）、C反应蛋白（CRP）、血沉、补体C3的变化均代表机体创伤后的急性期反应。临床研究显示，腹腔镜组的以上指标均较开腹手术组低。

4. 脏器功能的恢复　胃肠道功能的恢复方面，腹腔镜手术则明显早于开腹手术。胃肠功能恢复快，早期进食，从正常途径补充营养，可加速体力的恢复。术后早期肠蠕动的恢复，可在顽固性纤维粘连形成之前，使改变位置的肠管尽快恢复自然顺序而保持通畅；也使肠管间接触于固定位置的时间缩短，粘连形成便自然减少；极早恢复的肠蠕动使肠管不再膨胀，不易发生曲折压迫。这些均可避免粘连性肠梗阻的发生。

腹腔镜手术对局部创伤小，全身的应激反应轻和对免疫系统影响小，病人可以在短期内恢复正常活动，从而避免了一些肺部及切口的并发症。

但是，也应强调"微创妇科"与"腔镜手术"是两个不同的概念。微创妇科强调的是治疗结果的微创性，是局部和全身统一的概念。而腔镜手术虽然具有微创的效果，但在某种情况下，如操作不当可能会对机体产生比传统手术更大的创伤。腹腔镜手术是一种正在发展中的技术，尚未普遍成熟。其优点只能在那些技术成熟的医师手中得以体现。随着经验的成熟和配套器械的发展，腹腔镜治疗妇科疾病的微创效果将会越来越显著。

【实施腔镜技术应注意的问题】

（一）预防减少腔镜手术并发症

腹腔镜手术虽具微创效果，但操作技巧与开腹手术明显不同，如运用不当并发症可高于开腹手术。为了预防和减少腹腔镜手术的并发症，应注意以下几点。

1. 加强手术医师的培训，建立经验丰富、合作默契、相对固定的手术协作团队。

2. 严格掌握适应证与禁忌证，术前要进行全面详细的全身检查和妇科检查，谨慎地选择手术对象、权衡利弊。手术者会因有些经验和技术较为熟练而放宽手术指征或滋长轻视态度，这常常是发生问题的根源。

腹腔镜手术是外科学的进步而不应是单纯技巧的炫耀。

3.术前必须认真检查器械设备配件,保证充气、照明、电灼、冲吸各个环节完好无误,使气腹满意、视野清晰、操作方便。术中应有人专门在台下巡视并掌管仪器。

4.术者要恪守目不离荧光屏的原则,剪切、钳夹、电灼都应做到清楚、准确。

5.做好处理出血的各种准备。

6.做好随时开腹手术的准备,以便及时处理腹腔镜手术中发生的严重损伤及疑难病症。

此外,还应加强对腹腔镜手术的管理和审批制度,实行因院、因人的分类手术。不可进行技术水平有限的、自己力所不能及的手术。

为预防和进一步减少手术并发症和病死率,还应注意以下几点:

1.正确认识医师本身的局限性。

2.了解和掌握腹腔镜手术技巧及设备器械的局限性。

3.认识和掌握腹腔镜手术的解剖学特点和变异。

(二)掌握中转开腹时机

腹腔镜手术操作由于受到仪器及技术水平的限制,从一开始便暴露出其局限性和潜在的危险。目前,腹腔镜外科手术还不能完全达到开腹手术的全部效果,因为设备性能的限制,病变复杂程度及腔镜手术医师的操作经验,使得某些腹部外科病变的治疗必须采用开腹的方法更好地来完成,这就提出了一个问题——中转开腹在腹腔镜手术的地位。

中转开腹手术的原因有以下几点。

1.病变严重,病情复杂,难以用腹腔镜手术完成。

2.意外损伤,如肠管、大血管、输尿管损伤等。

3.仪器设备故障,无法继续手术。

4.腹腔镜手术医生技术水平所限。

对于腹腔镜手术医生来说,影响中转开腹手术率的主要因素,在早期是术者缺乏腹腔镜手术的经验,缺乏对腹腔镜手术设备性能的认识;而当积累了一定的经验之后,又盲目扩大手术适应证范围,追求高腹腔镜手术成功率,也可能造成严重的并发症而被迫中转开腹。此外,未做详细的术前、术中检查,以致误诊和漏诊需外科手术处理的病变也是重要因素之一。最明智的办法是术者根据自己的实际水平,选择适合自己操作的手术适应证。随着手术经验的积累,操作技术的成熟,手术适应证的范围会逐渐扩大,中转开腹率会逐渐下降,手术成功率将增加。

但是,必须认识到,必要的中转开腹是确保手术成功,确保病人安全,减少并发症的重要手段。单纯追求高腹腔镜手术成功率,只能带来严重的并发症,甚至造成灾难性后果。因此,腹腔镜要转为开腹手术的指征应是低标准的。特别是在腹腔镜术者技术熟练后,若操作粗疏,盲目自信则是非常可怕的。正确地认识中转开腹手术作用,并能及时地、果断地在发生严重并发症之前掌握中转开腹的时机,是一名成熟的腹腔镜外科医生的重要标志,也是患者得到安全、有效手术治疗的保障。我们的经验是:当术者犹豫不决是否改行开腹手术时,也就是中转开腹手术的时机。

(三)技术培训

腹腔镜手术是一项专业性、技术性很强的内镜技术。把它看得过分简单,或过分神秘都是错误的。腹腔镜手术必须具有坚实的解剖学基础,丰富的开腹手术经验和娴熟的内镜操作技术。一个能熟练地进行剖腹或阴道手术的妇科医生,并不能未经训练就成为一个合格的内镜手术医生。由于内镜手术的特殊性,初学者手术并发症的发生率会明显升高,即所谓的学习曲线时期。为了防止不应该发生的并发症,建立、完善和规范腹腔镜培训计划和制度势在必行。

为加速人才培养,应建立一整套规范的腔镜外科技术教学培训模式,并将其列入住院医师必修的理论课程和主治医师的技能培训中。初学者必须在完成理论课程后,在体外二维平面下练习腔镜手术中所需的定位、牵拉、打结和缝合等技术。然后在动物体内进行一些常规的手术操作;与此同时,还要多观摩有经验的腔镜外科医师的手术。从动物模型过渡到患者的手术过程中,必须有经验丰富的教师术中指导,度过危险的学习曲线时期,以减少或避免发生在学习曲线时期的并发症。在经过严格训练和专家考核合格后,才允许其单独从事腔镜外科技术的操作。

澳大利亚妇科腔镜联合会将腹腔镜培训分为四级。

Ⅰ级培训:手术者在独立操作前,至少需要在上级医师指导下,完成40例以上诊断性腹腔镜手术操作。

Ⅱ级培训:手术者在独立完成手术操作前,至少需要在上级医师指导下,完成20例简单的手术操作,如输卵管结扎、单纯囊肿穿刺、简单的粘连分离等。

Ⅲ级培训:手术者在指导医师的协助下,完成10~20例复杂的手术操作,如卵巢囊肿切除、肌瘤切除、卵巢切除、输卵管造口及LAVH。

Ⅳ级培训:手术者独立完成复杂手术,操作熟练,成为妇科腹腔镜专家。

目前国外已建立起完善的内镜培训中心,并开发出各种虚拟微创手术模拟器,使训练者在计算机产生的三维虚拟手术环境中,使用虚拟的手术器械进行手术操作的训练。在手术模拟器上,受训者不仅可以在视觉上产生三维立体感觉,还可对力和触觉产生反馈,在虚拟的现实环境中分步训练其手眼协调能力,左、右手对微创器械的控制能力,电凝、分离、切割的技巧等,然后整合,通过学习提高手术技巧。

如今,我们已处在妇科诊疗技术世纪性转变的前沿,手术切口从大到小、从巨创到微创,这是一个思维观念急需变革的时机。因此,要求我们摒弃成见,加强学习,积累和总结经验,敢于创新、大量设计、反复实验,不断完善和产生更多更新的腹腔镜手术,推动微创妇科学发展进程。

二、妇科的应用

腹腔镜外科对妇科手术的发展已经产生了巨大的影响,在诊断、治疗某些妇科疾病中已显露出极大的优势,成功地替代了许多传统的开腹手术,其中包括某些高难度的手术。

【诊断】

腹腔镜诊断是近20年来妇科诊断学的重大发展之一,其价值和对生殖医学的贡献已得到临床验证。腹腔镜为某些疾病如子宫内膜异位症、盆腹腔粘连等的诊断提供了金标准,并为异位妊娠、卵巢囊肿蒂扭转、黄体破裂、急性盆腔炎及盆腔脓肿等妇科急腹症的早期诊断和治疗提供了可能性。也成为腹痛原因待查、腹水原因待查及不孕症盆腹检查等一些原因不明疾病简单微创的诊疗手段。随着实践经验的积累,通过腹腔镜结合输卵管染料通液及超声介入等,腹腔镜诊断将有更丰富的信息和诊断的精确性。

【治疗】

现代的腹腔镜设备和技术为腹腔镜诊断的同时进行手术治疗创造了条件。许多经典的妇科手术,如盆腔粘连分离术、输卵管闭锁或阻塞的矫治术、异位妊娠的手术、卵巢良性囊肿或肿瘤的切除或剥除术、附件切除术及浆膜下子宫肌瘤切除在腹腔镜下进行的有效性、安全性和合理性,均得到临床实践的考验。因此,这类妇科手术在腹腔镜下开展的价值已经确定。在既往一段时间内对某些卵巢良性肿瘤,如畸胎瘤、浆液性囊腺瘤的切除术在腹腔镜下进行存在争议。随着囊肿剥出技术的提高和内镜取物袋的应用,使这类手术在腹腔镜下进行引起囊肿囊液溢出及肿瘤细胞播种的可能性大大降低。

另外,腹腔镜子宫切除在技术上的可行性已不再被怀疑,经过多年的实践,腹腔镜辅助阴道子宫切除(LAVH)及 Semm 的标准鞘内子宫切除术(CISH)被认为是最具发展潜力的子宫切除术式。在 LAVH 中,对单纯阴式子宫切除有困难的病例,如腹腔粘连或较大肌瘤,在腹腔镜协助下手术者可根据具体情况进行操作,使许多既往必须剖腹完成的妇科大手术实现了腹部小切口经阴道完成的愿望。Semm 式筋膜内子宫切除术,仅切除宫颈移行带而保留宫颈外鞘,为病人留下了宫颈支架,却消除了宫颈部位发生恶性病变的隐患。此术式在保留局部解剖结构不变的前提下,解除患者病痛,其应用前景已被广大临床医生认可。

目前,腹腔镜在妇科肿瘤手术中的应用尚存在争议,但仍应积极执着的探索。

【妇科腔镜手术分类】

手术分类的意义在于评判腹腔镜手术的难易程度及术者掌握镜下操作技术的水平。根据英国皇家大学妇产科制定,为国际妇科内镜协会采用的腹腔镜手术分类如下。

Ⅰ类:诊断性腹腔镜

Ⅱ类:腹腔镜小手术

1. 腹腔镜绝育术。
2. 囊肿穿刺抽吸术。
3. 卵巢活组织检查。
4. 较少的粘连分离术(不涉及肠道)。
5. 子宫悬吊术。
6. AFS-期子宫内膜异位病灶的凝固术。

Ⅲ类:需要额外训练的较大的手术操作

1. 多囊卵巢的激光/凝固术。
2. AFS 二期及三期的子宫内膜异位病灶的激光/凝固术。
3. 异位妊娠的线形输卵管切开术/输卵管切除术。
4. 不孕症的输卵管造口术。
5. 输卵管切除术/输卵管卵巢切除术。
6. 中度及重度粘连分离术。
7. 肠道粘连的分离术。
8. 卵巢囊肿切除术。
9. 子宫内膜异位囊肿的腹腔镜/激光手术
10. 腹腔镜辅助的阴道子宫切除术。

Ⅳ类:腹腔镜大手术

1. 子宫肌瘤切除术。
2. AFS 三、四期的子宫内膜异位症的腹腔镜手术。
3. 盆腔淋巴结清扫术。
4. 输尿管分离术。
5. 骶前神经切断术。
6. 子宫直肠陷凹封闭的分解术。
7. 器官功能失禁及脱垂的腹腔镜矫治术

8.全子宫切除术。

可见,美国和加拿大关于腹腔镜手术难易度的分类基本相同。事实上,世界范围内腹腔镜手术的分类都大同小异,这有利于我们的借鉴。

【妇科腔镜手术的适应证与禁忌证】

(一)适应证

腹腔镜手术医生在考虑腹腔镜手术适应证的范围时,首先应考虑患者的实际情况,是否适合进行腔镜手术;同时还要考虑到术者的技术水平和一旦出现并发症时处理这些问题的能力。应避免不顾主客观条件和自己的实际能力造成随意性中转开腹手术,增加病人痛苦,挫伤开展腹腔镜手术的积极性。

手术适应证包含手术指征和适合于该种手术的生理状态。

1.诊断性腹腔镜 对诊断而言腹腔镜是一种创伤性的方法,故应在分析病史、体格检查和做有关辅助检查后,确需采用腹腔镜诊断者为诊断性腹腔镜指征。

2.手术性腹腔镜 由于腹腔镜提供了进入腹腔的直接途径,近年来在诊断性腹腔镜的同时已能开展许多手术,替代了大部分剖腹手术。根据国际妇科内镜协会腹腔镜手术分类,意味着在妇科领域的大小手术几乎均能在腹腔镜下进行,故患者一般状况、术者经验及手术设备则成为能否进行腹腔镜手术的关键。

(二)禁忌证

禁忌证首先是针对在腹腔镜下进行的手术本身而言,即包括那些不适宜在腹腔镜下进行的诊断和手术;其次,还包括虽具有手术指征,但存在腹腔镜下施行手术时相对危险性增加的医学情况。如气腹状态与体位可能会使心肺疾病加重,那么严重的心肺疾病应是腹腔镜手术的绝对禁忌证。

随着腔镜技术和手术器械的发展,手术范围在不断扩大,一些相对禁忌证逐渐成为适应证。如低血容量休克、腹腔内出血等在开展腹腔镜手术初期曾被视为绝对禁忌证,但随着术者技术水平的提高和经验的积累,对此类患者进行快捷微创的治疗已成为可能;妊娠期手术也曾被视为绝对禁忌证,但实践证明在妊娠3~6个月施行腹腔镜手术是安全有效的;多次腹部手术史伴有显著的腹腔内粘连的患者可能会严重影响手术视野,增加肠管损伤的危险性,因此也曾被例入禁忌证范围,但细心操作谨慎放置第一个穿刺器能将这些风险降低到最低限度。精确地分离腹壁粘连,游离肠襻和谨慎地识别重要解剖标志,将化解这些困难和风险。术前肠道准备对降低手术风险也是重要的一环。

1.主要禁忌证 下述情况的腹腔镜手术是非常冒险的。

(1)严重的心肺系统疾病:存在严重的心肺功能损害的病人,腹腔镜手术使病人处在危险状态有两个机制:一是人工气腹的压力压迫下腔静脉,影响回心血量导致心脏功能失代偿;二是由于气腹压力及头低臀高的体位使腹腔内器官倒向头侧引起横隔抬高,降低了呼吸潮气流。另外,由于人工气腹注入腹腔的CO_2的吸收进一步加重高碳酸血症,可能引起心律失常。

(2)大的腹疝及膈疝:因人工气腹的压力将腹腔内容物压入疝孔随之发生腹部疝的嵌顿。腹腔内容物经疝孔进入胸腔者可进一步损害心脏及呼吸功能。但如果有腹腔镜下进行疝修补指征者,则另当别论。

(3)弥漫性腹膜炎:由于严重的弥漫性腹膜炎伴有肠麻痹使肠腔扩大,腹腔镜手术时易引起肠损伤。

(4)严重的肠梗阻:尽管具有精湛手术技能的妇科医生已能进行腹腔镜的粘连分离术,但这类病人的手术仍面临肠损伤的危险性,应列为禁忌。

(5)无经验的手术者:未接受腹腔镜手术培训的医师不应试行腹腔镜手术,以杜绝因缺少经验而引起的手术并发症。

2.相对禁忌证 许多情况下,虽有手术指征,但腹腔镜下施行手术仍需倍加小心。

(1)既往腹部手术史或感染性肠道疾病。

(2)过度肥胖或消瘦。

(3)宫内妊娠:当子宫增大到20周妊娠时,一般不考虑行腹腔镜手术。

(4)腹腔内大的肿块:曾认为大肿块的腹腔镜检查对肿块损伤的危险性较大,但目前的观念不再将肿块的大小,而是将术者的技能作为决定因素。

(5)器官移位或扩大:肾和脾增大及胃下垂者的腹腔镜检查,易发生脏器损伤。故在术前了解增大和移位脏器的位置和边界,以确定在腹腔镜下手术是否安全。

【特殊情况的腹腔镜手术】

1. 妊娠 妊娠期手术特点:子宫增大影响手术视野;盆腔充血手术操作容易出血;术中及术后用药可能对胎儿有一定的影响;手术激惹可能导致流产。

子宫越大,腹腔镜损伤子宫的可能性越大,而且增大的子宫很大程度地阻挡了术者需检查的区域,使可操作空间缩小。因此,妊娠期间的腹腔镜检查应考虑到这些危险性和局限性,特别是当子宫大小已达到妊娠16周或16周以上时。妊娠期腹腔镜检查禁忌放置子宫操纵杆。气腹针的穿刺部位也应谨慎。在腹腔镜操作过程中,每一步均应尽可能避免对妊娠子宫的干扰,降低手术激惹引起的流产。根据Sterinbrook等观察,CO_2气腹腹腔内压力$<10mmHg$,对增大的子宫是安全的,对胎儿也是安全的,同时也能获得充分的手术空间。

据报道,急诊剖腹手术中53%发生流产,20%发生早产,而选择性剖腹手术中,自然流产5%,无一例发生早产。因此,为避免急诊手术引起的潜在危险,主张对孕16周仍持续存在的附件囊肿应行选择性手术。卵巢囊肿腹腔镜下切除囊肿破裂的可能性比剖腹手术大,但囊肿破裂溢入盆腔的囊液并不会刺激子宫引起流产。而且,腹腔镜的CO_2气腹对胎儿无不良影响。但是为保证胎儿的安全,妊娠期间行附件肿块手术仍必须仔细,手术应选择在孕期3~4个月进行。因为此时手术可使自然流产率降低,而且子宫底高度也不致于会影响手术视野。孕周达16周或超过16周手术操作空间明显减少,手术损伤的机会也增加。

妊娠期的腹腔镜手术多数是附件囊肿,选择适当时机对安全实施手术十分重要。由于超声在妊娠诊断中的应用,发现妊娠期附件肿块的发生率达到1/1300~1/160。但怀孕3个月之内新发现的卵巢囊肿,往往为非赘生性卵巢囊肿,随孕周的增加会自行消失;怀孕3个月以后仍持续存在的卵巢囊肿往往属赘生性,需要手术切除。

为孕妇施行腹腔镜手术时,对整个过程都要严密监测,主要是因为目前尚无足够的数据证明气腹对孕妇是否安全。长期的高碳酸血症对胎儿将产生何种影响则更令人关注。采用安全入路避免损伤子宫,使用低压气腹,加强围术期监护及维持低水平呼气末二氧化碳等方法都可减少出问题的概率。但那些未知的远期影响仍使人们有所顾忌。

2. 肥胖和消瘦病人 过度肥胖的病人,由于腹壁肥厚插入腹腔镜比较困难,需要选用一种较长的气腹针,并应选择脐孔中央部位进针,因为该处为腹壁最薄的部位。一般病人的气腹针穿刺角度与上腹壁呈45°,肥胖病人的气腹针穿刺点应选择垂直于腹壁进针,以避免气腹针长度不够造成腹膜外腔注气。此外,肥胖病人应在膀胱截石位状态下穿刺注气,以避免大腿不恰当地弯曲使腹膜折叠造成穿刺困难。另外,在某些病人,若无禁忌证也可经阴道后穹隆穿刺,选择经子宫直肠陷凹的注气途径。

很明显,肥胖病人的腹腔镜存在的是机械性问题。但对过度消瘦者,腹腔镜则存在更大的危险性。消瘦者因其腹前壁和腹主动脉之间距离短,而且由于消瘦筋膜薄弱,气腹针穿刺所需的力量比预期的要求小,若用力过猛、过深时,可能刺破腹膜后大血管而造成不可挽回的后果。为了避免出现这种危险性,过度消瘦病人气腹针穿刺时,必须把持气腹针靠近其尖端部位,并使针与上腹壁角度减小到25°~30°。

在所有具有潜在困难的腹腔镜,明智的预防方法是经气腹针过度注气使腹部充气膨胀,但腹腔内压力不应超过 2kPa(15mmHg)。因为腹腔压力超过 2kPa 将阻止静脉血回流到腔静脉。膨胀的腹腔为主穿刺器和套管提供足够的空间进入,当主穿刺器和套管在腹腔内放妥后,即可排放部分气体以降低腹部过度膨胀。

3. 器官增大或腹部肿块　对于合并有腹腔内脏器肿大,如肝脾大或对腹部肿块病人施行腹腔镜手术时,为避免损伤增大的器官和肿块,应通过仔细的触诊、叩诊,结合超声检查确定增大器官和腹腔肿块的边界。选定插镜穿刺点时,应与这些脏器及腹部包块保持一定距离,最好能远离脏器或肿块 10cm 以上,这样既可减少刺破脏器或肿块的危险,又能保持物镜与目标脏器最佳的距离,以达到最好的检查效果。

4. 腹腔内粘连　对既往有剖腹手术史,特别是肠曲手术的病人,必须怀疑腹腔内粘连的存在,腹腔镜检查前应充分了解上次手术名称、手术方法及手术过程,对腹腔内的粘连程度及粘连部位作出初步估计。对于这类病人,特别是当肠曲与腹膜壁层粘连时,在脐孔处进入气腹针有损伤肠曲或大网膜血管的危险性。对这类病人可考虑在左上腹引入气腹针。

当建立满意的气腹后,仍可能选择在脐孔部位引入套针和套管,但在脐部引入穿刺器和套管前,需做腹腔空隙测试试验以保证安全穿刺。方法:用 10~20ml 的玻璃注射器含 5ml 生理盐水连上 18 号针头,经脐孔部位插入针头,每一次向下推进 1cm。穿刺每推进一步均回抽气体,注射器内生理盐水出现气泡,注射器活塞上升。上述试验的目的是确定脐孔穿刺部位下方的腹腔内是否存在安全引进穿刺器及套管的游离空间,此潜在空间的边界通过逐渐垂直推进针头和改变方向推进针头确定。如果上述试验提示脐孔部位不能引进主穿刺器和套筒时,应选择腹部其他部位进入腹腔,但是引进穿刺器和套管前仍需重复上述试验。

5. 老年病人　随着生活水平的提高,人的寿命在稳步增长,老年人越来越多。在治疗这类病人时必须考虑到老年病学的相关问题。单纯的年龄不是健康状况的指标,然而老年人常常伴有脑血管、心血管、呼吸系统疾病或肾病。对每个病人都应评估其手术风险,必须考虑手术对病人的影响,如饥饿、麻醉、用药、出血及损伤。虽然老年人可进行正常的日常活动,但手术的影响可打破体内稳定的平衡,导致失代偿。大多数病人对择期手术耐受良好,然而,如果出现任何一种手术并发症,都会引起一系列继发的并发症,导致严重的疾病状态。通常,急症手术较择期手术风险大。不幸的是,一些因素常延误对老年人病情的诊断。例如,65 岁以上的人较其他人的急性胆囊炎和胰腺炎的发生率高,急性胆囊炎如伴有胆囊坏疽或穿孔则更为危险,但这些病人不典型的症状或看护者对手术的犹豫态度,都有可能导致诊断延误。

6. 凝血障碍病人　凝血和出血倾向都给腹腔镜手术提出了具有挑战性的问题。高凝状态不论是先天性或获得性均可增加任何手术的风险,特别是在全麻的静止期。腹腔镜手术具有术后活动早的优点,但这项优点可被手术时间长及下肢静脉回流到右心房及右心室的血液减少所抵消。目前,一般人群中血栓性栓塞的概率并无增高。但对前面描述的特定人群需谨慎,对高凝状态的详细讨论不在本书范围之内。其治疗包括预防性及针对性治疗两方面。预防包括小剂量肝素、低气腹压及保持良好的水电解质平衡。针对性治疗包括长期维持用华法林。这些病人术前几天需停用口服华法林,改为静脉用肝素,于术前 1h 停用。

出血倾向可引起穿刺口出血,使手术视野模糊。只要术前处理得当,这些问题不会成为腹腔镜手术的禁忌。在这类血凝异常的情况下,为保障手术安全术前有必要请血液科医生会诊。

对处于高凝状态的病人,应在术前尽量了解凝血异常的准确情况。活动性出血是腹腔镜手术中最难处理的技术问题。因为这些出血多为喷射性,同时在使用吸引器时,腹腔内的空间随气体的减少而缩小,导致定位困难。虽然很难找到某个压力能使手术者像在剖腹手术中那样得心应手,但这些尝试总比盲目地用电烧或钛夹夹闭好得多。

三、腹腔镜诊治并发症

【腹腔镜手术的病理生理】
妇科腹腔镜手术与传统的开腹手术相比,其区别如下。
1. 手术是在相对密闭的环境中(腹腔内)进行,对腹壁等正常组织的创伤小。
2. 为保证术野清楚,需建立 CO_2 人工气腹,充分暴露手术空间。
3. 特殊的手术体位,膀胱截石位及头低臀高位。

由于以上特点,在腹腔镜手术过程中,患者心肺功能、血液循环及血液黏滞度等可出现一些特殊的变化,严重者甚至会直接影响手术效果及患者术后的恢复。因此,了解腹腔镜手术过程中的病理生理改变,对于安全的进行腹腔镜手术具有十分重要的意义。

(一)气腹对机体的影响

腹腔镜手术必须有一个清晰的术野。建立人工气腹,充分暴露手术空间,是目前腹腔镜手术应用最广的方法。因 CO_2 能被迅速吸收和排出,溶解度高,不易发生气栓,而成为最常用于建立人工气腹的充气气体。但气腹本身及 CO_2 对机体的作用比较复杂,如对心血管系统、呼吸功能、血流动力学系统等均有一定的影响。

1. 气腹对心血管系统的影响 CO_2 气腹和体位的改变可引起血流动力学的明显变化,再加上麻醉因素也会有一定的影响,主要产生以下三个方面的变化。

(1) 心脏后负荷升高。
(2) 心脏前负荷(静脉血回流)起变化。
(3) 心脏功能受抑制。

腹腔充气后,腹主动脉受压,同时通过交感神经的作用,致血管收缩,外周血管阻力升高。而血浆多巴胺、肾素、血管紧张素、肾上腺素、去甲肾上腺素等在气腹阶段的初期即已增加,尤其在腹腔快速充气时,血管加压素大量释放,使血管收缩,亦可导致外周总阻力升高。经临床观察发现:CO_2 气腹可使 65% 的患者外周血管阻力增加,90% 患者的肺血管阻力增加,20%~59% 患者的心脏指数降低,增加后负荷,降低心排血量。而平均动脉压水平与心肌缺血的发生密切相关。因左心室后负荷增加可导致心肌氧耗量增加,从而有导致心肌缺血、心肌梗死或充血性心力衰竭的危险。

腹腔内压力控制在 8~12mmHg 时,气腹对循环系统的影响处于边界,腹腔内压力增至 16mmHg 时,则可产生显著影响。气腹压力逐渐增加时,最初腹腔内小静脉受压,内脏贮血量减少,静脉血回流增加。但当气腹压力升高到能实施手术操作时(压力一般应维持在 1.6kPa),下腔静脉会有一定程度受压,而致静脉血回流受阻,减少心脏的前负荷。

腹腔内的持续正压经横隔传至胸腔可使胸内压升高。麻醉期间为了控制呼吸、改善通气,而使用间歇正压通气的方式也使胸内压升高。这样一方面造成静脉血回流量降低,另外对心脏也产生直接压迫作用,使心脏舒张障碍,左心室舒张末期容量下降,心脏每搏量降低。但在头低足高位时,静脉血的回流可增加,从而在一定程度上抵消了静脉血回流量降低的不利影响,然而对横隔的压迫、胸内压的升高则更加加重,使心脏的抑制和负荷更重。

临床研究表明,CO_2 气腹引起心血管系统、神经内分泌系统及肾素血管紧张素的变化与慢性心力衰竭的病理变化极为相似。使动物下腔静脉机械性狭窄,产生心力衰竭模型与腹腔镜手术 CO_2 气腹致下肢静脉血流淤滞,减少血液返回右心的病理生理变化是非常相似的。

经食管内超声心动描记术能更好的检测 CO_2 气腹引起心脏内的变化，左心室收缩末期容量增加，而左心射血指数降低。

全身麻醉及 CO_2 气腹可导致平均动脉压、外周血管阻力、静脉阻力和静脉回流等出现变化。前负荷降低可引起心率加快以维持心排血量。而外周血管阻力上升后负荷增加，心室壁张力增高，可引起冠状动脉血流量减少和左室功能不全。对经食管内超声心动描记术变异性的研究表明，心肌血供状态是决定对气腹诱导增加后负荷和前负荷做出何种反应的主要因素。有学者担心 CO_2 气腹与心力衰竭之间复杂的病理生理变化，可导致较高的心血管病发生率，包括心源性猝死。但临床上腹腔镜手术病人的心血管并发症并不高于常规剖腹手术。监测表明，常规剖腹手术过程中 39% 的患者有心肌缺血。而在对一组 16 例无心脏病患者行腹腔镜胆囊切除术的观测中发现，只有 2 例（12.5%）术中心电图表现急性 ST 段改变。术中心肌缺血所致 ST 段改变是预测心血管系统并发症的最主要的独立因素。术前心脏功能状态与手术范围的大小是影响心血管系统并发症的两个重要因素。

也有采用腹壁悬吊技术减少 CO_2 的注入量或者只用牵引器创造手术操作空间，以减少 CO_2 气腹诱导的前负荷和后负荷增加；某些药物治疗也能减少 CO_2 气腹对心血管系统的影响。

2.气腹对呼吸系统的影响　腹腔镜手术时，腹腔内注入 CO_2 建立人工气腹，腹内压增加，膈肌推向头侧，肺部自下而上受压，气道压力升高，胸腔压力也升高，呼吸系统顺应性降低。因在仰卧体位时，下肺前部换气多于后部，背侧肺血流多于胸侧的状况也有所加重，导致肺容量和功能残气量减少，换气血流比降低，肺分流率增加，动脉气分压降低。在头低足高位时，这些变化较之仰卧和头高足低位就更明显。影响肺通气功能的程度和腹腔内压力有关，气峰压和平台压可分别提高 50% 和 81%，肺顺应性降低 47%。停止注气后，气道峰压和平台仍分别升高 37% 和 27%，肺顺应性仅为术前水平的 86%，可导致通气功能下降，PCO_2 升高。临床观察发现，腹腔镜组患者平均每分通气量、PCO_2 及气道峰压值均显著高于传统开腹组。

肺功能不全的患者，即使提高每分通气量，也难以避免发生高碳酸血症。肺功能不全并接受通气治疗的患者，可能需要采用呼气末正压通气才能消除这些不良影响。腹腔内压力增加及某些体位变化可引起膈肌运动减弱，降低潮气量，而肋间肌运动增加，导致功能残气量减少。特别在老年肥胖病人 CO_2 气腹后，动脉二氧化碳分压（$PaCO_2$）、呼气末二氧化碳分压（$PetCO_2$）可急剧升高，此与老年死腔潮气量比率（Vd/Vt）及通气血流比值（V/Q）失调，CO_2 排出障碍有关。

但实验及临床研究表明，应用腹腔镜做腹部手术，对肺功能影响小，术后恢复快，在临床常用的腹腔内压为（11～13mmHg），肺功能正常且同时行机械通气及时调整通气量，一般不会带来严重肺部并发症。

3.气腹对心律的影响　由 CO_2 气腹引起神经内分泌的变化也对心血管系统产生作用。腹部膨隆可刺激迷走神经，由于迷走神经兴奋，还可诱发心律失常，导致心动过缓及房室传导阻滞。在快速充气、高 CO_2 血症和采用保持自主呼吸麻醉方式的病人就更容易发生。经腹腔吸收入血的大量 CO_2 加上通气功能受影响，体内 CO_2 排出减少可导致高 CO_2 血症，高 CO_2 血症可扩张末梢血管，抑制心肌收缩，诱发心律失常。

腹腔镜手术发生心律失常通常较常见（25%～47%）。大多数为窦性，在气腹停止后即消除。高碳酸血症、低氧血症、静脉回流减少对交感神经的刺激和腹膜牵拉对迷走神经的刺激都有可能引起腹腔镜手术时的心律失常。尽管发生较少见，但高碳酸血症和腹腔内压力变化有导致致命性心律失常的潜在危险。中重度的高碳酸血症（PCO_2 达 60mmHg 或更高）可使心室肌兴奋性增强，引起心室的过早搏动、室性心动过速，甚至室颤。刺激迷走神经引起的缓慢性心律失常高达 30%，少见的气腹感应性的心率减慢，发展成为窦性抑制已有报道。因此，一些手术医师和麻醉师建议在 CO_2 注气之前，用硫酸阿托品 0.4～0.8mg 预防性地给药。此外，在手术中还应采取相应措施以预防出现严重心律失常。如密切观察心电图变化，确保足够的氧气吸入、维持正常通气量及一些特定的药物治疗。

4.气腹对其他系统的影响　一般认为由于腹内压升高和体位因素,尤其在头低足高位时,胃内压增高,增加了胃内容反流的危险性。但也有持不同意见的认为贲门括约肌压力也会相应上升,从而防止了反流误吸的发生。

临床研究发现,15mmHg(2.0kPa)的气腹引起主动脉压和肾皮质动脉血流短暂地增加,会导致少尿。但这种改变是暂时的,而且可以在2h后逆转。

气腹对脑血流量和灌注压的影响尚无定论。有学者认为对脑血流速度和脑内容积没有明显影响。然而在腹内压增高和仰卧头低足高时,可使头颈部充血,颅内压和眼内压升高,从而使脑灌注受损,因而颅内占位性病变病人不宜行腹腔镜手术。

气腹对内分泌及代谢的影响与相应的剖腹手术相比较轻微。气腹阶段的初期,血浆多巴胺、血管紧张素、肾上腺素、去甲肾上腺素、肾素等均增加。尤其在腹腔快速充气时,血管加压素可大量释放,使血管收缩,外周总阻力升高。CO_2气腹时,经腹膜毛细血管大量吸收,可导致高碳酸血症。

5.CO_2气腹对细菌播散的影响　据推测,持续高水平的腹腔内压力可促进细菌播散,增加术后败血症的发生率。但Gurtner等在患有腹膜炎的动物模型上发现,腹腔镜手术与开腹手术相比,菌血症、内毒素血症和临床败血症的发病率没有显著差异。另有临床观察发现,腹腔镜手术和开腹手术均增加了腹腔内大肠埃希菌的播散,并且腹腔镜手术时,大肠埃希菌向腹腔外脏器如肺、肾等播散的发生率明显增高。现有学者认为,腹腔内细菌的播散与气腹的压力密切相关。应用15mmHgCO_2气腹的动物模型,引起了严重的肠缺血和腹腔内细菌向其他脏器的播散;应用12mmHgCO_2气腹,则未引起对照组动物腹腔内任何细菌的播散。细菌播散与发生腹膜炎和形成气腹的时间间隔密切相关。发生腹膜炎后6h之内形成气腹,可能会使菌血症的发生率增高,但6h以上形成气腹,腹腔镜手术与开腹手术一样安全。此外,CO_2气腹也可使患者的某些免疫反应发生改变,从而促进了菌血症的发生。

6.CO_2气腹对肿瘤生长的影响　Volz等发现,CO_2气腹可暂时干扰腹膜间皮细胞的完整性,基底层裸露,而这种现象可产生严重的后果。Buck认为,肿瘤细胞易于黏附在裸露的基底层和受伤部位,CO_2气腹时大面积的腹膜基底层裸露,是肿瘤细胞继发种植的良好环境。Jacobi等应用不同气形成气腹的动物模型发现,CO_2气腹明显促进结肠腺癌细胞的生长,而氦气则使其生长速度减慢。但Pauwels等应用实体瘤的动物模型则认为,CO_2气腹并不促进肿瘤生长。CO_2气腹对肿瘤生长的作用还存有争议。

(二)CO_2对机体的影响

行CO_2人工气腹时,每分钟需有3~5L的CO_2注入腹腔,CO_2经腹膜毛细血管吸收入血,吸收率为20~30ml/min,而CO_2的正常排出速度为100~200ml/min。在CO_2充气期可增加14~18ml/min。CO_2的水溶性和弥散度良好,健康机体吸收后可迅速排出体外,一般不发生CO_2潴留。腹腔镜手术时,腹膜吸收CO_2,导致CO_2排除量增加,不断改变每分通气量可预防高碳酸血症。

腹腔注入CO_2,其吸收量还受气腹压力波动的影响。当腹压增高,腹膜上毛细血管受压血流量减少时,CO_2的吸收可减慢;而在腹压减低时,毛细血管压迫减轻,血流量增加,CO_2吸收也可明显增加。因此在气腹阶段应尽量保持腹内压的稳定,尤其对心肺功能不全、低血容量的病人更应避免腹内压的波动。

临床观察表明,心肺功能正常的患者,能代偿腹腔内压低于15mmHg以下CO_2气腹对呼吸的影响,使血气维持在正常范围内。仅当发生通气抑制或心肺功能不全时,可引起CO_2积蓄,导致高碳酸血症和酸中毒。引起高碳酸血症的因素如下:

1.CO_2气腹腔内压力。

2.人工气腹对膈肌和肋间肌的机械性损伤。

3. 麻醉导致低通气。
4. 使用神经肌肉松弛药。
5. 手术时间长短及术前心肺功能。
6. 皮下气肿及气胸。

腹腔内压增高,肺顺应性降低,气道压力明显上升,使气体主要分布于灌流较差的上肺。膈肌上抬,功能残气量减少,下肺受压。生理无效腔量及潮气量比值增大,右向左分流增加,通气/灌流比例失调。气腹不干扰气体的弥散功能,但可影响气体交换,肺泡-动脉氧分压差值增大。

CO_2气腹可使体内CO_2水平上升,表现为程度不等的高碳酸血症,或者呼吸性酸中毒。PCO_2在40～50mmHg,对心肌的影响不显著,一般不致血流动力学显著波动。在50～70mmHg时,可直接抑制心肌,并扩张血管,又可引起交感神经兴奋,儿茶酚胺等分泌增多,外周血管明显收缩,外周血管阻力显著升高。CO_2潴留可引起心排血量、外周血管及收缩压和pH下降,其下降程度与注气量和腹腔内压力水平有关。

(三)**手术体位对机体的影响**

腹腔镜手术中由于气腹的压迫作用及妇科手术要求的膀胱截石位,均可使下肢静脉回流受阻,从理论上讲,术后静脉栓塞性并发症的发病率应该高于常规手术。而腹腔镜手术后深静脉血栓形成和肺栓塞并发症发病率究竟有多高,是否高于常规开腹手术,目前尚无确切报道。

静脉淤滞、血管壁损伤和血液高凝状态是导致静脉血体形成的三大因素。腹腔镜手术时建立的气腹使腹内压超过下肢静脉回流的压力,从而使静脉血流动力学发生改变,其特点是下肢静脉扩张,血流减慢,血管内压力增高。

有学者用体外腹部气囊加压的方法模拟腹腔镜手术时的气腹状态,用脉冲多普勒技术测定志愿受试者股静脉直径及血流速度改变。结果表明,腹部气囊加压引起显著的、与压力相关的股静脉内径增大及血流速度减慢。腹腔镜手术中,在11～13mmHg腹压下,股静脉直径明显增加,压力由7.5mmHg增加至15.5mmHg,股静脉流速由12.5cm/s下降至8.5cm/s。用彩色多普勒技术观察增加腹压至30、50、70mmHg对股静脉、颈内静脉血流动力学的影响。结果显示,腹部加压后,股静脉、颈内静脉面积均随压力增加而逐渐增大,平均流速随压力增加而明显下降。腹部未加压时,股静脉截面积在头低足高30°时较足低头高30°体位时明显减少,平均血流速度明显增快,腹部加压至50mmHg后,两种体位股静脉截面积均显著增大,血流速度明显下降,但头低足高位时血管扩张程度显著少于头高体位。

不同体位对颈内静脉亦有影响。资料表明,随着腹压增高,股静脉、颈内静脉明显扩张,流速减慢,静脉处于明显淤滞状态。静脉淤滞使血流缓慢,血黏度增高,凝固性增加,成为静脉血栓形成的危险因素。静脉内压力增高使血管内皮发生微撕裂,胶原纤维暴露,从而诱发凝血过程。

目前多数学者认为,腹腔镜手术后由于静脉淤滞,血液高凝状态等因素,易于发生血栓栓塞性并发症,应采取血栓预防措施。腹腔镜手术后静脉淤滞是客观存在的,这就比常规剖腹手术多了一个易于发生静脉栓塞的危险因素,有必要采取措施预防深部静脉血栓(DVT)的发生。针对血液高凝状态采用肝素等抗凝药物,或肝素与麦角胺合用,可较好地从药理方面预防术后静脉血栓形成。

【**腹腔镜手术对机体的影响**】

腹腔镜手术与腹腔粘连

1. 开腹手术与腹腔镜手术后腹腔粘连的比较

(1)发病率:虽然外科手术取得了很大的进展,但手术后腹腔粘连问题仍未得到很好解决,发生率仍可高达90%左右。腹部手术时如使用无滑石粉手套,使用医用纱布拭子,无菌术,仔细缝合组织,避免腹膜长时间与空气接触引起的干燥,避免组织长时间缺血或淤血等减少腹腔损伤,可预防腹腔粘连。然而,传统的开腹手术难以达到上述各项要求。有学者通过比较传统开腹手术和腹腔镜手术两种方法术后腹腔粘连的情况,结果发现,至少接受过一次传统开腹手术的患者,其粘连发生率为84%～93%,而行腹腔镜手术者,其粘连发生率为10%～41%。腹腔镜手术所致腹腔粘连明显少于传统开腹手术。

(2)粘连形式:在腹腔粘连的形式上两种手术也有所不同。传统的开腹手术术后粘连类型多而复杂,多以脏器间粘连为主,可以粘连成团、局限性粘连致肠管折叠或将肠管拉成角、粘连性闭襻肠梗阻及粘连部位肠扭转。腹腔镜手术虽然无法完全避免粘连,但因属微创手术,与开腹手术比较形成的粘连一般较局限,多为壁型粘连,以腹壁与大网膜粘连为主,且粘连的韧度、粘连组织血管生长的程度均较轻微。认为腹腔镜手术是减少腹腔粘连的有效措施。

临床实践表明,腹腔镜手术减少腹腔粘连,首先是进入腹腔途径创伤小,不需要常规的开腹和关腹,减少组织损伤和缝线反应,而这是粘连形成最关键因素。同时,该方法使腹腔及脏器不暴露于空气中避免了内毒素的污染,减少了炎症反应,胃肠功能受影响较少恢复迅速,可减少纤维蛋白的沉积,从而减少永久性腹腔粘连的发生率及严重程度。

2.腹腔粘连的腹腔镜治疗　腹腔镜手术虽可大大减少粘连形成,为预防粘连带来了希望,但仍不能完全避免腹腔粘连。对已经形成的腹腔粘连进行松解,腹腔镜手术则是最佳选择。与开腹手术比较,腹腔镜手术松解粘连,具有以下优点。

(1)创伤小、疼痛轻、恢复快,可早期下床活动,住院时间短,是目前最小的侵入性手术方法。

(2)腹腔内脏器不直接暴露在外层空气中,手术活动范围小,操作精细,出血少,近乎于显微镜下手术,能显著减少再次粘连。

(3)腹腔镜手术对肺功能的影响明显少于常规开腹手术,所以对部分术前已有明显心肺功能障碍而不能耐受开腹手术者可施行此术。

(4)由于创伤小,胃肠功能恢复快,可减少术后输液及用药。

因此,腹腔镜手术是一种有效缓解粘连性肠梗阻引起的慢性腹痛的治疗方法,而且可减少术后新的粘连形成。一般认为腹腔镜手术对松解束带状、点状、小片状及肠襻自身折叠性粘连效果良好。但是并非所有粘连性肠梗阻都可用腹腔镜手术处理,其成功率仅为50%～70%,且在各种微创外科手术中的中转开腹率最高。故有其特殊的适应证和禁忌证。

适应证

(1)各种腹腔良性病变、术后肠粘连。

(2)既往有胆囊炎、阑尾炎或外伤后慢性腹痛又经腹腔镜证实的肠粘连。

(3)结核性腹膜炎内科治愈后肠粘连。

禁忌证

(1)开腹手术后的绞窄性肠梗阻。

(2)开腹术后多次小肠排列。

(3)恶性病变开腹术后肠粘连。

(4)结核性腹膜炎进展期。

(5)凝血机制障碍。

总之,实行腹腔镜手术本身对减少术后腹腔粘连及术中应用异源组织屏障凝胶预防术后粘连均有较好的效果,而且应用于腹腔镜手术还可治疗一些粘连性梗阻。但它仍有一些局限性,目前又发展了微型腹腔镜手术,认为比传统腹腔镜手术更能减少腹腔暴露和CO_2的注入量,并且对腹膜微循环和细胞保护系统几乎没有不利影响,所以有可能再进一步减少手术后腹腔粘连,为防治腹腔粘连又带来了新的希望。

【腹腔镜手术与疼痛】

腹腔镜手术有许多优点,但腹腔镜外科术后疼痛不能完全避免,最多发生的为腹内疼痛,双肩部痛和腹壁切口疼痛。术后疼痛受多种因素影响,病因是多方面的。

1. 气腹对膈神经的影响　腹腔镜手术操作需要足够的空间,一般用 CO_2 气体制造人工气腹,腹腔内压力通常为 12～15mmHg,横膈的膨胀对膈神经产生刺激可引起术后疼痛,包括 C_4 脊神经后根感觉纤维的皮肤分布区。神经被拉长 20% 时即导致内分泌导管的完全闭塞和严重的神经缺血。有研究报告,腹腔内压力 >18mmHg 和 <9mmHg 时,疼痛及镇痛药的用量没有统计学差别。尽管局部应用麻药对局部有副作用,仍有不少学者建议在膈下局部注射长效的丁哌卡因来减少疼痛,并认为是安全的。

2. 腹腔内残留气体对疼痛的影响　腹腔镜术后腹腔内残留气体可引起疼痛,CO_2 溶解致腹腔内酸性环境对腹膜产生刺激作用,同时,降低腹膜及内脏表面的张力,也成为术后疼痛的原因。若术后 6h 内放置导管排出气体,使肠蠕动及腹肌运动迅速恢复,可促进残留气体的排出,放置排气导管的病人术后疼痛较对照组有明显的减轻。有报道表明,术毕主动吸出腹腔内残留气体较不主动吸出残留气体组,可明显减轻腹痛,并建议术毕主动直视下尽量吸出残留气体。

3. 气体温度对疼痛的影响　腹腔镜妇科手术时,分别用 20℃ 和接近体温温度的 CO_2 气体制造气腹。结果表明,应用接近体温温度的气体制造气腹术后疼痛明显减轻,尤以膈下疼痛及肩背疼痛减轻明显。然而,严格的动物对照实验表明,气体温度对病理生理的影响是很少的,热力学理论原理表明需要较多的热量蒸发身体内水分来湿润干燥的 CO_2,而使温度较低的 CO_2 气体升到体温温度仅需要较少的能量,气体进入腹腔后几乎立即可达到体温水平,这些极微能量可被忽略。因此,这种现象如何引起术后腹痛的真正机制尚需进一步研究。

使用湿润的 CO_2 气体制造气腹能明显降低术后疼痛,术后恢复平均时间也明显缩短。干燥气体与术后疼痛关系的确切机制不十分清楚,但动物实验表明,注入干燥气体造成细胞膜超微结构的损伤,在注入湿润气体组则无这种现象发生。认为这是造成术后疼痛的间接原因。

临床上已经采用湿润气体替代标准干燥气体制造气腹,并取得较好效果。采用无气腹腹腔镜手术可减少因气腹因素而引起的术后疼痛,同时减少深静脉血栓形成以及与气腹有关的心肺并发症。但需要牵引又可增加腹壁及腹膜损伤。无气腹腹腔镜手术适用于有心肺疾病禁忌气腹的病人。

4. 手术因素的影响　腹壁切口的数目与大小在不同的手术及不同医院有明显差别。如腹腔镜切口较大,虽有助于标本的取出,但术后可能会有疼痛。此外,脐部切口疼痛范围较大,易感染以及易发生切口疝,故脐部切口较少应用。

【并发症诊治】

(一) CO_2 气腹并发症

为确保腹腔镜手术中良好的可视空间,CO_2 气腹是腹腔镜诊治过程中必不可少的操作步骤。虽然 CO_2 对机体无明显大碍,但短时间内进入大量的 CO_2 也会对人体产生一些不良影响。CO_2 气腹后可能会出现如下情况。

1. 低氧血症、高碳酸血症、酸中毒。其主要原因如下

(1) CO_2 经腹膜吸收入血。气腹后 15min 和 30min,CO_2 经腹膜吸收率分别为 42ml/min 左右和 38.6ml/min 左右,肺呼出 CO_2 量增加 30% 左右,每分钟通气量增加 20%～30%。气腹后 30min 内 CO_2 吸收率率为 70ml/min,30～75min 为 90ml/min。CO_2 吸收率受气腹压波动的影响,随着腹压增高,腹膜毛细血管受压,其血流量减少,阻止了 CO_2 进一步吸收,而在气腹减压时,腹膜毛细血管重新开放,CO_2 吸收明显增加。

(2) 腹腔内充气以及特殊体位等因素,膈肌抬高肺受压,引起肺顺应性降低,气道压增加,通气功能受到影响,体内 CO_2 排出减少,加上从腹腔吸收大量 CO_2,导致低氧血症、高 CO_2 血症、酸中毒。经腹膜吸收入血的 CO_2 部分由肺排出,不能排出的 CO_2 暂时储存在体内,尤其在骨骼肌和骨腔内,术后逐渐排出,以致有持久高 CO_2 血症的危险。高 CO_2 血症刺激中枢神经系统,增加交感神经活性,导致心肌收缩力增加、心动过速及血压升高。而 CO_2 的直接作用是扩张末梢小动脉,抑制心肌收缩力。CO_2 蓄积可诱发心律失常甚至心搏骤停。因此必须加强术中呼吸功能管理和监测,如 $PETCO_2$、血氧饱和度、气道压力、血气分析。依据 $PETCO_2$ 升高情况调节每分通气量,使其维持在正常水平。对于老年人、肺顺应性降低、有肺气肿或肺大疱的病人应注意控制气道峰压不致过高,可采用增加呼吸频率,潮气量不变或适当减少以达到过度换气的目的。

2. CO_2 栓塞 腹腔镜手术中 CO_2 栓塞的主要原因是 CO_2 通过开放的小静脉以及气腹针误入血管等,发生率为 0.13‰～5.9‰。临床表现取决于气体进入静脉的量和速度,大量 CO_2 栓塞可使病人致死。因此,早期诊断、及时处理是麻醉管理的关键。

3. 皮下气肿 皮下气肿的发生率为 2.7%。理想的腹内压应保持在 10～15mmHg,过高容易引起 CO_2 逸出腹腔。发生皮下气肿的主要原因有:①气腹针误入皮下组织;②套管周围漏气或部分拔出;③腹内压力过高。一旦出现皮下气肿,应立即观察病人呼吸情况,以明确是否伴有气胸。皮下组织吸收 C_2O 可引起高碳酸血症,应及时解除气腹和进行过度换气。颈部皮下气肿多为纵隔气肿。

(二) 麻醉并发症

腹腔镜手术麻醉中及麻醉后主要并发症如下。

1. 反流、误吸 目前有两种观点,一种观点认为由于腹内压和体位等到因素增加了胃内容物反流的危险性,其发生率为 2%～20%。另一种观点认为腹内压增加时,腹腔段的食管下端括约肌压力也相应上升,使屏障压仍保持在较高水平,防止了反流、误吸的发生。但麻醉手术中发生反流的机制比较复杂,目前仍未完全阐明。对该类手术很有必要插入带套囊的气管导管防止误吸。

2. 恶心、呕吐 恶心、呕吐是术后最常见的并发症,发生率高达 40%～50%。其原因有 CO_2 气腹及麻醉用药(NO_2、芬太尼等)。腹腔镜手术患者住院时间短,甚至不住院,因此降低术后恶心、呕吐发生率尤为重要。具体措施有:

(1) 术前和术中常规预防性给药,麻醉前服用组胺 H_2 受体拮抗药(雷尼替丁、西咪替丁)可使 80%～90% 的病人胃液 pH>2.5、胃液量<20ml。

(2) 插入胃管抽吸减压可降低术后呕吐率。

(3) 甲氧氯普胺(灭吐灵)和奥丹西酮(枢复宁)具有良好的镇吐作用,能提高食管下端括约肌压力,可在手术结束时应用。

(4) 应用东莨菪碱皮肤膜片,能明显降低门诊病人腹腔镜手术后恶心、呕吐的发生率以及缩短术后观察时间,并且安全、无副作用。

3. 气胸 偶有发生,其机制不清楚,可能与手术损伤膈肌和胸膜、先天性膈肌缺损以及胸腹管未闭等因素有关。后者还可能形成单向活瓣而造成张力性气胸。处理在于加强麻醉监测,如果腹腔镜手术中发现下列情况时应考虑气胸的可能。

(1) 通气困难,如气道压力增加或肺顺应性降低。

(2) 原因不明的氧饱和度降低。

(3) 原因不明的血流动力学变化。单侧气胸临床诊断并不困难,一侧呼吸音低、气管移位、第 2 肋间穿刺可抽出气体。一旦出现气胸应立即解除气腹,必要时行胸腔闭式引流术。

(三) 电手术的并发症

电手术热损伤并发症分为3种基本类型：作用电极引起的直接损伤；电流分流引起的热损伤；回路电极与体表接触部位的热损伤。

1.作用电极直接损伤　作用电极引起损伤最常见的原因是作用电极在非工作状态或工作状态未到位时被激发，属非故意损伤；常常由于误压开关引起，也发生在由非手术者控制作用电极开关，而在工作状态未到位时激发开关引起。要预防这类损伤，手术者应直接控制作用电极开关，并且所有电手术器械应在不需要时自腹腔取出。

作用电极直接引起损伤的另一机制是汽化或凝固带扩展累及到大血管或重要脏器，如膀胱、输尿管或肠曲。腹腔镜手术台中使用双极电流可以降低对邻近组织的热损伤，但不能消除热损伤的发生。因此，在凝固术时首先要控制恰当的能量输出以避免过度热损伤，使留有适当的正常组织边缘，另外，在血管凝固中，特别是对接近重要脏器部位的血管凝固，必须先将血管分离出来后再用电凝。并且最好在缝扎或钳夹血管阻断血流的情况下，再对需切断部位的血管电凝，因为后者能消除随血流移动的能量扩展。

热损伤的程度应根据能量在组织传播的特点来估计。采用点状作用电极做电切割的损伤与机械性损伤相仿，然而，电凝固手术的损伤、组织的热坏死可能扩展至距作用电极接触处数厘米外。因此，电凝损伤必须切除的组织应比肉眼能见的热损伤范围要宽。术中未被发现的作用电极损伤诊断经常是延迟的，在这种病例，损伤只有在出现腹膜炎或瘘管的体征及症状时才能诊断。由于这类诊断常在手术后2～10d才出现，因此必须告诉病人在手术后2周内出现发热或腹痛应紧急就诊。

2.电流分流损伤　电流分流引起的损伤部位并非电极直接作用的手术部位。电流分流有多种形式，一种是电流经接地点直接离人体的分流，而不是回到发散电极；另一种是电流到达作用电极前已分流到人体内其他部位。在能量密度足够高的情况下，两种情况均会产生不能预料的严重的热损伤。

(1)电流经其他接地通路的烧伤：这种损伤仅发生在旧型的电手术发生器。

(2)直接耦合损伤：电手术器械的绝缘鞘有缺损，使电流分流到与之接触的邻近组织引起损伤称电流的直接耦合损伤。这类损伤多发生于单极腹腔镜电手术。由于腹腔镜的电手术器械全长35cm，仅远端5cm在腹腔镜的视野之中，当绝缘缺损小的器械直接耦合损伤周围脏器时，可能不为手术者觉察。因此，单极电手术时任何操作均应遵循以下规则：①器械的鞘应远离重要脏器；②应尽可能保持器械的鞘在手术可见范围；③非使用情况下应将电手术器械撤离腹腔。直接耦合也可发生在电手术器械与腹腔镜镜身、套管或其他导电器械接触使其带电，这些带电的金属材料在与腹腔内组织接触时即引起同样的损伤。因此，电手术器械使用时要避免与其他器械碰撞。

(3)电容耦合：电容是导体在一种不连接的平行回路时建立电流的能力。腹腔镜电容耦合现象发生在单极电手术。在腹腔镜手术中，手术器械是经穿刺套管再进入腹腔的，当手术器械插入金属套管内通电时，电手术发生器发出的能量中5%～40%从手术器械的绝缘层"耦合"或转移到腹腔镜金属外壳或金属穿刺套管上。这种耦合到腹腔镜金属外壳或金属穿刺套管上的能量只要经低能量密度途径发散则并无危险。但若使用塑料管鞘或在金属套管外加用塑料螺旋固定器，塑料材料作为一种绝缘体，阻断了电荷经腹壁流到发散电极的回路。结果，电容器电荷就经最邻近的导体发散，肠曲经常或为这种"电容器"高能量密度放电攻击的靶器官。预防这类电容耦合的措施是使用全塑料或全金属的系统。当需要在金属手术镜的器械通道中使用单极电流时，切记必须使用金属穿刺套管且不能带塑料螺旋固定器，美国FDA已就此作了明确规定。因为一旦使用了塑料螺旋固定器，等于将金属穿刺套管绝缘，就不能放电至腹壁。预防方法：①使用金属穿刺器，由于消除了产生容量耦合的基本条件，就杜绝了容量耦合的发生；②将耦合而来的电流持续放电至腹壁，要达到这一目的切记在金属穿刺套管外面不能带塑料固定器。

3.发散电极烧伤　发散电极部位热损伤多由于接触不良,热损伤的发生是由于降低了电极的表面积而增加了能量密度。这种热损伤在使用了带有回路电极监测仪的独立回路系统发生器后已少见。大多数回路电极监测仪由双重回路电极构成,电发生器可设定这两个回路电极垫的阻抗。采用这种回路电极监测仪,当发散电极存在明显接触不良时,可测到回路电极垫的阻抗增加,此时全系统电流自动切断,警报声报警。监测仪的这种特性基本消除了发散电极的损伤。

作为临床上应用最广、使用频度最高的非传统切割止血工具,单极电刀的这些缺点在其设计和制造工艺没有根本改进之前将长期存在。有鉴于此,术者在使用中应注意以下几个问题。

(1)熟悉电外科器械工作原理及存在的问题,如漏电、电容联结、直接联结、趋肤效应等。

(2)经常检测电刀的绝缘性状。

(3)使用全金属套管。

(4)不可随意加大输出功率。

(5)电凝止血效果不佳时,改用其他方法止血,不可任意延长电凝时间。

(6)作用电极接触组织面积以直径<3mm为宜。

(7)通电电刀勿与任何其他器械的金属部分接触。

(杨　娟)

第四节　LEEP 刀

LEEP 刀技术是采用一系列的环型钨丝电极,治疗各种宫颈病变,是目前先进的治疗宫颈疾病手段。

【技术原理】

LEEP 刀是采用高频无线电刀通 LOOP 金属丝由电极尖端产生 3.8 兆赫的超高频(微波)电波,在接触身体组织的瞬间,由组织本身产生阻抗,吸收电波产生高热,使细胞内水分形成蒸汽波来完成各种切割、止血等手术目的,但不影响切口边缘组织的病理学检查。高频电波刀与传统电刀的原理是不同的:传统电刀是由电极本身阻抗,因电流通过而产生高热来达到手术目的,输出频率是 0.3~1.0 兆赫,而高频电波刀射频转化的热能产生于组织内部,由射频产生正弦波使细胞内水分震荡,产热蒸发,发射术所接触的细胞破裂从而使组织分开,而射频发射极本身不发热。

【治疗特点】

1.疼痛小　在治疗过程患者感觉不到疼痛,手术更不会留下难看的疤痕,并且能够比较好地避免出血或感染等其他并发症。

2.疗效好　完全告别了以往通常采用波姆光、激光、冷冻或敷外用药等传统手段疗效不理想、反复复发久治不愈等缺点。

3.手术时间短　LEEP 刀最明显的优势就是它取代了传统的手术刀,整个手术时间非常短,只需要 3~5 分钟,非常安全,而且无痛。

4.花费少　采用 LEEP 刀治疗宫炎时只需要做局部麻醉,在医院门诊即可完成,不用住院,所以费用方面要少很多。

5.适应证多　除了宫颈炎,德国超高频 LEEP 刀还能治疗宫颈息肉、宫颈肥大、宫颈湿疣、宫颈癌前病变的患者。

6.手术更安全　德国超高频 LEEP 刀是在之前的 LEEP 刀的基础上加以升级,各项功能都较之前大幅度提高,让患者感觉疼痛更小、手术更安全。

【手术过程】

LEEP技术对宫颈上皮内瘤病变(CIN)阴道上皮恶性病变(VIN)的处理,可以连续切除宫颈癌发病高危区(宫颈鳞柱上皮交界处),有效预防宫颈癌,使用它手术安全、有效,不需住院,并发症少,并可保留完整、连续的标本进行病理检查,明显降低宫颈癌的误诊率和漏诊率。

1.手术指征 文献提出LEEP的手术指征包括在细胞学和阴道镜下,(1)怀疑CIN2,CIN3;(2)怀疑宫颈早期浸润性癌或原位癌;(3)持续CIN1或CIN1患者随访不方便;(4)怀疑宫颈ASCUS或有症状的宫颈外翻等4种情况。LEEP治疗存在的问题是切除过多组织,为慎重起见,一般≥CIN2的行锥切术;ASCUS和CIN1的行活检术。而传统电刀手术指征仅包括上文所述的(1)、(2)条件。

2.手术范围 关于LEEP手术范围,根据文献报道病变≥2.5cm应锥切,锥切的范围应超过正常组织1mm。根据二氧化碳激光治疗CIN的经验,发现深度影响治愈率,累及宫颈腺体的CIN平均深为1.24mm,最深为5.22mm。激光治疗深度自3mm增加到5mm,病变治愈率也由68%提高到87%。研究提出,LEEP锥切宫颈理想深度为7mm左右。又根据文献报道用一针式电极重复插入宫颈管深达1.5cm处,破坏颈管内病变,这种改良提高了治愈率,使病变持续率降为2.7%。本研究提出LEEP锥切宫颈管理想深度为15mm左右。结果提示,适用此范围的LEEP锥切术比传统电刀锥切术省时、省力、安全。对于LEEP行活检术,研究结果证实宫颈深度4mm、颈管深度4mm,既可达到诊断和治疗作用,又避免切除过多组织,比宫颈钳活检术优越。

3.病理特点 传统电刀组标本边缘百分之百有炭化现象,标本边缘无法确定是否切除干净,局灶性癌易丢失,因此对病理诊断有一定影响,对微小浸润癌的诊断造成困难。LEEP术可提供完整的无炭化的组织标本,以确定病灶是否完全切除,并可确诊阴道镜或传统电刀术较难诊断的微小浸润癌,只要清楚认识热效应在细胞上引起变化的特点,则不妨碍病理结果的判别。

【技术优势】

美国第五代智能高频电波:①一次性根治。不会复发,告别了传统手段疗效不理想、疗程长、容易复发、久治不愈等缺点;②创伤小。对宫颈正常组织无损伤,切口平滑,不留瘢痕,不影响生育功能和夫妻生活质量;③痛苦小。没有疼痛,手术并发症(出血、感染)少;④疗程短。手术时间短,5分钟即可完成手术,不需要住院,不影响工作和学习;⑤组织标本完整。不易产生传统电刀切割时组织被拉长、碳化现象,可以得到不影响病理检查的完好的组织标本。

【技术优点】

LEEP刀技术:①可以达到传统电刀达不到的非常精细的手术效果。②很少发生传统电刀所造成的组;③疼痛减轻,留下瘢痕的机会小,并发症少(出血和感染);④没有电流通过身体的危险;⑤电极板不需涂电极膏,不会有烧伤的危险;⑥手术时间短,平均3～5分钟,操作简单,无痛,花费少,仅用局部麻醉。

采用专利3.8兆Hz定向电波技术,由可选择的不同形状的发射极定向发出3.8兆Hz的射频电波,在接触身体组织后,由组织本身产生阻抗,使目标组织内的水分子在射频电波作用下瞬间振荡活化,引起细胞破裂蒸发,并在其低温(40℃～70℃)状态下实现切割、止血、电灼、消融、电凝等功能。

【术后注意】

创面需要约2个月的时间愈合,在此期间,尽可能避免同房,因为同房不仅会因机械刺激影响宫颈创面的愈合,还可能引起阴道炎症,从而影响宫颈正常组织的修复。治疗后,往往由于创面的愈合,会出现大量的阴道排液,有时会带来一定不便。要注意保持外阴的清洁,勤洗外阴,但不要自行使用阴道栓或进行阴道冲洗。

并且还要要勤换内裤,必要时使用卫生垫等。在治疗后的一两个月,要到医院复查,了解宫颈创面的愈合情况,以便早日康复。在术后一周复查,记录创面修复情况,阴道出血及分泌物情况,追查病理结果;术后第一次月经干净后再次复查,了解宫颈修复情况,必要时可辅助其他局部治疗。

(成立红)

第五节 胎儿镜检查

胎儿镜是一种不能弯曲的硬质实质杆状光导纤维内镜,20世纪70年代早期Scrimgeour最先介绍了胎儿镜,而目前应用最广泛的是由Hobbins和Mahoney首先应用的Dyonics Needlescope。其内镜1.7mm,套管直径为2.2mm,长度为15~20cm,可视角为55°或70°,可观察视野为2~4cm^2,放大倍数依距离而定,最大可达30倍。胎儿镜的应用是内镜的一大进展,它不仅增强了对胎儿解剖生理的了解,还为优生和产前胎儿诊断作出新的贡献。胎儿镜可直接或间接地观察胎儿体表情况并可抽取脐血、取胎儿组织活检及对胎儿进行宫腔内治疗。

胎儿镜检查是应用胎儿镜经母体腹壁穿刺,经子宫壁进入羊膜腔可直接观察胎儿体表及胎盘胎儿面,其附设装置可同时采集羊水、胎血及胎儿皮肤活检。美国加州大学医学院Hamison等人已开展在胎儿镜下作胎儿宫内治疗,纠正泌尿系梗阻、脑积水,并进行脐静脉内给药治疗。胎儿镜的操作技术有一定难度,但因其能在产前诊断中发挥其他方法不能诊断的作用,而在产前诊断领域中发挥其独特的作用。

【适应证】

1.直接观察胎儿进行诊断 由于胎儿镜视野狭窄,不能弯曲,无法观察到胎儿的全貌。只能观察胎儿有无明显的体表先天畸形,如面部裂、四肢的多指(趾)、并指(趾)、内脏外翻、脐疝、背部脑脊膜膨出、外生殖器异常、联体双胎、白化病等。

2.抽取胎儿血进行诊断 协助诊断胎儿有无地中海贫血、镰状细胞贫血、遗传性免疫缺陷、酶缺陷、血友病、鉴别胎儿血型(Rh及ABO)等。

3.诊断有无宫内感染 如病毒感染胎儿血清中特异免疫球蛋白(IgM)。

4.胎儿组织活检 皮肤活检可发现大疱病、鱼鳞病等严重遗传性皮肤病。肝活检可发现肝脏疾患及肝脏酶代谢有关的疾病。肌活检可诊断假性肥大性肌营养不良症等疾病。

5.进行胎儿宫内治疗 宫内输血,可直接注入脐静脉。脑积水或泌尿道梗阻,放置导管引流,以防受压组织器官进一步损害。用激光切除寄生胎以及宫内治疗腹裂。某些双胎儿中有一个胎儿具有先天异常时,或双胎输血综合征可采用胎儿镜作选择性堕胎。还可给胎儿直接用药。

【禁忌证】

1.有出血倾向的孕妇。

2.妊娠期曾有流产征兆的孕妇。

3.疑有宫内感染、阴道或盆腔感染者;白细胞升高,体温超过37.5℃以上者。

4.有严重妊娠并发症的孕妇。

5.妊娠15周前及26周后。

6.死胎。

7.对孕妇Rh因子阴性,丈夫为Rh因子阳性者,为预防母血致敏,应避免做胎儿镜检查。

【胎儿镜检查时间】

一般根据羊水的量,胎儿的大小,脐带的粗细和检查的目的。妊娠15~17周时,羊水达足够量,胎儿也较小,适宜观察外形;妊娠18~22周时,羊水继续增多,脐带增粗,适宜作胎血取样;妊娠22周后,羊水透明度下降,不利于观察。

【操作步骤】

1.术前按下腹部手术常规备皮,排空膀胱,术前10min肌注哌替啶50mg或地西泮10mg静脉注射,可使孕妇镇静并减少胎儿活动。手术者常规洗手,严格保持无菌操作。

2.选择穿刺点,术前用B型超声检查,选择穿刺点。要求套管刺入子宫时既不贯穿胎盘,并尽可能靠近脐带,胎儿镜又能上、下、左、右移动利于观察和取材。可选择子宫体前壁、侧壁或宫底部的无胎盘附着区,但一般不选择子宫下段,因该处收缩性差,穿刺后创口不易闭合,容易发生羊水漏出。胎盘附着在子宫后壁时,以子宫前壁中央部位为好;胎盘附着在子宫前壁时可选择无胎盘附着区穿刺。还需注意穿刺点下的羊水量,便于顺利刺入羊膜腔。

3.局麻,尖刀片作2mm切口深达皮下,助手扶住子宫将其固定,带芯套管从皮肤切口垂直刺入。穿刺过程中有两次落空感,第一次穿过腹部肌层,第二次穿过宫壁进入羊膜腔,抽出针芯,可见羊水涌出,此时可观察羊水透明度并取羊水检查,然后换上胎儿镜。

4.接上冷光源,观察胎儿外形,在胎儿镜视野下,可观察到粉红色胎儿皮肤、红色胎盘和乳白色脐带。见到脐带可将取样针刺入抽取胎血。应该强调的是,刺入时迅速进针,并掌握刺入深度。胎盘胎儿面的血管表面仅被一层羊膜覆盖,血管壁又较薄,抽血后出血的可能性较大,所以最好从脐带抽血。还可作皮肤、肌肉活检等。

5.检查完毕,将胎儿镜连同套管退出,纱球压迫腹壁穿刺点5min,包扎,平卧3~5h,观察母体的脉搏、血压、胎心率、子宫收缩、羊水及血液漏溢。一般不给抑制子宫收缩药物,因为子宫肌松弛,不利于宫壁创口闭合,容易发生羊水漏出,羊水外溢可导致流产。

【术后处理】

1.严密观察孕妇的一般状况,酌情应用抗生素预防感染,必要时使用子宫松弛药抑制宫缩。

2.严密观察胎心率,至少检测4h。

3.孕妇若为Rh(-)而胎儿为Rh(+)者,用抗-D抗体保护。

【注意事项】

胎儿镜检查,操作要轻柔、仔细。尽量防止引起感染、出血、损伤和流产等并发症。据文献报道,早产率在8%~10%,胎儿宫内死亡率<5%,羊水漏出率大约为10%,羊膜炎为1.5%。术后若出现血尿或急腹症表现,注意孕妇脏器损伤。

胎儿镜毕竟是一种有创性的措施,需由富有经验的专业人员进行,应用有一定的局限性,随着分子生物学技术的进展,胎儿镜的应用范围有逐渐缩小的趋势。

(成立红)

第六节 羊膜镜检查

羊膜镜检查是在晚期妊娠胎膜完整时,将羊膜镜插入宫颈,通过羊膜观察羊水情况,判断胎儿安危的方法。1962年Saling首次报道应用羊膜镜来观察妊娠晚期宫腔内羊水颜色,确定有无胎粪排出,有助于早期发现胎儿宫内窘迫,以便及时处理。目前已作为高危妊娠监护的重要方法之一。

羊膜镜是一个圆锥形的金属管,其中的管芯是钝头的,操作时不至于刺破羊膜,另外还附一把钳,在观察时夹着棉球,不断地拭去血或黏液,整个镜管长20cm,直径分别为12mm,16mm及20mm三种规格,可用于不同的客观条件,外接冷光源于内镜的远端。国产的羊膜镜多为直视型,冷光源亮度强,可直接接触胎膜,并可安装照相装置。也可用子宫镜代替羊膜镜。国外有带光纤和摄像设备的羊膜镜,可动态观察羊水性状、胎儿呼吸运动及胎儿活动。

【应用范围及必备条件】

主要用于高危妊娠以及出现胎儿窘迫征象或胎儿胎盘功能减退的孕产妇的监测;可疑过期妊娠;疑为胎膜早破但无羊水流出;羊膜穿刺术后疑有羊膜腔内出血等。

受术者必须具备的条件有:宫口开大1cm以上;宫颈口无黏液、无出血;有前羊水囊存在;宫颈管不过度后屈;无前置胎盘;双胎妊娠时,只能观察第一个胎儿的羊水。

【禁忌证】

1. 宫颈强直,难以扩张者;或是宫体后屈严重,羊膜镜无法插入。
2. 有习惯性早产史的孕产妇,或是宫颈内口松弛的孕妇,操作后易导致早产者。
3. 羊膜镜检查对宫颈有刺激,可引起宫缩并导致早产,因此胎儿未成熟者不宜进行。
4. 前置胎盘、先兆早产、羊水过多、臀位。

【检查前准备】

1. 羊膜镜的消毒除光源外,镜体、套管及其内芯均浸泡在75%乙醇内20~30min,取出后用无菌生理盐水冲洗,接上光源即可使用。
2. 患者的准备无须麻醉,取膀胱截石位。外阴、阴道按常规冲洗、消毒,铺无菌孔巾。用阴道窥器暴露宫颈,擦去宫颈口及宫颈管内黏液。用2.5%碘酊及75%乙醇消毒宫颈,再以无菌干棉球擦净。

【操作步骤】

开放冷光源,调至适当亮度。将羊膜镜缓慢插入宫颈管内口,拔去内芯,再将镜体插入套管,其前端紧贴前羊水囊,即可以前后左右移动方向,仔细观察。临产后检查,宜在宫缩间歇期进行。检查完毕,先退出镜体,关闭光源,再取出套管;75%乙醇棉球擦拭宫颈,取出阴道窥器;所用器械清洗、擦干、消毒备用。

【观察标准】

1. 正常 羊水清亮,无色透明,可见胎儿头发在羊水中呈束状微动及白色光亮的胎脂片。
2. 可疑胎儿窘迫 羊水色淡黄,半透明,可见到胎脂;毛发隐约可见。
3. 胎儿窘迫 羊水呈黄色或黄绿色甚至深绿色,浑浊不透明,胎脂与毛发均看不清,表明羊水为胎粪污染。羊水颜色深表示胎儿窘迫时间久,程度重。
4. 胎儿死亡已久者 羊水呈红褐色。
5. 有些胎盘早剥病例的羊水呈鲜红色 则为胎盘后出血穿破胎膜进入羊水所致。
6. 母儿血型不合宫内胎儿溶血症 羊水呈黄色或金黄色。
7. 破膜 能直接看到胎儿先露部——头或臀;前羊水囊塌陷,与胎儿先露部密接(前羊水消失);羊膜镜筒内有羊水溢出。

【注意事项】

1. 操作要轻、慢、稳,以免刺破胎膜。
2. 宫颈管黏膜及蜕膜小血管损伤均可少量出血而影响观察,应尽量避免。
3. 胎先露较高不易看清时,可将胎先露下压入盆腔后,即可看清。
4. 有时胎发较多,不易看清羊水颜色,此时可前后、左右移动羊膜镜,或将先露上推,即可看清羊水颜色。

5.宫颈口极度后位,镜体不易插入,即使插入,容易刺破羊膜,镜头容易贴着宫颈内面,不易看清羊水真相。

6.严格无菌操作,必要时给予抗生素。

7.注意前羊水有无隐性脐带脱垂,若存在,一旦羊膜破裂,脐带滑出,危及胎儿生命。

8.分娩期羊膜镜检查,宜在宫缩间期进行。

9.可能出现假阴性或假阳性。假阴性见于胎儿有消化道闭锁时,虽有宫内窘迫,羊水也无胎粪污染;在产程进展中,胎头深入骨盆,前后羊水不能交通看不见后羊水的真正变化。假阳性见于胎膜表面附着血液,误认为血性羊水;胎膜不透明误认为羊水浑浊;臀先露时,产程中可见胎粪。为避免假阴性和假阳性,目前很少单独依靠羊膜镜做出诊断。

10.胎龄<37周尽可能避免此检查。

【术后处理】

1.羊膜镜如有阳性发现,一般情况不必立即终止妊娠,可以做B超检查、胎心监护、HPI,及E_3测定等,综合判断,尽可能在胎儿更为成熟时才引产。

2.如胎儿已成熟、发现羊水胎粪污染,破膜是一个可行的措施,破膜后多数会自动临产,如迟迟不临产,可给缩宫素滴注引产。羊膜破后,还可以做胎儿头皮血检查,或胎儿心电图,进一步了解胎儿是否有严重缺氧及酸中毒现象,以便及时采取果断措施或继续等待自然分娩。

【预防并发症】

1.**防止胎膜早破** 手术宜慢、轻、稳,特别是当羊膜镜触及羊膜囊时更应注意。需将镜体头紧贴羊膜囊,但勿用力过猛,以免刺破胎膜。

2.**防止感染** 严格掌握无菌操作(包括镜体、外阴、阴道、宫颈及手术者双手),同时强调住院检查,术后禁止性生活及盆浴。

3.**防止宫颈出血** 术前确定宫颈方向,对宫颈后向者,稍抬高臀部,顺宫颈管方向缓慢插入羊膜镜,尽量避免损伤宫颈,勿用宫颈钳钳夹宫颈,以防宫颈出血,如遇出血取出镜体拭净血液,用干棉球压迫止血后再重新放入镜体检查,以免影响观察结果。

4.**防止诱发宫缩** 术时勿扩张宫颈,因妊娠晚期宫颈口很松,一般已扩大至9mm,羊膜镜体外径7mm,故插入无困难,操作时轻柔不致诱发宫缩。

总之,羊膜镜检查方法简便,容易判断,技术要求不高,对母儿无害,在高危孕妇监护中有常规使用价值。

(成立红)

参考文献

1. 曹泽毅.中华妇产科学.北京:人民卫生出版社,2014
2. 张方林.产科速查(第三版).北京:人民卫生出版社,2015
3. 郑勤田,刘慧姝.妇产科手册.北京:人民卫生出版社,2015
4. 贺晶.产科临床工作手册.北京:人民军医出版社,2013
5. 马丁.妇产科疾病诊疗指南(第三版).北京:科学出版社,2013
6. 车虹彩.现代产科急危重症诊疗学.河北:河北科学技术出版社,2013
7. 郝敏.子宫内膜异位症诊疗新进展.北京:人民军医出版社,2014
8. 冯琼,廖灿.妇产科疾病诊疗流程.北京:人民军医出版社,2014
9. 李立.简明妇产科学.北京:人民军医出版社,2008
10. 郑建华,黄明莉.妇科学聚焦.北京:北京大学医学出版社,2008
11. 马惠荣.妇科疾病.北京:中国中医药出版社,2009
12. 魏丽惠.妇产科诊疗常规.北京:中国医药科技出版社,2012
13. 黄艳仪.妇产科危急重症救治.北京:人民卫生出版社,2011
14. 谢辛.妇科疾病临床诊疗思维.北京:人民卫生出版社,2009
15. 刘琦.妇科肿瘤诊疗新进展.北京:人民军医出版社,2011
16. 朱兰.妇产科常见疾病的临床用药.北京:人民卫生出版社,2011
17. 王子莲.妇产科疾病临床诊断与治疗方案.北京:科学文化出版社,2010
18. 于传鑫,李儒芝.妇科内分泌疾病治疗学.上海:复旦大学出版社,2009
19. 李荷莲,韩丽英,赵淑华.妇产科医嘱速查手册.北京:人民军医出版社,2011
20. 冯莉,曹丽华,崔文华,张雪莲.妇产科临床诊疗思维.河北:河北科学技术出版社,2013
21. 孙建衡.妇科恶性肿瘤诊疗纲要.北京:北京大学医学出版社,2009
22. 华克勤,丰有吉.实用妇产科学.北京:人民卫生出版社,2013
23. 李荷莲,韩丽英,赵淑华.妇产科医嘱速查手册.北京:人民军医出版社,2011
24. 林寒梅,李善霞.妇产科中西医结合诊疗手册.北京:化学工业出版社,2015
25. 陈子江,刘嘉茵.不孕不育专家推荐诊疗方案.北京:人民军医出版社,2013
26. 尚丽新.妇产科急诊诊疗常规与禁忌.北京:人民军医出版社,2011
27. 张庆悦,施丽洁,韩书勤.中西医结合妇产科疾病诊疗学.西安:西安交通大学出版社,2014
28. 朱晶萍.实用妇产科疾病诊疗常规.西安:西安交通大学出版社,2014
29. 薛敏.实用妇科内分泌诊疗手册(第三版).北京:人民卫生出版社,2015
30. 孙建衡.妇科恶性肿瘤诊疗纲要.北京:北京大学医学出版社,2009
31. 韩萍,刘春凤,侯灵彤.妇科内镜诊疗技术.北京:科学技术文献出版社,2013
32. 高楠,杨鹏.最新临床妇产科诊疗技术.天津:天津科技翻译出版公司,2012
33. 温凯辉.妇产科门诊诊疗图谱.北京:人民军医出版社,2010

34. 庞义存,王健,郑军廷.妇产科规范化诊疗.武汉:华中科技大学出版社,2009
35. 杜春燕,仝进毅,孙胜男.妇产科腹部手术切口感染相关因素分析及护理对策.中华医院感染学杂志,2013,08:1840-1842
36. 毛莉.妇产科护理中感染问题的分析和探讨.护士进修杂志,2013,09:815-817
37. 陈冬玲,李丰.妇产科护理常见风险的预防和处理.当代医学,2013,10:118-119
38. 顾红红,应群芳.妇产科住院患者医院感染特点及相关因素分析.中华医院感染学杂志,2011,06:1125-1127
39. 于小仙.妇产科围手术期感染的预防及护理.护士进修杂志,2011,21:2002-2003
40. 苏丹,左绪磊.抗菌药在妇产科的应用现状及进展.实用妇产科杂志,2012,02:98-101
41. 石一复,李娟清.重视妇产科手术切口感染的防治.中国实用妇科与产科杂志,2012,06:403-405
42. 商晓,向阳.妇产科腹部手术切口解剖学特点与切口愈合.中国实用妇科与产科杂志,2012,06:460-462
43. 阮晓翠,周毛婴,张腾飞.妇产科腹部手术切口感染的危险因素调查分析及预防对策.中华医院感染学杂志,2010,07:935-936
44. 叶丽萍,程桂平,张晋.可吸收缝合线体外降解及在妇产科临床的应用.中国组织工程研究与临床康复,2010,34:6417-6420
45. 于波,何玲.生物性可吸收缝线在妇产科临床治疗中的应用.中国组织工程研究与临床康复,2010,38:7209-7212
46. 陈穗珍,邹其姝.妇产科患者手术后疼痛的护理.当代医学,2009,15:1-2